I0073028

Rudolf Arndt

Lehrbuch der Psychiatrie
für Ärzte und Studierende

Salzwasser

Rudolf Arndt

Lehrbuch der Psychiatrie
für Ärzte und Studierende

1. Auflage | ISBN: 978-3-84607-263-9

Erscheinungsort: Paderborn, Deutschland

Erscheinungsjahr: 2015

Salzwasser Verlag GmbH, Paderborn.

Nachdruck des Originals von 1883.

Rudolf Arndt

Lehrbuch der Psychiatrie
für Ärzte und Studierende

Salzwasser

LEHRBUCH

DER

PSYCHIATRIE

FÜR

ÄRZTE UND STUDIRENDE.

VON

DR. RUDOLF ARNDT,

PROFESSOR DER PSYCHIATRIE UND DIRECTOR DER PSYCHIATRISCHEN KLINIK AN DER UNIVERSITÄT GREIFSWALD, DIRECTOR DER PROVINZIAL-IRREN-ANSTALT DASELBST.

Alle Rechte vorbehalten.

VORREDE.

Das vorliegende „Lehrbuch der Psychiatrie" hat sich zur Aufgabe gestellt, alle noch nicht mit der Psychiatrie Vertrauten, Aerzte wie Studirende, in dieselbe einzuführen und mit ihr bekannt zu machen. Der Standpunkt, welcher dabei vertreten wird, ist der, den der Verfasser sich im Laufe der Zeit erworben hat, und zu dessen Gewinnung vornehmlich die Lehren von *Zeller, Griesinger, Neumann, Kahlbaum* beigetragen haben. Das Irrsein, die psychische Störung, ist ihm im Grossen und Ganzen immer ein und dasselbe, und die verschiedenen Formen, in denen es sich offenbart, sind blosse Phasen in dem Verlaufe, den es als ein sich im Allgemeinen in immer gleicher Weise wiederholender Process nimmt.

Da das psychische Leben, wie es zur Erscheinung kommt, nur eine Seite des Nervenlebens überhaupt ist, so ist der Versuch gemacht worden, das Gesetz, nach welchem dieses letztere sich nachweislich vollzieht und äussert, auf jenes zu übertragen. Das sogenannte Nervenzuckungsgesetz ist darum als Grundlage alles psychischen Geschehens angenommen, und das krankhafte psychische Geschehen auf das Zuckungsgesetz des ermüdeten und absterbenden Nerven zurückgeführt worden.

Vielfach ist es nothwendig gewesen, eine neue Terminologie in Anwendung zu ziehen; weil entweder noch keine Termini technici für die bezüglichen Dinge und Vorgänge vorhanden waren, oder weil die Begriffe

*

der vorhandenen sich nicht mehr mit den in Gebrauch gezogenen deckten. Um einer unvermeidlichen Verwirrung vorzubeugen, war darum geboten, für die neuen Begriffe auch neue Namen einzuführen. Doch ist damit sehr sparsam umgegangen und nur dem allerdringendsten Bedürfnisse entsprochen worden.

Von der herrschenden Sitte, zahlreiche Literaturangaben zu machen und sub voto reciprocationis möglichst häufig Namen bestimmter Autoren u. A. zu citiren, ist ganz abgewichen worden. Abgesehen davon, dass der Verfasser das schon bis zu einem gewissen Grade für eine Unsitte hält, so passen seiner Ansicht nach derartige Dinge nur für Specialarbeiten, fundamentale Untersuchungen, Monographien, allenfalls auch noch für Handbücher; in einem Lehrbuch, dessen Verfasser eben als Lehrer, Führer auftritt, sind sie indessen mindestens überflüssig. Sie sind da nur insoweit in Anwendung zu bringen, als für bestimmte Angaben der Verfasser für sich nicht einzutreten in der Lage ist, oder als für dieselben, weil sie noch keine allgemeine Giltigkeit haben, er noch besonderer Stützen bedarf. Geschieht es dagegen in weiterem Umfange, so kann das für den Lernenden nur störend wirken. Dass im Uebrigen aber der Literatur alle Beachtung gezollt worden ist und die Erforschungen Anderer ihre Verwerthung gefunden haben, davon wird sich leicht ein Jeder überzeugen, der sich die Mühe nimmt, das Buch zu lesen.

Greifswald, 3. Juli 1882.

Rudolf Arndt.

Inhalt.

	Seite
Erstes Capitel. Einleitung	1
Zweites Capitel. Histiogenese des Nervensystemes	5
Drittes Capitel. Individuelle Entwickelung	14
Viertes Capitel. Anatomie des psychischen Organes. — Psychogenesis. — Psychophysikalische Grundphänomene	20
Fünftes Capitel. Die Aesthesien (Erster Theil)	42
Sechstes Capitel. Die Aesthesien (Zweiter Theil)	66
Siebentes Capitel. Die Ergasien (Erster Theil)	85
Achtes Capitel. Die Ergasien (Zweiter Theil)	97
Neuntes Capitel. Die Dysästhesien (Erster Theil)	113
Zehntes Capitel. Die Dysästhesien (Zweiter Theil)	153
Elftes Capitel. Die Dysergasien (Erster Theil)	176
Zwölftes Capitel. Die Dysergasien (Zweiter Theil)	209
Dreizehntes Capitel. Die Psychosen	249
Vierzehntes Capitel. Die Ursachen der Psychosen	280
Fünfzehntes Capitel. Pathologisch-anatomische Veränderungen bei Psychosen	328
Sechszehntes Capitel. Diagnose und Prognose der Psychosen	372
Siebzehntes Capitel. Der Verlauf der Psychosen (Erster Theil). Die Vesania typica	395
Achtzehntes Capitel. Der Verlauf der Psychosen (Zweiter Theil). Die Vesania paralytica progressiva	466
Neunzehntes Capitel. Der Verlauf der Psychosen (Dritter Theil). Die sogenannten atypischen Psychosen, die psychischen Schwächezustände	509
Zwanzigstes Capitel. Die Behandlung der Psychosen	576
Alphabetisches Sachregister	624

Erstes Capitel.

Einleitung.

Die Psychiatrie ist die Lehre von den psychischen Krankheiten oder Psychosen und der Kunst, sie ärztlich zu behandeln.

Die psychischen Krankheiten aber oder Psychosen sind, wie der Name besagt, Krankheiten der Psyche, d. i. des angenommenen Trägers der sogenannten psychischen Functionen, für welche wir auch den deutschen Ausdruck Seelen- oder Geistesthätigkeiten haben. Was wir Seele, was wir Geist nennen, ist indessen zweierlei: einmal ein unsterbliches Etwas, das eben wegen seiner Unsterblichkeit unveränderlich sein muss, also auch nicht erkranken kann, das anderemal ein angenommenes Etwas, vermittelst dessen der Stoff, die Materie die Eigenschaften erhält, durch deren Bethätigung das, was wir Leben nennen, entsteht, und im Besonderen jene Seite desselben, die sich als Fühlen und Wollen, als Vorstellen oder Denken schlechtweg, als ein bewusstes Leben kund thut.

Mit der Seele, dem Geiste, als unsterblichen Wesen haben wir hier nichts zu thun. Sie sind nicht Gegenstand naturwissenschaftlicher Untersuchung, noch weniger des ärztlichen Könnens. Sie gehören einem Gebiete an, das der menschlichen Erkenntniss und darum auch der ärztlichen Kunst ewig verschlossen bleiben wird, auf welchem nur ein tiefer und inniger Glaube sich jemals zurechtfinden kann. Uns geht hier nur die Seele, der Geist, als jenes angenommene Etwas an, durch das der Stoff, die Materie Leben erhält, durch das er zu fühlen, zu wollen, vorzustellen, Bewusstsein zu haben vermag. Zum Unterschiede von der unsterblichen Seele, dem unsterblichen Geiste, wollen wir dieses Etwas hinfort allein mit dem Namen Psyche bezeichnen, wie ja denn wohl auch die ursprüngliche Bedeutung dieses Wortes keine andere gewesen ist.

Also Psyche ist das angenommene Etwas, der angenommene Träger der Kraft, vermöge welcher der Stoff, die Materie Leben zeigt, d. i. kurzweg lebt, vermöge deren der belebte oder lebendige Stoff, d. i. ein lebender Körper oder Leib, schliesslich auch zu denken und dadurch sich seiner selbst bewusst zu werden vermag.

Da das Denken im weitesten Sinne des Wortes und das Bewusstsein seiner selbst, das Selbstbewusstsein, auch wesentlichste Eigenschaft der unsterblichen Seele, des unsterblichen Geistes ist, so fallen die Thätigkeiten dieser beiden vielfach mit den Thätigkeiten der Psyche zusammen, und der Ausdruck seelische Thätigkeiten, Geistesthätigkeiten wird darum auch vielfach schlechtweg statt des Ausdruckes psychische Thätigkeiten gebraucht. Man muss sich dessen bewusst sein, um nicht in den Verdacht zu gerathen, grundverschiedene Dinge mit einander vermengt oder gar verwechselt zu haben und damit den Anstoss zu vermeiden, der durch eine solche Vermengung und Verwechselung nur zum Schaden der Wissenschaft selbst vieler Orts hervorgerufen wird.

Wenn wir also auch einmal von seelischen Thätigkeiten, von Seelen- oder Geistesthätigkeiten reden sollten, so verstehen wir gegebenen Falles darunter doch nur die einfachen psychischen Thätigkeiten. Denn, wie gesagt, wir haben keine Veranlassung, irgendwie die unsterbliche Seele, den unsterblichen Geist in unsere Betrachtungen hereinzuziehen, weil diese auf einem anderen Gebiete liegen.

Da die Psyche wir nur als ein angenommenes Etwas bezeichnet haben, als den unterstellten Träger der Kraft, welche Leben, und zwar insbesondere auch psychisches Leben schafft, so fragt es sich, was ist sie wirklich? Und da stellt sich heraus, dass sie den Inbegriff einer Summe von Leistungen lebendiger Körper bildet, welche man früher als vom Körper oder Leibe abhängig und von ihm ausgehend nicht anerkennen mochte, und für die als Urheber oder Träger man sie eben erfand. Sie ist also wesentlich oder auch eigentlich selbst Leistung oder Function, und zwar wie so vieles Andere, wodurch sich ein lebender Körper von einem nicht lebenden unterscheidet, und die psychischen Krankheiten oder Psychosen, für die auch entsprechend den Ausdrücken Seelen- oder Geistesthätigkeit, die Ausdrücke Seelen- oder Geisteskrankheiten gebraucht werden, sind darum nichts Anderes als Störungen im Ablaufe dieser Functionen, also blosse Functionsstörungen, Functions- oder functionelle Krankheiten.

Diesen Gesichtspunkt werden wir auch bei unseren nachfolgenden Besprechungen streng einhalten und bei Eintheilung der psychischen Krankheiten weder Notiz von den anatomischen Veränderungen nehmen, welche man als ihre Ursache ansehen zu müssen geglaubt hat, noch auf die schädlichen Einflüsse rücksichtigen, durch welche sie zur Entwickelung gekommen sein sollen. Denn nur so ist das Principium divisionis zu wahren und die Verwirrung zu vermeiden, welche aus seiner Vernachlässigung stets hervorgeht.

Freilich werden wir damit mancherorts den Anschein erwecken, als ob wir einen sehr veralteten Standpunkt einnehmen und den Errungenschaften der Neuzeit wenig gerecht werden. Doch wird sich das sehr bald als Schein herausstellen. Wir werden den anatomischen Thatsachen volle Gerechtigkeit widerfahren lassen; freilich nur indem wir sie zur Erklärung der Krankheitserscheinungen heranziehen und nicht als Fundament hinstellen, auf welchem die ganze jeweilige Krankheit beruht. Ebenso werden wir auch der Aetiologie alle Rücksicht zollen; aber wir werden auch dabei der etwaigen Schädlichkeit mehr ein Gewicht für die Entstehung und den Verlauf der bezüglichen Krankheit beimessen, als dass wir diese dadurch besonders charakterisirt und, so zu sagen, specifisch geworden hinstellen. Kurzum, wir werden den anatomischen Thatsachen, den ätiologischen Verhältnissen durchaus Rechnung tragen; beziehentlich der Eintheilung der psychischen Krankheiten und ihrer Besprechung werden wir aber streng ihren functionellen Charakter im Auge behalten und von dem anatomischen wie dem ätiologischen Standpunkte absehen.

Wenn die psychischen Krankheiten nun auch immer blos Störungen der psychischen Functionen darstellen, so ist es doch natürlich, dass, wie wir soeben erst angedeutet haben, sie auch wieder nichts Anderes sein können, als der Ausdruck von Krankheiten, welche sich im Träger der letzteren entwickelt haben. Da man bezüglich des Menschen das grosse Gehirn und speciell seine Rinde als diesen Träger ansieht, so sind es natürliche Krankheiten des grossen Gehirnes und speciell seiner Rinde, welche den psychischen Krankheiten zu Grunde liegen. In Folge dessen hat man denn auch mit Hintansetzung der Logik vielfach geradezu erklärt, psychische Krankheiten oder Geisteskrankheiten seien Gehirnkrankheiten. Wie aber niemals der Diabetes mellitus, das *Cheyne-Stokes*'sche Athmungsphänomen, die Laryngeal- und Bronchialkrämpfe, gewisse Formen des Erbrechens Gehirnkrankheiten darstellen, sondern höchstens Symptome derselben sind, also krankhaft veränderte Functionen des Gehirns oder einzelner seiner Theile, so stellen auch die psychischen Störungen niemals Gehirnkrankheiten an sich dar, sondern sind höchstens Symptome derselben. Die psychischen Krankheiten, die Psychosen, können darum wohl unter den Gehirnkrankheiten abgehandelt werden, indem sie einen wesentlichen Theil der Symptomatologie derselben ausmachen; allein niemals können sie als Gehirnkrankheiten an sich zur Darstellung gebracht werden.

Uebrigens fragt es sich sehr, ob die psychischen Krankheiten nur als Symptome von Hirnkrankheiten angesehen werden dürfen, oder ob nicht ihr Begriff erheblich zu erweitern sei.

Dass das grosse Gehirn derjenige Körpertheil, dasjenige Organ sei, in welchem und durch welches das bewusste psychische Leben zum Ausdruck gebracht wird, das erleidet wohl keinen Zweifel; aber das bewusste psychische Leben setzt sich aus einer so grossen Masse von Vorgängen anderer Art zusammen, die an so vielen anderen Orten, in noch so vielen anderen Organen zu Stande kommen, beziehungsweise ausgelöst werden, dass wir doch nicht blos das grosse Gehirn allein als den Träger der psychischen Thätigkeiten ansehen dürfen, sondern diese vielmehr als den Ausfluss der Thätigkeit des ganzen Organismus, des ganzen Leibes aufzufassen haben. Alle Vorgänge des gesammten Körpers werden Quellen des psychischen Lebens. Es kommt nur darauf an, dass diese Vorgänge in irgend einer Form dem grossen Gehirne übermittelt und in demselben zu Bestandtheilen des Vorstellens, des Bewusstseins werden. Das Nervensystem hat zu einem Theile die Aufgabe, diese Uebermittelung zu besorgen. Zum anderen Theile hat es die psychischen Thätigkeiten aus dem grossen Gehirne, als der Stätte ihrer Geburt, abzuführen und in die Organe zu leiten, mittelst deren sie zum Ausdruck gebracht werden sollen. Das gesammte Nervensystem ist darum auch als der eigentliche Träger der psychischen Thätigkeiten anzusehen und das grosse Gehirn nur als der Theil desselben, in welchem diese letzteren ihren specifischen Charakter, das Bewusste erhalten. Freilich spielt in Folge dessen bei allen psychischen Processen das grosse Gehirn die Hauptrolle, und bei allen psychischen Störungen wird dieses daher auch in irgend einer Art selbst eine Störung seines Bestandes erfahren haben. Insofern ist es denn auch ganz richtig, dass die psychischen Krankheiten, die Psychosen, immer Symptome von Hirnkrankheiten sind. Allein es brauchen diese letzteren keinesweges so gross zu sein, dass an der psychischen Störung sie die Hauptschuld tragen, dass sie vorzugsweise die zu Grunde liegende Krankheit ausmachen. Das Wesentliche derselben kann vielmehr ganz ausserhalb des Gehirnes, ja sogar ganz ausserhalb des Nervensystemes liegen und dieses nur so afficiren, dass dadurch auch eine Affection des grossen Gehirnes eintritt, welche sein normales Fungiren unmöglich macht. Insofern sind die psychischen Krankheiten aber nicht immer wieder blos Symptome von Hirnkrankheiten, sondern sie sind in solchen Fällen vielmehr der vorzugsweise psychische Ausdruck von Krankheiten, welche in irgend einem Körpertheile Platz gegriffen haben.

Um das besser zu verstehen, ist es indessen nothwendig, ehe wir weiter gehen, erst noch einen Blick auf das Nervensystem und seine Einrichtungen zu werfen. Es ergibt sich dann Vieles, was sonst als blosse Behauptung erscheinen dürfte, gleichsam als Nothwendigkeit, ganz wie von selbst.

Zweites Capitel.

Histiogenese des Nervensystemes.

Wenn es möglich wäre, alle Theile des menschlichen Körpers so zu zerstören, dass nur das Nervensystem allein von ihm übrig bliebe, so würde nichtsdestoweniger doch der Körper in seiner ganzen Gestalt uns entgegentreten; aber er würde nicht mehr als eine überall zusammenhängende, dichte Masse erscheinen, sondern als eine Art von Filigranarbeit, die namentlich an ihrer Oberfläche und den Stellen, wo die einzelnen Organe gelegen hatten, ausserordentlich fein und zart, einer unendlichen Anzahl von dünnen Fäden zum Ursprunge diente, welche sich zu immer stärkeren Bündeln oder Strängen sammelten, die theilweise wieder durch stärkere Knoten untereinander verknüpft wären, schliesslich aber sich in einem einzigen Strange, an dessen oberem Ende eine grosse rundliche Anschwellung sich befände, sammelten. Dieser Strang mit der Anschwellung an seinem oberen Ende ist das sogenannte Centralnervensystem, das Rückenmark und das Gehirn, und alle übrigen Stränge und Fäden, ob durch Knoten untereinander verbunden oder nicht, mitsammt dem eigentlichen filigranähnlichen Gewebe, ist das sogenannte peripherische Nervensystem.

Von diesem peripherischen Nervensysteme wissen wir, dass es aus zwei Abtheilungen besteht, deren einzelne Glieder bunt durcheinander gemengt sind, von denen aber die der einen die Aufgabe haben, Reize, welche sie treffen, nach dem Centralnervensysteme zu leiten, die der anderen, Reize, welche aus dem Centralnervensysteme stammen, nach den verchiedenen Organen zu befördern. Mit Rücksicht auf das Centralnervensystem heissen die Glieder der ersteren Abtheilung centripetal, die der letzteren centrifugal leitende Nerven und, weil durch jene vielfach Empfindungen, Wahrnehmungen ausgelöst werden, heissen sie auch Empfindungs- oder sensibele Nerven und in ihrer Gesammtheit sensibele Sphäre; die letzteren aber, weil durch sie vorzugsweise

Bewegungen veranlasst werden. Bewegungs- oder motorische Nerven und ihre ganze Abtheilung die motorische Sphäre. Doch gehören zu ihnen auch die secretorischen und die, zwar immer noch problematischen, doch nicht ganz von der Hand zu weisenden trophischen Nerven.

Man hat sich bisher nun immer gedacht, dass das Centralnervensystem gewissermassen das Haupt des ganzen Nervensystemes sei, und bis zu einem gewissen Grade kann man es dafür auch thatsächlich ansehen. Man hat sich dabei indessen weiter gedacht, dass es ein gleichsam oder auch wirklich automatisch wirkendes Centrum, oder Centralorgan sei, von dem aus alle übrigen Nerven entsprängen und in einer Art Willkür zu den verschiedenen Zwecken benutzt würden, zu welchen sie von Hause aus eingerichtet oder überhaupt geartet wären. Die sensibelen Nerven sah man in Folge dessen als seine Fangarme an, die es gleichsam in die Welt hinausstreckte, um zu erfahren, was in ihr vorgehe, die motorischen als die Mittel, um dagegen zu reagiren. Allein nichts ist falscher als dieses. Die centripetal leitende Abtheilung des Nervensystemes nimmt keineswegs ihren Ursprung aus dem Gehirne oder Rückenmarke; das ist nur Schein; sondern sie endet eher in denselben. Sie entspringt vielmehr an der Peripherie aus dem feinen, filigranartigen Gewebe der Oberfläche und der einzelnen Organe, und das Gehirn und Rückenmark oder vielmehr umgekehrt, das Rückenmark und Gehirn; denn dieses letztere ist blos als eine Anschwellung des ersteren zu betrachten, ist nur zwischen sie und die centrifugal leitende Abtheilung eingeschoben. Der Zweck davon ist, wenn wir uns überhaupt in dieser Art ausdrücken dürfen, dass die Erregungen, welche das Nervensystem an der Peripherie erfährt, und die durch die centrifugal leitende Abtheilung wieder abgeführt werden, erst selbst wieder eine bestimmte Verarbeitung erfahren, so zu sagen, dem ganzen Organismus zu Gute gebracht werden, und das Centralnervensystem, Gehirn wie Rückenmark, ist so vielmehr ein Apparat, in welchem das von der sensibelen Sphäre gleichsam herangeschleppte Material zu Nutz und Frommen des Gesammtkörpers eben verarbeitet wird, als dass es ein automatisch wirkendes Centrum wäre, das eine gewisse Oberherrlichkeit über das ganze übrige Nervensystem ausübend dieses benutzte, um bis zu einem gewissen Grade willkürlich aus der Umgebung heranzuholen, wessen es gerade bedürftig wäre, und das, wenn auch immer seinen Einrichtungen gemäss, so doch auch wieder bis zu einem gewissen Grade selbstherrlich das Herangeholte verarbeitete und wieder ausgäbe.

Der Beweis hierfür wird durch die Entwickelungsgeschichte geliefert.

Das Centralnervensystem der Wirbelthiere, Rückenmark und Gehirn entwickeln sich bekanntlich von dem Ektoderm aus, dessen Zellen zu einer gewissen Zeit alle im Zusammenhange stehen. Der Vorgang dabei ist, dass die Zellen des Ektoderms, welche die sogenannte Mark- oder Medullarfurche des Embryo auskleiden, dadurch, dass diese sich durch Zusammenwachsen ihrer beiden Ränder zum Mark- oder Medullarrohre umwandelt, in das Innere des Körpers, die spätere Schädel- und Rückenmarkshöhle, gelangen. Es wird immer gelehrt, die bezügliche Zellenmasse schnürt sich dadurch von der Zellenmasse des Ektoderms ab; doch ist diese Abschnürung zum Wenigsten keine vollständige. Durch einzelne Zellenverbindungen, durch einzelne Zellenzüge bleiben die in das Medullarrohr gerathenen Zellen des Ektoderms immer noch mit diesem selbst in Verbindung und, da die Zellen dieses letzteren, sowie auch jene ersteren, zu dieser Zeit noch vielfach nicht blos mit einander verbunden, sondern sogar verschmolzen sind, so stehen die sämmtlichen, hier in Frage kommenden Zellen im Medullarrohre mit denen des Ektoderms in mehr oder weniger unmittelbarem Zusammenhange.

In ähnlicher Weise, wenn auch nicht so häufig und unvermittelt, stehen aber auch die Zellen im Medullarrohre mit denen des Entoderms in Verbindung; da dieses, ein Abkömmling des Ektoderms, niemals in vollständige Unabhängigkeit von letzterem tritt, sondern immer, wenn auch nur durch den Inhalt des Medullarrohres, mit ihm noch in Beziehung bleibt.

Zwischen dem Ektoderm und Entoderm entwickelt sich das Mesoderm, und zwar von jenem her ein grosser Theil der Urwirbel und die äussere obere seitliche Abtheilung des Mesoderms, das sogenannte Hautfaserblatt, von diesem her die Chorda dorsalis (?) und die untere innere seitliche Abtheilung des Mesoderms, das Darmfaserblatt. Bevor es indessen zur Bildung dieser beiden Blätter kommt, haben bereits mannigfache Verschiebungen der Zellen des Ektoderms und Entoderms, welche zur Bildung des Mesoderms überhaupt zusammentraten, stattgefunden, und in Folge dessen finden sich in den Urwirbeln und dem Hautfaserblatte Abkömmlinge des Entoderms und in dem Darmfaserblatte Abkömmlinge des Ektoderms. Diese Abkömmlinge stehen aber ebenfalls noch mit den Zellen oder Zellengruppen, von denen sie abkamen, in directem Zusammenhange, und so kommt es, dass alle Zellen des menschlichen Leibes, gerade so wie die jedwedes thierischen der sich gleich oder analog entwickelt, wie weit sie auch auseinander liegen und durch, wer weiss was, sie auch getrennt erscheinen mögen, doch stets in continuirlicher Verbindung stehen; mag diese Verbindung auch erst auf vielen Umwegen erreicht werden.

Aus dem Hautfaserblatte entwickeln sich die Lederhaut, das Corium, das Unterhautbindegewebe und in Gemeinschaft mit den Urwirbeln das knöcherne Skelett sammt den zugehörigen quergestreiften Muskeln. Dabei hat es den Anschein, als ob alle diese Gewebe, mit Ausnahme der genannten Muskeln, aus Abkömmlingen des Entoderms hervorgingen, und nur diese letzteren selbst aus Abkömmlingen des Ektoderms entständen. Aus dem Darmfaserblatte hingegen geht das eigentliche Schleimhautgewebe mit den zugehörigen glatten Muskeln, sodann das Herz und das ganze Blutgefässsystem hervor.

Aus dem Ektoderm entstehen sehr früh in ähnlicher Weise, wie der Inhalt des Medullarrohres, das spätere Centralnervensystem, durch eine Art unvollkommener Abschnürung die Urnieren, aus denen späterhin die bleibenden Nieren sich bilden, und danach durch eine Einstülpung in das Corium die Hautdrüsen, die Speicheldrüsen, die Prostata. Im Uebrigen wird es zur Epidermis und den verschiedenen Epidermoidalgebilden, sowie zu dem nervösen Antheile der Sinnesapparate, welche an der äusseren Körperoberfläche angebracht sind. Aus dem Entoderm bilden sich die eigentlichen Darmdrüsen, sodann die Leber, das Pankreas, die Lunge. Im Uebrigen wird es zum Epithel der inneren Körperoberfläche und als solches zum Theil wenigstens Sinnesorgan dieser. Die Verbindungen nun, welche zwischen Ektoderm und Entoderm blieben und sich schliesslich nur noch durch den Inhalt des Medullarrohres, das Centralnervensystem, machten, die Verbindungen zwischen dem Ektoderm und Mesoderm, speciell den quergestreiften Muskeln, die Verbindungen zwischen Entoderm und Mesoderm, speciell den glatten Muskeln des Darmes, des Herzens, der Gefässe oder sonst welcher Theile, die Verbindungen des Ektoderms und Entoderms mit den Drüsen und sonstigen Zellen des Körpers, diese bilden die Grundlage zu dem gesammten Nervensysteme, werden Nervensystem. Die Nerven, welche vom Ektoderm ausgehen, die sämmtlich in das Medullarrohr eintreten und in ihm das Centralnervensystem bilden, bevor sie sich in den übrigen Körpertheilen verbreiten, sind, weil sie anscheinend aus diesem, das in der Cerebrospinalachse liegt, ihren Ursprung nehmen, die sogenannten cerebrospinalen Nerven. Die Nerven, welche vom Entoderm ausgehen, bilden die sympathischen Nerven im engeren Sinne des Wortes und ihre Anhäufung zu Strängen und Knoten das System des N. sympathicus. Die Verbindung des N. sympathicus mit dem Centralnervensysteme geschieht durch die beiden Grenzstränge desselben und die von diesen ausgehenden Rami communicantes.

Alle Zellen des Körpers stehen also unter einander in Verbindung, und die Verbindungsglieder sind die Nerven. Dieselben sind ursprünglich blosse Zellenreihen, die sehr dicht aneinander liegen, mit ihren Leibern grösstentheils sogar wohl verschmolzen sind und erst nach und nach, indem sie, durch das Wachsthum des Körpers gezwungen, auseinander rücken, sich in jene Fäden umwandeln, die wir speciell mit dem Namen Nerven belegen. Dabei sammeln sie sich, durch Theilung in das Unendliche vermehrt, an bestimmten Punkten zu grösseren Haufen an, und der grösste von diesen wird Centralnervensystem. — Das Centralnervensystem ist damit aber nur ein besonders entwickeltes, nervöses Organ, das in die Verbindung zwischen Ektoderm und Entoderm sammt deren Abkömmlingen eingeschoben, weil aus ihnen hervorgegangen ist. Es ist ein Organ, das von dem ganzen übrigen Nervensysteme durchaus abhängig ist und darum auch ganz und gar unter seinem Einflusse steht. Keinesweges jedoch ist es ein Organ, wie das allgemein angenommen wird, das, hervorgegangen aus einer Anzahl isolirter Zellen, sich auch zu einer fast unbedingten Selbstständigkeit entwickelt hat und, nachdem es durch die Nerven, die aus ihm hervorgewachsen, mit den übrigen Körperorganen. beziehungsweise den sie zusammensetzenden Zellen in Verbindung getreten ist, diese seine Selbstständigkeit in den letzteren zur Geltung bringt, gewissermassen wie es will. Es ist kein Organ, dass lediglich aus sich heraus und vielleicht blos abhängig von der Ernährung, die ihm wird, also vor Allem von dem Blute, das es durchströmt, seine Functionen ausführte und je nachdem, hier eine Wahrnehmung machte, dort ein Gefühl erzeugte, an einer dritten Stelle eine Bewegung veranlasste oder auch irgend eine Abscheidung hervorbrächte. Es ist vielmehr ein Organ, das, soweit Beobachtungen und Experiment reichen, normaler Weise nur in Abhängigkeit von den in der peripherischen Ausbreitung des Nervensystemes liegenden Sinnesapparaten fungirt und demgemäss eine Wahrnehmung machen muss, ein Gefühl erzeugen muss, eine Bewegung, eine Abscheidung ins Leben treten lassen muss, wenn die gehörigen Ursachen dazu einwirken. Man muss nur festhalten, dass alle Zellen des Körpers vom Ektoderm und Entoderm ausgehen und untereinander im Zusammenhange stehen, dass die Nerven nicht entstehen durch das Zusammenwachsen getrennter Zellen, sondern vielmehr durch das Auseinanderrücken miteinander verbundener, wobei die Verbindungen, wenn vielleicht auch weniger breit, auf Grund des Wachsthumes doch derber und fester werden; ferner, dass im Einklange damit die Entwickelung des Centralnervensystemes auch nicht darin besteht, dass neue Verbindungen geknüpft, sondern lediglich darin, dass die vorhandenen erweitert und gefestigt werden, um ein volles Verständniss sich dafür zu erwerben. Denn was man bisher für ein Zusammenwachsen zu solchen Verbindungen angesehen hat, als ein Hervor- und Hineinwachsen von Nerven in die verschiedenen Organe, als ein Hervorwachsen von Fäden zur Verbindung der einzelnen

Nervenzellen, das ist im Grossen und Ganzen nur der Umwandlungsprocess der bis dahin zarten, lockeren Verbindungen zu derberen und festen gewesen. Es erklärt sich nun daraus, dass die Zellen von vorneherein im Zusammenhange stehen, wie es möglich ist, dass die späteren zweckmässigen Verbindungen zu Stande kommen und in der That vorhanden sind; während bei der Annahme, dass die Zellen anfänglich alle isolirt seien, es schlechterdings unmöglich ist, einzusehen, wie immer wieder und immer wieder dieselben Verwachsungen mit demselben Erfolge sollen zu Stande kommen.

Bekanntlich besteht das Nervensystem, oder bestehen auch die Nerven schlechtweg nicht blos aus Fasern, den eigentlichen Nerven, sondern auch aus einer grossen Menge von Zellen und zelligen Elementen, die namentlich in der peripherischen Ausbreitung und im Centrum des Systemes zahlreicher vorhanden sind. Die Zellen und zelligen Elemente in der peripherischen Ausbreitung dienen dem gesammten Nervensysteme zum Ursprunge und Ende, und zwar die im Ektoderm und Entoderm zum Ursprunge, die im Mesoderm und seinen beiden Faserblättern zum Ende. Doch ist dabei nicht zu übersehen, dass in das Mesoderm und seine Faserblätter bei der schon weiter oben gedachten Zellenverschiebung auch Elemente gerathen sind, die ihren ursprünglichen Charakter, Nervenanfänge zu sein, bewahrten und sich auch wirklich zum Ursprunge von Nerven entwickelten. Die centripetal leitenden, sensibelen Nerven der Muskeln, der Sehnen, der Knochen, des Herzens, der Gefässe, der Drüsen legen dafür ein nicht zu unterschätzendes Zeugniss ab. Die zelligen Elemente des Centralnervensystemes dagegen dienen offenbar dazu, die Beziehungen der centripetal leitenden Fasern zu den centrifugal leitenden mannigfaltiger zu machen. Denken wir uns, dass eine Zellenreihe zwischen Ektoderm und Hautfaserblatt sich blos in eine solide Faser ungewandelt hätte, die schliesslich eine oder eine zusammengehörige Anzahl von Hautsinneszellen mit einem oder einer Anzahl von Muskelbündeln verbände, so würde — wir wollen anticipiren — jedweder Reiz, der jene träfe, blos eine Contraction dieser zur Folge haben. Etwas Anderes wäre nicht möglich. Dadurch aber, dass ein Theil jener Zellen, und zwar der im Centralnervensysteme gelegenen, diese Umwandlung zur Nervenfaser nicht eingeht, sondern seinen zelligen Charakter beibehält, ist die Möglichkeit gegeben, durch die Verbindungen, in denen diese Zellen sonst noch stehen, auch noch andere Vorgänge in's Leben treten zu lassen. Ein Reiz, welcher die gedachten Hautsinnesnerven trifft, braucht nun nicht mehr blos die besagte Muskelcontraction zur Folge haben; er kann auch noch diese und jene andere nach sich ziehen. Er kann aber auch auf das Herz und das Gefässsystem übertragen werden, Herzklopfen, Erblassen, Erröthen herbeiführen. Er kann weiter in Drüsen übergeführt werden und Thränenerguss, vermehrte Speichel-, vermehrte Harnabsonderung veranlassen. Er kann endlich aber auch auf die freilich noch immer problematischen, trophischen Nerven übertreten, jedenfalls Ursache zu verändertem Wachsthum werden. Das Centralnervensystem hätte danach wesentlich die Aufgabe, Nervenerregungen bestimmter Art auf verschiedene Nervenbahnen zu übertragen und wäre somit wesentlich Reflexapparat. Es käme bei ihm zunächst gar nicht so sehr darauf an, eigenartige Leistungen zu vollbringen, als Leistungen, die ihm übertragen sind, in bestimmter Art auszuführen. Wenn dabei dann noch Leistungen eigener Art zum Vorscheine kommen, so ist das eine Sache für sich, spricht aber nicht gegen die dargelegte Ansicht.

Während das Nervensystem in der geschilderten Art sich entwickelt, um bestimmtere und festere Verbindungen zwischen den einzelnen Theilen des Körpers herzustellen und das Centralnervensystem sich dabei zu dem Theile desselben gestaltet, in welchem die verschiedenartigsten An- und Verknüpfungen Zwecks dessen stattfinden, wandeln sich die Elemente des Ektoderms zu den verschiedenen nervösen Bestandtheilen der Sinnesapparate um, mit denen die Körperoberflächen ausgestattet sind. Es entstehen so aus einer Anzahl von Zellen die *Krause*'schen Endkolben, die *Meissner-Wagner*'schen Tastkörperchen der äusseren Haut, und die *Finger*'schen Wollustkörperchen an den Geschlechtstheilen. Es entstehen so auch die *Schwalbe-Lowén*'schen Geschmacksbecher in der Zunge, die Riechzellen in der Nase, die Gehörzellen des Labyrinthes und der Schnecke, das sogenannte *Corti*'sche Organ im Ohre. Die Retina entwickelt sich zwar anscheinend vom Centralnervensysteme aus; doch spielen dabei die verwickelten Entstehungsverhältnisse des optischen Apparates, wie z. B. das Hineinwachsen der Lederhaut zwischen Linse und Retina zur Bildung des Glaskörpers, und das Gesetz von der abgekürzten Vererbung, das bei allen diesen Bildungen überhaupt in hervorragender Weise zur Geltung kommt, eine eigene Rolle. Das Retinalpigment, wie die Lamina pigmenti überhaupt, die in ihren Bestandtheilen so wesentlich mit den Pigmentzellen des Rete Malpighii übereinstimmt und im Gehirne ihres Gleichen nicht hat, weist offenbar darauf hin, dass auch die Retina einstmals sich aus der Oberhaut gebildet haben dürfte, und dass erst im Laufe der Zeit und in Folge der Anpassung, insbesondere in Folge der Entstehung des Glaskörpers von der Lederhaut aus, sie ihren scheinbaren Ursprung vom Gehirne nahm, mit dem sie ja nach Entstehung des Glaskörpers auch ungleich inniger zusammenhing als mit der Oberhaut, von welcher sie einst wirklich ausgegangen. Indessen auch im Inneren des Körpers kommt es zu solchen Umbildungen der Nervenursprungszellen, und ganz besonders sind da die *Vater-Pacini*'schen Körperchen zu erwähnen, welche vielfach ganz unzweifelhaft mit den Gefässnerven zusammenhängen, und da sie so ganz und gar den Charakter von Empfindungsapparaten an sich tragen, dafür Zeugniss ablegen, was auch aus anderweitigen Umständen vielfach hervorgeht, dass die Gefässe sensibele Nerven besitzen. Uebrigens gibt es aber auch Nerven, welche mit anscheinend freien Enden anfangen. Es sind das eine Anzahl derer, von welchen es gewöhnlich heisst, dass sie frei endigen, indem sie, allmälig sich verfeinernd oder auch kopfförmig angeschwollen, zwischen den Gewebszellen aufhören. Gewisse Nerven der Cornea, Sclera, aber auch der übrigen Haut gelten dafür vornehmlich als Beweise. Wie ist das zu verstehen? Einmal könnte man annehmen, dass diese Nerven von alten, abgelebten und der Abstossung verfallenen oder auch bereits abgestossenen Zellen herrührten, beziehungsweise von ihnen übrig geblieben wären; das andere Mal, dass man blos noch nicht die zugehörigen Zellen aufgefunden hätte; denn dass die Epithelien der Cornea und Sclera bisweilen mit feinsten Nervenfasern zusammenhängen, ist ganz unzweifelhaft; endlich könnte man aber auch daran denken, dass es sich in diesen fraglichen Nerven gar nicht mehr um eigentliche Nerven handelte, sondern um eine Intercellularsubstanz dieser oder jener Art, in welche nur die eigentlichen Nerven aufgingen.

Wenn man erwägt, dass namentlich die Epidermoidalzellen sich fortwährend erneuern, also auch fortwährend vermehren, was ja nur durch Theilung geschehen kann, so wird, wenn ihre Vermehrung einmal sehr rasch vor sich geht, es leicht nur zu unvollkommenen Theilungen bei ihnen kommen, und die Folge wird sein, dass statt einzelner Zellen Haufen aus miteinander verschmolzenen Zellen entstehen, also kernhaltige Protoplasmamassen ohne alle weitere erkennbare Organisation in ihrem Inneren. Bei Kindern findet man häufig und bei Erwachsenen wenigstens unter Umständen, die unterste Lage der Epidermis des Rete Malpighii blos aus einem diffusen, kernhaltigen Protoplasma gebildet, ohne alle weiteren Gemarkungen in ihm, und daher die einstige Ansicht *Henle*'s, dass die unterste Lage des Rete Malpighii überhaupt aus einer structurlosen, schleimähnlichen Masse mit eingestreuten Kernen bestünde. Diese diffusen Protoplasmamassen besitzen indessen das Vermögen sich zu furchen und in Zellenlager umzuwandeln. Wenn nun von einer oder ein Paar mit Nerven in Verbindung stehenden Zellen, solche Protoplasmamassen ausgegangen sind, so stehen dieselben eben nur mit einem oder auch nur ein Paar Nerven in Verbindung, und wenn nachher diese Protoplasmamassen sich furchen, so sieht es in geeigneten Präparaten aus, als ob von den vorhandenen Nerven an ihrer Eintrittsstelle in die zugehörigen Zellen Zweige abgingen, welche in die Furchen einträten, sodann zwischen den neu entstandenen Zellen verliefen und, je nachdem der Raum zwischen denselben ist, hier allmälig aufhörend verschwänden, dort mit einer kopf- oder knopfförmigen Anschwellung endigten. Es ist ja möglich, dass es sich dabei in der That um Nerven handelt, die von den bereits vorhandenen in die neu entstandenen Intercellularräume hineingewachsen sind; es ist aber ebenso gut möglich, dass es sich nur um eine Intercellularsubstanz, einen Rest von Protoplasma, das nicht in die einzelnen Zellen mit hineingezogen worden ist, handelt, und dass der jeweilige Nerv unmittelbar nur mit diesem zusammenhängt. Der Nerv würde dann nicht aus einer einzelnen Zelle entspringen, sondern aus einem Zellencomplexe, namentlich aber der indifferenten Masse, welche die einzelnen Zellen zusammenhält und nach geeigneten Präparationen in Schnitten als Fäden oder kopfförmige Anschwellungen, und dann bald als mehr glatte, bald als mehr unregelmässig gezackte Körper zur Erscheinung kommt. Der scheinbare Anfang der Nerven mit freien Enden, oder auch, wie das gewöhnlich genannt wird, das Aufhören der Nerven mit anscheinend freien Enden wäre danach denn nur eine Modification des gesetzmässigen Anfanges und Endes derselben in Zellen, oder Zellencomplexen, wie in den *Krause*'schen Endkolben, den *Meissner-Wagner*'schen Tastkörperchen, den *Finger*'schen Wollustkörperchen u. s. w.

Aber auch im Centralorgane bleibt es nicht bei der blossen Anhäufung von Zellen und ihrer theilweisen Umwandlung in Nervenfasern. Die Zellen, indem ihre Verbindungen unter einander sich festigen und gliedern, wandeln sich nach und nach in oft eigenthümlich erscheinende Körper um, die, weil sie immer zu grösseren Haufen oder Knoten, G a n g l i e n, zusammenliegen, G a n g l i e n k ö r p e r genannt werden, und ein Gleiches geschieht im Gebiete des N. sympathicus.

Inzwischen aber hat sich das Centralnervensystem längst in Rückenmark und Hirn gegliedert. Das Hirn hat sich in Vorder-, Mittel- und Hinterhirn gesondert. Es ist grosses Gehirn, Vierhügelgruppe, kleines Gehirn entstanden. Aus dem Rückenmarke und dem sogenannten Hirnstamme sind die Spinalganglien hervorgewachsen, im N. sympathicus sind die Ganglien des Grenzstranges und der übrigen Geflechte entstanden, lauter Reflexapparate zweiter und dritter Ordnung, und das Nervensystem ist somit ungefähr zur Zeit der Fruchtreife im Grossen und Ganzen fertig geworden. Doch ist es noch keinesweges in seiner Ausbildung vollendet. Im Detail ist noch viel Unfertiges vorhanden, wenn der Mensch geboren wird. Jahre noch müssen vergehen, bevor es auch da zu einer gewissen Vollendung kommt, wenn dieses überhaupt jemals der Fall ist.

Drittes Capitel.

Individuelle Entwickelung.

Es liegt im Wesen aller Entwickelung, dass von dem Ausgangspunkte derselben bis zu dem, was erreicht werden soll, eine unendliche Reihe von Stufen liegt, von denen jede einem bestimmten Entwickelungsgrade, einer bestimmten Entwickelungszeit entspricht. Das, was erreicht werden soll, das Ziel jeder Entwickelung, ist, weil wir Menschen aus einer Reihe von Abstractionen es bestimmen, ein durchaus angenommenes, ein ideelles. Indessen nähern wir uns dabei doch sehr der Wirklichkeit, wenn wir als dasselbe den Durchschnitt von dem bezeichnen, was jemals erreicht worden ist, und was auch in der Regel von allen zu einer bestimmten Classe gehörigen, entwickelungsfähigen Wesen erreicht wird. Allein, wenn wir uns dieses Etwas genauer ansehen, so finden wir, dass es niemals ein und dasselbe ist; sondern dass es ebenso viele Verschiedenheiten darbietet, als Träger für dasselbe vorhanden sind. Nur im Allgemeinen ist es ein und dasselbe; im Besonderen aber weist es alle nur denkbaren Mannigfaltigkeiten auf, zu denen es kommen kann. Hier zeigt es eine Seite, welche über das Durchschnittsmass hinaus entwickelt ist; dort hat es eine andere, welche hinter demselben zurückgeblieben ist, und eine dritte Seite hat gar ein von dem Gewöhnlichen abweichendes, ein fremdartiges Aussehen angenommen.

Auch der Mensch erreicht in seiner Entwickelung nur im Allgemeinen ein bestimmtes Ziel. Im Besonderen geht er über dasselbe hinaus, oder bleibt er hinter ihm zurück, oder verfehlt es auch, indem er mehr oder weniger weit an ihm vorbei kommt. Auf diesem Vorgange beruht die grosse Verschiedenheit, welche unter den Menschen herrscht, und das Individuelle, das den Einen vom Anderen unterscheidet.

Ist das Ganze verschieden, so kann es dieses nur sein auf Grund der Verschiedenheit seiner Theile. Das Individuelle der Menschen beruht auf dem Besonderen in ihrer Organisation, auf der Eigenartigkeit ihrer Organe, und diese wieder auf der Eigenartigkeit ihrer Bestandtheile, der Zellen und was aus ihnen geworden ist, ihrer Derivate.

Das Nervensystem des Menschen, auf welches es hier vorzugsweise oder auch allein ankommt, obwohl im grossen Ganzen immer ein und dasselbe, zeigt im Einzelnen nun solche Verschiedenheiten oder Eigenartigkeiten in grosser Menge. Ganz abgesehen von den Lebensaltern, in denen nach dem, was wir am Schlusse des vorigen Capitels angeführt haben, solche Unterschiede vorhanden sein müssen, weil, so lange als der Mensch sich entwickelt, wächst, auch sein Nervensystem wachsen und damit sich verändern muss; ganz abgesehen insbesondere auch davon, dass in der Entwickelungszeit überhaupt, d. i. von der Geburt bis zum vollendeten Wachsthume, das Nervensystem fortwährend ein anderes und deshalb auch in der heranwachsenden Jugend, ja bis zur Erreichung des vollen Mannesalters ein so vielfach verschiedenes sein muss, als Individuen vorhanden sind; ganz davon also abgesehen, ist auch nach vollendetem Wachsthume kein Nervensystem dem anderen gleich, sondern jedes weist seine Eigenheiten, seine Besonderheiten auf, die es von anderen unterscheiden.

Schon die Betrachtung mit blossem Auge lehrt gelegentlich von Obductionen, wie wahr das sei und wie ungleich, wenn auch immer ähnlich, die Nervensysteme verschiedener Individuen sich entwickelt haben. Hier ist eins, in dem der eine oder der andere Theil grösser, dort wieder eins, in dem er ganz im Gegentheil kleiner als gewöhnlich ist. In einem dritten Individuum hat dieser Theil sogar eine andere Form als sonst. Im ersten Falle hat eine Hyperplasie stattgefunden, im zweiten eine Hypoplasie. Der dritte ist das Resultat einer Paraplasie. Wenn wir indessen genauer hierauf achten, so werden wir finden, dass die hyperplastischen und paraplastischen Theile ungleich seltener als die hypoplastischen vorkommen, und wesentlich scheint somit bezüglich der Individualität des Menschen zu sein, dass weniger über das Ziel hinaus oder an dem Ziele vorbei sich die einzelnen Theile des Nervensystemes entwickeln, als dass sie überhaupt nicht das Ziel erreichen.

Ungleich mehr als die Betrachtung mit blossem Auge spricht dafür aber noch die mikroskopische Untersuchung und die durch sie gemachten Befunde. Es ist geradezu überraschend, wie viel und häufig man da in der Entwickelung zurückgebliebenen Gewebselementen des Nervensystemes begegnet, sobald man nur sein Augenmerk darauf richtet; und namentlich sind es die hypoplastischen, theilweise aber auch die paraplastischen Theile desselben, in denen man auf sie stösst. Es sind ja dieselben eigentlich erst die Folge und der blosse Ausdruck der geringen Entwickelung, welche die ersteren, die Gewebselemente, erfahren haben. Man sehe sich, um mit den Anfängen des Nervensystemes zu beginnen, nur einmal die

Krause'schen Endkolben, die *Meissner-Wagner*'schen Tastkörperchen, die *Vater-Pacini*'schen Körperchen an! Alle diese Gebilde sind von wechselnder Grösse und bestehen der Hauptsache nach aus einer Anzahl kernhaltiger Zellen in einer bindegewebigen Hülle, aus welcher ersteren meist mit mehreren Wurzeln die Nervenfaser entspringt, von der man gewöhnlich sagt, dass sie in den Körperchen endige. Aber die fraglichen Zellen, die in ihrer Gemeinschaft den grössten Theil des sogenannten Innenkolbens dieser Körperchen ausmachen — ein anderer Theil desselben gehört der bindegewebigen Hülle an — sind sehr verschieden, sowohl was ihre Quantität, als auch ihre Qualität anlangt. In den *Krause*'schen Endkolben, den kleinsten dieser Gebilde, schwankt ihre Zahl zwischen 1 und 4, in den *Meissner-Wagner*'schen Tastkörperchen, den *Finger*'schen Wollustkörperchen zwischen 3 und 4 oder auch noch mehr, und in den *Vater-Pacini*'schen Körperchen, die in ihrer Zahl überhaupt ganz auffallenden Veränderungen ausgesetzt sind, ist das Verhältniss ein ähnliches. In den kleineren Körperchen pflegen nun die Zellen auch meist kleiner zu sein. Ihr Protoplasma steht zu den vorhandenen Kernen in keinem rechten Verhältnisse. Es ist nur spärlich vertreten. In den grösseren dagegen pflegen die Zellen grösser zu sein und ein umfänglicheres Protoplasma zu besitzen. In einzelnen Körperchen haben sich nur einzelne Zellen, oft nur eine einzige gehörig entwickelt; während die anderen klein und dürftig geblieben sind. Bisweilen hat diese stärker entwickelte Zelle zwar eine ganz ansehnliche Grösse erlangt, ist offenbar hypertrophirt; die anderen sind dann aber auch nicht selten so wenig entwickelt, dass sie wie blosse Kerne daneben liegen, augenscheinlich in Folge einer Atrophie, der sie verfallen. Es dürfte nach alledem aber wohl kein Fehlschluss sein, den wir machen, wenn wir die kleinen, zellenarmen und kleine Zellen enthaltenden unserer Körperchen für wenig entwickelte, in der Entwickelung zurückgebliebene, zum Theil sogar verkümmerte oder gar rudimentäre Bildungen ansehen und darauf hin denn auch erklären, dass sie nicht das geworden sind, was sie haben werden sollen, oder was sie zum Mindesten hätten werden können.

Dasselbe lehren uns aber gelegentlich auch die *Schwalbe-Lowén*'schen Geschmacksbecher und selbst die Retina. Denn jene erscheinen gar nicht selten verhältnissmässig klein und kurz und die sie bildenden Zellen wenig gestreckt und ohne rechte Ausläufer, manche selbst von noch fast embryonalem Charakter; diese aber ist dünn und zart und, wie namentlich *v. Wahl*, *Leber*, *Manz* u. A. nachgewiesen haben, in ihren Elementen zurückgeblieben. Ob etwas Entsprechendes auch hinsichtlich des nervösen Antheiles des akustischen Apparates statt hat, darüber habe ich keine Erfahrung; allein es ist höchst zweifelhaft, dass es sich mit ihm anders verhalten sollte, zumal gewisse Erscheinungen von Seiten desselben, auf die wir später näher eingehen werden, es mehr als blos wahrscheinlich machen.

Unendlich mehr als seine Anfänge ist indessen das übrige Nervensystem, und von diesem wieder das sympathische und centrale angethan, das so häufige Zurückgebliebensein in der Entwickelung erkennen zu lassen. In den alsdann gewöhnlich dünnen Nervenstämmen und Nervensträngen erscheinen die einzelnen Fasern ebenfalls dünn, dabei zart und mit nur dürftigen und schlecht ausgebildeten Markscheiden versehen. Die letzteren sehen häufig wie punktirt aus und legen damit vorzugsweise, wenn Zersetzungen und andere Einflüsse ausgeschlossen werden können, Zeugniss für ihre mangelhafte Ausbildung ab. In dem schmächtigen Rückenmarke jedoch und dem im Ganzen oder auch blos in einzelnen seiner Theile kleinen Hirne, sowie im N. sympathicus sind nicht blos die Nervenfasern wie in den Nervenstämmen und Nervensträngen dünn, zart und mit Markscheiden ausgestattet, welche die Charaktere der nur unvollkommenen Ausbildung an sich tragen, sondern die Nervenfasern fehlen auch ganz und gar, und statt ihrer finden sich nur Zellenreihen oder Zellengruppen wie im embryonalen Rückenmarke und Gehirne, wie in dem eben erst angelegten N. sympathicus. Und ebenso verhält es sich mit den Ganglienkörpern, welche in ihnen, also im Rückenmarke, im Gehirne und N. sympathicus vorkommen. Dieselben sind klein und unansehnlich und ermangeln der charakteristischen Formen, welche sie für bestimmte Gegenden der genannten Organe haben. Ihre Fortsätze sind kurz, ohne wesentliche Verästelung. Ja, ebenso wie stellenweise die Nervenfasern fehlen und durch Reihen oder Häufchen von rundlichen Zellen ersetzt werden, so auch sie. Das Rückenmark, das Gehirn, der N. sympathicus eines Erwachsenen verhalten sich in dieser Beziehung alsdann wie die eines halbwüchsigen Knaben oder gar eines Kindes, und das bald mehr in toto, bald mehr blos in einzelnen seiner Theile.

Hier ist nun auch der Ort, wo, ehe wir weiter gehen, wir erst noch einen Blick auf die Nervenelemente eines wohl entwickelten Menschen zu werfen haben, um uns die ganze Bedeutung von einem Zurückbleiben derselben auf niederen Entwickelungsstufen vergegenwärtigen und klar machen zu können.

Bekanntlich unterscheiden wir unter den Nervenelementen schlechtweg zwei Kategorien: Nervenfasern und Ganglienzellen oder Ganglienkörper, die ihren Namen von den knotenförmigen Haufen führen, zu denen angesammelt sie meistentheils vorkommen. Nervenzellen, wie man die letzteren häufig auch nennt, sollten eigentlich blos die indifferenten Zellen des Nervensystemes genannt werden, aus denen sowohl Nervenfasern wie Ganglienkörper erst hervorgehen, durch welche beide gelegentlich auch ersetzt werden. Zum Begriffe einer wohlentwickelten Nervenfaser gehört nun, dass sie aus Achsencylinder und Markscheide bestehe. Etwas Anderes, wie etwa noch eine besondere Bindegewebsscheide, ist dazu nicht erforderlich. Der Achsencylinder ist ein Protoplasmafaden, entsprechend dem Leibe einer Riesenzelle; die Markscheide ist am besten für ein den Zellenmembranen gleichwerthiges Gebilde zu erachten. Der Achsencylinder in seiner höchsten Entwickelung lässt nun, wie auch das Protoplasma mancher anderen Zellen, eine Organisation erkennen. Er besteht aus einer glasig-gallertigen Grundsubstanz und kleinen, ungefähr 0·5 μ grossen dunkelen Körnchen, welche zu Längsreihen in ihm angeordnet sind. Er bekommt dadurch ein längsstreifiges Aussehen, und daher die Theorie, dass er fibrillärer Natur sei, ein Fibrillenbündel darstelle.

Höchst entwickelte Ganglienkörper dagegen sind einzellige, nur verhältnissmässig selten zwei- oder mehrzellige Protoplasmaklümpchen von meist ganz bestimmter Form. Im grossen Gehirne bilden sie mehr oder weniger deutliche Pyramiden, mehr oder weniger deutliche Kegel, im kleinen Gehirne Ellipsoide oder Ovoide, in den Vorderhörnern des Rückenmarkes polyedrische, in den Hinterhörnern desselben spindelförmige Körper. In den Spinalganglien haben sie das Aussehen dünner, ovaler Scheiben, im N. sympathicus hier und da das kleiner Glocken oder ähnlicher Körper. Von ihren Flächen oder Ecken gehen eine Anzahl von Fortsätzen ab, die in ihrer Stärke oder Dicke in einem ziemlich proportionalen Verhältnisse zu der Grösse der Ganglienkörper stehen, oft recht lang und wiederholt verästelt sind und entweder in Nervenfasern übergehen, wie das für eine grosse Anzahl von Ganglienkörpern der Vorderhörner des Rückenmarkes, der Spinalganglien, des N. sympathicus erwiesen ist, oder Verbindungen unter sich unterhalten, wenn dieselben vielleicht häufig auch erst noch durch eine mehr moleculäre Schaltmasse zwischen ihnen zum Abschlusse gebracht werden muss.

Wie die Achsencylinder, so lassen auch die Ganglienkörper in ihrer höheren Ausbildung eine deutliche Organisation erkennen. Wie jener, so besteht auch ihr Protoplasma aus einer glasiggallertigen Grundsubstanz und einer Anzahl, hier allerdings bis zu 1·0 μ grossen Kügelchen, welche in dieselbe reihenartig eingebettet sind. Die Reihen dieser Kügelchen aber sind, entsprechend der Form der Ganglienkörper, Kreise in der Nähe des Kernes derselben, sonst Curven oder gerade Linien, welche nach den Fortsätzen hinstreben oder auch von einem Fortsatze nach dem anderen ziehen und, nachdem sie in diesen eine mehr parallele Richtung untereinander angenommen haben, in die Reihen von Kügelchen übergehen, welche den Achsencylindern angehören, in welche die bezüglichen Fortsätze selbst übergehen. Wie die Achsencylinder, so bekommen auch die Ganglienkörper hierdurch ein bisweilen ganz auffallend gestricheltes oder gefasertes Aussehen, und daher auch die Ansicht, dass, gleich den

Achsencylindern, sie Faserbündel darstellen, was sie in der That aber ebenso wenig wie jene sind.

Es liegt nun auf der Hand, dass, wenn diese Organisation der Achsencylinder und Ganglienkörper eine fundamentale ist, und das ist sie, wie vergleichend anatomische Untersuchungen lehren, dass dann auch alle die Achsencylinder und Ganglienkörper, welche derselben entbehren, unvollkommenere Bildungen, den embryonalen Verhältnissen noch näher stehende sind, und dass ihre etwaigen Leistungen nicht denen höher organisirter gleichkommen können, sondern sich zu diesen verhalten müssen wie, je nach dem Grade, den sie in ihrer Ausbildung erlangt haben, etwa die eines Kindes, eines Knaben, eines Jünglings zu denen eines Erwachsenen. Dasselbe gilt natürlich auch von den Sinnesapparaten, wie den Ursprungszellen des Nervensystemes überhaupt, wir brauchen nicht hinzuzusetzen, auch von etwaigen Endapparaten, wenn solche vorhanden sind. Von grosser Wesenheit ist nun, dass, wenn auch gewisse Achsencylinder und Ganglienkörper niemals die Ausbildung höchst entwickelter erlangen, ebenso wenig wie auch gewisse Sinnesapparate namentlich der inneren Körperoberfläche und der einzelnen Organe, so doch überaus oft Achsencylinder und Ganglienkörper gerade so wie gewisse Sinnesapparate, in Sonderheit die Retina, welche diese Ausbildung bei einer Anzahl, ja bei der Mehrzahl von Individuen erreichen, in anderen nicht erkennen lassen. Es herrschen da eben eine grosse Menge von Verschiedenheiten und in Folge dessen auch von Combinationen, und die Folge davon wieder ist, dass auch die Leistungen der Achsencylinder und Ganglienkörper, gerade so wie die der Sinnesapparate, je nach der Individualität, der sie angehören, sehr verschiedene und in ihren Combinationen sehr mannigfaltige sein müssen. Da nun hierauf aber gerade das Individuelle oder auch die Individualität des Menschen beruht, so hat diese letztere, wie wir weiter oben schon betont haben, vorzugsweise ihren Grund in der mangelhaften Entwickelung seiner Bestandtheile und insbesondere der Verbindungen derselben, d. i. des Nervensystemes. Die Menschen unterscheiden sich weit weniger durch ihre Tugenden als ihre Fehler, ihre Mängel und Schwächen, also durch das, wo es fehlt, wo es mangelt, was schwach ist, und der Grund davon ist, dass der Träger der Functionen, welche fehler- oder mangelhaft, welche schwach sind, nicht die gehörige Ausbildung erfahren hat, weil er in seiner Entwickelung zurückgeblieben, gehemmt worden ist.

Viertes Capitel.

Anatomie des psychischen Organes. — Psychogenesis. — Psychophysikalische Grundphänomene.

Nach dem, was wir in den vorausgegangenen Capiteln erfahren haben, entspringen also die einzelnen Bestandtheile des Nervensystemes an den beiden Körperoberflächen und äquivalenten Theilen der Organe oder Eingeweide und endigen in eben diesen Organen, aber in anderen ihrer Theile, nachdem dieselben sich aus den beiden Körperoberflächen gebildet haben. Das Centralnervensystem mit seinen Appendices, den Spinalganglien und dem, den letzteren wohl äquivalenten Ganglien des N. sympathicus, ist blos als ein Reflexapparat anzusehen, in welchem die von den Körperoberflächen und äquivalenten Theilen der Eingeweide ausgehenden Nervenerregungen in die verschiedensten Theile des Körpers übertragen werden können, um als Muskelzuckung, Drüsenabsonderung, vermehrtes oder vermindertes Wachsthum wieder zum Vorschein zu kommen. Es liegt auf der Hand, dass danach dieser Apparat ein sehr complicirter sein muss, und der Zusammenhang, in dem alle seine Elemente untereinander stehen, wie wir bereits hervorgehoben haben, spricht nur noch dafür. Dessenungeachtet lässt er sich doch mit Leichtigkeit auf einfachere Verhältnisse zurückführen, aus denen er hervorgegangen ist.

Der Mensch entwickelt sich, wie jedes höhere Thier, aus einer Anzahl gleichmässiger, der Reihe nach hintereinander gelagerter Abschnitte der ersten embryonalen Anlage, den sogenannten M e t a m e r e n. Aus jedem Metamer geht ein ganz bestimmter Körperabschnitt hervor, der aus je einem Wirbel mit den zugehörigen Knochen, Muskeln und, was uns augenblicklich am meisten angeht, den zugehörigen N e r v e n besteht. In jedem Metamer, deren der Mensch nahe an vierzig hat, entstehen nun zwei Nerven, ein rechter und ein linker, die mit Bezug auf das Centralnervensystem ein jeder gedoppelt erscheinen, und die darum Veranlassung gegeben haben zu sagen: In jedem Metamer entstehen zwei Nervenpaare, ein rechtes und ein linkes, die im Centralnervensysteme wurzeln und aus je einem sensibelen und einem motorischen Aste bestehen, an welchen letzteren sich ein entsprechender Antheil des N. sympathicus anlehnt. Jedes Nervenpaar mit dem zugehörigen Antheile des Centralnervensystmes bildet nun einen Reflexapparat für sich, und daher kommt es, dass Reize, welche einen bestimmten Körpertheil treffen, selbst in einer späteren Zeit noch, zunächst auch nur in diesem ihre Folgen äussern.

Das bezügliche Nervenpaar ist in späterer Zeit meistens in eine gemeinschaftliche Scheide eingeschlossen und bildet einen sogenannten gemischten Nerven. Der Theil desselben, welcher zwischen dem Centralapparate und der Eintrittsstelle in die gemeinschaftliche Scheide liegt, bildet die Wurzeln desselben, von denen bekanntlich eine sensibele und eine motorische unterschieden wird. Die Metameren hängen alle untereinander zusammen, natürlich die nächstgelegenen fester und inniger als die entfernteren, und daher kommt es, dass Reize, welche in einem derselben wirksam werden, wenn sie mehr als den einen Reflexapparat in Thätigkeit versetzen, für's Erste nur die nächste Umgegend ergreifen; weil sie nur auf den nächstgelegenen Reflexapparat übergreifen.

Wenn auch die Metameren, und mit ihnen die in denselben gelegenen Reflexapparate alle zusammenhängen und die nächstgelegenen fester als die entfernteren, so ist das doch nur bedingt der Fall. Die Antimerenbildung, die Ausbildung des bilateralen Systemes, bringt es nämlich mit sich, dass die Metamerentheile einer Seite sich inniger mit einander verbinden und darauf den bis dahin bestandenen Zusammenhang mit denen der anderen Seite lockern. Alle Reflexapparate einer Seite stehen deshalb auch in viel engeren Beziehungen zu einander, als je ein Paar, das verschiedenen Seiten angehört, und daher die Erscheinung, dass Reize, welche einen beliebigen Körpertheil treffen, zuvörderst nur auf der getroffenen Körperseite sich geltend machen.

Der Reflexapparat, den das Centralnervensystem des Menschen darstellt, besteht somit allein aus nahezu achtzig einfacheren Reflexapparaten, welche durch die Metamerenbildung, die in der Entwickelung eine so grosse Rolle spielt, bedingt sind. Entsprechend den Metameren sind diese einfachen Apparate paarig verbunden und liegen deshalb in zwei Reihen dicht aneinander, eine Kette von beinahe vierzig Paaren bildend. Die Glieder dieser Kette sind nun wieder untereinander verbunden, und zwar indem die Glieder jeder Reihe in einen innigeren Zusammenhang treten. Zunächst bildet sich immer zwischen zwei dicht aneinander liegenden Gliedern dieser Zusammenhang fester aus; sodann aber scheinen die einzelnen Glieder einer Reihe sich auch noch unmittelbar fester aneinander zu schliessen und z. B. das letzte Glied mit dem ersten direct zu communiciren. Reize, welche an einem Körperende einwirken, können deshalb sofort am anderen ihre Wirkung äussern, ohne dass die zwischenliegenden Partien irgendwie beeinflusst erscheinen.

Die eigentlichen Reflexapparate bleiben, wie das oben schon als nothwendig nachgewiesen worden ist, stets zelliger Natur. Die Verbindungen zwischen ihnen werden Nervenfasern. Und da ergibt nun schon eine einfache Ueberlegung, wie das gesammte Centralnervensystem als eine Combination aus so vielen einfachen Reflexapparaten anders arbeiten muss, wenn die Verbindungen zwischen den einzelnen Apparaten andere sind. Die Bedeutung der Entwickelung der einzelnen Theile des Nervensystemes, die Euplasie dieses, die Hypoplasie jenes, erscheint danach unter einem noch viel grelleren Lichte.

Die Anhäufung zelliger Elemente im Nervensysteme erscheint makroskopisch mit grauer Farbe, die Anhäufung von Nervenfasern, zumal mit Markscheiden versehener, sogenannter markhaltiger Fasern, weiss. Daraufhin hat man denn auch schon seit Langem graue Substanz und weisse Substanz im Centralnervensysteme unterschieden und stellt jene somit den eigentlichen Reflexapparat in diesem dar, diese die tausendfältigen Verbindungen, welche zwischen seinen einzelnen Theilen stattfinden. Im Rückenmarke nimmt die graue Substanz das Innere desselben ein. Die weisse, in sechs derbere Züge, die sogenannten Rückenmarksstränge gespalten, bildet den peripherischen Antheil desselben. Im Gehirne ist es anders. Dadurch, dass die hinteren Rückenmarksstränge auseinander weichen und sich in der Medulla oblongata mit den Seitensträngen in die Ebene der vorderen lagern, tritt die graue Substanz an die Oberfläche und nimmt den oberen oder hinteren Theil des Centralnervensystemes ein; während nunmehr die weisse den unteren oder vorderen derselben bildet.

Im Rückenmarke hat die graue Substanz im Querschnitt bekanntlich die Form eines ⋊, besteht also aus zwei symetrischen Seitentheilen, die durch ein unpaares Mittelstück miteinander verbunden sind. Die Enden dieser Seitentheile, der Hörner des grauen Kernes des Rückenmarkes, stehen mit den Nervenfasern in Verbindung, welche theils von der Peripherie des Körpers zum Rückenmarke heraufkommen, theils wieder aus demselben zu jener hinabsteigen. Die Hinterhörner nehmen die ersteren auf und die Vorderhörner lassen die letzteren austreten. In den Vorderhörnern hat man die Ganglienkörper mehrfach mit solchen Nervenfasern in Verbindung gefunden und, weil diese letzteren vorzugsweise motorischen Zwecken dienen, hat man die Ganglienkörper selbst auch als motorische bezeichnet. Im Gegensatze dazu hat man die Ganglienkörper der Hinterhörner, obwohl man ihren Zusammenhang mit den von der Peripherie heraufziehenden Nervenfasern, welche bekanntlich zu den sensibelen Vorgängen in nächster Beziehung stehen, bisher nicht erwiesen hat, als sensibele bezeichnet. Doch gleichviel! Die Vorderhörner der grauen Substanz des Rückenmarkes dienen centrifugal leitenden Nervenfasern zum Ursprunge; die Hinterhörner derselben nehmen centripetal leitende in sich auf. Die Hinterhörner des Rückenmarkes können wir deshalb als die Summen der percipirenden Abtheilungen der im Rückenmarke befindlichen Reflexapparate ansehen, die Vorderhörner als die der reagirenden. Wir können jene aber deshalb auch einfach als Perceptionsorgane und diese als Reactionsorgane bezeichnen.

Im Gehirne liegen die percipirenden Abtheilungen der Reflexapparate nach aussen von den reagirenden und, indem nun durch eine mächtigere Entwickelung und Gliederung einzelner dieser Abtheilungen und durch das Auftreten von Nervenfasern, als Verbindungen zwischen den damit neu entstandenen Gebilden, diese selbst immer weiter aus einander treten, kommen die percipirenden Organe schliesslich ganz an die Oberfläche, die reagirenden mehr in das Innere des Gehirnes zu liegen. Durch eine ganz besonders mächtige Entwickelung des vordersten Theiles des Gehirnes, der Vorderhirnblase, entsteht das grosse Gehirn. Aus seiner innersten Abtheilung entwickelt sich das Zwischenhirn, die späteren Sehhügel und Corpora mammillaria. Aus seiner äusseren Abtheilung gehen die eigentlichen Grosshirnhemisphären hervor, wobei die noch zunächst der inneren Abtheilung gelegenen Partien zu Streifenhügel und Linsenkern werden. Die Entstehung der Grosshirnhemisphären haben wir uns aber so zu denken, dass, nachdem die Vorderhirnblase durch das Hereinwachsen der Hirnsichel in zwei seitliche Theile gespalten ist, die Zellenmassen der percipirenden äusseren Abtheilung jeder dieser Blasen zunächst übermächtig zu wuchern anfangen. Die Zellenmassen, welche sich zu Nervenfasern ausbilden und unter denen, welche Zellen bleiben, liegen, heben diese letzteren in die Höhe und, indem danach vorzugsweise sich Verbindungen zwischen diesen wieder ausbilden, Nerven also zwischen den einzelnen, oberflächlich gelegenen Zellen und Zellengruppen, sowie zwischen diesen und den der Reactivität dienenden Theilen, dem Linsenkerne, dem Streifen- und Sehhügel, entstehen und sich vermehren, treiben sie diese letzteren, also die oberflächlich gelegenen Zellen, als ein zusammenhängendes Ganzes blasenförmig auf. Am Grunde jeder der so entstandenen Blasen liegen Linsenkern, Streifen- und Sehhügel eingebettet in die Masse von Nervenfasern, welche den übrigen Raum der Blasen ausfüllt und vermittelst eines kleinen Theiles derselben, welcher darum auch den Namen Hirnstiele, Pedunculi cerebri führt, hängen sie mit dem übrigen Hirne zusammen.

Die Blasen selbst, mit anderen Worten: die Oberflächen der so entstandenen grossen Hemisphären, werden von grauer Substanz gebildet, die aus dem percipirenden Antheile der bezüglichen ursprünglichen Reflexorgane hervorgegangen und somit wesentlich Perceptionsorgan ist. Die Hirnrinde ist somit functionell äquivalent den Hinterhörnern des grauen Kernes des Rückenmarkes. Die dem Linsenkerne, Streifen- und Sehhügel näher gelegenen Partien derselben zeigen zwar diesen verwandte Eigenschaften, doch steht das nicht dem entgegen, dass die Oberfläche der grossen Hemisphären, die graue Rinde des grossen Gehirnes, vorzugsweise Perceptionsorgan ist. Muss doch in einem so complicirten Organe wie diesem, dessen einzelne Theile so mannigfach durch Nervenfasern verbunden sind, indem insbesondere immer ein Theil mit dem anderen zu einer bestimmten Leistung verknüpft ist, sich ein Paar solcher Theile verhalten wie Perceptions- und Reactionsorgan.

In ähnlicher, aber keineswegs gleicher Weise wie das grosse Gehirn, entwickeln sich in der Mittelhirnblase die Vierhügel nebst Zubehör, die Corpora geniculata und in der Hinterhirnblase das kleine Gehirn, die Oliven. Doch sind Vierhügel und kleines Gehirn wohl vorzugsweise Reactionsorgane und dienen insbesondere der Coordination der Bewegungen, jene insoweit als das Gesicht, diese insoweit als das Gehör dazu Veranlassung geben.

Auf diese Art werden die ursprünglichen, ungefähr achtzig einfacheren Reflexapparate ganz ausserordentlich vermehrt und durch die unzähligen Verbindungen, welche sich zwischen ihnen ausbilden, schliesslich zu dem so verwickelten Apparate, als welchen wir von vornherein das Centralnervensystem kennen gelernt haben.

Da die centripetalen Nerven in das Centralnervensystem doch nur in einem Punkte eintreten und die centrifugalen Nerven doch nur an einem Puncte aus demselben austreten können, so ergibt sich, dass nach Zerstörung dieser Punkte die Functionen ausfallen müssen, welche durch jene Nerven vermittelt werden. Auf der anderen Seite müssen Reizungen wenigstens der Austrittsstellen der centrifugalen Nerven die Functionen zur Folge haben, zu deren Vermittelung die Nerven gewissermassen vorhanden sind. Ebenso liegt auf der Hand, dass gewisse Reflexapparate, zerstört, bestimmte Functionsausfälle nach sich ziehen, gereizt aber, und da ist es gleichviel ob die Reizung direct oder indirect durch centripetale Nerven vor sich geht, wenigstens zunächst eine Steigerung jener Functionen veranlassen werden. Auf diese Beobachtung hin hat man denn ganz bestimmte Ursprungscentren der verschiedenen Nerven und ganz bestimmte Centren für die mannigfaltigen Vorgänge im Körper, soweit sie vom Nervemsysteme unmittelbar abhängig sich zeigten, angenommen. Doch ging man dabei immer von der Voraussetzung aus, dass das ganze Centralnervensystem im Allgemeinen ein durchaus selbstständiger, ein gewissermassen automatischer Apparat, und die fraglichen Ursprungsstellen der Nerven, sowie die fraglichen Centren für die in Betracht kommenden Functionen ebenso selbstständige, bis zu einem gewissen Grade automatisch wirkende Abtheilungen desselben seien. Insofern als dieselben oft kernartig in die übrige Masse des Centralnervensystemes eingestreut erschienen, wurden sie auch, namentlich in Bezug auf den Ursprung der Nerven, als Kerne oder Ursprungskerne derselben bezeichnet.

Als solche Ursprungskerne im Rückenmarke galten und gelten noch heute ziemlich allgemein für die centripetalen Nerven desselben — eine Contradictio in adjecto — die Hinterhörner seiner grauen Substanz, für seine centrifugalen Nerven die vorderen Hörner desselben. Im Gehirne liegen die Ursprungskerne für die centripetalen Nerven Acusticus und Trigeminus in der äusseren Abtheilung der Medulla oblongata bis in die Substantia ferruginea hinein, für die centrifugalen Accessorius Willisii, Hypoglossus, Facialis, Abducens, Trigeminus, Trochlearis, Oculomotorius in der inneren und deren Fortsetzung nach unten und oben, d. i. nach Rückenmark und Boden des Aquaeductus Sylvii hin, für die gemischten Nerven Glossopharyngeus und Vagus theils in der äusseren, theils in der inneren Abtheilung der Medulla oblongata und ihren unmittelbaren Fortsetzungen in das Rückenmark.

Der N. opticus gilt heutigen Tages zwar ebensowenig noch für einen echten Nerv wie der N. olfactorius. Der N. opticus wird heutigen Tages gleichgestellt dem Tractus olfactorius, die Retina der grauen Substanz des Bulbus olfactorius, und wird damit als ein Stück modificirter Hirnrinde angesehen. Wo bleibt aber das Aequivalent der Riechzellen? Ist es etwa in den Stäbchen und Zapfen gegeben? Gleichviel! Man spricht nichtsdestoweniger von Ursprungskernen des N. opticus in den Sehhügeln, in den vorderen Vierhügeln, in den Kniehöckern, wie man von näheren Beziehungen wenigstens des Corpus olfactorium des Riechlappens zu den Streifenhügeln, den benachbarten Hirnwindungen, der inneren und äusseren Riechwindung redet.

Als entsprechende Centren für bestimmte Vorgänge, Leistungen aber sieht man namentlich in der Medulla oblongata das Centrum vasomotorium, das Centrum respiratorium, das Centrum cilio-spinale superius, im Halsmarke das Centrum cilio-spinale inferius, im Lendenmarke das Centrum genito-spinale u. s. w. an. Das grosse Gehirn gilt als Centrum der psychischen Thätigkeiten und, insofern es sich dabei wesentlich um das Bewusste handelt, speciell die graue Rinde seiner beiden Hemisphären. Dabei sieht man als den Theil, wo dieselben zum Ausdruck gebracht, beziehungsweise vorbereitet werden, das Vorderhirn an. Als den Theil, wo dieselben percipirt werden, betrachtet man demgemäss das Hinterhirn. Das

Vorderhirn hat man darum auch den psychomotorischen Antheil der Hirnes geheissen, das Hinterhirn den psychosensorischen.

In der neueren Zeit hat man nun in der Grosshirnrinde, namentlich in Folge der anregenden Arbeiten von *Fritsch* und *Hitzig*, auch noch wieder besondere Centren angenommen, von denen aus ganz bestimmte, in sich abgeschlossene psychische Functionen ausgelöst werden sollen. Die Hirnrinde des erwachsenen Menschen lässt bekanntlich im Ganzen leicht drei parallele Wulstreihen, die Urwindungen erkennen, welche *Leuret* und nach ihm *Meynert* und *Wernicke* von aussen nach innen, also von der Fossa Sylvii nach der Fissura magna, die übrigen Autoren umgekehrt, von dieser zu jener hin, als erste, zweite und dritte gezählt haben. Wir schliessen uns hier aus praktischen Gründen den letzt erwähnten Autoren an und nennen die zunächst der Fissura magna gelegene Windung die erste, die zunächst der Fossa Sylvii gelegene, dieselbe rings umziehende die dritte Urwindung. Von dieser letzteren steigt gleich am Anfange der Fossa Sylvii eine Schlinge in die Höhe. Dieselbe durchbricht senkrecht die beiden anderen Urwindungen und theilt damit äusserlich das ganze Gehirn in zwei Abtheilungen, die eben das Stirnhirn oder psychomotorische Hirn und das Hinterhirn oder sensorische Hirn sind. Das Stirnhirn wird auch als Stirnlappen, Lobus frontalis, bezeichnet und das Hinterhirn nach Eintheilung desselben in Scheitel-, Schläfen- und Hinterhauptslappen, welche durch ein Paar stärker ausgeprägte Furchen, die Fissura parieto-occipitalis, die Fossa Sylvii und die Fissura calcarina abgetheilt sind, nach diesen als Lobus parietalis, Lobus temporalis und Lobus occipitalis benannt. Die von der dritten Urwindung entstandene fragliche Schlinge heisst hinfort die Centralwindung, und die übrigen Windungen führen von da an die Namen erste, zweite, dritte Stirn- oder Frontalwindung, erste, zweite, dritte Scheitel-, Hinterhaupts-, Schläfen- oder Parietal-, Occipital-, Temporal-Windung, von denen man die letzten aber immer von oben nach unten, also wie *Leuret* von der Fossa Sylvii aus zählt. Die Centralwindung setzt sich ihrer Entstehung gemäss aus zwei Schenkeln zusammen, die vordere und hintere Centralwindung, und die sie trennende Furche ist der Sulcus centralis, die Fissura Rolandi. In der dritten, bisweilen auch noch in der zweiten Frontalwindung soll nun nach *Broca* z. B. das Centrum der articulirten Sprache liegen und durch sie deshalb allein das Wort zum Ausdruck gebracht werden können. In der vorderen Centralwindung aber und den anstossenden Frontalwindungen sollen nach *Ferrier*, der die an Thieren gewonnenen Untersuchungsresultate von *Fritsch*, *Hitzig* und sich selbst auf den Menschen übertrug, von oben nach unten sich folgend, die Centren für die complicirteren, u. h. immer bewussten Bewegungen der Beine, der Arme, des unteren Theiles des Gesichtes, namentlich des Mundes und der Zunge, in der zweiten Frontalwindung für die Seitwärtsbewegung von Kopf und Augen mit Erhebung der Augenlider und Dilatation der Pupillen, und in der hinteren Centralwindung die für die Bewegungen der Hand und des Handgelenkes enthalten sein. Gegentheils befindet sich nach *H. Munk* in der dritten Parietalwindung und ihrem Uebergange, d. h. Umschlag um die Spitze der Fossa Sylvii in die erste Temporalwindung, in den sogenannten Gyris supramarginali und angulari, das Centrum für die Gesichtsempfindungen und in der darunter gelegenen ersten Temporalwindung selbst, dem sogenannten Gyrus inframarginalis, das Centrum für die Gehörsempfindung. In den unteren Schläfenwindungen, nahe an der Spitze des Lappens und diese selbst, also den Uncus oder Gyrus uncinatus einschliessend, soll sodann wieder nach *Ferrier* das Centrum für die Geruchs- und Geschmacksempfindung seinen Platz haben, und dicht daneben, im Ammonshorn und seiner nächsten Umgebung, im ganzen Gyrus oder Subiculum cornus Ammonis, das für die tactilen Empfindungen sein. Dem Hinterhauptslappen weist *Ferrier* das viscerale Gemeingefühl, insbesondere das Hungergefühl zu, und den Verbindungen zwischen Hinterhauptslappen und Schläfenlappen, den Gyris occipito-temporalibus marginali und mediali das Geschlechtsgefühl, doch nur, wenn ich ihn richtig verstanden habe, soweit es als Gemeingefühl, als Libido sexualis auftritt, da ja doch das Wollustgefühl als ein offenbar tactiles durchaus von diesem zu trennen ist.

Allein auch alle diese Centren haben doch nur die Bedeutung einestheils von Austrittsstellen centrifugaler Nervenfasern aus der Hirnrinde; anderntheils können sie als nichts weiter denn Eintrittsstellen centripetaler Fasern in dieselbe angesehen werden. Schon *Hitzig* lässt die Möglichkeit offen, dass um nichts Anderes es sich dabei handeln möchte; *Ferrier* aber, obgleich er sonst dem Gebundensein bestimmter Hirnleistungen an bestimmte Hirnrindenterritorien durchaus das Wort redet, fasst sie sicher in keiner anderen Weise auf. Dasselbe gilt auch beziehentlich der thermischen Effecte, die *Eulenburg* und *Landois* nach Zerstörung gewisser Hirnrindenpartien in den Extremitäten ihrer Versuchsthiere auftreten sahen. Von grosser Bedeutung aber dabei ist, dass sie diese Partien alle im Vorderhirne fanden und für die einzelnen Gliedmassen an den Stellen, von denen aus *Hitzig* und *Fritsch* die Bewegung beziehungsweise Lähmung derselben hatten eintreten sehen. Das Vorderhirn mitsammt der Centralwindung ist demnach nicht blos psychomotorischer Hirntheil, sondern auch psychothermischer und, insofern als es auch auf die Secretionen und die Ernährung überhaupt einwirkt, psychosecretorischer und psychotrophischer, mit einem Wort, es ist überhaupt psychisch-reactiver Theil, während das übrige Hirn der psychisch-receptive ist. Wie haben wir uns nun das Verhältniss der beiden Antheile zu einander zu denken und wie aus ihrem Zusammenwirken das psychische Geschehen überhaupt zu erklären?

Nicht aus sich heraus, sondern unter dem Einflusse seiner Umgebung, d. i. der Kräfte, welche auf dasselbe wirken, entwickelt das befruchtete Ei sich weiter. Theil des mütterlichen Leibes, eine selbstständig gewordene Zelle desselben, birgt es in sich auf Grund der ihm innewohnenden molekularen Bewegung, welche es von den mütterlichen Zellen überkommen hat, und die sein Leben darstellt, die Fähigkeit, Eigenschaften zu entwickeln, wie sie der mütterliche Leib selbst besass. Imprägnirt aber mit dem väterlichen Samen und dadurch in der ihm bis dahin eigenen molekularen Bewegung durch die molekulare Bewegung dieses, d. i. der bezüglichen Spermatozoen, verändert, kann es nun sich nicht mehr in der ihm allein von der Mutter überkommenen Richtung weiter entwickeln, sondern seine Entwicklung kann hinfort nur die Resultante aus der ihm eigenen und der ihm durch den väterlichen Samen mitgetheilten molekularen Bewegung sein. Der besagten molekularen Bewegung liegen chemische Processe zu Grunde, der Stoffwechsel. Aus ihr aber hervor geht durch Assimilirung der umgebenden Stoffe die Massenbewegung, welche als Wachsthum und Eintreten in eine bestimmte Form zur unmittelbaren Erscheinung kommt. Auf dem Allen jedoch beruht weiter das Wesen der Vererbung wie der Erblichkeit überhaupt, und es besteht dieses somit thatsächlich in nichts Anderem als in der Andauer derselben molekularen Bewegung durch eine Anzahl von Zellen und Zellenderivaten, welche genetisch eine descendente Reihe bilden.

Das befruchtete Ei furcht sich. Es entsteht die Morula, es entsteht die Blastosphaera und durch Theilung einer Anzahl von Zellen in ihr die Area germinativa, welche auf dem Durchschnitte als Ektoderm und Entoderm sich darstellt. Ektoderm und Entoderm entwickeln sich weiter. Es entstehen die Organe und die Verbindungen zwischen denselben, die Nerven, aber Alles auf Grund der molekularen Bewegungen in den Zellen, welche diese durch das Ei und den Samen vom Hause aus mitbekommen haben, die aber durch die Einflüsse der Umgebung, also die Kräfte, welche von diesen letzteren ausgehen, und die doch auch nur wieder in Bewegungen bestehen, unterhalten, beziehungsweise immer wieder angefacht, damit indessen zugleich auch, weil diese Kräfte, diese Bewegungen, nie ganz dieselben sein können, vielfach modificirt werden. Das Eigenartige in der Entwickelung und das Abweichen von dem Wesen der Eltern ist der sichtbare Ausdruck davon. Wie bedeutend dieses Beides jedoch unter Umständen sein kann, ist bekannt. Zugleich beweist es indessen auch den Einfluss, welchen die Umgebung auf das sich entwickelnde Ei ausübt, und die Abhängigkeit, in welcher dasselbe von dieser steht.

Unter diesem Einflusse entwickelt sich nun natürlich auch das Nervensystem und im Besonderen das Centralnervensystem. Denn ist auch durch die Erblichkeitsverhältnisse die Richtung gegeben, in der es sich zu entwickeln hat, so muss doch sozusagen zu jedem Entwickelungsfortschritte erst von aussen her der Anstoss gegeben werden, wobei wir freilich unter von aussen her Alles begreifen, was nicht innerhalb des Ektoderms und Entoderms oder seiner directen Abkömmlinge selbst liegt, also auch die Nahrung, welche denselben bereits durch das von ihnen gebildete Blut zugeführt wird. Auf Grund der Erblichkeitsverhältnisse und vornehmlich der abgekürzten Vererbung, können wir sagen, legen sich die einzelnen Theile des Nervensystemes an, aber erst unter den Einflüssen der Aussenwelt, so geringfügig dieselben uns jeweilig auch erscheinen mögen, werden sie zu dem, was sie sind. So entstehen die Sinnesapparate in der äusseren Haut, indem sich die Zellen des Ektoderms mehr und mehr an die Umgebung anpassen und dieser entsprechend, d. h. den Kräften gemäss, welche von denselben ausgehen, oder auch den Bewegungen zufolge, welche von ihr her in sie selbst eintreten, sich so oder so modeln. Die den Zellen eigene Bewegung wird durch die von aussen in sie eintretende fortwährend abgeändert, und das Resultat davon muss sein, dass die jeweilige Zelle ihr Wesen ändert und in einer etwas anderen Form und für bestimmte Reize, Bewegungsvorgänge, nämlich die, welche sie abgeändert haben, besonders empfänglich zum Dasein gelangt. Ebenso entstehen aber auch die entsprechenden Apparate im Inneren des Körpers und natürlich auch die Modificationen des Centralnervensystemes, in Folge deren dasselbe aus der ursprünglichen Aneinanderreihung einer Anzahl einfacher Reflexapparate zu dem complicirten Organe sich umgestaltet, als das wir es zuletzt kennen gelernt haben. Es entsteht so in ihm auch besonders noch das grosse Gehirn und seine beiden Hemisphären mit ihrer grauen Rinde als psychischem Organe im engsten Sinne des Wortes. Die Aussenwelt zwingt das Nervensystem, sich in seinem Centrum in einer besonderen Weise zu entwickeln und zu entfalten, und das psychische Organ ist nur die Folge dieses Zwanges. Die Kräfte aber, welche seine Entstehung und Ausbildung überhaupt veranlassten, sind es sodann auch, welche in ihm weiter in einer eigenen Weise sich zum Ausdruck bringen und als Psyche, als bewusstes Leben uns entgegentreten.

Die Psyche entsteht dem zufolge mit dem psychischen Organe, und in dem Maasse als dieses sich entwickelt, entwickelt sich auch jene. Schon im Mutterleibe ist sie vorhanden, und nicht als unbewusstes Wesen wird der Mensch geboren, sondern er tritt mit dem Grade von Bewusstsein in die Welt, den er nach Maassgabe der Entwickelung seines Nervensystemes, insbesondere seines Gehirnes, haben kann. Der Eintritt in die veränderte Umgebung berührt ihn rauh. Ungewohnte Reize wirken von allen Ecken und Enden auf ihn ein: die trockene Luft auf die Haut, auf die Schleimhaut der Nase, des Rachens, des Larynx, der Bronchien, der ungedämpfte Schall auf sein Ohr, das gänzlich fremde Licht auf seine Augen. Denken wir nur an uns! Ein unbehagliches, schmerzhaftes Gefühl muss sich seiner bemächtigen, und der erste Schrei, den der Mensch ausstösst, ist darum sicher ein Schmerzensschrei, ein Schrei aus dem Bewusstsein, dass ihm weh gethan worden ist.

Aber dieses Bewusstsein ist zunächst wohl immer noch ein sehr wages und verschwommenes, ähnlich den Dämmerzuständen, in denen sich auch der Erwachsene in Folge von Erschöpfung befindet, und in denen er wohl empfindet und sich darum bewusst wird, dass in ihm und um ihn herum etwas vorgeht, ohne aber doch darüber sich klar zu sein oder auch nur zu werden, was. Erst unter dem Einflusse der fortgesetzten Reizeinwirkung von aussen her und der dadurch bedingten weiteren Ausbildung und Entfaltung des Nervensystemes und besonders des psychischen Organes im engeren Sinne, durch die wiederholte, annähernd gleichartige molekulare Bewegung in bestimmten Zellen und deren Verbindungen, sowie der dadurch bewirkten Herstellung glatterer, beziehungsweise festerer Bahnen, wobei die vollkommenere Entwickelung der Achsencylinder und Ganglienkörper gewiss höchst belangreich wird, erst damit klärt es mehr und mehr sich ab und gelangt es allmälig zu jener Festigkeit und Stärke, welche ihm den Namen Selbstbewusstsein eingetragen hat. Auf den gedachten Bahnen eilen die Reize, welche den centripetalen Antheil des Nervensystemes irgendwo treffen, nach dem grossen Gehirne und in ihm nach dem psychischen Organe hin, und, indem sie dasselbe von der Eintrittsstelle im perceptiven Theile bis zur Austrittsstelle im reactiven, also vom Hinterhirne bis zum Vorderhirne durcheilen, erzeugen sie gewissermassen als Nebenproduct den jeweiligen psychischen Process.

Ein Hautnerv wird gereizt. Ein Stich, ein Schlag, ein Druck trifft eine eng umgrenzte Hautfläche, und die in ihr enthaltenen Anfänge centripetal leitender Nerven. Die in diesen letzteren dadurch hervorgerufene Erregung, eine molekulare Bewegung, die sich mit messbarer Geschwindigkeit fortpflanzt, wird nach dem Rückenmarke fortgeleitet und tritt in dieses durch die hinteren Wurzeln und die Hinterstämme, welche nach *Woroschiloff* nur Verbindungen zwischen jenen und den Hinterhörnern der grauen Substanz darstellen, in diese ein. Nachdem sie hier, wie *Wundt* nachgewiesen, eine Verzögerung erfahren hat, tritt sie darauf wieder direct oder vielleicht auch erst durch die Vorderstränge, die nach *Woroschiloff* ebenso wie die Hinterstränge nur Verbindungen zwischen den vorderen Wurzeln und den benachbarten Partien grauer Substanz bilden sollen, aus dieser in die vorderen Wurzeln ein und durch diese sodann in den centrifugalen Nerven, dessen Anfang letztere sind. Eine Muskelzuckung, die jedoch von keinem Gefühle begleitet wird, ist die gewöhnlichste Folge davon, und die unempfundenen Muskelzuckungen enthirnter Frösche oder von Thieren und Menschen, deren Rückenmark eine Unterbrechung erfahren hat, z. B. die Zuckungen, welche *Brown-Sequard's* Rückenmarksepilepsie darstellen, kommen in Folge von Hautreizen nur so zu Stande.

Nachdem indessen die Verbindungen mit dem psychischen Organe sich mehr und mehr eingestellt haben, und dieses selbst bereits einen höheren Grad von Ausbildung erfahren hat, werden die besagten Erregungen nicht mehr direct in und durch die vorderen Wurzeln abgeführt; sondern sie gelangen erst noch auf Nervenfasern, welche aus der grauen Substanz in die Seitenstränge eintreten und in diesen aufwärts steigend durch die Haube, das Tegmentum pedunculorum cerebri, nach dem Gehirne und schliesslich, doch ohne dass sie in allen Stationen zu verfolgen wären, nach dem psychischen Organe führen, in welches sie nach *Ferrier* in das Subiculum cornus Ammonis sowie in dieses selbst eintreten. Auf ungekannten, aber von der Natur fest vorgezeichneten Bahnen zieht nun die Erregung oder vielmehr der Erregungsvorgang, wobei er wieder eine Verzögerung erfährt, durch das ganze psychische Organ, wie es scheint, dieses in allen seinen Theilen bewegend, um an einem ganz bestimmten Punkte des Stirnhirnes wieder aus demselben auszutreten und auf Nervenfasern überzutreten, welche aus der Hemisphäre wieder hinausführen. Diese Fasern gelangen nach den Pedunculis cerebri, durch diese direct oder indirect nach den Pyramiden des verlängerten Markes und aus diesen wieder in die Seitenstränge des Rückenmarkes. Aus den letzteren treten sie darauf in die graue Substanz, und zwar in die Vorderhörner desselben ein, und so gelangen die noch immer in Rede stehenden Erregungsvorgänge schliesslich in derselben Gegend des Rückenmarkes wieder an, in welcher sie es verlassen hatten, um alsdann mittelst der nämlichen centrifugalen Nerven wie im ersten Falle ebenfalls in die Muskulatur überzugehen und dieselbe Zuckung zu veranlassen, nur mit dem Unterschiede, dass sie jetzt empfunden wird, von einem Gefühle begleitet ist. Die Empfindung, das Gefühl, ist die Wirkung der Erregung des psychischen Organes auf Grund einer Nervenerregung, welche an und für sich nichts weiter als eine Muskelzuckung zur Folge hat. Die Erregung des psychischen Organes, der Grosshirnrinde, kann aber wie die des erregten Nerven und des gesammten Nervensystemes überhaupt nur in einer Bewegung bestehen, und zwar in einer Bewegung seiner Elemente, der Moleküle seiner Bestandtheile, da sie zuletzt wieder als eine Bewegung, die Muskelzuckung, zum Vorschein kommt.

Ein Lichtstrahl trifft das Auge. Eine Bewegung des Aethers und seiner Moleküle, die sich mit einer Geschwindigkeit von 42.000 Meilen in der Secunde fortpflanzt, erschüttert die Retina und ihre zelligen Bestandtheile. Die Folge davon ist, dass in diesen wieder eine Bewegung entsteht, welche auf den Nervus opticus übergreift und in diesem weiter nach dem Gehirne zieht. Dieselbe tritt in die Vierhügel und den darin gelegenen Ursprungskern des N. opticus ein, setzt sich von diesem auf den Ursprungskern des N. oculomotorius fort, wobei sie mannigfache Modificationen erleidet, namentlich verlangsamt wird, und tritt aus diesem in den N. oculomotorius selbst über, um in ihm wieder nach dem Auge zu gelangen. Als Zuckung des Sphincter iridis und eine davon abhängige Verengerung der Pupille kommt sie bekanntlich darin zur deutlichen Wahrnehmung. Ist der Lichtstrahl ein sehr greller, weil die ihm zu Grunde liegende Aetherbewegung eine sehr starke, die Schwingungsamplitude seiner bezüglichen Wellen eine sehr grosse ist, so greift die dadurch in den Vierhügeln angefachte Bewegung nicht blos auf den oder auf die Nn. oculomotorii über, sondern auch auf die weit tiefer in der Medulla oblongata entspringenden Nn. faciales, und eine Zuckung der Sphincteres oculorum und der Corrugatores superciliorum, die zu einem festeren Verschlusse des Auges führen, ist die Folge davon.

Alle diese Bewegungen können ohne eine eigentliche Empfindung von Licht verlaufen. Abgesehen von den Thierversuchen, die vieldeutig sind, spricht dafür die Beobachtung an bewusstlosen Menschen, an Chloroformirten, an Epileptikern in einem ihrer Anfälle, vor Allem aber die an gewissen Amaurotischen. Es gibt nämlich Leute, welche auch nicht die Spur mehr sehen können, und deren Pupillen sich doch verengen, sowie ein nur einigermaassen grelles Licht in ihr Auge hineinfällt *(Budge)*. Erst wenn die in den Vierhügeln hervorgerufene Bewegung, statt direct auf die Nn. oculomotorii und faciales, zuerst auf das psychische Organ übertragen wird, wo sie nach *Munk, Ferrier* u. A. in den Gyris angulari und supramarginali eintreten, aus dem sie sodann an ganz bestimmten Stellen des Stirnhirnes, nachdem sie, wie es scheint, auch erst wieder die gesammte Grosshirnrinde in Bewegung versetzt hat, wieder austritt, um nun erst nach den Oculomotorius-, beziehungsweise Facialiskernen zu gelangen; erst wenn sie diesen Umweg gemacht hat, tritt Lichtempfindung ein, ist die Pupillenverengerung, der Verschluss des Auges überhaupt, Folge einer solchen.

Nicht anders liegt es mit dem Gehörorgane. Irgend ein Schall, der Ausdruck einer Lufterschütterung, die sich wellenförmig mit einer Geschwindigkeit von 1080 Fuss in der Secunde fortpflanzt, berührt das Ohr und in ihm den peripherischen Anfang des N. acusticus. Derselbe wird zum grossen Theile mechanisch in Bewegung gesetzt, und diese Bewegung wird von ihm centralwärts fortgeleitet bis zu dem sogenannten Ursprungskerne in der Medulla oblongata. Von diesem aus tritt sie in den Facialiskern und von diesem wieder in den N. facialis selbst ein, um durch ihn zunächst in die kleinen Muskeln des inneren und äusseren Ohres zu gelangen. Ist der bezügliche Schall stärker, weil die ihm zu Grunde liegenden Schwingungsamplituden der Luft verhältnissmässig grosse sind, so greift die dadurch bewirkte Bewegung in den Nerven auch noch auf andere Muskeln über; es kommt zu Verziehungen des Gesichtes, zu Zuckungen in den Extremitäten, zum Erzittern des ganzen Körpers. Ein Theil von all diesen Vorgängen und insbesondere die schwächeren können nun auch wieder vorübergehen, ohne irgend welche Empfindung zu veranlassen. Diese, eine Schallempfindung, kommt vielmehr erst zu Stande, wenn die Bewegungen im Acusticuskerne, anstatt sofort in den Facialiskern und weiter überzutreten, erst noch in Nervenbahnen sich verbreiten, welche aus dem Acusticuskerne aufwärts ziehend in die Haube und aus dieser nach dem psychischen Organe, und zwar angeblich dem Gyrus inframarginalis gelangen. Von diesem müssen sie jedoch sodann ebenfalls erst noch wieder die ganze Hirnrinde durcheilen, um auch wieder an einem ganz bestimmten Punkte des Stirnhirnes aus derselben aus- und in Nervenfasern einzutreten, welche, abwärts ziehend, ebenfalls wieder in die Pedunculi cerebri und durch diese und ihre Fortsetzungen, die Pyramiden der Medulla oblongata, in diese selbst, den in ihr gelegenen Facialiskern und etwaige weitere sogenannte Ursprungskerne centrifugal leitender Nerven zu gelangen, damit so endlich die Muskelzuckungen zu Stande kommen, welche ohne den beschriebenen Umweg durch directen Uebertritt der fraglichen Bewegungen aus dem Acusticus in den Facialis- und benachbarte Kerne centrifugal leitender Nerven hervorgerufen wurden.

Statt der gewöhnlichen Muskelzuckungen können jedoch durch die einwirkenden Reize auch noch andere Wirkungen, veränderte thermische Effecte, vermehrte oder verminderte Drüsenabscheidungen, stärkere Beeinflussungen der Ernährung bestimmter Organe herbeigeführt werden, wenn der Austritt der jeweiligen Bewegung aus dem psychischen Organe, anstatt in motorische Nerven im engeren Sinne des Wortes, in vasomotorische, in secretorische oder trophische Nerven erfolgt.

Die Empfindung, das Gefühl, ist somit, wie wir das schon weiter oben angedeutet haben, gewissermaassen blos das Nebenproduct einer Bewegung im Nervensysteme, welche, durch einen äusseren Reiz veranlasst, mit einer Muskelbewegung oder einem äquivalenten thermischen, trophischen oder secretorischen Effecte endet. Und da die Empfindung, das Gefühl, der fundamentalste aller psychischen Vorgänge ist, der, aus welchem alle übrigen erst hervorgehen, so ist das *psychische Geschehen überhaupt* als ein *Nebenproduct der Bewegungen* anzusehen, in welche das Nervensystem versetzt worden ist. Dieses Nebenproduct kommt aber allein in dem psychischen Organe zu Stande, das nach unserer Auffassung und Darstellung wie eine Nebenschliessung in den Schliessungsdraht einer galvanischen Batterie eingeschaltet ist. Jeder Vergleich hinkt. Dennoch möchte ich sagen, das psychische Organ steht zum übrigen Nervensysteme in dem nämlichen Verhältnisse wie das Galvanoskop, der Galvanometer, zu einer Batterie zur Erzeugung constanter Ströme, wie sie z. B. jetzt so vielfach zu Heilzwecken angewendet werden. Die einschlägigen magnetischen Erscheinungen sind den psychischen zu vergleichen, und wie diese wir benutzen zur Bestimmung der Quantität und Qualität der jeweiligen elektrischen Ströme, *so benutzt der damit versehene Organismus das psychische Organ zur Bestimmung der Quantität und Qualität der Nervenströme, welche ihn durchfliessen.* Es sieht darum aber auch fast so aus, als ob der betreffende Organismus sich das psychische Organ blos geschaffen habe, um über das, was ihn namentlich von aussen her trifft, orientirt zu sein, und dadurch zu dem Bewusstsein gelangt, wie ihm aufgespielt werde, die Möglichkeit zu haben, dagegen die etwaigen Maassnahmen treffen und sich gelegentlich auch schützen zu können.

Allein wie entsteht nun dieses Nebenproduct, auf das es uns doch vornehmlich ankommt, und das in seinen mannigfachen Gestaltungen gerade den Gegenstand unserer weiteren Darstellung zu bilden hat? Da stehe ich vollständig auf dem Standpunkte *Du Bois-Reymond's* und erkläre mit ihm: Ignoramus, ignorabimus. Es ist uns unbegreiflich und wird uns ewig unbegreiflich bleiben, wie der Stoff, die Materie empfinden, fühlen, Bewusstsein haben kann. Niemals werden wir auch nur annähernd so weit in die Natur eindringen, um erkennen zu können, wie durch die Arbeit ihrer kleinsten Theile die Welt der Gedanken, der Begriffe, der Ideen, der höheren Sittlichkeit zu entstehen vermag. Obgleich noch nicht transcendental, ist das doch kein Gegenstand naturwissenschaftlicher Untersuchung mehr, weil die Basis fehlt, wo wir mit naturwissenschaftlichen Methoden die Untersuchung einsetzen können. Etwas Anderes dagegen ist es, die Zustände und Bedingungen zu erkennen zu streben und ausfindig zu machen, in denen und unter denen der Stoff, die Materie empfindet, fühlt, Bewusstsein hat. Das ist durchaus Aufgabe naturwissenschaftlicher Forschung und ein Ziel, das sie auch sehr wohl erreichen kann, wenn auch noch Jahrzehnte und abermals Jahrzehnte darüber vergehen mögen. Zu dem Zwecke werden wir aber nicht umhin können, mit dem blossen Mysticismus der Zelle zu brechen und aus dem geheimnissvollen Wesen und Weben der Ganglienzellen oder Ganglienkörper allein das psychische Geschehen abzuleiten. Wir werden vielmehr die Zelle und mit ihr die Ganglienzelle, den Ganglienkörper, als Elementarorganismen zu zergliedern und aus der Arbeit ihrer Bestandtheile dieses zu thun haben. Dabei werden wir freilich der molekularen und atomistischen Theorie nicht völlig entrathen können; aber wie sehr sich auch manche Psychiater gegen dieselbe auflehnen mögen, ich denke, wenn die Chemiker, die Physiker, die Physiologen, Botaniker wie Zoologen, mit ihr arbeiten, wird sie auch der Psychiater nicht ganz unwürdig sein. Und trotz des Verdictes, das erst vor Kurzem noch von solchen über sie gefällt worden ist, wollen wir doch, wo es uns nothwendig scheint, von ihr den gebührenden Gebrauch machen.

Meine Untersuchungen haben ergeben, dass die Arbeit des Nervensystemes im grossen Ganzen der des Muskelsystemes gleichkommt, und, wenn man das innige Verhältniss bedenkt, in welchem Nerv und Muskel zu einander stehen, dass der letztere sich gewissermaassen aus dem ersteren entwickelt und nach *J. Gerlach* nur die Endausbreitung desselben darstellt, darf man sich darüber nicht wundern. In beiden besteht die Arbeit, wie überhaupt alle Arbeit, in einer Bewegung ihrer Bestandtheile, welche sich indessen wellenförmig fortpflanzt und in Verdichtungswellen zum Vorscheine kommt. Dieselben sind jedoch keine einfachen Compressionswellen, mit denen die Physik zu thun hat, sondern beruhen auf chemischen Vorgängen, welche zu einer Contraction der Muskel-, der Nervensubstanz führen, und heissen deshalb auch Contractionswellen. Im Uebrigen sind sie aber longitudinal fortschreitende Wellen, wie die einfachen Compressionswellen und theilen mit ihnen deshalb auch noch so manche andere Eigenschaft.

Im Muskel entsteht diese Wellenbewegung dadurch, dass die *Bowmann-Brücke*'schen Sarcous elements, welche in den animalen, quergestreiften Muskeln die *Engelmann*'schen Zwischen- und Nebenscheiben bilden, wenn ein Reiz einwirkt, an einer bestimmten Stelle des Muskels anschwellen und näher aneinander rücken. Die zwischenliegende Substanz, die Muskelgrundsubstanz, verkürzt sich dabei und wird gleichzeitig glänzender, stärker lichtbrechend und durch Farbstoffe dunkler gefärbt, als an Stellen, die sich nicht contrahirt haben. Die Muskelgrundsubstanz muss deshalb dichter geworden sein, und auf diesem Umstande beruht wesentlich, dass der Muskel als Ganzes sich zusammenzieht, sich contrahirt. Lässt die Contraction in den bezüglichen Stellen nach, so schwellen die *Bowmann-Brücke*'schen Sarcous elements der genannten *Engelmann*'schen Scheiben ab, und die zwischen ihnen liegende Muskelgrundsubstanz dehnt sich wieder aus. Zugleich wird sie blasser, wird also weniger lichtbrechend und damit caeteris paribus auch weniger dicht. Der ganze Vorgang lässt sich nur dadurch erklären, dass, wird der Muskel gereizt, die *Bowmann-Brücke*'schen Sarcous elements Flüssigkeit aus der Muskelgrundsubstanz aufnehmen, wodurch diese natürlich dichter wird und sich verkürzt, und dass, lässt der Reiz wieder nach, oder sind die genannten Sarcous elements erschlafft, sie die Flüssigkeit wieder an die Muskelgrundsubstanz abgeben, die dadurch ebenso natürlich auch wieder weniger dicht wird und sich ausdehnt, relaxirt.

Es ist bekannt, dass der erste Theil dieses Vorganges, also die Anschwellung der *Bowmann-Brücke*'schen Sarcous elements einer Anzahl der erwähnten *Engelmann*'schen Scheiben und die Verdichtung, beziehungsweise Verkürzung der zwischenliegenden Grundsubstanz, nachdem er an einer bestimmten Stelle des Muskels eine gewisse Zeit angehalten hat, auf eine andere übergreift, und, nachdem er auch an dieser wieder eine Zeit lang bestanden hat, auf eine dritte und vierte sich fortpflanzt, so dass dadurch eben das Bild der fortschreitenden Contraction und Relaxation des Muskels, der Wellenbewegung in ihm entsteht; es ist aber vollständig unbekannt, wodurch das geschieht. Wir müssen es zunächst als etwas Gegebenes hinnehmen und uns damit begnügen; doch ist das zur Zeit auch noch von keinem Belange.

Bei den Nerven und der Fortpflanzung des ihnen übertragenen Reizes, d. i. der diesem letzteren zu Grunde liegenden Bewegung, verhält sich die Sache, soweit bis jetzt bekannt, ganz ähnlich, um nicht zu sagen gleich. Die Achsencylinder, die zelligen Gebilde, die allein dabei in Betracht kommen können, enthalten den *Bowmann-Brücke*'schen Sarcous elements entsprechende Körperchen, die bekannten Elementarkörperchen, welche in den höher entwickelten Achsencylindern und zelligen Gebilden, den Ganglienkörpern, in den Reihen und Curven liegen, die wir bereits besprochen haben. Diese Körperchen schwellen auf eine Reizeinwirkung nun ebenfalls an, und gleichzeitig verdichtet und verkürzt sich zwischen ihnen die bezügliche Grundsubstanz und, wenn der dadurch hervorgerufene Zustand einige Zeit angedauert hat, schwellen die fraglichen Körperchen auch wieder ab, und die verdichtete Grundsubstanz lockert sich und dehnt sich aus. Aber ganz wie im Muskel, und ebenfalls, ohne dass wir wüssten wie, wird, wenn eine Partie erregt war und in ihrer Erregtheit nachlässt, die nächste in der Leitungsrichtung des Nerven liegende Partie in Erregung versetzt; und so schreitet auch hier, im Achsencylinder und Ganglienkörper in der Leitungsrichtung derselben wellenartig eine Verdichtung ihrer Grundsubstanz fort, bis diese letztere in einer Muskelcontraction oder einer äquivalenten Thätigkeit ihr Ende findet. Alle Erregung im Nervensysteme, alle Bewegung, welche in ihm stattfindet, ist gleich der im Muskelsysteme auf eine fortschreitende Verdichtung, eine Contraction der Grundsubstanz, zurückzuführen und stellt in ihrem Verlaufe das Bild sogenannter Contractionswellen dar. Die Bewegung im Nervensysteme ist nur sehr viel flüchtiger und wohl auch oberflächlicher. Während sie im Muskel sich nur mit einer Geschwindigkeit von circa 1·0 Meter in der Secunde fortpflanzt, erreicht sie im Achenscylinder die Geschwindigkeit von durchschnittlich 30·0—33·0 Meter, ja in den centripetal leitenden Achsencylindern nach *Helmholtz* und *Baxt* beinahe das Doppelte und nach *Kohlrausch* sogar das Dreifache, nämlich circa 60·0 oder gar 90·0 Meter in der Secunde.

Wir haben schon erwähnt, dass *Wundt* nachgewiesen hat, dass die Fortpflanzung der einen Reiz darstellenden Bewegung in der grauen Substanz eine Verzögerung erfahre. Die Bewegung selbst muss also in ihr verlangsamt, gehemmt werden, und wirklich geschieht das nachweislich in dem Maasse, dass der entsprechende Effect nicht blos verspätet und sehr geschwächt zum Ausdrucke kommt, sondern sogar ausbleibt. Die graue Substanz besteht nun aber vorzugsweise aus Nervenzellen, von denen viele höher entwickelte Ganglienkörper sind, und da diese, wie wir gesehen haben, blos in den Verlauf der Nervenfasern oder Achsencylinder eingeschaltet sind, so sind sie es, welche diese Verlangsamung, diese Hemmung verursachen. Die Ganglienzellen, die Ganglienkörper sind deshalb auch vielfach kurzweg als Hemmungsapparate bezeichnet worden, und ich glaube, dass auch in der That ihre wesentlichste Aufgabe darin besteht, durch Hemmung der das Nervensystem treffenden und es durcheilenden Bewegungen, die besonderen Effecte zu erzielen, welche man ihrer automatischen Thätigkeit für gewöhnlich zuschreibt. Sie verhalten sich ähnlich wie ein dünner Platindraht oder Kohlencylinder, der in den Schliessungsdraht einer elektrischen Batterie eingeschaltet, wie ein Gyps- oder Glimmerplättchen, das in den Verlauf eines polarisirten Lichtstrahles, wie ein Platinschwamm, der in ein von Wasserstoffgas durchströmtes Rohr eingeschoben ist. Alle diese Körper hemmen auch die jeweilige Bewegung und erzeugen dabei Zustände, welche wir als Wärme, als Licht, als farbiges Licht bezeichnen.

Die Hirnrinde ist nun eine Ansammlung von vorzugsweise grauer Substanz und ist reich an zelligen Elementen, von den noch unentwickeltsten Nervenzellen an bis zu den ausgebildetsten Ganglienkörpern von bestimmtem Charakter. Und wenn auch zahlreiche Verbindungen durch Nervenfasern zwischen denselben vorhanden sind, so erleidet es doch keinen Zweifel, dass in ihr, der Hirnrinde, die sie durcheilenden Bewegungen ganz ausserordentlich verlangsamt und gehemmt werden müssen. *Donders* fand und *Exner* bestätigt im Grossen und Ganzen, dass eine Vorstellung zum Wenigsten 0·04 Secunden zu ihrer Entstehung nöthig habe. Der chemisch-physikalische Process, der ihr zu Grunde liegt, ist es aber, der diese 0·04 Secunden in Anspruch nimmt. Nehmen wir nun selbst an, dass von der Eintrittstelle des ihn verursachenden Reizes bis zu der Stelle, wo dieser wieder austritt, die ganze Hirnrinde dazwischen liege, so ergibt sich, dass, durchliefe der Reiz diese letztere nur mit der mittleren Geschwindigkeit von 30·0—33·0 Meter in der Secunde, die von ihm durchlaufene Bahn 1·2—1·3 Meter lang sein müsste. Da sie aber trotz aller Windungen wohl noch nicht 0·3 Meter lang ist, so ergibt sich, dass in ihr der Reiz eine Verzögerung von mindestens 1 : 4 erfährt. Allein 0·04 Secunden ist die kürzeste berechnete Zeit, welche eine Vorstellung zu ihrer Bildung in Anspruch nimmt. Im Durchschnitte braucht sie dazu wohl 0·1 Secunde, und dann ergibt sich, dass die Verzögerung eine 2·5mal grössere ist und sich rund verhält wie 1 : 10. In pathologischen Fällen kann dieselbe sogar noch grösser sein, doch kommt es auf diese zunächst nicht an. Es genügt zu wissen, dass überhaupt die Verzögerung oder Hemmung der fraglichen Bewegung in der Hirnrinde eine ganz erhebliche ist.

Die Bewegungen, um welche es sich handelt, sind indessen, wie wir erfahren haben, wellenförmige, und zwar sind es Verdichtungswellen, Contractionswellen, wie im Muskel, in dem sie erfolgen. Die Hemmungen, die sie erleiden, können darum wesentlich auch nur durch Verdichtungen, Contractionen der Zellsubstanz zu Stande kommen, und zwar mutatis mutandis ganz ebenso wie im Muskel. Wo indessen Verdichtungen einer Substanz stattfinden, wird Wärme frei. Die molekulare Bewegung, welche räumlich beschränkt ward, greift bekanntlich mittelst der Aetheratome oder Moleküle auf die Umgebung über und kommt eben in dieser als Wärme zum Vorschein. Statt der Wärme kann aber auch Licht, Elektricität, Magnetismus entstehen, die wieder in mechanische oder chemische Arbeit sich umzusetzen vermögen; im psychischen Organe entsteht statt dessen die Empfindung, das Gefühl. Die Empfindung, das Gefühl, ist somit nur eine besondere Form, in der sich die Bewegung in uns kund thut, welche in anderer Form, aber doch auch nur wieder in uns und für uns als Wärme, Licht, Elektricität, Magnetismus, als mechanische oder chemische Arbeit das All durchwogt. Jedenfalls vermögen wir unsere Empfindungen und Gefühle in mechanische Arbeit und durch diese wieder in Wärme, Licht, Elektricität u. s. w. umzusetzen. All unser Thun und Treiben, alle unsere Leistungen in der Welt, unser ganzer Kampf um das Dasein ist ja eigentlich nichts weiter. Unsere sämmtlichen psychischen Thätigkeiten unterstehen darum aber auch den Gesetzen, nach denen die Bewegung im All sich äussert und damit auch dem Gesetze von der Erhaltung der Kraft, wie es seinerzeit *Robert v. Meyer* aufgestellt und *Hermann Helmholtz* näher begründet hat.

Die bezüglichen Verdichtungen oder Contractionen der Nervensubstanz haben wir abhängig gemacht, gerade so wie die im Muskel, wo wir ihr Zustandekommen deutlich beobachten können, von dem Einflusse der Elementarkörperchen auf die Grundsubstanz, ihrem Vermögen, gereizt oder erregt, derselben Flüssigkeit zu entziehen. Was kann aber die Elementarkörperchen reizen, und in welcher Weise können sie erregt werden? Wir gebrauchen den Ausdruck Reiz nur beziehentlich lebender Wesen; doch ist er nichts Anderes als Bewegung einer Masse, und zwar eine Bewegung derselben, die so stark ist, um in einem lebenden Körper eine entsprechende Bewegung hervorzurufen. Jedwede einigermaassen starke Bewegung, die das Nervensystem trifft, ist wegen der grossen Beweglichkeit des letzteren, beziehungsweise seiner Theile, auch ein Reiz für dasselbe, und es gibt keine Bewegung, die, wenn sie nur stark genug ist, darum nicht auch als Reiz für dasselbe angesehen werden dürfte. Die Elementarkörperchen aber sind Complexe besonders gearteter, allem Anscheine nach vornehmlich sehr vergrösserter Moleküle des Protoplasmas, die wegen ihrer multiplen Atomverbindungen sehr leicht zerfallen und zu andersartigen Körpern sich umbilden. Jedwede Erschütterung, die sie trifft — und als solche ist, wie es scheint, schon die Entziehung von Flüssigkeit in der sie umgebenden Grundsubstanz anzusehen — genügt, um sie zum Zerfall zu bringen und neue chemische Verbindungen eingehen zu lassen. Dabei ziehen sie eben Flüssigkeit aus der Umgebung an sich und geben dieselbe ab, wenn sie die neuen Verbindungen eingegangen sind. Auf dem Ganzen aber, das zunächst einen chemischen Vorgang, eine Atombewegung darstellt, die dem sogenannten S t o f f w e c h s e l zu Grunde liegt, ihn zum grossen Theile sogar ausmacht, die dann aber zu einer Molekularbewegung und endlich zu einer Molar- oder Massenbewegung wird, also auf einem c h e m i s c h - p h y s i k a l i s c h e n P r o c e s s e beruht eben die Verdichtung, die Contraction in den Elementen des psychischen Organes, bei welcher, um uns so auszudrücken, Empfindung, Gefühl f r e i wird. E m p f i n d u n g, G e f ü h l, stehen darum auch wie die Wärme in einem ganz proportionalen Verhältnisse zu der Verdichtung, welche die bezügliche Masse erfährt, also in unserem Falle auch zu der Stärke der Contraction, durch welche die Verdichtung herbeigeführt wird. Diese aber, die Contraction, beruht wieder auf der Stärke des eben genannten c h e m i s c h - p h y s i k a l i s c h e n Processes, und so kommen denn auch wir zu dem, was schon *Fechner* und *Wundt* geäussert haben, dass die S t ä r k e d e r E m p f i n d u n g e n überhaupt von der Stärke des p s y c h o - p h y s i k a l i s c h e n, wie *Fechner,* oder des n e r v ö s e n P r o c e s s e s, wie *Wundt* denselben genannt hat, abhängig ist.

Wo lebendige Kräfte, also Bewegungen, gehemmt werden, findet eine Umwandlung derselben in sogenannte Spannkräfte statt. Ob nun bei dem fraglichen Processe diese Spannkräfte und ihre Anhäufung, oder die dabei zugleich frei werdende Wärme, oder die erwähnte Verdichtung selbst, d. h. die Annäherung der bezüglichen Massentheilchen, für uns zur Empfindung werden, das ist vollständig unbekannt, aber zunächst auch von keinem besonderen Interesse.

Es liegt auf der Hand, von welcher Bedeutung bei dieser Auffassung des Zustandekommens der psychischen Thätigkeiten die chemische Zusammensetzung ihres Trägers, des Nervensystemes, ist, wie viel auf die Ernährung desselben dabei ankommt, und welche Rolle sowohl Hypertrophie als Atrophie, sowie auch eine Beimengung fremdartiger Bestandtheile zu ihm spielen müssen. Nicht minder klar ist aber auch, welches unendlich viel höhere Gewicht dabei noch der ursprünglichen Organisation des Nervensystemes beizumessen ist, und von welchem Einflusse die Hypoplasien und Paraplasien sein müssen, da beide doch nur der Ausdruck von Ernährungsstörungen sein können, die in einer ungenügenden oder fehlerhaften Ernährung, vielleicht gar einer Beimengung von fremdartigen Stoffen ihren Grund haben. Diese ungenügende oder fehlerhafte Ernährung kann das Ei schon von Uranfang gehabt haben; weil es von einer ungenügend ernährten, unzulänglich entwickelten oder kranken Mutter abstammte. Es kann dieselbe aber auch erst überkommen haben, indem es von einem schwächlichen oder kranken Vater befruchtet wurde, unter unzulänglichen, vielleicht gar widrigen Verhältnissen sich zu entwickeln gezwungen war. Doch ist dieses zuletzt angeführte Moment erfahrungsgemäss nicht von dem Gewichte wie die beiden ersten, und die Erblichkeit spielt darum betreffs der einschlägigen Verhältnisse immer eine grössere Rolle, als die mehr zufälligen Einflüsse.

Je weniger gut ausgebildete Bahnen vorhanden sein werden, und namentlich im psychischen Organe, um so weniger prompt wird der Umsatz des einwirkenden Reizes in die entsprechende Muskelzuckung, die entsprechende Secretion oder deren Aequivalente sein; um so bedeutender dagegen werden die Hemmungen hervortreten und die Resultate derselben, die Empfindungen, die Gefühle, sich geltend machen. Die Bedeutung wohl entwickelter Achsencylinder, wohl ausgebildeter Ganglienkörper, in welchen die Bahnen vorgezeichnet sind, auf denen die Contractionswellen sich fortzubewegen haben, tritt darum den in der Entwickelung zurückgebliebenen Achsencylindern und Nervenzellen gegenüber nur noch mehr hervor. Auf ihrem Dasein beruhen aller Wahrscheinlichkeit nach zum grössten Theile viele Fertigkeiten, wenn die betreffenden Achsencylinder und Ganglienkörper auf Grund des Gesetzes der abgekürzten Vererbung sich frühzeitig entwickeln, so, je nachdem, die angeborenen Fertigkeiten, oder doch die ausgesprochenen Fähigkeiten dazu. Es beruhen auf ihnen aber sicher auch viele krankhafte Erscheinungen, namentlich viele Absonderlichkeiten und vielleicht auch das Leben geradezu störende Vorgänge. Denn es kommt ja nur darauf an, wo und zwischen welchen Ein- und Austrittspunkten für bestimmte Reize sich die Achsencylinder, die Nervenzellen vorzugsweise entwickelt haben, und hierbei kann der Zufall, die Zeit und ihre Einflüsse eine sehr grosse Rolle spielen. Das Nervensystem, insbesondere das Gehirn und in ihm das psychische Organ ist ein sehr mannigfaltiges. Der Grundzug, die Generalidee, nach welcher es gebaut ist, ist überall ein und dieselbe; aber die Ausführung und das Detail ist so verschieden, als es Wesen giebt, die ein solches besitzen. Es beruht darauf, wie wir schon ausgesprochen haben, das Individuelle, natürlich auch im Empfinden und Fühlen, wie im psychischen Leben überhaupt.

Fünftes Capitel.

Die Aesthesien.

(Erster Theil.)

Die neuere Philosophie, *Kant, Schopenhauer, Ed. v. Hartmann*, nimmt an, dass das psychische Leben sich auf zwei Grundphänomene zurückführen lasse, auf den Intellect und den Willen. Es entspricht das im Allgemeinen dem, was wir als Perception und Reaction bezeichnet haben, obschon wir den Willen gerade noch nicht als eine Reaction auf die bezüglichen Perceptionen anzusehen vermögen, sondern ihn eher noch diesen und den durch sie unmittelbar hervorgerufenen Veränderungen selbst zuzählen, und erst die That, das Sich-äussern überhaupt als eine solche betrachtet wissen möchten. Dennoch beweist diese Annahme der neueren Philosophie, dass unsere Auffassung, das psychische Leben nur auf zwei Grunderscheinungen zurückzuführen, durchaus ihre Berechtigung habe, und dass wir keinen wenigstens erheblichen Fehlgriff thun können, wenn wir dieselbe auch allen unseren folgenden Betrachtungen zu Grunde legen.

Die Perception findet ihren Ausdruck im Empfinden und Fühlen im weitesten Sinne, also in der Aesthesie; die Reaction in jedweder That, jedweder Aeusserung, der Ergasie; ob diese letztere dabei gewollt oder nicht gewollt ist, ist von keinem Belange. Denn einmal kann jede gewollte Aeusserung durch eine nicht gewollte, d. h. unbeabsichtigte, eine sogenannte Reflexaction ersetzt werden, und namentlich in den uns demnächst beschäftigenden psychischen Krankheitszuständen ist das häufig der Fall; das andere Mal ist jede gewollte Thätigkeit überhaupt nichts Anderes, als eine blosse Modification solcher Reflexactionen, und selbst der freieste Willensact nichts weiter, als die nothwendige Folge aus einer Reihe von Einflüssen, welche im Laufe der Zeit auf ein bestimmtes Nervensystem und speciell psychisches Organ so eingewirkt haben, dass es in einem gegebenen Falle nicht anders, als durch den scheinbar so freien Willensact reagiren kann. Jeder unserer Entschlüsse ist nur das Product aus unserer

Naturanlage und der Art und Weise, wie dieselbe im Laufe des Lebens gemodelt worden ist. Wir können nicht anders handeln, als wir geworden sind. Auch die Art und Weise, wie wir uns entschliessen, wie wir wollen, ist für uns eine unumgängliche. Zwar gerathen wir mit dieser Ansicht in so manchen Widerspruch mit hergebrachten Lehren und Anschauungen; dennoch, wenn wir auf naturwissenschaftlicher Basis stehen und gelegentlich nicht allen Boden unter den Füssen verlieren und ein Spielball der Willkür und unserer eigenen Einbildung werden wollen, bleibt nichts Anderes übrig. Zudem dürfen wir aber hoffen, dass, wie so manche herrschende Lehre, so manche herrschende Anschauung der besseren Erkenntniss hat weichen müssen, dass so auch die uns entgegen stehenden, ist, was wir lehren, von der Leuchte wahrer Wissenschaftlichkeit erhellt, vor demselben werden zurücktreten und endlich schwinden müssen.

Das Empfinden, Fühlen, die Aesthesie, das Thun, Sich-äussern, die Ergasie, sind also die beiden Momente, aus denen sich das psychische Leben, das psychische Geschehen überhaupt, zusammensetzt. Beide Momente gehören aber so innig zusammen, dass sie, wie solches auch aus den früheren Darstellungen hervorgegangen sein wird, kaum von einander getrennt werden können, ja, dass das Eine ohne das Andere kaum zu denken ist. Das Empfinden, das Fühlen ist das Product der Thätigkeit der Grosshirnrinde von der Eintrittsstelle des Reizes an bis zu der Stelle seines Austrittes hin. Das Thun, Sich-äussern dagegen ist das Product der Thätigkeit dieser letzteren und der ganzen Nervenbahn, von ihr angefangen bis zu dem Organe hin, durch welches die That, die Aeusserung erfolgt. Nicht blos von dem Zustande also, in welchem sich die Grosshirnrinde befindet, wird somit das psychische Geschehen abhängen; sondern ganz wesentlich wird dabei auch der Zustand in Betracht kommen, in welchem sich die centrifugale Sphäre des Nervensystemes befindet. Und da nach dem, was wir bereits kennen gelernt haben, für das Empfinden, für das Fühlen der Zustand von Bedeutung ist, welcher für die centripetale Sphäre des Nervensystemes gerade massgebend ist, so folgt auch hieraus, was wir schon zu Anfang hervorgehoben haben, dass, trotzdem das eigentlich psychische Geschehen an die Grosshirnrinde gebunden und diese darum als das psychische Organ im engsten Sinne des Wortes zu betrachten ist, dennoch auch wieder das gesammte Nervensystem beim Zustandekommen des psychischen Lebens in Betracht zu ziehen und namentlich bei den Alterationen desselben in's Auge zu fassen sei.

Indessen, mögen nun auch Empfinden und Fühlen, Thun oder überhaupt Sich-äussern noch so nahe zu einander gehören, zum Zwecke der näheren Betrachtung der psychischen Vorgänge müssen wir sie doch von einander trennen und gesondert besprechen. Das Empfinden, das Fühlen oder, wie wir sonst immer gesagt haben, Empfindung, Gefühl, zwei Ausdrücke übrigens, welche wir bisher immer zusammen und gewissermaassen promiscue gebraucht haben, obgleich sie sonst und vorzugsweise in der Psychologie zur Bezeichnung angeblich ganz verschiedener Begriffe in Anwendung kommen, Empfindung, Gefühl, sind es aber, mit denen wir uns zunächst zu befassen, und zwar ist es von ihnen wieder die Empfindung, mit welcher wir dabei den Anfang zu machen haben.

Was wir Empfindung nennen, ist bekanntlich die Function unserer selbst, vermöge deren wir in uns finden, dass etwas geschehen ist. Sie ist somit das Innewerden eines Zustandes unserer selbst, der an die Stelle eines anderen, bis dahin bestandenen getreten ist, das Innewerden einer Aenderung oder Modification, die wir erlitten haben.

Fortwährend wirken Reize auf uns ein. Unter dem Einflusse derselben entwickelt sich ja grossentheils erst unser Nervensystem und mit ihm die Fähigkeit zu empfinden. Ganz allmälig und ohne sagen zu können, seit wann, entwickelt sich nun auch aus der Summe von Empfindungen jene besondere Empfindung, dass, wenn auch fortwährend Aenderungen in und an dem vorhandenen Empfindungscomplexe vor sich gehen, dieser selbst doch eigentlich bestehen bleibt; es entwickelt sich die Empfindung, etwas aus dem grossen Ganzen Ausgesondertes, etwas Selbstständiges, ein Selbst zu sein. Der Ausdruck dafür ist der der Selbstempfindung.

Die Selbstempfindung wächst, d. h. das Vermögen, sich als ein Selbst, als ein für sich bestehendes Ganzes zu empfinden, nimmt mit der Zeit und der Masse von neuen Empfindungen, die da entstehen und vergehen, mehr und mehr zu und führt schliesslich durch die immer und immer wieder in gleicher Weise gemachte Erfahrung, trotz alles Wechsels, dem man unterworfen ist, doch ein beständiges in sich abgeschlossenes Ganzes, ein Selbst zu sein, zu dem bestimmten Wissen desselben, und so entsteht denn allmälig das Selbstbewusstsein. Den Zustand, in welchem der Mensch weiss, dass er ein Selbst ist, in dem sich sein Selbstbewusstsein bethätigt, und er sich seiner bewusst ist, nennt man das Bewusstsein schlechtweg. Man sagt deshalb auch nicht: der Mensch hat Bewusstsein, um damit einen bestimmten Zustand zu bezeichnen, sondern man sagt da: er ist bei Bewusstsein; während man gegentheils, um einen bestimmten Zustand anderer Art auszudrücken, sehr wohl sagt: der Mensch, der Mann hat Selbstbewusstsein.

Ist die Empfindung nun, wie wir gesagt haben, das Innewerden eines Zustandes unserer selbst, der an die Stelle eines anderen, bis dahin bestandenen getreten ist, so ist es natürlich, dass sie nur in dem Bewusstsein sich vollziehen kann, von demselben durchaus abhängig ist. Und in der That, es ist richtig: ohne

Bewusstsein keine Empfindung! Zwar hat man in der neueren Zeit, obwohl durch die Beobachtung von Jahrtausenden das eben Gesagte vollständig erwiesen zu sein schien, nichtsdestoweniger vielfach auch von unbewussten Empfindungen gesprochen, allein, wie ich glaube, mit keinem grösseren Rechte, als man etwa auch von blinden Spähern oder tauben Horchern reden dürfte. Die jedesmaligen unbewussten Empfindungen sind entweder nur sehr schwache, vage und unbestimmte Empfindungen gewesen, die namentlich gleichzeitig stärkeren gegenüber sehr zurücktreten, ohne aber durch diese letzteren völlig vernichtet zu werden; oder es handelte sich bei ihnen um Vorgänge, die mit der Empfindung an sich noch gar nichts zu thun haben, jedoch Veranlassung werden können, dass durch sie gelegentlich eine solche in das Leben gerufen wird. Um so wunderbarer muss es darum aber auch wieder erscheinen, dass wir das Bewusstsein aus dem Empfinden hergeleitet und die Summe von Empfindungen, welche wir jemals gehabt, als die Ursache seines Daseins bezeichnet haben. Indessen der scheinbare Widerspruch löst sich, wenn wir bedenken, dass die Empfindungen erst ein Product der Zeit sind, und dass in demselben Maasse, als sie sich ausbilden, auch das Bewusstsein entsteht, dass beide sich somit eigentlich gegenseitig bedingen. Jedenfalls lehrt die Erfahrung, dass, wenn das Bewusstsein erst eine gewisse Stärke erlangt hat, ohne dasselbe keine Empfindung möglich ist, andererseits aber auch, dass ohne Empfindung kein Bewusstsein existirt. Empfindung und Bewusstsein stehen deshalb auch im späteren Leben noch in einem reciproken Verhältnisse.

Da die Empfindung das Innewerden nur einer Zustandsveränderung ist, so ergiebt sich, dass sie auch nur so lange andauern kann, als diese Veränderung selbst dauert. Ist der Ausgleich eingetreten, so ist auch die Empfindung hin, damit natürlich auch die Selbstempfindung und mit ihr das Selbstbewusstsein, wie das Bewusstsein überhaupt.

Selbstbewusstsein wie Bewusstsein überhaupt sind darum auch ganz temporäre Zustände, und füglich ist es deshalb weniger richtig, von ihnen als Eigenschaften zu sprechen, denn als bestimmten Vermögen. Ganz davon abgesehen, dass das Bewusstsein im Schlafe vollständig und für längere Zeit erlischt, so kommen auch im wachen Zustande Pausen desselben und mitunter sogar von ziemlich langer Dauer vor. Es sind das insbesondere die Zustände, in denen die Leute wie in tiefe Gedanken versunken dasitzen, und aus denen sie auf einmal zu sich kommen, ohne zu wissen, wie und woher. Gewöhnlich hat ein tiefes Denken, ein energisches Nachdenken oder Nachsinnen die Veranlassung zu ihnen gegeben, und daher die Redensart: die Leute sind in tiefe Gedanken versunken. Bald aber verloren sich die Gedanken und zurück blieb Nichts als eine Leere, als eine Pause im Bewusstsein — eine Contradictio in adjecto! — die erst ausgefüllt und wieder aufgehoben wurde, als irgend ein Reiz oder auch ein Reizausfall eine Empfindung hervor- und mit ihr das Bewusstsein wach rief. Sodann gehören aber weiter auch die Zustände dazu, in denen das bezügliche Individuum, durch eine bestimmte Erregung gefesselt, nicht blos nicht mehr das empfindet, was es fesselt, sondern auch von Allem unberührt bleibt, was es trifft; wenn dieses Alles nur nicht zu stark ist. Es sind das die Zustände, in denen eine Menge von Verrichtungen des täglichen Lebens, wie man sich da ausdrückt, mechanisch vollbracht werden, in denen dabei von den gewöhnlichen Vorgängen im Leben nichts empfunden wird, und aus denen endlich das jeweilige Individuum wieder zu sich kommt, als ob es sich verloren gehabt. Es empfand sich nicht während der Zeit; es wusste nichts von sich während der Zeit. Seine Selbstempfindung, sein Selbstbewusstsein war während derselben aufgehoben, vielfach allerdings auch blos stark vermindert, und erst als eine stärkere Veränderung in seinem Zustande eintrat, ein erheblicher Reizzuwachs erfolgte oder auch ein beträchtlicher Reizausfall stattfand, und damit eine entsprechende Empfindung Platz griff, erst da fand es sich gleichsam wieder. Seine Selbstempfindung kehrte zurück und mit ihr sein Selbstbewusstsein, sein Bewusstsein überhaupt. Und so hängen denn Selbstempfindung, Selbstbewusstsein und Bewusstsein überhaupt, sobald wir längere Zustandsformen darunter begreifen, offenbar blos von dem Wechsel ab, in welchem Empfindungen überhaupt auftreten. Die Erfahrungen des täglichen Lebens mit dem regen Wechsel von Eindrücken oder der Einförmigkeit derselben liefern auch sonst noch dafür zahlreiche Beweise.

Alle Akte, welche sich im Bewusstsein vollziehen, weil sie im grossen Ganzen immer ein und dieselben sind, wie verschieden sie auch im einzelnen Falle zum Ausdrucke kommen mögen, werden nach dem Vorgange von *Locke*, *Herbart* u. A. von uns Deutschen jetzt ziemlich allgemein als Vorstellungen bezeichnet, ein Ausdruck, der ursprünglich in einem anderen, namentlich engeren Sinne mehr unserem Worte Begriff, oder dem französischen Idée entsprechend gebraucht wurde, auch heute noch vielfach so gebraucht wird und darum auch wieder zu manchen Missverständnissen Anlass gegeben hat. Auch für uns ist die Empfindung nichts Anderes als eine Vorstellung, und zwar ist sie uns die ursprünglichste und allgemeinste Form derselben, aus welcher erst die anderen Vorstellungsformen, die wir als Wahrnehmung, Anschauung, Begriff u. s. w. kennen, hervorgehen. Denn wir wiederholen, für uns ist die Empfindung das Innewerden, dass in uns etwas vorgegangen ist, dass wir eine Aenderung, eine Modification erlitten haben und das ist, wie wir noch sehen werden, das Wesen aller Vorstellungen überhaupt; mögen sie auch sonst einen Namen haben, welchen sie wollen. Diejenigen, welche den Begriff der Vorstellung enger fassen und die Vorstellung als solche von der Empfindung, als einem ganz anderen Vorgange getrennt wissen wollen, haben immer mehr die Qualität der Empfindungen im Auge gehabt, als das Wesen derselben. Für sie wurden die Vorgänge, durch welche die einzelnen Empfindungen sich unterscheiden, zu den Empfindungen selbst. Für sie ist darum auch die Umwandlung gewisser Aetherschwingungen in Licht oder Wärme, gewisser Luftschwingungen in Schall, gewisser chemischer Processe in Geschmäcke und Gerüche, gewisser Belastungen in bestimmte Gefühle die eigentliche Empfindung, und das Zum-Bewusstsein-gelangen dieser Umwandlungen, ihrer Empfindungen, ein ganz besonderer Act, der der Vorstellung nahe steht, ihr vielleicht auch gleich kommt, aber von dem Vermögen, Licht und Wärme, Schall und Geschmäcke und Gerüche und die verschiedenen Gefühle unterscheiden zu können, vollständig getrennt werden muss. Nun und nimmermehr kann aber Licht, kann Wärme, kann Schall u. s. w. empfunden werden, nun und nimmermehr können wir sehen, fühlen, hören, wenn die bezüglichen Vorgänge nicht zum Bewusstsein gelangen, und von einem Empfinden derselben, ohne dass dieses letztere geschieht, wenn immer sie sich auch in uns abspielen und gewisse Folgen nach sich ziehen, die wir sonst mit wirklichen Empfindungen vergesellschaftet zu treffen pflegen, kann keine Rede sein. Das Trennen dieser Vorgänge von ihrem Auftreten im Bewusstsein ist durchaus gerechtfertigt. Wir wissen ja, dass die Umwandlung des Lichtreizes für uns in Licht in den Vierhügeln, die Umwandlung des Schallreizes für uns in Schall in der Medulla oblongata vor sich geht. Wir haben allen Grund anzunehmen, dass an letzterem Orte und in seiner Nachbarschaft auch die Umwandlung gewisser anderer Reize für uns in Geschmäcke und Gefühle stattfindet, wie überhaupt die Umwandlung aller Reize, welche das Nervensystem treffen und bestimmten Empfindungen zu Grunde liegen, in dem sogenannten centralen Höhlengrau sich vollziehen dürfte. Allein wir brauchen von dieser Umwandlung nie etwas zu erfahren, wir brauchen sie nie zu empfinden, weil sie nie zum Bewusstsein gelangt. Die Bewegungsvorgänge, welche ihr zu Grunde liegen, pflanzen sich nicht nach dem psychischen Organe fort, oder werden von diesem aus irgend einem Grunde nicht aufgenommen und, so paradox das auch klingen mag, trotzdem dass Licht und Schall in uns entsteht, brauchen wir nicht zu sehen, nicht zu hören. Es bilden sich dann jene merkwürdigen Vorkommnisse aus, deren wir im vorigen Capitel schon gedacht haben, dass gefühllos gewordene Menschen z. B. auf Nadelstiche noch in Zuckungen verfallen, dass Blinde noch gegen das Licht reagiren; aber von einer eigentlichen Schmerz-, einer eigentlichen Lichtempfindung ist dabei auch nicht im Geringsten die Rede.

Die beregten Vorgänge, welche sich nach *Schröder van der Kolk* in seinen sogenannten Perceptionscentren vollziehen und eine specifische Leistung derselben, ihre Energie, ausmachen, indem alle möglichen Reize, welche jene treffen, in sie umgewandelt werden; in den Vierhügeln in Licht, in der Medulla oblongata in Schall, Geschmack u. s. w. und die immerhin zu den Empfindungen in einem bestimmteu Verhältnisse stehen, jedenfalls die Qualität derselben bedingen; diese Vorgänge können wir, um eine kurze Bezeichnung für sie zu haben, Eindrücke oder Perceptionen nennen, während wir die Empfindungen selbst als Apperceptionen zu bezeichnen haben. Das Appercipiren bedeutet nämlich die Aufnahme in die schon vorhandenen Vorstellungskreise, ist also eine Function der Hirnrinde; das Percipiren dagegen ist das Aufnehmen in sich überhaupt und im Besonderen eine Function der Centren, welche wir bereits näher bezeichnet haben, und die mit den sogenannten Ursprungskernen der sensibelen Nerven schlechtweg zusammenfallen. Da diese Eindrücke gewöhnlich durch eine Erregung der peripheren Sinnesapparate hervorgerufen werden, so heissen sie auch Sinneseindrücke, und ein Sinneseindruck in das Bewusstsein erhoben, d. i. ein Sinneseindruck zur Vorstellung geworden ist das, was wir eine Empfindung nennen.

Da die Sinneseindrücke von sehr verschiedener Stärke sind, normaler Weise den Sinnesreizen entsprechend, welche sie hervorrufen, so sind es natürlich auch die Empfindungen, zu denen sie wieder Veranlassung geben. Ganz abgesehen von anderen Verhältnissen, die da noch mitwirken können, ist man schon hiernach in der Lage, verschiedene Grade in der Stärke der Empfindungen zu unterscheiden und theilt sie darum zunächst ein in Empfindungen im engerem Sinne des Wortes und in Wahrnehmungen.

Unter Empfindungen im engeren Sinne des Wortes versteht man das blosse Innewerden einer Zustandsveränderung von ganz allgemeinem, unbestimmtem und schwankendem Charakter. Wenn die Reizung, die wir erfahren, nur eine ganz schwache und oberflächliche ist, weil der Reiz selber sich uns nicht in dam Maasse aufdrängt, dass er unser Bewusstsein derartig weckt, um von ihm in seiner ganzen Wesenheit erfasst zu werden, dann reden wir von einer Empfindung oder auch Reizempfindung, die wir haben. Wenn dagegen letzteres geschieht und wir erkennen, von welcher Beschaffenheit der Reiz ist, der auf uns einwirkt und uns in einen neuen Zustand ganz bestimmter Art versetzt, so reden wir von einer Wahrnehmung ,und eine Wahrnehmung ist somit das Gewahrwerden und Für-wahr-nehmen einer Zustandsveränderung von ganz bestimmtem Charakter. Die Empfindung lässt noch im Zweifel über das, was wir erfahren, die Wahrnehmung schliesst jeden Zweifel darüber aus. Wir reden deshalb auch von Gesichtsempfindungen, Gehörsempfindungen, wenn in unserem sonst dunkelen Gesichtsfelde ein Lichtschein auftaucht, in unserem sonst nicht beunruhigten

Ohre ein schwaches Geräusch sich bemerkbar macht. Wir sprechen von Geruchs-, von Geschmacksempfindungen, wenn unser Geruchs- und Geschmacksorgan nur in oberflächlicher und nicht näher zu bestimmender Weise uns berührt erscheint. Wir sprechen endlich von Tastempfindungen, Druckempfindungen, Temperaturempfindungen, Schmerzempfindungen u. s. w., wenn wir eben nur merken, dass etwas uns berührt, ein wärmerer oder kälterer Hauch uns trifft, unser Wohlbefinden eine leichte Trübung erfährt. Dagegen nehmen wir ein *rothes*, ein *gelbes* oder *grünes Licht* wahr, desgleichen einen *Baum*, ein *Thier*, einen *Menschen*. Ebenso nehmen wir *Töne* wahr, nehmen wir das *Heulen des Windes*, das *Brausen des Meeres*, das *Rollen des Donners* wahr. Wir nehmen wahr den *Duft der Rose*, die *Blume des Weines*, die *Süssigkeit des Zuckers*, die *Bitterkeit der Galle*, die *Schärfe der Bürste*, die *Glätte des Bodens*, den *Druck des Stiefels*, die *Kälte des Eises*, die *Wärme des Feuers*, den *Stich der Nadel*; aber auch den *Brand in der Wunde*, das *Reissen in den Gliedern*, das *Klopfen des Herzens*, das *Wühlen in den Eingeweiden*, das *Nagen des Hungers* und das *Brennen des Durstes*. Die Sprache hat jedoch dafür besondere Ausdrücke geschaffen, und in Folge dessen nehmen wir sprachlich nicht so häufig wahr, als das thatsächlich der Fall ist. Wir gebrauchen nämlich für *wahrnehmen*, je nach den Sinnen, vermittelst deren es geschieht, *sehen*, *hören*, *riechen*, *schmecken*, *fühlen*. Unter Fühlen begreifen wir aber alle die Vorgänge, welche durch die Sinneswerkzeuge der äusseren Haut und der Eingeweide mit Einschluss der Muskeln, Sehnen, Bänder, Knochen und Knorpel im Bewusstsein zu Stande gebracht werden. Die weitere Folge davon ist, dass wir uns des Verhältnisses zwischen Empfindung und Wahrnehmung nicht immer klar bewusst werden und es darum vielfach in ganz anderen Ursachen suchen, als den wirklich gegebenen.

Nach dem, was wir bis jetzt darüber erfahren haben, unterscheiden sich Empfindung und Wahrnehmung nur dem *Grade*, der *Stärke* oder *Intensität* nach, mit der sie auftreten, also *quantitativ*. Vielfach ist aber behauptet worden, und wird noch fort und fort behauptet, dass sie sich auch *qualitativ*, ja vorzugsweise oder auch nur *qualitativ* unterscheiden.

Die Qualität der Empfindungen im Allgemeinen wird bedingt durch die Sinne, beziehungsweise die Sinneswerkzeuge, durch welche sie vermittelt werden, und zu denen wir die *Schroeder van der Kolk*'schen Perceptionscentren ja immer mitzurechnen haben. Demgemäss spricht man denn eben auch von *Gesichtsempfindungen*, von *Gehörs-*, *Geruchs-*, *Geschmacksempfindungen* und von *Empfindungen in der Gefühlssphäre* als den besonderen *Qualitäten* der Empfindungen überhaupt. Unter den letzteren, den Empfindungen in der Gefühlssphäre, unterscheidet man indessen noch die Tastempfindungen, die wieder in verschiedene Kategorien gebracht und z. B. als Raum-, Temperatur- und Druckempfindungen bezeichnet worden sind, sowie gewisse Muskelempfindungen von den Gemeingefühlsempfindungen und versteht unter jenen die Empfindungen, welche uns über unsere nächste Umgebung und ihr Verhältniss zu uns, über die Räumlichkeit und Temperatur der uns umgebenden Dinge, sowie den Widerstand, den sie uns entgegensetzen, als auch über das Maass von Kraft, das wir zur Ueberwindung des letzteren aufzuwenden haben, unterrichten; dagegen unter diesen die Empfindungen, welche uns blos über uns selbst und das, was in uns vorgeht, Aufschluss geben. Es sind das die Empfindungen, welche in ihrer Masse das Gemeingefühl, das Sensorium commune bilden sollen, das im grossen Ganzen mit dem zusammenfällt, was wir als Selbstempfindung bezeichnet haben.

Alle Empfindungen, welche durch die Umgebung, also die Aussenwelt veranlasst werden, hat man weiter als Sinnesempfindungen in Sonderheit bezeichnet und ihnen als qualitativ grundverschieden die Gemeingefühlsempfindungen gegenüber gestellt. Allen Sinnesempfindungen soll nun gemeinsam sein, dass sie nach aussen verlegt werden an den Ort des Reizes, der sie veranlasste, in oder an das Object, das als dieser Reiz wirksam wurde. Die Sinnesempfindungen werden danach also objectivirt. Die Gemeingefühlsempfindungen hingegen, wie sie im eigenen Körper entstehen, bleiben auch gewissermaassen in demselben. An das Subject gebunden, das sie aus sich hervorbrachte, können sie nicht objectivirt werden und sind darum subjectiv. Man hat deshalb auch die Sinnesempfindungen objective Empfindungen genannt und die Gemeingefühlsempfindungen subjective. Aus demselben Grunde aber hat man auch die Tast-, sowie die fraglichen Muskelempfindungen, weil sie immer auf ein ausser uns befindliches Object bezogen werden, von den Gemeingefühlsempfindungen getrennt und sie für Sinnesempfindungen erklärt. Die bezüglichen Sinne hat man den Tastsinn und Muskelsinn und nach *E. H. Weber's* Vorgang den letzteren auch den Kraftsinn genannt. Im Tastsinne unterscheidet man aber auch wieder, entsprechend den am häufigsten und charakteristischsten auftretenden Tastempfindungen, noch den Orts- oder Raumsinn, den Temperatur- und Drucksinn. Als die entsprechenden Sinneswerkzeuge sieht man heutigen Tages für den Tastsinn und seine Qualitäten unter anderen die *Vater-Pacini*'schen Körperchen, die *Meissner-Wagner*'schen Tast-, die *Finger*'schen Wollustkörperchen, die *Krause*'schen Endkolben, für den Muskel- oder Kraftsinn die von mir entdeckten und von *Sachs* bestätigten sensibelen Muskelnerven mit ihren Anfängen aus einzelnen Zellen oder Zellenaggregaten an. Die *objectiven*, durch besondere Sinneswerkzeuge vermittelten Empfindungen hat man nun mancherseits allein als *Wahrnehmungen* und demgemäss denn auch nur die *subjectiven*, durch keine Sinneswerkzeuge zu Stande gekommenen, als *Empfindungen im engeren Sinne* angesehen wissen wollen. Warnehmungen wären danach *objective* Empfindungen, die Empfindungen als solche *subjective*.

Allein eine solche Unterscheidung ist vollständig unzutreffend, zu grosser Verwirrung führend und darum von uns. für die Empfindungen eine so ganz ausserordentliche Rolle spielen, durchaus von der Hand zu weisen. Alle Empfindungen überhaupt werden im Bewusstsein dorthin oder wenigstens in die Richtung verlegt, aus welcher der sie hervorrufende Reiz ausgeht. Dieses Verlegen ist aber nur ein scheinbares. In der That werden sie, die Empfindungen, als aus der Richtung kommend aufgefasst, aus welcher der Reiz einwirkt, also gemäss der Verdichtungswelle, welche diesen letzteren im Nervensysteme jeweilig vertritt, und der Bahn, auf welcher selbige im psychischen Organe anlangt. Jede Empfindung, ob objective oder subjective, nimmt aber ihren Anfang in dem empfindenden Körper selbst, gewöhnlich in den Ursprungszellen der Nerven, durch welche sie vermittelt wird: die Lichtempfindung in der Retina, die Gehörsempfindungen in dem *Corti*'schen Organe, beziehungsweise den Zellen des Labyrinthes, die Geruchsempfindung in den Geruchszellen, die Geschmacksempfindung in den Geschmacksbechern und gewissen Zellen und Zellencomplexen der Schleimhaut der Zunge, die Tastempfindungen, die oben genannten Muskelempfindungen in den Apparaten des Tastsinnes, des Muskelsinnes. Die Gemeingefühlsempfindungen nehmen ihren Anfang in den Ursprungszellen der sie vermittelnden Nerven, also in den im Capitel II näher beschriebenen Zellen und Zellencomplexen der äusseren Haut, der Conjunctiva oculi, der Wände der Gefässe, in den Zellen der Eingeweide. Dass die Gemeingefühlsempfindungen wegen dieses Ursprunges der bezüglichen Nerven, mit Ausnahme derer der äusseren Haut, der Conjunctiva oculi, nirgend anders hin verlegt werden können, als in den eigenen Körper, liegt auf der Hand. Die Geruchsempfindungen werden in die Nase, die Geschmacksempfindungen in den Mund und zwar unmittelbar auf die Zunge, die Tastempfindungen unmittelbar auf die äussere Haut verlegt. Warum die Gemeingefühlsempfindungen, welche namentlich durch die äussere Haut zu Stande kommen, von Tastempfindungen unter Umständen so schwer zu unterscheiden sind, ist somit leicht ersichtlich. Auch die Gesichts- und die Gehörsempfindungen werden zunächst nur in das Auge, in das Ohr verlegt. Warum dann weiter hinaus, daran ist nicht zum kleinsten Theile danach wohl Schuld die Erfahrung, dass sie von weiter her angeregt werden, und der Accommodationsapparat des Auges einerseits, sowie die Stärke des Lichtes und des Schalles andererseits tragen ausserdem noch das Ihrige dazu bei. Aber das spricht auch nur dafür, dass thatsächlich die Empfindungen, welche Qualität sie auch haben mögen, nicht nach aussen oder an den Ort ihrer Entstehung blos verlegt werden, sondern dass sie von vornherein dort empfunden werden, woher sie gewissermaassen kommen. Und wenn wir das festhalten, so ergiebt sich, dass zwischen Sinnesempfindungen und Gemeingefühlsempfindungen eigentlich kein wesentlicher Unterschied besteht, sondern dass dieser nur ein mehr zufälliger ist, und deshalb die Unterscheidung von Empfindung und Wahrnehmung in der besagten Weise auch nicht aufrecht erhalten werden kann.

Dazu kommt, dass auch mit der sogenannten Objectivirung es ein ganz eigen Ding ist. Wir haben schon erfahren, dass auch in der Sphäre des Gemeingefühles man geradezu von Wahrnehmungen spricht. Wenn man den Brand in der Wunde, das Reissen in den Gliedern, das Klopfen des Herzens, das Wühlen in den Eingeweiden, das Nagen des Hungers, das Brennen des Durstes fühlt, so hat man eben schon die bezüglichen Empfindungen objectivirt. Andererseits erheben sich ganz bestimmte Wahrnehmungen erst allmälig aus unbestimmten wagen Empfindungen, mit denen sie anfangen. Sehr charakteristisch ist in dieser Beziehung das Wollustgefühl, wie überhaupt alle durch Cumulation von Reizen entstandenen Gefühle und Wahrnehmungen. Nadelstiche, welche einzeln kaum bemerkt werden, werden zu lebhaften Schmerzen, wenn sie sich rasch folgen. Exutorien, die anfangs nur ein unbestimmtes Wärmegefühl hervorriefen, führen nach längerem Liegen zu unerträglichem Brande. Etwas Gleiches geschieht mit vielen Gewürzen auf der Zunge. Düfte, die zuerst kaum unsere Nase berührten, werden mit der Zeit, dass sie einwirken, zu unerträglichem Gestank. Ein unbestimmtes Getön, so stark, dass wir es eben nur empfinden, wird allmälig zu dem Klange einer fernen Glocke, zu dem Gemurmel einer nahen Quelle, zu dem Gezwitscher unter dem Dache nistender Vögel, und ein schwacher Schein, in oder auch vor unserem Auge, wird in gleicher Weise, ohne dass wir unseren Standpunkt ändern, zu dem Blickfeuer eines Leuchtthurmes, zu dem Lichte, das von einer Herberge ausgeht, zu einer Heerde Schafe, die an steilem Bergeshange weidet.

Uebrigens sind auch sonst Empfindungen und Wahrnehmungen viel näher mit einander verwandt, als man gemeiniglich annimmt, und keineswegs qualitativ so verschieden, wie Diejenigen vornehmlich meinen, welche sie als subjective Gemeingefühlsempfindungen allen anderen Empfindungen als objectiven Sinnesempfindungen gegenüber stellen.

Erstens nämlich sind ein grosser Theil der Gemeingefühlsempfindungen eigentlich nichts Anderes als Sinnesempfindungen; da sie an der inneren Körperoberfläche durch nicht zum eigenen Körper gehörige Dinge ausgelöst werden. Dahin gehören z. B.

alle Empfindungen, welche vom Magen und Darme, durch den Inhalt desselben angeregt, ausgehen, also z. B. das Sättigungsgefühl, dem entsprechend wenigstens gewisse Formen des Hungergefühles, ferner die schwer zu beschreibenden Gefühle in Folge von Koprostase und Flatulenz, das Gefühl der bevorstehenden Excretio alvi. Es gehören aber auch dazu die Gefühle, welche durch fremde Körper in den Drüsen und deren Ausführungsgängen hervorgerufen werden. Die Gefühle, welche entstehen, wenn ein Gallenstein den Ductus choledochus, wenn ein Harnstein den Urether passirt, sind keine subjectiven; auch hat sie noch kein Mensch als blosse Empfindungen bezeichnet. Aber wenn das der Fall ist, so sind auch die Empfindungen, welche durch Drüsen, die entweder selbst oder in ihren Ausführungsgängen und etwaigen Receptaculis an denselben mit ihrem Secrete erfüllt sind, hervorgerufen werden, keine subjectiven und blosse Empfindungen. Man denke nur an die Schmerzen in milchstrotzenden Brüsten! Man denke nur an den Harndrang! Die Libido sexualis, die man oft mit dem Wollustgefühle zusammengeworfen hat, die aber von demselben durchaus zu trennen ist und offenbar auf der Füllung und Ueberfüllung der Samenblasen und Samengefässe beruht, ist demnach auch nicht als etwas blos Subjectives zu betrachten, und dass sie oft mehr als eine blosse Empfindung, lehrt die Erfahrung.

Sodann hat man zweitens sich zu vergegenwärtigen, dass alle Empfindungen überhaupt in einem verwandtschaftlichen Verhältnisse zu einander stehen, und dass ihre Qualitäten erst die Folge der Umwandlungen sind, welche das empfindende Organ, das sich aus dem Ektoderm immer vollkommener und vollkommener herausbildete, erfahren. Wir haben aber gehört, dass diese Umbildungen in sehr verschiedenem Grade erfolgen, und dass in Folge dessen ihre Producte auch in verschiedenem Grade leistungsfähig seien. Dass die Tastempfindungen nicht immer von den Gemeingefühlsempfindungen unterschieden werden können, dass man alle Empfindungen, welche in der äusseren Haut und den Eingeweiden im weitesten Sinne des Wortes entstehen, bis vor verhältnissmässig kurzer Zeit überhaupt nicht zu trennen vermochte, und dass man dann nach unhaltbaren Gesichtspunkten sie in Tastempfindungen, Muskelempfindungen und Gemeingefühlsempfindungen trennte, ist schon gesagt. Aber kaum anders als die durch den Tast- und Muskelsinn hervorgerufenen Empfindungen unterscheiden sich die durch die übrigen Sinne erzeugten von den Empfindungen, welche in das Bereich des Gemeingefühles fallen. Viele Geschmackswahrnehmungen sind ja geradezu nichts Anderes als Tastempfindungen. Beziehentlich des Geschmackes des Warmen und Kalten wird das nicht erst zu beweisen sein. Der Geschmack des Sandigen, Mehligen, des Zusammenziehenden beruht aber nur auf einer Raumwahrnehmung, oder ist auch eine solche, und der

Geschmack des Schleimigen, Oeligen, Gallertigen, Knorpeligen, des Knusperigen, Krausen oder Krossen ist blos eine Druckwahrnehmung. Desgleichen ist aber auch alles räumliche Sehen, also das Sehen von Gegenständen, eine Raumwahrnehmung, und das Sehen überhaupt gerade so wie das Hören blos eine modificirte Druckwahrnehmung. Und warum? So lange sich weniger als 16 Luftwellen, die sich mit einer Geschwindigkeit von 1080 Fuss in der Secunde fortpflanzen, in einer solchen folgen, werden sie blos als einfache Stösse wahrgenommen. Erst wenn ihrer 20 und mehr derartiger Wellen sich folgen, kommen sie als Töne zum Bewusstsein. Was indessen die besagten Wellen der Luft für das Ohr, das sind die Wellen des Aethers, welche mit einer Geschwindigkeit von circa 42.000 Meilen in der Secunde den Raum durcheilen, für das Auge. Sie werden zwar niemals als einzelne Stösse empfunden, weil sie dazu zu schwach sind, aber ihrer wenigstens 392 Billionen in einer Secunde müssen sich folgen, ehe sie als Licht zur Wahrnehmung kommen. Das Licht steht aber wieder in einer besonderen Beziehung zur Wärme. Das Licht geht in Wärme über, und die Wärme wird wieder Licht, und nirgend ein Licht ohne Wärme. Und da diese auch auf Schwingungen des Aethers beruht, nur längeren als das Licht, so dürfte die Wärmeempfindung auch nur ein modificirtes Druckgefühl sein.

E. H. Weber hat den Raumsinn den Generalsinn genannt, ihm gegenüber alle übrigen Sinne die Specialsinne. Sollte nicht vielleicht richtiger sein, den Drucksinn als Generalsinn zu bezeichnen? Denn auf ihm beruht erst der Raumsinn. Auf ihm beruht aber auch der Gehörssinn, der Wärmesinn, der Gesichtssinn. Der Drucksinn wäre dann aber der Sinn oder das Vermögen, die Widerstände zu empfinden und wahrzunehmen, welche uns die umgebende Natur entgegensetzt oder auch, da Alles in ihr in Bewegung ist und nur relativ ruht, die Quantitäten der Bewegung zu empfinden und wahrzunehmen, mit denen sie auf uns einwirkt. Der Drucksinn im Besonderen wäre dann dieses Vermögen in Beziehung auf die festen und tropfbar flüssigen Körper, der Gehörssinn in Beziehung auf die elastisch flüssigen Körper, vornehmlich die atmosphärische Luft, der Wärmesinn, der Gesichtssinn in Beziehung auf den Aether. Die genannten Specialsinne wären somit das, was sie sind, in Folge der Anpassung des Drucksinnes als Generalsinnes an die Aggregatzustände der vorhandenen Stoffe des Weltalls und der dadurch modificirten Bewegungsformen in demselben und somit selbst blos Modificationen des schlechtweg sogenannten Tastsinnes. Der Raumsinn wäre endlich das Vermögen, zwei Druckempfindungen als gesonderte zu empfinden, gleichviel wo sie zu Stande kommen, ob in der äusseren Haut, in der Zunge oder im Auge, den Organen, welche ihm überhaupt dienen. Hinsichtlich des Geschmackssinnes, so weit durch ihn das Salzige und Bittere, das Süsse und Sauere zum Ausdruck gebracht wird, sowie in Betreff des Geruchssinnes und den Empfindungen durch die Haut, lässt sich allerdings auch nur annähernd Bestimmtes nicht sagen. Die äussere Haut hat eben noch keine Apparate, um die chemischen Vorgänge um uns her in ihrer Eigenart aufzunehmen und weiter zu befördern. Dennoch lässt sich wohl behaupten, dass auch sie sich zu den Tastempfindungen kaum anders verhalten dürften, als die übrigen Sinnesempfindungen, und dass sie somit am Ende auch nur Modificationen derselben darstellen. Die Empfindungen an sich, die man für so ausserordentlich verschieden erachtet hat, und die es ja auch auf den ersten Blick ganz gewiss sind, wären danach sammt und sonders nur Modificationen ein und desselben Vorganges, und, wenn auch unter sich zu zweien oder dreien wieder näher verwandt, so doch nicht in der Art durch die besagten Modificationen getrennt, dass bis auf eine einzige Gruppe alle übrigen sich näher, und damit in ihrer Gesammtheit dieser einzigen wieder als allein heterogenen gegenüber ständen. Alle Tastsinnswahrnehmungen haben wir schon als ein in letzter Reihe blosses Fühlen kennen gelernt. Den Tastsinnswahrnehmungen vollständig äquivalent ist aber jede andere Wahrnehmung. Alle Wahrnehmungen überhaupt dürften damit letzlich aber auch nur ein blosses Fühlen sein. Zwischen Wahrnehmung und Empfindung im engeren Sinne haben wir indessen keinen wesentlichen, sondern nur einen graduellen oder quantitativen Unterschied festzustellen vermocht. Das Empfinden im engeren Sinne des Wortes ist somit auch nur ein blosses Fühlen. Es ist ein unbestimmtes wages Fühlen, während das Wahrnehmen ein solches in bestimmter Form ist.

Die als Gemeingefühlsnerven angesprochenen Nerven, zum grossen Theile dem N. sympathicus angehörig, der in seiner Entwickelung offenbar hinter dem cerebrospinalen Antheile des Nervensystemes zurückgeblieben ist, sind nun so eingerichtet, dass durch sie in der Regel blos Empfindungen zu Wege gebracht werden; während durch die Sinne, beziehungsweise Sinnesnerven, vorzugsweise Wahrnehmungen gemacht werden. Und daher denn wohl die Ansicht, dass jene Nerven besondere Empfindungs-, diese besondere Wahrnehmungsnerven seien. Wir haben aber schon wiederholt erfahren, dass durch die vermeintlich blossen Empfindungsnerven auch sehr bestimmte Wahrnehmungen gemacht werden, wie umgekehrt durch die Wahrnehmungsnerven auch blosse Empfindungen in dem Bewusstsein auftauchen können. Ganz besonders aber geschieht dies in Krankheitszuständen, und daher die weiteren Auseinandersetzungen, welche wir vorgenommen haben.

Obwohl die Qualität der Empfindungen bedingt wird durch die nervösen Apparate und insbesondere die Sinne, durch welche sie vermittelt werden, so theilt man sie, die Empfindungen, hinsichtlich derselben doch auch wieder nach den Organen ein, in denen die bezüglichen nervösen Apparate liegen, denen die Sinne zuzuzählen sind. Und praktisch hat das Vieles für sich. Auch wir werden deshalb bei unseren weiteren Besprechungen uns an diese letzt gedachte Eintheilung anlehnen und die Empfindungen als cutane, viscerale, muskuläre und sensorielle in Betracht ziehen; da es uns nicht angebracht erscheinen will, die letzteren, unter denen wir die Gesichts-, Gehörs-, Geruchs- und Geschmacksempfindungen begreifen, wie das gewöhnlich geschieht, einfach mit den visceralen abzuhandeln, von welchen sie sich doch gerade am meisten unterscheiden, während sie am nächsten noch den cutanen verwandt zu sein scheinen.

Sonst hat man nach der Qualität auch noch positive und negative Empfindungen unterschieden und versteht darunter solche, die einen Gegensatz in sich einschliessen. Dieselben beruhen aber nur auf einer Verschiedenheit in der Quantität der ihnen zu Grunde liegenden Bewegung, beziehungsweise also auch auf einer Verstärkung oder Schwächung des jeweilig einwirkenden Reizes, einem Reizzuwachs oder auch einem Reizausfall. Für den Gesichtssinn sind solche Empfindungen z. B. hell und dunkel, für den Gehörssinn laut und still, für den Geschmackssinn scharf und fade, für den Temperatursinn warm und kalt, für den Drucksinn schwer und leicht, dick und dünn, für den Raumsinn gross und klein, dick und schlank. Die positiven und negativen Empfindungen verhalten sich also vielmehr wie Wahrnehmungen und Empfindungen zu einander, als dass sie wirkliche Gegensätze bilden. Die allmäligen Uebergänge, welche zwischen ihnen stattfinden, legen dafür noch besonders Zeugniss ab. Endlich unterscheidet man hinsichtlich der Qualität auch noch extensive und intensive Empfindungen und versteht unter jenen die Raumempfindungen, denen neben ihrer Quantität, d. i. der Stärke, auch noch ein gewisser Umfang zukommt, unter diesen die übrigen Specialempfindungen, denen blos Quantität oder Stärke, die auch Intensität genannt wird, eigen ist.

Von dem Grade also, in welchem das Bewusstsein von dem einwirkenden Reize in Anspruch genommen wird, mit anderen Worten, von der Stärke der Bewegung, in welche der Bewusstseinsträger, das psychische Organ, durch die veranlassende Ursache versetzt worden ist, also von der Stärke oder Quantität des chemisch-physikalischen Processes in der Hirnrinde überhaupt, hängt es ab, ob eine Empfindung oder eine Wahrnehmung zur Auslösung gebracht wird. Von der Qualität dieses Processes dagegen, ob Wellen des Aethers, Wellen der Luft, Wellen des Blutes oder feste und unmittelbar chemisch wirksame Körper, darunter auch die Umsatzproducte des eigenen Körpers ihn verursacht haben, hängt es ab, von welcher Art die Empfindung ist, welche Qualität ihr zukommt. Da die Sinnesorgane dieselben vermitteln, müssen sie qualitativ verschieden sein. Ihre chemische Zusammensetzung muss, entsprechend ihrer Leistung, eine andere sein. Die Modificationen des Drucksinnes als Generalsinnes in die Specialsinne beruhen darauf, dass der ursprüngliche Drucksinnsträger sich differenzirte, indem er chemisch anders wurde.

Leicht verständlich ist darum nach Allem, weshalb ein starker Reiz eine Wahrnehmung, ein schwacher blos eine Empfindung zur Folge haben wird; weshalb aber auch die Cumulation schwacher Reize, weil die Bewegungen, welche dieselben darstellen, sich häufen und dadurch gegenseitig verstärken, endlich eine dieser starken Bewegung entsprechende Aeusserung, eine mehr oder weniger deutliche Wahrnehmung zur Folge haben muss; ferner dass, entsprechend dem Verlaufe des chemisch-physikalischen Processes, der in einer Contractionswelle seinen endlichen Ausdruck findet, die Empfindung nicht mit einem Male in ihrer jeweiligen ganzen Kraft in's Leben treten kann, sondern dass sie nur allmälig entstehen, nur allmälig ihren Höhepunkt erreichen, und, nachdem sie auf diesem einige Zeit verharrt hat, auch nur allmälig wieder erlöschen kann. Allerdings dauert der ganze Process, wie wir bereits angeführt haben, gewöhnlich nur 0,1 Secunde; unter Umständen dehnt er sich aber auch über längere Zeiträume aus und kann dann in seiner ganzen Eigenart wahrgenommen werden. Endlich ergiebt sich aber daraus auch mit derselben Leichtigkeit, dass gleiche Empfindungen nur das Resultat gleicher chemisch-physikalischer Vorgänge sein können, und dass jede Aenderung in der chemischen Zusammensetzung der Nerven eine Aenderung in den von ihnen abhängigen Empfindungen zur Folge haben muss.

Die Erfahrung hat nun gelehrt, dass wir nie mehr als eine Vorstellung in unserem Bewusstsein haben können, dass wir somit auch immer nur eine Empfindung haben, eine Wahrnehmung machen können. Diese Empfindung, diese Wahrnehmung kann freilich eine sehr complexe sein, eine Menge von Einzelheiten in sich begreifen; aber sie ist trotzdem nur eine. Nichts tritt in derselben stärker hervor. Alles, was in ihr sich findet, wirkt mit derselben Stärke und damit nur zu einem Ganzen zusammen, und dieses Ganze ist es, was wir allein empfinden oder wahrnehmen, aber nicht die Theile, aus denen es besteht. Wir sind nicht im Stande, uns zwei Bilder an einer Wand so vorzustellen, dass wir in derselben Zeit jedes Bild für sich, wie wir da gewöhnlich sagen, vor Augen haben. Wir können uns nur die beiden Bilder auf der Wand mit dieser zugleich als ein Ganzes, ein Ensemble, vorstellen, wobei natürlich aber die Bilder selbst sehr zurücktreten und uns nicht mehr als solche in Anspruch nehmen, sondern blos als Theile des Ganzen, dem die Wand gewissermaassen zur Grundlage dient. Es ist deshalb auch unmöglich, die Herztöne auscultiren und sie gleichzeitig durch die den Puls fühlende Hand controliren zu wollen. Entweder das Eine oder das Andere! Beides zugleich aber zu vermögen, ist pure Täuschung.

Tritt nun aus einer solchen complexen Empfindung oder Wahrnehmung auf einmal oder auch ganz allmälig eine Einzelheit stärker hervor, indem die von derselben ausgehende Bewegung einen Zuwachs oder auch einen Ausfall erfährt und dadurch die in unserem psychischen Organe vorhandene Bewegung so ändert, dass der durch sie, d. i. die bezügliche Einzelheit, verursachte Antheil an derselben stärker oder schwächer wird, so wird auch das Bewusstsein von ihr je nachdem auf einmal, also mehr oder minder plötzlich, oder auch erst ganz allmälig eingenommen. An die Stelle der complexen Empfindung oder Wahrnehmung tritt ein Theil derselben als eine Einzelempfindung. Dieselbe kann freilich auch noch immer recht complex sein und schliesslich das Schicksal derjenigen erleiden, aus welcher sie selbst hervortrat; aber sie ist doch immer der complexen Empfindung oder Wahrnehmung gegenüber, welcher sie angehörte, eine Einzelempfindung, eine Einzelwahrnehmung und somit eine Einzelvorstellung überhaupt. Auf diesem Vorgange beruht nun aber das, was wir Aufmerksamkeit nennen, und die Aufmerksamkeit ist demnach nichts Anderes als das In-Anspruch-genommen-sein durch eine einzige Vorstellung, welche aus einer Anzahl anderer Vorstellungen auftaucht, gleichviel ob dieselbe positiv oder negativ ist, also ihr ein Reizzuwachs oder Reizausfall, eine Bewegungszunahme oder Bewegungsabnahme im psychischen Organe zu Grunde liegt. Je unvermittelter der Reizwechsel ist, um so stärker ist das In-Anspruch-genommen-werden durch die entsprechende Empfindung, also die Aufmerksamkeit; je langsamer sich der Reizwechsel vollzieht, um so geringer. Und immer wirkt der Reizzuwachs dabei stärker als der Reizausfall, wie das namentlich durch den elektrischen Strom experimentell festgestellt werden kann. Die Aufmerksamkeit ist demgemäss denn auch mehr ein passiver als ein activer Zustand. Sie ist das Gebunden-, das Gefesseltsein durch irgend eine Vorstellung und, wenn manchmal es scheint, dass es sich gerade umgekehrt mit ihr verhalte, weil wir sie activ einem Gegenstande zuwenden, so ist das eben nur Schein. Eine andere, eine complexe Vorstellung ist es dann, welche eigentlich uns und unsere Aufmerksamkeit gefesselt hat, und das, worauf diese letztere gerade gerichtet wird, bildet nur einen Theil derselben. Es weiss aber jedermann, dass, ist erst die Aufmerksamkeit auf einen besonderen Gegenstand gerichtet worden, dieser Gegenstand danach wirkt, als habe er von vornherein schon die Aufmerksamkeit erweckt, nämlich durch die Empfindung, die er verursacht, vollständig in Anspruch nehmend. — Eine Wahrnehmung jedoch, die unsere Aufmerksamkeit fesselt, nennen wir eine Anschauung, gleichviel durch welchen Sinn sie gerade gemacht wird. Eine Anschauung aber, die wir uns anscheinend activ verschaffen, nennen wir eine Beobachtung. Die die Aufmerksamkeit bedingende Bewegung im psychischen Organe ist so stark, dass keine andere Bewegung neben ihr aufkommen oder sie auch nur beeinflussen kann. Geschieht das dennoch, so tritt eine andere Vorstellung, eine andere Empfindung oder Wahrnehmung auf, und mit der die Aufmerksamkeit erzeugenden oder, wie wir sagen, mit der Aufmerksamkeit selbst ist es vorbei. Wie die Aufmerksamkeit gestört, abgelenkt, aufgehoben werden kann, werden muss, ergiebt sich demnach ganz von selbst.

Da jede Vorstellung, gleichviel ob schlechthin Empfindung, ob Wahrnehmung, abhängig ist von der Bewegung in dem psychischen Organe, beziehungsweise dem chemisch-physikalischen Processe, welcher sich in demselben vollzieht, so ist es natürlich, dass dieselbe Vorstellung, dieselbe Empfindung oder Wahrnehmung sich wiederholen muss, wenn derselbe chemisch-physikalische Process sich wiederholt, da derselbe ja auch nur wieder die nämliche Bewegung zur Folge haben kann. Da nun weiter das Nervensystem in seinen einzelnen Theilen, wie alle Organe, hinsichtlich seiner chemischen Zusammensetzung im Allgemeinen immer ein und dasselbe ist, so ist es auch nur natürlich, dass unter den nämlichen Verhältnissen, d. h. in Folge derselben Reizeinwirkungen, auch wieder nur dieselben chemisch-physikalischen Processe und mit ihnen diesselben Vorstellungen zu Platze kommen. Auf diesem Umstande beruht das Gedächtniss.

Als eine Thatsache müssen wir hinnehmen, dass Processe, welche einmal im Nervensysteme stattgefunden haben, das nächste Mal, wo zu ihrer Entstehung Veranlassung gegeben ist, viel leichter eintreten und ablaufen, als das erste Mal, und dass überhaupt jedes Mal, wenn sie sich wiederholen, gewissermaassen ihre Fähigkeit, sich zu wiederholen, wächst. Es steht das vielleicht mit der Organisation der Achsencylinder und Ganglienkörper in Zusammenhang, die wir weiter oben kennen gelernt haben, und mit denen wir sowohl gewisse Fertigkeiten als auch gewisse krankhafte Zustände in Verbindung bringen zu dürfen meinten. Die Reihen, zu denen wir die Elementarkörperchen in ihnen angeordnet finden, sind offenbar nur die Folge von Bewegungen, die in ihnen, wie es scheint, immer in ein und derselben Weise sich vollzogen und schliesslich dazu geführt haben, dass Bahnen sich eröffneten, auf welchen die einen Reiz darstellenden Contractionswellen sich ungehindert und darum rascher fortbewegen können. Darauf beruhen aber wesentlich alle Fertigkeiten, beruhen auch viele krankhafte Zustände, namentlich leicht eintretende Krämpfe. Genug, fest steht, dass Processe, welche im Nervensysteme einmal stattgefunden haben, sich leicht wiederholen, und dass ihre Wiederholung sich um so leichter macht, je öfter sie bereits erfolgt ist.

Mit diesen Verhältnissen hängt nun auf das Innigste die Verinnerung, d. h. das In-sich-aufnehmen und sich zu Eigenmachen von Vorstellungen durch öftere Wiederholung, Repetitio, zum Zwecke des Behaltens derselben, sodann aber auch die Erinnerung, d. h. die gelegentliche Wiederholung, Reproductio, dieser Vorstellungen zum Zwecke augenblicklicher Anwendung zusammen. Die Verinnerung ist das Geläufigmachen, das Ausarbeiten und Ausschleifen der Nervenbahnen zum Zwecke einer leichteren und rascheren Benutzung derselben; die Erinnerung ist diese Benutzung selbst.

Wie viel und was Alles unter solchen Umständen beziehentlich des Gedächtnisses wirksam ist, ergibt sich gewissermaassen von selbst. Wir nennen ein Gedächtniss treu, wenn die Vorstellungen so reproducirt werden, wie sie urspünglich gewesen. Andern Falls ist es untreu, trügerisch. Damit die Vorstellungen reproducirt werden, wie sie gewesen, muss der chemisch-physikalische Process, durch welchen sie verursacht werden, immer ein und derselbe sein. Warum stärkere Bewegungen, weil sie durch Nebensächliches nicht so leicht gestört werden, sich leichter wiederholen, und warum Wahrnehmungen und besonders Anschauungen am leichtesten erinnert werden, leuchtet danach wie von selbst ein. Ebenso ist danach aber auch völlig klar, warum unter dem Einflusse des Rausches, ob er durch Alkohol, Opium, Haschisch oder sonst etwas erzeugt worden ist, warum unter dem Einflusse des Fiebers, ob es durch Malaria, Sepsis oder eine locale Entzündung bedingt ist, warum also in anomalen Zuständen überhaupt entstandene Vorstellungen, in normalen, wie die Erfahrung lehrt, nicht blos nicht treu, sondern oft auch gar nicht reproducirt werden können. Die chemisch-physikalischen Processe, welche in den verschiedenen Zuständen verschieden sind, müssen verschiedene Resultate zur Folge haben, und Ausdruck davon ist das ungetreue, selbst mangelhafte oder auch völlig mangelnde Gedächtniss für das im Rausche, im Fieber Erlebte. Andertheils erklärt sich dadurch leicht auch wieder die bekannte Erfahrung, dass das, was im Rausche sich ereignete und im nüchternen Zustande nicht erinnert werden konnte, in einem neuen Rausche aus dem Gedächtnisse wieder auftaucht. Die Bedingungen, unter welchen Production und Reproduction vor sich gingen, waren ein und dieselben oder doch nahe verwandt.

Mit denselben Verhältnissen steht endlich aber auch noch die Thatsache in Verbindung, dass unter Umständen unser Gedächtniss durchaus spröde ist, und den verlangten Dienst fort und fort versagt. Das zufällige Eintreten in die Situation, in welcher uns die fraglichen Vorstellungen erfüllten, ja das blos zufällige Betreten des Ortes, an welchem wir dieselben hatten, oder sogar blos eines ähnlichen Ortes, genügt, um sie wie mit einem Schlage in uns von Neuem zu erzeugen. Dieselben Reize, dieselben chemisch-physikalischen Vorgänge, und damit auch dieselben Vorstellungen!

Wir nennen das Gedächtniss leicht, wenn es sich die bezüglichen Vorstellungen schnell aneignet; wir nennen es stark, wenn es dieselben lange behält. Gegentheils ist das Gedächtniss langsam oder schwach. Ein leichtes Gedächtniss pflegt meistentheils ein nur schwaches zu sein, dazu oft trügerisch; ein langsames dagegen ist in der Regel stark und dazu treu. Natürlich! Je leichter und schneller ganz bestimmte Bahnen in der angedeuteten Weise hergerichtet werden können, um so verschiebbarer müssen die Theile sein, aus denen, oder auch in denen sie gebildet werden. Die gegenseitigen Anordnungen der Theile unterliegen deshalb auch leicht jedwedem, namentlich etwas stärkerem Anstosse und, wie entstanden, so vergehen sie auch wieder. Anders mit einer Masse, einem Stoffe, der schwerer beweglich, weil in seinen Theilen weniger verschiebbar ist. Es dauert länger, ehe die bezüglichen Bahnen ausgeschliffen werden; aber sie stürzen auch nicht so leicht zusammen, um anderen Platz zu machen. Dass auch hierbei die chemisch-physikalischen Processe allein in Betracht kommen und namentlich die grössere oder geringere Neigung gewisser Moleküle, insbesondere wohl der die Elementarkörperchen bildenden, zu zerfallen und neue Verbindungen einzugehen, braucht wohl nicht erst noch besonders hervorgehoben zu werden. Umhin aber können wir nicht, doch noch darauf zu verweisen, dass, wenn die Zusammensetzung der fraglichen Moleküle eine ganz andersartige geworden ist, weil Alkohol, Opium, Haschisch, die Bestandtheile ätherischer Oele, Quecksilber, Blei u. s. w. sich eingeschoben, weil in Folge des Fieberprocesses und anderer Ernährungsstörungen für die gewöhnlichen Reize unlösbare Verbindungen sich ausgebildet haben, dass dann das Gedächtniss so langsam werden kann, dass es vollständig erlischt. Es werden eben gar keine rechten Wahrnehmungen mehr gemacht; noch weniger kommt es wegen Unfähigkeit, aufmerksam sein zu können, zu wirklichen Anschauungen und Beobachtungen; weil sich das Vorstellungsleben nicht über das Niveau blosser wager Empfindungen erhebt. Die Gedächtnissschwäche, der Gedächtnissmangel der Alkoholisten, der Opiophagen und Haschischesser, der von schwereren Typhen, Malariaintoxicationen, Insolationen u. dgl. m. stark Mitgenommenen, mit ihren vorzugsweise in den Elementarkörperchen degenerirten Ganglienkörpern der Grosshirnrinde dürfte hierin seine genügendste Erklärung finden.

Die Reproduction der Vorstellungen erfolgt, weil entweder dieselben Reize einwirken, die sie ursprünglich hervorgerufen haben, oder weil durch ganz andersartige Reize hervorgerufene Bewegungen und Vorstellungen irgend einer Art, nachdem sie eine Zeit lang bestanden haben, auf schon ein- oder mehrmals erregte und darum leicht wieder erregbare Bahnen übergreifen und in diesen Bewegungen und mit ihnen Vorstellungen veranlassen, welche denen zwar nicht ganz gleich, aber doch in hohem Grade ähnlich sind, die schon ein- oder auch mehrmals in ihnen zur Auslösung gebracht worden sind. Die fraglichen Bewegungen können sodann noch wieder auf andere Bahnen sich fortpflanzen und in diesen ebenfalls Bewegungen und Vorstellungen in's Leben rufen, und das so fort, bis Austritt der ganzen Bewegung aus dem psychischen Organe in diesem Ruhe schafft. Auf diesem Processe beruht die sogenannte Association der Vorstellungen oder Ideenassociation, und einleuchtend ist, wie von der Art und Weise, dass Nervenbahnen geläufig gemacht worden sind, es abhängt, in welcher Weise die Vorstellungen sich folgen, die Ideen sich associiren. Der Einfluss der Erziehung, der Bildung, der Beschäftigung, mit einem Worte: der Gewöhnung überhaupt ist damit völlig ersichtlich, zu gleicher Zeit aber auch, wie es möglich ist, auf Grund einer solchen Gewöhnung mittelst der Association der Vorstellungen auf gegebene Reize ganz bestimmte Vorstellungen zu reproduciren, sich auf sie zu besinnen, und wie das viel leichter von Statten gehen muss, wenn Zwecks desselben Reize in Anwendung kommen, die der ursprünglichen Production der bezüglichen Vorstellungen zu Grunde lagen. Der Einfluss der Mnemotechnik bekommt damit auch seine Erklärung.

Die durch Association reproducirten Vorstellungen unterscheiden sich von den durch peripherische Reize producirten dadurch, dass sie, viel schwächer als diese, gleichsam aller Farbe, alles Lichtes und Schattens beraubte Schemen derselben sind. Für die Gesichtsvorstellungen trifft das auch buchstäblich zu, für alle übrigen insoweit als Farbe, Licht und Schatten durch andersartige Bewegungen der Materie vertreten sind. Es sind diese Vorstellungen gewissermaassen die ursprünglichen Empfindungen und Wahrnehmungen minus des Sinneseindruckes, und wie wir erst kürzlich sagten, ein Sinnesausdruck, in das Bewusstsein erhoben, zur Vorstellung geworden, sei eine Empfindung schlechtweg, so können wir jetzt sagen: eine Empfindung, die des Sinneseindruckes verlustig gegangen, ihre Sinnlichkeit eingebüsst habe, also nur noch eine blosse Bewusstseinsmodification darstelle, sei eine Vorstellung an sich. Da wir diese Vorstellungen nur in der Erinnerung haben, so haben viele Philosophen, unter ihnen namentlich *David Hume*, den Ausdruck Vorstellung auch nur für erinnerte Vorstellungen angewandt wissen wollen und diese den Empfindungen gegenüber gestellt. Doch haben wir darüber uns schon geäussert, können indessen, um diese Form der Vorstellungen, die sich doch nur quantitativ von den Wahrnehmungen, den Empfindungen im engeren Sinne unterscheidet, Vorstellungen an sich oder auch abstracte Vorstellungen, oder, da ihnen doch immer etwas Concretes, etwas Bildliches zukommt, das bisweilen wirklich an das Empfundene, das Wahrgenommene anstreift, Erinnerungsbilder auch blos Bilder schlechtweg nennen. Von ihnen gilt, dass sie immer nur reproducirte, erinnerte sind, und dass Nihil in intellectu, quod non fuerit in sensu.

Die Erfahrung lehrt, dass, je länger es dauert, ehe Vorstellungen reproducirt werden, dass um so mehr sie von ihren Eigenschaften verlieren und nur sehr verallgemeinert wieder im Bewusstsein auftreten. Die Erfahrung lehrt weiter, dass dabei gleichartige Vorstellungen, und zwar um so sicherer, je grösser ihre Anzahl ist, zusammengeworfen werden, und dass sich dadurch noch mehr verallgemeinerte Vorstellungen, und zwar nicht blos mehr eines Dinges, sondern einer ganzen Reihe von Dingen zu gleicher Zeit herausbilden. Diese Vorstellungen heissen Begriffe. Begriffe, welche sich weniger aus der äusseren Erscheinung der Dinge entwickelt haben, als aus der Art und Weise, wie sich dieselben bethätigen, heissen Ideen. Aus Raumempfindungen und Zeitempfindungen, d. h. aus Empfindungen, dass alle Dinge für uns und unser Vorstellen neben einander liegen und nach einander folgen, haben sich die Begriffe und Ideen von Raum und Zeit entwickelt, für die wir ein entsprechendes Etwas nirgends in der Natur gegeben finden. Es sind reine Begriffe, reine Ideen. Dennoch haben wir das Vermögen, sie uns vorzustellen, Raum und Zeit zu empfinden, wahrzunehmen. Wir können deshalb, so paradox es zunächst auch klingen möge, dessenungeachtet doch auch von Begriffsvorstellungen schlechtweg oder auch Begriffsempfindungen, vielleicht auch sogar Begriffswahrnehmungen reden.

In der neuesten Zeit hat man *(H. Munk)* von Seelenblindheit, von Seelentaubheit gesprochen und darunter den Verlust des Vermögens verstanden, bei wohl erhaltenem Gesichtssinne, bei wohl erhaltenem Gehörssinne das Gesehene, das Gehörte als das zu erkennen, was es ist. Ich habe vorgeschlagen, diese Zustände als Akamathesia optica und acustica zu bezeichnen. Sie sind wiederholt in ihrem Vorhandensein bezweifelt worden; aber, wie mir scheint, mit Unrecht. Denn die ganz unzweifelhaft vorhandenen Zustände von Alexie und Anakroasie, von denen die erstere das Unvermögen zu lesen, die letztere das Unvermögen Gesprochenes zu verstehen bezeichnet, legen für ihr Vorkommen gar zu sehr Zeugniss ab. Genug, bei der Akamathesia optica und acustica, bei der Alexie und Anakroasie werden durch die Gesichts-, durch die Gehörseindrücke, und speciell in den beiden letztgenannten Zuständen durch die Schrift, durch das Wort nicht die Begriffe zur Auslösung gebracht, welche zur Auslösung kommen sollen. Es werden statt ihrer nur Einzelvorstellungen in das Leben gerufen, die in keiner Beziehung zu anderen stehen, und diese Vorstellungen bleiben darum unverstanden, weil unbegriffene Bilder, Töne, Züge oder Laute. Die Empfindung für Begriffe, oder auch das Vermögen sie wahrzunehmen, die Begriffe aufzufassen, ist verloren gegangen. Auch die Mathematik giebt für das Vorhandensein solcher Begriffsvorstellungen und damit denn auch für das Vorhandensein von Begriffsempfindungen vielfachen Anhalt. Diese Abstractionen von Abstractionen sind offenbar das Höchste, was das psychische Organ zu leisten vermag. Daher die verhältnissmässig grosse Seltenheit mathematischer Begabung, und in Erkrankungsfällen der frühzeitige Verlust des feineren Verständnisses der Dinge und ihrer Beziehungen zu einander.

Wir haben gelegentlich schon der sogenannten unbewussten Empfindungen gedacht, von denen in der Neuzeit ebenfalls viel die Rede ist. Wir haben uns dabei dahin geäussert, dass dieselben entweder nur als ganz schwache, noch durchaus wage und unbestimmte Empfindungen anzusehen seien, oder als Processe, die zu den Empfindungen wohl in einem bestimmten näheren Verhältnisse stehen, aber doch noch nicht gerade Empfindungen an sich seien, und haben erklärt, dass es sich in ihnen wohl eher um das handeln dürfte, was wir später als Eindrücke bezeichnet haben. Im Allgemeinen indessen halten wir daran fest, dass es zunächst sich bei ihnen blos um noch unbestimmte, wage Empfindungen handelt, die, zumal anderen stärkeren gegenüber, welche sich vielleicht gar zu der Höhe der Anschauung erhoben, nicht recht zur Geltung kommen. Es sind Bestandtheile einer complexen Empfindung, die, während andere Bestandtheile derselben die Aufmerksamkeit erregen und festhalten, vielleicht sogar die Beobachtung herausfordern, unbeachtet bleiben und anscheinend spurlos wieder verschwinden. Häufig ist Letzteres auch wirklich der Fall. Das betreffende Individium weiss sich alsdann nicht auf die Einzelheiten irgend einer Wahrnehmung, irgend eines Ereignisses zu erinnern, selbst dann nicht, wenn es dieselbe Wahrnehmung zum zweiten Male macht, dasselbe Ereigniss noch einmal durchlebt. Meistens indessen bleiben mit der complexen Empfindung und den Einzelheiten, die aus ihr schärfer hervortraten und die Aufmerksamkeit fesselten, Spuren der unbeachtet gebliebenen Empfindung zurück. Die Bewegungen, welche ihnen zu Grunde lagen, und die Resultate, zu denen sie führten, gleichen sich nicht sofort aus. Wirken nun dieselben Reize wieder ein, welche die bezüglichen complexen Empfindungen zur Folge hatten, werden durch sie die nämlichen Bewegungen im psychischen Organe hervorgerufen, so werden zwar diejenigen, welche ihrer Stärke wegen bereits das erste Mal die Aufmerksamkeit erregten, auch dieses Mal dieselbe vorzugsweise in

Anspruch nehmen; aber dadurch, dass die das erste Mal gewissermaassen blos angeregten Bewegungen dieses Mal sich verstärken, nehmen auch die durch sie bedingten Empfindungen an Kraft und Stärke zu und machen sich den anderen gegenüber geltend. Und so kommt es, dass mit jedem Male, dass in uns dieselben complexen Empfindungen erneuert werden, auch ihre Einzelnheiten stärker und zahlreicher hervortreten, dass wir derselben immer mehr in ihnen entdecken.

Diese schwachen, unbeachtet gebliebenen, aber der weiteren Entwickelung fähigen Empfindungen, ich möchte sagen, diese vorbereiteten Wahrnehmungen, brauchen aber nun nicht immer blos durch die complexe Empfindung, von der sie einen Bestandtheil bilden, zur vollen Auslösung kommen; jedweder entsprechende Reiz, wo immer er auch auftauchen und einwirken möge, ist im Stande, sie zur vollen Empfindung, zur deutlichen Wahrnehmung zu erheben. Und da eine gewisse dunkele Erinnerung an die voraufgegangenen, schwachen Empfindungen häufig vorhanden ist, so kommt es gelegentlich vor, dass Wahrnehmungen, die wir zum ersten Male machen, in uns das Gefühl hervorrufen, als ob wir sie schon einmal gemacht haben. Man nennt solche Wahrnehmungen Doppelwahrnehmungen.

Nicht alle Doppelwahrnehmungen kommen indessen nur so zu Stande. Etliche von ihnen scheinen, wie *Jensen* zuerst ausgesprochen, auf der Incongruenz der Thätigkeit der beiden Hirnrinden zu beruhen. Wenn nämlich die jeweiligen Reizwirkungen nicht gleichzeitig in beiden Hirnrinden anlangen, so wird die Empfindung, welche in der einen von ihnen bereits ausgelöst wurde, vielleicht auch wohl noch im blossen Entstehen war, von der Empfindung, welche danach durch die Thätigkeit der beiden Hirnrinden zu Stande kam, als eine schon einmal da gewesene aufgefasst, und der ganze Vorgang, obgleich er nur ein einmaliger ist, als ein doppelter empfunden. Doch kann die Sache auch noch anders liegen. Der Process, welcher einer Wahrnehmung zu Grunde liegt, vollzieht sich sehr langsam und in Folge dessen wird auf der Höhe des Processes von dem entsprechenden Stadium der Wahrnehmung ihr eigenes Anfangsstadium, weil es verhältnissmässig weit schon zurückliegt, als etwas bereits früher Wahrgenommenes, etwas Erinnertes empfunden. Da diese Doppelwahrnehmungen, die übrigens keinesweges selten sind, gewöhnlich in Zuständen der Ermüdung vorkommen, wo die Nervenleitung verlangsamt ist, so dürfte dieses Zustandekommen sehr viel mehr Wahrscheinlichkeit haben, als die so oft angenommene Incongruenz der Thätigkeit beider Hirnrinden, obwohl dieselbe gewiss wieder nicht so ganz von der Hand zu weisen ist, wie von manchen Seiten verlangt wird.

Sechstes Capitel.

Die Aesthesien.

(Zweiter Theil.)

Auf dem Umstande, dass alles Empfinden nur ein Fühlen ist, beruht die Lehre, dass jede Empfindung von einem Gefühle begleitet, oder wie man sich vielfach ausdrückt, von einem Gefühle betont sei. Es soll neben der blossen Empfindung, neben der blossen Wahrnehmung noch ein besonderer Zustand hervorgerufen werden, und dieser sich dadurch kennzeichnen, dass er angiebt, in welcher Weise wir durch die Empfindung, die Wahrnehmung, selbst bestimmt werden.

Es ist ganz richtig, dass ein solcher Zustand sich bei allem Empfinden, allem Wahrnehmen scheinbar getrennt von diesem selbst findet, indem die jeweilige Empfindung, die jeweilige Wahrnehmung uns bald angenehm, bald unangenehm ist, bald Behagen, bald Unbehagen verursacht oder auch ein Gefühl von Lust oder Unlust, oder gar von Leid und Weh erweckt. Allein diese Trennung zwischen dem genannten Zustande und der jeweiligen Empfindung ist nur eine künstliche. Dieser Zustand und die Empfindung sind ein und dasselbe und in Wirklichkeit gar nicht auseinander zu halten. Wenn es heisst: „Das Licht ist mir zu hell, es macht mir Unbequemlichkeiten; die Musik ist mir zu laut, sie belästigt mein Ohr“, so ist das nicht die Lichtempfindung, nicht die Schallempfindung, welche die Unbequemlichkeit, die Belästigung hervorruft — diese ist eben schon unbequem, schon lästig an sich — sondern es ist der Lichtreiz, es ist der Schallreiz, von dem das eigentlich zu gelten hat. Deshalb sind die Gefühle, welche die Empfindungen angeblich begleiten oder betonen sollen, auch je nach den Qualitäten derselben verschieden und, wenn sie sich auch im grossen Ganzen den beiden Kategorien des Angenehmen und Unangenehmen, der Lust und Unlust unterordnen, so sind sie doch so mannigfach, als es die Empfindungen überhaupt sind. Entsprechend den beiden Kategorien von Lust und Unlust, in denen sich diese Gefühle bewegen, sind dieselben auch Lust- und Unlustgefühl genannt worden, ein Name, den sie bereits von *Demokrit* erhalten haben. Weil sie eine Art von Gegensatz bilden, hat man sie denn auch als positive und negative Gefühle bezeichnet; aber mit keinem grösseren Rechte, als das auch hinsichtlich entsprechender Empfindungen geschehen ist. Denn auch diese Gefühle entwickeln sich nicht etwa von einem indifferenten Punkte, oder auch einer indifferenten Gefühlslage aus, so dass die einen gewissermaassen nach dieser, die anderen nach der anderen Richtung entstehen, wie das gemeiniglich angenommen wird; sondern sie sind nur quantitativ von einander verschieden.

Sehr schwache Empfindungen lassen uns im Ganzen unberührt, verursachen uns weder besondere Lust noch Unlust. Etwas stärkere erst fangen an uns angenehm zu werden. Das steigert sich sodann bis zu dem Zustande der höchsten Lust, des höchsten Behagens; aber noch ist derselbe nicht ganz erreicht und schon beginnt sich etwas in denselben hineinzumischen, was uns nicht mehr ganz genehm ist. In jedem Becher schäumender Lust ist immer schon ein Tropfen Wermuth enthalten. Werden die Empfindungen noch stärker, weil die entsprechenden Reize verstärkt werden, so werden sie immer unbehaglicher, und endlich herrschst nur Unlust und Unbehagen. Der höchste Grad des Unlustgefühles ist der Schmerz, und in der That lehrt die Erfahrung, dass alle Empfindungen, auch die angenehmsten, in Schmerz übergehen, wenn der ihnen zu Grunde liegende Reiz mehr und mehr gesteigert wird. Alle Lustgefühle beruhen auf mittelstarken Empfindungen, sind nach unserer Auffassung mittelstarke Empfindungen; alle starken Empfindungen, gleichviel ob sie von vornherein durch starke Reize oder durch Cumulation schwacher Reize hervorgerufen worden sind, sind Unlustgefühle.

Man hat gesagt, Lust bereitet Alles, was uns in unserem Bewusstsein fördert, Unlust Alles, was uns hemmt. Ist der chemisch-physikalische Process ein beschleunigter, rollen die mässig starken Contractionswellen mit Leichtigkeit durch das psychische Organ, entstehen die Empfindungen und vergehen sie in regem Wechsel, entsprechend der Mannigfaltigkeit der Reize, die einwirken, so fühlen wir uns leicht und gefördert. Lust und Behagen ist der Zustand, durch den dasselbe Ausdruck findet. Ist dagegen der chemisch-physikalische Process behemmt, werden die von ihm abhängigen Contractionswellen aufgehalten, werden durch nachwirkende Reize dieselben verstärkt, so fühlen wir uns auch behemmt, und Unlust und Unbehagen greifen Platz.

Obwohl nun danach Lust- und Unlustgefühle nur dem Grade nach, also blos quantitativ, wie wir schon sagten, verschieden sind, und keinesweges qualitativ, so sind doch beide wieder, jedes für sich von verschiedener Stärke, also auch wieder quantitativ verschieden. Die geringsten Grade derselben hat man Anwandlungen genannt, die mittleren Grade heisst man Gefühle schlechtweg, die höchsten Grade Affecte. Ein Affect also ist die Art und Weise, wie ein Individuum durch irgend einen Reiz, irgend einen Eindruck afficirt wird, ein Zustand, in den es durch irgend etwas versetzt wird, also selbst ein Etwas, das von dem, was wir Empfindung nennen, ganz und gar nicht verschieden, sondern was diese Empfindung nur in einem höheren Grade selbst ist, und was somit beweist, dass auch das Gefühl, von dem es ja ebenfalls nur einen höheren Grad darstellt, mit der Empfindung eins ist.

Die Affecte nun hat man, je nachdem sie sich aus Lust- oder Unlustgefühlen entwickelt haben, insbesondere positive und negative genannt, mit Bezug auf ihre Wirkung auch expansive und depressive, freudige und traurige oder schmerzliche. Sonst hat man auch Ueberraschungsaffecte, Erwartungsaffecte u. dgl. m. unterschieden und zu jenen z. B. die Bestürzung, den Schreck, den Aerger, den Zorn, zu diesen die Hoffnung, die Furcht, die Angst gezählt.

Eine ganz eigene Stellung nehmen die gemischten Gefühle ein. Es sind das die, welche auf der Grenze zwischen Lust- und Unlustgefühlen stehen. Sie sind meistentheils stärkere Gefühle im engeren Sinne, aber noch nicht gerade Affecte. Die Wehmuth, die schmerzliche Freude, die zweifelnde Hoffnung, vor Allem aber die Rührung sind Beispiele dafür.

Hinsichtlich der Qualität hat man die Gefühle sodann noch wieder nach den Vorstellungen, welche sie angeblich begleiten oder betonen, nach unserer Auffassung also je nach den verschiedenenen Vorstellungen, die uns mehr minder afficiren, in verschiedene Kategorien gebracht, und unterscheidet demgemäss 1. die sinnlichen, 2. die ästhetischen, 3. die intellectuellen oder logischen, 4. die ethischen oder auch moralischen, 5. die idealen Gefühle.

Die sinnlichen Gefühle sind diejenigen, welche die Sinnesempfindungen begleiten oder auch selbst darstellen. Je nachdem sie Lust- oder Unlustgefühle sind, werden sie mit angenehm oder unangenehm, mit gut oder schlecht bezeichnet.

Die ästhetischen Gefühle oder Empfindungen sind diejenigen, welche ein Begriff, eine Idee, concret zum Ausdrucke gebracht, in uns hervorrufen. Je nachdem sie Lust- oder Unlustgefühle sind, werden die Dinge, die sie hervorriefen, mit schön oder unschön, mit schön oder hässlich bezeichnet. Zu Grunde liegt dem jeweiligen Urtheile der Geschmack.

Die intellectuellen oder logischen Gefühle sind die durch das begriffliche Denken, das Streben nach Erkenntniss bedingten. Die bezüglichen Lust- und Unlustgefühle werden mit wahr und unwahr, wahr und falsch bezeichnet. Das Wahrheitsgefühl, das Gefühl oder die Empfindung, dass der in uns erzielte Effect, also wieder ein Gefühl oder eine Empfindung, dem ursächlichen Reize entsprechend oder nicht entsprechend ist, ist der Maassstab dafür.

Die ethischen oder moralischen Gefühle sind diejenigen, welche das allgemein Menschliche, das Sittliche, worunter Alles zu verstehen ist, was den Menschen als Gattung, also die menschliche Gesellschaft überhaupt fördert, erzeugt. Doch dürfte zwischen Ethischem und Moralischem noch immer ein Unterschied zu machen und unter jenem blos das unwandelbar Sittliche, also allen Menschen Zukommende, unter letzterem blos das temporär oder local Sittliche, die blosse Sitte betreffende zu verstehen sein. Es kann nämlich jemand sehr unmoralisch sein und ist doch eine durch und durch ethische Natur *(Carl Moor)*, und andererseits erscheint jemand sehr moralisch, hält sich selbst dafür und ist jeder Ethik baar *(Tartuffe)*. Die bezüglichen Lust- und Unlust-Gefühle bezeichnet man mit recht und unrecht, mit richtig und unrichtig. Zu Grunde liegt den ethischen Gefühlen dieser Art das Gerechtigkeitsgefühl, das Gewissen, den moralischen das Anstandsgefühl, der Tact.

Die idealen Gefühle endlich sind diejenigen, welche durch das Ideale, das Streben, sich mit der erkannten Wahrheit, dem erkannten Rechten in Einklang zu setzen und das wahre Wohl zu fördern, herbeigeführt werden. Ihre Lust- und Unlustgefühle bezeichnet man gewöhnlich mit edel und unedel, oder auch edel und gemein. Maassgebend für sie ist der ideale Sinn, die ideale Gesinnung, welche beide man zu diesem Zwecke als gewissermaassen indifferente Gefühlslagen ansieht.

Im innigsten Zusammenhange mit der Lust und Unlust, in der jedwedes Vorstellen sich für uns äussert, steht das Streben, das, was uns Lust macht, uns anzueignen, das, was uns Unlust macht, zu entfernen, das Verlangen und die Abwehr, die beide ihren kurzen Ausdruck in einem „Her damit", „Fort damit" finden. Das Streben an sich ist somit eigentlich auch ein blosses Gefühl, und zwar kein von dem jeweiligen Lust- oder Unlustgefühle gesondertes, von ihm abhängiges, sondern es ist dieses Lust- oder Unlustgefühl selbst. Nur künstlich können wir es allenfals davon trennen, aber in Wirklichkeit nicht. Empfindung, Gefühl, Streben ist da ein und dasselbe und bezeichnet höchstens das Verhältniss, in welchem wir zu dem das Alles anregenden Reize stehen. Eine frühere Zeit hatte darauf hin aber die sogenannte Vermögenstheorie gegründet und das blosse Empfinden von dem Wahrnehmungs- oder Erkenntnissvermögen, das blosse Fühlen von dem Gefühlsvermögen und das blosse Streben von dem Begehrungs- oder Willensvermögen abhängig gemacht.

Gilt das soeben vom Streben Gesagte von diesem überhaupt, so gilt es natürlich auch von den verschiedenen Formen, unter denen dasselbe sich offenbart. Zwei dieser letzteren haben wir schon kennen gelernt: das Verlangen und die Abwehr. Alles, was uns Lust macht, reizt unser Verlangen; Alles was uns Unlust macht, ruft Abwehr hervor. Alle mittelstarken Reize suchen wir uns darum anzueignen, alle starken, beziehungsweise überstarken zu entfernen. Je nach dem Grade, in welchem das Streben sich äusserst, unterscheiden wir Wunsch, Neigung, Liebe, Hang, Bedürfniss, Begierde, Sucht, Leidenschaft, je nach der Richtung, in der es sich äussert, Neigung und Abneigung, Liebe und Widerwillen, Abscheu und Hass.

Wird das Streben durch Sinnesreize, namentlich aus dem eigenen Körper hervorgerufen, so wird es zum Triebe. Liegen ihm dagegen abstracte Vorstellungen zu Grunde, so zum Willen. Die Ideenassociation ist hierbei von grossem Belange. Erfolgt dieselbe wenigstens für unsere Erkenntniss unvermittelt, so wird der Wille zur Willkür. Vollzieht sie sich dagegen in einer durch Uebung und Gewöhnung streng geregelten Weise, so wird er zum freien Willen. Der freie Wille ist somit ein durch Uebung und Gewöhnung bedingtes und dadurch wieder an ganz bestimmte Vorstellungen und Vorstellungsreihen geknüpftes Streben, das an die Stelle des ursprünglich triebartigen gesetzt wird und die Aufgabe hat, dieses zu hemmen oder auch vollständig aufzuheben. Der Wille, und der freie Wille vornehmlich, ist somit eine künstlich hervorgerufene Hemmung, welche in den natürlichen Ablauf der psychischen Processe sich einschiebt.

Der freie Wille ist darum auch nur Eigenthum des erzogenen Menschen, des in seinem psychischen Organe bereits modificirten und differencirten Menschen, während der unerzogene Mensch, das Kind, keinen freien Willen hat, ihn auch nicht haben kann. Wie viel von Freiheit indessen bei diesem freien Willen vorhanden ist, ergiebt sich so ziemlich aus dem bereits Gesagten. Auch der freieste Willensact vollzieht sich mit derselben Nothwendigkeit, mit der sich der Trieb vollzieht, und alle Freiheit unseres Willens ist nur Schein. Aber wir besitzen in der That das Vermögen, nicht jedem Antriebe nachgeben und die That begehen zu müssen. Wir können dadurch, dass wir andere Bahnen geläufig machen und die Erregungen, welche den Trieb erzeugten, in diese ablenken, indem wir also andere Vorstellungen, andere Strebungen, als die gerade herrschenden, triebartigen herbeiführen und so durch ein Ueberlegen, Reflectiren, die Bethätigung des bezüglichen Triebes verhindern, uns zwar von der Gewalt der Triebe und ihrer sogenannten Herrschaft unabhängig und frei machen; wollen wir dieses Vermögen einen freien Willen nennen, gut; aber vergessen dürfen wir dabei nicht, wie dieses Vermögen zu Stande gekommen ist, und dass es sich nur nach denselben Gesetzen mit derselben Nothwendigkeit äussert, mit welcher auch der Trieb in das Leben trat. Wie viel zur Gestaltung dieses Vermögens darum ursprüngliche Anlage, Erziehung und Ausbildung, wie viel Gesundheit, wie viel Krankheit beitragen, liegt auf der Hand und wird sich noch im Weiteren ergeben.

Einen wirklich freien Willen haben wir nicht. Es ist nur ein Dogma der scholastischen Philosophie, die ihn ihrer Zwecke wegen haben musste. Aus ihr ist er in die verschiedensten Lebenskreise und ihre Anschauungen eingedrungen und ist heute geradezu Schiboleth aller gedankenlosen Leute.

Aus den besprochenen Empfindungen, den Wahrnehmungen, Gefühlen, Strebungen entwickelt sich nun im Zusammenhange mit dem Gedächtnisse und der daraus hervorgehenden Erfahrung, wie wir schon erwähnt haben, die Selbstempfindung, die schon in ein gewisses Selbstgefühl übergehen kann. Durch weitere Erfahrungen, namentlich, wie es scheint, vermittelst des Muskel- oder Kraftsinnes, treten eigentliche Selbstwahrnehmungen auf. Ein gesteigertes Selbstgefühl greift Platz und dieses führt endlich zu dem Selbstbewusstsein.

Das Selbstbewusstsein ist somit eigentlich das Bewusstsein, eine selbstständige Kraft zu sein, und je nach dem Maasse, dass diese Kraft vorhanden ist, ist es in der Regel auch entwickelt. Es wechselt demnach auch, wie alle Zustände, mit denen wir uns bis jetzt beschäftigt haben, in allen nur möglichen Schattirungen, und demgemäss reden wir denn auch von einem hohen Selbstbewusstsein und einem geringen Selbstbewusstsein, von einem Mangel an Selbstbewusstsein u. ä. m.

Wir haben schon erwähnt, dass der Zustand, in welchem sich das Selbstbewusstsein bethätigt, kurzweg das Bewusstsein genannt wird. Der entgegengesetzte Zustand ist die Bewusstlosigkeit, die in sehr verschiedenen Graden auftreten kann und daher zur Unterscheidung von völlig bewusstlosen oder unbewussten und halbbewussten Zuständen geführt hat. Der Schlaf, der Halbschlaf mit dem Traum und die Schläfrigkeit mit der Unfähigkeit, gehörig zu percipiren und appercipiren, sind solche rein physiologischen, der Hypnotismus, der Rausch sind solche bereits pathologischen, aber sich meist noch in der Breite der Gesundheit abspielenden Zustände. Durch ihren Contrast zu den bewussten Zuständen tragen sie sammt und sonders wesentlich dazu bei, das Selbstbewusstsein zu vermehren, zu stärken.

Ein besonderer Ausdruck für jedes Selbst, insofern es sich als solches dem grossen Ganzen gegenüber stellt, ist das

„Ich". Die Selbstempfindung ist darum gleich der Ichempfindung, das Selbstbewusstsein gleich dem Ichbewusstsein. Der Träger des Ichbewusstseins ist eben das Ich. Das Ich ist somit das Product, beziehungsweise eine Abstraction aus allen Empfindungen und Erfahrungen, welche jemals ein Individuum gehabt hat. Es ist darum auch nie etwas in sich Abgeschlossenes, Feststehendes und Beharrliches, sondern es ist in stetem Flusse begriffen, einem steten Wechsel ausgesetzt. Fortwährend ist es einer Metamorphose unterworfen, und zwar eben sowohl einer progressiven als auch einer regressiven.

Da das Ich ein blosser Begriff, eine Vorstellung ist, so theilt es natürlich auch alle die sonstigen Eigenschaften einer solchen. Als Lustgefühl drückt es sich in dem gehobenen, als Unlustgefühl in dem verminderten Selbstgefühle aus. Das gehobene Selbstgefühl, auch Exaltation genannt, äussert sich als Selbstvertrauen, Zuversicht, Stolz, Uebermuth, das verminderte Selbstgefühl oder die Depression zeigt sich dagegen in dem Mangel an Selbstvertrauen, in Verzagtheit, in Bedrücktheit, in Demuth und der Bescheidenheit, von welcher *Goethe* sagt, dass sie nur dem Lumpen eigen sei.

Hinsichtlich der Strebung, in welcher das Ich auftritt, lassen sich, entsprechend der Art und Weise, wie es sich gebildet hat, zwei Richtungen unterscheiden, die, weil sie ja zunächst auch nur Gefühle sind, von *Locke* als egoistische und altruistische bezeichnet worden sind.

Die egoistischen Gefühle beziehen sich auf das eigenste Selbst; sie bilden den Egoismus in ausgeprägtester Form. Die altruistischen Gefühle beziehen sich auf die Umgebung und insbesondere auf den Mitmenschen und bilden eine ganz bestimmte Seite unseres Gemüthes. Doch sind diese altruistischen Gefühle keineswegs so alles Egoismus baar, als man gewöhnlich annimmt. Die Liebe ist der höchste Grad altruistischen Gefühles. Der Liebende giebt sich auf, um ganz und gar in dem geliebten Gegenstande aufzugehen; aber wehe, wenn dieser es nicht gestattet. Verschmähte Liebe wird zum vollendetsten Egoismus! Die altruistischen Gefühle sind eigentlich auch nur egoistische Gefühle, mit der Maassgabe, dass das Ich, wie es ja der Wirklichkeit entsprechend ist, sich abhängig von der Umgebung, namentlich den Mitmenschen fühlt. Das Ich kommt erst durch diese zur Geltung; es fühlt sich erst in ihnen und durch sie als ein Selbst. Das Mitgefühl, das in der Mitfreude, in dem Mitleide als Lust- oder Unlustgefühl auftritt, legt das am besten klar. Aber auch das Ehrgefühl, das Pflichtgefühl beweist es. Auf dem richtigen Verhältnisse von egoistischen und altruistischen Gefühlen bei dem Einzelnen beruht die menschliche Gesellschaft. Die ethischen

Gefühle, die idealen Gefühle sind erst daraus hervorgegangen. Ehe, Freundschaft, Geschwisterliebe, Kameradschaft, Vaterland, Freiheit, Alles beruht darauf, und wehe und abermals wehe, wo das Ebenmaass zwischen beiden verloren gegangen. Die Nero, die Attila, die Geiserich, Pizarro, Ivan und Alba, die Torquemada und Arbuez decimiren das Menschengeschlecht, und das tausendfache Gestöhn ihrer Opfer, die Ströme des vergossenen Blutes, der Qualm der Scheiterhaufen wird ihnen zur Weide ihres Herzens.

Da jede Empfindung und, wie wir dargethan haben, jede Vorstellung nur die bestimmte Aeusserung eines chemisch-physikalischen Processes ist, der durch irgend einen Reiz in dem psychischen Organe in das Leben gerufen wird, so ist klar, dass wesentlich von der Grösse dieses Reizes, von der Stärke des Stosses, mit welcher die ihn repräsentirende Bewegung einsetzt, es abhängt, ob dieser Process überhaupt zu Stande kommt, oder nicht. Dessenungeachtet wird dieser Stoss oder Anstoss doch von verschiedener Stärke, das eine Mal grösser, das andere Mal kleiner sein und dennoch denselben Erfolg haben können, wenn nämlich die Arbeit, die er zu vollführen hat, verschieden gross ist. Diese Arbeit besteht aber in der Ueberwindung, beziehungsweise Hinwegräumung der Widerstände, welche dem chemischen Ausgleiche, der auf Verbindung der affinen Atome gerichtet ist, entgegenstehen, und offenbart sich somit hauptsächlich in der Beseitigung der Hemmungen und der durch sie bedingten Spannungen zwischen den einzelnen Atomen, also in der Umwandlung der durch die chemischen Affinitäten bedingten Spannkräfte in lebendige Kräfte, mithin als eine auslösende Kraft. Jeder in Betracht kommende Reiz ist somit eine auslösende Kraft und muss als solche natürlich hinsichtlich seiner Stärke in einem bestimmten Verhältnisse zu der Summe der Spannkräfte stehen, welche durch ihn wieder in lebendige Kraft umgewandelt werden sollen. Da alle Spannkräfte nur in ihrer Bewegung gehemmte Kräfte sind, und nicht etwa eine besondere Qualität von Kräften, so muss die auslösende Kraft, welche eine Summe von Spannkräften in lebendige Kraft umzuwandeln hat, zum Mindesten das Maass von lebendiger Kraft darstellen, das jenen, den gehemmten Kräften, fehlt, um die vorhandenen Hemmungen zu überwinden. Je grösser daher die Summe der vorhandenen Spannkräfte ist, um so kleiner braucht die auslösende Kraft zu sein; umgekehrt, je kleiner jene ist, um so grösser muss diese sein, soll in beiden Fällen die nämliche Wirkung erzielt werden. Das Verhältniss, in welchem auslösende Kraft und Spannkraft zu einander stehen, ist darum ein rein reciproces und natürlich auch damit das Verhältniss, in welchem der Reiz zu dem in Betracht kommenden Nerven und dem psychischen Organe steht. Je grösser die chemischen Affinitäten sind, um die es sich dabei handelt, d. h. je leichter die Moleküle der jeweiligen Nervenbahn und insbesondere wohl die der Elementarkörperchen derselben zum Zerfall und zum Eingehen neuer Verbindungen seitens ihrer Atome geneigt sind, um so geringfügiger braucht, unbeschadet noch anderer Verhältnisse, der dazu erforderliche Anstoss, der jeweilige Reiz zu sein. Umgekehrt, je weniger eine solche Neigung besteht, um so grösser muss er sein. Der Nerv, das psychische Organ, ist um so reizbarer, um so erregbarer, wenn jenes, und um so träger, um so schwerer erregbar, wenn dieses der Fall ist.

Je erregbarer ein Nerv auf Grund der vorhandenen chemischen Affinitäten ist, um so stürmischer pflegt auch der Ausgleich der letzteren und damit die Umwandlung der Spannkräfte in lebendige Kraft zu sein. Je weniger erregbar hingegen ein Nerv ist, um so langsamer vollzieht sich dieser Ausgleich. Doch ist dabei wieder die Stärke oder Menge der auslösenden Kraft von Belang und caeteris paribus ist immer der fragliche Ausgleich um so lebhafter, je grösser diese ist.

Ist die Erregbarkeit und die mehr oder weniger energische Art der Thätigkeit eines Nerven wesentlich abhängig von der Grösse der chemischen Affinitäten, die dabei zum Ausgleich kommen, so ist die Dauer derselben wesentlich abhängig von der Menge derselben, und ohne alles Weitere ergiebt sich darum ganz von selbst, dass ein gut genährter und darum auch gut entwickelter Nerv viel länger wird arbeiten können, als ein schlecht genährter oder noch unentwickelter, beziehungsweise ein in der Entwickelung zurückgebliebener, und dass ein ausgeruhter und in seiner Zusammensetzung dem gut genährten wieder ähnlich gewordener Nerv auch wieder Nachhaltigeres zu leisten im Stande sein wird, als einer, der durch eben erst gethane Arbeit ermüdet, weil er an den nothwendigen chemischen Affinitäten erschöpft ist.

Wenn der Anstoss nicht zu klein sein darf, welcher den chemisch-physikalischen Process in das Leben zu rufen hat, der einer Empfindung zu Grunde liegt, mit anderen Worten: wenn der Reiz nicht zu klein sein darf, um noch empfunden zu werden, so ist es klar, dass er auch wieder nur bis zu einer gewissen Grösse oder Stärke hin in dieser empfunden werden kann, nämlich blos bis dahin, wo durch ihn die höchstmögliche Contractionswelle im psychischen Organe erzeugt und damit das grösstmögliche Wärmequantum in demselben entbunden wird. Darüber hinaus ist eine Empfindung nicht mehr möglich. Wird darum das grösstmögliche in Frage kommende Wärmequantum durch einen Reiz entbunden, der äquivalent einer Wärmeeinheit ist, so ist es für die ihm proportionale stärkste Empfindung gleichgiltig, ob noch Reize einwirken, welche äquivalent 2 oder 10 Wärmeeinheiten sind. Es wird durch einen bestimmten Nerven keine stärkere Empfindung ausgelöst, wenn statt 50 Kilogr. 100 Kilogr., statt 100° C. 1000° C., statt 50procentiger Kalilauge eine 80- oder 100procentige einwirken. Die grösst mögliche Empfindung wird erreicht durch Zerstörung der die Empfindung vermittelnden Nerven. Mit welcher Gewalt der Nerv zerstört wird, ist dabei bedeutungslos.

Das geringste Maass von Empfindung, welches durch einen bestimmten Nerven ausgelösst wird, heisst das Empfindungsminimum, das grösste bezügliche Maass, das durch ihn zur Auslösung gebracht werden kann, das Empfindungsmaximum. Das Empfindungsminimum zeigt den Anfang der Reizbarkeit des physischen Organes durch einen Nerven, beziehungsweise einen Sinn an, die Reizschwelle desselben, wie *Herbart* und nach ihm *Fechner* ihn genannt hat. Das Empfindungsmaximum dagegen bezeichnet den Punkt, bis zu welchem der Reiz als ein anderer, ein stärkerer empfunden wird, die Reizhöhe, wie *Wundt* denselben geheissen. Die Reize oder Reizwerthe, welche dem Empfindungsminimum und Empfindungsmaximum entsprechen, hat man die sensibelen Schwellenwerthe genannt. Die ersteren sind die kleinsten, die niedrigsten, die letzteren die grössten, die höchsten, welche für einen bestimmten sensibelen Nerven, einen bestimmten Sinn und seine Beziehungen zum psychischen Organe in einem bestimmten Augenblicke Geltung haben. Die Grösse der genannten Schwellenwerthe und ihr Verhältniss zu einander bestimmt nun die Empfindlichkeit des psychischen Organes durch einen gegebenen Nerven, nicht aber die Empfindlichkeit dieses selbst, wie man gewöhnlich sich auszudrücken beliebt. Wir müssen immer festhalten, dass Empfindungen nur durch das psychische Organ zu Stande kommen, und dass die zu demselben hinaufgehenden, sogenannten sensibelen Nerven wohl reizbar oder erregbar, aber nicht empfindlich sind.

Man hat diese letzten Ausdrücke zwar vielfach promiscue gebraucht, spricht deshalb auch von der Empfindlichkeit motorischer Nerven, wie man von der Empfindlichkeit eines Thermometers oder Barometers, einer Magnetnadel, eines chemischen Reagens spricht, allein nicht zum Vortheile des Verständnisses. Mit ungeklärten Begriffen ist keine Klarheit des letzteren zu erzielen. Die sensibelen Nerven können z. B. erregbarer sein als das psychische Organ. Es werden durch sie alsdann keine Empfindungen ausgelöst werden, sondern andersartige Processe. Die Ernährung zeigt sich geändert; es treten Muskelactionen auf; die Secretionen sind vermehrt oder vermindert. Es kommt zu analogen Verhältnissen, wie bei enthirnten Thieren, wie bei jenen Blinden, deren Pupillen sich noch auf Lichtreize verengen u. dgl. m.

Uebrigens sei hier gleich gesagt, dass, wie den sensibelen oder centripetal leitenden Nerven eine gewisse Breite der Erregbarkeit zukommt, so natürlich auch den centrifugalen, den motorischen und secretorischen Nerven. Der kleinste, werkthätige Reiz bezeichnet da auch die Schwelle der Reizbarkeit, und die höchst mögliche der auszulösenden Actionen die Höhe derselben. Der kleinste Reiz, der die letztere zur Folge hat, ist für die Reizhöhe, der kleinste Reiz, der überhaupt noch eine Wirkung ausübt, für die Reizschwelle der jeweilige motorische oder secretorische Schwellenwerth. Die Grösse und das Verhältniss dieser Schwellenwerthe zu einander zeigt die directe Erregbarkeit der bezüglichen Nerven an, und nicht blos die des psychischen Organes, wie das bei den sensibelen Nerven der Fall war.

Mit der Erregbarkeit der Nerven in engstem Zusammenhange steht ihre Leitungsfähigkeit, d. h. ihr Vermögen, die jeweiligen Reize fortzuführen. Ist doch dieselbe nach Allem, was wir kennen gelernt haben, im Allgemeinen nichts Anderes als eine fortschreitende Erregbarkeit auf Grund des Fortschreitens desselben Processes, auf welchem auch diese beruht.

Die Erregbarkeit, die Leitungsfähigkeit der verschiedenen Nerven und Abschnitte des Nervensystemes ist nun eine sehr verschiedene. Wir haben schon mitgetheilt, dass nach *Helmholtz*, *Baxt*, *Kohlrausch* die sensibele Sphäre bedeutend schneller leite als die motorische; nach *Helmholtz* und *Baxt* ungefähr zwei-, nach *Kohlrausch* sogar dreimal so schnell. In der neuesten Zeit hat man das mannigfach bestritten. Es ist nicht unwahrscheinlich, dass die Angaben von *Helmholtz*, *Baxt* und *Kohlrausch* zu hoch gegriffen sind; aber dass, wie überhaupt in der ganzen Erregbarkeit, ein Unterschied in der Leitungsgeschwindigkeit zwischen sensibeler und motorischer Sphäre überhaupt besteht, das ist gewiss. In der sensibelen Sphäre sind erregbarer die Nerven, welche sich aus dem Ektoderm entwickelt haben, als die, welche aus dem Entoderm erwuchsen. Es sind erregbarer und leiten rascher die höheren Sinnesnerven gegenüber den niederen. Der N. opticus ist erregbarer und leitet rascher als der N. acusticus, und dieser ist wieder erregbarer und leitet rascher als der N. trigeminus, und zwar gestalten sich die bezüglichen Verhältnisse, wie *Donders* gefunden und *Exner* im grossen Ganzen bestätigt hat, wie 7 : 6 : 5. Unter den motorischen Nerven ist unter anderen der N. ulnaris sehr viel erregbarer als der N. medianus, und dieser wieder erregbarer als der N. radialis, der überhaupt einer der trägsten Nerven des Körpers zu sein scheint. Der N. phrenicus ist ungleich weniger erregbar als der N. vagus, der, ganz im Gegensatze zum N. radialis, wieder einer der erregbarsten, wenn nicht überhaupt der erregbarste Nerv des Körpers ist. Aber auch sonst noch machen sich grosse Verschiedenheiten in der Erregbarkeit des Nervensystemes und seiner Theile bemerkbar, und das zum grossen Theile abhängig von den Einflüssen, denen dasselbe fortwährend ausgesetzt ist, so dass geradezu normale Schwankungen in derselben zu verzeichnen sind.

Ganz allgemein wird die Erregbarkeit des Nervensystemes gesteigert durch eine geringe, sie wird vermindert durch eine stärkere Abnützung. Der ermüdende Nerv ist erregbarer als der ausgeruhte; der wirklich ermüdete dagegen ist träger und immer ist in erhöhtem Maasse erregbar oder träge der, welcher schon von vornherein eine grössere Erregbarkeit oder Trägheit besass. Des Morgens sind ganz allgemein die Menschen weniger erregbar als des Abends. Wenn es sein kann, pflegen sie dann auch noch gern der Ruhe. Die motorische Sphäre ist noch nicht gehörig innervirt. Tanz und ausgelassene Lustbarkeit gehört dem Nachmittage und vorzugsweise dem Abende an. Sodann wird die Erregbarkeit des Nervensystemes ganz allgemein gesteigert durch mässige Wärme, durch frische, namentlich ozonreiche Luft, also z. B. nach Gewittern oder auch am Meere, durch mässigen Wassergehalt der Nerven selbst, ferner durch Alkohol in kleineren Dosen, durch Kaffee, Thee. Sie wird dagegen vermindert durch grössere Wärme, durch Kälte, durch verbrauchte Luft, durch stärkeren Wassergehalt der Nerven, durch Alkohol in grösseren Dosen, durch Chinin, Opiate, Chloral. Partiell wird die Erregbarkeit gesteigert, und zwar die des Gesichts- und Gehörssinnes durch Atropin und Strychnin, die des Tastsinnes und sogenannten Gemeingefühles der Haut durch Strychnin und Solanin, die der sexualen Empfindungsnerven durch Asparagin und geringe Einwirkung der Producte der trockenen Destillation beim Rauchen, namentlich beim Tabakrauchen, also der Picolin- und Piridinbasen mit etwaigem Einschluss von Nicotin. Partiell vermindert dagegen wird sie, und zwar die des Gehörssinnes durch Chinin, die des Gesichts-, Gehörs- und Tastsinnes durch Coniin, die der sexualen Empfindungsnerven durch Lupulin, Bromkali, stärkere Einwirkung der Producte, welche sich beim Rauchen und besonders beim Tabakrauchen entwickeln.

Um die Erregbarkeit eines Nerven auszumitteln, sucht man die Schwellenwerthe zu bestimmen, beziehentlich die in Frage kommende Empfindlichkeit, das Empfindungsminimum und das Empfindungsmaximum festzustellen. Doch gelingt dies bezüglich des letzteren nur ausnahmsweise und immer blos annähernd, nämlich wenn die Reizhöhe unverhältnissmässig tief liegt, und das Empfindungsmaximum bereits auf sehr schwache Reize eintritt, wie das insbesondere bei hysterischen Personen zuweilen in der auffallendsten Weise geschieht.

Zur Bestimmung der fraglichen Schwellenwerthe hat man mannigfache Maassmethoden ersonnen, und die Lehre, welche davon handelt, ist bekanntlich die Psychophysik, die von *E. H. Weber* begründet und von *Fechner* danach weiter ausgebildet worden ist.

Der Hauptgrundsatz der Psychophysik oder das psychophysische Grundgesetz, auch *Weber*'sche Gesetz, wie *Fechner* es genannt hat, das durch unzählige Messungen bewiesen worden, ist, dass jeder Empfindungszuwachs proportional dem Reizzuwachse ist, oder, wie es formulirt worden, dass, wenn die Intensität der Empfindung um gleiche absolute Grössen zunehmen soll, der relative Reizzuwachs constant bleiben muss, oder auch, dass ein Unterschied zwischen je zwei Reizen nur dann als gleich gross empfunden werden wird, wenn das Verhältniss derselben unverändert ein und dasselbe bleibt. Doch wollen wir gleich hinzufügen, dass dieses Gesetz volle Giltigkeit nur für die mittleren Schwellenwerthe hat. Je mehr die Empfindung sich ihrem Maximum nähert, um so grösser muss vielmehr der Reizzuwachs werden, wenn der Empfindungszuwachs selbst noch als der nämliche empfunden werden soll. Die Proportion, in der aber Empfindung und Reiz zu einander stehen, ist die des Logarithmus zu der ihm zugehörigen Zahl, und die Empfindung, beziehungsweise der Empfindungszuwachs, ist somit proportional dem Logarithmus des Reizes, beziehungsweise des Reizzuwachses.

Damit im Zusammenhange stehen denn auch die Beobachtungen *Pflüger*'s, dass schwache galvanische Ströme Empfindungen nur beim Kettenschlusse, mittelstarke solcher Ströme Empfindungen sowohl beim Kettenschlusse als auch bei der Oeffnung der Kette verursachen, und dass endlich starke Ströme nur beim Kettenschlusse oder nur bei der Kettenöffnung, und zwar wieder verstärkte Empfindungen erzeugen, je nachdem sie aufwärts oder abwärts fliessen. Ebenso stehen damit denn auch weiter im Zusammenhange die Untersuchungsresultate, welche *Brenner* durch Anwendung des galvanischen Kettenstromes zuerst am N. acusticus gewonnen hat, und die, auf die sensibelen Nerven überhaupt übertragen, ergeben, dass gewissen, untereinander in Beziehung stehenden Stromstärken auch gewisse, in gleicher Beziehung stehende Empfindungen entsprechen, und dass mit in einer gewissen Breite wachsenden Stromstärken z. B. auch immer dieselben sich allmälig verstärkenden oder auch erst auftretenden Empfindungen vergesellschaftet sind. *Brenner* fand, dass der galvanisirte N. acusticus zunächst blos mit einer accentuirten Gehörsempfindung auf Kathodenschluss mit K S G' antwortet, dass er darauf mit einer gedehnteren, doch alsbald sich vermindernden und gänzlich verschwindenden Gehörsempfindung, mit K S G >, und endlich ausserdem noch mit einer schwachen bei Anodenöffnung, A O G, antwortet, und nennt diese Reactionsform die normale oder auch die Normalformel der Acusticusreaction. Bei den Gefühlsnerven der Haut tritt bei gleichem, d. h. symmetrischem Ansatze der beiden Elektroden zuerst blos beim Kettenschlusse eine Empfindung unter der Kathode ein, K S E, bei gehöriger Verstärkung des Stromes auch unter der Anode, A S E. Danach kommt es, indem sich diese beiden Empfindungen verstärken, auch noch bei Oeffnung der Kette zu einer Empfindung unter der Anode, einer A O E. Weiterhin verlängert sich die K S E und wird K S E >, und A S E sowie A O E verstärken sich. Sodann gesellt sich zu allen diesen, noch mehr verstärkten Empfindungan auch eine solche bei Oeffnung der Kette unter der Kathode, eine K O E; und endlich kommt es beim Schliessen der Kette auch noch zu einer verlängerten Empfindung unter der Anode, einer A S E >. Doch sind, ehe es so weit kommt, die Empfindungen meistens schon so schmerzhaft geworden, dass nur selten die beiden letzten Empfindungen noch zur Beobachtung gelangen, weil die Untersuchungen abgebrochen werden müssen. Umgekehrt, verschwinden mit nachlassenden Stromstärken die Empfindungen in der Reihenfolge, die gerade entgegengesetzt ist der, in welcher sie aufgetreten waren.

Entsprechend dem *Weber*'schen Gesetze unterscheidet *Fechner* eine absolute und eine relative oder Unterschiedsempfindlichkeit, und versteht unter jener die, welche durch den kleinsten Reizwerth überhaupt, unter dieser die, welche durch den jeweiligen Reizzuwachs bestimmt wird. Die Empfindlichkeit ist in beiden Fällen um so grösser, je kleiner die Reize sind, welche Empfindungen überhaupt oder Unterschiede in den Empfindungen auslösen. Die Empfindlichkeit und der Reiz stehen deshalb nicht in einem direct proportionalen Verhältnisse, wie Empfindung und Reiz zu einander, sondern sind einander umgekehrt proportional, d. h. sind reciprok. Obwohl nun absolute Empfindlichkeit und relative oder Unterschiedsempfindlichkeit in sehr genauem Zusammenhange stehen, so will *Fechner* dieselben doch ganz auseinander gehalten und jene allein als Reizbarkeit, diese allein als Erregbarkeit bezeichnet wissen.

Sonst unterscheidet *Fechner* noch, entsprechend den extensiven und intensiven Empfindungen, die extensive und intensive Empfindlichkeit. Auch sie stehen zu den Reizen in umgekehrt proportionalem Verhältnisse oder sind diesen reciprok. Allein wie die extensiven und intensiven Empfindungen nicht durchaus verschieden sind, so stehen auch die extensive und intensive Empfindlichkeit noch immer in einem verwandtschaftlichen Verhältnisse. Es zeigt sich dasselbe besonders darin, dass die Reize der einen die der anderen suppliren können. Ein Reiz, der zu schwach ist, um an und für sich eine Empfindung auszulösen, vermag dieses zu thun, wenn er an Umfang zunimmt. Geringe Wärmegrade werden empfunden, wenn sie auf eine grössere Hautfläche einwirken. Schwaches Licht wird appercipirt, wenn die Netzhautstelle grösser wird, auf die es einfällt. Andererseits kommen Raumreize, welche zu klein sind, um räumlich empfunden zu werden, doch noch zum Bewusstsein, wenn sie sich verstärken, an Intensität zunehmen.

Ueberhaupt ist es ein ganz eigenes Ding mit der gegenseitigen Supplirung der Reize. Wir haben schon angeführt, dass durch gewisse Einflüsse die Erregbarkeit gesteigert, durch andere vermindert werde. Das kann aber nur dadurch geschehen, dass jene Einflüsse bereits als Reize wirken, wie ja das von der Wärme, dem Kaffee, dem Thee, dem Tabakrauchen auch ganz allgemein angenommen wird, und dass die chemisch-physikalischen Processe, welche sie hervorgerufen haben und unterhalten, das Auftreten anderer begünstigen. Auf diese Weise erklärt sich die Beobachtung von *Cohn*, dass in gewissen Fällen die Rothblindheit durch Erwärmung des Auges schwindet, ferner dass manche Schwerhörige in lebhafter Gesellschaft besser hören, dass die specifischen Geschmäcke bei einer gewissen Wärme deutlicher hervortreten, dass darum auch die feinen Rhein- und Rothweine in Eis zu kühlen, die besten Sorten des Champagners in halbes Eis zu verwandeln, baarer Unverstand ist.

Weiter unterscheidet man eine peripherische, eine Leitungs-, eine centrale und eine psychische Empfindlichkeit und begreift darunter die Eigenart derselben, welche durch die Sinnesapparate und deren Aequivalente, durch die centripetalen Nerven für sich, durch die verschiedenen Gehirntheile und endlich durch das physische Organ selbst sich geltend macht.

Alle Formen der Empfindlichkeit können erhöht, können vermindert sein. Die erhöhte Empfindlichkeit bezeichnet man auch als erhöhte oder gesteigerte Impressionabilität und, wenn sie einen gewissen Grad erreicht hat, als Vulnerabilität. Die verminderte Empfindlichkeit wird auch Torpidität und, wenn sie hochgradig ist, schlechtweg Torpor genannt.

Auf der psychischen Empfindlichkeit insbesonders beruht nun die Mannigfaltigkeit in der Art und Weise, wie die Empfindungen sich gestalten; ob sie als deutliche Wahrnehmungen, klare Anschauungen in das Dasein treten, oder ob sie unbestimmte, dunkele Empfindungen bleiben; ob sich scharfe Begriffe ausbilden, oder es nur zu verschwommenen Gefühlen kommt. Auf ihr beruht sodann hauptsächlich, ob sich die Empfindungen als Lust- oder Unlustgefühle äussern, und ob sie blosse Anwandlungen oder kaum diese, ob wirkliche, kräftige

Gefühle oder gar Affecte werden; ob sie endlich dem entsprechend nur oberflächliche Regungen sind, die der Volksmund mit dem charakteristischen „Ich möchte wohl, aber ich mag nicht“ belegt hat, oder ob sie auch nicht einmal als solche zu gelten haben, oder aber ob endlich sie ganz entschiedene Strebungen, sei es in der Form des Begehrens, sei es in der Form der Abwehr, darstellen. Auf der psychischen Empfindlichkeit beruht somit, um uns der Kürze und Bequemlichkeit willen einmal an die alte Vermögenstheorie anzulehnen, die Art und Weise zu erkennen, zu fühlen und zu wollen.

Die Art und Weise zu erkennen bedingt den Intellect, die Art und Weise zu fühlen das Gemüth, die Art und Weise zu streben das Temperament.*)

Der Intellect ist sehr verschieden entwickelt und zeigt sich in der leichteren oder schwereren Auffassung als Begabung, als Talent, als Genie oder als Beschränktheit, als Schwachsinn, Stumpfsinn, Blödsinn.

Das Gemüth offenbart sich am meisten in seiner Stimmung als ein heiteres oder fröhliches, als ein düsteres oder trauriges. Ein starkes, ein kräftiges Gemüth ist ein solches, das nicht leicht stärker bewegt wird, aber stärkerer Bewegung durchaus fähig ist. Das Gegentheil davon ist ein schwaches, zartes, weiches, leicht verwundbares Gemüth. Ein stumpfes Gemüth nennen wir ein solches, das nicht leicht und überhaupt nur wenig bewegt wird. Sein Gegentheil ist ein leicht erregbares Gemüth. Sonst reden wir auch von einem bösen und einem guten und edlen Gemüthe. Gemüthstiefe, Gemüthsfülle, Gemüthswärme, Gemüthsinnigkeit bezeichnen positive Eigenschaften des Gemüthes, Gemüthshärte, Gemüthslosigkeit negative.

Gemüthlichkeit ist der Ausdruck eines sehr beweglichen, aber im Ganzen oberflächlichen Gemüthes. Daher gemüthlich in einer Art Gegensatz zu gemüthvoll! Ein nicht gerade sehr bewegliches, aber doch einem gewissen und oft jähen Wandel sehr unterworfenes Gemüth nennen wir launenhaft. Dagegen brauchen wir für gemüthlich auch oft launig.

Im Allgemeinen kann man wohl annehmen, dass das vorwiegende Auftreten positiver Affecte ein gutes, das vorwiegende Auftreten negativer Affecte ein mehr böses

*) Anmerkung. Wir wiederholen, dass alle solche Trennung künstlich, weil nicht in der Natur gegeben ist. In keiner anderen, als unseren Sprache findet sich ein Ausdruck für das, was wir Gemüth nennen. Es wird das einfach mit dem, was wir Temperament nennen, zusammengeworfen, und Temperament und Gemüth sind dasselbe. Aber aus Zweckmässigkeitsgründen, und weil die Sprache und darum wieder der Volksgeist mit den bezüglichen Ausdrücken arbeitet und unter ihnen etwas ganz Bestimmtes begreift, behalten wir sie bei und bringen sie nach Bedürfniss in Anwendung.

Gemüth anzeigt. Ein schwaches Gemüth ist ein solches, das, wie schon gesagt, leicht bewegt wird. Und daher seine Verwandtschaft sowohl zum Guten, als auch zum Bösen, wegen der grösseren Erregbarkeit aber, die ihm zu Grunde liegt, vorzugsweise zu letzterem. Die Launenhaftigkeit ist sein Ausdruck. — Ein kindlich Gemüth ist ein solches, das durch einfache Dinge schon stärker, ein einfach Gemüth ein solches, das durch einfache Dinge leicht, aber noch nicht gerade stärker berührt wird. Ein edel Gemüth ist das, welches vornehmlich durch Ideen bewegt wird.

Das Temperament bezeichnet die von Hause aus bestehende, also angeborene Art und Weise zu streben und steht darum insbesondere zu den Trieben in Beziehung.

Galenus stellte bekanntlich vier Arten desselben auf, die er von dem Verhältnisse der vier Hippokratischen Cardinalsäfte zu einander ableitete und das sanguinische, das phlegmatische, das cholerische und das melancholische nannte. Doch bezogen sich dieselben vier Temperamente nicht blos auf das Streben, sondern auch auf das ganze Verhalten des Menschen und vorzugsweise auf sein Gemüth, das von dem, was wir Temperament nennen, noch gar nicht getrennt war.

Als die vier Cardinalsäfte zu Grabe getragen waren, schickte man sich wiederholt an, auch die vier Temperamente zu begraben. Denn, wenn die Basis gefallen war, auf welcher sie beruhten, was sollten sie selbst noch da? Allein es wollte nicht gelingen, sie auch wirklich zu begraben. Immer und immer wieder kamen sie zum Vorschein und, sie leben ja noch heute. Der Grund davon ist, dass sie als Kategorien des unmittelbaren Verhaltens nach Reizeinwirkungen und damit auch des Strebens wirklich existiren, und dass nur die Erklärung ihres Zustandekommens, die *Galenus* gegeben, eine falsche war. Seine vier Temperamente hängen nicht von der Säftemischung ab, sondern lediglich von der Erregbarkeit des Nervensystemes, die bald so, bald anders ist.

Wenn die sensibele Sphäre nämlich und die motorische in einem Verhältnisse zu einander erregbar sind, dass die Reize, welche die erstere treffen, ohne grosse Hemmungen durch das psychische Organ hindurch gehen, so können keine besonders starken Empfindungen, keine besonders tiefen Gefühle entstehen. Ist die Erregbarkeit dabei eine erhöhte, so wird eine gewisse Beweglichkeit daraus entspringen, sich eine gewisse Lebhaftigkeit und Empfänglichkeit für Alles, was sich bietet, an den Tag legen, aber auch eine gleich grosse Oberflächlichkeit sich zu erkennen geben, die dasselbe vorübergehende Interesse sowohl für das Angenehme, wie für das Unangenehme hat, Mitleid und Mitfreude in derselben Tasche führt, doch zu irgend welcher nachhaltigen Reaction nicht fähig ist. Ist die Erregbarkeit dagegen vermindert, so wird sich eine gewisse Indifferenz und

Schwerfälligkeit bemerkbar machen, indessen auch eine geduldige Ausdauer in dem einmal Begonnenen. Im ersteren Falle haben wir es mit dem sanguinischen Temperamente zu thun, in letzterem mit dem phlegmatischen.

Ist dagegen zwischen der Erregbarkeit der sensibelen und der motorischen Sphäre ein erheblicher Unterschied vorhanden, ist die motorische Sphäre schwerer erregbar als die sensibele, so müssen die Reize im psychischen Organe stärker gehemmt werden. Die Folge davon ist, dass stärkere Empfindungen, lebhaftere Gefühle, mächtigere Strebungen auftreten, und ist die Hemmung nicht zu gross, dem entsprechend auch ausgiebigere Bewegungen, Handlungen. Ein lebhaftes, feuriges Empfinden, ein energisches Handeln greift Platz, das cholerische Temperament ist gegeben. Ist die gedachte Hemmung aber grösser, sei es, dass die Erregbarkeit der motorischen Sphäre zu tief gesunken, oder die der sensibelen Sphäre zu sehr gesteigert ist, so werden die Empfindungen, die Gefühle wohl sehr tiefe, die Strebungen sehr mächtige werden; allein zu entsprechenden Handlungen wird es nicht kommen. Tiefes Empfinden, tiefes Fühlen, sehnsuchtsvolles Streben, aber kein Handeln, und damit das melancholische Temperament wird zur Erscheinung kommen.

Es ergibt sich hieraus, warum niemals die einzelnen Temperamente rein zur Beobachtung kommen, sondern immer mehr oder minder mit einander gemischt, und warum die Mischung des sanguinischen mit dem phlegmatischen, die des melancholischen mit dem cholerischen am häufigsten ist.

Fasst man das Temperament in unserem Sinne, so unterscheidet man ein ruhiges und unruhiges, ein nervöses, ein reizbares, ein lebhaftes, ein heftiges Temperament.

Was das Temperament für die Triebe, das ist für den Willen der Charakter. Es ist die Art und Weise, wie ein Individuum will, d. h. gewöhnt worden ist durch Erziehung im Hause und im Leben gegebenen Falles zu streben, beziehungsweise seine Strebungen einzurichten. Wie nun der Wille nicht vom Triebe unabhängig ist, sondern von demselben gewissermaassen erst erzeugt und in seiner Eigenart bedingt wird, so auch der Charakter. Charakter und Temperament werden darum auch häufig nicht gehörig auseinandergehalten, sondern vielfach zusammengeworfen oder auch geradezu miteinander verwechselt. Wie da, wo starke Triebe herrschen, der Wille als solcher, wenn vielleicht auch erst nach heftigem Kampfe, leicht einmal unterliegt, so auch der Charakter heftigen und stürmischen Temperamenten gegenüber. Das horazische Naturam expellas furca tamen usque recurret hat hierin seine Begründung.

Je nachdem der Charakter sich offenbart, unterscheidet man einen guten, einen schlechten, einen bösen oder boshaften Charakter; wobei man aber eigentlich an die entsprechenden Gemüthsformen denkt und diese bezeichnet. Sodann unterscheidet man aber auch einen ruhigen und unruhigen, einen sanften, weichen, geduldigen und einen heftigen, gewaltthätigen, einen wilden, ungezügelten Charakter; bezeichnet indessen damit wieder mehr blos das jeweilige Temperament. Ein energischer Charakter ist ein solcher, der sich durch Handeln bewährt, ein fester, eiserner, ein unbeugsamer Charakter, dessen Richtung immer ein und dieselbe bleibt. Ein schlaffer, schwacher Charakter ist der, dem es an Energie fehlt. Ein wandelbarer, ein unsteter, ganz besonders aber ein schlaffer, schwacher Charakter ist eigentlich kein Charakter. Daher charakterlos! Der Wille fehlt, der Trieb herrscht.

Da der Charakter etwas Gewordenes ist, entsprechend dem Ich, so muss er sich auch gerade wie dieses fort und fort verändern. Ein unveränderlicher Charakter ist ein zweifelhaftes Lob. Er weist auf eine grosse Starrheit, einen Mangel an Erregbarkeit und damit wieder auf eine mehr oder minder grosse Beschränktheit hin. Doch darf die Veränderung des Charakters, um welche es sich handelt, nie eine jähe sein; weil auch die Veränderungen des Ichs normaler Weise es niemals sind. Kommt sie nichtsdestoweniger doch einmal vor, so ist sie ein sicherer Beweis dafür, dass das psychische Organ eine Beeinträchtigung, und namentlich die der Charakterbethätigung dienenden, ausgeschliffenen Bahnen eine Störung erfahren haben, verfallen sind. Eine auffällige und jähe Charakterveränderung ist darum immer als ein sicheres Zeichen psychischer Erkrankung anzusehen und ganz besonders, wenn diese Veränderung, worauf *Jacobi* zuerst hingewiesen hat, von der Art ist, dass das Triebartige über das Gewollte das Uebergewicht erhält, die niedrigen Triebe gegenüber der Herrschaft des Willens zum Durchbruch kommen. Das Vermögen, an die Stelle der Triebe den Willen zu setzen, um damit die Triebe gleichsam beherrschen zu können, überhaupt in den Ablauf der Vorstellungen, wie wir jetzt sagen dürfen, willkürlich eingreifen zu können, das hat man die Selbstbeherrschung genannt, den Bewusstseinszustand, unter dem das geschieht, die Besonnenheit. Der Verlust der Selbstbeherrschung, der Verlust der Besonnenheit ist darum eben auch ein Cardinalsymptom psychischer Erkrankung.

Siebentes Capitel.

Die Ergasien.

(Erster Theil.)

Das Thun, Sich-äussern, die zweite Seite des psychischen Geschehens, an die wir jetzt herantreten, und die uns vorzugsweise uns selbst kennen lehrt, zeigt sich, wie wir das gelegentlich schon ausgesprochen haben, in dreierlei Weise, als gröbere Bewegung oder Bewegung schlechtweg, als Secretion, als Ernährung. Eigentlich wäre umgekehrt zu sagen, als Ernährung, Secretion und Bewegung schlechtweg; weil jene die erste, diese so ziemlich die letzte Stelle in dem Geschehen einnimmt. Denn sie geht ja erst aus der Häufung der atomistischen und molekularen Bewegungen hervor, welche jene und zumal die erste darstellen. Allein in der angegebenen Weise oder Reihenfolge nehmen wir das Thun, Sich-äussern in der Regel wahr, und so wollen wir selbige denn auch beibehalten.

Die Bewegung ist mannigfaltig, einmal nach den Apparaten, mittelst welcher sie ausgeführt wird, das andere Mal nach dem Anstosse, der sie in's Leben ruft. Ihre Wirkungen sind daher auch so abweichend von einander, als es Combinationen aus der Verschiedenartigkeit der in Betracht kommenden Werkzeuge und Anstösse giebt.

Die Werkzeuge, mittelst deren die Bewegungen ausgeführt werden, sind die sich in sich selbst bewegenden Muskeln. Das, was bewegt wird, sind die Gliedmassen, die Haut und die Gebilde aus derselben, die Säfte des Körpers, namentlich das Blut, die Luft, welche zum Athmen gebraucht wird, der Inhalt des Darmes und der Ausführungsgänge der Drüsen. Je nachdem nun die Muskeln geartet sind, je nachdem die Gebilde geworden, die bewegt werden sollen, sind die Bewegungen selbst, die zu Tage treten. Glatte Muskeln verhalten sich dabei anders, als quergestreifte, und diese wieder anders, je nachdem sie roth oder weiss sind, mehr oder weniger gut entwickelt.

Die einfachste Form der Muskelbewegung ist die Zuckung: worunter man aber nicht blos die momentane, im Ganzen ziemlich energische Zusammenziehung eines Muskels zu verstehen hat, wie das für gewöhnlich geschieht; sondern jede Verkürzung eines Muskels überhaupt, ganz abgesehen von der Ausdehnung und Stärke, die dabei in Betracht kommt, ist darunter zu begreifen. Aus einer Anzahl solcher Zuckungen, die zusammenwirken und deshalb einen gemeinschaftlichen Erfolg haben, gehen die zusammengesetzten oder combinirten Bewegungen hervor, die, wenn die Stärke der einzelnen Zuckungen unter einander so bemessen ist, dass durch sie, die Gesammtbewegungen, etwas ganz Bestimmtes erreicht oder abgewehrt wird, zweckmässige Bewegungen oder auch schlechtweg Handlungen heissen. Alle Handlungen, welche von psychischen Processen abhängen, also erstrebte oder gewollte sind, heissen bewusste. Machen sie sich unter dem Einflusse der Besonnenheit, so heissen sie beabsichtigte oder gewollte im eigentlichen Sinne des Wortes. Fehlt die Besonnenheit, so nennen wir sie triebartige. Die triebartigen Handlungen sind also wohl bewusste Handlungen, aber nicht besonnene. Aus dem Verhältnisse, in welchem Bewusstsein und Besonnenheit, Trieb und Wille oder Absicht, d. h. der Wille im besonderen Falle, zu einander stehen, ergibt sich aber auch das Verhältniss der triebartigen und der gewollten oder beabsichtigten Handlungen zu einander, namentlich auch, dass zahlreiche Uebergänge, oft genug auch eine Art von Kämpfen zwischen beiden stattfinden werden.

Handlungen ganz besonderer Art stellt die Sprache dar. Sie haben zur Absicht, d. i. den Zweck, eine Verständigung zweier oder mehrerer Individuen, deren Interessen sich berühren, herbeizuführen. Das Mittel dazu besteht in der Anwendung von Begriffszeichen, die durch Uebereinkommen angenommen und festgestellt sind und Worte oder Wörter heissen. Ob dieselben gesprochen, geschrieben oder sonst wie zum Ausdruck gebracht werden, ist dabei für's Erste ganz gleichgiltig. Denn in allen Fällen ist das Wesen der Sprache, Vorstellungen durch Zeichen zum Ausdruck zu bringen, sie durch dieselben Anderen mitzutheilen und sich dadurch diesen selbst verständlich zu machen. Wie man überhaupt an seinen Handlungen den Menschen erkennt, so auch an seinen Worten; und da er vielmehr dieser letzteren hervorbringt, als wirkliche Thaten, so wird häufig auch noch mehr auf das gegeben, was er sagt, als was er thut. Worte hört man fortwährend von ihm, aber Thaten bekommt man nur vereinzelt zu sehen oder zu hören. Indessen jeder Erfahrene weiss, wie viel auf Worte Thaten gegenüber zu geben ist. Worte sind noch keine eigentlichen Thaten; weil die Worte nur die leisesten und oberflächlichsten Handlungen sind, die Sprache überhaupt noch eine der am wenigsten schwierigen Formen sich absichtlich zu äussern ist; während wirkliche Thaten Kraft und Anstrengung erfordern. Les grands diseurs ne font pas les grands faiseurs. Eine noch leichtere Art sich zu äussern, weil die bezüglichen Handlungen noch leichter und oberflächlicher sind, ist das Singen und Pfeifen. Das tactile oder rhythmische Element, das überhaupt in den Lebensvorgängen eine wichtige Rolle spielt, ist dabei allem Anscheine nach von grosser Bedeutung. Daher denn auch Gesang und Tanz sich so vielfach combiniren, und Leute, welche unfähig sind, sich durch Wort und That zu unterhalten, zum Singsang greifen und in lautem Gejohle und Juchhei, in zeitweisem Pfeifen, Tanzen und Springen ihren vagen Empfindungen und verschwommenen Gefühlen Luft machen und das Ganze, weil es eben jedweder tiefer gehenden Bewegung baar ist und darum keinen Kräfteverbrauch einschliesst, sich unbeschreiblich amüsiren nennen.

Obwohl alle Handlungen nach dem, was wir vorausgeschickt haben, nur reflectorisch, also auf Anreizung von der sensibelen Sphäre aus entstehen können, so hat man doch nur diejenigen, welche nicht durch das psychische Organ vermittelt wurden, als reflectorische angesehen wissen wollen und den psychisch vermittelten, also bewussten und gewollten, geradezu gegenüber gestellt. Diese reflectorischen Handlungen im letzteren Sinne können nun durchaus den Charakter höchster Zweckmässigkeit an sich tragen und darum auch als völlig beabsichtigte erscheinen, wie das z. B. bei decapitirten Fröschen, denen die eine Seite mit Kali causticum bestrichen worden ist, hinsichtlich des Abwischens mit dem entsprechenden Hinterfusse der Fall ist. Dessenungeachtet sind diese Handlungen doch nichts weniger als beabsichtigt, überhaupt nichts weniger als gewollt; weil sie ohne allen Willenseinfluss, weil ausserhalb und nach Zerstörung des Willensorganes zu Stande kommen. Sie sind einfach reflectorischer Natur wie jede einzelne Muskelzuckung, die auf einen Reiz von aussen her entsteht und unterscheiden sich von diesen nur durch die Combination einer Anzahl solcher Zuckungen. Eine besondere Art dieser Bewegungen sind die statischen, die den Zweck haben, eine bestimmte Haltung des Körpers, seine Stabilität (*Blasius*) herbeizuführen.

Im Gegensatze zu diesen reflectorischen Handlungen hat man die beabsichtigten oder gewollten Handlungen, weil ihnen ja ein Reflectiren zu Grunde liegt, auch reflectirte genannt. Sie galten als solche als wohl überlegte und standen damit in dem Geruche, das eigenste Product des psychischen Organes zu sein, auf Grund eines Automatismus, der ihm eigen. Dass es mit dem Automatismus oder der Automatie des Centralnervensystemes aber nichts mehr auf sich hat, dass das Centralnervensystem nur ein Reflexapparat ist, und dass die überlegtesten Handlungen nichts weiter, als in eine besondere Form gebrachte Bewegungen sind, die aus dem Raume stammen und aus diesem nur in den jeweiligen Organismus übergingen, das haben wir schon wiederholt hervorgehoben. Zwischen reflectorischen und reflectirten Handlungen ist kein Gegensatz. Erfolgt die bezügliche Handlung auf den veranlassenden Reiz unmittelbar und ohne dass das psychische Organ dabei irgendwie zur Betheiligung käme, so ist sie eine reflectorische im engsten Sinne des Wortes. Ist das psychische Organ dabei indessen betheiligt, wird namentlich dadurch, dass an die Stelle der sich triebartig zur Auslösung drängenden Handlung eine gewollte gesetzt wird, und geht so durch den hierdurch veranlassten Streit und Widerstreit im Bewusstsein so viel Zeit vorüber, dass zwischen dem einwirkenden Reize und der endlich sich vollziehenden gewollten Handlung kein directer Zusammenhang mehr zu bestehen scheint, so heisst sie eine reflectirte Handlung, eine gewollte im engeren Sinne des Wortes, oder auch eine willkürliche.

Es leuchtet von selbst ein, dass die triebartige Handlung eine Mittelstellung zwischen beiden einnimmt. Es ist das auch ziemlich allgemein so aufgefasst worden; doch hat sie noch mehr mit der reflectorischen Handlung im engeren Sinne gemein, als mit der reflectirten, und das ist für gar manches Weitere von grosser Bedeutung. Wir haben erfahren, dass durch wiederholte Erregungen die betreffenden Nervenbahnen immer erregbarer werden, und die Folge davon ist, dass zuletzt minimale Reize genügen, um Bewegungen und Handlungen hervorzubringen, die anfänglich vielleicht sogar nur schwer und mit Mühe zur Ausführung zu bringen waren. Bewegungen, Handlungen, welche auf solche Weise zu Stande kommen, heissen unwillkürliche, spontane. Sie sind es, welche der Lehre von der automatischen Thätigkeit des Centralnervensystemes ganz besonders Vorschub geleistet haben, und die daher auch speciell als automatische bezeichnet worden sind. Handlungen, die einen spontanen oder automatischen Charakter an sich tragen, aber ihrer ganzen Natur nach beabsichtigte sind, heissen ausser spontan, automatisch u. s. w. auch unbewusste. Es sind Handlungen, die offenbar nicht vollständig ausserhalb des Bewusstseins sich vollziehen, die aus sogenannten unbewussten Empfindungen entspringen und demnach als nächste Ursache unbestimmte dunkle Gefühle und entsprechende Strebungen haben. Alle unwillkürlichen, spontanen, automatischen Bewegungen und Handlungen erfolgen unbewusst; aber die sogenannten unbewussten Handlungen erfolgen nicht ganz unwillkürlich, sind nicht rein spontan oder automatisch. Da ihnen vorzugsweise Gewöhnung zu Grunde liegt, heissen sie, wo das der Fall ist, auch gewohnheitsmässige Handlungen. Sonst führen sie auch den Namen mechanische, stereotype, maschinenmässige Handlungen u. dgl. m. Die im Cap. V erwähnten Handlungen und Verrichtungen, welche bei mangelndem oder blos stark vermindertem Selbstbewusstsein vollbracht werden, gehören hierher; sodann eine Anzahl der im Schlafe und Rausche begangenen, sowie solcher, die bei grosser Aufmerksamkeit auf einen bestimmten Gegenstand nur so nebenbei, gewissermaassen intercurrent erfolgen.

Von welcher Art nun die Handlungen auch immer sein mögen, ob solche im eigentlichsten Sinne des Wortes, oder Aeusserungen mittelst der Sprache, oder der Sang, das Pfeifen, das Tanzen, da sie aus Muskelzuckungen hervorgehen, so sind sie auch dem Muskelzuckungsgesetze unterworfen und treten diesem gemäss in die Erscheinung.

Das Zuckungsgesetz, das vornehmlich durch Anwendung des elektrischen und speciell des galvanischen Stromes gefunden worden ist, lautet nach *Pflüger*, dem wir die ersten der bezüglichen Untersuchungen verdanken: 1. Schwache galvanische Ströme rufen, in welcher Richtung sie auch fliessen mögen, nur Schliessungszuckungen hervor; 2. mittelstarke galvanische Ströme rufen, ebenfalls unabhängig von ihrer Richtung sowohl Schliessungs- als auch Oeffnungszuckungen hervor und 3. starke galvanische Ströme rufen, fliessen sie abwärts, nur Schliessungszuckungen, fliessen sie aufwärts, nur Oeffnungszuckungen hervor. *Wundt* hat dieses Gesetz bestätigt und hinzugefügt, dass 4. stärkste Ströme wieder, wie sie auch fliessen mögen, nur Oeffnungszuckungen zur Folge haben, und dass sie sich also gerade umgekehrt wie schwache Ströme verhalten.

Es entspricht dieses Zuckungsgesetz vollkommen dem *Pflüger*'schen Gesetze von dem Auftreten der Empfindungen in Folge von Reizung durch den galvanischen Strom. Nur ist darin der Unterschied vorhanden, dass, während starke, abwärts fliessende Ströme blos bei Oeffnung der Kette, und starke, aufwärts fliessende Ströme blos bei Schluss der Kette Empfindungen auslösen, es sich beziehentlich der Muskelzuckung gerade umgekehrt verhält. Doch ist die Wirkung der Kathode und Anode und ihr Verhältniss zu dem empfindenden Organe, sowie dem zuckenden Muskel von der Art, dass dieser Unterschied wieder völlig ausgeglichen und damit denn auch hierin noch völlige Uebereinstimmung wieder herbeigeführt wird.

Ebenso entspricht auch dem nach *Brenner's* Methode gefundenen Auftreten und Anwachsen der Empfindungen das Auftreten und Sich-entwickeln der Muskelzuckungen in Folge von galvanischer Reizung. Bei symmetrischem Ansatz der beiden Elektroden und allmäliger Verstärkung des Stromes tritt zuerst Kathodenschliessungszuckung, KSZ, darauf Anodenschliessungszuckung, ASZ, sodann Anodenöffnungszuckung, AOZ, und hierauf Kathodenschliessungstetanus, KST (KSZ>), mit gleichzeitiger Verstärkung der immer vorher dagewesenen Zuckung auf. Sodann folgt wieder bei gleichzeitiger Verstärkung der zuletzt aufgetretenen Zuckung Kathodenöffnungszuckung, KOZ, und endlich, beim Menschen nur selten noch erreichbar, Anodenschliessungstetanus, AST (ASZ>).

Sowohl aus den *Pflüger-Wundt*'schen als den *Brenner*'schen Zuckungsformeln ergibt sich, dass, wie der Empfindungszuwachs in einem progressiven Verhältnisse zu dem Reizzuwachse steht, so auch der Zuckungszuwachs. Die Zuckung, welcher Art sie auch sei, ist, was ja auch die Erfahrung sonst lehrt, proportional dem Reize, der sie hervorruft. Schwache galvanische Reize rufen nur vereinzelte Zuckungen hervor, blos Schliessungszuckungen, und die schwächsten sogar blos KSZ. Starke und stärkste galvanische Reize rufen wieder blos vereinzelte Zuckungen hervor, die ersteren blos Schliessungs- oder blos Oeffnungszuckungen, was von der Richtung des Stromes abhängt, der zur Verwendung kommt, die letzteren blos Oeffnungszuckungen und zwar AOT. Wie namentlich *Wundt* nachgewiesen hat, hängt das von zu starken Erregungen ab, für die ja auch die *Brenner*'schen KST und AST Zeugniss liefern, und in Sonderheit ist es die anodische Erregung, der sogenannte Anelectrotonus, der dieses bewerkstelligt und deshalb geradezu als Hemmniss wirkt. Die kathodische Erregung, der Katelectrotonus, verursacht freilich das Gegentheil; allein dieselbe ist so schwach der anelektrotonischen gegenüber, dass sie von dieser, zumal, wenn Zeit und Stromstärke es noch begünstigen, zuletzt vollständig verdrängt wird (*Wundt*). Die meisten Zuckungen rufen mittelstarke galvanische Ströme hervor; da es bei ihnen sowohl zu Schliessungs-, als auch zu Oeffnungszuckungen kommt, gleichviel wie ihre Richtung gerade ist.

Den galvanischen Strömen analog wirken alle anderen Reize, und daher der Satz *Lister*'s, dass ein und derselbe Nerv, je nachdem er mässig oder stark gereizt wird, die Functionen des Organes, auf das er wirkt, erhöht oder vermindert, d. i. sie befördert oder hemmt. Wir können deshalb überhaupt sagen, alle mittelstarken Reize wirken beschleunigend, alle starken Reize hemmend auf die Thätigkeit eines Nerven ein.

Jede starke Hemmung setzt aber die Erregbarkeit eines Nerven herab, hebt sie sogar auf (*Wundt*) und bewirkt damit, dass etwaige Reize nur einen geringen oder auch gar keinen Einfluss mehr ausüben. Ein stark erregter Nerv ist deshalb mehr oder weniger unfähig, noch andere, zumal schwächere Reize aufzunehmen und fortzuleiten; es sei denn, diese wären so stark, um die vorhandene Hemmung zu überwinden und dann nicht blos mit ihrer, sondern auch noch der Kraft des gehemmten Reizes durchzubrechen.

Zu dem Thun, Sich-äussern, wenigstens sich selbst gegenüber, und zwar in der Form des Handelns, gehört das

Denken: das klare, begriffliche Denken entschieden. Denn es ist in Worten, dass ich denke, und das Wort ist trotz dem darüber Geäusserten bis zu einem gewissen Grade doch immer eine That. Das Denken ist somit auch, wie eigenthümlich das zunächst auch klingen mag, dem Zuckungsgesetze unterworfen, und sicher ist: schwache Reize fachen es an, mittelstarke befördern es, starke üben auf dasselbe einen hemmenden Einfluss aus.

Doch das Denken erfolgt nicht blos in Worten. Das Denken vollzieht sich auch in blossen Einzelvorstellungen, reproducirten Empfindungen, Wahrnehmungen, d. i. in Bildern. Die Phantasie ist ja das Denken in solchen. Und da brauchen es nicht blos Bilder im eigentlichen Sinne des Wortes zu sein, also Gesichtsbilder, in denen es vor sich geht; es kann das auch in Gehörs-, Geruchs-, Geschmacks- und in den verschiedenartigsten Gefühlsbildern geschehen. Es ist das im Gegensatze zu dem abstracten oder begrifflichen Denken das concrete oder gegenständliche Denken, wie es namentlich dem Kinde eigen ist, aber auch bei wenig entwickelten Menschen für die ganze Lebenszeit nur geübt wird. Die grosse Masse der Menschen nämlich scheint sich nicht über diese Art des Denkens zu erheben; und daher die Schwierigkeit derselben, etwas zu begreifen, was ihr nicht mundgerecht, durch ein Beispiel klar gemacht, unter einem Bilde dargestellt wird; und eben daher die Schwierigkeit, sich klar auszudrücken und Anderen, ohne Missverständnisse zu erzeugen, verständlich zu machen.

Auf diesem Denken in Bildern beruht auch die Lust des Bilder-besehens, das Träumen mit wachen Augen, das Luftschlösser-bauen. Auf ihm beruht auch die Freude an der Musik, das Schwelgen im Reiche der Töne, ohne gerade selbst zu spielen, zu singen, höchstens nur zu summen und dem Aehnliches mehr.

Das Denken in Worten indessen ist doch das eigentliche Denken. Das Denken in Bildern wird deshalb auch ihm gegenüber mit einem Beigeschmack der Geringschätzung, als Träumen, Phantasiren u. dgl. bezeichnet.

Wenn das Denken sich steigert, geht es in Handlungen über. Daher, was viel und oft gedacht worden ist, leicht zur That wird. „Er musste das thun, denn er hatte es gedacht“, sagt im Anschluss an *Schiller* ein neuerer Schriftsteller einmal von einem seiner Helden, und auf diesem Umstande beruht wieder ein Stück von unserem freien Willen, der in letzter Reihe, wie wir gesehen haben, doch auch nur den unerbittlichen Gesetzen gemäss sich bethätigt, nach denen Alles sonst auf der Welt geschieht. Wir brauchen nicht immer ein und dasselbe zu denken; wir können dadurch, dass wir andere Reize auf uns wirken lassen, wozu wir freilich auch erst wieder erzogen, d. h. gewöhnt sein müssen, den Gedanken eine andere Richtung geben und dadurch verhindern, dass sie übermächtig und zur That werden. Darin beruht unsere Freiheit. Aber sie beruht auch allein darin. Sind die Gedanken in einer gewissen Richtung erst übermächtig geworden, dann hält es schwer, sie noch in eine andere Richtung zu bringen und andere Gedanken gegen sie aufkommen und durch sie zurückdrängen zu lassen. Mit der Gewalt unüberwundener Triebe brechen sie durch, jedweden Widerstand verachtend, der ihnen, von welcher Seite es auch sei, entgegentritt. Wie der Durchbruch der Triebe dem Willen gegenüber für ein Zeichen psychischer Erkrankung gilt, so gilt auch die hartnäckige Verfolgung bestimmter Absichten und Ziele, ohne dass eine Aenderung darin, wie nothwendig sie vielleicht auch der Zeit und den Umständen nach wäre, herbeigeführt zu werden vermöchte, für ein Symptom phsychischer Störung. Es ist das die Hartnäckigkeit des Wahnsinnigen, wie das Volk sagt, die da zum Ausdruck kommt, und thatsächlich hat dieselbe Vieles mit dem Triebartigen gemein, das psychische Krankheiten charakterisirt.

Die Thaten, zu welchen das Denken in Bildern führt, äussern sich je nach diesen selbst als Zeichnen, Malen, Meisseln, als Singen, Pfeifen, Tanzen und Hantieren aller Art. Auf ihm beruht darum vorzugsweise auch die Praxis des gemeinen Lebens, in der Alles gemacht wird, wie es je gemacht worden. Wie es der Grossvater gemacht, wie es der Vater gemacht, so macht es auch der Sohn. Und der Enkel macht es einst wieder so. Es schwebt dabei immer ein Bild vor, und das ist gewissermaassen das Modell, nach dem jeweils gehandelt wird. Auf dem Denken in Bildern beruht auch das Poetische, und das so ausserordentlich Gegenwärtige und darum Anschauliche, was der Volkspoesie eigen, hat gewiss mit darin seinen Grund, dass das Volk hauptsächlich in Bildern denkt.

Die Thaten, welche aus dem eigentlichen, dem Denken in Worten hervorgehen, sind die überlegten, klaren, sogenannten zielbewussten Handlungen. Das Urtheil, der Schluss vermitteln sie, und die Gesetze der Logik, das sind die Gesetze, nach welchen die Begriffe sich ihrem Inhalte entsprechend an einander reihen, die sind es, unter deren Herrschaft sie sich vollziehen. Daher auch der Satz: Je mehr Logik, um so mehr Selbstbeherrschung, und je mehr Selbstbeherrschung, desto freier der Willen. Das Denken befreit uns von der Herrschaft der Triebe, die nothwendig da, wo jenes mangelhaft vor sich geht oder Schiffbruch gelitten hat, das alleinige Regiment führen müssen.

Uebrigens sind beide Formen des Denkens nicht haarscharf von einander zu trennen. Selbst dem Begriffe fehlt noch nicht alles Gegenständliche; wenn auch bei verschiedenen Menschen gewiss in sehr verschiedenem Grade die Gegenständlichkeit dessen, was er bezeichnet, ausgebildet ist. Immerhin ist dieselbe aber normaler Weise doch nur so, dass sie sich auf eine gedachte Abgrenzung des Raumes im Raume beschränkt, aller Form und aller Farbe baar, und nur in pathologischen Fällen nimmt sie wirkliche Sinnlichkeit an, indem sie Gestalt gewinnt und sich selbst färbt.

Das Denken in Bildern ist das niedrigere, das Denken in Worten das höhere. Das letztere entwickelt sich erst aus dem ersteren; da ja die Begriffe erst aus der Verschmelzung der Einzelvorstellungen, welches eben die Bilder sind, hervorgehen. Je mehr Einzelvorstellungen in den Begriff eingehen, um so weiter wird er, um so mehr entfernt er sich aber auch von jeder Einzelvorstellung, dem Bilde. Je weniger solche Vorstellungen zu seiner Bildung beitrugen, um so enger ist er und näher dem Bilde. Hochgebildete Menschen haben deshalb oft das Denken in Bildern verlernt. Sie können kaum noch anders, als dem entsprechend sich ganz allgemein, ganz abstract ausdrücken. Wer sich trotz aller Bildung dieses Vermögen bewahrt hat und das Geschick besitzt, was er abstract gedacht hat, durch ein passendes Bild wieder zu geben, der ist Dichter, der ist Künstler. Einen Begriff, eine Idee concret zum Ausdruck zu bringen, das ist ja das Wesen der Poesie, der Kunst.

Auf solchem Denken in Bildern beruhen zum grössten Theile wenigstens auch eine Anzahl von Künsten und Fertigkeiten, das Karten-spielen, das Dame-, und sehen wir von den Capacitäten darin ab, auch selbst das Schach-spielen. Und so kommt es denn auch, dass wir gar nicht so selten verhältnissmässig noch recht gut Karten, Dame und selbst Schach spielen sehen, wo das begriffliche Denken uns dazu keine Berechtigung mehr zu geben scheint.

Auf der Klarheit der Begriffe beruht die Klarheit des Denkens. Auf sogenannten unbewussten, besser gesagt, unbestimmten und vagen Empfindungen; auf blossen dunkelen Gefühlen und entsprechenden Urtheilen und Schlüssen beruht das sogenannte Ahnen. Auf eben solchen unbestimmten Empfindungen, höchstens unsicheren Wahrnehmungen beruhen aber auch die Intuitionen und die sich aus ihnen herausbildenden Ideen. Diese merkwürdigen Processe sind sonach dem Ahnen ganz nahe verwandt; und daher so oft, ehe eine Idee, wie man sagt, geboren ward, sie schon längst geahnt wurde. Die grössten Entdeckungen eines *Archimedes*, eines *Newton*, *Galilei*, *Robert v. Meyer* sind nicht das Resultat zufälliger Begegnisse, sondern einer Unzahl von Wahrnehmungen, die im Laufe der Zeit gemacht, aber nicht weiter verarbeitet wurden; bis bei irgend einer Gelegenheit, weil ihre Masse genug angewachsen war, aus ihnen das Facit gezogen wurde, und nunmehr dem blöden Auge diese Gelegenheit als die eigentliche Ursache desselben erschien.

Das Vermögen, Begriffe zu bilden und mit Begriffen zu arbeiten, hat man Verstand genannt; das Vermögen, Ideen zu entwickeln und mit ihnen zu arbeiten, Vernunft. Das Vermögen, aus unbestimmten Empfindungen und dunkelen Gefühlen heraus etwas zu thun und dabei das Richtige zu treffen, hat man Instinct geheissen. Indessen schrieb man gemeiniglich nur den Thieren Instinct zu, obwohl dieselben bei auch nur einigermaassen unbefangener Beurtheilung ihrer Handlungen ebensowohl Verstand und freien Willen zu erkennen geben, wie der Mensch, und nannte bei diesem, was bei jenen Instinct hiess, Takt. Das Vermögen endlich, mit blossen Bildern zu arbeiten, belegt man mit dem Namen Phantasie.

Die Verstandesthätigkeit hat man als eine niedrigere, die Vernunftthätigkeit als eine höhere angesehen. Die Thätigkeit des Instinctes erklärte man für die niedrigste, den Anfang der Verstandesthätigkeit, und die Thätigkeit der Phantasie bald für eine höhere, bald für eine niedere, je nachdem, was durch sie geschaffen wurde und der Standpunkt war, den der Richter einnahm. Die Gefühle, die Strebungen, welche mit den einfachen Verstandesthätigkeiten zusammenfallen, hat man deshalb auch als die niederen, als die leiblichen, als die sinnlichen, die, welche mit den Vernunftthätigkeiten zusammenfallen, die idealen, die ethischen und moralischen, als die höheren, die geistigen bezeichnet. Die ästhetischen und die intellectuellen oder logischen Gefühle, welche ja immer direct mit der Sinnenwelt zu thun haben, hat man sinnlich-geistige genannt.

Charakteristisch für die Herrschaft der sinnlichen Gefühle ist das Praktische, das aber leicht in das Philiströse oder Philisterhafte und Triviale übergeht; für die Herrschaft der höheren, der sogenannten geistigen Gefühle, das Ideale; für die Herrschaft der ästhetischen Gefühle das Gemüthvolle, das jedoch eben so gut naiv, wie sentimental sein kann und in letzterem Falle leicht den Charakter des Romantischen annimmt, und endlich für die der intellectuellen oder logischen Gefühle das Geniale. Ist das Geniale productiv, so heisst man die ihm unterlegte Kraft Genie, ist es blos reproductiv, so nennt man dieselbe Talent. Sind die intellectuellen Gefühle mit den übrigen gepaart, so entsteht das Geniale im Aesthetischen, im Ethischen, selbst im Idealen. Der geniale Künstler, der geniale Dichter, der geniale Mann der Wissenschaft, sodann der geniale Priester und Lehrer, Volks- und Menschenfreund sind die Träger desselben.

Da, wo bestimmte Gefühle herrschend sind, nothwendiger Weise, je nach ihrer Art, auch die Art der Erregung im psychischen Organe, von der sie abhängig sind, herrschend sein muss, diese aber nur wieder Theilerscheinung der Erregung ist, in welche eine bestimmte Nervenbahn, die an der Peripherie anhebt, an der Peripherie endet, versetzt worden ist, so ist es ganz natürlich, dass auch den Aeusserungen dieser Erregung, also den entsprechenden Bewegungen, Handlungen u. s. w. etwas ganz Bestimmtes, sich Gleichbleibendes, sie gewissermaassen Beherrschendes eigen sein wird. Auf diesem Umstande beruht das Eigenartige, das Charakteristische in Gang, in Haltung und Manieren, im Gesichtsausdruck, im Ton der Stimme, d. i. ihrem Timbre, in der Art und Weise zu sprechen, d. i. zu moduliren und accentuiren. Es beruht darauf die philiströse Trockenheit, das idealistische Pathos, der gemüthliche Humor, das geniale Feuer. Auf diesem Umstande beruht weiter aber auch die Annahme, dass alle Art und Weise sich zu äussern, von den Gefühlen abhänge, und dass wir darum aus der ersteren auf die Natur dieser letzteren durchaus berechtigte Schlüsse zu ziehen im Stande seien. Das Letztere ist richtig. Das Erstere indessen, dass die Art und Weise sich zu äussern, von den Gefühlen abhängig sei, ist wenigstens in dieser stricten Form ausgesprochen, n i c h t richtig. Alle Aeusserungen sind nur den herrschenden Gefühlen entsprechend; weil die Gefühle auf Grund der gewissermaassen sich bildenden Aeusserungen und conform den dabei sich bethätigenden Kräften entstehen. Dieses zu unterscheiden und festzuhalten, ist aber sehr wichtig. Es erklärt uns das den Umstand, dass in ruhiger Gefühlslage willkürlich vorgenommene Handlungen von ausgesprochenem Charakter, schliesslich die Gefühle hervorzurufen im Stande sind, aus denen solche Handlungen angeblich sonst nur entspringen. Wir können willkürlich in uns ganz bestimmte Gefühle erzeugen, wenn wir die entsprechenden Handlungen vornehmen, und der Schauspieler durchlebt zuletzt in Wirklichkeit das, was der Dichter seinen Helden hat durchleben lassen. Daher für manche Naturen auch der überwältigende Reiz, als Schauspieler aufzutreten, zugleich aber auch der Grund, weshalb das Spiel bis zur Erschöpfung angreifen kann.

In ganz derselben Weise, wie die soeben besprochenen Bewegungen, unterstehen den Zuckungsgesetzen auch die B e w e g u n g s v o r g ä n g e in den sogenannten v e g e t a t i v e n O r g a n e n. Insbesondere gilt auch von ihnen, dass schwache Reize sie blos a n f a c h e n, m i t t e l s t a r k e sie f ö r d e r n, s t a r k e sie h e m m e n, und das natürlich auch, wenn die Reize sogenannte psychische, nach neuerer Auffassung also durch das psychische Organ vermittelte sind. In Betracht kommen dabei die C i r c u l a t i o n s v e r h ä l t n i s s e d e s B l u t e s, die P a l p i t a t i o n e n d e s H e r z e n s, die P u l s e, die v a s o m o t o r i s c h e n P r o c e s s e, die C o n t r a c t i o n e n und D i l a t a t i o n e n d e r G e f ä s s e, die R e s p i r a t i o n s v o r g ä n g e, die b e s c h l e u n i g t e, die v e r l a n g s a m t e, die g e h e m m t e R e s p i r a t i o n, die P e r i s t a l t i k d e s D a r m e s. Denn wir wissen von ihnen allen durch hundert- und tausendfältige Erfahrung, dass psychische Erregungen, und insbesondere stärkere Affecte, auf sie von einem ganz ausserordentlichen Einflusse sind.

Das Nämliche gilt denn nun auch von den Secretionen, von denen wir insbesondere die Thränen-, die Speichel-, die Harn- und Schweisssecretion hervorheben wollen, von denen die erste bekanntlich in Verbindung mit Gefühlen der Rührung und der Trauer, die zweite in Verbindung mit Leckerei und Lüsternheit, die dritte und vierte mit Furcht und Angst aufzutreten pflegen; und endlich gilt es auch von den Ernährungsvorgängen. Von der psychischen Erregung ist die Wärmeproduction die Zu- und Abnahme des Körpergewichtes, die Blutbereitung, die Beschaffenheit der Epidermoidalgebilde u. s. w. abhängig, und zwar steigern mässige Erregungen die Körperwärme, die Gewichtszunahme, die Blutbereitung, das Wachsthum und den Schmelz der Epidermoidalgebilde, sowie das Wachsthum des ganzen Körpers überhaupt; während stärkere Erregungen gerade das Gegentheil zur Folge haben. Unter der Herrschaft positiver Affecte tritt darum Ersteres ein; die Herrschaft negativer Affecte bewirkt das Letztere. Daher denn auch ganz allgemein aus einer gewissen Fülle, einem frischen, gesunden Aussehen auf eine heitere Gemüthsstimmung geschlossen wird, und umgekehrt es heisst: Gram und Kummer machen alt vor der Zeit. Doch ist hierbei, wie das so häufig geschieht, blosse Wohlbeleibtheit nicht mit Feistigkeit zu verwechseln. Diese letztere ist nämlich oft blos Symptom einer gerade verminderten Erregbarkeit, einer herabgesetzten Energie in den Lebensvorgängen. Als Aufgeschwemmtheit steht sie darum vieler Orts auch im Volke nicht gerade im besten Leumund. Ihren Zusammenhang mit etlichen Formen des Blödsinnes hat *Virchow* in überzeugendster Weise dargethan.

Achtes Capitel.

Die Ergasien.

(Zweiter Theil.)

Die Erregbarkeit des Nervensystemes erleidet, wie wir gelegentlich schon erfahren haben, manche Abänderungen. Sie kann erhöht, sie kann vermindert werden, und das nicht blos in seiner Gesammtheit, sondern auch in einzelnen seiner Theile. Daraus geht nun eine bald mehr, bald minder grosse Verschiebung der bezüglichen Schwellenwerthe hervor und daraus wieder eine Reihe von Folgezuständen, die gerade für uns von grösstem Belange sind.

Alle Veränderungen der Nervenerregbarkeit lassen sich indessen auf das eine Moment der mangelhaften Ernährung zurückführen; zumal wenn wir jede fehlerhafte, was sie ja doch in Wirklichkeit auch ist, zugleich für eine mangelhafte ansehen. Mit wenigen Ausnahmen vielleicht, die einzelne Gifte, wie Curare, Coniin, Atropin betreffen, gilt nun, was *Wundt* zunächst mit Bezug auf den galvanischen Strom, dann aber auch ganz allgemein gesagt hat, da wir uns ja den galvanischen Strom immer durch einen anderen Reiz ersetzt denken können: „An dem mangelhaft ernährten Nerven sind die Erscheinungen der Hemmung schwächer ausgebildet, während die Kräfte der Erregung zwar ebenfalls, aber nicht im selben Verhältnisse abnehmen (asthenischer Zustand, nämlich des Nerven). In Folge dessen ist der Nerv reizbarer als in der Norm. Die durch einen momentanen Reiz ausgelösten Zuckungen haben eine längere Dauer oder sind selbst tetanisch, zugleich ist aber die Fortpflanzungsgeschwindigkeit der Erregung vermindert; (NB. weil die Erregbarkeit selbst absolut abgenommen und nur relativ zugenommen hat). Genau die entgegengesetzten Eigenschaften zeigt der kräftig ernährte Nerv (sthenischer Zustand). Ermüdung durch oft wiederholte Reize führt den asthenischen Zustand herbei, worauf durch längere Ruhe der sthenische sich wieder herstellen kann. Von ähnlichem Einflusse ist der Wechsel der Temperatur. In der Kälte werden die inneren Kräfte des Nerven herabgesetzt, in der Wärme gesteigert. „Aehnlich der Kälte, wirken, wie es scheint, manche den Nervensystemen schädlichen Gifte, unter denen namentlich das Curare rasch die Kräfte der Erregung aufhebt.“

Wenn die Ernährung des Nerven immer mehr sinkt und die Ermüdung desselben in Erschöpfung übergeht, weil zu viel Substanz von ihm durch die vorangegangene Thätigkeit verbraucht und Ersatz dafür nicht eingetreten ist, seine Ernährung also dadurch auch thatsächlich schwer gelitten hat, so nimmt die Erregbarkeit auch immer mehr einen anderen Charakter an und geht in die des absterbenden Nerven über. Sie steigt zunächst noch und macht dann mehr oder weniger rasch einer Verminderung Platz. Im ersten Stadium nehmen bei gleichbleibender Reizstärke die Zuckungen der zugehörigen Muskeln an Stärke und Dauer, ebenso wie seine Leitungsgeschwindigkeit zu, im zweiten dagegen nehmen jene sowohl als auch diese ab. Inductionsschläge rufen wegen der Kürze ihrer Einwirkung in ihm keine Zuckungen mehr hervor; ebensowenig vermögen das instantane Reize anderer Art zu thun. Wohl aber gelingt es noch solche durch constante Ströme, selbst wenn sie schwach sind, wegen der längeren Zeit, dass sie einwirken, zu erzielen, und ganz analog verhalten sich auch andere Reize, wenn sie nur einige Dauer besitzen. „Reizt man den absterbenden Nerven mit Stromstärken, welche das erste Stadium des Zuckungsgesetzes ergeben, so findet man, dass allmälig bei constant bleibender Stromstärke das zweite und endlich das dritte Stadium sich einstellt.“ Man findet also, dass die Erregbarkeit wächst und, was sehr wichtig ist, schwache Reize für den sehr geschwächten wie für den absterbenden Nerven zu mittelstarken und starken werden; doch ist relativ, was schwache, was starke Reize sind, und hängt wesentlich von dem Stadium des Absterbens ab, in dem sich der Nerv gerade befindet.

Sehr kurze, sogenannte instantane Reize, welche durch grössere Pausen getrennt einwirken, steigern für's Erste die Erregbarkeit eines Nerven, die dann eine Zeit lang anhält und nur verhältnissmässig langsam einer Erschöpfung mit verminderter Erregbarkeit Platz macht. Instantane Reize, welche sehr rasch auf einander folgen, vielleicht gar tetanisirende Reize sind, erschöpfen dagegen den betreffenden Nerven sehr rasch.

Höchst bedeutungsvoll ist auch folgender Satz: „Der elektrische Strom führt, wenn er einige Zeit geschlossen bleibt, einen Zustand des Nerven herbei, in welchem dieser auf die Schliessung des Stromes, der ihn durchflossen hat, nicht mehr mit Erregung antwortet, wogegen die Unterbrechung desselben eine starke, meistens anhaltende Erregung zur Folge hat, welche verstärkt wird oder von Neuem eintritt, wenn der entgegengesetzt gerichtete Strom geschlossen wird, abnimmt oder ausbleibt, wenn derselbe geöffnet wird.“ Diese Modification durch den constanten Strom hat man Volta'sche Alternative genannt. Das Wesentliche ist, dass ein anhaltend gereizter Nerv unter Umständen unerregbar wird, aber nach Wegfall des bezüglichen Reizes in einen Zustand gesteigerter Erregbarkeit geräth, in welchem er in eine um so höhere Erregung versetzt wird, je differenter die Reize sind, die nunmehr auf ihn einwirken. Gleichförmige Reize stumpfen ab, verschiedenartige regen an. Dabei ergiebt sich, dass, wie Stromstärke und Stromdauer in ihren Wirkungen auf den Nerven beziehentlich der genannten Effecte äquivalent sind, es auch die Reize überhaupt sind, und dass stärkere Reize von kurzer Dauer und schwächere Reize von längerer Dauer unter Umständen denselben Erfolg haben können, ein Verhältniss, das die Erfahrung ja auch alltäglich bestätigt.

Mit diesen Sätzen, welche uns die Physiologen gewonnen haben, stehen denn nun auch in vollem Einklange die Beobachtungen, welche von den Pathologen gemacht worden sind, sei es, dass dieselben jene einfach bestätigten, sei es, dass sie sie noch dazu erweiterten.

Die erhöhte elektromuskuläre Contractilität *Benedikt's* mit Dauer der Contractionen, die erhöhte oder normale elektromuskuläre Contractilität desselben Autors mit raschem Nachlass der Contractionen, die erhöhte normale oder verminderte elektromuskuläre Contractilität eben desselben Autors, mit Neigung zu Convulsionen und durch diese zu Erschöpfung, seine convulsibele Reactionsform, die durch das raschere und ein grösseres Maximum erreichende Anwachsen der jeweiligen Reaction, sowie seine Erschöpfungsreaction, die durch das rasche Abnehmen und selbst Verschwinden jedweder Reaction noch während der Reizwirkung ausgezeichnet sind, das sind z. B. Zuckungen, beziehungsweise Zuckungsformen, wie sie nur den verschiedenen Stadien der mangelhaften Ernährung oder dem Absterben des Nerven entsprechen, und wir sind deshalb im Stande, aus ihrem Auftreten nicht blos auf das Vorhandensein eines dieser Zustände, sondern auch auf den Grad der Ernährungsstörung, beziehungsweise Entartung zu schliessen, welche ihnen zu Grunde liegt. Der mangelhaft ernährte und darum mehr oder weniger entartete Nerv reagirt eben anders auf einen ihn treffenden Reiz, als der gesunde, zunächst leichter, dann schwerer, und demgemäss zeigt er erst eine erhöhte, dann eine anscheinend normale, endlich eine verminderte Erregbarkeit.

Ist die Entartung der Nerven sehr weit gediehen, so tritt im zugehörigen Muskel die von *Brenner* und *Erb* als Entartungsreaction speciell bekannt gemachte abnorme Zuckung auf. Dieselbe entspricht den Zuckungsformen im letzten Stadium des absterbenden Nerven der Physiologen und zeigt sich vornehmlich darin, dass während die Erregbarkeit für Inductionsströme mehr und mehr sinkt, noch eine gesteigerte Erregbarkeit für constante oder galvanische Ströme besteht, und dass während dieses Stadiums wenn auch nur theilweise gesteigerter Erregbarkeit die verschiedenen Reactionsmomente auf entsprechende Reize in kürzeren Intervallen hintereinander auftreten, und die ASZ z. B. an Intensität hart an die KSZ heranrückt oder aber sogar noch stärker wird. Im weiteren Verlaufe sinkt dann aber auch die Reizbarkeit für constante Ströme und wenn das geschieht, bleiben allmälig die Reactionen auch auf andere, als den galvanischen Reiz aus; danach werden diese selbst schwächer und schwächer und endlich kommen auch sie nicht mehr zu Stande.

Als eine besondere Form, in welcher die Entartung der Nerven, namentlich die des zweiten Stadiums, sich offenbart, ist das verspätete Eintreten der betreffenden Zuckungen anzusehen. Insbesondere ist es die Oeffnungszuckung, welche ein solches öfter an den Tag legt, und manchmal in dem Maasse, dass selbst erst ein, zwei Secunden vergehen müssen, ehe sie erscheint. Der Umstand, dass sie gewöhnlich noch mit anderen Abnormitäten sich vergesellschaftet findet, spricht dafür, dass die Ernährungsveränderung oder auch die Entartung, welche der Nerv bereits erfahren hat, eine ziemlich umfangreiche und tiefgehende sein muss.

Wie durch Verspätung der bezüglichen Zuckung, so antwortet der in seiner Ernährung tief geschädigte, darum entartete oder schwer kranke Nerv auch durch ein zeitweiliges Ausbleiben der bezüglichen Zuckung, wenn bei gleichbleibender Stromstärke ein wiederholtes Schliessen und Oeffnen der Kette stattfindet. Die fragliche Zuckung tritt bald ein, bald wieder nicht. Es entstehen auf diese Weise eine Art von Lücken in der Reactionsweise, und *Benedikt* hat diese letztere darum auch Lückenreaction genannt. Das Wesen derselben ist offenbar, dass der Nerv sich von der eben stattgehabten Reizung nicht so rasch erholt, um auf einen neuen Reiz sofort wieder reagiren zu können. Die Lückenreaction ist darum nur eine Art Erschöpfungsreaction und kommt thatsächlich auch dort am häufigsten vor, wo *Benedikt's* Erschöpfungsreaction zur Wahrnehmung gelangt.

Unter ganz ähnlichen Verhältnissen erscheint aber auch statt einer einfachen Zuckung ein mehr oder weniger langdauernder Tetanus oder Klonus, und letzterer namentlich als Antwort auf die Oeffnung der Kette. Er tritt bisweilen verspätet ein und ist dann eine Abart der überhaupt verspätet erfolgenden Zuckung. Der Tetanus und noch mehr der Klonus ist unter solchen Umständen Symptom einer höheren Entwickelung des Zustandes, aus welchem überhaupt die Verspätung der Zuckung hervorgeht.

Die Verspätung der jeweiligen Zuckung hängt allem Anscheine nach, wenigstens bis zu einem gewissen Grade, von einer verlangsamten Leitung ab, ist also Symptom einer verminderten Erregbarkeit, und daraus erklärt sich denn auch, warum die Verspätung der Zuckung sich vornehmlich beim Oeffnen der Kette zeigt; weil dieses ein schwächerer Reiz als der Schluss derselben ist.

Eine Verlangsamung der Leitung ist übrigens schon seit Langem bekannt. Beziehentlich der sensibelen Sphäre hat bereits *Cruveilhier* mitgetheilt, dass 15—20 Secunden vergehen könnten, ehe die Einwirkung eines bestimmten Reizes empfunden würde. Ich selbst habe in einem Falle 20—25 Secunden als die Dauer bestimmen können, welche nothwendig war, um Nadelstiche am Knie zu percipiren. Also der Reiz durchlief in diesem Falle etwa 1·0 Meter sensibelen Nerv erst in 20—25 Secunden, während er sonst es mit einer Geschwindigkeit von ungefähr nur 0·03—0·02—0·015 oder gar blos 0·012 Secunden thut. Für die motorische Sphäre haben *Leyden* und *v. Wittich* nun ebenfalls eine solche Verlangsamung nachgewiesen, und letzterer hat dieselbe gleichzeitig in einem Falle auf 18·5 Meter, in einem anderen auf 16·4 Meter, also auf mehr als den dritten Theil, ja beinahe auf die Hälfte der normalen Geschwindigkeit berechnet.

Von sehr grossem Belange sind die Beobachtungen *Brenner's* über Abweichungen vom normalen Zuckungsmodus. *Brenner* fand, dass einzelne Phasen der Normalformel, die mit KSZ anhebt und mit AST endet, sich nicht blos sehr nähern können, wie wir das schon oben angeführt haben, so dass die ganze Formel gewissermaassen in ungleiche Abschnitte zerfällt wird, und das *Weber*'sche Gesetz damit bereits eine grössere oder geringere Anzahl von Ausnahmen erfährt, sondern dass auch einzelne der gedachten Phasen mit anderen geradezu zusammenfallen und damit für sich scheinbar ausfallen können, und dass in Folge dessen die ganze Formel eine Umkehrung zu erleiden scheint, durch welche das *Weber*'sche Gesetz gleichsam auf den Kopf gestellt wird. Da die Kathode eine ganz andere Wirkung entfaltet als die Anode, die Nervenaction beschleunigt, während diese sie hemmt, so ergiebt sich, dass, wo die normale Zuckungsformel in der zuletzt erwähnten Weise abgeändert ist, die Ernährung der Nerven selbst eine ganz ausserordentlich abwegige geworden sein muss. Nur wo schwere Ernährungsstörungen vorliegen, kann ein Defect in der *Brenner*'schen Normalformel oder gar eine Art Umkehr derselben eintreten, und wo wir diese daher antreffen, ist sie als Symptom schwerer Entartung, beziehungsweise Erkrankung anzusehen.

Wir haben in Capitel IV erfahren, dass die einfache Reflexzuckung immer auf der Seite auftritt, auf welcher der Reiz angreift, und dass sie zunächst im Gebiete desjenigen motorischen Nerven erscheint, der genetisch das Ende des sensibelen Nerven darstellt, der gerade gereizt wird. Allein auch hiervon kommen mannigfache Abänderungen zur Beobachtung. Erstens erscheint die Zuckung nicht auf der Seite, auf welcher der Reiz einwirkt, sondern auf der entgegengesetzten. Statt des Extensor halucis longus dexter contrahirt sich der sinister; statt der Pronation des linken Unterarmes erfolgt die des rechten. Es ist das eine Form der sogenannten gekreuzten Reflexe oder paradoxen Zuckungen. Zweitens tritt die Zuckung nicht in dem Gebiete des zu dem gereizten sensibelen Nerven gehörigen motorischen Nerven auf, sondern in einem ganz anderen, sei es auf derselben, sei es auf der entgegengesetzten Seite. Es zuckt in der einen oder der anderen Gesichtshälfte, wenn die Extremitäten gereizt werden; es beugt sich der eine Arm, hebt sich das eine Bein, wenn der Reiz die Bauchdecken, den Rücken trifft. Drittens erfolgt zwar die Zuckung in dem Gebiete des zum gereizten sensibelen Nerven gehörigen motorischen Nerven; aber gleichzeitig treten auch noch solche in anderen Nervengebieten auf. Es sind das die bekannten Mitbewegungen, oft sehr complicirter Art, wahre coordinirte Bewegungen, die längst als ein Symptom gesteigerter Erregbarkeit oder auch Reflexerregbarkeit bekannt und demgemäss auch gewürdigt worden sind.

Die Reflexzuckungen sind ebenso wie die direct ausgelösten Zuckungen den Zuckungsgesetzen unterworfen, und alle Modificationen, welche wir von den letzteren kennen gelernt haben, gelten auch für sie. Wenn durch Mitbewegungen ausgezeichnete Zuckungen den momentanen Charakter verlieren, nach Wegfall des Reizes noch fortbestehen, also z. B. nach Aufhören eines galvanischen Stromes in Folge von Oeffnung der Kette, so bekommen sie etwas Choreäformes. Solche choreäformen Zuckungen, hervorgerufen durch den elektrischen Strom, weil sie häufig beiderseitig erfolgen, heissen nach *Remak* diplegische

Zuckungen. Sie sind vorzugsweise Symptome hochgesteigerter Erregbarkeit.

Die gesteigerte Erregbarkeit der motorischen Sphäre bezeichnen wir mit Hyperkinesie, die verminderte Erregbarkeit derselben mit Hypokinesie, die Unerregbarkeit mit Akinesie. Andere Ausdrücke dafür sind gesteigerte Motilität, Convulsibilität, Parese und Paralyse. Von der gesteigerten Motilität ist die gesteigerte oder vermehrte Mobilität durchaus zu trennen. Die letztere bezeichnet die grössere Beweglichkeit, die erstere die grössere Bewegungsfähigkeit. Jene geht zwar erst aus dieser hervor; sie ist aber im Ganzen eine Fertigkeit, Ausdruck einer höheren Entwickelung. Die gesteigerte Motilität dagegen disponirt oft genug, ja leider nur zu oft, auch zu Mängeln und selbst schweren Leiden, über welche das jeweilige Individuum zu Grunde gehen kann, und ist somit nichts weniger als Ausdruck einer höheren Entwickelung. Die Form von Erregbarkeit, welche zu ganz absonderlichen Zuckungen führt, also zu den paradoxen Zuckungen, den diplegischen Zuckungen, die in gerade umgekehrter Weise erfolgen, als es namentlich der *Brenner*'schen Formel nach sein sollte, die heisst Parakinesie.

Entsprechend dem sonstigen Verhalten der Empfindungen zu den Zuckungen sind auch die Abänderungen, die sie in ihrem Verhältnisse zu den einwirkenden Reizen erleiden, wenn die bezüglichen Nerven oder Nervenbahnen in ihrer Ernährung beeinträchtigt sind. Es geht das schon aus den allgemeinen Sätzen hervor, welche die Physiologen aufgestellt haben; auch ergiebt es sich aus dem, was wir soeben erst über die Reflexzuckungen erfahren haben: doch sei darauf noch besonders aufmerksam gemacht.

Die Erregbarkeit der sensibelen Nerven und damit die Empfindlichkeit kann erhöht, gesteigert, oder auch vermindert sein, und je nachdem findet eine Verschiebung der Schwellenwerthe nach oben oder nach unten statt. Dabei kann die Steigerung der Erregbarkeit eine wirkliche, d. i. eine absolute sein; oder sie ist, weil ein asthenischer Zustand des oder der Nerven vorliegt, nur relativ. Die Erregbarkeit ist thatsächlich alsdann vermindert; es werden schwächere Reize nicht mehr aufgenommen, die aufgenommenen werden vielleicht auch langsamer fortgeleitet; aber sie werden tiefer und länger empfunden. Und da von der Tiefe der Empfindung es abhängt, ob sie Lust- oder Unlustgefühl ist, so wird in diesem Zustande jede Empfindung leicht zu einem Unlustgefühle, selbst zum Schmerze. Verhältnissmässig schwache Reize belästigen schon: solche, die für gewöhnlich kaum oder nur eine kleine Unbequemlichkeit verursachen, rufen schon ein tiefes Weh, einen heftigen Schmerz hervor. Die Hyperakusie, die Hypergeusie, Hyperosmie und insbesondere die Photophobie liefern dafür die passendsten Belege.

Man nennt solche Zustände gesteigerter Empfindlichkeit, die durch das leichte Auftreten von Unlustgefühlen charakterisirt sind, Hyperästhesien. Sie sind nicht zu verwechseln oder auch blos zusammenzuwerfen mit den Zuständen gesteigerter Erregbarkeit der Sinne überhaupt ohne gleichzeitige Neigung zur Entstehung von Unlustgefühlen. Es giebt Personen, deren absolute Empfindlichkeit sowohl als auch relative ganz ausserordentlich gross ist, und die doch blos darum noch keineswegs für hyperästhetisch zu gelten haben. Die meisten Menschen können mit blossen Augen nur noch Sterne fünfter Grösse erkennen, und der Jupiter erscheint ihnen als einfaches Gestirn. Einzelne Menschen vermögen indessen noch Sterne siebenter Grösse zu unterscheiden und um den Jupiter herum seine Monde wahrzunehmen. Bekannt ist ferner das scharfe Gesicht und scharfe Gehör der Jäger, wie aller solcher Individuen, die gezwungen sind, auf ihrer Hut zu leben. Aber da diese Menschen alle von der Schärfe ihres Gesichts, von der Schärfe ihres Gehörs keine Beschwerden haben, so nennt man sie auch nicht hyperästhetisch. Nach *Volkmann* giebt es Individuen, welche noch Druckdifferenzen von 29:30, Hubdifferenzen von 39:40 und Lichtdifferenzen von 99:100 wahrzunehmen im Stande sind. Ja nach *Masson* sollen etliche solcher Individuen selbst Lichtdifferenzen von 119:120 und nach *Helmholtz* sogar solche von 166:167 noch zu unterscheiden vermögen. Nach dem letztgenannten Autor sollen sodann aber auch manche Menschen, namentlich Musiker, die Fähigkeit besitzen, noch Tondifferenzen von 1000:1001 aufzufassen und als solche zu bestimmen. Aber blos um dieser Fähigkeit oder Fähigkeiten willen sind noch alle diese Individuen nicht hyperästhetisch. Sie haben ein scharfes Auge, ein feines Gesicht, ein feines Gehör, überhaupt scharfe oder feine Sinne. Sie vermögen in Folge dessen wohl auch noch manche Dinge wahrzunehmen, welche für Andere nicht mehr vorhanden sind, wie eben die Sterne siebenter Grösse und die Jupitersmonde oder Töne, die jenseits des E^{VIII} liegen, also aus mehr als 40.960 Schwingungen in der Secunde bestehen, z. B. das Zirpen der kleinen Gartenameisen, das Schrillen der zierlichen Schild- oder Schilfkäfer; sie vermögen darauf hin, vielleicht auch noch die Anwesenheit von Gewürzen oder Düften zu erkennen und Temperatursunterschiede zu empfinden, welche Anderen vollständig entgehen; allein es sind das keine Unlustgefühle, welche daraus entstehen, und so ist die Bezeichnung Hyperästhesie für ihren Zustand auch nicht zutreffend. Wer wird denn wohl einen Schmuggler, der auf 1—2 Kilometer hin die Anwesenheit der Grenzwächter heraushört, oder einen Jongleur, einen Seiltänzer, der jedwede seiner Bewegungen auf Haaresbreite zu bemessen hat — man denke nur an das Messerwerfen — wer wird diese blos wegen des gesagten Vermögens für hyperästhetisch halten? Und ist es etwa der Weinschmecker, der nicht blos genau bestimmt, was er gerade für einen Wein vor sich hat, sondern auch, wie derselbe zu behandeln, zu verschneiden sei, damit er nach Jahr und Tag der Zunge Anderer wohlgefalle, die ihn kaufen sollen? Die Hyperästhesie ist von der blossen grösseren Empfindlichkeit, ich möchte sagen, dem grösseren oder leichteren Empfindungsvermögen, das ich Akro- oder Oxyästhesie nenne, zu trennen. Diese letztere ist als eine blosse höhere Ausbildung des Empfindungsvermögens überhaupt anzusehen; die Hyperästhesie ist dagegen das Product pathologischer Verhältnisse. Das in Bezug auf das Gewöhnliche, Allgemeingiltige unmotivirte Auftreten von Unlustgefühlen charakterisirt sie. Wo diese fehlen, ist auch sie nicht vorhanden. Allerdings, wo eine gesteigerte Erregbarkeit der sensibelen Sphäre herrscht, wo ein grösseres oder leichteres Empfindungsvermögen, also eine Akro- oder Oxyästhesie vorhanden ist, da sind auch die Bedingungen zu der leichten Entstehung von Unlustgefühlen gegeben; denn alle Entwickelung zum Höheren, Feineren kann nur auf Kosten der Stärke und damit der Widerstandsfähigkeit geschehen, und thatsächlich finden wir darum auch ein grösseres oder leichteres Empfindungsvermögen mit dem leichten Eintreten von Unlustgefühlen vergesellschaftet, die Hyperästhesie gewissermaassen als Ausdruck dieses Vermögens. Dennoch sind beide durchaus zu trennen und auseinanderzuhalten: wie wir auch gesteigerte Motilität und gesteigerte Mobilität auseinanderhalten. Die gesteigerte Motilität, die Hyperkinesie, entspricht der Hyperästhesie; dem leichteren Empfindungsvermögen, der Akro- oder Oxyästhesie, entspricht die gesteigerte oder vermehrte Mobilität, die wir darum denn vielleicht auch ganz richtig eine Akro- oder Oxykinesie nennen könnten.

Als Gegensatz der Hyperästhesie gilt für gewöhnlich die Hypästhesie und Anästhesie. Jene bezeichnet die verminderte oder herabgesetzte, diese die aufgehobene Empfindlichkeit. Doch ist das nicht richtig. Der wirkliche Gegensatz der Hyp- und Anästhesie ist die Akro- oder Oxyästhesie; da die Hyperästhesie, wie wir noch zum Oefteren erfahren werden, nur den Anfang einer Functionsanomalie darstellt, welche mit Hyp- und Anästhesie endigt, also gewissermaasen der Anfang dieser selbst ist.

Entsprechend dem Charakter der Empfindlichkeit als peripherischer, Leitungs-, centraler und psychischer Empfindlichkeit, unterscheidet man nun auch ebenso viele Arten von Hyperästhesien, Hyp- und Anästhesien, und auf der Hand liegt, dass vorzugsweise, wenn nicht allein, die psychische Impressionabilität oder Vulnerabilität es sein wird, von der es abhängt, ob eine Empfindung eine blosse akro-

oder oxyästhetische oder eine hyperästhetische ist; während es nicht allein vom psychischen Torpor abhängt, ob Hyp- und Anästhesie obwaltet oder nicht.

Auf einer nicht blos einfach gesteigerten oder verminderten Erregbarkeit, sondern auf einer sich zugleich in einer anderen, als der gewöhnlichen Weise bethätigenden oder ausgleichenden beruhen die sogenannten Parästhesien. Gelegentlich hatten wir schon darauf hingewiesen, dass, wenn die Empfindungen sich einander gleich sein sollten, auch die Processe es sein müssten, welche ihnen zu Grunde liegen, und dass, wenn diese andersartige geworden wären, jene es auch werden müssten. Nur aus gleichen chemisch-physikalischen Processen gingen gleiche Empfindungen hervor; entsprechend den Abänderungen jener, müssten diese abgeändert werden. Alkohol, Opium, Chloral oder deren Derivate in die Nervensubstanz aufgenommen, müssten zu einer anderen Art und Weise zu empfinden führen; umgekehrt wären darum auch nie die Vorstellungen im ernüchterten Zustande denen gleich, welche im Zustande eines Rausches gebildet worden wären. In Folge von Santoninwirkung erscheinen alle Gegenstände in einem violetten oder gelben Lichte, ausserdem sehr in die Ferne gerückt. Die Plätze einer Stadt erscheinen noch einmal so gross, wie sie sind. Eine der letzteren ähnliche Wirkung hat auch öfters eine mässige Intoxication mit Tabakrauch. Nach der Einwirkung von Atropin erscheinen vielen Personen alle Gegenstände bleich, ihre Farben wie ausgeblasst, nach der Einwirkung von Chinin ebenso vielen Leuten alle Töne wie aus weiter Ferne kommend, nicht blos gedämpft oder schwach, sondern zugleich von einem eigenthümlichen Timbre. Nach Genuss von Morphium entsteht in einzelnen Individuen das Gefühl, als ob sie zusammengeschrumpft, in anderen, als ob sie riesig geschwollen wären. Von zwei ausgezeichneten Beobachtern, die ich kenne, fühlt sich der eine danach wie zum Stecknadelkopfe, ja zur Stecknadelspitze zusammengezogen, der andere unendlich ausgedehnt. „Ich habe das Gefühl, wenn ich auf meinem Sopha liege," sagt er, „als ob mein Kopf in Stralsund, meine Füsse in Eldena wären", beiläufig eine Entfernung von fünf Meilen. Das Eintreten bestimmter Körper in die Nervensubstanz, die Verbindung ihrer Moleküle mit denen dieser letzteren in der einen oder der anderen Art haben zur Folge, dass die Arbeit der Nervensubstanz eine andere wird, und die aus ihr resultirenden Empfindungen daher auch einen anderen Charakter annehmen. Werden jene Körper durch den Stoffwechsel eliminirt, wird die Zusammensetzung der Nervensubstanz wieder die normale, so wird es auch ihre Arbeit, und das Fremdartige an den Empfindungen schwindet. Wo darum Parästhesien vorhanden sind, ist die Zusammensetzung der Nervensubstanz eine andere als die normale, geradeso wie da, wo Parakinesien herrschen. Die Abweichung von der

Norm mag im gegebenen Falle eine sehr geringfügige, mit unseren bisherigen Hilfsmitteln, namentlich mittelst des Gesichtssinnes nicht zu erkennende und insbesondere nicht zu demonstrirende sein; aber da sein muss sie. Anders kann sich die Sache nicht verhalten, soll sie nicht ausserhalb des Rahmens aller übrigen natürlichen Vorgänge liegen.

Da es in der Natur der Sache liegt, dass wo gesteigerte oder verminderte Erregbarkeit herrscht, auch die chemischen Verhältnisse, aus denen beide in letzter Reihe wieder hervorgehen, gegen die gewöhnlichen eine Veränderung erfahren haben müssen, so ist es auch klar, dass mit Hyperästhesien und Hypästhesien — die Anästhesien fallen selbstverständlich dabei aus — auch immer Parästhesien sich vergesellschaftet finden werden. Und da es natürlich ist, dass eine grössere Empfindlichkeit mehr zu ihnen neigen wird, als eine geringere, so auch, dass vorzugsweise Hyperästhesien und Parästhesien zusammen vorkommen, die Hyperästhesien insbesondere leicht den parästhetischen Charakter an sich tragen werden. Und in Wirklichkeit ist das auch der Fall. Es sind vorzugsweise hyperästhetische Individuen, welche von Parästhesien geplagt werden. Wenn die psychische Hyperästhesie sehr gross ist, so rufen schon die gewöhnlichen psychischen Processe die allerleichtesten, weil oberflächlichsten Bewusstseinsmodificationen, das blosse einfache Vorstellen, Unbehagen und Unlust hervor. Der psychische Schmerz wird, weil es ohne eine gewisse psychische Bewegung nun doch einmal nicht abgeht, gewissermaassen andauernd, und nur Schwankungen zwischen Anschwellungen und Abschwellungen desselben greifen noch Platz. Einen solchen andauernden psychischen Schmerz nennt man aber Melancholie. Das Wesen der Melancholie ist somit Hyperästhesie, und wenn wir wollen, können wir dieselbe auch als Hyperthymie bezeichnen.

Da in unserem Bewusstsein zur Zeit immer nur eine Vorstellung vorhanden sein, und je lebhafter sie ist, um so schwerer auch nur von einer anderen verdrängt werden kann, so ergiebt sich, dass da, wo die auftauchenden Vorstellungen gleich so lebhaft sind, dass sie Unlustgefühle, wo nicht gar Schmerzen darstellen, auch nicht leicht andere Vorstellungen sie verdrängen werden. Die melancholischen Vorstellungen, um diesen Ausdruck zu gebrauchen, werden darum Dauer haben und, wie man sich ausdrückt, eine gewisse Herrschaft über das Individuum ausüben. In Folge dessen erscheint dieses letztere denn auch wie von ihnen gefesselt; als ob seine Aufmerksamkeit nur von ihnen in Anspruch genommen werde. Und in der That ist es auch so. Die Folge davon ist aber wieder, dass dem Melancholischen eine Menge von Reizen für das Bewusstsein verloren gehen, weil sie nicht in dasselbe aufgenommen werden. Er erscheint in Folge dessen unaufmerksam auf die Umgebung, zerstreut, oberflächlich und flüchtig. Eine weitere Folge davon ist, dass etwaige Perceptionen oder Apperceptionen schlecht reproducirt werden, sein Gedächtniss sich ungetreu und trügerisch erweist und daher ganz allgemein als geschwächt gilt. Aber ebenso wenig wie es die Erregbarkeit überhaupt ist, obgleich eine Menge von Reizen nicht appercipirt werden, ebenso wenig ist es zunächst auch das Gedächtniss. Das psychische Organ verhält sich wie ein asthenischer Nerv, und daraus erklärt sich das Alles.

Wie mit sinkender Ernährung aus dem asthenischen Zustande des Nerven das Absterben desselben hervorgeht, so aus dem asthenischen Zustande des psychischen Organes das bald raschere, bald langsamere Absterben dieses. Fürs Erste nimmt die Hyperästhesie noch immer mehr zu, und bei gleichbleibender Reizstärke werden die Empfindungen immer anhaltender, immer peinlicher. Da aber auch die Leitungsgeschwindigkeit erhöht wird, so muss schliesslich ein Stadium eintreten, in welchem alle Reize das psychische Organ verhältnissmässig rasch passiren, und in Folge dessen die aus ihnen entspringenden Empfindungen nicht mehr die alte Intensität haben. Sie verlieren dann an Peinlichkeit, der psychische Schmerz lässt nach, und, obgleich noch immer gesteigerte Erregbarkeit herrscht, herrscht doch keine Hyperästhesie, keine Hyperthymie mehr. Die Melancholie schwindet, und an ihre Stelle tritt nicht ganz das Gegentheil, doch ein diesem sich nähernder Zustand, keine reine Lust, aber doch eine Art Lust, die Manie. Damit hat das erste Stadium des Absterbens seinen Höhepunkt erreicht. Rasch oder minder rasch tritt, wenn nicht Einhalt gethan wird, das zweite Stadium ein. Die Erregbarkeit sinkt, die Leitungsgeschwindigkeit nimmt wieder ab. Schwächere Reize und stärkere instantane Reize üben keinen oder keinen wesentlichen Einfluss mehr aus. Etwas stärkere Reize und solche von einiger Dauer dagegen erzeugen wieder nur peinliche Empfindungen, und Melancholie tritt darum wieder an die Stelle der Manie. Doch ist dieselbe weniger tief, als die vorausgegangene. Das Vermögen zu empfinden hat abgenommen. In Folge dessen ist jetzt auch die Aufmerksamkeit und das Gedächtniss wirklich geschwächt, und mehr und mehr tritt Stillstand in den psychischen Vorgängen überhaupt ein.

Aber auch sonst noch entsprechen sich Empfindungen und Zuckungen beziehentlich der Aenderungen, die sie erfahren, und sowohl *Benedikt's* als auch *Brenner's* normale Zuckungsformeln finden in Bezug auf die Empfindungen Anwendung. Namentlich ist es die Umkehr der normalen Zuckungsformel *Brenner's*, welche sich in dieser Beziehung auffällig macht und auf die Uebereinstimmung zwischen Zuckung und Empfindung oder vielmehr auf ein und denselben, beiden zu Grunde liegenden Vorgang hinweist. Im Uebrigen entsprechen den Reflexzuckungen die Reflexempfindungen, worunter man das Auftreten von allen Empfindungen in anderen als den gerade gereizten Nervengebieten versteht. Wie sich die Mitbewegungen zu den Reflexzuckungen überhaupt verhalten, so verhalten sich auch die Mitempfindungen oder consensuellen Empfindungen zu den Reflexempfindungen an sich. Weil diese Empfindungen, die doch nur im empfindenden Organe zu Stande kommen, wie in den bezüglichen Nerven oder Körpertheil hinein gestrahlt erscheinen, heissen sie auch irradiirte. Höchst merkwürdig ist, dass solche Reflexempfindungen ganz dem Gesetze gemäss, nach welchem alle Empfindungen am Orte der Reizeinwirkung empfunden werden, unter gewissen Umständen auch dort, wo der sie veranlassende Reiz gerade einwirkt, für das Bewusstsein vorhanden sind. Die betreffenden Individuen sehen dann in ihrem Herzen, in ihren Lungen, in ihrem Hirn oder Rückenmarke. Sie hören in oder mit ihrem Rücken, in oder mit ihrem Bauche, riechen in oder mit ihren Genitalien.

Es liegen diesen merkwürdigen Vorgängen offenbar Zustände gesteigerter Erregbarkeit der Nervenbahnen vor, in, beziehungsweise durch welche sie selbst zur Auslösung gebracht werden, während gleichzeitig vielleicht noch Zustände verminderter Erregbarkeit in den Nervenbahnen bestehen, welche normaler Weise in Thätigkeit versetzt werden sollten.

Damit kommen wir aber wieder auf den Punkt, dass die Erregbarkeit und die gesammten Erregbarkeitsverhältnisse des Nervensystemes in seinen verschiedenen Abtheilungen sehr verschieden sein können. Wir haben bereits erfahren, dass schon normaler Weise die sensibele Sphäre im Ganzen erregbarer sei als die motorische, dass ferner in der sensibelen Sphäre wieder einzelne Nervengebiete erregbarer seien als andere, und dass endlich etwas ganz Gleiches auch für die motorische Sphäre Giltigkeit habe. Zugleich haben wir erfahren, dass je nach der Individualität das Alles verschieden sei, wenn auch die jeweiligen Unterschiede sich als nur ganz geringfügige erwiesen. Von dem Erregbarkeitsunterschiede zwischen der sensibelen und motorischen Sphäre haben wir die Galenischen Temperamente abgeleitet. Wenn nun schon von den geringen Schwankungen, die normaler Weise in der Erregbarkeit der beiden Hauptsphären des Nervensystemes bestehen, solche Differenzen im psychischen Verhalten abhängig sind, wie sie den Galenischen Temperamenten zu Grunde liegen, wie müssen sich diese erst machen, wenn die Erregbarkeitsverhältnisse sich sehr geändert und bedeutende Schwellenwerthverschiebungen stattgefunden haben?

Der Grundzug des sanguinischen Temperamentes geht dann über in die Manie, der des melancholischen wird zur ausgebildeten Melancholie, die Grundzüge des phlegmatischen und cholerischen werden zu entsprechend anderen Zuständen. Auf der hochgradigen Erregbarkeit einzelner Nervenbahnen beruhen die Idiosynkrasien, starke Reactionen auf schwache Reize, die sich sowohl in Empfindungen als auch in Bewegungen, Secretionen und Ernährungsveränderungen zu erkennen geben können. Auf der verminderten Erregbarkeit einzelner solcher Bahnen beruhen die Immunitäten, Reactionsmangel, Indifferentismus selbst stärkeren Reizen gegenüber. Auf der gesteigerten Erregbarkeit grösserer Nervengebiete beruht die partielle Hyperästhesie und partielle Hyperkinesie oder Convulsibilität, auf der verminderten oder aufgehobenen Erregbarkeit grösserer Nervengebiete beruht die partielle Hyp- und Anästhesie, die partielle Hypokinesie und Akinesie. Als eine besondere Form partieller Hyperästhesie haben wir die sogenannten Hallucinationen und Illusionen, als Ausdruck einer partiellen Hyperkinesie die Spasmi und Crampi und gewisse gewohnheitsmässigen und daher gleichsam automatisch gewordenen Handlungen anzusehen. Unter Hallucinationen versteht man subjective Empfindungen von der Stärke und dem Charakter der Wahrnehmungen, unter Illusionen objective Empfindungen mit dem Charakter der Subjectivität, namentlich also der Hallucinationen.

Wenn der Reiz, der irgend eine Wahrnehmung ausgelöst hat, nicht gleich ausfindig zu machen ist, oder vermöge seiner Natur es uns nicht wahrscheinlich ist, dass er, der mögliche, auch der wirkliche ist, so ist die bezügliche Wahrnehmung eine subjective, eine Hallucination. Doch gebraucht man den Ausdruck gern blos für derartige Gesichts- und Gehörswahrnehmungen; während man für die entsprechenden Geruchs-, Geschmacks- und Tastwahrnehmungen die Ausdrücke subjective Geruchs- und Geschmacksempfindungen, subjective Gefühle in Anwendung bringt.

Ist der Reiz, der irgend eine Wahrnehmung bedingt, dagegen leicht herauszufinden; drängt er sich geradezu auf, aber ist die Empfindung, die Wahrnehmung, nicht ihm entsprechend, so ist dieselbe eine Illusion.

Eine Hallucination ist es also z. B., wenn Jemand ganz bestimmte Gestalten sieht, ganz bestimmte Töne, Klänge, Worte hört, wo entsprechende Reize nicht aufzufinden sind. Eine Illusion dagegen liegt vor, wenn diese Gestalten aus Bäumen, aus Nebelstreifen hervorgehen, diese Töne, diese Worte aus dem Klappen eines losen Körpers, den der Wind bewegt, oder aus dem Rascheln des Strohes, das Ratten und Mäuse bewohnen, sich herausbilden.

Eine Hallucination also ist es, wenn Jemand wie *Luther* auf der Wartburg den Teufel, *Goethe* auf seinem Ritt nach

Sesenheim sich selbst sieht; wenn Jemand in stiller Kammer die Stimme des Heilandes oder des leibhaftigen Gottseibeiuns hört. Eine Illusion dagegen ist es, wenn Jemand einen Baumstumpf für ein hockendes Männlein, eine Mücke, einen Käfer, der an der Fensterscheibe kriecht, für einen vorüberfliegenden Vogel hält; wenn er aus dem Gegrunze etwas entfernt liegender Schweine die Stimmen von Räubern und Anschläge auf sein Leben vernimmt.

Man sieht, zwischen Hallucination und Illusion ist somit kein wesentlicher Unterschied. Ist der Reiz nachweisbar für eine subjective Wahrnehmung und steht seine Stärke in einem noch leidlich proportionalen Verhältnisse zu der Stärke dieser, so handelt es sich um eine Illusion. Ist der Reiz für eine solche Wahrnehmung nicht nachweisbar, weil die Wahrnehmung vielleicht reflectorisch zu Stande kam, oder der Reiz zu schwach ist, um alsbald aufgefunden zu werden, so handelt es sich um eine Hallucination. Die Hallucination ist indessen immer als der Ausdruck einer grösseren Erregbarkeit anzusehen; im Uebrigen aber der Illusion ziemlich gleichwerthig. Man begreift denn auch heute vielfach Hallucinationen und Illusionen, ohne noch viel auf die künstliche Trennung derselben zu geben, unter dem gemeinsamen Namen S i n n e s t ä u s c h u n g e n.

Die subjectiven Geruchs- und Geschmacksempfindungen, die subjectiven Gefühle sind nun auch bald Hallucinationen, bald Illusionen, und meistentheils hängt es von dem Geschmacke und dem Scharfsinne des einzelnen Beobachters ab, ob er es mit Hallucinationen oder Illusionen zu thun hat oder beide zusammen wirft.

Ich für meinen Theil bezeichne alle hierher gehörigen Empfindungen mit dem Charakter der Wahrnehmung, also der Gegenständlichkeit, als Hallucinationen, weil ich nicht einzusehen vermag, wie sich dieselben von den äquivalenten Gesichts- und Gehörsempfindungen unterscheiden.

Betrifft die Erregbarkeitsveränderung eine ganze Körperhälfte, so bekommen wir es mit einer H y p e r a e s t h e s i a, H y p- und A n a e s t h e s i a u n i l a t e r a l i s, einer H y p e r k i n e s i s, H y p o- und A k i n e s i s u n i l a t e r a l i s zu thun. Eine Hyp- und Anaesthesia unilateralis wird als H e m i a n a e s t h e s i a i n c o m p l e t a und c o m p l e t a bezeichnet, eine Hypokinesis und Akinesis unilateralis als H e m i p l e g i a i n c o m p l e t a und c o m p l e t a. Von einzelnen Formen der Hemianästhesie gilt nun, dass, während sie durch gewisse Einflüsse, reizende ätherische Oele, heisses Wasser, den elektrischen Strom, aufgelegte Metalle in bestimmten Bezirken zum Schwinden gebracht werden, sie in denselben Bezirken der anderen, nicht anästhetischen Seite entstehen, und zwar ganz in dem Maasse und dem Umfange, in welchem sie dort vergehen. Hören die Ursachen auf zu wirken, unter deren Einflusse sie schwanden und andererseits entstanden, so stellen sie sich auch dort wieder ein und hören hier wieder auf. — Man hat diesen Vorgang, der von den Franzosen entdeckt worden ist, Transfert genannt, kann ihn aber wohl besser Translatio aesthesis heissen. Er beruht nach *Adamkiewicz*, der anderweite Versuche darüber angestellt hat, und das ist auch meine Meinung, auf dem Umstande, dass, während der anhaltende Reiz, den die ätherischen Oele, das heisse Wasser, der elektrische Strom, die aufgebundenen Metalle repräsentiren, die Hemmung beseitigt, welche der Fortbewegung mehr momentaner Reize nach dem psychischen Organe entgegen standen, er gleichzeitig auf den Empfindungsapparat der gegenüberliegenden, nicht nur nicht anästhetischen, sondern meist stark hyperästhetischen Seite übergreift und dadurch in diesem eine solche hemmende Erregung bewirkt, dass keine von der Peripherie dieser Seite ankommenden Reize kürzerer Dauer mehr fortgeleitet werden und nach dem psychischen Organe gelangen können. Fällt die augenblickliche künstliche Reizung der hyp- oder anästhetischen Seite weg, so stellt sich die Hemmung, welche der herrschenden Anästhesie zu Grunde liegt, wieder her; die durch das Uebergreifen auf die ästhetische oder gar hyperästhetische Seite entstandene Hemmung schwindet; die Anästhesie auf der auffällig kranken Seite stellt sich wieder her; aber in demselben Maasse, als das geschieht, kehrt auch die Aesthesis der scheinbar gesunden Seite zurück. Es ist das offenbar eine Leitungs-Anästhesie, welche dem ganzen Phänomen zu Grunde liegt; indessen die Leitung ist gestört in einem Theile des Nervensystemes, wo beide Seiten desselben sich nahe berühren, also schon im Centrum. Es ist also eine centrale Leitungs-Anästhesie und der Ort ihres Zustandekommens ist aller Wahrscheinlichkeit nach der graue Kern des Rückenmarkes. Wer erinnert sich indessen nicht bei den Erscheinungen des Transfert oder der Translatio aesthesis an die gekreuzten Reflexe? Hängen beide bis zu einem gewissen Grade vielleicht zusammen? Und dann, wie? Doch lassen wir diese Fragen zunächst noch! Die gekreuzten Reflexzuckungen, die Reflexempfindungen, der Transfert oder die Translatio aesthesis, die halb und halb dazu gehört, sind auch ohnedies höchst bedeutungsvolle Erscheinungen. Mit ihnen muss man im psychischen Leben rechnen, und Manches wird nicht mehr für so wunderbar, so hirnverbrannt und verrückt im gewöhnlichen Sinne des Wortes erscheinen, wie es zur Zeit noch vielfach der Fall ist.

Neuntes Capitel.

Die Dysästhesien.

(Erster Theil.)

Nach den ganz allgemein gehaltenen Auseinandersetzungen im vorigen Capitel wenden wir uns jetzt zu den Abänderungen, welche das psychische Geschehen im Besonderen erfahren kann. Wir fassen da auch wieder zuerst die Empfindungen in's Auge, und zwar insofern als es sich bei ihnen wesentlich um die Art und Weise handelt, wie wir durch die jeweiligen Reize oder Eindrücke bestimmt werden, vorzugsweise also auch, soweit als sie Gefühle, Lust- oder Unlustgefühle sind, oder uns indifferent lassen.

Die Sinnesempfindungen oder sinnlichen Gefühle lassen sich da nach den vier Kategorien betrachten, welche wir von ihnen kennen gelernt haben, als cutane, viscerale, muskuläre und sensorielle und, je nachdem sie nun als Hyper-, Hyp- oder Anästhesien oder gar als Parästhesien erscheinen, kommen sie in den merkwürdigsten Abweichungen von einander zur Beobachtung.

Die cutanen Gefühle können verschieden sein, je nachdem sie Tastgefühle oder sogenannte Gemeingefühle sind. Die Hyperästhesie der ersteren zeigt sich in der grossen Impressionabilität oder selbst Vulnerabilität beziehentlich jedes Druckes, jeder Temperaturveränderung, weniger hinsichtlich räumlicher Eindrücke, die Hypästhesie, die Anästhesie im Gegentheil. Sehr häufig sind Parästhesien und sowohl Begleiter der Hyperästhesien, als auch der Hypästhesien. Als Parästhesien des Drucksinnes in des Wortes engerer Bedeutung sind vielleicht die Gefühle abnormer Länge, abnormer Kürze, des Geschwollenseins, des Zusammengeschrumpftseins aufzufassen, wie wir solche schon als Morphiumwirkung kennen gelernt haben, sie aber auch noch aus so manchen anderen, wenn auch bis jetzt noch völlig unbekannten Ursachen vorkommen. Sie sind wie nach Morphiumwirkung universell oder blos partiell und betreffen alsdann eine Seite oder auch blos ein Glied. Als Parästhesien des Temperatursinnes dürften die Gefühle abnormer Hitze und Kälte, der Ardor und Algor und als Parästhesien des Raumsinnes das krankhafte Jucken, der Pruritus, das Kriebeln und Prickeln und Kitzeln, das Ameisenkriechen und Würmerwinden, die Formicatio, die Verminatio, die Titillatio anzusehen sein. Auch diese sind entweder über den ganzen Körper verbreitet, namentlich der Pruritus, oder mehr partiell. Merkwürdig oft treten sie ganz circumscript am Kopfe und zwar an der Scheitelgegend auf, und vornehmlich sind es Frauen, die daran zu leiden haben. Danach scheint es, als ob besonders gern der Rücken, die Genitalien und unteren Extremitäten von ihnen eingenommen werden.

Als Illusionen oder Halucinationen treten hier auf die Gefühle des Angefasstwerdens von einer kalten Hand, des Angefasst- und Geschütteltwerdens an den Schultern, des Gezupftwerdens am Rocke, an den Beinkleidern, an den Haaren, des Ueberströmtwerdens von einem wärmenden Medium, des Angehauchtwerdens durch giftigen Athem, durch die blossen Ausdünstungen Anderer, des Zernagtwerdens von Würmern, des Herauswachsens von Fäden aus Fingern und Zehen, des Bedecktwerdens mit Federn, Borsten, Schuppen, des Bekrochen- und In-Besitz-genommenwerdens durch ein unsagbares Etwas u. dgl. m.

Die Hyperästhesien des sogenannten Gemeingefühles zeigen sich in gesteigerter Schmerzempfindlichkeit im engsten Sinne des Wortes, als Algien und Algesien, die dann, wenn die Nerven noch in ihrem weiteren Verlaufe dabei mit in das Spiel kommen, als Neuralgien bezeichnet werden. Die wichtigsten unter diesen sind die Neuralgien des Kopfes, die Frontal- und Occipitalneuralgien, die Intercostal- und Abdominalneuralgien, als die Neuralgien des Stammes; weniger die der Extremitäten. Warum? ist unbekannt. Vielleicht blos, weil sie die häufigeren sind. Die Hypästhesien und Anästhesien des sogenannten Gemeingefühls werden dem entsprechend auch als Hypalgien und Hypalgesien als Analgien und Analgesien bezeichnet. Höchst merkwürdig sind die Parästhesien des Gemeingefühls. Es sind das unter anderen die Empfindungen, welche in einem neuralgischen Nerven in den freien Intervallen eintreten und ein Gemisch von Taubheit und Schmerzhaftigkeit, von halb Unangenehmem und halb Angenehmem bilden, das immer und immer wieder auffordert, den Nerv zu irritiren, z. B. auf den Zahn oder die Zähne zu beissen, die bei einer Mandibularneuralgie in ihrem Anfalle besonders schmerzen. Nehmen dieselben eine bestimmte Gestalt an, werden sie als bohrende Würmer, als ein quetschendes Gewächs, als eine abgebrochene Nadel empfunden, so werden sie damit zu Halucinationen oder Illusionen.

Sehr merkwürdig und im höchsten Grade beachtenswerth ist nun ferner, dass Hyperästhesien und Parästhesien des Tastsinnes bestehen können und daneben Hypalgien und Hypalgesien, Analgien und Analgesien, oder auch umgekehrt Hyperalgien und Hyperalgesien und daneben Hypästhesien oder Anästhesien des Drucksinnes, des Temperatursinnes, des Raumsinnes. Ja es ist durch *Mosler* und *Landois* bekannt geworden, dass selbst Analgesie, Hypästhesie des Druck- und Raumsinnes bestehen kann und daneben zu gleicher Zeit eine Hyperästhesie des Temperatursinnes. Man nennt solche Vorkommnisse partielle Empfindungslähmungen und fordern dieselben gegebenen Falles dringend auf, recht vorsichtig in der Beurtheilung der etwaigen Empfindungsstörungen zu sein, und nicht etwa aus dem Mangel an solchen in der einen Sphäre der cutanen Gefühle, auch sofort auf einen solchen in den übrigen zu schliessen.

Die visceralen Empfindungen sind verschieden, je nach den Organen, in welchen, beziehungsweise durch welche sie zu Stande kommen. Die Hyperästhesien des Verdauungsapparates zeigen sich in dem meistens gesteigerten Hungergefühle, dem einfach gesteigerten Durstgefühle, der Polydipsie, dem gesteigerten Sättigungsgefühle, der Anorexie, in dem Gefühle von Druck und Völle im Epigastrium, ohne dass dazu die entsprechende Veranlassung gegeben worden wäre, in der Empfindung der Darmbewegung, in dem Gefühle von Brennen im Leibe, in Cardialgien und Enteralgien, ohne dass besondere Schäden eingewirkt hätten, in öfterem Stuhldrange, endlich in Stuhlzwang, Tenesmus. Als Parästhesien sind der Globus, die Pyrosis, der Ardor ventriculi, der Ardor faucium, die Bulimie oder Kynorexie, d. i. das krankhafte Hungergefühl, ferner das Gefühl eines fremden Körpers in Magen oder Darm anzusehen. Wird letzterer zu dem Gefühle eines Frosches, einer Mäusefamilie, einer Schlange, so handelt es sich wieder um Halucinationen oder Illusionen. Als viscerale Anästhesien dagegen haben die Adipsie, die Akorie oder Aplestie, der Mangel des Sättigungsgefühles, ferner der Mangel an Stuhldrang zu gelten.

Die Hyperästhesien des Urogenitalapparates treten im Irretable uterus und in den Irretable testicle *A. Cooper's* hervor, ferner in den Ovarialschmerzen, auf deren Bedeutung neuerdings *Charcot* besonders aufmerksam gemacht hat, sodann in der gesteigerten Libido, d. i. der

Hyperästhesia libidinosa oder Salacitas, die zu einem wahren Ardor coeundi werden kann, in dem gesteigerten Wollustgefühle selbst, der Hyperaesthesia voluptaria, die, was wir schon einmal hervorgehoben haben, wie die Voluptas oder die Dulcidines in coitu vollständig von der Libido zu trennen ist. Ganz abgesehen von anderen Gründen, geht Letzteres schon daraus hervor, dass die Libido unter Umständen sehr gross, eine Salacitas, selbst ein Ardor sein kann, und das eigentliche Wollustgefühl ist nachher sehr mangelhaft oder fehlt ganz. Es herrscht eine Hypaesthesia, selbst Anaesthesia voluptaria. Als Parästhesien treten, namentlich statt des Wollustgefühles, unbestimmte, gemischte Gefühle oder sogar eine Art von Schmerzen auf, als Halucinationen das Gefühl, begattet zu werden, schwanger zu sein, manustuprirt zu werden. Die Parästhesien in der Vulva, in oder an den äusseren Genitalien, sowie die in der Urethra gehören zu den cutanen Empfindungen. Sonst sind noch der gesteigerte und verminderte Harndrang zu erwähnen, wobei der Satz: Castus mingit raro alle Beachtung verdient.

Im Circulationsapparate treten die abnormen Gefühle theils am Herzen, theils an den Gefässen auf. Die Hyperästhesien des Herzens geben sich zu erkennen durch die Empfindung seiner Bewegungen, und diese kommen sowohl als verstärktes und unregelmässiges Klopfen, wie auch als Stillstehen, als Gedrückt-, als Gepresstwerden zum Bewusstsein. Ausserdem wird bisweilen ein warmes Ueberströmt-, ein Betropftwerden empfunden, und scheint das mit dem Eintritte des Blutes in die Kranzarterien in Zusammenhang zu stehen. Höchst merkwürdig ist, dass alle abnormen Vorgänge am Herzen auf Grund von Hyperästhesie als Angst empfunden werden. Es ist das das Unlustgefühl, der Schmerz, in welchem sich diese Hyperästhesie, so zu sagen, kund thut. Insbesondere lehrreich ist dafür die Stenocardie oder Angina pectoris, und jeder Angstanfall ist gewissermaassen als eine leichte Angina pectoris aufzufassen. Wie alle abnormen Functionen fällt auch diese mit ihren Anfängen noch in die physiologische Breite, und so braucht man sich darüber nicht zu wundern. Es hat die Ansicht, dass alle Angst eine Herzensangst sei, viel Widerspruch hervorgerufen, als ich dieselbe zuerst zu vertheidigen wagte. Heute neigen sich ihr die bewährtesten Beobachter *Jolly*, *Schüle*, *v. Krafft-Ebing* zu. Der Umstand, dass die Angst nicht immer unmittelbar am Herzen empfunden wird, sondern häufig weiter unten in der Magengegend, in den Präcordien, oder gar, wie *Samt* von sich selbst angiebt, auch einmal in der Stirn, spricht nicht dagegen. Wenn die Veranlassung zu der Angst, der auslösende Reiz im Magen oder hinter dem Magen oder an der Stirn angreift, so kann reflectorisch das Herz und seine Nerven in der Weise afficirt werden, dass es zu einem Angstanfall kommt und nach dem Gesetze, dass gelegentlich die Reflexempfindung dort empfunden wird, wo der sie veranlassende Reiz einwirkt, kann sie danach auch sehr wohl in den Präcordien als Präcordialangst, an der Stirn als Frontalangst empfunden werden. Verkörpert sich die Angst, wie z. B. im Alpdrücken, im Gefühl, dass der Teufel das Herz herauszureissen suche, es zerkralle, dass ein Polyp daran nage, so gehört dasselbe in die Kategorie der Halucinationen, beziehungsweise Illusionen.

Je nach den Ursachen, welche die Angst hervorrufen, kann man verschiedene Formen derselben unterscheiden. Eine der interessantesten ist die von *Westphal* als Platzangst oder Agoraphobie bezeichnete. Dieselbe tritt ein, wenn die Personen, welche an ihr leiden, freie Plätze betreten oder über sie hingehen. Vornehmlich concentrirt sie sich in der Vorstellung, den Halt zu verlieren und hinstürzen zu müssen. Es bemächtigt sich der Individuen ein Gefühl, wie es Andere befällt, wenn sie auf steilen Höhen, auf schwanken Gerüsten, auf Thürmen stehen. Man hat dieses Gefühl vielfach als Schwindel bezeichnet. Doch hat es mit dem eigentlichen Schwindel, der Affection, als ob Alles sich bewegte und uns mit sich fortrisse, zunächst wenigstens nichts gemein. Ein Gefühl der Beklemmung, das zu einer wahren Angst wird, an die sich vielleicht nachher ein wirklicher Schwindel anschliesst, aber keineswegs anzuschliessen braucht, ist das Charakteristische, und insofern ist die Bezeichnung Platzangst der Bezeichnung Platzschwindel, die man anfänglich für den fraglichen Zustand gebrauchte, entschieden vorzuziehen. Auch der Höhenschwindel ist, wie gesagt, zunächst eine Angst, wenn er überhaupt ein Schwindel jemals ist. So viel Personen, die sich beobachten und über das, was sie gefunden, Rechenschaft geben können, ich auch gefragt habe, was sie, natürlich wenn sie am sogenannten Höhenschwindel litten, empfinden, sobald sich der bezügliche Zustand einstelle, alle waren darin einig, dass es zunächst ein Gefühl von Beklemmung, von Angst sei, das allerdings bald am Herzen, bald in den Präcordien sich geltend mache, und dass danach erst sich die Dinge zu drehen beginnen, wenn es überhaupt dazu komme. Der Höhenschwindel wäre darum auch treffender eine Höhenangst zu nennen, eine Hypsophobie. Ihr entgegengesetzt ist die Batophobie, bei der die an ihr leidenden Personen das Gefühl haben, als ob die Berge, die Thürme, die Giebel der Häuser auf sie niederfallen wollten. Bisweilen werden Personen bei allen jähen Orts- und Lageveränderungen von einer Angst befallen. Ich habe einen älteren Herrn zu behandeln gehabt, bei dem das der Fall war. Er litt an Agoraphobie, aber auch an der umgekehrten Erscheinung, dass er von Angst befallen wurde, wenn er in eine engere Gasse einbog. Schliesslich befiel ihn Angst, wenn er sich rasch vom Stuhle erhob, wenn er sich rasch niedersetzte, wenn er aus der hellen Stube auf den finsteren Corridor oder umgekehrt, von diesem wieder in die helle Stube eintrat. Eine wahre Pantergophobie!

Die Hyperästhesien der Gefässnerven bedingen das Empfinden, das Fühlen der Pulsschläge. Die Abdominalpulsationen, das Klopfen der Carotiden und Schläfenarterien, der Arterien des Armes und der Beine gehören hierher. Bisweilen werden die Contractionsvorgänge in den Arterien durch die Gefässnerven auch zum Bewusstsein gebracht und, wenn dieselben krankhaft stark sind, so in schmerzhafter Weise. Eine Form der Migräne, die Hemicrania spastica *Du Bois-Reymond's* ist z. B. ein Ausdruck davon. Andererseits fragt es sich, ob nicht auch wahre Neuralgien der sensibelen Gefässnerven vorkommen können, und ob die übermässige Contraction der Gefässwände nicht blos Theilerscheinung des Processes ist, auf dem auch die schmerzhafte Erregung durch die Gefässnerven beruht. Die Hemicrania paretica lässt wenigstens diese Frage durchaus berechtigt erscheinen.

Was schliesslich den Respirationsapparat betrifft, so tritt die Hyperästhesie seiner Nerven in dem Gefühle von Kratzen, von Wundsein in der Trachea, in unmotivirter Respirationsnoth auf, die Hypästhesie in einem Mangel an Gefühl für frische Luft. Im Kehlkopfe äussert sich die Hyperästhesie in leicht eintretender Schmerzhaftigkeit der einen oder der anderen Art, z. B. in Folge der Einwirkung von kühler Luft. Als eine Parästhesie ist der bekannte Titillatus in demselben zu betrachten, als eine Halucination oder Illusion das Gefühl eines fremden Körpers, der stecken geblieben ist, einer Gräte, einer Granne u. dgl. m.

Zu den visceralen Empfindungen, wenn es sich dabei auch nicht um Viscera im eigentlichsten Sinne des Wortes handelt, sind ferner noch etliche von den Knochen, sowie ihren Hüllen und Bändern ausgehenden, soweit sie nicht in die Kategorie der muskulären fallen, zu rechnen. Vornehmlich dürfte das von den die Gelenke betreffenden Geltung haben. Wie *Brodie* zuerst gezeigt hat, können nämlich auch diese letzteren und unter ihnen zumal das Hüft- und Kniegelenk, öfters der Sitz von Hyperästhesien werden, und jeder Druck, jede, auch noch so leichte Anstrengung ist dann im Stande, heftigere Schmerzen, Arthralgien, hervorzurufen.

Die muskulären Empfindungen, wenn sie Hyperästhesien sind, treten auf als allerhand ganz eigenthümliche und deshalb schwer zu bezeichnende Gefühle, als Müdigkeitsgefühl, als Schwächegefühl, als Steifigkeitsgefühl, als ein eigenthümliches Gefühl, das zum sich recken und strecken, zum sich ziehen und zum verändern der augenblicklich eingenommenen Lage auffordert. Ein partielles Gefühl dieser letzten Art ist die Anxietas tibiarum, ein mehr allgemeines, das den Jactationen zu Grunde liegende. Die Hypästhesien und Anästhesien zeigen sich in den Gefühlen des Mangels einzelner Glieder oder im Zusammenhange mit Hemianaesthesia cutanea in dem des Mangels einer ganzen Körperhälfte, die Parästhesien in den Gefühlen, als ob ganze Körpertheile, vornehmlich die Gliedmaassen, aus besonderen Stoffen gemacht oder in solche Stoffe umgewandelt wären. Die Arme sind von Holz, sind von Eisen, blos noch Knochen, weil alles Fleisch weggeschrumpft sei, die Beine von Stein, von Wachs, von Butter; sie sind abgestorben, abgefallen. Der ganze Körper ist ohne Halt, eine blosse Lederpuppe, eine Masse von Lumpen in einer Hülle von Haut u. s. w. Es sind das Gefühle, welche schon ganz und gar den Charakter der Halucinationen an sich tragen, oft auch als solche thatsächlich anzusehen sind, oft aber auch blos noch aus dem Bestreben hervorgegangen sind, die Gefühle möglichst genau zu bezeichnen. Auch kommen die Muskelgefühle als wirkliche Schmerzen vor, die Myodinien, von denen insbesondere der Rückenschmerz, der zur Verwechselung mit pleuritischen, der Bauchschmerz, der zur Verwechselung mit peritonitischen Processen (Peritonitis hysterica) Veranlassung geben kann, ferner die Coccydinie und das Gliederreissen am beachtenswerthesten sind.

Viele Muskelgefühle, entsprechend dem Orte ihres Zustandekommens, also den Muskeln, die dabei in Thätigkeit gerathen, haben etwas ganz Eigenthümliches, Specifisches. Schon im Jahre 1852 machte *Valentiner* darauf aufmerksam, dass das Ekelgefühl eigentlich nichts Anderes als ein Muskelgefühl sei, bedingt durch die Zusammenziehung der Muskeln des Rachens und des Gaumens, und ich muss ihm Recht geben. Wir haben die Angst als ein Gefühl kennen gelernt, das vom Herzen ausgeht, in anomalen Actionen dieses letzteren, wofür insbesondere der Herzkrampf, die Stenocardie oder Angina pectoris Zeugniss ablegt, seinen Grund hat, und das somit eigentlich auch nichts Anderes als ein Muskelgefühl ist. Wenn man sich selbst zu beobachten versteht, so wird man finden, dass auch noch eine Reihe von anderen eigenthümlichen Gefühlen mit Muskelcontractionen im Zusammenhange stehen, ja blos aus diesen hervorgehen, so besonders der Groll, der Aerger durch Contraction der Constrictores pharyngis, die Furcht durch Contraction des Magens. Das Volk sagt beziehentlich der ersteren, ihm ist der Hals, die Kehle zugeschnürt; er würgt den Aerger hinunter, und was die letztere anlangt, so beruht vielleicht auf dem Umstande, dass der Magen dabei betheiligt ist, und weil die Wenigsten Furcht und Angst von einander zu unterscheiden wissen, die so verbreitete Annahme, dass die Angst vornehmlich in den Präcordien sitze, wo sie ja auch wirklich einmal sitzen kann. Dabei ist es für das Zustandekommen der bezüglichen Gefühle anscheinend ganz gleichgiltig, ob die Muskelcontractionen betreffs der jeweiligen Empfindung das Erste oder das Zweite sind, d. h. sie die Empfindung überhaupt erst zur Auslösung bringen, nachdem sie, vielleicht ohne dass der entsprechende Reiz das Bewusstsein passirt hat, einfach reflectorisch zu Stande kamen; oder ob sie sich erst secundär zu einer entsprechenden Vorstellung hinzugesellen. Aber ohne diese Contractionen bekommt keine Vorstellung dieser Art das Sinnliche, das ihnen allen eigen; wie sie ja denn auch in der That sammt und sonders wirkliche Empfindungen, ja zum Theil Wahrnehmungen sind und nicht blosse, abstracte Vorstellungen, wie noch mancherseits behauptet wird. Wenigstens ich und eine ganze Reihe von anderen Persönlichkeiten empfinden nie einen Ekel in der blossen Vorstellung, nie Aerger, Groll oder Angst und Furcht lediglich in derselben. Erst wenn die Erregung, welche der entsprechenden Vorstellung zu Grunde liegt, die Muskulatur des weichen Gaumens, des Schlundes, das Herz oder den Magen afficirt hat, tritt das specifische Gefühl ein. Dass alle Zustände, welche das Gehirn erregbarer machen, dieses begünstigen, also z. B. Anämie, das ist ganz natürlich; aber darum ist doch für Jeden, der nicht aller Logik baar ist, noch nicht die Anämie des Gehirnes die letzte Ursache des Ekels, des Grolls, der Furcht und der Angst, wie andererseits doch auch nicht der volle Magen an sich es ist, der das Auftreten dieser Gefühle hintanhält.

Eine besondere Art der Muskelgefühle sind die statischen oder Stabilitätsgefühle, die, indem sie wie alle Muskelgefühle überhaupt uns Aufschluss über die Grösse eines Widerstandes und den Grad von Kraft geben, welchen wir zur Beseitigung desselben anzuwenden haben, so uns doch vorzugsweise darüber belehren, welche Widerstände weggefallen sind, und mit welcher Kraft in Folge dessen unsere Gleichgewichtslage bedroht ist. Das Weitere ist erst dann wieder der Aufschluss, den sie uns darüber geben, mit welcher Kraft unsererseits das bedrohte Gleichgewicht herzustellen sei. Die statischen Gefühle belehren uns darüber, ob wir uns in indifferentem oder in stabilem oder labilem Gleichgewicht befinden.

Herrscht nun gesteigerte, oder vielleicht besser gesagt, lebhafte Erregbarkeit in der muskulären Sphäre, so wird auf Grund einer entsprechenden Akro- oder Oxyästhesie die geringste Gleichgewichtsschwankung schon empfunden, und ein sofortiger

Ausgleich derselben und damit wieder ein stetes Gleichgewicht halten ist möglich, zumal wenn noch eine der Akro- oder Oxyästhesie entsprechende Akro- oder Oxykinesie vorhanden sind. Auf diesem Umstande beruht die Kunst des Balancirens, auf einem Strich, auf der Dielenritze, auf dem Thurmseil zu gehen. Führt die gesteigerte Erregbarkeit leicht zu Unlustgefühlen, herrscht Hyperästhesie in der muskulären Sphäre, so werden die geringsten Gleichgewichtsschwankungen oft schon unangenehm und peinlich, jedenfalls stärker empfunden, als sie wirklich sind. Der Erregungszustand der psychischen Sphäre projicirt sich in den leicht erregbarsten Nerv des Körpers, den N. vagus. In der Magengegend tritt ein eigenthümliches Gefühl ein, mit ihm gleichzeitig die Furcht zu fallen, alsbald fängt auch das Herz an, erregter zu arbeiten. Eine Beklommenheit entwickelt sich, Angst tritt auf, die Respiration wird gehemmt, die Decarbonisation des Blutes wird mangelhaft, und vielleicht im Zusammenhange damit fängt an die Thätigkeit des psychischen Organes nachzulassen. Ueber das Gesichtsfeld fahren flüchtige Schatten; die Gegenstände verschwimmen in einander. Im Ohre erschallen allerhand subjective Geräusche, Sausen, Brausen, Klingen und Glockentönen; gleichzeitig nimmt aber die Fähigkeit ab, objective Geräusche gehörig wahrzunehmen, Gesprochenes deutlich zu hören und zu verstehen. Jetzt fangen auch die Glieder an, zu zittern; kalter Schweiss bricht aus; Alles kreist, Alles tönt. Das Gesichtsfeld verdunkelt sich, ohnmächtig bricht der Mensch in sich zusammen. Vom Schwindel erfasst, stürzt er jäh zum Boden hernieder.

Das ist die Geschichte jedweden psychischen Schwindels, wie er auch immer veranlasst sein mag. Peinliches Gefühl des Verlustes des stabilen Gleichgewichtes und darum peinliches Gefühl, nur noch mit Labilität zu ruhen, Furcht zu fallen, Beklemmung, Angst, behinderte Respiration. Instinctiv greift der Geängstigte nach einem Stützpunkte, um mit breiterer Unterlage zu ruhen und so Zeit zu gewinnen, sich durch einige tiefere Athemzüge zu erholen. Geschieht das nicht, so weiter mangelhafte Perception, Halucinationen und Illusionen, Umnebelung des Bewusstseins, Collaps. Was wir so gewöhnlich Schwindel nennen, ist noch gar keiner; ist noch blosse Furcht, blosse Angst und beginnende Behinderung der Perception. Die Rückkehr zur Norm findet durch instinctives oder tactvolles Ergreifen des Zweckmässigen statt. Deshalb ist auch die Bezeichnung Platzfurcht, Platzangst, Agoraphobie viel besser als Platzschwindel und dem entsprechend Hypsophobie, Batophobie, Pantergophobie wohl ganz gerechtfertigt.

Als statische Parästhesien sind unter anderen die Gefühle des Fliegens, des Springens oder Emporschnellens und ihr Gegentheil, die des Fallens, des

Herabstürzens und Zusammenbrechens zu bezeichnen; und zwar sind letztere allem Anscheine nach Parästhesien auf hyperästhetischer Grundlage, die ersteren solche auf hypästhetischer. Die Melancholiker fallen hauptsächlich, stürzen aus steiler Höhe herab; die Maniakalischen dagegen haben mehr das Vergnügen zu fliegen oder sich bis in die Wolken schnellen zu können. Diese Parästhesien streifen schon sehr das Gebiet der Halucinationen und Illusionen, wie die Parästhesien der Muskelgefühle überhaupt. Als entschiedene Halucinationen aber sind anzusehen die Gefühle, als ob die Glieder weggeschnellt und mit ihnen gleichsam Ball gespielt werde, wie das häufiger in Träumen, aber sonst auch in krankhaften Zuständen manchmal vorkommt. Als Idiosynkrasien hierher gehöriger Art sind die Intoleranz gegen das Schaukeln, das Carousselfahren, das Rückwärtsfahren, gegen Seefahrten, Rundtänze, gewisse Turnübungen am Reck anzusehen.

In der sensoriellen Sphäre, zu welcher wir uns jetzt wenden, wollen wir zunächst die Anomalien der Geschmacks- und Geruchsempfindungen in das Auge fassen.

Die ersteren, die Hypergeusien, die Hypo- und Ageusien, sowie die letzteren, die Hyperosmien, die Hyp- und Anosmien, bieten mit Rücksicht auf das, was wir von den bisher besprochenen Empfindungen bereits kennen gelernt haben, nichts Besonderes dar. Das Bemerkenswertheste ist, dass auch sie sehr partiell sein können, und dass demnach sowohl manche Idiosynkrasien, wie auch manche vereinzelte Anästhesien vorkommen können. Es gibt Ageusien für gewisse Stoffe und desgleichen auch Anosmien für solche. Nicht selten sind dieselben, wie auch die bezügliche Hyper-, Hyp- oder Anästhesie überhaupt halbseitig. Halucinationen und Illusionen sind in ihnen gar nicht so selten, als man annimmt. Gewöhnlich haben dieselben einen unangenehmen Charakter: Fäulnissgeschmack, metallischer Geschmack, Giftgeschmack, Leichengeruch, brenzlicher Geruch, Brechen erregender Geruch; aber es werden auch Kartoffeln für Aepfel und Birnen gegessen; es wird Leberthran für einen köstlichen Liqueur getrunken und altes Pfeifenöl für ein herrliches Parfüm gehalten, wie überhaupt auch einmal Erbsen mit Pökelfleisch oder irgend ein Braten geschmeckt oder gerochen wird, ohne dass irgend eine nachweisbare Veranlassung dazu mitwirkt. Eine meiner Kranken roch überall Chloroform; ein Anderer wurde zeitweise von Teufelsgeruch befallen, der durch das offene Fenster aus dem grünen Laube einer Birke, aus heiterem Himmel hereinbrach. Auf eine Parästhesie hypästhetischer Natur weist die Vorliebe für sonst ungeniessbare und widerlich geltende Sachen hin, für Kreide, Schieferstifte, Tinte, anrüchiges Fleisch, stänkerigen Käse, angebrannte Federn und Haare, die Neigung sich mit Urin und Koth zu beschmieren und selbst davon zu geniessen.

Die Hyperaesthesia optica zeigt sich ganz bsonders in den mannigfach abgestuften Formen der Photophobie, der nervösen Asthenopie, die Hypaesthesia und Anaesthesia optica in den mannigfachen Formen der Amblyopie und der Amaurose. Zu den Hypästhesien gehört die Farbenblindheit, die gewöhnlich nur partiell ist und sich vornehmlich als Rothblindheit oder Rothgrünblindheit äussert, in einzelnen, seltenen Fällen aber alle Farben betreffen kann und dem Individuum nur noch gestattet, hell und dunkel zu unterscheiden, so dass ihm alles grau in grau erscheint. Ferner gehören zu den Hypästhesien die mangelhafte Raumempfindung mittelst des Gesichtssinnes, sowie die incomplete Hemianopsie: während die complete den Anästhesien zuzuzählen ist. Endlich gehört zu ihnen auch noch der Indifferentismus gegen grelles Licht, der soweit gehen kann, dass die betreffenden Individuen durch längere Zeit in die Sonne zu blicken vermögen, ohne auch nur ein einziges Mal zu blinzeln.

Zu den Hyperästhesien schlechtweg werden gewöhnlich auch noch die Photopsien und Chromatopsien gerechnet; doch fragt es sich, ob sie nicht schon wie die Chloropsie und Erythropsie, wofür auch das Gelb- und Violettsehen nach Santonineinwirkung spricht, schon als Parästhesien aufzufassen sein dürften. Bis zu einem gewissen Grade sind sie es jedenfalls; da, wie wir anderwärts schon hervorgehoben haben, alle Hyperästhesien einen parästhetischen Charakter haben. Als Idiosynkrasien haben der Widerwille gegen gewisse Farben, namentlich roth oder gelb, gegen gewisse Formen, namentlich spitze, oder mit lang ausgezogenen Spitzen versehene Körper zu gelten. Ich habe einen Mann gekannt, der Kopfschmerzen und Uebelkeit bekam, wenn er längere Zeit oder auch nur wiederholt einen sattgelben Gegenstand ansehen musste. Anderweit sind solche Personen gar nicht selten, die keine auf sie gerichtete Nadel, kein auf sie gerichtetes spitzes Messer, keinen mittelalterlichen Morgenstern ansehen können, ohne sofort, d. h. ohne alle weitere Vermittelung unangenehm davon berührt zu werden. Eine hochgradige Raumsinnes-Hyperästhesie des Auges!

Durch die Photopsien und Chromatopsien, sofern sie in bestimmten Formen oder Gestalten auftreten, als feurige Streifen, als zuckende Blitze, als Sterne, als Strahlen und Strahlenbündel, wird der Uebergang zu den Halucinationen und Illusionen gemacht. Feurige Kronen, farbige Kränze, lichtsprühende Garben tauchen auf. Bald gesellen sich auch belebte Gestalten dazu, angethan mit leuchtenden Gewändern, glänzendem Schmuck und funkelndem Geschmeide. Eine ganz fremdartige Welt thut sich auf und Ungeahntes wird offenbar. Eine Hyperästhesie der Retina, wie wir es jetzt auffassen, ist vornehmlich Schuld daran. Die Bedingungen zu den Photopsien und Chromatopsien, die in ihr liegen, werden Ursache zu der Wahrnehmung der verschiedenartigsten Gestalten. Diese sind somit eigentlich Illusionen, werden auch vielfach dafür ausgegeben, beweisen aber, wie schwach und hinfällig der Unterschied zwischen Illusionen und Halucinationen überhaupt ist.

Was in dieser Hinsicht die Vorgänge zu bewirken vermögen, die zu Photopsien und Chromatopsien führen, das können auch die im Gefolge haben, welche gewissermaassen das Gegentheil von Photopsien und Chromatopsien, Verdunkelungen des Gesichtsfeldes nach sich ziehen. Trübungen der Cornea, Trübungen der Linse und des Glaskörpers, das Blut in den Retinalgefässen sind gar häufig der Ausgangspunkt einer Menge von Gesichtserscheinungen, welche in ihrer höchsten Entwickelung die ausgeprägtesten Halucinationen darstellen. Ebenso können dazu aber auch die Erscheinungen des Astigmatismus, die Diplopie und Polyopie, und sicher noch eine ganze Menge von anderen Anomalien des dioptrischen Apparates führen, so dass man es auch dabei mehr mit Illusionen, als Halucinationen zu thun hat; wenn sonst nur die Bedingungen, und das ist das Wesentliche an der Sache, namentlich eine psychische Hyperästhesie, eine mehr oder weniger hochgradige Parästhesie dazu gegeben sind. Es erscheinen dann schattenhafte Gestalten, öfters aus einem chaotischen Gewoge sich herausbildend oder bei bestimmter Fixirung des Blickes ganz plötzlich hervortretend, bald massenhaft den Raum erfüllend, bald nur vereinzelt zur Erscheinung kommend, bald von einem mehr beängstigenden Charakter, bald von einem mehr neckischen, aber wohl ausnahmslos in hohem Grade belästigend.

Sonst treten die Halucinationen auch anscheinend ohne alle, ausserhalb des Centralnervensystemes liegende Veranlassung, nur aus sogenannten rein centralen Ursachen auf, und für diese allein wollen die Theoretiker vom reinsten Wasser den Namen Halucinationen angewandt wissen. Allein seitdem es überhaupt unwahrscheinlich geworden ist, dass irgend welche cerebralen Processe ohne äussere Veranlassung, also rein automatisch zu Stande kommen, und wir die Reflexempfindungen in ihrem ganzen Umfange kennen gelernt haben, wer will da noch sagen, ob eine Halucination ohne allen äusseren Reiz entstanden ist oder nicht? Doch ist das auch zunächst gleichviel. Die hierher gehörigen Halucinationen können nur auf Grund so hochgradiger Hyperästhesien und Parästhesien entstehen, auf Grund also auch so hochgradiger Decompositionen der Elemente des psychischen Organes, dass, ob durch äusseren Reiz oder automatisch entstanden, sie immer auffordern, dieser ihrer nächsten Ursache die hauptsächlichste Beachtung zuzuwenden. Die hierher gehörigen Halucinationen pflegen sich durch besondere Stärke und Natürlichkeit auszuzeichnen. Es sind nicht blos feurige oder in leuchtenden Farben auftretende Gestalten, nicht blos grau in grau erscheinende Gebilde; Menschen, wie sie leiben und leben, Gethier aller Art, der ganze Markt des Lebens, wie er sich im Laufe der Zeit darstellt, freilich meist in der phantastischen Form, wie wir Episoden aus ihm auf der Schaubühne eines Theaters zu sehen bekommen, das tritt mit einem Male, meist ganz unvermittelt, vor Augen. Die betreffenden Individuen sehen sich in die Reihen der Grossen dieser Welt versetzt. Sie verkehren mit Kaisern und Königen, und von Fürsten und Grafen wird ihnen der Hof gemacht. Ihnen öffnet sich das Himmelreich. Sie sehen Gott Vater, den Heiland, die Heiligen. Sie sehen die Erzväter, die Propheten. Muhammed und seine ganze Herrlichkeit umgiebt sie. Aber sie sehen auch allerhand schreckhafte Gestalten. Wächter des Gesetzes verfolgen sie. Das aufgeregte Volk dringt auf sie ein, und über ihrem Haupte schwingen sich die Waffen der sie Bedrohenden. Es zeigen sich allerhand Spukgestalten, Kobolde, grinsende Teufelsfratzen. Todtenköpfe und Todtengerippe schwanken umher und treiben sie mit unwiderstehlicher Gewalt dem Verderben zu, das ihnen bereitet. Auf dem Markte der Stadt erhebt sich schwarz beschlagen das Blutgerüst, der rothgekleidete Henker mit entblösstem Beile steht am Block. Seine Schergen ergreifen den zu Tode Geängstigten. Da bricht er zusammen. Mit wachen Augen hat er erlebt, was sonst nur die grässlichsten Träume vorzutäuschen wagen.

Ganz gleich liegt es endlich auch mit den Gehörsempfindungen und den Illusionen und Halucinationen, zu denen sich dieselben zu gestalten vermögen. Die Hyperaesthesia acustica, die Hyperakusie, zeigt sich in den Unlustgefühlen, den Beschwerden, welche alle Schalleindrücke von irgend einiger Stärke hervorzurufen pflegen. Die Hyperakusie ist gleich zu stellen der Photophobie. Als Hypakusie und Anakusie haben 1. die Schwerhörigkeit und Taubheit an und für sich zu gelten und 2. die partielle Schwerhörigkeit oder Taubheit, die sich nur auf einzelne Töne, einzelne Laute erstreckt und ein Analogon der Farbenblindheit darstellt. Den Photopsien und Chromatopsien entsprechen die verschiedenen Akusmata, die als Sausen und Brausen, Klingen und Läuten auftreten, die gewöhnlich als Ausdruck blosser Hyperästhesien angesehen werden, aber schon mehr oder minder einen parästhetischen Charakter an sich tragen und darum auch als Parästhesien aufgefasst zu werden verdienen. Idiosynkrasien zeigen sich in dem Verhalten zu gewissen, namentlich sehr hohen oder sogenannten schrillen Tönen. Das Quietschen eines Schieferstiftes, der jäh über eine Schiefertafel fährt, ist als Prototyp für solche Töne anzusehen. Aber auch das Gezwitscher mancher Vögel, das Zirpen mancher Insecten, das Geschrei des Esels, das Krähen des Hahnes kann bei einzelnen Personen zu Unlustgefühlen höheren Grades führen.

Wie aus den Photopsien und Chromatopsien sich Illusionen uad Halucinationen des Gesichtssinnes entwickeln können, so aus den verschiedenen Akusmen auch eigentliche Illusionen und Halucinationen des Gehörssinnes. Und wie ausserdem Halucinationen und Illusionen der ersteren durch blosse Veränderungen im dioptrischen Apparate veranlasst werden können, so auch solche des letzteren durch blosse Veränderungen im mechanischen Apparate dieses. Ohrschmalzpfröpfe, Epidermisschüppchen vom äusseren Gehörgange, welche das Trommelfell kitzeln, Hyperämien der Gefässe dieses letzteren, Catarrhe der Paukenhöhle, Exostosen in derselben, wie *Koeppe* z. B. nachgewiesen hat, das sind unter anderen solche Veränderungen, die dazu führen.

Sonst treten aber auch die Halucinationen des Gehörssinnes, und zwar auch wieder die lebhaftesten und täuschendsten dem Anscheine nach ohne alle äussere Veranlassung und nur als Resultat sogenannter centraler Vorgänge auf; allein gerade beziehentlich ihrer ist es schon längst bekannt, dass Reflexe dabei eine grosse Rolle spielen, und dass ihre unmittelbare Ursache ganz wo anders, als im Gebiete des akustischen Apparates liegen kann.

Die Halucinationen des Gehörs können nur sehr beschränkt sein, sich immer in ein und derselben Weise wiederholen, oder auch einen Wechsel und eine Mannigfaltigkeit an den Tag legen, die geradezu verwirrend wirkt. Im ersteren Falle beschränken sie sich auf ein, zwei Melodien, die bei jeder Gelegenheit sich vernehmen lassen, oder auf ein, zwei stereotype Redensarten, die, sowie der Kranke nur etwas lebhafter wird, in alle seine Reden, seine Gespräche sich einmischen. Die ersteren sind oft zur Verzweiflung, namentlich weiblicher Kranken, die reinen Gassenhauer, die letzteren meist sonst beleidigenden Inhaltes. „Onkel August, Onkel August!“ hörte *Kahlbaum's* Kranker, wenn er erregt mit jemandem sprach. „Dumm wie ein Stein, dumm wie ein Stein!“ hörte eine meiner Kranken, eine Lehrerin, sowie sie den Mund aufthat, um etwas zu sagen. „Der Kerl lügt, der Kerl lügt!“ tönte es einem Anderen entgegen, sowie er sich in gleicher Lage befand. Sonst bekommen aber die betreffenden Persönlichkeiten auch

Aufträge von einer höheren Macht, um die Welt zu beglücken. Sie hören sich die Auserwählten des Herrn nennen, die Lieblinge seines Volkes, die Führer desselben im Kampfe gegen die Bosheit und Ruchlosigkeit dieser Welt. Sehr häufig sind sie dabei im Stande, eine ganze Anzahl von Stimmen zu unterscheiden und einen Kampf führen zu hören, der zwischen solchen, die ihnen wohl wollen und solchen, die ihnen feindlich gesinnt sind, stattfindet. Bald sind ihnen diese Stimmen wohlbekannt, bald gänzlich fremd. Nicht selten ist es ein grosses Stimmengewirr, wie von vielen Hundert Menschen, das sich vernehmen lässt, und aus dem nur ab und zu einzelne deutlich zu unterscheidende Laute, einzelne gut zu verstehende Ausrufe, Aufforderungen, Befehle u. dgl. zu hören sind. Die Kranken hören so das Geschrei von gemarterten, meist ihnen lieben Personen. Sie hören ihre Hilferufe, das Gejammer der Gequälten und Gefolterten, ihr Todesröcheln; sie hören das Prasseln von Flammen, das Einstürzen von Häusern, das ganze wüste Durcheinander eines Strassenkampfes. Bisweilen werden dabei noch ganze Reden vernommen, Verdächtigungen, Anklagen, Verurtheilungen. Manch einer hört Wort für Wort das Todesurtheil, das über ihn gesprochen wird; er hört den Stab über sich brechen und an den Nachrichter die Worte ergehen, seines Amtes zu walten um Gottes Gebot: „Wer Menschenblut vergiesst, des Blut soll wieder vergossen werden“, zu erfüllen.

Hier ist nun der Ort, bevor wir zu etwas Anderem übergehen, erst noch einmal einen Blick auf die Halucinationen insgesammt zu werfen, um die Verhältnisse in Betracht zu ziehen, unter denen sie sich zeigen.

Von allen Vorgängen im Nervenleben sind unstreitig sie diejenigen, welche die Aufmerksamkeit sowohl dessen, der an ihnen leidet, als auch dessen, der mit ihnen aus anderen Gründen zu thun hat, am meisten herausfordern.

Als die am häufigsten vorkommenden Halucinationen gelten ziemlich allgemein die des Gehörssinnes. Die zweite Stelle hinsichtlich ihrer Häufigkeit sollen die des Gesichtssinnes einnehmen; dann die des Tastsinnes, des Geruchssinnes und endlich die des Geschmackssinnes folgen.

Wenn wir die Stärke, die Plasticität der Halucinationen in's Auge fassen, so wird dagegen sich nichts einwenden lassen. Sie kommen durch die Sinne, durch welche wir vorzugsweise Wahrnehmungen machen, am prägnantesten zum Ausdruck und erscheinen darum anderen minder prägnanten gegenüber, weil dieselben durch Sinnesorgane vermittelt wurden, durch welche überhaupt weniger deutliche Wahrnehmungen, als vielmehr noch blosse Empfindungen zu Stande kommen, häufiger. Dazu kommt, dass in keinem Sinne sich die Halucinationen von den Illusionen noch so gut unterscheiden lassen, wie im Gehörs- und Gesichtssinne. Ja man glaubt, dass sogar blos in ihnen diese Unterscheidung zu machen möglich sei; während in den übrigen eine solche nicht vorgenommen werden könne. Es scheine sogar, als ob im Geschmackssinne, in der Haut und den Eingeweiden, also im Gefühlssinne im weitesten Sinne des Wortes, überhaupt keine Halucinationen vorkommen. Die hierher gehörigen Erscheinungen, sofern sie nicht auf Anästhesie beruhen, sind nach *Griesinger* sogar durchweg als Illusionen zu betrachten; indem die specifische Anomalie eben in der falschen Auslegung von Empfindungen, wie sie auch beim Gesunden oder in den verschiedensten Krankheitszuständen vorkommen, besteht.

Nach unserer Auffassung vom Wesen der Halucinationen und Illusionen kommen allerdings die wenigsten Halucinationen in der visceralen Sphäre vor, da also, wo überhaupt zum Zustandekommen von Wahrnehmungen, die ja die Halucinationen immer sind, die Verhältnisse am ungünstigsten liegen. Aber auch blosse Illusionen sind in ihr selten und zwar aus dem nämlichen Grunde. Denn auch die Illusion ist ja stets eine Wahrnehmung. Vorzugsweise sind es einfache Parästhesien, die in ihr zur Beobachtung kommen; aber wenn diese besondere Gestalt annehmen, dann kann es sich bei ihnen ebenso gut um eine Halucination, wie um eine Illusion handeln, und nur von der Beurtheilung seitens des daran Leidenden hängt es ab, ob eine dieser letzteren oder blos eine der ersteren vorliegt Ist die Ursache, aus welcher die abnorme Wahrnehmung entspringt, leicht erkennbar und ihre Stärke wenigstens annähernd proportional der Wirkung, so Illusion; ist das nicht der Fall, so Halucination.

Ganz gleich liegt es auch mit den entsprechenden Vorgängen in der muskulären Sphäre. Auch in ihr handelt es sich in der grossen Mehrzahl der Fälle nur um Parästhesien; allein wo diese einmal in besonderer Gestalt auftreten, da können auch sie ebenso gut Halucinationen sein, als sie blos Illusionen sein sollen. Die Stärke der jeweiligen Ursache entscheidet, was vorliegt, und es steht dieses darum auch wieder hauptsächlich in dem Ermessen dessen, der darüber zu urtheilen hat.

In der cutanen Sphäre halte ich die Halucinationen für gar nicht so selten, als vielfach angegeben wird; ja es fragt sich, ob sie nicht vielleicht die allerhäufigsten sind, die vorkommen. Die meisten Spukgeschichten beruhen, soweit meine Erfahrungen reichen, vornehmlich auf entsprechenden Vorgängen in der cutanen Sphäre. Da hat eine kalte Hand die Wange gestreichelt, die brennende Stirn gekühlt, auf die müden, aber sich vor Kummer und Sorge nicht schliessen wollenden Augen den Schlaf gedrückt. Da legte sich eine Hand auf die Schulter, fasste sanft den Arm, drückte die eigene Hand. Es wurde am Aermel gezupft, es wurde am Rocke gezogen, es wurden die Schultern gepackt, das Bein festgehalten. Die Bettdecke wurde halb weggezogen, halb weggestossen. Es setzte sich jemand auf den Bettrand, legte sich in das Bett mit hinein. Dabei sind oft auch nicht die geringsten Obscönitäten mit im Spiele. Es handelt sich auch nicht im Entferntesten um geschlechtliche Beziehungen, sondern oft um die pietätvollsten Verhältnisse der Welt. Es ist der längst verstorbene Vater, die vor Kurzem heim gegangene Mutter, die ihrem Kinde einen Besuch macht und es zu trösten und zu beruhigen sucht über die unglückliche Lage, in der es sich befindet. Ein anderes Mal spielen freilich sexuale Gefühle dabei auch eine hervorragende Rolle, und die betreffenden Individuen machen je nachdem alle Lust hingebender Liebe oder auch alle Qualen brutaler Nothzucht durch.

Auch die auraartigen Gefühle, bei denen es sich nicht mehr um blosse, unbestimmte Empfindungen handelt, die von diesem oder jenem Körpertheile aufsteigen, sondern die vielmehr schon als ein eigenthümliches Umweht-, als ein eigenthümliches, sit venia verbo, Umklettert- oder Bekrochenwerden erscheinen, sodann die Gefühle des Bestaubt- und Beschmutztseins, voll Ungeziefer zu sitzen, die Kleider voll Pflanzenstacheln, Heustücken, Getreidegrannen zu haben, elektrisirt zu werden, massirt, mit Schlägen tractirt zu werden u. dgl. m. gehören dazu. *Griesinger* hat dergleichen Gefühle schlechtweg Wahnideen genannt. Aber das ist streng genommen jedwede Vorstellung, die mit der Wirklichkeit in Widerspruch steht; und soll darunter etwas Anderes verstanden werden, das, was wir später als Wahn oder Wahnsinn kennen lernen werden, so können derartige Gefühle wohl der Ausgangspunkt dazu werden; aber sie sind es selbst noch nicht. An und für sich unterscheiden sie sich in Nichts von Halucinationen des Gesichts-, des Gehörssinnes. Sie machen sich freilich ganz anders als diese und berühren so gut als gar nicht das sogenannte höhere, geistige Leben; indessen das Fühlen, in welcher Art es auch vor sich gehen mag, ist auch niemals ein Sehen oder Hören.

Die Halucinationen des Geschmacks- und Geruchssinnes sind allerdings verhältnissmässig selten; kommen jedoch eben so sicher vor, wie die in anderen Sinnen, ohne dass gerade Mund und Nase mit ihrem Inhalt allein in so gröblicher Weise dafür verantwortlich gemacht werden dürften, wie z. B. auch noch *Griesinger* es wollte.

Die Geruchshalucinationen sind meinen Beobachtungen nach noch ungleich häufiger als die Geschmackshalucinationen, haben aber nur selten die Bestimmtheit und Schärfe, welche diese auszeichnet. Was endlich die Gesichts- und Gehörshalucinationen anlangt, so sind allerdings auch nach meinen Erfahrungen die letzteren häufiger als die ersteren, doch keineswegs in dem Maasse, als auch da die gewöhnliche Annahme ist. Es wird meines Erachtens viel zu viel für Gehörshalucination ausgegeben, was gar nichts damit zu thun hat. Nicht jede träumerische Versunkenheit, in welcher der Patient dasitzt und seinen Gedanken nachhängt oder auch nichts denkt. ein Zustand, der viel häufiger vorkommt, als man glaubt. kann mit haluciniren und lauschen auf Halucinationen in Zusammenhang gebracht werden. Ebenso wenig kann auch ein mit sich Sprechen, wie das so häufig geschieht, auf Halucinationen bezogen werden. Es ist das eine Unart vieler mitten im Leben stehenden und sich in ihm ganz gut zurecht findenden Menschen, die freilich auch häufig manche Absonderlichkeiten besitzen, und unter diesen eben auch die, dass sie mit sich Alles bereden, was sie denken und überlegen, und so Selbstgespräche führen, über die sie ihre ganze Umgebung und Alles, was sie zu thun haben, vollständig vergessen können; allein von irgendwelchen Halucinationen ist dabei auch noch nicht im Geringsten die Rede. Ebensowenig kann auch Alles auf Halucinationen bezogen werden, was bei irgend einer Gelegenheit als etwas Gehörtes, als etwas Erlebtes angegeben wird. Gerade solche Naturen, die zu träumerischer Versunkenheit und Gedankenlosigkeit hinneigen, sind auch besonders disponirt, aus ihrem Erinnerungsschatze etwas als wirklich Erlebtes, namentlich von Anderen Vernommenes hervorzuholen, was zuletzt nur ihre eigenen Gedanken, ihre eigenen Vorstellungen, und zwar im engsten Sinne des Wortes, waren. Alle die unbestimmt gehaltenen Angaben: „Ich habe das gehört“, „Es ist das gesagt worden“, ohne je anführen zu können, von wem? ohne je den Wortlaut der betreffenden Mittheilung wiedergeben zu können, die gehören besonders hierher. Und wenn wir das festhalten, so ergiebt sich, dass trotz aller Häufigkeit, in der Gehörshalucinationen auftreten, sie doch viel seltener sind, als vielfach behauptet wird, und dass sie demnach auch hinsichtlich der Häufigkeit sehr wohl hinter denen der cutanen Sphäre zurückbleiben können.

Gewöhnlich finden sich Halucinationen mehrerer Sinne mit einander vereinigt und vorzugsweise dürften es die der beiden sogenannten oberen Sinne sein, welche nie ohne solche oder wenigstens ihnen entsprechende Parästhesien in den übrigen Sinnen, namentlich in der visceralen, muskulären und cutanen Sphäre vorkommen. Die betreffenden Kranken erleben dann nicht selten die bewegtesten Scenen, welche man sich denken kann. Ein Gerichtsactuar von noch nicht dreissig Jahren, der später in meine Behandlung kam, war geistig erkrankt. Unruhe, Beklommenheit, Beängstigungen hatten ihn befallen. Er fing an zu haluciniren, hatte das Gefühl, als ob jemand hinter ihm stände, um zu horchen, was in ihm vorginge, was er dächte. Auf einmal hörte er Stimmen. Von grosser Unruhe eines Tages gepeinigt verlässt er das Haus, kommt aber nach einiger Zeit jappend und mit von Angst entstellten Zügen und jedweden von sich wehrend, der ihm naht, zurück. Händeringend rennt er auf und ab, wirft sich auf die Knie, schreit laut um Erbarmen; bis er endlich ermattet zusammenbricht. Später erzählte er und zwar immer in ein und derselben Weise: „Gleich beim Hinaustreten aus dem Hause haben ihn die Leute in einer ganz eigenen Weise angesehen und über ihn gezischelt. Je weiter er gegangen, um so auffälliger wäre das geworden. Dann hätte er Worte vernommen wie: „Da geht der Bluthund!“ „Da ist das Mordthier!“ Die Leute wären ihm absichtlich über den Weg gerannt, hätten ihn angespuckt, gestossen, geschlagen. Er wäre aus einer Gasse in die andere gebogen, um den Leuten, die ihn schon einmal gesehen hätten, zu entgehen; aber obwohl es fast immer andere Gesichter gewesen, die ihm begegneten, alle warfen ihm böse Blicke zu, alle raunten ihm ein: „Bluthund“, ein „Mörder“, ein „Schuft“, „Schurke“, vorzugsweise aber ein „Bluthund“, „Mörder“ entgegen oder schrien es mit Hohnlachen ihm sogar über die Strasse zu. Auf einmal drängten sich die Menschen immer enger und enger um ihn herum, lärmten und schrien auf ihn ein, stiessen ihn hin und her, bedrohten ihn mit Fäusten. „Ich wusste nicht, wie mir geschah, ich suchte zu fliehen. Ich kam auch von der Stelle, aber die Menschen folgten mir, mich immer hin und her stossend (statische Halucinationen) und immer „Bluthund“, „Mörder“, „Schaffot“ schreiend auf Schritt und Tritt. Da bieg' ich auf den Markt ein. Er ist mit Menschen bedeckt. In der Mitte, wo einst der Bürgermeister S. hingerichtet worden, steht ein mit schwarzem Tuche beschlagenes Blutgerüst. Der Henker, rothgekleidet, mit entblösstem Beile, steht auf ihm neben dem Block. Das Gerüst ist von Soldaten umgeben. An der Treppe des Gerüstes stehen die Richter, der Geistliche, die Magistratspersonen, die ich zum Theil kenne, zum Theil nicht. Ich kann nicht anders, ich muss vor sie hin. Ich werde hingedrängt. Dort wird mir das Todesurtheil verlesen. Ich höre es Wort für Wort. Da fängt es mir an vor den Augen schwarz zu werden. Ich suche etwas zu reden; ich höre aber und sehe nur noch wie der Stab gebrochen wird, und der Richter sich an den Scharfrichter wendet, um mich ihm zu übergeben. Doch ist Alles schon nicht mehr klar. Laut und deutlich vernehme ich indessen noch: „Wer Menschenblut vergiesst, des Blut soll wieder vergossen werden.“ Dann werde ich gepackt, fortgeschleppt und da ist es aus mit mir.“

Höchst eigenthümlich sind die sogenannnten Reflexhalucinationen, auf die *Kahlbaum* zuerst aufmerksam gemacht hat, und wir gelegentlich bereits den Blick zu lenken gesucht haben. Ihr Wesen ist, dass sie in Folge der Einwirkung von Reizen in einem ganz anderen Sinnesorgane, einer ganz anderen Gefühlssphäre als sie selbst entstehen. *Schüle* erzählt einen hierher gehörigen, sehr überzeugenden Fall. Er spricht mit einem Kranken, als eben Spülicht vorbeigetragen wird. „Ich verbitte mir das!“ ruft dieser plötzlich aus. „„Was?““ „Sie rufen mir eben Essenverderber zu." Der Anblick des Spülichts, ein auf den Gesichtssinn wirkender Reiz, ruft also eine Gehörswahrnehmung hervor. Dieselbe tritt in diesem Falle noch mit der entsprechenden Gesichtsempfindung zugleich auf und steht mit ihr auch noch bis zu einem gewissen Grade in nachweisbarem Zusammenhange. Allein sehr häufig ist dies auch nicht im Geringsten mehr der Fall, und die bezügliche Halucination tritt anscheinend ganz unvermittelt auf. Ich habe eine ältere Frau aus dem Arbeiterstande zu behandeln gehabt, welche mit einer Hernia interstitialis behaftet war. Von Zeit zu Zeit wurde sie von den lebhaftesten und zugleich schauderhaftesten Halucinationen des Gehörs geplagt. Während ich mit ihr sprach, bisweilen sogar umgeben von meinen Zuhörern, hörte sie Stimmen aus den Wänden, aus dem Fussboden, aus der Zimmerdecke zu ihr sprechen. Die Stimmen gehörten bald ihren Verwandten oder befreundeten Personen an, bald waren sie ihr ganz unbekannt. Sie stellten an sie Anfragen oder beantworteten ihr ihre Fragen, und bisweilen entwickelten sich daraus die lebhaftesten Zwiegespräche. Oft war das behandelte Thema ein mehr gleichgiltiges, häusliche Angelegenheiten, Tagesneuigkeiten, Stadtereignisse. Oft drehte es sich aber auch um die entsetzlichsten Unglücksfälle, die sie und die Ihrigen betroffen hätten, und um die Gräuel, welche ihnen von Anderen widerfahren wären. Mann und Töchter lägen krank darnieder, schmachteten in Gefängnissen, sollten hingerichtet werden, wären verbrannt, mit glühenden Zangen zerrissen, lebendig zerschnitten worden. Die Halucinationen standen mit dem Zustande der Hernia in innigstem Zusammenhange. Wenn dieselbe einmal härter, gespannter und schmerzhafter war, so waren sie lebhafter, schrecklicher; war jene weicher, weniger gespannt, reponirbar, so fehlten sie. Als es gelang, die Hernia dauernd reponirt zu erhalten, blieben sie auch dauernd weg. Also viscerale Vorgänge waren es hier, welche Gehörshalucinationen zur Folge hatten, und zwar lange Zeit in einer so verdeckten Weise, dass über Jahr und Tag verging, ehe der Sachverhalt aufgeklärt wurde. Die Gehörshalucinationen hatten bis dahin als unmittelbare, sogenannte directe gegolten. Wie viele solcher directen Halucinationen mögen nicht in ganz ähnlicher Weise zu Stande kommen? Sollte es überhaupt directe geben? Wir unsererseits haben die Frage ja schon so gut als verneint. Doch soll damit noch keinesweges das letzte Wort gesprochen sein. Indessen namentlich der eben angeführte Fall giebt darin sehr zu denken.

Ein anderer meiner Kranken hörte die ihn beschäftigenden, fremden Stimmen ganz besonders deutlich, wenn er ging. „Aus meinen Schritten, so ist es mir, kommen sie hervor. Aber sie kommen nicht aus dem Boden oder aus den Füssen; sie kommen hinter der Mauer, hinter dem Gartenzaune her. Mir ist es nur so, als ob sie mit meinen Schritten sprechen. Gehe ich langsamer, sprechen sie langsamer; gehe ich rascher, sprechen sie auch rascher. Gehe ich sacht, so sind sie ganz leise; trete ich hart auf, so sind sie lauter.“ Dabei versicherte der Mann wiederholt, es seien nicht die Schritte, die er höre und die Stimmen etwa nur der Schrittschall; es hingen vielmehr die Stimmen in ihrer Art und Weise blos von der Art und Weise, wie er die Schritte machte, ab. Nach meiner Meinung handelte es sich also um Reize, welche aus der muskulären Sphäre in die akustische übertragen wurden. Die muskulären Empfindungen wurden in akustische umgesetzt und kamen als mehr oder minder vernehmbare Sätze oder Aussprüche unsichtbarer Wesen zum Bewusstsein.

In einem dritten Falle fühlte eine meiner Kranken, eine Frau von 40 Jahren, alle die Uebel und Schäden, welche sie bei anderen Kranken zu sehen bekommen hatte. Sie fühlte den doppelseitigen Schenkelbruch, den sie bei einer Kranken, welche mit ihr dasselbe Zimmer bewohnte, wahrgenommen hatte. Sie fühlte das Unterschenkelgeschwür, an dem sie eine zweite Kranke leiden gesehen hatte. Sie fühlte die Phlegmone und deren Schmerzen, welche sie bei einer dritten erblickt hatte. Gesichtseindrücke wurden also in entsprechende Gefühle, beziehentlich Schmerzempfindungen umgesetzt. Dagegen gelang es nie, entsprechende Gehörseindrücke in solche überzuführen, und so oft und viel ich ihr alle möglichen Uebel und Operationen schildern mochte, nie gelang es mir, bei ihr entsprechende Empfindungen hervorzurufen. Sie rief dann wohl einmal aus: „Hu, das ist ja grausig! Wie kann man so etwas blos aushalten. Da muss man ja gleich sterben“, oder auch: „Na nun hören sie man auf. Das ist ja nicht zum aushalten“, aber das war auch Alles. Nur durch das Gesicht wurden die entsprechenden Gefühlshalucinationen vermittelt, niemals durch das Gehör oder einen anderen Sinn, z. B. den Geruch.

Wir haben bereits erwähnt, dass die Reflexempfindungen bisweilen an den Ort hin verlegt werden, an welchem der sie auslösende Reiz einwirkt. Nicht erwähnt haben wir indessen, dass dabei keine der Reizeinwirkung entsprechende Empfindung überhaupt zu entstehen, und dass z. B. von einem Schmerz an der betreffenden Stelle keine Rede zu sein braucht. Ich kenne einen Mann von einigen und dreissig Jahren, der immer unerträglichen Stirnschmerz bekommt, wenn das Zahnfleisch über den einen seiner sehr niedrigen Weisheitszähne gewachsen ist, ohne dass dieses selbst immer incommodirt. Ich selbst habe eine Zeit lang an einer Occipitalneuralgie gelitten. Dieselbe hörte auf. Aber für sie trat eine Ciliarneuralgie ein. Bei der geringsten Anstrengung des Auges hatte ich das Gefühl, als sollte der Bulbus aus seiner Höhle herausgedrängt werden; weil sich ein fremder Körper hinter ihm entwickelte, der von Minute zu Minute grösser wurde. Ein kräftiger Druck auf den auch nicht im Mindesten mehr schmerzenden N. occipitalis minor genügte, um den Ciliarschmerz zu beseitigen. Als die Ciliarneuralgie verschwand, trat wieder die Occipitalneuralgie auf, und eine gewisse Neigung zu vorübergehender Schmerzhaftigkeit im N. occipitalis ist bis zum heutigen Tage geblieben. Ausserdem sind ja bekannt die Gonalgien nach Katheterismus der Blase ohne dass in dieser selbst noch ein fremdartiges Gefühl vorhanden wäre, der Kitzel im Halse und Hustenreiz nach Exploration des äusseren Gehörganges, das Jucken in der Nase bei Helminthiasis, das Jucken in den Mamillae bei Uterinreizung, die Zahnschmerzen, die abnormen Geruchs- und Geschmacksempfindungen bei Genitalreizung überhaupt, und zwar auch ohne dass diese selbst empfunden würde. Wenn nun auch unter solchen Umständen die Reflexempfindungen an den Ort der Reizung verlegt werden, so entstehen die wunderbarsten Erscheinungen von der Welt.

Eine hysterische Dame, die ich vor längerer Zeit zu behandeln hatte, die an Halucinationen des Gehörs, des Gesichts, der sexualen Sphäre und der ausgesprochensten Spinalirritation litt, Rückensckmerz, Wirbelschmerz, Valleix'sche Druckschmerzpunkte namentlich in der Lumbargegend hatte, hörte des Nachts die Aufforderungen der ihr bekannteu Männer zum Liebesgenusse durch den Rücken. „Sie sprechen zu mir durch den Rücken. Ich höre es im Rücken, mit dem Rücken. Wie es gemacht wird, weiss ich nicht; aber ich weiss, dass es eine höchst unanständige Art ist, mich gerade so zu missbrauchen.“ Die Gehörshalucinationen waren stärker, wenn der Wirbel-, wenn der Druckschmerz überhaupt stärker war; sie liessen nach, wenn diese geringer wurden. Und wenn die Dame eine ruhige Nacht gehabt hatte, konnte man sicher sein, dass der Wirbel- und Druckschmerz nur sehr geringfügig war oder auch fehlte. Die Stimmen im Rücken, durch den Rücken, erwiesen sich so abhängig von den Schmerzen in demselben, dass sie meines Erachtens nur als Reflexhalucinationen, die an den Ort der Reizung verlegt wurden, angesehen werden konnten.

Noch vor Kurzem behandelte ich einen Stud. rer. natur. von 19 Jahren, der an Halucinationen in der ganzen sensibelen Sphäre litt und ein ausgesprochener Hypochondrist war. Eines Tages, nachdem er angeblich einen vorübergehenden Schmerz in der rechten Seite gefühlt, sah er seine Lunge erkrankt. „Es wäre nicht zu beschreiben, wie sie ausgesehen habe. Eine Menge fremdartiger Körper, wie er sie auch sonst schon gesehen, habe sie bedeckt. Es mögen das Tuberkelansammlungen gewesen sein; es möge sich auch um Erweichungsherde oder dem Aehnliches gehandelt haben, gleichviel; die Lunge habe ein durchaus krankhaftes Aussehen gehabt, und habe es noch.“ Ein andermal erklärte er, er habe einen Schlag im Rücken gefühlt. „Derselbe wäre aller Wahrscheinlichkeit nach ein elektrischer Schlag gewesen, der aus dem nahen Zimmer des Arztes gekommen. Bald darauf aber habe er sein Rückgrat geöffnet und das Rückenmark frei vor sich liegen gesehen. Dasselbe habe einen wächsernen Glanz gehabt und ganz degenerirt ausgesehen. Er habe schon früher an allerhand Rückenmarkssymptomen gelitten, und die Ursachen derselben haben sich nun recht deutlich herausgestellt.“ Es handelte sich hier offenbar um abnorme Sensationen in den Nerven der Brust, des Rückens und reflectorisch zu Stande gekommene Gesichtswahrnehmungen, welche an den Ort der Reizung verlegt wurden und nur darum, weil sie zufällig dem ursprünglichen Reize entsprechend waren, als kranke Lunge, als wächsern entartetes Rückenmark zum Ausdrucke kamen. Doch braucht dieses Letztere keinesweges zu sein; sondern jedwedes beliebige andere Gesichtsbild kann sich mit dem ursprünglichen Reize verbinden. So erklärt es sich, wie manche Kranke behaupten können, aus ihrem Leibe Frösche und Mäuse herausspringen gesehen zu haben, und wie die bekannte Nonne Marie Alacoque Jesum Christum in ihrem Herzen zu sehen vermochte; ohne dass man auch nur im Geringsten berechtigt wäre, an Betrug zu glauben.

Auf denselben Vorgängen beruhen dann aber auch das Stimmen- oder das Sprechenhören in der Brust, in dem Unterleibe, oder in sonstigen Körpertheilen, wie gewiss auch noch so manche andere der wunderbaren Angaben von Kranken und scheinbar Nicht-Kranken, welche man am besten mit dem kurzen „Verrückt“ oder „Betrügerei“ zu erklären vermeinte.

Giebt es nun aber gar keine Halucinationen, welche blos central entstanden wären, wie das doch ganz allgemein angenommen wird? Wir wissen es nicht, aber jedenfalls giebt es dieselben nicht in dem Umfange, wie man annimmt.

Wenn ein krankhaft erregbarer Mensch auf Grund sexueller Reizung, einer ausgesprochenen Libido, einer Salacitas, entsprechenden Vorstellungen nachhängt und dann sich von wollüstigen Weibern umgaukelt und schliesslich den Gegenstand seines Verlangens auf seinem Schoosse sitzen sieht und fühlt und allerhand Worte hört, nun so sind das eben keine unmittelbaren oder directen Halucinationen mehr, sondern Reflexhalucination in optima forma; wie ja auch der ganze bezügliche Vorstellungsprocess an sich schon kein unmittelbarer, spontaner oder automatischer, sondern ebenfalls ein reflectorischer ist. Er fällt weg, sowie der Genitalreiz wegfällt, und wie ohne diesen keine Libido coeundi entsteht, so auch keine anderweitige entsprechende Empfindung, geschweige denn Wahrnehmung. Dasselbe gilt auch von den Halucinationen auf Grund anderer Affecte, namentlich der Furcht und Angst. Die abnormen Gefühle, Muskelgefühle, entstanden in Magen und Herz, greifen auf andere Gebiete des psychischen Organes über und rufen als Mitempfindungen Gefühls-, Gehörs- und Gesichtshalucinationen hervor. Kurzum wir können alle Halucinationen auf Reflexvorgänge zurückführen. Dessenungeachtet soll damit noch keineswegs das letzte Wort gesprochen sein und ihr alleiniges Zustandekommen endgiltig behauptet werden. Ich für meine Person glaube zwar daran; aber weil ich es nicht unwiderleglich zu beweisen vermag, muss der entgegengesetzten Auffassung auch Spielraum gelassen werden. Doch so viel dürfte jedenfalls feststehen, dass die sogenannten directen Halucinationen nicht in dem Maasse vorkommen, als man bisher annahm; sondern dass die unendlich grössere Mehrzahl aller Halucinationen Reflexhalucinationen sind. Im Uebrigen gilt von den Halucinationen, was von allen Vorstellungen überhaupt: *Nihil est in intellectu, quod non fuerit in sensu*. Wie phantastisch und unnatürlich sie auch combinirt sein mögen, die Theile stammen aus der Sinnenwelt und sind durch die Sinne gewonnen worden.

Man hat sich viel darüber den Kopf zerbrochen, ob bei den Halucinationen, von denen man annahm, dass sie rein central entstünden, die sogenannten Sinnescentren oder Perceptionscentren immer mit erregt werden, oder ob die Erregung sich blos auf die Grosshirnrinde beschränke und nur eine Steigerung des Vorganges sei, der jede einfache Vorstellung, jeden Begriff bedinge. Zunächst müssen wir festhalten, dass unter allen Umständen es sich um krankhafte Processe bei den Halucinationen handelt und zwar nicht blos darum, weil die gewöhnlichen Processe eine einfache Steigerung erfahren haben; sondern weil dieselben geradezu *andersartige* geworden sind. Es handelt sich bei ihnen nie um *einfache Hyperästhesien*, sondern immer zugleich um *Parästhesien*.

Man führt an, es haben doch auch ganz gesunde Menschen Halucinationen gehabt. Gewiss; aber in dem Augenblicke, wo sie dieselben hatten, waren sie es streng genommen nicht. Der Begriff der Gesundheit ist ein sehr wager und unbestimmter. Es gibt keine absolute Gesundheit; sondern es gibt nur ein Schwankungsgebiet physiologischen Verhaltens, innerhalb dessen wir noch alle Vorgänge in das Gebiet der Gesundheit rechnen. Diese Vorgänge können sehr eigen- und fremdartig sein. Gehen sie indessen rasch vorüber, weil die ihnen zu Grunde liegenden Bedingungen oder Verhältnisse sich rasch ausgleichen, so werden sie als in die Breite der Gesundheit fallende und damit — aber das ist ein Fehler — auch noch aus gesunden Verhältnissen hervorgehende angesehen. Keine *Parästhesie*, keine *Halucination* ist jemals das Resultat der Wirkung gesunder Verhältnisse, und wenn immer sie, und besonders die letzteren auch, wer weiss wie oft, bei gesunden, weil nicht gerade geisteskranken Menschen beobachtet worden sind, so sind sie doch immer Zeichen augenblicklicher Störung des Nerven- und im besonderen des psychischen Lebens derselben gewesen. Denn nach dem, was wir über ihr Zustandekommen bereits kennen gelernt haben, können sie nur aus einer veränderten chemischen Zusammensetzung der Nerven jemals hervorgehen.

Sehr lehrreich in dieser Beziehung sind die Halucinationen nach Vergiftung mit Belladonna, Datura, Opium, Haschisch, Alkohol, die so lange bestehen, als die Vergiftung besteht und mit Ausscheidung des Giftes verschwinden. Was diese Gifte leisten, können aber auch andere Stoffe leisten, zumal Umsatzproducte des eigenen Körpers bei gleichzeitiger, grosser Abnutzung des Nervensystemes selbst. So erklären sich z. B. die sogenannten Fieberphantasien, die Halucinationen während des Typhus, der Sephthaemie, der Phthisis. Es erklären so sich aber auch die Halucinationen der von Strapazen mitgenommenen Wüstenreisenden, der mit Noth und Elend kämpfenden Schiffbrüchigen, der von Ueberanstrengung, von Hitze oder Kälte bei mangelhafter oder gar noch fehlerhafter Nahrung Ermatteten, beziehungsweise Ueberreizten. Und wenn wir das festhalten, so ergiebt sich, weil eben um parästhetische Zustände es sich handelt, dass gar keine Miterregung der eigentlichen Sinnes- oder Perceptionscentren neben der Erregung der Hirnrinde oder einzelner ihrer Bezirke stattzufinden braucht, um den jeweiligen Vorstellungen den Charakter der Wahrnehmung zu verleihen; sondern dass ganz allein von dieser es abhängt, ob das geschieht oder nicht. Man denke nur daran, dass zuletzt jede Wahrnehmung, jede Anschauung nur im Vorstellungsorgan zu Stande kommt, und dass die Sinnes- oder Perceptionscentren dabei nur eine vermittelnde oder unterstützende Rolle spielen. Sie modificiren die den Reiz repräsentirende, einwirkende Bewegung so, dass diese in dem Vorstellungsorgane eine Empfindung, eine Wahrnehmung zur Folge hat. Wenn nun durch die chemische Beschaffenheit dieses Organes in Folge von Ernährungsstörungen diese Bewegungen schon ohne Weiteres eintreten können, was doch immer denkbar ist, ist da noch eine Miterregung des jeweiligen Sinnes- oder Perceptionsorganes nothwendig?

Die ganze Angelegenheit hat nur ein theoretisches Interesse. Allein sie beweist, wie man durch Uebersehen gewisser Umstände zu Ansichten kommen kann, die wenig Wahrscheinlichkeit für sich haben, die dennoch aber aufgegriffen und festgehalten werden müssen, will man überhaupt ein Verständniss für gewisse Dinge haben. Man hat bisher übersehen, dass die Halucinationen gerade so wie die Illusionen wesentlich Parästhesien sind, und dass die Parästhesien nur der Ausdruck anomaler chemischer Verhältnisse sein können. Man hat darum die Miterregung der Sinnes- oder Perceptionscentren als nothwendig angenommen, wenn den jeweiligen Vorstellungen Sinnlichkeit zukommen sollte, sie als Wahrnehmungen imponiren sollten. Und doch steht dem so unendlich viel entgegen, namentlich die centrifugale Erregung centripetaler Nervenbahnen, für die wir sonst kein einziges, einschlägiges Beispiel haben.

Nach diesem Excurse über die Halucinationen kehren wir zu den Anomalien im Bereiche der Empfindungen überhaupt zurück und haben da noch solche in Bezug auf die Empfindungen von Begriffen oder doch wenigstens gewissen Begriffen zu erwähnen.

Vor allen kommen dabei in Betracht die Begriffe von Raum und Zeit. Da dieselben sich gegenseitig bedingen, so kommen sie auch immer nur in Verbindung oder in Bezug auf einander vor, und alle Anomalien, welche an ihnen zur Beobachtung kommen, betreffen darum auch immer beide zugleich. Eine Hyperästhesie in diesen Empfindungen macht sich in dem leicht eintretenden Gefühle von Langweile und in dem schliesslich fast immer Gelangweiltsein bemerkbar. Die Hypaesthesie zeigt sich in einem relativen, die Anästhesie in einem vollständigen Mangel an Langweile. Dem Hyperästhetischen vergeht die Zeit gar nicht. Sie dehnt sich ihm, wie dem Erwartenden, in das Unendliche aus. Dem Hypästhetischen vergeht sie rasch. Er weiss nicht, wo sie bleibt. Für den Anästhetischen existirt sie gar nicht. Die Ereignisse vollziehen sich ihm unabhängig von einander, jedes für sich; und selbst in ihrem Vollzuge sind ihre einzelnen Phasen ihm nicht Theile eines zusammengehörigen Ganzen, sondern für sich bestehende Acte. Das Nacheinander, das Nebeinander ist aufgehoben. Alles existirt nur für sich und darum unabhängig von Raum und Zeit.

Als hiehergehörige Parästhesien dürften die Zustände anzusehen sein, in Folge deren verhältnissmässig kurze Zeiträume als sehr lang erscheinen. Für gewöhnlich treten dieselben beim Erwachen aus dem Schlafe auf und lassen einen halbstündigen Schlaf als einen solchen von Stunden Länge erscheinen. Sie kommen indessen häufig auch in fieberhaften und vornehmlich in Intoxications-Zuständen vor, und das spricht eben für ihren parästhetischen Charakter.

Andere Anomalien von Begriffsempfindungen scheinen die Alexie und Paralexie, die Anakroasie und Parakroasie darzustellen.

Unter Alexie versteht man, wie schon im Capitel V dargethan worden ist, das Unvermögen zu lesen, obgleich man deutlich sehen und erkennen kann, was dasteht. Die Empfindung des Wortzeichens als Ganzes kommt nicht zur Auslösung, weil bezüglich desselben eine Anästhesie herrscht. Die Paralexie ist die Parästhesie, beziehungsweise der Ausdruck derselben in dieser Empfindungssphäre. Das Wesen derselben ist, dass etwas Anderes gelesen wird, als dasteht; weil der durch das jeweilige Wortzeichen ausgelöste Process ein vom normalen abweichender, ein andersartiger ist. Die Anakroasie stellt das Unvermögen, das gesprochene Wort überhaupt zu verstehen, dar, die Parakroasie: dasselbe richtig aufzufassen und zu verstehen. Die Anakroasie ist das Analogon der Alexie, die Parakroasie das der Paralexie.

Ganz in der nämlichen Weise, wie die sinnlichen Empfindungen oder sinnlichen Gefühle sind auch die sogenannten höheren Gefühle Abänderungen unterworfen.

Die Hyperästhesie der ästhetischen Gefühle zeigt sich in der gesteigerten Inanspruchnahme durch Alles, was auch nur einigermaassen auf Schönheit oder selbst blos Zierlichkeit Anspruch machen kann. In Folge dessen tritt leicht Ueberdruss durch gewohnte, hierher gehörige Dinge und leichtes Erregtwerden durch Alles, was in dieser Beziehung neu ist, ein Die Hyperästhesie kann eine allgemeine oder eine partielle sein und zeigt sich demgemäss als allgemeine Schöngeisterei oder in einer entsprechenden Vorliebe für Poesie, für Musik, für Theater, Malerei, Sculptur, Plastik überhaupt. Ja selbst in jedem dieser einzelnen Zweige der Aesthetik kann sich noch wieder für bestimmte Kategorien eine krankhafte Vorliebe zu erkennen geben und diese in der Poesie an sich entweder für das Dramatische, das Epische, oder Lyrische, in der Musik für die Oper, für Kammermusik oder das einfache Lied, für Wagner oder Haydn, in dem der Baukunst für das Gothische, Romanische oder Griechische, für Semper oder Schinkel offenbaren.

Die Hypästhesie oder gar Anästhesie beziehentlich des Aesthetischen zeigt sich in auffallender Stumpfheit oder Gleichgiltigkeit gegen Alles, was Kunst heisst oder mit dieser zusammenhängt. Die Einfachheit bis zur Geschmacklosigkeit ist ein sehr charakteristisches Zeichen für sie. Auch die Hyp- und Anästhesie können mehr allgemein oder mehr partiell sein und in letzterem Falle sich sogar mit Hyperästhesien verbinden. Vollständig unmusikalisches Wesen, vollständiger Mangel für alle Poesie im engeren Sinne des Wortes, und ein lebhafter Enthusiasmus für alle bildenden Künste bestehen gar nicht selten ganz unvermittelt nebeneinander. Und andererseits giebt es so manchen Poeten, so manchen Musiker, und zwar von Bedeutung, welcher durch sein sonstiges

Verhalten allem guten Geschmacke geradezu in's Gesicht schlägt.

Die Parästhesien in der ästhetischen Sphäre zeigen sich vorzugsweise in dem Bizarren und Barocken. Aber auch schon in der Vorliebe für das Niedliche, Nipsartige, das übertrieben Zierliche, das ja leicht in das Barocke übergeht, treten sie zu Tage. Das Zopfige, das Modische, das Gesuchte, das Ungeheuerliche ist ein anderer Ausdruck für sie. Die Lust an wirklich Hässlichem, Widerlichem, wie sie in der That vorkommt, stellt den höchsten Grad des hierher gehörigen parästhetischen Empfindens dar.

In der intellectuellen Sphäre zeigt sich die Hyperästhesie in einer ängstlich-kleinlichen Wahrheitsliebe, einer entsprechenden peinlichen Ordnungsliebe, ferner in einer krankhaften Wissbegierde und einer krankhaften Neugierde. Die beiden letzteren können auch wieder ganz allgemein oder auch nur partiell auftreten. Ausgesprochene Vorliebe für alte Sprachen, für Mathematik, oder gewisse Zweige der Naturwissenschaften z. B. Botanik oder Entomologie sind als solche partielle Hyperästhesien zu betrachten. Verbinden sie sich noch mit vollständigem Indifferentismus gegen andere Wissenszweige, der auf partieller Hyp- oder Anästhesie beruht, so treten dieselben noch schärfer hervor und erscheinen oft wie ein Räthsel. Die Hypästhesien und Anästhesien, welche danach also auch blos partiell auftreten können, zeigen sich als Oberflächlichkeit und Gleichgiltigkeit gegen alles Wissenschaftliche. Das sich Genügenlassen an summarischem Wissen, weil kein Bedürfniss vorhanden ist, in die Sache tiefer einzudringen und sie klar zu legen, kennzeichnet eine Hypästhesie im intellectuellen Gebiete, die vollständige Gleichgiltigkeit gegen alles wirkliche Wissen überhaupt und damit auch gegen Wahrheit oder Unwahrheit eine Anästhesie in demselben. Die Parästhesien in der intellectuellen Sphäre zeigen sich in dem Mystischen, dem Romantischen, dem Abenteuerlichen, Schauerigen. Die Lust am Fabuliren, die Lust an der Lüge, am Unwahren überhaupt, die Freude daran, Anderen etwas aufzubinden, sie zu dupiren, sind eine andere Form des Ausdruckes derselben. Die Neigung zum Düfteln, zu Spitzfindigkeiten und Haarspaltereien, obwohl wesentlich hyperästhetischer Natur, scheint doch auch wieder in ausgesprochenen Parästhesien ihren Grund zu haben.

In dem Gebiete des Ethischen oder Moralischen erscheinen die Hyperästhesien als übertriebenes Rechtsgefühl, als übertriebenes Pflichtgefühl. Peinlichkeit und

Pedanterie, ängstliche Sorge um an sich gleichgiltige Dinge charakterisiren sie unter Anderem. Die Hyp- und Anästhesie zeigt sich in geringerem oder grösserem Mangel an Rechts- und Pflichtgefühl, in Mangel an Schicklichkeitsgefühl und Takt. Parästhesien sind die Schadenfreude, die Missgunst, der Neid.

Was endlich noch die idealen Gefühle betrifft, so zeigt sich die Hyperästhesie in dem Ueberschwenglichen, in der Bigotterie und einer übertriebenen Humanität, die Hyp- und Anästhesie im Gegentheil. Die Parästhesien zeigen sich in dem Verwechseln des Ideals mit dem Idol und in der verkehrteu Auffassung dessen, was das eigentliche Wesen des Menschen sei und eventuell sein Zweck. Das Fakir- und Stehelitenwesen, die Anachoreten im Alterthume, die Mormonen, Skopzen in der Neuzeit, aber auch Persönlichkeiten wie *Torquemada* und *Arbuez* oder *Thomas von Marburg*, der mit heiliger Begeisterung unter dem Abmurmeln von Gebeten den Rücken der heiligen Elisabeth zergeisselte, das waren die Folgen solcher idealen Parästhesien.

Wie sich aus den gesunden Empfindungen das gesunde Selbstgefühl entwickelt, so aus den anomalen Empfindungen das anomale Selbstgefühl. Von ganz besonderem Belange zeigen sich indessen dabei die aus dem eigenen Körper stammenden Empfindungen, und unter diesen wieder die sexualen und Muskel-Gefühle, sowie die Halucinationen.

Beziehentlich der letzteren liegt das auf der Hand. Ganz abgesehen von den krankhaften Zuständeu, auf denen sie beruhen, und aus denen auch die Selbstempfindung, das Selbstgefühl hervorgeht, muss ein Mensch, der fort und fort in mehr oder minder quälerischer Weise — denn die Halucinationen sind immer mehr oder minder auch Unlustgefühle — über sich und sein Verhältniss zur Aussenwelt getäuscht wird, zu einer anomalen Selbstempfindung, zu einem anomalen Selbstgefühle gelangen. Beziehentlich der beiden ersteren muss das jedoch noch ganz besonders hervorgehoben werden; weil man ihnen so schlechtweg beziehentlich des Selbstgefühles nicht das Gewicht zugestehen will, was sie thatsächlich haben. Die sämmtlichen sogenannten höheren Gefühle, insbesondere die ethischen oder moralischen, so wie die idealen wurzeln viel mehr in den sinnlichen und ganz besonders wieder in den sexualen und muskulären, als man gemeinhin glaubt; ja die muskulären sind selbst wieder vielfach deutlich nachweisbar nur ein Ausfluss jener, indem reflectorisch sie sich in diesen geltend machen; und so möchte vorzugsweise den sexualen Empfindungen und den ihnen zu Grunde liegenden Processen das Hauptgewicht für die Entwickelung und Umgestaltung der Selbstempfindung und des Selbstgefühles zuzuschreiben sein.

Man denke nur an die Umwandlung der ganzen Persönlichkeit, welche mit der Geschlechtsreife eintritt. Der Knabe wird nicht damit zum Jünglinge, dass er jetzt zeugungsfähig geworden ist; wie Viele, obgleich zeugungsfähig, bleiben nicht dennoch Knaben noch, wer weiss wie lange, vielleicht so lange, als sie leben? Das Mädchen wird nicht darum zur Jungfrau, dass es empfängnissfähig geworden ist; trotzdem behält so manches etwas Kindartiges und selbst Kindisches noch durch Jahre, ja vielleicht auch für die ganze Lebenszeit an sich. Die vollständige Umänderung der ganzen Persönlichkeit, die kraftvolle Ausbildung des Körpers, vor Allem des Skeletts und der Muskulatur beim Manne, der üppigen Formen beim Weibe, die täglich vermehrte Erfahrung, immer leistungsfähiger zu werden, und vornehmlich das immer mehr und immer stärker sich entwickelnde Gefühl, ein Mann, ein Weib zu sein, die führen dazu. Das geht nun einmal rascher, einmal langsamer vor sich; doch wenn man die Sache vorurtheilsfrei besieht, ganz nach Maassgabe der Stärke, mit welcher sich das sexuale Leben und der Geschlechtstrieb entwickelt. Dabei kann nicht genug betont werden, dass unter Geschlechtstrieb und den ihm zu Grunde liegenden Gefühlen sehr Verschiedenartiges verstanden wird, dass nicht alle Libido auch eine Libido coeundi, ein wahrer Geschlechtstrieb ist, sondern dass gar manche Salacitas sogar ohne diese letztere bestehen kann. Das ist krankhaft, kommt aber gerade in der Pubertätszeit und bald nach ihr auch in noch physiologischer Breite vor. Doch scheint es, als ob da, wo eine volle Männlichkeit, eine volle Weiblichkeit sich ausbildet, derartige Gefühle nicht häufig sind und jedenfalls sehr früh verschwinden. Man kann annehmen, dass, wo der Geschlechtstrieb sich normal und kräftig entwickelt hat, vielleicht auf Grund einer sehr günstigen Constitutionsanlage überhaupt, dass da auch die übrigen Körperfunctionen sich normal und kräftig entwickelt haben; weil ihre Träger es auch gethan; und umgekehrt, dass da, wo jener eine Verkümmerung erfahren hat, auch diese in der Entwickelung zurück geblieben sind. Wenn wir die Castraten in's Auge fassen, wo immer sie sich auch finden, so kommen wir zu dem Schlusse: von der Kraft und der Art des Geschlechtslebens hängt die Kraft und die Art der Entwickelung, namentlich auch der Muskulatur ab. Von dieser hängen dann wieder die Muskelgefühle ab, und da selbige eine so hervorragende Rolle in dem Kraftgefühle der ganzen Persönlichkeit, und damit auch in dem Selbstgefühle überhaupt spielen, so auch dieses. In letzter Reihe ist darum der Mann, ist das Weib, was seine Geschlechtsdrüsen sind.

Das Selbstgefühl kann nun auch wieder eine Steigerung,

eine Verminderung, eine Andersartigkeit überhaupt erfahren: also ebenfalls unter der Form einer Hyperästhesie, einer Hyp- oder Anästhesie und endlich auch einer Parästhesie erscheinen.

Solche Hyperästhesie ist eine besondere Form der psychischen Hyperästhesie und legt sich in grosser persönlicher Empfindlichkeit, die sich wieder vorzugsweise durch grosse Gemüthsreizbarkeit und leichte Verletzlichkeit, eine wahre Hyperthymie, kund gibt, an den Tag. Uebertriebenes Ehrgefühl, bei Schwächlingen Eitelkeit, die sich in Putzsucht, Titelsucht, Ordenssucht u. dgl. m. offenbar macht, ein fortwährend sich Zurückgesetzt-, Beeinträchtigt-, Geschädigt- oder gar Verfolgtfühlen und darum ein Misstrauen gegen Jeden und Alle, das ist das Charakteristische derselben.

Die Hyp- und Anästhesie, als eine Form der psychischen Hyp- und Anästhesie, zeigt sich dagegen in einer gewissen oder auch absoluten Unempfindlichkeit und Stumpfheit, in einem theilweisen oder vollständigen Mangel an Gefühl, an Gemüth, in einer Hyp- oder Athymie. Der Mangel an Ehrgefühl oder besser an allem Ehrgeiz, an aller Ehrfurcht, die Bescheidenheit der Lumpe, ferner Gemüthsstumpfheit, Gemüthskälte, Gemüthslosigkeit sind für sie charakteristisch.

Die hierhergehörigen Parästhesien, Parathymien, zeigen sich vor Allem in dem verkehrten Gefühle seiner selbst, in der sogenannten conträren Sexualempfindung *Westphals,* in deren höheren Graden der Mann sich als Weib, das Weib sich als Mann fühlt, und diesem, seinem verkehrten Selbstgefühle gemäss auch von Allem berührt wird; ferner in dem Gefühle, eine Veränderunng erfahren zu haben, nicht mehr dieselbe Person zu sein, sodann aber auch in einem Missverhältnisse zwischen egoistischen und altruistischen Gefühlen und zum Theil auch zwischen Fortune physique und Fortune morale.

Unter Fortune physique und Fortune morale versteht man nach *La Place* und *Poisson* das Verhältniss, das zwischen einem materiellen Gewinne und der Freude darüber, oder anders ausgedrückt, zwischen dem Vermögenszuwachse und Glücklichkeitszuwachse besteht. Dieses Verhältniss ist ein ganz bestimmtes und folgt genau dem *Weber*'schen oder psychophysischen Grundgesetze, natürlich nach Maassgabe der jeweiligen Persönlichkeit und ihrer Verhältnisse.

Der Arbeiter, der von der Hand in den Mund lebt, wird dem entsprechend durch 1, 10, 100 Mark Vermögenszuwachs ganz anders berührt werden, als der Millionär; allein dieser in seinen Verhältnissen wird durch den Zuwachs von 1000, 10.000, 100.000 Mark auch nicht anders berührt. Den Glücklichkeitszuwachs, den ersterer bei 1000 oder 10.000 Mark empfände, dürfte dieser bei vielleicht erst 500.000 oder 1,000000 Mark geniessen. Auf einer Verschiebung der Verhältnisse, oder auch kurzweg Schwellenwerthe, beruhen nun gewisse unserer uns augenblicklich beschäftigenden Parästhesien. Wenn der Millionär einen Glücklichkeitszuwachs von derselben Stärke wie der gewöhnliche Handarbeiter erfährt, wo diesem ein Vermögenszuwachs von 100 Mark zu Theil geworden, so ist das eine bald mehr bald minder grosse Parästhesie auf hyperästhetischer Basis, um die es sich handelt. Umgekehrt werden wir wieder auf eine solche auf hypästhetischer Grundlage schliessen dürfen, wenn einem einfachen Handarbeiter erst ein Vermögenszuwachs den Glücklichkeitszuwachs verleiht, den ein Millionär bei demselben empfindet, oder auch, wenn er erst durch eine Vermögensabnahme den Grad von Glücklichkeitsabnahme erleidet, den auch dieser letztere dabei zu erleiden hat. Auf diesen Verhältnissen beruhen eine Reihe von Eigenschaften, die man schon vielfach als krankhafte angesehen hat, die aber auf der anderen Seite auch wieder als allen krankhaften Charakters baar und ledig betrachtet worden sind. Es sind das alle diejenigen Eigenschaften, welche aus einer übermässigen Werthschätzung oder einer ebenso grossen Geringschätzung der materiellen Güter entspringen, und insbesondere als Habsucht, Geiz, Verschwendung, Verschleuderung zu Tage treten. Es handelt sich dabei allerdings zunächst nur um eine Hyperästhesie und Hypästhesie, gerade so gut wie bei der Eitelkeit oder lumpenmässigen Bescheidenheit; allein wie sehr alle Aesthesisveränderungen, namentlich aber die Hyperästhesien und die Parästhesien zusammenhängen, das haben wir ja längst kennen gelernt.

Hierher gehören auch die meisten Sympathien und Antipathien, von denen die letzteren den Idiosynkrasien in der Sphäre der sinnlichen Gefühle entsprechen, und die beide um so mehr als Parästhesien anzusehen sind, je fremdartiger und anscheinend unnatürlicher der Gegenstand ist, auf welchen sie sich erstrecken.

Die Verschiebung der egoistischen und altruistischen Gefühle zeigt sich in dem Vorherrschen des Egoismus oder der Resignation. Ungemessenes Ehrgefühl in ersterem, vollendete Hingabe an und für Andere in letzterem Falle ist der endliche Ausdruck davon.

Die psychischen Hyperästhesien und namentlich auch die des Selbstgefühls bedingen, wie wir im Cap. VIII dargethan haben, die Melancholie. Es ist das eine Steigerung der Gefühle, welche dem melancholischen Temperamente zu Grunde liegen und ganz dieselben Ursachen, wie diese haben, nämlich eine Hemmung, welche der jeweilige Reiz oder der ihm zu Grunde liegende chemisch-physikalische Process bei seinem Uebertritt aus dem psychischen Organe in die motorische, d. i. die centrifugale Sphäre überhaupt, erfährt. Die psychische Hyperästhesie oder Hyperthymie bedingt eine übergrosse Reizbarkeit der Gefühlssphäre, d. i. des Gemüthes, und die vorhandene Hemmung zugleich die Empfindung des Gebundenseins, des Nichtkönnens. Die Melancholie ist somit gewissermaassen das Unlust- oder Schmerzgefühl über sich selbst, dass man nicht kann, wie man wohl möchte. Sie ist das Selbstgefühl in seiner Hemmung, das gehemmte Selbstgefühl selbst. In Folge dessen hat man die Melancholie denn auch ein deprimirtes Selbstgefühl genannt, und im Gegensatze zu der Manie auch wohl ein geschwächtes oder vermindertes. Allein dazu liegt keine Veranlassung vor und, meiner Meinung nach, eine nicht zutreffende Beurtheilung der Verhältnisse.

Jeder Melancholiker besitzt nach meinem Dafürhalten ein sehr gesteigertes Selbstgefühl. Hyperästhesie herrscht in Bezug auf dasselbe. Allein er vermag sich nicht zu bethätigen, und daraus entspringt das zunächst noch dunkele, dann aber immer stärker und stärker hervortretende Gefühl, nichts zu können, nichts zu vermögen, unzulänglich und unbrauchbar zu sein, nichts zu taugen, elend und verworfen zu sein; indessen immer begleitet von dem zum Mindesten ebenso starken, wenn nicht noch stärkeren Gefühle, eigentlich doch anders, gerade das Gegentheil zu sein. Es entspringt daraus jenes eigenthümliche Gefühl von Unruhe, das vielfach als Furcht oder Angst ausgegeben worden ist, zu Furcht und Angst auch meistentheils führt, das aber an sich doch noch nichts mit beiden zu thun hat und von ihnen durchaus getrennt werden muss. Die melancholische Unruhe ist noch keineswegs eine melancholische Angst. Im Gegentheil, sie geht recht oft in ganz andersartige Zustände über, und Trotz, Ingrimm, Wuth werden ihr Ausdruck. Das Wesen der Melancholie ist immer das Gehemmtsein, das sich Behindert-fühlen, das sich Bedrückt-fühlen, das Gefühl nicht zu können, wie man wohl möchte, wie man wohl wollte.

Die niedrigeren Grade dieses Gefühles erscheinen daher unter dem Bilde des mehr oder weniger andauernden Trübsinnes. Eine gewisse Missstimmung, eine gewisse Traurigkeit hat Platz gegriffen. Alles berührt wegen der vorhandenen Hyperästhesie peinlich. Empfindsamkeit, sentimentales Wesen, grössere oder geringere Wehleidigkeit, tieferer oder weniger tiefer Weltschmerz erfüllen das betreffende Individuum. Es sieht Alles in einem trüben, in einem düsteren Lichte und erwartet von der Zukunft keine Aufhellung. Das sich Aufgeben, das Resigniren auf eine bessere Zeit, und daher auch das leichte Verzweifeln ist ein Charakteristikum aller Melancholischen.

In den höheren Graden der Melancholie haben alle diese Zustände zugenommen. Die psychische Unruhe hat sich vermehrt. Die Conflicte zwischen dem gesteigerten Selbstgefühle und vollendeter Ohnmacht jagen sich, und jedweder Reiz, der das Individuum trifft, dient nur dazu, diese Conflicte zu vermehren, die Unruhe zu vergrössern. Die psychische Sphäre ist in höchster Erregung. Von Zeit zu Zeit wird durch die in ihr gehemmten und darum aufgespeicherten Kräfte die Hemmung selbst überwunden. Es geschieht das da, wo der geringste Widerstand vorhanden, wo die Erregbarkeit noch am lebhaftesten ist. Auch unter pathologischen Verhältnissen pflegt der N. vagus seine bei weitem grösste Erregbarkeit vor anderen Nerven zu bewahren. Die Entladung der in dem psychischen Organe aufgespeicherten Kräfte pflegt darum vorzugsweise durch ihn zu erfolgen. Als Pneumogastricus beeinflusst er zunächst die Respiration, die Circulation, die Bewegung des Magens und obersten Dünndarmes. Es entstehen Brustbeklemmungen, am Herzen Angst, in den Präcordien Furcht. Die melancholiche Unruhe geht damit in melancholische Angst und Furcht über, uud nun erst tritt das ein, was man von der Melancholie vielfach behauptet, dass sie ein Angst-, ein Furchtgefühl sei.

Je nachdem die Melancholie mit Bezug auf die sie bedingende Hemmung sich macht, kann man mehrere Formen derselben unterscheiden: 1. eine Melancholie, die wesentlich charakterisirt ist durch das Gefühl vollständiger Ohnmacht aus Schwäche, Ermüdung, Erschöpfung und darum in der Form schmerzlicher Resignation erscheint; 2. eine Melancholie, die charakterisirt ist durch das Gefühl von Ohnmacht in Folge abnormer Fesselung, bei noch vorhandener Kraft und Stärke, und die darum wesentlich als Trotz, Ingrimm, Wuth sich zeigt; 3. eine Melancholie der vorigen nahe verwandt, aber schon einer grösseren Schwäche entsprossen, und die darum vorzugsweise in Verzweiflung sich offenbart.

Da alle Melancholie auf einer Hemmung beruht, welche der jeweilige Reiz und die ihn repräsentirende lebendige Kraft im psychischen Organe erfährt, und da mit aller Hemmung dieser letzteren ihre Umwandlung in sogenannte Spannkraft, d. i. einfach gehemmte Kraft erfolgt, so liegt auf der Hand, dass, unbeschadet noch so mancher anderen Verhältnisse, die Melancholie, namentlich soweit sie die besprochene Unruhe darstellt, vornehmlich auf der Anhäufung dieser gehemmten oder Spannkräfte beruhen und in ihrer Stärke wesentlich der Stärke proportional sein wird, mit welcher dieselben nach Entladung streben. Wir können darum denn auch kurzweg die Melancholie recht wohl als den Ausdruck der Anhäufung von Spannkräften im psychischen Organe bezeichnen und die verschiedenen Formen, unter denen sie auftritt, auf die Art und Weise, wie diese nach Ausgleichung streben, zurückführen.

Das Gegentheil der Melancholie ist, wie wir ebenfalls schon in Cap. VIII. erfahren haben, die Manie. Ist jene der Ausdruck der Anhäufung von Spannkräften im psychischen Organe, so ist diese der Ausdruck der Herrschaft lebendiger Kräfte in ihm. Die Manie, gewissermaassen eine pathologische Steigerung der Gefühle, welche dem sanguinischen Temperamente mit zu Grunde liegen, kommt zu Stande durch den Wegfall der Hemmungen, welche die Melancholie bedingen. Ist jene die Folge einer Hypokinesie der centrifugalen Sphäre, so ist diese die Folge einer Hyperkinesie derselben. Alle Reize, welche das psychische Organ treffen, durcheilen es verhältnissmässig rasch und gehen fast unmittelbar in Bewegungen und Secretionen über. Die entsprechenden Vorstellungen, beziehungsweise Gefühle sind darum auch nur oberflächlich und flüchtig und so wechselnd, wie die Reize es sind, die gerade einwirken. Es besteht darum bis zu einem gewissen Grade eine psychische Hypästhesie, eine Hypothymie, und zwar auf Grund gesteigerter, d. i. beschleunigter Leitung, welche in einem vermehrten, aber auch oberflächlichen Thun und Treiben zur Erscheinung kommt.

Wegen der geringen Tiefe der Gefühle sind dieselben fast nur Lustgefühle. Es herrscht deshalb eine gewisse Selbstzufriedenheit und Zufriedenheit mit Allem, was sich darbietet, vor. In Folge dessen macht sich auch eine gewisse Behaglichkeit geltend und in den höheren Graden ein Glücklichkeitsgefühl, eine Euphorie, die zu der Wirklichkeit oft im schreiendsten Widerspruche steht. Das betreffende Individuum sieht die Welt nur in rosenfarbenem Lichte. Der Himmel hängt ihm voller Geigen, wie der Volksmund sagt. Seinen Hoffnungen, seinen Wünschen sieht es nirgend Schranken gezogen. Sein Selbst fühlt sich nirgend gehemmt, oft sogar gefördert. Die Manie ist somit gleichsam das unbehinderte oder auch geförderte Selbstgefühl.

In den leichteren Graden zeigt sich dieses Gefühl als steter Frohsinn, als nie versiegende Heiterkeit, leicht übersprudelnde Freude, als Hyperhedonie (*Emminghaus*) Hypermetamorphose (*Neumann*) Chäromanie (*Chambeyron, Flemming*), Monomanie gaie (*Esquirol*). In den höheren Graden der Manie, im engeren Sinne des Wortes, erscheint es als ausgelassenes Lustgefühl, als unvertilgbarer Uebermuth, als unbegrenztes Wohligsein, wenn dieses auch kein anderes ist als das der

Studenten, die mit Faust und Mephistopheles in Auerbach's Keller kneipten.

Wenn die Hypästhesie des Selbstgefühles zunimmt und in Anästhesie übergeht, so entsteht der Stupor, eine Functionsstörung, die allerdings viel weiter als blos auf das Selbstgefühl ausgebreitet erscheint, die aber nichtsdestoweniger doch vorzugsweise aus der hochgradigen Hyp- oder Anästhesie dieses hervorgeht. Die leichteren Grade derselben zeigen sich als schwerere Erregbarkeit, als sogenannte Abwesenheit, Benommenheit, Versunkenheit. In den höheren Graden herrscht völlige Stumpfheit, Gleichgiltigkeit, Apathie. Wir können deshalb jene auch als ein beeinträchtigtes, ein herabgesetztes oder vermindertes Selbstgefühl bezeichnen, diese als ein vollständig gesunkenes oder aufgehobenes. Der Stupor hat deshalb auch Manches, wenigstens dem Anscheine nach, mit der Melancholie gemeinsam und ist aus diesem Grunde auch vielfach mit ihr in Zusammenhang gebracht und in früherer Zeit selbst zusammengeworfen worden. Allein es ist das durchaus unzutreffend. Wenigstens die ausgebildeteren Formen beider stehen sich schnurstracks entgegen, und, weil das praktisch von grosser Bedeutung ist, verdient es alle nur mögliche Berücksichtigung.

Da aus dem Selbstgefühle das Selbstbewusstsein wie das Bewusstsein überhaupt hervorgeht, und aus diesem sich darnach wieder das Ich entwickelt, so ergiebt sich, dass jene sowohl wie dieses mannigfache Veränderungen erfahren werden, wenn das Selbstgefühl an sich solche erfährt. Die Würdigung seiner selbst, welche aus diesem letzteren hervorgeht, muss nothwendig eine andere werden und gerade im Gegensatze zu ihm stehen, wenn dieses selbst ein anderes wird oder geworden ist.

In der Melancholie, deren Wesen Hyperästhesie und darum wegen grosser Vulnerabilität Unlust oder gar Schmerz ist, werden deshalb Selbstbewusstsein und Bewusstsein überhaupt zwar sehr lebhaft und wach sein; aber zugleich wird auch das erstere, das Bewusstsein, eine selbstständige Kraft zu sein, und das Ich, das daraus hervorgeht, eine Verminderung erleiden. In der Melancholie ist das Selbstbewusstsein, das Ichbewusstsein herabgesetzt, das Ich in Folge dessen ein deprimirtes.

In der Manie dagegen, deren Wesen Hypästhesie und darum wegen nur geringer und oberflächlicher Erregbarkeit und Mangel an Vulnerabilität Lust und Behagen ist, wird das Selbstbewusstsein, wie auch wieder das Bewusstsein überhaupt, ein zwar weniger lebhaftes und weniger waches sein; das erstere aber sowie ebenfalls wieder das aus ihm entsprossene Ich werden beide eine Steigerung, eine Exaltation erfahren. Das maniakalische Selbstbewusstsein, das maniakalische Ich ist darum ein gehobenes, ein exaltirtes, und zwar Letzteres in des Wortes landläufiger Bedeutung, also mit dem Beigeschmacke des Pathologischen.

Im Stupor endlich, wo das Selbstgefühl sehr gesunken, und zum Theil sogar aufgehoben ist, wird das Selbstbewusstsein sowohl wie das Bewusstsein überhaupt ein sehr träges oder gar erloschenes sein; allein es wird das Selbstbewusstsein auch wieder, und nicht minder das von ihm abhängige Ich, wo wegen ihres Vorhandenseins das überhaupt noch möglich ist, in Folge ihrer geringen Verletzbarkeit gelegentlich auch die höchste Steigerung, eine Exaltation bis zur Ekstase erfahren können. Das stuporose Selbstbewusstsein, das benommene, gewissermassen nur halbwache und halb in Schlaf versunkene Selbstbewusstsein, das wegen seiner schweren Erregbarkeit nicht leicht aufgerüttelt, noch weniger verletzt werden kann, ist der höchsten Exaltation fähig, die es giebt. Die Ekstase, ein dem Traume durchaus analoger Zustand, in welchem die gerade herrschenden, das Ich betreffenden Vorstellungen mehr oder weniger sinnliche Stärke erlangen, und der deshalb durch Halucinationen der kitzelndsten Art ausgezeichnet zu sein pflegt, ist nur im Stupor möglich.

Freilich ist dieses Selbstbewusstsein, dieses Ichbewusstsein ein anderes, als was wir gewöhnlich darunter verstehen. Es hat dieses exaltirte oder auch ekstatische Selbst- oder Ichbewusstsein nichts gemein mit dem stolzen oder hohen Selbstbewusstsein eines Heroen, das aus einem starken, weil gesunden Selbstgefühle, das wieder vielleicht auf einer Akro- oder Oxyästhesie beruht, entspringt; es ist eben ein krankhaft verändertes, ein aus krankhaften Processen hervorgehendes, ein parästhetisches, aber darum doch kein anderes als ein wirkliches Selbstbewusstsein, wie sehr ihm auch der Sprachgebrauch für's Erste noch entgegen sein mag.

Ueberhaupt spielen die Parästhesien des Ichs in allen hierher gehörigen Zuständen eine grosse Rolle und erklären damit, wie es möglich ist, dass das Ich sich unter Umständen nicht immer für ein und dasselbe hält, sondern aus einem mehrfachen Ich zu bestehen glaubt. Es vermag in der Erinnerung die verschiedenen Selbstbewusstseinszustände, in denen es sich befunden, nicht zusammenzubringen. Es vereinigt nur immer die einander entsprechenden und kommt so mehr oder weniger unbewusst zu dem Schlusse, aus mehrfachen Selbstbewusstseinsträgern zu bestehen. Man nennt eine solche Auffassung seiner selbst eine Spaltung der Persönlichkeit. Bisweilen ist diese Spaltung der Persönlichkeit der Art, dass alternirend bald das eine, bald das andere, selbst ein drittes Ich augenblicklich das ganze Bewusstsein ausfüllt und von den übrigen so gut als nichts weiss. Man hat solche Zustände eine Verdoppelung oder Vervielfältigung der Persönlichkeit und mit Bezug auf das Bewusstsein ein alternirendes oder auch mehrfaches Bewusstsein, ein geistiges Doppelleben, ein geistiges Vielleben genannt.

Wie sich aus den gesunden Empfindungen und Wahrnehmungen, Vorstellungen überhaupt, die Begriffe und Ideen entwickeln, so aus den krankhaften oder kranken und namentlich aus den Parästhesien die Wahnvorstellungen, die Delirien. Vornehmlich fruchtbar erweisen sich dabei die Halucinationen und Illusionen und die in den stuporosen Zuständen, der Benommenheit oder Versunkenheit, nur ganz wage und unbestimmt zu Stande gekommenen Parästhesien, die anfangs unbeachtet blieben, endlich aber wie alle einschlägigen, mehr oder minder gleichartigen, sogenannten unbewussten Empfindungen, gleichsam zusammengefasst und als Einheit in das Bewusstsein erhoben werden. Mit einem Male, anscheinend ganz unvermittelt, ist dann der Wahn da. Die betreffenden Individuen wissen in der Regel selbst nicht, wie sie zu ihm gekommen, oder wie er sich ihrer bemächtigt hat. Allein, wie nie ein Begriff, wie nie eine Idee ohne voraufgegangene entsprechende Empfindungen und Wahrnehmungen, welche nur zur Zeit das Bewusstsein nicht gehörig afficirten, gebildet wird, so auch nie ein Wahn. Es ist eine ganz falsche Annahme, dass er ohne alles Weitere und ohne alle Vermittelung ins Dasein trete, und dass das gerade für ihn charakteristisch sei. Eine Reihe von Empfindungen, eine Reihe von Wahrnehmungen, allerdings parästhetischer Natur, liegen auch ihm stets zu Grunde.

Zufolge einer conträren Sexualempfindung entwickelt sich so beim Manne der Wahn ein Weib, beim Weibe der Wahn ein Mann zu sein. Auf einer sonstigen anomalen Selbstempfindung beruht der Wahn, ein Thier geworden zu sein (Zoanthropie), den Bösen in sich aufgenommen zu haben (Dämonomanie), doch auch das Gegentheil davon, besonders begnadet zu sein, ein Auserwählter des Herrn, die Braut Christi zu sein (Mania religiosa). Auf denselben Umständen beruht aber auch der Verfolgungs- oder Beeinträchtigungs-, sowie auch der Grössen- oder Höhenwahn, die alle in ihren Anfängen jene Primordial-Delirien *Griesinger's* darstellen, welche sich unter die Kategorien: „Ich bin vergiftet; man stellt mir nach; ich bin schlecht; ich bin verloren; es ist aus mit mir, und, ich bin viel; ich habe viel; ich kann viel; ich bin reich, bin vornehm, bin mächtig“ unterordnen.

Hieraus ergiebt sich denn aber auch der Unterschied, der zwischen einer Wahnvorstellung und einem blossen Irrthume obwaltet. Der letztere ist in der Regel das Resultat einer ungenauen, aber sonst den objectiven Verhältnissen entsprechenden Wahrnehmung. Gesunde, doch nicht genügend intensive Processe liegen ihm zu Grunde. Die erstere hingegen beruht auf Parästhesien. Krankhafte Vorgänge, vielleicht von grosser Intensität, wie bei den Halucinationen, sind ihre Ursache. Der Irrthum lässt sich berichtigen, indem man das Mangelhafte in den bezüglichen Wahrnehmungen nachweist, was sogar durch eine Demonstratio ad oculos geschehen kann. Der Wahn lässt sich, so lange die Bedingungen fortwirken, aus denen er hervorging, nicht beseitigen. Die ihm zu Grunde liegenden Wahrnehmungen waren den objectiven Verhältnissen zwar nicht entsprechend, aber, weil durch die innere Natur des Subjects bedingt, für dieses echt und wahr. Sie sind und bleiben es auch, so lange seine Natur sich nicht ändert und, erst wenn Letzteres geschehen ist, die Wahrnehmungen den Reizen entsprechend werden, wie bei allen anderen Menschen, können jene, als das, was sie sind, erkannt werden. Das Fortbestehen von Wahnvorstellungen und hartnäckige daran Festhalten ist darum auch immer als ein Zeichen noch fortbestehender Krankheit angesehen worden; wiewohl andererseits ein jedes Fallenlassen und Aufgeben derselben noch keine Gewähr für die zurückgekehrte Gesundheit leistet.

Wahnvorstellungen, welche eine gewisse Dauer zeigen, hat man fixe genannt. Doch hat man das weniger mit Rücksicht auf ihre Ständigkeit gethan, als mit Rücksicht auf den Volksgebrauch, der mit fixen Ideen, wahrscheinlich im Anklange an fixe Luft, was soviel als verdorbene Luft heisst, alle krankhaften Vorstellungen, ja selbst alle blos vom Gewöhnlichen sich entfernenden und oft nicht einmal irrthümlichen Vorstellungen bezeichnet. Fixe Ideen sind ihm solche, welche aus dem Rahmen des Alltäglichen heraustreten und deshalb nicht gleich von jedermann begriffen werden.

Dass übrigens zwischen Irrthum und Wahnvorstellung kein durchgreifender Unterschied besteht, sondern beide in einander übergehen, liegt nach allem Voraufgeschickten auf der Hand und bedarf nicht erst des Nachweises. Unter allen Umständen zwischen Irrthum und Wahn endgiltig entscheiden zu wollen, ist darum ein Unding. Hieraus ergiebt sich aber des Weiteren wieder, dass Wahnvorstellungen und Logik sehr wohl mit einander vereinbar sind, und dass gerade auf Grund einer wohlerhaltenen Logik Wahnvorstellungen Ursache eines ganzen Wahngebäudes, des Wahnsinnes in vollendetster Form, des systematisirten Wahnes, werden können, ja selbst werden müssen.

Der systematisirte Wahn steht mit allem Rechte wegen seiner Hartnäckigkeit im allerübelsten Geruche. Dennoch kann er wie mit einem Schlage wegfallen, wenn die einzelnen Wahnvorstellungen, auf denen er sich an der Hand der Logik aufgebaut hat, in Wegfall kommen. Ich habe eine Frauensperson in den mittleren Lebensjahren zu behandeln gehabt, die, nachdem sie bereits mehrere Jahre krank gewesen war, der Greifswalder Irren-Anstalt zugeführt wurde. Nach etwa zweijährigem Aufenthalte in derselben musste sie als wahrscheinlich unheilbar entlassen werden, weil in einem wohl systematisirten Wahne befangen, sie als sekundär verrückt zu betrachten war. Sie wurde nach einer in ihrer Vaterstadt gelegenen Irren-Pflegeanstalt gebracht und fast von dem Augenblicke an, wo sie dieselbe betrat, sank ihr Wahn in sich zusammen. Der Grundstock desselben war, dass man ihr nachstellte, um sich ihres Vermögens zu bemächtigen, dass man sie deshalb auch in eine Irren-Anstalt gebracht hätte; ohne dass irgend eine Veranlassung ihrerseits dazu gegeben worden wäre. Dass man sie in die ihr bekannte Irren-Pflegeanstalt brachte, von der sie wusste, dass das nicht ohne vorhergegangene gerichtliche Feststellung der Thatsachen und nur mit Genehmigung der Aufsichtsbehörden geschehen konnte, machte sie indessen stutzen. Sie legte sich die Frage vor, ob sie nicht am Ende doch wie eine Wahnsinnige sich betragen hätte, und ob nicht Alles, was geschehen wäre, blos in Folge der falschen Vorstellung und der hartnäckigen Vertheidigung derselben, dass sie beseitigt werden sollte, vor sich gegangen wäre. Kurzum sie gab anscheinend diese Vorstellung auf. Nach einiger Zeit der Beobachtung wurde sie entlassen und, obwohl Jahr um Jahr seitdem vergangen, hat sie sich doch durchaus selbstständig dastehend, so gesund, wie nur je zuvor gezeigt.

Doch sind solche Fälle selten, ja stehen wohl nur ganz vereinzelt da. Die Regel ist, dass ein systematisirter Wahn zäh und hartnäckig ist und um so zäher und hartnäckiger wird, jemehr man auf ihn eindringt, und dass, hat er erst eine gewisse Zeit bestanden, er unausrottbar bleibt.

Zehntes Capitel.

Die Dysästhesien.

(Zweiter Theil.)

Die Anomalien der Strebungen, der Triebe, des Wollens entsprechen den Anomalien der Empfindungen, der Gefühle, und wie man die normalen von ihnen von den letzteren hat abhängig machen wollen, so auch die anomalen; während sie doch eigentlich mit ihnen zusammen nur eins sind. Denn die Strebungen entsprechen den Empfindungen und Gefühlen ja nur, weil sie blos eine besondere Seite oder auch blos Beziehung des Processes ausdrücken, dem auch jene ihr Dasein verdanken.

Wie immer sie auch beschaffen sein mögen, so ordnen sie sich doch den beiden Kategorien des „Her damit“ und „Fort damit“ unter, sind also Begehrungen oder Abwehrungen, und zwar wie wir in Cap. VI. auseinandergesetzt haben, je nachdem der sie verursachende Reiz Lust oder Unlust bewirkt hat.

Was zunächst die Triebe anlangt, so sind als solche Begehrungen durch cutane Vorgänge, und zwar auf hyperästhetischer beziehungsweise parästhetischer Grundlage veranlasst, unter anderen anzusehen die Neigung zum sich Kratzen und Scheuern, zu scharfem Bürsten, scharfen Kämmen u. dgl. m., sodann die Vorliebe für kalte Bäder, Seebäder, Douchen, für kalte Abreibungen und Frictionen, offenbar, um durch einen Gegenreiz die bestehende Reizung zu überwinden. Auf einem analogen Zustande überhaupt beruht auch wohl die Neigung zu fortwährendem Waschen und sich reinigen, wie man sie bei einer grossen Anzahl Hysterischer trifft. Gerade auf den entgegengesetzten Verhältnissen aber dürfte wieder die Vorliebe für warme Kleidung und gewisse Stoffe, z. B. Shirting oder Wolle auf blossem Leibe, ferner für den warmen Ofen und die directe Sonne begründet sein; indem nämlich schon der geringste Reizausfall durch

Wärmeentziehung unangenehm empfunden und ganz unwillkürlich der Schutz dawider erstrebt wird.

Als Abwehrungen auf Grund hyperästhetischer oder parästhetischer Zustände in der cutanen Sphäre haben wir dagegen die Abneigung unter Anderem gegen fest anliegende Kleider, gegen den Druck der Hand, gegen zu nahe Berührungen, z. B. Umarmungen, enges Zusammensitzen, gegen unbewegte Luft und daher geschlossene Räume zu betrachten.

Hierher gehörige Begehrungen beziehungsweise Abwehrungen, weil auf cutanen Hyp- oder Anästhesien beruhend, stellen die verhältnissmässig grosse Gleichgiltigkeit gegen Frost und Hitze, gegen den Schmutz der Haut, gegen den Druck der Kleider u. s. w. dar. Andererseits sind aber gewiss auch die mannigfachen Neigungen zu scharfen Einreibungen mit Eau de Cologne, mit Ameisenspiritus, das Frottiren der Haut mit groben Tüchern, mit steifen Bürsten, das Tragen von Pelz auf blossem Leibe, „was Alles die Haut belebt und ihre Thätigkeit befördert", hierher zu rechnen. Ebenso aber auch wohl die Neigung zu einem festen Anzuge, zu festen Binden um den Kopf u. ä. m. Hierbei können wir nicht umhin, darauf zu verweisen, dass die meisten sogenannten Abhärtungen auf nichts Anderes als Abstumpfungen, also auf die Erzielung von Hypästhesien, hinauskommen, und dass somit das Vermögen, die verschiedenartigsten üblen Einflüsse ohne sonderliche Belästigung zu ertragen, weit mehr Folge eines Mangels als eines Vorzuges ist.

In der visceralen Sphäre geben sich beziehentlich des Nahrungstriebes die Anomalien im Begehren durch sonderbare Appetenzen, im Abwehren durch besondere Aversionen zu erkennen. Zu jenen gehören wohl auf Grund hyperästhetischer Zustände sowohl die Neigung zu sehr kalten Getränken, zu mehr oder minder abgekühlten Speisen, zu Eis, als auch zu warmen oder erwärmten Getränken, überschlagenem Wasser, zu nicht zu kaltem Wein, Bier, zu heissem Thee, heissem Kaffee u. s. w., zu diesen der Widerwille gegen Gewürze, gegen Bitterstoffe, gegen sauere, gegen süsse Sachen. Die mit Hypästhesien in Verbindung stehenden Triebe zeigen sich in Gleichgiltigkeit gegen das Ernährungsmaterial. Die Einfachheit bis zur Geschmacklosigkeit ist auch hier von charakteristischer Bedeutung. Als Ausfluss von Parästhesien, bald auf hyperästhetischer, bald auf hypästhischer Basis sind endlich der Hang zu Spirituosen, zu Kaffee und Thee überhaupt, zu Kaffeebohnen im Besonderen, zu Fetten und Leim, ferner zu Kreide, Schieferstiften, Tinte,

Asa foetida und endlich zu wirklich ekelhaften Sachen, Lehm aus der Wand, Tabakssaft, die eigenen Exkremente (Skatophagie, Koprophagie) zu verzeichnen.

Beziehentlich des Geschlechtstriebes findet auf Grund einer Hyperästhesie eine mehr oder weniger erhebliche Steigerung und auf Grund einer Hypästhesie oder Anästhesie eine ebenso bedeutende Verringerung und selbst Vernichtung desselben statt. Den Parästhesien entsprechend offenbaren sich allerhand Perversitäten, von der einfachen Liebe zu Obscönitäten und der Neigung zur Selbstbefleckung an, welche letztere bis in die vorgerückteren Jahre bestehen kann, trotzdem sonst normale Verhältnisse vorliegen, bis zu den unbegreiflichsten Verkehrtheiten mit ihrem ganzen Gefolge. Bisweilen besteht vollständige Abneigung gegen das andere Geschlecht und unbezwinglicher Drang, dem Geschlechtsgenusse mit seines Gleichen zu fröhnen. Bisweilen richtet sich dieser letztere auch gegen andere Wesen, gegen Kinder, Thiere, selbst Leichen, oder verbindet sich mit unerhörter Grausamkeit, mit Mordlust und nach Befriedigung dieser mit Sucht zur Verstümmelung, selbst zur theilweisen Verzehrung der hingeschlachteten Opfer.

Sehr häufig nimmt der Geschlechtstrieb auf Grund anomaler Empfindungen ganz besondere Formen an. Gefallsucht und daraus entspringende Putzsucht, Coquetterie sind einzelne derselben; andere sind eine unendliche Liebessehnsucht, eine daraus entspringende Eifersucht, Zank- und Klatschsucht, Sucht zu schmähen und zu verdächtigen. Doch gehören diese Triebe und ihre Excesse schon in das Bereich der höheren, der moralischen, der ethischen und der ihnen verwandten Strebungen, und wollen wir sie daher erst bei diesen in näheren Betracht ziehen.

In der muskulären Sphäre machen sich auf Grund von Hyperästhesien die abnormen Triebe in einer gewissen Unruhe, die fortwährend dazu drängt, die einmal eingenommene Lage zu verändern, bemerkbar. Eine der bekanntesten Formen davon ist die Anxietas tibiarum. Sonst gehört aber auch mit dazu die Neigung zum sich Recken und Strecken, zu stärkeren Contractionen, zum Reiben der Hände, zum Kopf in den Nacken drücken, zum Verziehen des Gesichtes. Das Bedürfniss spazieren zu gehen, das oft in eine wahre Laufsucht ausartet, die Neigung zum Tanzen, zu stärkeren Körperbewegungen und Leibesübungen überhaupt, zu den Fatiguen der vornehmen Welt u. s. w. ist zum Theil wenigstens auch dazu zu rechnen. Gegentheils gehören aber dazu offenbar auch die Neigung der Ruhe zu pflegen und anhaltend das Bett zu hüten, die Bettsucht *Griesinger's*, bei welcher die Kranken Monate lang unverändert im Bette liegen bleiben können. Da offenbar auch auf Hypästhesien und Anästhesien hin so etwas vorkommen kann, so ist es nicht immer gerade leicht, was jeweilig vorliegt, zu entscheiden. — In Betreff der specifischen Muskelgefühle führt eine Hyperästhesie der Rachenmuskeln zu Brechneigung, eine Hyperästhesie des Herzens zu Aengstlichkeit. Statische Parästhesien haben das Bestreben im Gefolge, allerhand abnorme Stellungen einzunehmen, in abnormen Lagen sich zu bewegen, von der Neigung zum sich Schaukeln, Karoussel fahren, Kobold schiessen, dem Turnen am Reck, dem Herumklettern auf Zäunen und Bäumen angefangen, bis zu den wagehalsigsten Unternehmungen auf Kirchthürmen, Berggipfeln, an Abgründen, wenn sie keinen anderen Zweck, als, wie so häufig, blos sich selbst haben. Die krankhafte Neigung sich an die Wände zu drücken, sich auf den Fussboden zu legen und herumzurollen, sich mir nichts dir nichts auf einmal im Kreise herumzudrehen, die Marotten der Mondsüchtigen, soweit ich letztere selbst Gelegenheit gehabt habe, kennen zu lernen, sind als ein Auswuchs dieser Strebungen zu betrachten.

Beziehentlich der sensoriellen Gebiete geben sich die abnormen Triebe in der Vorliebe für gedämpftes Licht oder volles Licht, für bläuliches oder grünliches Licht, und daher auch entsprechende Tapeten, Schleier, Schirme, Gardinen, für matte, lebhafte oder gar grelle Farben zu erkennen. Als geradezu perverse Strebungen, weil auf Parästhesien beruhend, sind die Neigungen zur Verbindung sich widerstreitender Farben anzusehen, z. B. von Violett und Blassgrün, von Dunkelblau und Rosa, Dinge, die man gewöhnlich nur auf einen schlechten oder uncultivirten Geschmack zurückführt, die aber meistens tiefer liegen. Doch haben wir sowohl betreffs des Gesichts- als auch der übrigen höheren Sinne das hierher Gehörige bereits bei den Gefühlen besprochen; weil das, worum es sich da handelte, von den Strebungen, durch welche es zum Ausdruck kam, sich nicht trennen liess. Um Wiederholungen zu vermeiden, sei darum gegenwärtig einfach darauf verwiesen. Das mag indessen noch angeführt werden, dass die Hyperakusien, die Hyperosmien und Hypergeusien sich ebensowohl durch Begehrungen als Abwehrungen an den Tag legen, und dass den Parästhesien perverse Strebungen entsprechen. Wir können darum aus diesen gegebenen Falls auf jene schliessen.

In Hinsicht endlich der Hyperästhesien in Bezug auf Raum und Zeit macht sich das fortwährende Streben nach Veränderung geltend. Die bezüglichen Individuen haben nirgend Ruhe. Sie haben immer das Bedürfniss, den Aufenthaltsort zu wechseln. Schon das Gefühl auf Reisen zu sein, die Welt zu durchfliegen, ist ihnen darum behaglich, und die Reiselust, die Wanderlust, wobei es ihnen aber gar nicht darauf ankommt, Land und Leute zu sehen, ist etwas Charakteristisches für sie. Der Ueberdruss am Gegebenen treibt sie hinweg, und nicht täuschen lassen darf man sich durch ihr Streben nach Veränderung beziehentlich ihrer etwaigen Interessen. Es sind die oberflächlichsten Gesellen meist, die es geben kann.

In dem Gebiete des sogenannten höheren Strebens treten die Abweichungen von dem Normalen in ästhetischer Beziehung als Begehrung, liegt Hyperästhesie zu Grunde, in einer gewissen Schwärmerei für Alles, was schön ist, hervor. Ich sage absichtlich Schwärmerei, da dieselbe immer etwas Schwächliches und darum auch Ungesundes ist; während die Begeisterung, das Erglühen für das Schöne gerade als das Gegentheil, als ein Zeichen von Kraft und darum auch von Gesundheit zu gelten hat. Die Schwärmerei ist der Ausdruck einer Hyperästhesie, die künstlerische Begeisterung, die künstlerische Gluth der Ausdruck einer Akro- oder Oxyästhesie. Die ästhetische Schwärmerei nun tritt hervor in allerhand ästhetischen Regungen, ohne gehörigen Boden, als Dichterdrang, Literatendrang, Componisten-, Künstlerdrang. Die betreffenden Individuen, sind sie noch jung, wollen Schauspieler werden, wollen Maler, Bildhauer, Musiker werden, je nachdem gerade dieser oder jener Künstler, von dem sie zu hören bekommen, als veranlassender Reiz einwirkt. Sind sie älter, so pflegen sie eine schöngeistige Richtung mit grosser Vorliebe und treten vielleicht sogar selbst als ausübende Künstler der einen oder der anderen Art auf. Bezeichnend für sie ist aber der Dilettantismus, über dessen niederste Stufen sie kaum jemals hinauskommen; weil es ihnen an Kraft und Ausdauer gebricht. Vielfach mischen sich auf Grund parästhetischer Verhältnisse allerhand Fremdartigkeiten ein, und Neigung zum Absonderlichen, zum Auffallenden und Originalen, das aber leicht in das Barocke und Bizarre übergeht, selbst widerlich werden kann, ist die Folge davon. — Die Abwehrungen zeigen sich in Abneigungen, die allerdings wohl kaum einmal sich auf das ganze ästhetische Gebiet ausdehnen dürften, dafür aber hinsichtlich einzelner Kunstrichtungen ganz entschieden existiren. Es giebt Menschen, für welche die Musik schlechthin nur ein unangenehmes Geräusch ist, zu dem sie sich ähnlich wie nervöse Hunde verhalten. Andere mögen nur keine Wagner'sche Musik leiden: wieder Andere haben blos eine Abneigung gegen Janitscharen- oder Kammermusik. Ebenso giebt es Menschen, welche sich durchaus nicht mit Rubens'schen Darstellungen befreunden können, die gegen die Compositionen Kaulbach's lebhaften Widerspruch, gegen Hans Mackart's Art aber sogar leidenschaftliche Opposition erheben. Wie verschiedenartig sind die Urtheile über das Gebäude der grossen Oper in Paris, über die Siegessäule und die Schlossbrücke in Berlin, über die Gärten des Belvedère und von Schönbrunn bei Wien? Während die Mehrzahl der Menschen schon von Alledem entzückt ist, fühlen sich eine nicht unerhebliche Anzahl davon in einer fast entgegengesetzten Weise berührt. Sie haben eine Abneigung gegen die Kunstrichtung, welche in den bezüglichen Gegenständen zum Ausdruck gebracht worden ist. Aber darum braucht diese letztere selbst noch keine falsche und verfehlte zu sein. Eine gewisse, an die Idiosynkrasie sich anlehnende Form der Aesthesis kann ganz allein die Ursache davon sein.

Ganz entsprechend verhalten sich auch die anomalen Triebe auf Grund der intellectuellen Gefühle. Sind die letzteren hyperästhetischer Natur, so äussern sie sich als Begehrungen, Forscherdrang, Wissensdrang, doch ohne Neigung, sich zu vertiefen; da zu diesem wieder ein wirklich starkes Empfinden, eine Akro- oder Oxyästhesie gehört. Das Befriedigtsein durch blos summarisches Wissen, Compendiumweisheit, das daraus entspringende Haschen nach immer Neuem, daher auch vielfach mehr Neugierde als Wissbegierde sind der Ausdruck solcher Begehrungen. Den Parästhesien, die dabei bald mehr bald weniger mit vergesellschaftet sind, entsprechen, wie schon oben erwähnt, die Neigung zum Fabuliren, das in ein ganz grobes Flunkern ausarten kann, die Neigung zum Luftschlösser bauen, zum Wunderbaren, zum Mystischen und Abenteuerlichen und damit Romantischen überhaupt. Es entsprechen ihnen aber auch wohl die unklaren Strebungen nach Aufstellung dunkler Fragen, nach Lösung der letzten Probleme, und die Grübelsucht, die Forschung nach dem Steine der Weisen, nach der Entdeckung des Perpetuum mobile ist darum wohl auch hierher zu rechnen. Die Abwehrungen zeigen sich auch kaum einmal in vollständiger Abneigung gegen alles Wissen und Wissenswerthe; es sei denn, dass man blos das Sich-vertiefen im Auge hätte. Dagegen sind Abneigungen gegen einzelne Gebiete des Wissens desto häufiger. Vor Allem ist da die Abneigung, ja der

Widerwille gegen Mathematik und Philosophie, sowie auch mathematische oder philosophische Behandlung einer Disciplin zu nennen; sodann aber auch die Abneigung gegen das Studiren, nicht blos das Lernen von Sprachen, namentlich der alten Sprachen, gegen die Naturwissenschaften, oder doch wenigstens gewisse Zweige derselben auzuführen. Es sind das Zustände beziehungsweise Vorgänge, welche ebenfalls zu den Idiosynkrasien in einem bald näheren, bald entfernteren Verhältnisse stehen.

In der ethisch-moralischen Sphäre entsprechen den erwähnten Verhältnissen das Streben, der Drang, das Recht zur Geltung zu bringen, daher sich als Rechtsvertreter, als Gesetzeswächter, als Volksaufklärer, Weltverbesserer zu bethätigen. Das Pedantische, das Querulantenhafte aber, das dabei zum Ausdruck kommt, kennzeichnet das Krankhafte dieses Triebes in offenkundigster Weise. Die den Parästhesien entsprechenden Triebe zeigen sich in der Missachtung oder gar Verachtung der Menschenrechte und Gesetze, in der Lust Schaden anzurichten, bestehendes Glück zu zerstören, vom einfachen Schabernack an bis zu den ausgesuchtesten Quälereien und der Vernichtung des erwählten Opfers. Absichtliche Thierquälerei, absichtliche Menschenquälerei, Mordlust und Freude an den Todesqualen der unglücklichen Erkorenen, das ist der Ausdruck hiervon. Kein Mittel wird gescheut, um das Erstrebte zu erreichen. Die Lüge, die Verleumdung, der Meineid müssen der jeweiligen Absicht dienen, und, was das Wunderbare dabei ist, sie werden gar nicht als das empfunden, was sie sind; weil kein Gewissen schlägt.

In dem idealen Gebiete endlich entsprechen den nämlichen Verhältnissen das Streben oder der Drang, das Ideal in die Wirklichkeit einzuführen. Sich dem Dienste der Menschheit zu weihen; als Geistlicher, als Seelsorger, Mönch oder Nonne zu wirken; ein Held zu werden, ein Wohlthäter der Menschheit, das ist die Absicht, die dabei obwaltet. Was erreicht wird gegebenen Falls, das haben wir im vorigen Capitel bereits auseinandergesetzt.

Wir haben von allen den höheren pathologischen Strebungen bisher nur die in Betracht gezogen, welche aus Hyperästhesien und Parästhesien hervorgehen. Liegt es doch auf der Hand, dass aus Hypästhesien nur ein vermindertes Streben entspringen und dass, wo Anästhesien herrschen, von einem solchen überhaupt keine Rede sein kann. Mit Recht wird darum auch aus einem Mangel an Streben auf einen Mangel an Impressionalität, an Gefühl, an Interesse geschlossen. Umgekehrt darf man sich aber nicht verleiten lassen, aus einem sehr vielfältigen und anscheinend auch lebhaften Streben auf tiefe Gefühle und grosse Interessen zu schliessen. Das kraftvolle, auf Akro- oder Oxyästhesie beruhende Streben ist ein ruhiges, stetiges. Das ewige Herumspringen von Einem zum Anderen, heute Dieses, morgen Jenes, geht nur aus schwächlicher Hyperästhesie hervor.

Mit den Anomalien des Selbstgefühles hängen die Anomalien der Triebe zusammen, welche diesen entsprechen; mit den Anomalien des Selbstbewusstseins die Anomalien des eigentlichen Wollens, des Willens schlechtweg. Den krankhaft egoistischen Gefühlen entsprechen die krankhaft egoistischen Triebe, den krankhaft altruistischen Gefühlen die krankhaft altruistischen Triebe, die wir grösstentheils schon näher bezeichnet haben, um die bezüglichen Gefühle selbst ihrem Wesen nach näher zu charakterisiren. Den aus den krankhaften Selbstgefühlen hervorgegangenen Wahnvorstellungen entspricht der krankhafte Wille, der, weil er gerade so wie der normale an die Stelle eines Triebes treten und ihn in seiner Bethätigung verhindern kann, auch als Willkür und selbst als freier Wille zu erscheinen vermag. Er ist es auch eben so sehr oder auch eben so wenig, wie jener und, wie wahr das ist, lehrt die Erfahrung, die so und so oft bei der Entscheidung, ob man es mit einer freien oder krankhaft gestörten Willensthätigkeit zu thun hat, im Stiche lässt. — Wie soll man auch so ohne Weiteres bestimmen, ob eine Willensthätigkeit jeweilig eine gesunde ist oder war, oder ob sie nicht vielmehr als eine durch Krankheit beeinflusste, oder auch völlig gestörte angesehen werden muss? Seit *Georget* hat sich als weit verbreiteter Grundsatz geltend gemacht: „Sind die Motive zu einer That gesund, so ist auch der Wille, durch den sie zu Stande gekommen, als ein gesunder zu betrachten. Sind jene indessen als krankhaft zu erkennen, so muss auch dieser als ein solcher anerkannt werden.“ Das klingt sehr schön und bestechend und hat auch in der That Viele bestochen. Doch was sind gesunde Motive, und welche haben als krankhafte zu gelten? Der Willkür ist da Thür und Thor geöffnet, und das jeweilige Ermessen, nicht eine feste Regel, auf den Richterstuhl gesetzt. Das Einzige was dabei indessen nicht leicht im Stiche lässt, ist: Ein gesundes Ich und ein gesunder Wille, ein krankhaftes oder gar krankes Ich und ein krankhafter oder gar kranker Wille! In jedem Falle hat darum, bevor ein Urtheil über den bezüglichen Willen abgegeben wird, ein Urtheil über das jeweilige Ich zu erfolgen. Die Motive der That mögen sein, welche sie wollen. Nur ein gesundes Ich kann einen gesunden Willen haben. Ein krankes Ich muss krankhaft wollen; mögen auch die einzelnen Willensacte, d. h. die Reflexionen, welche sich an die Stelle des zur That drängenden Triebes einschalten, den Charakter des Gesunden, also z. B. des auf den eigenen Vortheil Gerichteten, des wohl Ueberlegten, des Beabsichtigten, sogar des schlau Berechneten an sich tragen, soviel sie wollen.

Uebrigens ist ein positiv krankhafter Wille verhältnissmässig selten. In den meisten Fällen, wo ein solcher vorzuliegen scheint, handelt es sich vielmehr nur um ein negativ krankhaftes Wollen, d. h. um ein zu schwaches Wollen, wirklich oder nur relativ hochgradig gesteigerten Trieben gegenüber. Dieselben können nun in den betreffenden Individuen überhaupt walten, sind ihm dauernd eigen, auf Grund eines besonderen Naturells; sie können aber auch mehr zufällig in ihm auftreten, in Folge vorübergehender Einflüsse, länger dauernder Krankheiten. Namentlich im letzteren Falle sind sie oft nur relativ gesteigert, indem, in Folge einer Schwächung des psychischen Organes, der Vorstellungsprocess, vorzugsweise die Selbstbeherrschung und die Besonnenheit geschwächt sind, und somit der Wille, der aus diesen beiden gerade hervorgeht, den aus unmittelbarer Anregung durch die Aussenwelt entspringenden Trieben gegenüber, selbst wenn diese auch noch schwächer als gewöhnlich sein sollten, in ganz besonderem Nachtheile ist.

Doch ist das für jetzt ziemlich gleichgiltig. Unter allen Umständen kommt es darauf an, wo das Wollen bestimmt werden soll, zunächst das Ich zu bestimmen, ob es gesund oder krank ist, und das geschieht, indem wir die Elemente, aus denen es sich aufbaut und endgiltig zusammensetzt, nach ihrer Gesundheit oder Nicht-Gesundheit zu bemessen suchen. Da diese Elemente aber Functionen der einzelnen Körperorgane sind, durch deren centripetale Nerven sie nur in ihren Resultaten nach dem psychischen Organe übertragen werden, so kommt es darauf an, im gegebenen Falle die Gesundheit oder die Erkrankung der einzelnen Körpertheile zu erweisen. Mens sana in corpore sano! Nur wo wir Alles in Ordnung finden, werden wir auf ein gesundes Ich und ein entsprechendes jeweiliges Wollen zu schliessen haben. Wo wir dagegen Abweichungen von der Norm festzustellen in der Lage sind, da werden wir dem auch in Bezug auf das Ich und das Wollen Rechnung tragen müssen. Vergessen werden wir freilich nie dürfen, dass es keine absolute Gesundheit giebt, sondern nur eine gewisse Breite, innerhalb deren sich das gesunde Leben bewegt, und dass in diesem Sinne noch nicht jede Abweichung von dem Gewöhnlichen eine Krankheit im eigentlichen Sinne des Wortes bedeute, sondern dass erst eine erheblichere Abweichung von jener dafür anzusehen sei. Wir werden darum auch noch nicht jede Willensalteration als eine kranke im gebräuchlichen Sinne des Wortes ausgeben dürfen, sondern erst dann ein

Recht haben dieses zu thun, wenn die bezügliche Alteration bereits eine gewisse Höhe erfahren hat; aber ebenso wenig werden wir auch jemals vergessen dürfen, dass, wo dieses der Fall ist, es sich nur um ganz entschieden krankhafte Zustände und Verhältnisse handeln kann.

Hieraus ergiebt sich aber, dass wir mit der alltäglichen Auffassung der Moral als einer Art Gegensatz zu dem gewöhnlichen psychischen Geschehen, und in Sonderheit der Immoralität als einer Art Gegensatz zum psychischen Erkranktsein nichts zu thun haben wollen. Schon unsere bisherige Darstellung der Entstehung des Ethischen und Moralischen sowie aller sogenannten höheren Gefühle des Menschen überhaupt als Ausflüsse der sinnlichen Gefühle, zumal der aus diesen hervorgegangenen abstracten Vorstellungen und des Umstandes, dass alle Gefühle, wie beschaffen sie auch immer sein mögen, nur das Product einer ganz bestimmten chemisch-physikalischen Arbeit sein können, schon diese Darstellung hat das gelehrt. Wir haben das gesammte psychische Geschehen als einen Ausdruck der Bewegung hingestellt, welche in mannigfachster Form, bald so bald anders das All durchwogt; wir haben daraufhin geradezu ausgesprochen, dass sich dasselbe ganz und gar dem Gesetze von der Erhaltung der Kraft, wie es von *Robert von Meyer* und *Helmholtz* aufgestellt und begründet worden sei, unterordne; man wird sich nicht wundern können, dass hier, an einem der wichtigsten, ja wohl dem wichtigsten Punkte unserer Gesammtdarstellung angekommen, wir es wiederholen. Nach unserem Dafürhalten sind Moral und gesundes psychisches Leben unzertrennlich; alle Immoralität aber ist Symptom psychischen Krankseins. Gewöhnen wir uns nur erst an eine solche Auffassung, und sie wird nicht mehr das Erschreckende haben, das sie im ersten Augenblicke auf Jeden auszuüben pflegt, der in anderen Anschauungskreisen erzogen und gross geworden mit dem Herrschendwerden jener Auffassung den unvermeidlichen Einsturz aller sittlichen Weltordnung kommen sieht.

Griesinger sagt: „Kein Geistesgesunder ist zum Verbrechen gezwungen"; ich glaube, kein Geistesgesunder begeht ein Verbrechen. Es ist dasselbe gegen seine Natur, und gegen seine Natur thut Niemand Etwas, weil er es nicht vermag. Alle unsere Handlungen erfolgen mit Nothwendigkeit, die triebartigen auf Grund des Zwanges, den der jeweilige Reiz ausübt, die willkürlichen auf Grund einer Art von Laune, Mitvorstellungen, zu denen irgend ein Reiz, eine Empfindung Veranlassung gegeben hat, die durch freie Willensentschliessung bedingten auf Grund der Art und Weise, wie wir gewöhnt worden sind, im gegebenen Falle in die triebartig sich vorbereitenden einzugreifen und sie zu modeln. Die Sitte ist dabei von grossem Belange. Ja es fragt sich, wie weit sie nicht gar blos einen Reiz darstellt, der ebenso zwingend zu entsprechenden Handlungen drängt, wie gewisse Reize, die aus dem eigenen Körper stammen. Die Sitte und Alles, was damit zusammenhängt, wirkt dann nur als Gegenreiz in Bezug auf den etwaigen körperlichen Reiz, und die aus ihr entspringende Handlung wäre der durch den Trieb bedingten vollständig gleichwerthig, d. h. ebenso wie diese nur eine einfach reflectorische, trotzdem sie erst nach so und so viel Reflexionen, die aber in den nämlichen Fällen immer die nämlichen sind, zu Stande gekommen.

Wir haben uns schon einmal dahin ausgesprochen, dass unser freier Wille nur ein scheinbar freier ist, und sich darauf beschränkt, dass wir in die Triebe einzugreifen und sie zu mässigen, zu ändern, oder auch ganz zu unterdrücken im Stande sind; dass dies aber nur dadurch geschieht, dass wir zwischen den Trieb und die entsprechende Handlung noch Reflexionen einschalten, die dem Triebe ihren Charakter nehmen und andersartige Handlungen zur Folge haben. Wenn nun die Reflexionen aber, weil auf einem Reize beruhend, den die Sitte darstellt, und diesem Reize gemäss immer in ein und derselben Weise auftretend, sich auch wieder als blosse Nothwendigkeiten erweisen, was bleibt da selbst noch von der genannten Freiheit? Und was die Sitte, das leistet noch so manches Andere, der Glaube, die Liebe, die Hoffnung, Gemüthszustände, die zufällig hervorgerufen werden, weil ein halbverklungenes Lied an das Ohr schlägt, die Abendglocke über die Triften tönt, ein altes Bild Erinnerung weckt, die namentlich die sogenannten höheren Gefühle erregen. Wir handeln in jedem Augenblicke, wie wir handeln müssen: gleichviel ob wir etwas thun, oder etwas lassen, und ob Jemand tugendhaft oder lasterhaft, ein Held oder ein Verbrecher ist, vor dem Richterstuhle einer höheren Gerechtigkeit ist das vollständig gleich. Glücklich, wer geworden, dass er immer im Einklange mit sich und Dem, was die Welt von ihm fordert, steht. Sie verlangt Nichts von ihm, was der Menschennatur nicht entsprechend und zum Bestande der menschlichen Gesellschaft, d. i. eben der Welt, erforderlich wäre. Glücklich, wie gesagt, wer so geworden, dass leicht er immer dieses erfüllt, und gewissermaassen als selbstverständlich oder auch allein möglich aus seiner Natur heraus. Er ist ein wahrhaft tugendhafter Mensch, und auf welchen Platz man ihn auch stelle, er wird ihn ausfüllen nur zum Wohle des grossen Ganzen. Er ist aus dem Holze, aus welchem die wirklich grossen Menschen geschnitzt werden. Aber nichts Anderes, als unglücklich ist darum auch der, welcher nicht so geworden, der überall in Widerspruch geräth mit sich und der Welt, in der er doch nun einmal zu leben gezwungen ist, und die er schliesslich, weil auf Grund seiner krankhaften, zu Parästhesien geneigten

Natur sie ihn nur feindlich berührt, hasst und in egoistischster Weise bekämpft. Was wir lasterhaft, was wir verbrecherisch nennen, ist nur ein in Widerspruchstehen mit den wahren Interessen unserer selbst und der ganzen menschlichen Gesellschaft. Ist es möglich, dass dies anders geschehen kann, als in Folge abnormer Vorgänge in uns selbst, und können diese wieder sich je vollziehen, ohne dass wir in unserer Zusammensetzung, namentlich in der unseres Nervensystemes eine Abänderung erfahren haben, also krank sind? Jeder Verbrecher, jeder lasterhafte Mensch ist ein kranker Mensch und verdient Mitleid anstatt Verachtung. Man versündigt sich sonst an dem ewigen Walten, unter dessen Einfluss, dessen Herrschaft auch er geworden, wie er ist.

Soll darum jeder Verbrecher, jeder Lasterhafte gleich einem Tugendhelden behandelt werden? Das ist eine ganz andere Sache und, obwohl sie, streng genommen, nicht hierher gehört, so mag dennoch im praktischen Interesse sie etwas eingehender behandelt werden.

Die Geschichte der menschlichen Gesellschaft lehrt, dass diese letztere das Verbrechen und das Laster, je nachdem sie ein solches feststellte, niemals gleichgiltig behandelt, sondern je weniger entwickelt sie war, um so schärfer geahndet hat. Sie hat sich stets gegen ihre kranken Glieder gewandt und, je grösser die Störungen waren, welche sie durch dieselben erfuhr, um so mehr war sie bestrebt, diese unschädlich zu machen, musste es auch selbst durch ihre Vernichtung sein. Und reichlich hat die Gesellschaft vernichtet diejenigen, welche sich an ihr versündigt hatten. Die Todesstrafe mit allen möglichen Verschärfungen, auf dass der Verbrecher recht fühle und büsse, was er verbrochen hätte, die hat sie reichlich geübt, und neben ihr noch so manche andere, die, wenn auch nicht in ihren augenblicklichen, so doch in ihren weiteren Folgen ihr gleichkommen: Hand abhauen, Arm abhauen, Zwangsarbeit unter den erschwerendsten Umständen zum allgemeinen Besten und zur Befriedigung des etwa Gekränkten Wo wir Menschen zu einer Gesellschaft geeinigt antreffen, überall finden wir Strafen, welche sie gegen diejenigen verhängen, die ihre Gesellschaft schädigen. Das Strafen muss also in der menschlichen Natur seinen Grund haben und aus dieser heraus mit derselben Nothwendigkeit erfolgen, wie alle anderen Handlungen. Haben wir gesagt, dass das Verbrechen nur ein Act der Nothwendigkeit ist, so ist es auch die Strafe, welche dasselbe trifft, und es ergiebt sich hieraus ebenfalls wieder mit aller Nothwendigkeit, dass wir keineswegs dafür erachten, der Verbrecher, sowie der Lasterhafte überhaupt sei zu behandeln gleich jedem, der seine Pflicht thut und einen tugendhaften Wandel führt. Von diesem Gesichtspunkte aus treten wir selbst für die Todesstrafe sein. Sie ist in der menschlichen Natur begründet und wird sich darum auch erhalten, so lange als Menschen und eine menschliche Gesellschaft existiren, und das trotz alles Disputirens dagegen, sei es auf dem Katheder oder auf der Tribüne einer Volksversammlung. „Wer Menschenblut vergiesst, dess' Blut soll wieder vergossen werden“ ist nur eine Forderung des menschlichen Herzens selbst. Mag dieselbe nun aus dem Gefühle der Rache, oder sonst etwas entspringen, wir werden den Forderungen des menschlichen Herzens wohl einen milderen Ausdruck zu geben vermögen, wir werden sie einzuschränken im Stande sein; aber ausmerzen werden wir sie nie. In gewissen Fällen wird die menschliche Gesellschaft immer den Tod des Verbrechers an ihr fordern, und es wäre falsch ihr diese Forderung zu versagen; weil sie in ihrem normalen Empfinden und Streben geschädigt würde. An einer anderen Stelle würde es sich nur wieder bitter rächen.

Dazu kommt, dass die Strafe ein Correctiv ist. Sie wirkt nicht nur erziehend, wie die Entwickelung des Einzelnen lehrt, auf das Individuum ein, das sie erlitten, indem sie einen Reiz setzt, welcher in der Erinnerung einen Gegenreiz gegen die jeweiligen Antriebe bildet, und die Reflexionen, durch welche diese zurückgedrängt werden sollen, verstärkt; sondern sie wirkt eben so erziehend auch noch auf eine Reihe Anderer ein, welche mit dem gestraften Individuum blos in Berührung kommen. Die Strafe wirkt insofern entschieden abschreckend, und wenn gewisse Thatsachen, die statistisch festgestellt worden sind, dagegen zu sprechen scheinen, z. B. dass öffentliche Hinrichtungen alsbald zur Nachahmung und damit Wiederholung desselben Verbrechens geführt haben, um dessentwillen sie selbst stattgefunden hatten; so wolle man nicht vergessen, dass es sich dabei nur um zweifelhafte Persönlichkeiten gehandelt haben kann, Persönlichkeiten, welche zu solchen Verbrechen schon in hohem Maasse disponirt waren, und bei denen es nur eines geeigneten Anstosses bedurfte, um die Disposition zur That werden zu lassen. Es handelt sich in diesen Fällen um krankhafte, namentlich ethisch und moralisch parästhetische, und darum perverse Persönlichkeiten, und dass auf diese die Reize anders, ja bisweilen gerade umgekehrt als normal wirken, wissen wir ja, können wir ja mittelst der *Brenner*'schen Zukunftsformeln sogar experimentell nachweisen. Sonst wirkt die Strafe, wie gesagt, auch an Anderen vollzogen, entschieden abschreckend, für alle mehr normalen, aber nicht recht charaktervollen und charakterfesten Menschen willensverstärkend und damit hemmend auf den Umsatz der Triebe in die entsprechende That. Sie ist, in welcher Form sie auch immer auftreten möge, ein Correctiv der Willensschwäche, beziehungsweise der Widerstandslosigkeit gegen die einwirkenden Reize, die Versuchung, aus welcher so gut wie alle Vergehen, so gut wie alle Verbrechen an der menschlichen Gesellschaft entspringen. Die Strafe des Einzelnen ist somit auch ein Correctiv für das Streben der Gesammtheit, und da das Correctiv, wenn es wirksam sein soll, nicht zu schwach sein darf; so ergiebt sich, dass für gewisse Fälle, soll die Strafe wirksam sein, sie auch in der schwersten Form, in der sie überhaupt verhängt werden kann, zur Anwendung kommen muss. Es kommt damit nur das Verhältniss von Fortune physique und Fortune morale, wenn auch in umgekehrter Weise, zur Anwendung, und da dieses ein gesetzmässiges ist, so ist auch die härteste Strafe, die es überhaupt geben kann, die Todesstrafe, der menschlichen Natur nach durchaus gesetzmässig und darum auch geboten. Richtig angewandt, zur Unzeit unterlassen, wirkt sie als ethisches Moment fördernd oder hemmend auf die Entwickelung der ethischen Gefühle der Menschheit als Ganzes und damit sittigend oder entsittigend. Also, trotzdem Alles, was geschieht, mit Nothwendigkeit geschieht, auch jede Handlung das Resultat einer Nothwendigkeit ist, dennoch Strafe, selbst Todesstrafe. Denn auch sie ist nur das Resultat eiserner Nothwendigkeit!

Sollen denn nun aber alle gleichen Verbrechen auch gleichmässig gestraft werden? Das ergiebt sich weder aus dem, was wir gehört haben, noch hat es die Welt je gethan. Immer ist die Strafe für ein und dieselbe böse That verschieden gewesen, je nach den Umständen, unter denen sie geschehen, und, wenn der Spielraum auch, in welchem sich das Strafmaass bewegte, nicht immer ein sehr grosser war, — praktisch vielleicht auch ganz gut — vorhanden war er doch immer. Das deutsche Strafgesetzbuch besagt §. 51: „Eine strafbare Handlung ist nicht vorhanden, wenn der Thäter zur Zeit der Begehung der Handlung sich in einem Zustande von Bewusstlosigkeit oder Störung der Geistesthätigkeit befand, durch welchen seine freie Willensbestimmung ausgeschlossen war“, d. h. also, wenn er der Besonnenheit und damit der Selbstbeherrschung baar war. Auf das Bewusstsein und die Besonnenheit kommt es darum in ihm allein an, und, wie sonst auch immer die bezüglichen Bestimmungen in anderen Strafgesetzbüchern lauten mögen, das Punctum saliens dabei ist auch immer das Bewusstsein und die Besonnenheit. Nach dem deutschen Strafgesetzbuche ist Straflosigkeit für eine sonst als Verbrechen zu betrachtende Handlung nicht vorhanden, wenn sie in einem bewusstlosen Zustande oder unter Ausschluss der Besonnenheit begangen wurde. Getrübtes Bewusstsein, beeinträchtigte Besonnenheit bedingen noch keine Straflosigkeit. Die freie Willensbestimmung muss ausgeschlossen gewesen sein. Was geschieht nun aber mit Verbrechern, bei denen das Bewusstsein doch nicht mehr klar und die Besonnenheit nicht mehr ungetrübt war. Darüber besagt das deutsche Strafgesetzbuch nichts Genaueres. Doch lässt es die Zustände gestörten Bewusstseins und gestörter Besonnenheit als Milderungsgründe zu und erfüllt damit thatsächlich, worauf es ankommt. Jeder Geisteskranke, der nicht vollständig bewusstlos, nicht aller Besonnenheit baar ist, ist zu bestrafen; aber das Maass der Strafe hat sich zu richten nach dem Maasse von Bewusstsein und Besonnenheit, das er annoch besessen. Aus dem Grade der Krankheit, an der er leidet, kann auf dieses wenigstens annähernd noch recht wohl geschlossen werden, und Sache des Arztes ist es, das Alles dem Richter so klar zu legen, dass dieser im Stande ist, das richtige Strafmaass, wenn ebenfalls auch nur annähernd, zu bestimmen.

Allein damit wird ja nicht die Schuld, sondern eigentlich das Unglück gestraft! Was ist Schuld? Was ist Unglück? Schuld ist Unglück, und Unglück ist Schuld. Wollen wir doch nicht weiser und besser sein, als die Natur und ihr ewiges Walten! Auch sie wendet sich nur gegen das Unglück und drängt ihre eigenen Schöpfungen zurück und lässt sie untergehen, wenn sie nicht den Kampf um das Dasein auszuhalten im Stande sind, den sie gleichsam als Probe für die Güte dessen, was sie geschaffen, eingeführt hat. Sie rächt auf diese Weise die Sünden der Väter bis in das dritte und vierte Glied und lässt den Enkel büssen, was der Ahnherr einst gefehlt. Ob so, ob so, wir ändern nichts an der Sache. Beugen wir uns unter die gewaltige Hand, welche die Welt regiert, und nehmen wir auf uns, was nicht zu vermeiden. Doch sollen wir dabei nicht blos einfach dulden und in fatalistischer Resignation über uns ergehen lassen, was ergeht. Zu dem Unvermeidlichen, was wir auf uns zu nehmen haben, gehört naturgemäss auch der Kampf, der Kampf um's Dasein, nicht blos des Einzelnen, sondern der ganzen menschlichen Gesellschaft überhaupt, und in diesem ist rücksichtslos zu beseitigen und auszurotten, was den Bedingungen ihres Bestandes und ihrer gedeihlichen Entwickelung nachtheilig ist.

Nach Diesem kehren wir wieder zu den Anomalien der Strebungen, wie sie aus den Anomalien des Selbstgefühles und des Selbstbewusstseins erwachsen, zurück, und finden, dass dieselben sich zu diesen letzteren verhalten wie alle anomalen Strebungen zu den ihnen entsprechenden anomalen Gefühlen überhaupt, selbst wenn sie, wie das häufig der Fall ist, gerade den entgegengesetzten Eindruck machen.

Den Hyperästhesien des Selbstgefühles entspricht eine Steigerung des Strebens. Das Streberthum, das unter allen Umständen sich zur Geltung zu bringen bestrebt ist, ist ein Ausdruck dessen. Den Hypästhesien entspricht ein vermindertes Streben, eine gewisse Indolenz, wie sie dem Philister eigen, den Anästhesien eine vollständige Gleichgiltigkeit gegen Alles, was sowohl das eigene Selbst, als damit auch wieder die ganze Welt betrifft. Der vollständigste Indifferentismus, das, was wir ethisch und moralisch verkommen nennen, ist das Zeichen dafür. Den Parästhesien endlich des Selbstgefühles entsprechen die absonderlichen und darum häufig auch geradezu verkehrten oder perversen Strebungen, die sich z. B. in dem Stutzerhaften, in dem Gespreizten und Geckenhaften, in dem Hange zur Einsamkeit, in dem Widerwillen gegen alles Alleinsein, und bei einiger Steigerung dieser letzteren beiden Strebungen in einer bald grösseren, bald geringeren Menschenfeindlichkeit, in Misanthropie, oder ihrem Gegentheile, einer ausschweifenden Philanthropie an den Tag legen. Niedrige Gewinnsucht, namentlich aber schmutziger Geiz einerseits, Aufgehen in Bestrebungen für fremdes Wohlergehen andererseits, sind neben anderem, schon früher Erwähnten, ein Ausdruck davon. Entsprechend den Sympathien und Antipathien zeigt sich Vorliebe für diese, Abneigung für jene Personen, ohne einen triftigen Grund weder für das Eine noch für das Andere angeben zu können. Sehr merkwürdig sind die Gemische aus solchen Sympathien und Antipathien, und da kann z. B. volle Menschenfeindlichkeit und eine wahre Liebe zu Thieren, insbesondere zu Pferden, Hunden, Katzen, Vögeln oder auch zu Blumen bestehen. Als eine hierher gehörige Erscheinung ist auch der merkwürdige Gegensatz in einer Anzahl von Menschen zu rechnen, dass sie gegenüber der Noth und dem Elende des Nächsten kalt und gleichgiltig bleiben, ja selbst eine gewisse Schadenfreude nicht zu unterdrücken vermögen; während sie für das Wohlbefinden der Thiere sich bis zu einer Opferwilligkeit ohne Gleichen erwärmen können. Auch die Antivivisections-Liga beruht nicht zum kleinsten Theil auf hierher gehörigen Parästhesien.

Aus den Parästhesien, welche in ihrer höchsten Entwickelung die conträre Sexualempfindung darstellen, gehen die abnormen Strebungen beziehungsweise Triebe in Bezug auf das andere Geschlecht hervor. Bei wirklich conträrer Sexualempfindung besteht eine ausgesprochene Neigung zu dem eigenen, bei gleichzeitiger mehr oder minder grosser Abneigung gegen das andere Geschlecht als solchem, aber zugleich doch auch einer Vorliebe wieder für seine Art und Weise sich zu haben, sich zu beschäftigen, selbst zu kleiden. Mit einem Worte, die conträre Sexualempfindung bedingt die Neigungen des anderen Geschlechts in mehr oder minder weitem, bisweilen in vollem Umfange. Nicht alle abnormen oder gar perversen sexualen Strebungen und Neigungen sind darum einfach mit conträrer Sexualempfindung in Zusammenhang zu bringen, sondern können auch ohne alle weiteren Anzeichen einer solchen, gewissermaassen für sich bestehen. Namentlich gilt das für die Onanie, für viele Formen der Päderastie, und insbesondere die Sodomie. Es giebt fehlerhaft veranlagte Individuen mit ausgesprochenen Neigungen zu den genannten Lastern, ohne dass sonst sie irgend welche Abweichungen von der Natur und dem Wesen ihres Geschlechtes erkennen liessen, und wir können darum nicht umhin, als sie für eine ganz besondere Geartung des jeweiligen Geschlechts aufzufassen, für eine krankhafte Entartung desselben, wie sie auch der Sucht, Kinder und Leichen zu schänden oder in sonst unnatürlicher Weise der Wollust zu fröhnen, zu Grunde liegt.

Indessen soll damit doch noch keinesweges gesagt sein, dass unter allen Umständen diese Strebungen und Neigungen nur aus einer solchen krankhaften Geartung oder auch Entartung ihren Ursprung nehmen. Ihre Anfänge fallen jedenfalls noch der Hauptsache nach in die Breite der Gesundheit, und ganz besonders gilt das für die Onanie und jene Form der Päderastie, die als mutuelle Onanie bezeichnet wird. Aber welches sind die Ursachen davon? Sehen wir von den Fällen ab, in denen der Umgang mit dem anderen Geschlechte unmöglich gemacht, oder auch nur erschwert ist, so bleiben doch noch der Räthsel unendlich viele. Man hat böses Beispiel, Immoralität, Lascivität u. s. w. angeschuldigt; allein etwas mehr, als oberflächliche Erklärungsversuche durch ungeklärte Dinge sind das doch nicht. Dass die fraglichen Neigungen und Triebe nicht auf einem Mangel an ethischen oder moralischen Gefühlen beruhen, wie so vielfach angenommen wird, geht daraus hervor, dass sie gerade durch diese Gefühle beherrscht und unterdrückt werden, sie an und für sich also da sind. Was ist es also, was sie verursacht? Weist Letzteres vielleicht darauf hin, dass, was wir so schlechtweg Geschlechtsleben nennen, in letzter Reihe doch noch auf etwas Anderem als blos dem Mysticismus des geschlechtlichen Gegensatzes beruht, und dass, um mich teleologisch auszudrücken, die Natur dieses Etwas nur benutzt hat, um durch den geschlechtlichen Gegensatz die Fortpflanzung ihrer Wesen nur desto sicherer zu erreichen? Wäre das der Fall, so liesse sich einmal daraus am ehesten noch die weite Verbreitung der beiden zuletzt erwähnten Laster, namentlich bei niederen Culturvölkern und auf niederer Bildungsstufe stehenden Individuen, sodann aber auch ihre Allgemeinheit, insbesondere die der auffallenden Knabenliebe bei den ethisch doch wahrlich hochstehenden Griechen und Römern erklären, während sonst jede Erklärung im Stiche lässt. Ein natürliches Etwas machte sich nur geltend, wo diese Laster, ich will gleich sagen, gelegentlich vorkommen, und die Cultur und Sitte wiese dasselbe bloss nicht mit der Kraft zurück, wie wir das von unserem Culturzustande aus und unseren Sitten gemäss verlangen. Und wer will leugnen, dass die Sitten der Griechen und Römer doch nach vieler

Richtung hin noch sehr viel einfacher und sehr viel ursprünglicher waren, als die unseren? Beide Völker gingen noch halb nackt, ja, wie häufig z. B. die Griechen bei ihren gymnastischen Uebungen und heiligen Spielen, ganz nackt. Das Naturalia non sunt turpia stammt von ihnen her; während gerade alles das, was unsere Abhängigkeit von der Natur und unser mitten drin Stehen in der Natur beweist und uns gemein ist mit allen übrigen Wesen, uns erniedrigend und darum beschämend vorkommt. Die Griechen und Römer verhielten sich in dieser Beziehung durchaus naiv, und wir verhalten uns sentimental. Ist dieses Naive im Wesen der Griechen und Römer am Ende auch nur Schuld an ihrer offenkundig betriebenen Knabenliebe, die unserem sentimentalen Wesen so durchaus zuwider ist? Gleichviel! Jedenfalls lehrt die Erfahrung, dass gewisse Aeusserungen des Geschlechtslebens, die nicht auf die Erzeugung von Nachkommenschaft gerichtet sind, noch in die Breite der Gesundheit fallen und mit der Ethik durchaus verträglich sind, wenn sie auch den Sitten der Zeit und des Landes widerstreiten und damit wieder unmoralisch in des Wortes vollster Bedeutung sind.

Nichtsdestoweniger ist es doch auch wieder richtig, dass diese Aeusserungen und die ihnen zu Grunde liegenden Strebungen, sobald sie nur eine gewisse Höhe und Ausschliesslichkeit erreicht haben, auf ein krankhaftes Wesen hindeuten, zum Wenigsten auf eine Schwäche, in Folge deren es nicht möglich ist, die nach den geltenden Ansichten von Moral verurtheilten Ungehörigkeiten so zu regeln, wie es die Gesellschaft und gewöhnlich auch das bezügliche Individuum selbst wünscht. Auch der Umstand, dass bei solchen, hierher gehörigen Personen in der Regel sich noch anderweitige Anomalien und insbesondere anomale Strebungen nachweisen lassen, legt dafür Zeugniss ab, dass wir in ihnen es mit kranken Menschen zu thun haben. Sehr gewöhnlich finden sich bei ihnen allerhand Idiosynkrasien und Immunitäten, unberechtigte Sympathien und Antipathien, viel Bizarres, Barockes, aber auch Saloppes. Etwas Zimperliches und daher Aengstlich-Scheues ist ihnen allen bald mehr bald minder eigen, und darum besteht auch fast durchgehend bei ihnen das Bedürfniss, sich irgendwo anzulehnen und Halt zu suchen. Aus diesem Grunde lehnen sie sich denn auch zumeist mit grosser Inbrunst an die Religion und ihre Lehren an, und unter der Zahl der Frömmsten einer Gemeinde sind gewiss immer Etwelche, die sexuell anders sich verhalten, als die Mehrzahl der übrigen Menschen.

Es ist ganz auffallend, wie wahre Religiosität, gleichgiltig durch welches Bekenntniss vermittelt, wie wahre Frömmigkeit und Alles, was mit ihr zusammenhängt, echte Humanität und echter Idealismus sich mit einem gesunden Geschlechtsleben vergesellschaftet findet: wenn dasselbe auch kein reges ist und aus diesem oder jenem Grunde gar nicht einmal zur Bethätigung kommt. Nicht minder auffallend ist es aber auch, wie Bigotterie, Zelotismus und Fanatismus, Gleichgiltigkeit, Härte und Grausamkeit gegen den Mitmenschen fast nur im Vereine mit allerhand Anomalien und Perversitäten in jenem angetroffen werden. Die Welt ist immer sehr geneigt, wo Letzteres der Fall ist, die bezügliche Frömmigkeit als blosse Heuchelei zu betrachten und die betreffenden Personen als moralisch Verkommene in des Wortes landläufiger Bedeutung hinzustellen. Doch ist das zumeist ganz unrichtig. Die betreffenden Individuen sind wirklich fromm, von ganzem Herzen fromm, sind überfromm; aber ihre Frömmigkeit entstammt eben der Schiefheit und Schwäche, in Folge deren sie sich auch geschlechtlich so vielfach versündigen. Sie fühlen ihren Mangel. Sie fühlen, dass sie keinen Halt in sich haben, dass ihnen die Kraft gebricht, gegen das Abnorme in ihrem Geschlechtsleben siegreich anzukämpfen — ihr Geist ist willig, aber ihr Fleisch ist schwach! — und darum werfen sie sich, namentlich unter dem Einflusse einer entsprechenden Umgebung und Erziehung, ganz und gar einer höheren Macht in die Arme, um von ihr und durch sie alles das zu erlangen, woran es ihnen gebricht. Und wie alle mangelhaft veranlagten Menschen glauben, dass sie eigentlich so recht den Typus des Menschengeschlechtes vertreten, und dass darum so wie sie auch alle anderen sein müssen, so werden sie unduldsam, hart und selbst grausam gegen diejenigen, welche nicht so sind, wie sie. Und so vereinigt sich denn sehr gut ihre Frömmigkeit, ihre Bigotterie und ihr fortwährendes Straucheln und Fallen in geschlechtlicher Beziehung mit ihrer Unduldsamkeit, ja selbst ihrer Härte und Grausamkeit gegen ihre Mitmenschen, und es ist kein Grund vorhanden, sie, die doch eigentlich nur unglückliche Naturen sind, auch noch als moralisch schlechte in des Wortes gebräuchlichstem Sinne hinzustellen.

Indessen auch sonst noch besteht ein ganz unabweisbarer Zusammenhang zwischen perversem Geschlechtsleben, beziehungsweise zwischen perversen geschlechtlichen und perversen idealen Strebungen. Es ist ganz sicher, dass religiöser Fanatismus, Grausamkeit, ja selbst Mordlust und Mordsucht mit Wollust, ohne dass die inneren Beziehungen immer aufgefunden werden können, ganz ausserordentlich häufig zusammen vorkommen, und dass gerade da, wo die Perversität des Geschlechtstriebes am ausgesprochensten ist, wo er sich gegen Kinder, gegen alte Frauen, gegen Leichen richtet, er vorzugsweise oft mit Grausamkeit und Mordlust gepaart ist. Die Opfer der krankhaften Begierde werden hingeschlachtet, werden verstümmelt; ja es ist vorgekommen, dass sie danach noch theilweise verzehrt worden sind. Der sicherste Beweis für das Krankhafte des ganzen bezüglichen Vorganges von Anfang bis zu Ende, und dass nicht etwa der jeweilige Mord nur begangen wurde, um das Verbrechen der Schändung zu verbergen! Es ist eine Umkehr der ganzen Art und Weise, sich zu fühlen und sein Verhältniss zu dem anderen Geschlechte zu gestalten, und darum wohl mit Recht eine Perversität der Strebung auf Grund einer Parästhesie seiner selbst und nicht bloss des Geschlechtstriebes; mag dieser dabei auch immer den hervorragenden Einfluss ausüben, den er überhaupt an der Bildung des Selbstgefühles und, für den gegebenen Fall, noch über diese hinaus hat. Auch gegen sich selbst richtet sich gar nicht so selten diese Grausamkeit, und Neigung sich selbst zu peinigen, sich zu verstümmeln und zu entmannen, oder, wie das erst neuerdings in Prag wieder vorgekommen ist, sich gar im eigentlichsten Sinne des Wortes selbst zu kreuzigen sammt seinen Lüsten und Begierden, das sind die Folgen davon. Bisweilen ergreifen solche Strebungeu eine grössere Anzahl verwandter Seelen, und ein krankhaftes Sectenwesen, das die Askese auf seinen Schild geschrieben hat, und dessen Auswüchse im Mittelalter die Flagellanten, in der Neuzeit die Skopzen darstellen, ist davon wieder die jeweilige Erscheinung.

Was nun endlich noch die Strebungen aus dem Selbstbewusstsein und dem Ich, das eigentliche Wollen und den Willen überhaupt angeht, so entsprechen dieselben ganz und gar den aus dem Selbstgefühle hervorgehenden, nur dass sie überlegt, durch Ueberzeugung geklärt sind und den Charakter des Beabsichtigten, des Berechneten an sich tragen. Am klarsten und deutlichsten tritt das bei den Parästhesien hervor, die ja im Ich sich zum Wahne oder Wahnsinne gestalten. Während auf Grund der einfachen Parästhesie seiner selbst der Mensch nur zu entsprechenden perversen Handlungen getrieben wird, ohne noch recht zu wissen, wie und weshalb, der mit conträrer Sexualempfindung Behaftete zu dem Verhalten des anderen Geschlechts, der an einer anderen Parästhesie Leidende zu dem Thun und Treiben eines Thieres, am meisten des Hundes oder Wolfes, oder zu dem Gebahren eines bösen Geistes, oder auch eines Heiligen, so geberdet sich ein von dem entsprechenden Wahne Beherrschter in analoger Weise, weil er es will; und er will es, weil er es muss, gemäss der Natur, die er sich als eigen wähnt.

Ich habe in der Greifswalder Irrenanstalt eine Frau in mittleren Jahren zu beobachten Gelegenheit gehabt, welche sich für einen Mann hielt und demgemäss trug. Sie schnitt sich das Haar kurz und scheitelte es auf einer Seite in militärischer Weise. Ein scharf geschnittenes Profil, eine etwas grosse, vorspringende Nase und eine gewisse Derbheit aller Züge gab dem Antlitze etwas Charakteristisches und, im Vereine mit dem kurzgeschnittenen und um die Ohren glatt anliegenden, schon stark melirten Haare, dem ganzen Kopfe etwas entschieden Männliches. Sie war gross und hager, ihre Stimme tief und rauh, der Adamsapfel kantig vorspringend, ihre Haltung straff, ihr Gang sowie jede ihrer Bewegungen wuchtig, aber nicht gerade schwerfällig und plump. Sie sah aus, wie ein Mann in Frauenkleidern. Befragt, wie sie dazu käme, sich für einen Mann zu halten, rief sie fast immer sehr erregt: „Nun sehen sie mich doch einmal an! Sehe ich nicht aus wie ein Mann? Auch fühle ich, dass ich ein Mann bin. Ich habe immer schon so etwas gefühlt; aber ich bin mir darüber erst allmählich klar geworden. Der Mann, welcher mein Mann sein soll, ist gar kein rechter Mann. Meine Kinder habe ich mir selber gezeugt. Ich habe so etwas immer gefühlt; indessen die Klarheit darüber ist mir erst später gekommen. Und habe ich nicht auch immer in der Wirthschaft wie ein Mann gewirkt? Der Mann, welcher mein Mann sein soll, hat blos mitgeholfen. Er hat ausgeführt, was ich angeordnet habe. Ich bin von Jugend auf immer mehr für das Männliche gewesen, als für das Weibliche. Für das, was auf Hof und Feld geschieht, habe ich immer mehr Liebe gehabt, als für das, was im Hause und in der Küche zu thun ist. Aber ich habe nur nicht erkannt, woran das lag. Jetzt weiss ich, dass ich ein Mann bin, und da will ich mich auch als solcher tragen, und es ist eine Schande, mich immer in Weiberkleidern zu halten."

In ganz gleicher Weise beträgt sich der von Lycanthropie Beherrschte mit Absicht wie ein Wolf, tritt mit vollem Bewusstsein als Wehrwolf, als Höllenhund auf; denn er will es auf Grund seines Wahnes. Und nicht anders ist es bei dem von Dämonomanie Beherrschten, dem in Mania religiosa oder einer Mania metamorphosis überhaupt Aufgegangenen. Mit Bewusstsein ist jener ein Kobold, ein böser Nix, Beelzebub selbst. Mit Bewusstsein ist diese eine Heilige, die Braut Christi, die Mutter Maria selbst in neuer Gestalt. Mit Bewusstsein endlich ist ein Weiterer Graf X, Fürst Y, Lord W, und diese kümmerliche alte Frau von 66 Jahren mit grauen Haaren und theilweise kahlem Haupte, die sich wie ein albernes Kind beträgt und mit jedem hübschen jungen Manne kokettirt, die erst 18jährige Gräfin A., welche mit dem erst einige 20 Jahre alten Hausarzte, ihrem Grafen A. vermählt ist.

Doch auch in anderer Art tritt dieses Verhältniss zwischen Wille und Ich noch hervor, und einem hyperästhetischen Ich entspricht ein gesteigerter Wille, eine Hyperbulie, dem hypästhetischen Ich eine Hypobulie, dem anästhetischen Ich eine Abulie.

Da das hyperästhetische Ich indessen ein gehemmtes Ich ist, auf Grund einer Hemmung die Hyperästhesie des Ichs sich ja erst entwickelt, so ist auch das Wollen ein gehemmtes, und trotzdem Hyperbulie besteht, wo Melancholie herrscht, kommt das Wollen doch nur als ein vermindertes zur Erscheinung. Wollen haben sie wohl, alle die Melancholischen, unter Umständen sogar ein heftiges, ein leidenschaftliches; allein das Vollbringen fehlt ihnen. So gesteigert wie auch das Wollen darum in ihnen sein mag, so heftig es auch zur Bethätigung desselben in Kopf und Brust drängt; es ist doch den bestehenden Hemmungen gegenüber zu schwach und somit re vera eine Hypobulie. Wir können darum auch nur sagen, dass bei einer Hyperästhesie des Ichs das Wollen blos subjectiv gesteigert, dass objectiv es dagegen eigentlich vermindert ist, und dass aus diesem Grunde mit jeder Melancholie thatsächlich eine Hypobulie, das was *von Krafft-Ebing* Anenergie genannt hat, verbunden ist.

Umgekehrt verhält es sich mit dem geförderten Ich, dem maniakalischen Ich. Obwohl dasselbe auf einer Hypästhesie beruht, und das ihm entsprechende Wollen somit eigentlich auch ein vermindertes sein sollte, ja was die Ziele anlangt und die Ausdauer, mit der es sich bethätigt, in Wirklichkeit ein solches auch ist, also eine Hypobulie, so erscheint es doch wegen des verminderten Widerstandes, aus welchem es entspringt, und der Leichtigkeit, mit der es sich deshalb wieder zu bethätigen vermag und auch ganz regelmässig bethätigt, als ein gesteigertes, zum wenigsten vermehrtes, und damit als eine Hyperbulie. Die Manie zeigt sich in Folge dessen immer mit einer Hyperbulie verbunden, ja diese ist sogar, wo man auf die Stimmung weniger Rücksicht nahm, für jene als charakteristisch angesehen worden.

Die den Parästhesien des Ichs entsprechenden Willensrichtungen sind die Parabulien. Den Anästhesien des Ichs, dem Stupor und seinem höchsten Grade, der Apathie, entsprechen, beziehungsweise entspricht die Abulie. Wie die Melancholie mit dem Stupor manches Verwandte hat, so auch die Hypobulie mit der Abulie. Sie können anscheinend in einander übergehen. Allein wie dort auch scharfe Gegensätze bestehen, so auch hier. Die Melancholie, welche als Trotz, Ingrimm, Wuth sich zeigt, kann nämlich einmal einen ganz anderen Charakter annehmen, dem Anscheine nach gerade in ihr Gegentheil umschlagen. Die sie bedingende Anhäufung von Spannkräften kann die vorhandenen Widerstände überwinden und sich in die motorische Sphäre entladen. Eine wahre Hyperbulie mit allen ihren Folgen ist das Resultat eines solchen Vorganges, und das verwandtschaftliche Verhältniss zwischen Hypobulie und Abulie darf deshalb nicht überschätzt werden.

Im Uebrigen wiederholen wir, mit der Melancholie ist stets Hypobulie, mit der Manie Hyperbulie verbunden. Den Parästhesien entsprechen Parabulien und der Apathie, dem höchsten Grade des Stupors, die Abulie. Gewöhnlich pflegt man die Apathie mit der Abulie zusammen erst als Stupor zu bezeichnen; doch ist man in der Begriffsbestimmung bisher nicht recht präcis gewesen und begreift darum auch noch manches Andere darunter.

Elftes Capitel.

Die Dysergasien.

(Erster Theil.)

Die Anomalien des Thuns, sich Aeusserns, denen wir uns nunmehr zuzuwenden haben, zeigen sich entsprechend dem normalen Thun und normalen sich Aeussern in den Anomalien, welche die Bewegungen, die Secretionen, sowie die Ernährung überhaupt gegebenen Falles erkennen lassen.

Hinsichtlich der Bewegungen kennen wir bereits die Kategorien, unter welche sich die fraglichen Anomalien unterordnen. Es sind das die Hyperkinesie, die Hypo- und Akinesie, die Parakinesie. Hinsichtlich der Secretionen und der Ernährung überhaupt haben wir dagegen noch nichts Einschlägiges erfahren. Doch da wir wiederholt erklärt haben, dass auch diese Aeusserungen des Organismus dem sogenannten Zuckungsgesetze unterworfen seien, so ergiebt sich, dass auch ihre Störungen nur den Kategorien der Bewegungsstörungen entsprechend sein können, und dass sie sich somit nur als Hyperekkrisie, Hypekkrisie, Anekkrisie und Parekkrisie, als Hypertrophie, Hypotrophie, Atrophie und Paratrophie, oder, wenn wir dabei nicht sowohl den augenblicklichen Ernährungszustand in das Auge fassen, als vielmehr das ganze Werden, als Hyperplasie, Hypoplasie, Aplasie und Paraplasie darstellen werden.

Was nun zuvörderst die Bewegungsanomalien anlangt, so zeigt die Hyperkinesie sich bald nur auf einzelne Muskeln oder Muskelgruppen beschränkt, bald über die eine Hälfte des Körpers, bald über den ganzen Körper selbst ausgebreitet. Die Hyperkinesie, welche in nur einem Muskel oder in kleinen Muskelgruppen sich zum Ausdruck bringt, also die krankhafte Zuckung nur eines Muskels, nur einer kleinen Muskelgruppe, bezeichnet man als Spasmus, und, ist dieselbe schmerzhaft, als Crampus. Die Muskelzuckungen, welche sich über grössere Körpergebiete oder den ganzen Körper erstrecken, heisst man dagegen Convulsionen. Alle krankhaften Muskelzuckungen bezeichnet man aber schlechtweg als Krämpfe und, sind dieselben noch nicht zur vollen Höhe entwickelt, tragen sie noch nicht den ganzen Charakter des Kranken an sich, so als krampfhaft, als spastisch, beziehungsweise convulsibel. Diese krampfhaften, diese spastischen oder convulsibelen Zuckungen, meist nur schlechtweg als solche Bewegungen benannt, bilden den Uebergang von den normalen Zuckungen oder Bewegungen zu den wirklichen Krämpfen und kommen in allen nur möglichen Abstufungen vor. Wo das Kranke anfängt, wo das Gesunde aufhört, ist darum nicht zu bestimmen. Wie überall, so auch hier, geht Eines in das Andere über, wenn auch nicht immer, wie z. B. im Bereiche der Gefühle, in demselben Maasse erkennbar und darum nachweisbar. In Folge dieses Ueberganges lässt sich darum aber auch nicht in jedem Falle mit aller Bestimmtheit sagen, dass diese oder jene Zuckung oder Bewegung überhaupt schon als eine kranke anzusehen sei, eine dritte noch als eine gesunde zu gelten habe, und dem Streite darüber wird leicht Thür und Thor geöffnet sein; allein daraus folgt eben, dass es strittige Fälle giebt, wie allerorts, und dass wir uns deshalb bescheiden müssen, in gewissen Fällen unser Urtheil einzuschränken oder es auch ganz in suspenso zu lassen. Immerhin aber werden wir aus jeder von der Norm abweichenden Zuckung, beziehungsweise Bewegung caeteris paribus auf eine abnorme Innervation zu schliessen haben und, ist die Zuckung oder Bewegung vermittelt durch das psychische Organ, so auf ein abnormes Verhalten dieses. Wie weit dann das bezügliche Verhalten selbst schon als ein krankhaftes oder auch wirklich krankes anzusehen sei, hängt von der Individualität des Begutachtenden ab; wobei immer der Erfahrene und sachgemäss Gebildete, selbst wenn er dem Satze huldigt, dass viele Anomalien noch in die Breite der Gesundheit fallen, doch eher und leichter eine Krankheit annehmen wird, als der Unerfahrene und mit der Sache nicht gehörige Vertraute; weil für die blöde Auffassung dieses nur die gröberen Veränderungen, die entwickelteren Krankheiten entspringen, vorhanden sind.

Im Folgenden halten wir uns indessen nur an die unzweifelhaft anomalen Zuckungen, an die wirklichen Spasmen und Convulsionen; weil aus diesen sich die bezüglichen Uebergangsformen von selbst ergeben. Wir fassen zunächst die noch einfachen und unbewussten Vorgänge dieser Art in das Auge und danach erst die combinirten und mehr oder minder bewussten, die coordinirten oder Handlungen.

Bekanntlich unterscheidet man je nach dem Grade der Krämpfe oscillatorische oder Zitterkrämpfe, klonische oder Wechselkrämpfe, tonische oder Starrkrämpfe, die alle indessen, weil sie nur dem Grade nach verschieden sind, mannigfach in einander übergehen und sowohl in der Form des Spasmus, als der Convulsionen auftreten. Tonische Krämpfe, die habituell werden, heissen Contracturen; sonst führen sie auch wohl den Namen Tetanus. Die oscillatorischen Krämpfe in einzelnen Muskeln stellen die sogenannten fibrillären Zuckungen dar, wie sie in dem M. orbicularis palpebrarum als Malleatio, in den Muskeln der Zunge, aber auch der Schultern, der Brust, des Rückens vielfach zur Beobachtung kommen. Die oscillatorischen Krämpfe in einer Anzahl von Muskeln, weil in jedem einzelnen sie als fibrilläre Zuckungen auftreten, die das ruhige und gleichmässige Zusammenwirken aller in Betracht kommenden Muskeln stören, bilden das Zittern, den Tremor oder Ballismus, woher denn auch ihr Name Zitterkrämpfe rührt.

Die klonischen Krämpfe einzelner Muskeln treten namentlich im Gesicht häufig auf, zumal im M. orbicularis palpebrarum als Nictitatio, in dem M. frontalis als Stirnrunzeln, dann in den langen schmalen Gesichtsmuskeln, welche um die Mundspalte herum endigen, als das eigentliche Gesichterschneiden, das Grimassiren, der Tic convulsif κατ' ἐξοχήν. Sodann kommen sie auch häufig in den Kaumuskeln vor und haben Zähneklappern, Zähneknirschen, Schnappen und Beissen zur Folge. Bisweilen haben sie ihren Sitz in den Mm. sternocleidomastoideis, und die sogenannten Salam- oder Begrüssungskrämpfe sind davon die Folge. Ein ander Mal sind es die tiefen Hals- oder Nackenmuskeln oder auch beide zugleich, die von ihnen befallen werden und, sind es die Mm. recti capitis antici, in Betreff deren das geschehen ist, so entstehen die Nickkrämpfe; sind es die Mm. recti capitis laterales, so das Neigen oder Wiegen des Kopfes nach einer Seite, oder von einer Seite zur anderen; sind es die Mm. obliqui capitis inferiores, so das Wenden des Kopfes nach einer Seite, oder von einer Seite zur anderen, das eigentliche Kopfschütteln. Sind die Nackenmuskeln von klonischen Krämpfen befallen, so wird fortwährend der Kopf in den Nacken geworfen, und verbindet sich dies mit einem Nickkrampfe, so entsteht ein pagodenartiges Nicken, das je nachdem stunden- und tagelang anhalten kann. Ein klonischer Krampf im M. obliquus capitis superior hat ein Beugen des Kopfes nach rückwärts und zur Seite zur Folge, ein Krampf im M. levator scapulae eine Verstärkung dieser Bewegung, oder, ist der Kopf der Stützpunkt, ein Zucken der Achseln. Klonische Krämpfe in einzelnen Muskeln der Extremitäten rufen ganz bestimmte Zuckungen derselben hervor, des Daumens, der grossen Zehe, eines Fusses, klonische Krämpfe der Mm. recti abdominis ein eigenthümliches Zucken der Bauchdecken, das indessen mehr gefühlt wird, als sonst irgendwie zur Wahrnehmung gelangt. Wie bekannt werden auch die kleinen Augenmuskeln von klonischen Krämpfen befallen und haben z. B. die der äusseren Augenmuskeln Nystagmus, die der Iris Hippus zur Folge. Die klonischen Krämpfe des Zwerchfelles führen zu dem sogenannten Schlucksen oder Schluchzen, dem Singultus.

Die tonischen Krämpfe in einzelnen Muskeln haben dieselben Wirkungen wie die klonischen, nur mit dem Unterschiede, dass dieselben durch längere Zeit anhalten und gelegentlich zu dauernden Contracturen führen. Einzelne davon ziehen aber noch besondere Störungen nach sich und sind gerade um dieser willen auch von besonderem Interesse.

So führt der Tonus oder Tetanus des M. orbicularis palpebrarum, der Blepharospasmus, zu einer Art Blindheit; der des M. levator palpebrae superioris zu einer Art Lagophthalmus; der Tetanus der äusseren Augapfelmuskeln zu den verschiedenen Formen des Strabismus mit ihren Folgen, der Tetanus der Irismuskeln zu Mydriasis und Myosis, der des Ciliarmuskels zu Accommodationskrampf und den davon abhängenden Folgen. Der Tetanus des M. orbicularis oris bewirkt eine schnauzenartige Verlängerung des Mundes und Unvermögen ihn zu öffnen. Der Tetanus der Zungenmuskeln, der Spasmus glossae oder Glottospasmus bewirkt eine Depression der Zunge an den Boden des Mundes oder eine Elevation derselben an den Gaumen und damit, wenn der Versuch zu sprechen diesen Tetanus ausgelöst hat, jene Form der Sprachstörung, welche *Fleury* als Aphthongia bezeichnet hat. Der Tetanus der Kehlkopfmuskeln hat den sogenannten Spasmus glottidis zur Folge, das sogenannte Ueberschnappen der Stimme, und in den höheren Graden die bekannte Dyspnoe mit Erstickungsanfällen. Sonst ist noch der Tetanus des M. frontalis und der Mm. corrugatores superciliorum anzuführen, von denen vornehmlich der letztere sehr häufig schmerzhaft und somit ein Crampus ist und manche Arten des Stirnkopfschmerzes verursacht. Diejenigen dieser Schmerzen, die mechanisch zum Glätten der Stirn auffordern und unter dem Drucke der glättenden Hand sich auch mindern und verlieren, sind kaum anders, als durch ihn entstanden. Entsprechende Krämpfe der Mm. masseteres führen zu Trismus, der digastrici maxillae zum Unvermögen den Mund schliessen zu können. Nicht jedes Mundaufsperren ist nämlich mit einer Erlahmung oder auch blossen Erschlaffung der Masseteren und Temporales in Verbindung zu bringen, sondern gar manches auf eine stärkere Innervation und einen Tetanus der Digastrici zu beziehen. Das Mund- und Nasenaufsperren vor Verwunderung und Staunen ist es immer. Ganz ähnlich verhält es sich auch mit den tetanischen Spannungen der Mm. recti capitis antici. Das geneigte Haupt ist nicht immer ein müdes und durch seine Schwere herabgesunkenes. Das sogenannte Kopfhängen ist keineswegeṡ so oft ein wirkliches Kopfhängen, wie man meint. Der Kopf ist vielmehr gegen die Brust herabgezogen; weil eine stärkere Spannung der bezüglichen Muskeln, eben der Mm. recti capitis antici besteht, und wer den Kopf z. B. aus Scham hängen lässt, und ihn nicht empor zu richten wagt, der zieht ihn herab und hält ihn herabgezogen, oft gegen den besten Willen ihn zu erheben.

Als ein tonischer Krampf eines einzelnen Muskels, der wegen seiner Folgen hauptsächlich zu erwähnen ist, ist der des Constrictor cunni zu nennen, welcher bei jeder Reizung des Scheideneinganges eintritt, den sogenannten Vaginismus bedingt und oftmals den Coitus ganz unmöglich macht. Doch ist der Vaginismus kaum jemals ein für sich bestehendes Leiden, sondern vielmehr nur das hervorstechendste Symptom in einem bald mehr bald weniger deutlichen Krampfanfalle mehr allgemeiner Art, an dem sich die Bauchmuskeln, die Oberschenkelmuskeln, die des Rückens und endlich auch des Respirationsapparates betheiligen, und der nur darum nicht als das überall anerkannt wird, was er ist, weil er mit seinen Anfängen noch so ganz uud gar in die Breite der Gesundheit schlägt. Aehnlich verhält es sich auch mit dem Krampfe des Cremaster, der bisweilen recht schmerzhaft ist und somit einen wirklichen Crampus darstellt.

Tonische Krämpfe in den einzelnen Extremitätenmuskeln führen zu abnormen Stellungen einzelner Glieder. Ganz besonders häufig werden die Daumen eingeschlagen und mehr oder weniger fest in die Hohlhand gepresst, dann die Finger, und insbesondere der vierte und fünfte. Selbst in den leichteren Graden, man möchte sagen, in den Anfängen des Krampfes, geschieht das oft schon mit einer Stärke, dass sich die Nägel tief in die Haut einbohren und ihre Male auf lange Zeit zurücklassen. Demnächst werden die Beuger der Hand von einem solchen Krampfe leicht ergriffen, und dann die Beuger und Einwärtsdreher der Unterarme. Die Strecker dieser Glieder werden viel seltener davon befallen. Aber ein anhaltendes Spreizen der Finger, eine Rückwärtsbewegung der Hand bei gestrecktem Arme weist darauf hin, dass auch sie es werden können.

Sehr merkwürdig ist, dass alle diese Erscheinungen vorzugsweise auf der linken Seite beobachtet werden, sei es, dass sie überhaupt nur auf ihr vorkommen, sei es, dass sie blos auffallend stark auf ihr sich bemerklich machen. Da das auch bei den mehr allgemeinen Krämpfen, den Convulsionen, der Fall ist, so steht das offenbar mit der ganzen Organisation, dem Zurückbleiben der linken Körperhälfte hinter der rechten, was wieder seine Begründung in der stärkeren Entwickelung der linken Grosshirnhemisphäre gegenüber der rechten hat, in Zusammenhang. Ganz besonders überzeugende Beweise dafür giebt die linke Gesichtshälfte, in der alle möglichen Zuckungen und Verzerrungen sich ungleich häufiger finden als in der rechten. Der linke N. facialis hat hinsichtlich seiner Erregbarkeit ein entschiedenes Uebergewicht über den rechten. Dasselbe will mir aber auch beziehentlich der Nn. oculomotorii, trochleares, abducentes, hypoglossi, accessorii Willisii, sympathici und der Plexus cervicales erscheinen. Alle bezüglichen Strabismusformen sind vorzugsweise links; alle bezüglichen Pupillenaffectionen, Mydriasis oder Myosis sind vorzugsweise links; alle bezüglichen sogenannten Zungen-Deviationen gehen vorzugsweise nach links. Die Torticollis ist überwiegend nach rechts (linker M. sternocleidomastoideus) und die einseitigen Nackencontracturen, sowie Erhebungen der Schulter hauptsächlich links.[1]) Man achte nur darauf, alle, gewisse Schiefheiten aus inneren Ursachen bedingenden Affectionen sind vorzugsweise links, und das zeugt dafür, dass nicht nur die ausgesprochenen Krämpfe der einen oder der anderen Art, die vornehmlich linksseitig auftreten, dies nur auf Grund einer diesbezüglichen Organisation thun, sondern auch dafür, dass die blos krampfhaften, spastischen oder convulsibelen Bewegungen, die zum Theil noch in die Breite der Gesundheit fallen, oder diese eben erst überschritten haben, wenn sie gleichfalls besonders linksseitig sind, auch ihren Grund in einer sie begünstigenden Organisation haben. Und in der That sind auch sie hauptsächlich linksseitig anzutreffen, vom blossen einfachen Gesichterschneiden und Grimassiren an bis zu den wunderlichsten Verdrehungen der Gliedmaassen, zumal in Momenten stärkerer Erregung, wo es gilt sich zu zeigen, sich geltend zu machen. Die rechte Seite agirt im grossen Ganzen ungleich viel ruhiger, ungleich viel gleichmässiger und genauer.

Die mehr allgemeinen Krämpfe, die Convulsionen, sind in der Regel gemischter, d. h. klonisch-tonischer Natur. Denn nur selten setzen sie sich aus blossen Wechselkrämpfen der einzelnen Muskeln und Muskelgruppen und noch seltener aus blossen Starrkrämpfen derselben zusammen. Je nach der Art, dass Letzteres geschieht, und je nach den Zuständen, die daraus wieder entspringen, hat man verschiedene Arten von Krämpfen, beziehungsweise Krampfformen oder auch Krampfkrankheiten unterschieden. Die vornehmlichsten derselben sind die eklamptischen und epileptischen, die hysterischen, hydro-

[1]) Die linke Zungenhälfte ist in den einschlägigen Fällen in der Regel die schmälere, weil contrahirtere. Die Zunge, rechts breiter und flacher, scheint darum nach rechts abzuweichen, was aber thatsächlich nicht der Fall ist. Die Zungendeviationen sind in Wirklichkeit nicht so häufig, als angenommen wird.

phobischen, choreatischen, kataleptischen, die tetanischen und tetanoiden. Dieselben stehen aber sammt und sonders in einem gewissen verwandtschaftlichen Verhältnisse zu einander, gehen deshalb auch leicht in einander über und können darum auch wieder vicariirend für einander eintreten.

Unter eklamptischen Krämpfen oder Eklampsie begreift man nun stärkere oder schwächere Convulsionen mannigfaltigster Art, welche nur gelegentlich auftreten, durch einige oder mehrere Paroxysmen, die mit Pausen der Ruhe wechseln, mehr oder minder rasch vorübergehen und für immer oder doch für lange, jahrelange Zeit, die keinen Typus in ihrer Wiederkehr erkennen lässt, verschwinden, die aber immer wenn sie auftreten, mit einer grösseren oder geringeren Störung des Bewusstseins verbunden sind. Diese Krämpfe kommen am häufigsten im Kindesalter vor und stellen da die sogenannten Gichter oder Fraisen dar, an denen namentlich zarte, schwächliche Individuen leiden.

Häufen sich die eklamptischen Anfälle und kehren sie in bestimmten Pausen wieder, so geht aus ihnen die Epilepsie hervor. Deshalb entwickelt sich anscheinend die Epilepsie auch gar nicht so selten aus der Eklampsie, und werden Leute in ihrem späteren Leben epileptisch, welche in ihrer Jugend an Eklampsie gelitten haben. Die Eklampsie erscheint darum auch vielfach als eine acute Epilepsie, und diese letztere wieder als eine chronisch gewordene Eklampsie. Doch dürfte das Wahre an der Sache sein, dass Eklampsie und Epilepsie ein und dasselbe ist, und dass es lediglich von den Ursachen abhängt, welche die bezüglichen Krämpfe hervorrufen, ob diese ob jene vorliegt. Sind die Ursachen nämlich mehr zufällige und vorübergehende, so Eklampsie; sind sie mehr wesentliche und andauernde, so Epilepsie. Indessen darf man dabei keineswegs an ein bestimmtes epileptisches Agens denken, das im Körper sich entwickelt hätte und die Anfälle hervorriefe, sondern nur an eigenthümliche hyperkinetische Verhältnisse, die gerade den eigenthümlichen Symtomencomplex bewerkstelligen. Ob Epilepsie, ob Eklampsie hängt darum ganz allein von der Folgezeit ab, und im gegebenen Falle entscheiden zu wollen, ob diese oder jene vorliegt, halte ich, wenn sonst keine näheren Anhaltspunkte gegeben sind, trotz aller gegentheiligen Behauptungen geradezu für ein Unding. Es ist darum auch gerathen in jedem Falle zunächst nur von epileptiformen Anfällen zu sprechen und der Zeit zu überlassen, die Sache klar zu stellen. Epileptiforme Anfälle aber, von denen heute viel die Rede ist, sind darum auch nichts weiter, als den epileptischen, beziehungsweise eklamptischen Anfällen ganz ähnliche oder auch gleiche, nur mit der Maassgabe, dass Epilepsie, also eine habituelle Hyperkinesie ganz bestimmter Art, ihnen nicht gerade zu Grunde zu liegen braucht. Wesentlich jedoch für sie ist, dass sie stets mit einer Bewusstseins-Beeinträchtigung verbunden sind; mag immerhin dieselbe auch nur sehr oberflächlich sein und nicht über eine gewisse, ganz leichte und sich wieder rasch ausgleichende Benommenheit hinausgehen. Denn die Bewusstseinsstörung ist eben für alles Epileptische charakteristisch, und zwar in dem Maasse, dass, wie eine reiche Erfahrung gelehrt hat, wohl im einzelnen epileptischen Anfalle alle nur einigermaassen sich bemerkbar machenden Krampfformen fehlen können, eine, wenn auch nur ganz kurz dauernde, momentane Umflorung des Bewusstseins dagegen nie fehlt. Man hat diese, gewissermaassen leichtesten epileptischen Anfälle und die ihnen zu Grunde liegenden Anomalien als epileptoide Zustände bezeichnet, und vornehmlich ist es *Griesinger* gewesen, welcher auf ihre mannigfache Geartung und weitgehende Bedeutung aufmerksam gemacht hat.

Man kann, glaube ich, zur Zeit noch nicht oft genug wiederholen, dass zwischen Krankheit und Gesundheit keine scharfe Grenze gezogen ist; sondern dass die eine in die andere durch die leisesten Abstufungen wie in ruhigem Flusse übergeht. Auch die Epilepsie ist von dem gesunden Leben nicht streng geschieden, sondern entwickelt sich aus ihm ganz allmählich, ja fällt mit ihren Anfängen noch ganz und gar in seine Breite hinein. Viele der epileptoiden Zustände, namentlich auf welche *Griesinger* mit hingewiesen hat, gehören noch vollständig demselben an, die zeitweise eintretenden kurzen und leichten Schwindelzufälle, die ab und zu kommenden Ohnmachtsgefühle, die hie und da auftretenden Angstempfindungen. Wenigstens halten sich die damit Behafteten noch keinesweges für krank, sind auch im Stande allen ihren Verpflichtungen nachzukommen und haben eben nur die Belästigung, gelegentlich, meist in Veranlassung einer Aufregung, wie von einem Schwindel, einer leichten Ohnmacht, oder ängstlichen Beklemmung, die indessen bald wieder vorübergehen, befallen zu werden. Erst wenn diese Zustände sich häufen oder in verstärkter Weise auftreten und in der einen oder anderen Weise störend werden, erst dann werden sie als etwas Krankhaftes angesehen und um ihretwillen ärztlicher Rath und ärztliche Hilfe erfordert. Diese Zustände nun, die sich vornehmlich durch mehr oder weniger deutliche, anfallsweise auftretende Trübungen des Bewusstseins, eine Art von Traumzuständen, Absenzen, Ohnmachtsanwandlungen oder Schwindelzufällen mit einem Zucken der Lippen, einem Starrwerden des Auges, einem Stocken in der Rede oder einem bestimmten Ausrufe verbunden zu erkennen geben, diese bilden nun die eigentlichen epileptoiden Zustände und mit ihnen den Uebergang von den eben erst erwähnten Vorfällen zu den echten epileptischen Anfällen, deren Wesen eben in einem unzweifelhaften Krampfe mit Verlust des Bewusstseins besteht.

Den eklamptisch-epileptischen Krämpfen bis zu einem gewissen Grade entgegengesetzt sind die hysterischen. Denn sie unterscheiden sich von jenen gerade durch das Moment, das dieselben zu dem macht, was sie sind, nämlich die Bewusstseinsstörung. In allen hysterischen Krampfanfällen, auch wenn sie noch so hochgradig sind, ist das Bewusstsein ungestört, und das ist charakteristisch für sie. Zwar kommen Uebergänge von den hysterischen Krampfanfällen zu den epileptischen vor; man hat solche Anfälle hystero-epileptische genannt; indessen wenn das Bewusstsein dabei auch nur einigermaassen getrübt ist, so gehören sie in das Gebiet der Epilepsie, wie das auch einfach ihr Name besagt, und haben nichts mehr mit Hysterie allein zu thun; es sei denn, dass man dem ätiologischen Momente, das allerdings von grosser praktischer Bedeutung sein kann, ein Gewicht beilegen will. Von anderen Krampfformen unterscheiden sich die hysterischen durch das vorzugsweise Ergriffensein der vom N. vagus als pneumo-gastricus versorgten Gebiete, und in Folge von Oesophagusaffectionen Globus, in Folge von Circulations- und Respirationsstörungen Beklemmungen, in Folge von Verdauungsstörungen Meteorismus gelten darum als die Cardinalsymptome der Hysterie, beziehungsweise der hysterischen Anfälle.

Sind in gewissen Krampfanfällen vorzugsweise die Schlund- und Kehlkopfsmuskeln ergriffen, und stellen sich ihre sehr energischen Contractionen, an welche sich dann die mehr allgemeinen Krämpfe anschliessen, in Folge jeder noch so leichten Berührung, ja in Folge der blossen Vorstellung einer solchen, namentlich durch Flüssigkeiten, also z. B. des Trinkenmüssens ein, so haben wir es mit den hydrophobischen Krämpfen zu thun. Sie sind dadurch charakterisirt, dass jede Schluckbewegung und mit ihr natürlich auch jedes Trinken unmöglich geworden ist, dass bald mehr, bald minder erhebliche Respirationsbeschwerden bis zu wahren Erstickungsanfällen sich dabei einstellen, und dass zum Theil wohl damit in Zusammenhang stehend, sich psychische Erregungen mit öfters geradezu tobsüchtigem Charakter ausbilden. Sie entwickeln sich gar nicht selten aus hysterischen Zuständen, kommen aber auch auf Grund blosser psychischer Alterationen bei bis dahin ganz gesund erschienenen Menschen als sogenannte spontane Hydrophobie vor. Dadurch, dass in Folge der heftigen psychischen Erregung, zu welcher es bei diesen Krampfformen kommt, sich schliesslich eine Erlahmung der psychischen Thätigkeiten und damit eine Bewusstseinshemmung oder gar Bewusstseinspause ausbildet, gehen dieselben gelegentlich auch in epileptische über und stehen somit in einem verwandtschaftlichen Verhältnisse auch zu diesen.

Unter choreatischen Krämpfen oder auch Chorea versteht man anscheinend spontane, meist aber in Folge gewollter Bewegungen auftretende Zuckungen einzelner Muskeln oder Muskelgruppen, also Krämpfe, die vorzugsweise als durch Mitbewegungen entstanden gekennzeichnet sind. Dieselben können nun sowohl durch die synergistisch als auch die antagonistisch wirkenden Muskeln der jeweilig erregten hervorgerufen werden, und das Bild, unter welchem sie erscheinen, ist darum ein sehr mannigfaltiges, jeden Augenblick wechselndes. Da sie der Regel nach, ja vielleicht immer, blos in Verbindung mit gewollten Bewegungen in's Leben treten, so werden sie nicht leicht beobachtet, wenn diese selbst ausgeschlossen bleiben. Sie fehlen deshalb fast ausnahmslos im Schlafe; indessen, da der Wille in demselben nicht immer vollständig aufgehoben ist, so können sie nichtsdestoweniger doch auch in ihm vorkommen. Auch sie sind den hysterischen und hydrophobischen, und durch diese wieder den epileptischen Krämpfen verwandt, können deshalb auch unter Umständen in dieselben übergehen und, wo das der Fall ist, spricht man dann gewöhnlich von einer Chorea mit hysterischen oder hydrophobischen, mit eklamptischen oder epileptischen Anfällen, beziehungsweise mit Hysterie oder Epilepsie.

Man unterscheidet eine Chorea major und eine Chorea minor. Die erstere, auch Chorea Germanorum genannt, ist durch das Auftreten von coordinirten Bewegungen als Mitbewegungen charakterisiert, die letztere auch Chorea Sancti Viti geheissen, durch das blosse Auftreten von einfachen Zuckungen als solchen. Dass zwischen beiden zahlreiche und mannigfaltige Uebergänge vorkommen und vorkommen müssen, liegt auf der Hand. Wenn man darum beide Formen zusammenwerfen und unter einem Gesichtspunkte betrachten will, so ist dagegen nichts zu sagen. Wenn man aus demselben Grunde aber die erstere als unbegründet und blos auf Neigung zu Übertreibung, theatralischem Effect oder Simulation beruhend angesehen wissen will, so ist das selbst auch eine Uebertreibung. Ich habe erst vor Kurzem wieder ein Kind zu behandeln gehabt, dessen ganzes Gebahren den Charakter der Chorea magna an den Tag legte. *O. Berger* hat deshalb ganz recht gehabt, wieder einmal energisch für die Besonderheit dieser Krampfform einzutreten. Eine andere Frage aber ist es, ob man diese Chorea zu dem einfach convulsibelen Zustande rechnen will oder ob man sie nicht vielmehr zu den statischen Krämpfen zu zählen hat. — In neuester Zeit hat *Hammond* unter dem Namen Athetose eine partielle Chorea minor beschrieben, welche sich hauptsächlich auf die

Extremitäten, Hände und Füsse, beschränkt, hier sogar blos halbseitig, oder auch nur in den Händen vorkommen kann. Im Uebrigen können solche ganz partiellen choreatischen Zustände auch in anderen Gebieten auftreten und, wenn das in den Muskeln des Stammes oder des Sprachapparates geschieht, zu höchst sonderbaren Erscheinungen führen.

Kataleptische Krämpfe sind eigenthümliche Spannungen oder Contractionen willkürlicher Muskeln, welche durch den Willenseinfluss des betroffenen Individuums nicht aufgehoben werden können, aber passiven Streckungen keinen Widerstand entgegensetzen. Der kataleptische Anfall charakterisiert sich darum durch eine gewisse Stellung, in welcher die bezüglichen Kranken verharren, bis der Anfall vorübergeht, oder bis dieselbe durch die Schwere der Glieder oder auch durch andere Ursachen geändert wird. Haben dabei die Glieder eine gewisse, wenn auch nicht gerade wächserne Biegsamkeit, und lassen sie sich auf dieselbe hin in alle für sie nur möglichen Stellungen bringen, um danach auch in denselben zu verharren, so heisst die Katalepsie eine Catalepsia vera; anderenfalls, also wenn die Glieder wieder in die alte oder eine ähnliche Stellung zurückkehren, sobald die bezügliche Kraft zu wirken aufhört, heisst sie eine Catalepsia spuria.

Das Wesen der Katalepsie ist noch ganz dunkel. Es beruht offenbar auf Hemmungen. Aber wie kommen dieselben zu Stande? Zum Theil scheint es, als ob die Reize, beziehungsweise die dieselben repräsentierenden Bewegungen sich nicht so jäh, wie bei den übrigen Krampfformen zu entladen vermögen, und dass es in Folge dessen auch nicht wie bei diesen zu, wenngleich oft nur fibrillären, so doch wenigstens deutlichen Zuckungen kommt; sondern die bezüglichen Bewegungen scheinen nur langsam vorzuschreiten und nur mühsam die Widerstände zu überwinden, welche ihnen entgegenstehen. Die Folge davon aber muss sein, dass es zwar zu einer anhaltenderen, indessen nur geringfügigen Spannung des jeweiligen Muskels, oder auch des ganzen Muskelsystemes kommt, und dass in Folge dessen wiederum die Muskeln bei einem gewissen, gleichmässigen Spannungsgrade immer in der Lage verharren, in welche man sie gerade zu einander gebracht hat (Catalepsia vera), oder aber bei ungleichmässiger Spannung auch wieder in die Lage zurückkehren, welche durch das Uebergewicht der einzelnen geschaffen wurde (Catalepsia spuria). Der Umstand, dass eine Verstärkung des Reizes, also der jeweiligen Bewegung in den motorischen Nerven zum Bruche der kataleptischen Spannung oder Starre und zu ganz energischen Zuckungen führt, scheint einer solchen Auffassung nur günstig zu sein. Wir würden es danach dann aber auch bei der Katalepsie freilich mehr mit einer Hypokinesie, als mit einer Hyperkinesie zu thun haben; allein andererseits können wir auch wieder nicht umhin, sie ihrer ganzen Erscheinungsweise nach den Hyperkinesien zuzuzählen, mit denen sie sich auch darin verwandt zeigt, dass sie in die verschiedensten Formen, unter denen diese aufzutreten vermögen, übergeht, und dass sie selbst, beziehungsweise ein kataleptischer Anfall, für einen hysterischen, epileptischen oder sonst dergleichen einen vicariirend einzutreten vermag. Sonst scheinen aber auch Hemmungen aus zu starker Erregung, also echt hyperkinetische Processe dabei obzuwalten, und namentlich, wo die kataleptischen Anfälle durch Reizung sensibeler Nerven, wie z. B. durch Druck auf die sehr empfindlichen Genitalien, durch gleichmässiges Streichen des Antlitzes oder Nackens, durch das längere Anblicken ein und desselben Gegenstandes hervorgerufen werden, scheinen nur solche im Spiele zu sein. Wie gesagt, das Wesen der Katalepsie ist noch recht dunkel. Doch können wir immerhin so viel behaupten, dass es sich bei ihr hauptsächlich um Hemmungen handelt und damit natürlich auch um Aufspeicherungen von Kraft, um Anhäufungen von Arbeit, deren allmälige Verwerthung aus diesem oder jenem Grunde eben die eigenthümlichen Muskelspannungen zur Folge hat, welche die Katalepsie ausmachen.

Tetanische Krämpfe oder Tetanus sind im Grossen und Ganzen hochgradige tonische Krämpfe, welche mehr oder weniger den ganzen Körper befallen und bald in die gewaltigsten Zuckungen, bald in fast unüberwindliche Starre versetzen. Dessenungeachtet sind eigentlich klonische Krämpfe dabei nicht ausgeschlossen und treten namentlich zu Anfang und Ende eines tetanischen Anfalles hie und da auf. Sehr charakteristisch für die tetanischen Krämpfe oder den Tetanus sind der Trismus und Risus sardonicus. Werden vorzugsweise die Extensores trunci befallen, so heisst der Tetanus Opisthotonus, entgegengesetzten Falles Emprosthotonus. Sind die Muskeln nur einer Körperseite ergriffen, so heisst er Pleurothotonus, im Falle, dass alle Körpermuskeln gleichzeitig ergriffen sind, Orthotonus.

Als tetanoide Krämpfe endlich kann man die Tetanie oder die einen Tetanieanfall bildenden Krämpfe bezeichnen. Sie haben ihren Sitz vornehmlich in den Beugemuskeln und führen im höchsten Grade zu einer Contraction des Körpers auf einen Klumpen, den man hin und her bewegen kann, ohne dass er irgend eine Aenderung dadurch erfährt. Der Kopf ist dabei geneigt, das Kinn auf die Brust gedrückt; die Arme sind über dieselbe gekreuzt, die Finger in die Hohlhand gepresst und zwar so, dass man die Nägelmale noch auf lange Zeit hin zu erkennen vermag. Die Schenkel sind hoch heraufgezogen, dicht an einander und gleichzeitig an den

Unterleib gezwängt. Die Unterschenkel liegen den Oberschenkeln fest an; die Hacken bohren sich in die Nates ein, und die Füsse, hocken die betreffenden Individuen, befinden sich in Dorsal-, liegen selbige im Bette, in Plantarflexion. Ist die Gesichtsmuskulatur vom Krampfe mit ergriffen, so fällt der finstere Gesichtsausdruck auf, der vornehmlich auf einer Zusammenziehung der Mm. corrugatores superciliorum und der Sphincteres palpebrarum et oris beruht. Die Sphincteren können so stark contrahirt sein, dass die Augen fest geschlossen und der Mund schnauzenartig verlängert erscheinen. Vom Emprosthotonus unterscheidet sich ein Tetanieanfall durch seine allmälige Entwickelung, die längere Dauer; er kann sich über ein paar Tage hin erstrecken; während jener meist peracut auftritt und nur eine kurze Phase in dem Verlaufe eines allgemeinen Tetanieanfalles darstellt.

Eine eigenthümliche Form der Bewegungsstörungen, welche indessen wohl nur hieher gezählt werden kann, ist diejenige, die bisweilen in dem Respirationsapparate zur Beobachtung kommt und das *Cheyne-Stokes*'sche Athmungsphänomen zur Folge hat. Es sind das Muskelactionen, die allmälig entstehen, bald mehr, bald weniger rasch, ähnlich manchen klonischen Krämpfen, zu einer gewissen Höhe anwachsen, dann aber nachlassen und einer Pause der Ruhe weichen, um danach wieder loszubrechen.

Den Convulsionen verwandt, zum Theil aus ihnen unmittelbar hervorgehend, zum Theil in sie unmittelbar übergehend, sind die sogenannten statischen Krämpfe, d. h. Steigerungen coordinirter Bewegungen bis zum Krampfhaften oder auch wirklichen Krampfe. Die Katalepsie, vielleicht auch die Tetanie, können schon als solche statischen Krämpfe angesehen werden; sicher aber muss es die statuenartige Erstarrung, wie sie in der Ekstase vorkommt, oder auch dieselbe mit charakterisiren hilft. Sie repräsentirt gewissermaassen den Tetanus in der Reihe der statischen Krämpfe, während die übrigen mehr klonische Formen derselben darstellen. Allein auch die oscillatorischen Krämpfe sind in ihnen nicht unvertreten, und namentlich dürfte die Paralysis agitans, deren Eigenartigkeit besonders *Charcot's* classische Schilderung dargethan hat, ihnen zuzuzählen sein. Die Propulsion und Retropulsion, die in dem Symptomencomplexe, welchen sie bildet, so häufig beobachtet wird, scheint nur dafür zu sprechen.

Die klonischen unter den statischen Krämpfen, welche, wie erwähnt, die bei weitem zahlreichsten sind, werden vorzugsweise durch die sogenannten saltatorischen oder Springkrämpfe vertreten. Dieselben gehen aus dem ziemlich häufig vorkommenden Klonus des Fusses und Unterschenkels hervor, der, wie *Erb* nachgewiesen hat, bei gewissen Rückenmarkskrankheiten reflectorisch in Folge einer Reizung der Achillessehne auftritt, und stellen nur einen Excess desselben dar. Sie wurzeln also geradezu in den gewöhnlichen Convulsionen und beweisen vorzugsweise die Zusammengehörigkeit dieser mit den statischen Krämpfen überhaupt. Jene eigenthümlichen Krämpfe der unteren Extremitäten, die von *Brown-Sequard* und *Charcot* als Rückenmarksepilepsie bezeichnet worden sind, aber mit Epilepsie nichts zu thun haben, weil sie von keiner Bewusstseinsstörung begleitet sind, die bilden den Uebergang von dem einfachen Klonus des Fusses und Unterschenkels zu ihnen. Als sonstige statische Krämpfe mehr klonischer Art sind sodann noch die Drehbewegungen und, wenn das von ihnen befallene Individuum liegt, die Rollbewegungen, ferner die sogenannten Reitbahnbewegungen, das Vorwärts- und Rückwärtslaufen, die Propulsion und Retropulsion *Charcot's*, das krampfhafte Laufen überhaupt, die sogenannten Laufkrämpfe, anzusehen. Diese letzteren sind um so unzweifelhafter gegebenen Falles durchaus krampfhafter Natur, als sie für die allgemeinen Convulsionen eines epileptischen Anfalles einzutreten vermögen, wie ich das in einem Falle wiederholt habe feststellen können. Wohl als hieher gehörig sind auch die meisten der vertrackten Stellungen anzusehen, in denen wir, ohne dass sie einen anderen Grund, als den innerer Nöthigung anzugeben vermöchten, eine Anzahl von Kranken halbe und selbst ganze Stunden lang verharren sehen. Das Stehen auf einem Beine, das Stehen mit enggeschlossenen Füssen und in die Seite gestemmten Armen, ferner das Treten und zwar das rhythmische Treten von einem Fuss auf den anderen, bei gleichzeitigem, fortwährendem Reiben, Ringen oder Wringen der Hände vor der Brust und ebenso geartetem Drehen des Kopfes von einer Seite zur anderen, ferner das plötzliche Aufspringen mitten in ruhigem Stehen, das plötzliche ein-, zweimalige sich Umdrehen ebenfalls in Mitten des ruhigen Stehen's, und zwar immer nach ein und derselben Seite, endlich jenes minutenlange, mit einander abwechselnde, krampfhafte sich Beugen und wieder Aufrichten und, wenn die Kranken im Bette oder auf dem Sopha liegen, das krampfhafte sich Aufrichten und wieder Zurücksinken, das auf einer abwechselnden Contraction der Flexores und Extensores trunci beruht und ab und zu bei Hysterischen als höchst quälendes Symptom zur Wahrnehmung gelangt, das Alles, wie gesagt, gehört wohl hierher.

Doch damit betreten wir das Gebiet der Handlungen, ja befinden uns zum Theil schon mitten darin, und daher ist es nothwendig, ehe wir vorwärts schreiten, erst noch eine Reihe anderer, mehr elementarer Bewegungsstörungen in Betracht zu ziehen; weil dieselben ebenfalls für die Art der Handlungen von hervorragender Bedeutung sind. Es sind das die Coordinationsstörungen oder Ataxien, welche gewöhnlich ganz für sich abgehandelt werden; indessen doch nicht zum kleinsten Theile aus Hyperkinesien hervorgehen und sich somit den Krampfformen viel enger anschliessen, als man gewöhnlich zuzugestehen gewillt ist.

Man versteht unter den genannten Störungen Unordnungen in der Coordination zusammengesetzter Bewegungen, welche lediglich aus Störungen in der Innervation der Muskeln hervorgehen, die zum Vollzuge der jeweiligen Bewegungen zusammenzuwirken haben, und schliesst davon alle die anderen Beeinträchtigungen derselben, die durch ein mehr oder weniger zufälliges Accidenz, wie z. B. durch das Eintreten von Mitbewegungen in der Chorea verursacht werden, geradezu aus. Die choreatischen Bewegungen sind vielfach incoordinirte oder ataktische; allein ist die Chorea rein, so sind sie es nur dadurch, dass in die richtig coordinirten Bewegungen sich fremdartige einmischen, während bei den eigentlichen Coordinationsstörungen oder Ataxien davon nicht die Rede ist, und die Störung, so zu sagen, in ihnen selbst liegt. Darauf beruht denn auch der hauptsächlichste Unterschied zwischen den ataktischen Bewegungen einerseits und den choreatischen andererseits. Doch verwischt sich derselbe bisweilen ganz ausserordentlich, und in den Fällen, wo in der Chorea die sie bedingenden Mitbewegungen, als die eigentlich krankhaften, incoordinirt oder ataktisch sind, ist eine Unterscheidung kaum mehr möglich.

Die nun in Rede stehenden Coordinationsstörungen oder Ataxien sensu strictiore geben sich vornehmlich durch etwas Spastisches, das ihnen allen eigen, zu erkennen. Meist tritt dasselbe in Form des Zuckenden, Schnellenden hervor, gelangt indessen auch in Form des Verzögerten oder Gehemmten hie und da zur Wahrnehmung. Das über das Ziel hinaus Schiessen, das an dem Ziele vorbei Schiessen, das nicht zum Ziele Gelangen ist darum bezeichnend für diese Störungen. Es sind allem Anscheine nach nur zwei Möglichkeiten vorhanden, durch welche sie zu Stande kommen können, erstens zu starke Innervation einzelner Muskeln und zweitens zu schwache Innervation solcher, also partielle Hyperkinesie und partielle Hypokinesie. Da man nun viele ataktischen Bewegungen gerade in Erregungszuständen beobachtet, oder krampfhaften Zuständen, wirklichen Spasmen und Convulsionen vorausgehen sieht, da man sie im Verlaufe irritativer Processe, Encephalitis, Myelitis antrifft, so liegt es nahe, einen Theil derselben auch auf Hyperkinesien zurückzuführen, und gerade die, bei welchen sich das zuckende und schnellende Moment in den Vordergrund drängt, möchten wohl auch in der That auf solchen beruhen. Dagegen möchten vielleicht diejenigen ataktischen Bewegungen, bei denen das Verzögerte, das nicht zum Ziele gelangen Können de sich in den Vordergrund drängt, gerade umgekehrt auf Hypokinesien zu beziehen sein und somit sich den lähmungsartigen Zuständen anschliessen. Der sogenannte Hahnentritt möchte vielleicht als Paradigma für die hyperkinetischen Ataxien, die absatzweise Ausführung der Bewegungen als ein solches für die hypokinetischen angesehen werden können.

Die ataktischen Bewegungen können auf einzelne ganz kleine Muskelgebiete beschränkt vorkommen, wie z. B. die Augenmuskeln, die Muskeln des Sprachapparates, die Muskeln nur eines Fingers; oder sie sind so ziemlich über den ganzen Körper verbreitet. Im ersteren Falle hat man es nur mit Störungen im Sehen, gewissen Formen des Strabismus (der fehle Blick), des Nystagmus (*Friedreich's* ataktischer Nystagmus), mit Störungen in der Sprache, namentlich der Articulation, doch auch der Phonation zu thun, und sowohl das Stottern, wie das Stammeln, die sehr markirte, wie die sehr verschwommene Silbenbildung, als auch die Vertauschung von Diphthongen mit einfachen Vocalen à la Zwickauer sind vielfach nur auf sie zurückzuführen. Ebenso auch der Ungehorsam des einen oder des anderen Fingers, über den namentlich Clavier- und Violinspieler klagen. In letzterem Falle dagegen ist das Vermögen, eine bestimmte Stellung einzunehmen oder auch eine bestimmte Haltung zu bewahren, zur Unmöglichkeit geworden. Die Kranken gerathen bei jedem Versuche, das Eine oder das Andere zu thun, in's Schwanken, drohen zu fallen, fallen auch wirklich hin und sind, selbst unterstützt, z. B. in der Rückenlage, schliesslich nicht mehr im Stande, ihre Gliedmaassen in gehöriger Weise zu gebrauchen (*Friedreich's* statische Ataxie).

Nach dem Allen erweisen sich die Coordinationsstörungen oder Ataxien aber im Grossen und Ganzen als eine Art von Parakinesie, oder vielleicht auch als eine solche selbst. Man hat verschiedene Ursachen für ihre Entstehung und Ausbildung angegeben. Eine der wichtigsten liegt in der sensibelen Sphäre, und da ist es von grosser Bedeutung für ihre Beurtheilung als Parakinesien, dass in den Gebieten, wo sie herrschen, gleichzeitig auch überraschend häufig Parästhesien obwalten, von denen sie sicher nicht unabhängig sind. Und da die Parästhesien zum Theil hyperästhetischer, zum Theil hypästhetischer Natur sind, so kann es uns nicht wundern, dass es die Ataxien ebenfalls sind.

Da wir nun einmal bei den Hypokinesien sind, mag ihrer hierorts gleich weiter gedacht werden. Die Lahmheiten, die Insufficienzen der einzelnen Muskeln oder Muskelgruppen, die Trägheit des ganzen motorischen Apparates ist es, durch welche sie sich zum Ausdruck bringen. Sie gehen über in die Akinesien, die vollständigen Lähmungen, welche ja auch wieder, wie bekannt, sowohl nur einzelne Muskeln und umschriebene Muskelgruppen, als auch grössere Gebiete der ganzen motorischen Sphäre befallen können.

Wir heben von den sehr umschriebenen Insufficienzen und Lähmungen nur die der Muskeln des Antlitzes, der Augen, des Sprachapparates hervor.

Die Insufficienzen der ersten haben eine gewisse Steifigkeit und Schwerfälligkeit in der Mimik zur Folge; die Lähmungen heben dieselben zum grössten Theile auf. Die Insufficienzen und Lähmungen der zweiten führen zu einer Behinderung im Gebrauche des Sehapparates, die der dritten zu einer solchen des Sprachapparates. Ist der M. levator palpebrae superioris betroffen, so entsteht Ptosis; ist es der M. orbicularis palpebrarum, so Lagophthalmus, den man im Gegensatze zu dem schon bekannten Lagophthalmus spasticus als Lagophthalmus paralyticus bezeichnet hat. Die entsprechenden Affectionen der Irismuskeln rufen ebenfalls wieder Mydriasis oder Myosis hervor, die des Ciliarmuskels Accommodationslähmung, und die der äusseren Augapfelmuskeln wieder die verschiedenen Strabismus-Arten, mit allen ihren Folgen, aber gerade aus entgegengesetzten Ursachen. Die Insufficienzen und Lähmungen endlich der dritten, der Muskeln des Sprachapparates, haben mangelhafte oder verschwommene Articulation und Phonation, Rhotacismus und Pararhotacismus, Lambdacismus und Paralambdacismus, Verwischungen von O und U, von A und E u. s. w. bis zum vollständigen Lallen und Stammeln, beziehungsweise Unvermögen zu sprechen, und auf Grund von Stimmbandlähmung heisere, selbst tonlose Stimme, blosse Flüsterstimme, zur Folge.

Das Hauptorgan des Sprachapparates ist, abgesehen von den stimmbildenden Werkzeugen, die Zunge. Die Zungenlähmungen oder Glossoplegien haben darum von jeher, wo es sich um Sprachstörungen handelte, das Hauptinteresse in Anspruch genommen. Vollständige Lähmungen der Zunge sind selten; die bei Weitem grösste Mehrzahl derselben sind unvollständige, Paresen, und zumeist blos halbseitig. Es ist nicht immer leicht zu bestimmen, ob eine halbseitige Parese der Zunge besteht oder nicht. Das Symptom für die mehr vollständigen Lähmungen dieser Art, dass die Zunge nach der gelähmten Seite abweicht, wenn sie herausgestreckt wird, fehlt, ist wenigstens nicht mit gehöriger Sicherheit zu erkennen. Aber Eins pflegt in solchen Fällen nicht zu mangeln: die Zunge spitzt und verdickt sich nur auf der gesunden Seite, während sie auf der paretischen breit und flach bleibt. Sie erhält dadurch allerdings auch häufig das Aussehen, als ob sie nach dieser abweiche; allein in Wirklichkeit ist das nicht der Fall. Sie verhält sich vielmehr wie eine hemispastische Zunge, und was gerade vorliegt, eine solche oder eine hemiparetische, ist, werden nicht noch andere Verhältnisse berücksichtigt, meistens gar nicht zu entscheiden. Sehr häufig ist die Zunge Sitz fibrillärer Zuckungen. Man hat dieselben vielfach als ein böses Omen angesehen und ausgegeben. Ohne bestreiten zu wollen, dass dies für einzelne Fälle gewiss auch ganz gerechtfertigt gewesen sein mag; man hat es jedenfalls als solches überschätzt. Es giebt keinen Menschen, bei welchem nicht solche fibrillären Zuckungen in der Zunge zu beobachten wären, heute mehr, morgen weniger, gerade so wie es keinen Menschen giebt, der eine absolut sichere Hand hätte; sie fallen darum auch so gut als ganz in die physiologische Breite, d. i. die Breite der Gesundheit.

Von den Insufficienzen und Paralysen, welche grössere Muskelgebiete befallen, sind besonders die der unteren Extremitäten zu nennen, welche von den leisesten Anfängen einer blossen Schwere oder Schwerfälligkeit, durch eine leichte Ermüd- und Erschöpfbarkeit hindurch, bis zu der vollständigsten Unfähigkeit, sie zu gebrauchen, gehen können. Sodann sind zu nennen die Insufficienzen der oberen Extremitäten, die allerdings nur selten, soweit sie uns hier interessiren, in vollständige Lähmungen übergehen, und endlich die der gesammten Körpermuskulatur überhaupt. Wo das der Fall ist, herrscht eine Neigung zur Ruhe. Alle Bewegungen erfolgen langsam und schwerfällig. Die Haltung ist schlaff, gebrochen. Der Gang ist plump und schleppend. Das Mienenspiel ist träge. Jede Geste erfolgt nur mühsam, wie eine peinliche Arbeit. Die Sprache ist zögernd, stockend, ton- und ausdruckslos. Doch da sind wir wieder in Mitten der Handlungen, und ehe wir uns ihnen ganz zuwenden, sei noch erst erwähnt, dass auch die letzt besprochenen Zustände, gerade so wie die krampfhaften, vorzugsweise ihren Sitz auf der linken Körperseite haben; weil für sie, als in der Regel weitere Folgezustände der Krämpfe, ganz dieselben Ursachen wirksam sind, wie für diese.

Die Hyperkinesie in den Handlungen zeigt sich in einer erhöhten Geschäftigkeit, einer Hyperpraxie, die in der Polypragmosyne des geschäftigen Müssiggängers ihren Anfang nimmt und in den Raptus des Melancholischen, wie der Tobsucht des Geisteskranken überhaupt ihren Gipfel erreicht. Alle entsprechenden Handlungen tragen den Charakter des Unruhigen, des Unüberlegten, beziehentlich Uebereilten oder auch Unwillkürlichen an sich und erscheinen somit vielmehr als instinctive, denn wirklich gewollte, ja in vielen Fällen nicht einmal als solche, sondern als Vorgänge, die sich, wenn auch nicht ganz ausserhalb, so doch nur in grosser Trübung oder auch Benommenheit des Bewusstseins vollzogen haben. Wenn diese Handlungen eine gewisse Stärke erlangen, dabei etwas Unvermitteltes, Plötzliches, Jähes an sich haben, so bezeichnet man sie auch wohl als krampfhafte oder convulsibele, convulsivische. Stehen sie zu den Motiven, den jeweilig einwirkenden Reizen noch in einem gewissen Verhältnisse, und tritt das Convulsivische in ihnen noch nicht gar zu crass hervor, so werden sie auch schlechtweg impulsive Handlungen genannt. Anderenfalls heissen sie explosive oder auch Raptus. Die impulsiven Handlungen bilden somit den weiteren, die explosiven den engeren Begriff.

Die explosiven Handlungen oder Raptus erfolgen immer, nicht gerade auf Grund, wohl aber unter gleichzeitiger Herrschaft stärkerer Affecte depressiver Art, also auf melancholischer Basis. Was diese bedingt, bedingt auch sie. Die Anhäufung von Spannkräften im psychischen Organe ist die Ursache der genannten Affecte. Die jähe Umwandlung dieser Spannkräfte durch die zufällige Wirkung einer auslösenden Kraft, welcher Art sie auch sei, in lebendige Kraft, ist die Ursache der explosiven Handlungen. Man kann darum in der That nicht sagen, dass sie auf Grund der Herrschaft depressiver Affecte entstehen; sondern sie entstehen auf Grund der Lösung derselben. Wir brauchen blos die auslösenden Kräfte fern zu halten, durch geeignete Anordnungen die Affecte selbst sich allmälig lösen zu lassen, was den täglichen Erfahrungen nach wir ja sehr wohl vermögen, und die explosiven Handlungen bleiben aus. Die Geschichte des Zornes, dessen Handlungen durchaus den Charakter des Explosiven an sich tragen, beweist dieses zur Genüge.

Die impulsiven Handlungen, insofern sie nicht explosiv sind, können nun zwar auch unter gleichzeitiger Herrschaft melancholischer Zustände erfolgen; sie brauchen es aber nicht. Sehr häufig erfolgen sie sogar bei gleichzeitiger Herrschaft maniakalischer Zustände, und da in diesen der Vorstellungsprocess ein sehr oberflächlicher, die Gefühle aber sehr seichte sind, das Bewusstsein ein vermindertes, oft geradezu mangelhaftes, so ergiebt sich, dass sie auch vielfach auf ganz unklare, wage Empfindungen hin, anscheinend in Folge blosser Anwandlungen und ohne dass sowohl der Handelnde als auch der Beobachtende sagen könnte, wie und weshalb, sich vollziehen werden. Gerade diese Handlungen hat man in Sonderheit als impulsive bezeichnet und den explosiven als specifisch verschiedene entgegengestellt. Doch ist das fehlerhaft, und schon der Umstand, dass auch sie in explosive übergehen können, sowie auch umgekehrt, dass explosive gelegentlich den

Charakter dieser mit an den Tag legen können, beweist, dass ein solcher Gegensatz nicht vorhanden ist. Die impulsiven Handlungen im letzteren Sinne des Wortes sind wesentlich, sit venia verbo, maniakalischer Natur; die explosiven Handlungen dagegen stehen mit jener Form der Melancholie in Verbindung, deren Charakter Zorn, Ingrimm, Wuth ist. Den Uebergang machen die impulsiven Handlungen im weiteren, von uns ursprünglich gebrauchten Sinne, welche in Beziehung zu derjenigen Form der Melancholie stehen, welche sich vorzugsweise als Verzweiflung offenbart, also jener schwächlichen Form, die schon sehr zu den stuporösen Zuständen, beziehungsweise dem Stupor selbst hinneigt. In diesen Zuständen kommen nun auch gar mannigfache Handlungen vor, die offenbar zu den noch herrschenden Stimmungen in einem bestimmten Verhältnisse stehen, als Ausdruck der Lösung derselben anzusehen sind, die aber der Schwäche des Bodens entsprechend, dem sie entstammen, nicht mehr recht von Krampfhaftem oder Convulsivischem Etwas erkennen lassen, sondern nur noch ein gewisses unruhiges Treiben darstellen, das sich aus den oft allersonderbarsten Begehungen zusammensetzt. Viele von diesen Handlungen gehören unzweifelhaft noch mehr in die Kategorie der einfachen Bewegungsstörungen, die wir soeben erst besprochen haben. Es sind complicirte Muskelzuckungen, zum Theil statische Krämpfe. So das unruhige Hin- und Herrennen, oder ewige Schütteln des Kopfes mit gleichzeitigem Ringen oder Wringen der Hände vor der Brust oder dem unaufhörlichen Treten von einem Fuss auf den anderen, bei gleichzeitiger Herrschaft jener Melancholie, welche sich hauptsächlich als Verzweiflung offenbart. So die tetanoiden Spannungen und selbst die ausgebildete Tetanie oder auch Katalepsie, wenn diese Melancholie in Stupor übergeht, beziehungsweise stuporösen Zuständen Platz gemacht hat. Andere dieser Handlungen tragen dagegen unzweifelhaft den Charakter von solchen an sich und sind deshalb auch blos als solche zu beurtheilen. Dahin gehören z. B. das unbezwingliche Oeffnen und Offen-halten der Stubenthür, das ebenso unbezwingliche Versuchen und immer wieder Versuchen, ob auch die Stubenthür geschlossen ist, ferner das nicht zu unterdrückende Bekreuzigen des Brotes, ehe es genossen wird, das nicht zu unterdrückende dreimalige Kniebeugen oder auch vollständige Niederknien, bevor zu Tische gegangen wird, das dreimalige Oeffnen und Zumachen der Thür, ehe die Schwelle derselben überschritten wird, das Umgehen einer bestimmten Dielenritze, das Umgehen eines zufällig aufstossenden Strohhalmes u. dgl. m.

Man hat insbesondere diese Handlungen Zwangshandlungen genannt und, wiewohl der Name auch auf alle übrigen

Handlungen passt, namentlich aber auch auf die impulsiven und explosiven, so ist es doch gut, ihn beizubehalten, schon um diese Zwangshandlungen mehr schwächlicher Natur von den energischeren impulsiven und explosiven zu unterscheideu.

Zu den Zwangshandlungen gehören auch eine Reihe solcher Handlungen, welche man als gewohnheitsmässige oder durch Gewohnheit gewissermaassen selbstständig gewordene bezeichnen könnte, und die man sowohl in Erregungszuständen, also wenn die Besonnenheit getrübt oder aufgehoben ist, als auch in stuporösen Zuständen, also wenn das Bewusstsein gelitten hat, gleichsam automatisch auftreten sieht. Zu diesen Handlungen, denen ursprünglich irgend ein bestimmter Reiz zu Grunde lag, und die vielleicht auch bei ihrem späteren noch durch einen solchen, aber relativ minimalen bedingt werden, gehört unter anderen das Kauen an den Nägeln oder Fingerspitzen, das Zerren und Zupfen an der Haut derselben, das Abreissen der Niet- oder Neidnägel, das Zerkratzen und Zerquetschen der Acnepusteln, das Ausreissen der Kopf- und Barthaare, das Ausreissen der Augenbrauen und Wimpern. Es gehört aber dazu auch das Abdrehen der Nymphen, der Mamillen, das Abnagen der Lippen oder Zunge, das Zerfleischen der Arme, das Ausbohren der Augen, was glücklicher Weise selten, offenbar nur in Verbindung mit Hypästhesien und entsprechenden Parästhesien, aber immerhin doch vorkommt, und wovor das betreffende Individuum selbst bei sorglichster Ueberwachung nicht immer zu schützen ist. Zu diesen Handlungen gehören ferner auch das unruhige Zupfen an den Kleidern, das Drehen an den Rockschössen, an den Schürzenzipfeln und die von früheren Beschäftigungen herrührenden Bewegungen der Finger und Hände, die Nähbewegungen, die Strickbewegungen u. dergl. m., welche *Porporati* erst kürzlich als Pseudo-Athetose beschriebeu hat. Ich habe einen Matrosen zu behandeln gehabt, der in seinen Erregungszuständen immer, ob in den breiten Gängen des Gartens oder in den mehr beschränkten Räumen des Hauses, auf ein und derselben Linie, die er einmal eingeschlagen hatte, elf Schritte vorwärts, elf Schritte rückwärts ging, nachdem er in scharfer Wendung umgebogen. Es stellte sich schliesslich heraus, dass das die Zahl der Schritte war und die Art und Weise sie zu machen, wenn er sich auf dem Deck des Schiffes, auf welchem er zuletzt gedient, hatte ergehen wollen. Dabei war er aber in seinen Vorstellungen keinesweges mehr auf dem Schiffe, sondern wo er sich wirklich befand, in der Irren-Anstalt, und schimpfte sehr wacker darauf los, dass er in derselben zurückgehalten würde, während er doch darauf angewiesen sei, sich seinen Lebensunterhalt draussen in der weiten Welt mit seiner Hände Arbeit zu verdienen. Seine Handlungen entsprachen nicht den augenblicklichen Vorstellungen, sondern gingen aus anderen Impulsen, als eine Art Mitbewegung hervor nach einem Schema, das durch Uebung und Gewöhnung zur zweiten Natur geworden war.

Wie die einfachen hyperkinetischen Processe sich vielfach durch etwas ganz Eigen- oder Fremdartiges auszeichnen und dadurch einen parakinetischen Charakter bekommen z. B. in den Ataxien, so auch die eigentlichen Handlungen. Dieselben erscheinen zwar an und für sich nicht von den übrigen Handlungen als solchen sonderlich verschieden; es sind Handlungen, wie sie alltäglich vorkommen; aber die Art und Weise, wie sie vorkommen und vollzogen werden, lässt sie als jeweilig unbegreiflich und darum doch auch wieder als eigen- oder fremdartig erscheinen. Zu solchen Handlungen gehören, und zwar zu den in Zusammenhang mit Melancholie stehenden z. B. gewisse Formen des Homicidium, des Infanticidium und wohl immer das Suicidium, die Selbstverstümmelungen, die Selbstcastrirungen, ferner die Mehrzahl, wenn nicht sämmtliche gewaltsamen Stuprationen mit allen ihren Scheusslichkeiten, viele Vergreifungen an fremdem Eigenthum, viele Zerstörungen von fremdem Eigenthum, und zwar gleichviel ob durch mechanische Werkzeuge oder durch Wasser, Feuer, Schwefelsäure, Dynamit. Dazu gehören ferner das Grossthun, das Prunken mit Vornehmheit und Reichthum, ohne dass auch nur ein annähernd genügender Grund dazu vorhanden wäre, das Verschleudern von Geld und Gut, das sich Auffälligmachen durch allerhand Putz und Tand u. dgl. mehr.

Sodann gehören zu diesen, und zwar den mit mehr maniakalischen Zuständen verbundenen Handlungen die durch rücksichtslose Ausgelassenheit und zügellose Ungebundenheit gekennzeichneten Vornahmen irgend einer Art, das unmotivirte Tanzen und Springen, das Springen auf Tische und Bänke, das Koboldschiessen, das jedermann Umarmen und Küssen, das laute Juchhee und kreischende Geschrei, das lärmende Lachen, Singen und Pfeifen.

Endlich gehören dazu, und zwar zu den Zwangshandlungen im engeren Sinne, jene bizarren, oft auch burlesken Begehungen, wie sie namentlich bei psychisch schwer kranken Individuen vorkommen. Das unmotivirte Aufstehen und über den Stuhl Klettern während des Essens, das ebenso unmotivirte Oeffnen der Stubenthür, um sich in der Thüröffnung einmal umzudrehen und dann die Thür wieder zu schliessen, das ganz entsprechende sich auf den Tisch Schnellen, daselbst auf den Kopf Stellen und wieder Abschnellen, das Umherkriechen auf allen Vieren zwischen Tischen und Bänken, das sich Verkriechen unter Möbel, in dunkele Winkel, Keller, Schornsteine, Schränke, Kisten und Kasten, das Wiederholen aller Handlungen, die vorgemacht werden, das verkehrte, meist recht alberne Handtieren mit den gebräuchlisten Gegenständen des Lebens, das Abweisen jedweden Messers und das Gebrauchen der Gabel, des Löffels statt des Messers, die Abwehr jedweden Speisegeräthes und dafür die Anwendung der Hände, der Finger, das Gebrauchen der Strümpfe statt der Stiefeln, des Hutes statt der Nachtmütze, das sich Schmücken mit allerhand Firlefanz, bunten Bändchen, bunten Papierstückchen, schmutzigen Federn, abgehackten Vogelklauen, Hasenpfoten, Schweinezähnen, das Waschen des Körpers mit Suppe, das Einreiben desselben mit Butter, Seife, Käse, Eiern, sein Beschmieren, sowie der ganzen Umgebung mit den ekelsten Dingen, dem eigenen Kothe und Harne, schliesslich das Verschlingen derselben, sowie das Zermanschen und Besudeln des Essens überhaupt, um, wie *Neumann* sagt, es sich gewissermaassen erst ähnlich zu machen, entsprechend der Eingeiferung des Bissens von Seiten der Schlangen.

Gemäss den Parakinesien sind alle einschlägigen Handlungen am besten wohl als Parapraxien zu bezeichnen, und das um so mehr, als ihr durchaus paradoxer oder auch krankhafter Charakter dadurch bewiesen wird, dass sie nicht selten durch allerhand Krampfformen ersetzt werden, oder auch statt ihrer eintreten können. Namentlich sind es die epileptischen oder epileptiformen, bisweilen aber auch die statischen, insbesondere die Laufkrämpfe, die Drehbewegungen, welche da eine hervorragende Rolle spielen, und wir werden Gelegenheit haben, das noch näher kennen zu lernen.

Wie die Hyperkinesien den Hyperästhesien und die Parakinesien den Parästhesien entsprechen, so entsprechen die Hyperpraxien den Hyperbulien und die Parapraxien den Parabulien. Wir können deshalb mit grosser Sicherheit aus den Parapraxien und Hyperpraxien auf das Vorhandensein von Parabulien und Hyperbulien, und aus diesen wieder auf entsprechende Parästhesien und Hyperästhesien schliessen, wie wir das gehörigen Orts ja auch schon wiederholt angedeutet haben.

Wenn die impulsiven Handlungen eine gewisse Dauer erlangen, so zwar, dass eine derartige Handlung sich an die andere anreiht, und das Stunden, Tage, Wochen lang dauert, so entsteht ein Tumultus actuum, den man schlechtweg Tobsucht nennt. Entsprechend dem verschiedenen Charakter der impulsiven Handlungen ist nun natürlich auch die Tobsucht verschieden. Die aus den Raptus melancholicis hervorgehende oder ihnen auch entsprechende, mit Zorn, Wuth, Rachsucht vergesellschaftete heisst Raserei, Furor, und die von ihr Befallenen heissen Rasende, Furiosi. Die aus impulsiven Handlungen maniakalischer Natur dagegen bestehende heisst vielfach Manie schlechtweg, und die von ihr Befallenen heissen Maniaci.

Wir lernen den Ausdruck Manie und Maniacus hier somit in einem anderen, in einem weiteren Sinne kennen. Bisher verstanden wir darunter nur das ungehemmte und darum geförderte Selbstgefühl, die unbegrenzte Heiterkeit des Gemüthes, wenn wir wollen, die heitere Verstimmung, und einen Menschen, welcher von ihr beherrscht wird. Jetzt lernen wir darunter zugleich auch noch das entsprechende Toben kennen, und, wenn wir wieder wollen, damit die heitere Tobsucht. Der Ausdruck passt nicht ganz, weil jeden Augenblick ein Umschlag in der Stimmung erfolgen, ein mehr melancholischer Zustand und mit ihm eine entsprechende Handlungsweise eintreten kann; allein dieser pflegt nicht leicht von Dauer zu sein und im Allgemeinen sehr bald dem herrschenden maniakalischen wieder zu weichen, so dass doch damit im grossen Ganzen das Bild gesteigerten Wohlbefindens, andauernder Heiterkeit gewahrt bleibt. Von manchen Seiten ist nun diese Form der Tobsucht, wie neuerdings noch von *von Krafft-Ebing*, als die einzige oder wahre Tobsucht bezeichnet worden; während die melancholische Form von ihm unter dem Titel psychische Reflexacte bei Melancholischen beschrieben ist. Doch nimmt er auch noch eine Mania furiosa an und versteht darunter eben eine Tobsucht auf Grund, beziehungsweise in Verbindung mit vorzugsweise zornigen Affecten. Von anderen Seiten, neuestens noch von *Schüle*, ist die Manie dagegen als eine blos schwerere Form der Tobsucht, überhaupt als das Organischgeworden-sein des bis dahin nur functionellen Hirnreizes angesehen worden. Die Begriffsverwirrung über das, was als Tobsucht, was als Manie im weiteren Sinne zu bezeichnen ist, ist darum keinesweges gering. Was ursprünglich auch immer die Bedeutung von Μανία gewesen sein mag, heute haben wir unter Manie zunächst den Gegensatz von Melancholie zu verstehen, und unter dieser wieder nicht das verminderte Selbstgefühl im Gegensatze zu dem gesteigerten, das die Manie ausmacht, sondern das gehemmte Selbstgefühl gegenüber dem geförderten. Ich wiederhole, in der Melancholie, um mich so auszudrücken, ist das Selbstgefühl gesteigert, aber gehemmt. Der Melancholicus kann nicht, wie er will, und daher die peinliche Verstimmung. In der Manie ist das Selbstgefühl eher vermindert, aber gefördert. Dem Maniacus sind keine Schranken gezogen, und daher sein Glücklichkeitsgefühl und alles Uebrige. Wir werden deshalb auch immer den Ausdruck Manie, in welchem Umfange es auch späterhin noch sei, nur da gebrauchen, wo das geförderte Selbstgefühl, das sich in unbeschreiblicher Zufriedenheit, Heiterkeit, Ausgelassenheit zu erkennen giebt, charakteristisch ist. Die gegentheiligen Zustände werden wir, wie immer beschaffen sie auch sonst seien, wie bisher den melancholischen zuzählen. Manie als Tobsucht ist darum uns auch nur die heitere Tobsucht und die gegentheilige der Furor. Die Mania furiosa *Esquirol's*, die auch *von Krafft-Ebing* noch annimmt, wäre besser als Furor schlechtweg zu bezeichnen.

Die zu dritt besprochenen Handlungen und Bewegungsstörungen, die man auch Zwangshandlungen schlechtweg nennt, setzen zwar in ihrer Aufeinanderfolge keine eigentliche Tobsucht zusammen; zum Toben gehört eben eine gewisse Stärke und Gewalt, die ihnen abgeht; indessen als ein Aequivalent derselben in kleinen schwächlichen Verhältnissen sind sie doch wohl anzusehen. Treten sie in Verbindung mit deutlichen melancholischen Zuständen auf, so helfen sie eine ganz bestimmte Krankheitsform, beziehungsweise einen ganz bestimmten Symptomencomplex, die sogenannte Melancholia agitata sensu strictiore bilden; kommen sie dagegen mit mehr maniakalischen Zuständen vergesellschaftet vor, so werden sie wesentliche Bestandtheile des sogenannten versatilen Blödsinnes oder der secundären Verrücktheit, die je nachdem nun bald mehr als Moria, blosse Narrheit, bald mehr als Dementia, tiefe geistige Schwäche, zur Erscheinung kommt.

Den Hyperpraxien gegenüber stehen die Hypopraxien und Apraxien. Sie entsprechen den Hypobulien und Abulien. Wie sich in die Hypobulien leicht etwas Parabulisches einmischt, gemäss dem parästhetischen Charakter, den die Hypästhesien so häufig an sich haben, aus welchem diese wieder hervorgehen, so mischt sich auch in die Hypopraxien leicht etwas Parakinetisches ein, und erscheinen damit die Hypopraxien selbst wieder leicht als Parapraxien. Doch geschieht das nicht entfernt in dem Maasse, wie bei den Hyperpraxien, und zwar wieder in letzter Reihe auf Grund des Verhältnisses, in welchem Hyperästhesien und Parästhesien zu einander stehen. Der Ausdruck der Hypopraxie ist Trägheit, Faulheit, der Ausdruck der Apraxie vollständige Unthätigkeit. Als eine höchst merkwürdige Form der Hypopraxie überhaupt haben wir die sogenannte Bettsucht *Griesinger's* aufzufassen, bei welcher die Patienten Wochen, Monate, selbst Jahre lang im Bette liegen können, ohne je das Bedürfniss zu verspüren, auch nur ein einziges Mal aufzustehen, um der Erholung halber einen Schritt zu thun.

Zu den Handlungen haben wir auch die Sprache und selbst das Denken gezählt und, ist das richtig, so müssen sich auch die Sprach- sowie die Denkstörungen den Störungen jener unterordnen und als Hyperphrasie, Hypophrasie, Paraphrasie und Aphrasie zur Erscheinung kommen. Allein je nachdem dieses geschieht, was davon abhängig ist, wie die Organe der Sprachbildung jeweils gelitten haben, sind auch die bezüglichen Störungen verschieden und machen sich das eine Mal so, das andere Mal anders.

Von vornherein hat man zwei Gruppen von Sprachstörungen überhaupt zu unterscheiden, die Dyslalien oder Lalopathien und die Dysphrasien oder Phraseopathien. Das Wesen der ersteren liegt ganz allein in dem Formalen, im Ausdruck. Der Inhalt kommt bei ihnen gar nicht in Betracht. Derselbe, also die Vorstellungen und ihre Reihen, ist richtig; allein diese letzteren können nicht glatt und bestimmt ausgedrückt werden. Es hapert hier, es hapert da. Es wird angestossen, gestammelt, gelallt; es wird gestockt, nach dem Ausdrucke gerungen, für den eben gebrauchten Ausdruck ein anderer gewählt, der kaum vollendete Satz verbessert oder auch verschlechtert. Ganz das Gegentheil davon bildet nun das Wesen der zweiten. Bei ihnen handelt es sich lediglich um eine fehlerhafte Gedankenbildung, und sie sind so recht eigentlich darum der Ausdruck der Denkstörungen, der Dyslogien oder Logopathien, die auch namentlich mit Rücksicht auf die Art ihres Zustandekommens als Logoneurosen bezeichnet worden sind.

Die Dyslalien oder Lalopathien zerfallen nun wieder in zwei Gruppen, die Dyslalien im engeren Sinne des Wortes oder Dysarthrien und die Dysphasien. Jene stellen das Unvermögen dar, das jeweilige Wort richtig auszusprechen, beziehungsweise aussprechen zu können; obwohl es vorhanden ist, und deshalb z. B. geschrieben werden kann. Das Wesen dieser ist das Unvermögen, das Wort überhaupt finden zu können. Es ist abhanden gekommen, verloren gegangen.

Ist das Vermögen, ein Wort zu sprechen, gänzlich verloren gegangen, aber kann, was gedacht wird, noch geschrieben werden, so handelt es sich um eine Alalie oder Anarthrie. Ist dieses Vermögen indessen nur beeinträchtigt, so dass blos sehr langsam und fehlerhaft articulirt werden kann, so liegt eine Paralalie oder Pararthrie vor. Ist das Vermögen, ein Wort zu finden, gänzlich verloren gegangen und kann ein solches deshalb auch nicht gleich durch die Schrift oder durch eine Geste, eine Miene ausgedrückt werden, so handelt es sich um eine Aphasie; anderenfalls, wenn dieses Vermögen nur getrübt ist, und wohl verwandte oder ähnliche Worte, aber nie das richtige gefunden werden, so um eine Paraphasie.

Erfolgt die Articulation zu langsam, so entsteht die Pararthria tarda, die auch Bradylalia oder Bradyarthria heisst; und sind die einzelnen Silben gar durch deutliche Pausen von einander getrennt, so entsteht die Bradylalia oder Bradyarthria interrupta, die auch eine scandirende Sprache genannt wird; obwohl sie mit einem eigentlichen Scandiren nichts gemein hat.

Folgen sich die einzelnen Silben eines Wortes nicht in gehöriger Weise, werden einzelne vielmehr weggelassen, andere wiederholt, ganz ungehörige eingefügt, dabei die vorhandenen durch einander geworfen, so entsteht das sogenannte Silbenstolpern, das, weil es immer auf hypokinetischer Grundlage beruht, eine Pararthria oder auch Bradyarthria syllabaris paretica genannt worden ist.

Zu den Pararthrien gehört auch das Stottern und Stammeln. Jenes beruht auf einem Krampfe, der bei der Vocalisation der Silben eintritt, dieses auf einer Insufficienz der Muskulatur zum Bilden einzelner Buchstaben. Das Stottern, wesentlich hyperkinetischer Natur, ist darum eine Pararthria syllabaris spastica, das Stammeln vornehmlich hypokinetischer Natur, eine Pararthria syllabaris paretica.

Die dysphatischen Störungen zerfallen ebenfalls wieder in zwei Gruppen, die Aphasia oder Paraphasia motoria sive atactica und die Aphasia oder Paraphasia sensoria sive amnestica. Die erstere stellt das Unvermögen dar, die Wörter zu bilden, ist also wesentlich psychomotorischer Natur; die letztere dagegen beruht auf dem Unvermögen sich der Wörter zu erinnern, ist also hauptsächlich psychosensorischer Natur. Die ataktische Aphasie oder vielmehr Paraphasie verbindet sich leicht mit dysarthrischen Störungen, und ist das der Fall, so entsteht das aphatische Stottern, die Paraphasia spastica und choreaeformis, die leicht mit einfachem Stottern verwechselt werden kann. Die amnestische Aphasie und Paraphasie verbindet sich dagegen leicht mit Alexie beziehungsweise Paralexie, sowie Anakroasie beziehungsweise Parakroasie, was zu dem verzweiflungsvollen Zustande führt, Andere nicht recht zu verstehen und sich ihnen nicht gehörig verständlich machen zu können.

Als eine besondere Form der Sprache haben wir die Schrift-, die Zeichen- und Geberdensprache anzusehen. Es sind ja nur die Wege und Apparate verschieden, mittelst deren jeweilig das Wort zum Ausdrucke gebracht wird und, je nachdem, erscheint es so als das gesprochene, das geschriebene oder sonst wie geäusserte Wort. Es ist daher natürlich, dass, wo sonst das Wort als solches fehlt, weder Schrift noch Geste etwas Anderes leisten werden, als der Sprachapparat an sich, und dass, wo Aphasie besteht, auch Agraphie und Amimie und, wo Paraphasie besteht, auch Paragraphie und Paramimie vorhanden sein werden. Doch soll die Paraphasia atactica in einzelnen Fällen auch ganz isolirt, d. h. ohne gleichzeitige Paragraphie und Paramimie vorgekommen sein. Den Dysarthrien entspricht die discontinuirliche Schrift, die entsprechende Mimik, das entsprechende Geberdenspiel. Von ganz hervorragender Bedeutung ist dabei, dass mit Bradyarthria syllabaris paretica eine Schrift sich vergesellschaftet findet, die durch langsame, unsichere oder zitterige Bildung, durch das Weglassen einzelner Buchstaben oder Silben, durch das Wiederholen oder Durcheinanderwerfen anderer charakterisirt wird. Die Agraphie, welche dadurch sich zu erkennen giebt, dass nur noch nichtssagende Striche, Punkte, Haken u. dergl. gemacht werden können, hat man eine Agraphia literalis genannt, diejenige, bei welcher zwar noch einzelne Buchstaben zu Stande gebracht werden, vielleicht auch noch diese oder jene Silbe eines Wortes, aber nicht in dem Zusammenhange, dass das gewünschte Wort selbst herauskommt, sondern ein beliebiges anderes, jedoch vielleicht gar nicht existirendes oder auch nur auszusprechendes, hat man dagegen eine Agraphia verbalis geheissen. Die Agraphia literalis und verbalis fällt vielfach mit der Paragraphie überhaupt zusammen, und die abnorme Schrift, welche so regelmässig die Bradyarthria syllabaris paretica begleitet, kann darum eben sowohl als eine Agraphia wie auch als eine Paragraphia sive verbalis sive literalis bezeichnet werden.

Beziehentlich der Mimik, des Geberdenspieles hat man bisher eine genauere Unterscheidung noch nicht treffen hönnen; doch weisen eine Anzahl von Beobachtungen darauf hin, dass die Möglichkeit dazu keinesweges ausgeschlossen ist, dass alle die besagten Zustände bald mehr allgemein, bald mehr partiell vorkommen können, und dass man daher sehr wohl von ihnen als universellen oder partiellen reden kann.

Die Dysphrasien oder Phraseopathien, zu denen wir uns jetzt wenden, und die den wahrnehmbaren Ausdruck oder wenigstens eine Art desselben hinsichtlich der eigentlichen Denkstörungen bilden, und als solche bald rein zur Beobachtung kommen, bald unter dem Bilde von Dysarthrien oder Dysphrasien oder auch einem Gemisch von beiden erscheinen, die sind es nun, welche insbesondere oder auch allein als Hyperphrasien und Hypophrasien, als Paraphrasien und Aphrasien auftreten, und zwar entsprechend den ihnen zu Grunde liegenden Dyslogien oder Logopathien, die sich gemäss ihrer Entwickelung nur als Hyperlogien und Hypologien, als Paralogien und Alogien darstellen können.

Wir haben das Denken als ein doppeltes kennen gelernt, als ein solches in Worten und ein solches in Bildern. Die Dysphrasien sind der Ausdruck der Störungen des Denkens in Worten, die nun auch wieder gesprochen, geschrieben durch Mienen und Geberden ausgedrückt werden können. Der Ausdruck des Denkens in Bildern sind wieder Bilder. Dieselben brauchen es aber nicht immer in des Wortes eigenster Bedeutung zu sein und sich als Malereien, Kritzeleien, Beschmutzereien von Tisch und Wänden kund zu geben; sondern sie können auch als Tonbilder auftreten und sich in Singen und Pfeifen von allerhand Melodien und Nicht-Melodien, in Hüpfen und Tanzen und grotesken Sprüngen oder auch in ungehörigen Handlungen beliebiger anderer Art an den Tag legen. Die meisten Handlungen und insbesondere diejenigen, bei denen der Thäter sich nichts gedacht hat, sind ja eigentlich auch nichts Anderes, als der Ausdruck eines solchen Denkens in Bildern und die Dyspraxien, um diesen Ausdruck für alle anomalen Handlungen oder Handlungsweisen zu gebrauchen, sind somit auch vorzugsweise wieder der Ausdruck der Störungen dieses Denkens.

Die Hyperpraxien beruhen auf Hyperlogien, die Hypopraxien auf Hypologien, die Parapraxien und Apraxien auf Paralogien und Alogien. Der nahe Zusammenhang zwischen Sprechen und Handeln ergiebt sich damit auch hieraus — das Sprechen ist nur ein besonders geartetes, mehr oberflächliches Handeln —, zugleich aber auch die Richtigkeit des *Griesinger*'schen Satzes, dass zur Beurtheilung des psychischen Zustandes eines Menschen seine Handlungen zum Mindesten eben so viel werth seien, als seine Worte. Sie sind eigentlich noch mehr werth. Denn die Handlungen als Ausdruck des Denkens in Bildern sind viel ursprünglicher, viel unmittelbarer als die Worte, beziehungsweise die Rede; da diese als Ausdruck des Denkens in Begriffen, das ja erst aus dem Denken in Bildern sich entwickelt, eine weit höhere, complicirtere, oder wie man schlechthin sagt, abstractere Function darstellt.

Die Hyperlogien sind charakterisirt durch eine Ueberproduction von Vorstellungen und Vorstellungsreihen, die aber, wie alle Ueberproductionen, unzulänglich und mangelhaft, und in den höheren Graden geradezu unfertig und fehlerhaft sind. Eine Vorstellung jagt die andere. Eine Vorstellungsreihe, noch ehe sie zum Abschluss gekommen, weicht schon einer zweiten, einer dritten und vierten, und so geht es fort in buntem Gewirr durch einander, dass eine wahre Ideenjagd oder auch Ideenflucht und daraus wieder eine Verwirrung oder Verworrenheit, Perturbatio cogitationum, entsteht, welche, wie sie auch immer zur Wahrnehmung kommen mag, jedweden leitenden Faden vermissen lässt, an dem sich die einzelnen Vorstellungen oder Vorstellungsreihen selbst wieder aufreihten. Doch sei gleich hier gesagt, nicht jede Verwirrung oder Verworrenheit beruht auf einer Ueberproduction oder, wie man das gewöhnlich nennt, einer Ueberstürzung der Vorstellungen oder Gedanken. Verwirrung oder Verworrenheit kann auch bei grosser Armuth und Langsamkeit der Gedankenbildnng vorkommen, nämlich dann, wenn die Kraft zur Production einer Gedankenreihe nicht mehr ausreicht, sondern früher erlischt, als diese noch über die Mitte, ja selbst über den Anfang hinausgekommen ist. Wir finden deshalb die Verwirrung oder Verworrenheit auch häufig in Verbindung mit einer Hypologie, und zwar vornehmlich jener, welche im Zusammenhange mit Hypobulie in stuporösen Zuständen beobachtet wird.

Die Hypologie ist das Gegentheil der Hyperlogie. Das Festhalten an ein und demselben Gedanken oder vielmehr das Nicht-loskommen-können von demselben und damit Gedankenarmuth ist der hauptsächlichste Ausdruck derselben. Dazu kommt, dass alle Gedanken sich nur langsam bilden und nur mühsam zum Durchbruch kommen, ja bisweilen auf Grund zu starker Hemmungen niemals; sondern dass sie dann gewissermaassen in ihrer Entstehung immer wieder und immer wieder zurückgedrängt werden, bis sie schliesslich auch wirklich zurücktreten und versinken.

Zu den Hypologien sind auch die Grübeleien, die Haarspaltereien und Spitzfindigkeiten zu rechnen, in welche sich so häufig die Gedankenbildung, zumal wenn es ihr an Kraft fehlt, verliert. Doch pflegt sich in dieselben, meist schon ein fremdartiges Moment eingeschlichen zu haben, und bilden sie somit auch schon einen Bestandtheil der Paralogien, wenigstens den Uebergang zu denselben.

Die Paralogien verhalten sich zu den Hypologien und Hyperlogien, wie die Parabulien und Parapraxien zu den Hypobulien und Hyperbulien oder Hypopraxien und Hyperpraxien. Das Fremdartige ist ihr Charakteristicum, und ungleich häufiger finden sie sich in Verbindnng mit Hyperlogien als Hypologien. Nicht selten nehmen sie ganz analog den Handlungen etwas Zwangsmässiges an, werden zu sogenannten Zwangsvorstellungen, und namentlich diejenigen hypologischer Natur können dann ungemein quälend werden. Immer und immer tritt ein und derselbe Gedanke auf und kehrt, kaum verscheucht, wieder, um Stunden und Tage lang seine Herrschaft auszuüben. Eines der bekanntesten Beispiele dafür ist das Herrschen einer bekannten Melodie, wie wir sagen, in unseren Ohren, in unserem Kopfe. Aber mit derselben Hartnäckigkeit kann auch die Frage nach dem Wesen der Dreieinigkeit, nach der Zeit des Weltunterganges, nach der Zahl der Sterne, der Tropfen des Wassers im Meere auftreten; warum die Blätter der Bäume grün sind; warum ein schwarzes Pferd Rappen, ein weisses Schimmel heisst? Warum die Menschen auf den Füssen und nicht auf dem Kopfe gehen? Es kann endlich der Gedanke sich aufdrängen, irgend einen Menschen kränken oder verletzen zu müssen: „Versetz' ihm Eins!" „Stoss' ihn nieder!" „Bring' ihn um die Ecke, dann bist du ihn los!" „Lass das Haus in Flammen aufgehen!" und der blitzende Stahl, der einsam gelegene Weiher, das in den Gluthen zusammenstürzende Gebäude kommen nicht mehr aus dem Sinne. Die Zwangsvorstellungen oder eigentlich Zwangsgedanken werden zur That. Sie gehen über in Zwangshandlungen, und um so leichter, je verschlossener sie gehalten wurden. Das sie Aussprechen, sie Bereden befreit von der eigentlichen That. Im Allgemeinen aber wird sie vollbracht; weil sie gedacht worden ist. Es ergiebt sich daraus die praktische Regel, dass, was man nicht thun will, man auch nicht denken soll. Nur bis zu einem gewissen Grade hat man noch die Entscheidung darüber in der Hand, ob man etwas thun soll oder nicht, wenn man es bereits viel gedacht hat, und nur von den Umständen, nicht mehr von uns selbst hängt es ab, ob das Gedachte zur That wird oder nicht.

Wie von den Hypobulien zu der Abulie, den Hypopraxien zu der Apraxie ein allmäliger Uebergang stattfindet, so auch von den Hypologien zur Alogie. Doch kommt die letztere gewiss nur selten vor, in Verbindung mit ausgebildetem Stupor auf Grund des Daniederliegens aller psychischen Thätigkeit.

Was nun die Dysphrasien noch speciell betrifft, so erscheint die Hyperphrasie in allen möglichen Abstufungen, von der einfachen Gesprächigkeit an bis zu dem unaufhörlichen Geschwätz der maniakalisch Tobsüchtigen. Sie ist stets eine Tachyphrasie und erscheint als einfache Polyphrasie, wenn überhaupt blos viel gesprochen wird, entsprechend der Polypragmosyne, oder als Logorrhoe, wenn das ohne Unterlass und mit einer Volubilität der Zunge geschieht, dass der Hörer kaum zu folgen im Stande ist. Die Hypophrasie stellt das Gegentheil dar. Es wird nur wenig gesprochen, und die Rede erfolgt langsam, stockend, mit allerhand Verlegenheitslauten oe — oe, m — m, ja — ja, (Angophrasie) versetzt. Die Hypophrasie ist somit immer eine Bradyphrasie, und die Langsamkeit derselben in Folge von Hemmung kann so bedeutend werden, dass ein längerer oder kürzerer Stillstand eintritt, eine Aphrasia in optima forma sich einstellt, die man aber zum Unterschiede von der aus Alogie entstehenden Aphrasia vera oder paralytica als Aphrasia spastica bezeichnen kann.

Die Paraphrasien sind ausserordentlich mannigfach. Die hyperphrastischen zeigen sich vornehmlich in dem sogenannten

„Poltern“ oder „Bruddeln“, das oft als ein wahrer Tumultus sermonis hervortritt und die Paraphrasia praeceps darstellt. Die hypophrastischen hingegen erscheinen am deutlichsten in dem sogenannten Nählen oder Nöhlen und bilden die Paraphrasia tarda.

Sonst unterscheidet man hinsichtlich des Redeinhaltes eine Paraphrasia thematica, hinsichtlich der Redeform eine Paraphrasia grammaticalis, hinsichtlich der Wortbildung eine Paraphrasia verbalis.

Die Paraphrasia thematica ist die Verwirrung oder Verworrenheit in der Rede κατ' ἐξοχήν. Sie ist sowohl Ausdruck der Ideenjagd oder Ideenflucht, des Tumultus cogitationum, als auch der psychischen Schwäche, die keinen Gedanken mehr festhalten kann, wie langsam auch einer dem anderen erst folgen mag.

Als eine schon stark zur Aphrasia vera hinneigende Form ist die Paraphrasia imitatoria oder Echophrasie zu bezeichnen. Das Denken ist hier schon so spärlich und oberflächlich, dass es fast nur durch directe Anregung von aussen her erfolgt, und blos die Gedanken noch erzeugt und geäussert werden, welche andererseits ausgesprochen oder geradezu vorgesagt worden sind. Die Echophrasie ist das Analogon zu den Zwangshandlungen, welche in Folge von Nachahmung auftreten. *Romberg* hat seiner Zeit solche Individuen, bei denen Echophrasie und die entsprechenden Zwangshandlungen vorkommen, schlechtweg Echos genannt.

Die Paraphrasia grammaticalis zeigt sich als die Aristotelische Akataphrasie in dem krankhaften Agrammatismus, dessen Wesen in dem Verluste des richtigen Gebrauches der Worte in ihren Beziehungen zu einander besteht; sonst in der eigenen Art und Weise, wie die Sprache überhaupt in Anwendung gebracht wird. Werden einzelne Worte, halbe Sätze wiederholt, so entsteht die Paraphrasia repetens, vergleichbar den hypokinetischen Ataxien. Wird nur in Reimen gesprochen, so entsteht die Paraphrasia consonans; werden nur Verse gebildet, die Paraphrasia versificans. In dem fortwährenden Fragenstellen zeigt sich die Paraphrasia interrogatoria, die sogenannte Fragesucht, in dem Alles Ueberzählen-müssen die Paraphrasia numerans, die sogenannte Zählsucht, in dem ganz ungehörigen Gebrauche der Diminutiva, wobei die Diminutivform selbst auf Zeit-, Für- und Zahlwörter übertragen wird, die Paraphrasia infantaria, und in dem Gegentheile, in dem überschwenglichen Gebrauche hochtrabender und tönender Ausdrücke die Paraphrasia glorificans, exagerans oder Grandiloquentia.

Die Paraphrasia verbalis besteht in dem Gebrauche falscher Wörter. Dieselben schieben sich, ohne dass andere, richtige gerade beabsichtigt worden wären, in die Rede ein.

Der Redner merkt es nicht oder braucht es wenigstens nicht zu merken, hat deshalb auch nicht das Bedürfniss sich zu corrigiren und fährt so, ohne weiter zu merken, dass er nicht verstanden wird, zu sprechen fort; bis dieser oder jener Zwischenfall seiner Rede ein Ende macht. Durch dieses Nicht-Merken, was vorgeht, unterscheidet sich die Paraphrasia verbalis auch vorzugsweise von den Paraphrasien, mit denen sie sonst überaus leicht verwechselt werden kann und auch wirklich schon vielfach verwechselt worden ist. Wenn die Paralogie, welche einer Paraphrasia verbalis zu Grunde liegt, so bedeutend wird, dass ganz fremdartige Worte gebildet werden, um die jeweiligen Gedanken zum Ausdruck zu bringen, so entsteht die Paraphrasia vesana, die besonders leicht mit Paraphrasia atactica zu verwechseln ist, von dieser aber, wenn sie rein ist, durch den tiefen psychischen Zerfall sich unterscheidet, mit welchem sie immer vergesellschaftet gefunden wird.

Zu den Paraphrasien, und zwar hypophrastischer Art, sind entschieden auch etliche Formen der Aphrasie zu zählen; da diese nicht auf Alogien beruhen, sondern auf blossen Paralogien oder auch Parabulien. Dahin gehören namentlich die Aphrasia voluntaria — der Kranke will einfach nicht reden —, die Aphrasia superstitialis — der Kranke redet aus abergläubischer Furcht nicht —, die Aphrasia paranoica — der Kranke redet aus irgend einem Wahne nicht —, alles eigentlich Zwangshandlungen und darum mehr oder weniger in das Gebiet der Aphrasia spastica gehörig. Im Uebrigen haben wir uns schon über die Aphrasien geäussert und wiederholen nur noch, dass die Aphrasia vera, im Gegensatze zu den besprochenen, eine paralytica und somit von ihnen, obgleich in der Erscheinung gleich, doch in ihrem Wesen grundverschieden ist.

Ueberblicken wir nunmehr noch einmal den Inhalt dieses Capitels und fassen ihn kurz zusammen, so ergiebt sich, dass den Bewegungsstörungen, welche wir in ihrer einfachsten Art als Hyperkinesie, Hypokinesie, Parakinesie, Akinesie überhaupt kennen gelernt haben, in den höheren Gebieten entsprechen die Hyperpraxie, die Hypopraxie, die Para- und Apraxie, die Hyperphrasie, die Hypophrasie, die Para- und Aphrasie, und dass dieses Ergebniss auf das Denken, aus dem ja alles Handeln und Reden erst wieder entspringt, übertragen als Weiteres ergiebt, dass auch dieses Denken nur in ganz entsprechender Weise gestört werden kann, und alle Denkstörungen somit auch nur als Hyperlogien, Hypologien, Paralogien und Alogien sich offenbaren können.

Zwölftes Capitel.

Die Dysergasien.

(Zweiter Theil.)

An die Bewegungsstörungen, welche mittelst der animalen Muskeln zum Ausdrucke kommen, schliessen sich naturgemäss diejenigen an, welche im Bereiche der vegetativen Muskeln oder der Organe, die letztere zu bewegen haben, in die Erscheinung treten. Doch sind es vorzugsweise die entsprechenden Vorgänge im Circulations- und Respirationsapparate, sowie im Darmkanale und etwa noch der Blase, welche dabei in Betracht kommen; während die übrigen, auf kleinere Gebiete beschränkten, zur Zeit wenigstens noch kein besonderes Interesse für uns haben.

Die Hyperkinesie des Circulationsapparates zeigt sich sowohl am Herzen als auch an den Gefässen, und zwar wegen der bezüglichen anatomischen Einrichtungen vornehmlich an den mittleren und kleineren Arterien.

Die Hyperkinesis des Herzens erscheint sowohl unter dem Bilde des beschleunigten als auch des verlangsamten Herzschlages, ja selbst des Herzstillstandes. Freilich ist letzterer nur von kurzer Dauer, dehnt sich bisweilen aber doch auch über einige Secunden aus. Der beschleunigte Herzschlag pflegt dabei in der Regel wenig kräftig zu sein, der verlangsamte ist immer mehr oder weniger verstärkt. Wo es zu einem vorübergehenden Stillstande kommt, folgen sich natürlich die Herzschläge in ungleichmässigen Pausen. Der Herzschlag ist unregelmässig, aussetzend. Gleichzeitig pflegen stärkere, langsame Schläge mit schwächeren, frequenteren in einer ganz eigenen Weise abzuwechseln, und unwillkürlich wird man dadurch oftmals an die abnorme Thätigkeit der Respirationsmuskeln erinnert, welche dem *Cheyne-Stokes*'schen Athmungsphänomen zu Grunde liegt. Bisweilen wird der Herzschlag in diesen Zuständen zitternd, so dass man geradezu von einem Tremor cordis reden könnte, wie man ja auch von einer Chorea cordis redet und darunter die unregelmässige, arythmische Thätigkeit des Herzens versteht, wie sie namentlich im Verlaufe der Chorea häufiger zur Beobachtung kommt, aber auch sonst sich findet und den Charakter an sich trägt, den wir soeben geschildert haben.

Die unregelmässige Herzthätigkeit kann aber auch als der Ausdruck einer Parakinesie angesehen werden, und der Umstand, dass, wo selbige vorkommt, auch ganz gewöhnlich Parästhesien Seitens des Herzens bestehen, die namentlich in lebhaften Angstgefühlen zum Bewusstsein gelangen, spricht nur dafür. Bisweilen sind die abnormen Contractionen des Herzens äusserst schmerzhaft und stellen somit wahre Crampi dar. Die Hypokinesie des Herzens zeigt sich in der Langsamkeit und Schwäche seiner Thätigkeit. Die Verlangsamung der einzelnen Schläge kann dabei ganz enorm sein, bei Menschen bis auf 40 in der Minute sinken, und ihre Schwäche so gross, dass sie weder zu fühlen noch recht zu hören sind. Auch hierbei können die Schläge unregelmässig erfolgen und die Hypokinesie einen parakinetischen Charakter annehmen, beziehungsweise in eine Parakinesie übergehen. Eine Akinesis des Herzens ist nicht möglich. Sie ist gleichbedeutend mit Tod.

Die Hyperkinesie der Arterien zeigt sich vornehmlich in abnormer Spannung ihrer Wände. Der harte Puls, der schnellende Puls, d. i. der Pulsus durus und celer, sowie eine bald grössere, bald geringere Blässe im Bereiche der contrahirten Arterien ist ein Ausdruck derselben. Die Hypokinesis dagegen tritt in der Relaxation ihrer Wände hervor, und der weiche Puls, der träge Puls, der Pulsus mollis und tardus, sowie eine gewisse Röthe im Bereiche der relaxirten Arterien ist ihr Ausdruck. Ebenso kommen auch parakinetische Processe in ihnen vor, und dürfte unter anderen der Pulsus pseudointermittens *Wolff's* auf sie zu beziehen sein. Die Akinesis offenbart sich in vollständiger Erlahmung der Arterienwand und führt zur Arteriektasie, dem Aneurysma. Die mit nur sehr wenigen Muskeln versehenen oder ihrer auch ganz ermangelnden Venen theilen deshalb auch leicht das Loos akinetischer Arterien, und Phlebektasien, Varicen, Hämorrhoiden sind die Folge davon. Es entwickeln sich Stauungen, namentlich an den herabhängenden Extremitäten, und Schwellung derselben, Kälte und blaue Färbung sind davon wieder die Folge. Uebrigens kommen in den Arterien angeblich auch schmerzhafte Contractionen ihrer Wände, also wahre Crampi vor, und soll nach *Du-Bois-Reymond* z. B. eine bestimmte Form der Migräne, die Hemicrania spastica oder sympathico-tonica, welche, beiläufig gesagt, auch vorwiegend linkerseits auftritt, darin ihren Grund haben.

Giebt es gefässerweiternde Muskeln? Die Ansichten darüber sind noch nicht vollständig geklärt. Wohl aber giebt es eine Erweiterung der Gefässe in Folge von stärkerer Reizung auf Grund der eintretenden Hemmung der Function der gefässverengenden Muskeln, eine sogenannte Gefässhemmung. Auf ihr beruhen eine Anzahl von Erscheinungen des alltäglichen, gesunden Lebens, unter anderen das Erröthen, die Schwellung erectiler Gewebe und ganz besonders die Erectio penis. Die Hyperkinesie zeigt sich nun hierbei darin, dass schon auf minimale Reize die bezüglichen Hemmungen als normale Vorgänge eintreten, dass auf stärkere gewissermaassen in Folge einer neuen, einer Gegenhemmung, sie dagegen ausbleiben. In starker Erregung bleibt die Erectio penis aus, oder lässt rasch nach, gerade so wie in einer solchen bei Personen, die sonst leicht erröthen, Blässe Platz greift. Gewisse Formen sexueller Schwäche und Impotenz, die Unmöglichkeit den Coitus auszuüben, weil der Penis zu zeitig erschlafft, die Ejaculatio seminis bei schon wiedererschlafftem Penis erfolgt, sind auf eine Hyperkinesie der Vasa helicina zurückzuführen.

Von der Arbeit des Herzens und der Gefässe, vorzugsweise der Arterien, wie immer man auch die Entstehung der Herztöne auffassen will, ob als Muskeltöne, Klappentöne, Blut-, d. i. Flüssigkeitstöne, oder auch als ein Gemisch aus denselben, hängt der Charakter ab, den diese Töne besitzen. Den hyperkinetischen Vorgängen entsprechen laute, starke Herztöne, den hypokinetischen Vorgängen schwache. Unreine Herztöne, Herzgeräusche sind in den Fällen wenigstens, wo sie kommen und gehen, nur während fieberhafter Zustände, unter der Herrschaft stärkerer Erregung bestehen, sonst fehlen, kaum anders als aus parakinetischen Vorgängen zu erklären.

Die Hyperkinesie des Herzens allein hat eine Verstärkung der Ventrikeltöne zur Folge, die Hyperkinesie der Arterien für sich eine solche der Arterien- also der Aorten- und Pulmonaltöne. Wir wissen, dass die Erhöhung des Blutdruckes in den Arterien, und namentlich in der Aorta und Pulmonalis, sowie die Folgen desselben, der verstärkte Rückstoss der Blutwelle und ihr verstärkter Anprall an die Seminularklappen mit seinen Folgen wieder daran Schuld ist. Denn überall wo der Blutdruck im Arteriensysteme erhöht ist, greifen die erwähnten Folgen Platz, und tritt, ganz abgesehen von noch weiteren Geschehnissen, z. B. der Verstärkung der Herzthätigkeit überhaupt, eine Verstärkung der entsprechenden Herztöne, der sogenannten zweiten oder diastolischen, ein. Aus einer Verstärkung dieser können wir darum auch immer auf eine Erhöhung des Blutdruckes im zugehörigen Arteriensysteme schliessen; aber falsch wäre es, denselben, wenn sonst nicht gleich augenfällige Ursachen zu entdecken sind, auf eine vermehrte Spannung der Arterienwände, eine Hyperkinesie derselben zurückzuführen; wozu namentlich dann, wenn Erscheinungen gesteigerter Erregbarkeit auch sonst noch obwalten, häufig eine grosse Neigung vorhanden ist.

Der Blutdruck ist überall erhöht, wo die Widerstände, welche der Fortbewegung der Blutsäule entgegenstehen, vermehrt sind. Es liegt auf der Hand, dass die einschlägigen Verhältnisse nur ganz relative sein können, und dass sie sich je nach Zeit und Umständen anders gestalten müssen. Dass eine stärkere Spannung der Arterienwände, ein Krampf derselben, zu einer Erhöhung des Blutdruckes führt, haben wir soeben erst erwähnt. Wir wollen hier gleich noch weiter erwähnen, dass das auch gerade für unseren Gegenstand von der grössten Bedeutung ist. *Landois* und nach ihm *Nothnagel* haben uns mit einer Angina pectoris vasomotoria bekannt gemacht, die ihren Ursprung aus eben solchen krampfhaften Spannungen der Arterienwände nimmt. Eine Reihe von Angstgefühlen minderen, aber immerhin noch sehr quälenden Grades, welche uns ganz besonders zu interessiren haben, werden durch nichts Anderes verursacht. Unter den übrigen Ursachen, welche zu einer Erhöhung des Blutdruckes innerhalb des Arteriensystemes und damit zur Verstärkung der zweiten oder diastolischen Herztöne führen, heben wir nur eine hervor, weil dieselbe gerade für uns von grossem Belange und bisher nur wenig, ja vielfach gar nicht gekannt ist.

Es giebt eine grosse Masse von Individuen, bei denen das Herz zu klein ist in Bezug auf die Länge der Bahn, durch welche es das Blut zu treiben hat, mit anderen Worten, bei denen die Blutbahn in Bezug auf das Herz zu lang ist. Es sind das alle chlorotischen Personen im Sinne *Virchow's*, zu denen ja wohl auch die Mehrzahl aller derer gehört, mit welchen wir es speciell zu thun haben. Denn es ist ganz auffallend, wie viele Geisteskranke eine Verstärkung des Aortentones, ein Klappen desselben auf Grund chlorotischer Verhältnisse erkennen lassen, und Wunder kann es nur nehmen, wie dieses Factum bisher so wenig hat Beachtung finden können, dass es eben noch so gut wie unbekannt geblieben ist.

Das Wesen der Chlorose nach *Virchow* ist bekanntlich die abnorme Kleinheit des Blutkörpers im Verhältnisse zu dem jeweiligen Gesammtkörper. Das Herz ist zu klein, die Gefässe sind zu klein, ihr Lumen, sowie das des Herzens zu eng, ihre Wände, sowie die des letzteren zu dünn und zart. Da die Gefässe nun aber immer die Länge des Körpers, beziehungsweise des Rumpfes, der Gliedmaassen u. s. w. haben müssen, so ergiebt sich, dass sie für ihren Querschnitt und ganz besonders auch für ihr Centrum, das Herz selbst, zu lang sind. Daraus aber ergiebt sich dann des Weiteren, dass für ihren Inhalt, das in ihnen kreisende Blut, die Widerstände in ihnen zu gross, zum Mindesten vermehrt sein müssen, da mit der Länge der Röhren die Widerstände wachsen; und daraus wieder folgt, dass der Blutdruck in ihnen, und namentlich in der Aorta, selbst ein erhöhter sein muss. Die nächste Folge davon ist dann wieder Verstärkung des Rückstosses der Blutwelle, damit Verstärkung des Aortentones und endlich vermehrte Arbeit des linken Ventrikels, auf die es indessen hier zunächst noch nicht ankommt. Die so häufig zu beobachtende Verstärkung des Aortentones, das Klappen desselben bei Geisteskranken, überhaupt nervösen Menschen, ist somit vornehmlich auf eine zu grosse Länge der Blutbahn, oder anders ausgedrückt, auf eine zu geringe Grösse des Blutkörpers, sowie insbesondere des Herzens, mit einem Worte auf eine chlorotische Constitution zu beziehen. Sie ist es immer, wenn diese letztere habituell ist, und mehr zufällige Ursachen für sie ausgeschlossen werden können. Tritt sie intercurrent, aber doch immer noch mit einiger Dauer auf, so hängt sie zumeist von stärkeren Spannungen in den Arterienwänden, von einem Krampfe in denselben ab. Doch ist das nicht immer leicht zu entscheiden; da ein Gefässsystem, welches zu Krämpfen disponirt ist, auch ein schwach entwickeltes und darum relativ zu langes zu sein pflegt.

Hinsichtlich des Respirationsapparates betreffen die hier zu erörternden Bewegungsstörungen lediglich den Bronchialbaum. Die Hyperkinesien treten in dem Asthma nervosum hervor, die Hypokinesien und Akinesien in der Neigung zur Entwickelung von Bronchektasien. Zu erwähnen wäre allerdings noch, wenn auch vielleicht nicht ganz hierher gehörig, der Verlust der Elasticität des Lungengewebes und das daraus entspringende Emphysem der Lungen; doch ist nicht im Geringsten bekannt, wie weit die Vorgänge, auf welche es hier ankommt, dabei von Einfluss sind, wie weit nicht.

Die Hyperkinesien im Verdauungsapparate zeigen sich im Schlunde als krampfhafte Verengerung oder Zusammenschnürung desselben, wie sie z. B. leicht bei Einführung der Magensonde eintritt, in der Speiseröhre als ein ganz analoger Vorgang, und am häufigsten zu beobachten nach einem kalten Trunke, oder nach der Einfuhr eines grösseren Bissens einer trockeneren Substanz, frischen Brotes, frischer Semmel. Das Stehenbleiben des Bissens vor der Brust, wie das Volk sich vielfach ausdrückt, ist die fühlbare Folge davon. Der Globus hystericus, wie wir gelegentlich schon angeführt haben, ist wenigstens in einer Anzahl von Fällen auf ganz entsprechende Vorgänge zu beziehen und somit das Analogon eines Crampus willkürlicher Muskeln. Im Magen erscheinen die Hyperkinesien als eine verstärkte Peristaltik, bei dünnen Bauchdecken, wie *Kussmaul* erst neuerdings mitgetheilt hat, bisweilen als ein deutliches Auf- und Niederwogen erkennbar. Ist die Zusammenziehung stärker, so kommt es zur Entleerung des Mageninhaltes, zum Erbrechen. Ist die Hyperkinesie sehr bedeutend, so genügen dazu die geringfügigsten Anlässe. Ja in manchen Fällen scheint es, als ob selbst ohne solche das Erbrechen eintreten könnte, gewissermaassen spontan erfolgte; weshalb man denn auch ein solches Erbrechen geradezu ein spontanes genannt hat. Dass das Erbrechen oft von lebhaften Magenschmerzen begleitet wird, ist bekannt, und die ihm zu Grunde liegenden Zusammenziehungen des Magens können darum auch recht wohl mit den Crampis verglichen werden. Die Hyperkinesien des Darmes verhalten sich wie die des Magens, die Peristaltik des Darmes ist vermehrt. Leichter Stuhlgang, in den höheren Graden Durchfall ist die Folge. Gar nicht selten sind die Bewegungen des Darmes auch so stürmisch, dass sie durch die Bauchdecken hindurch zu sehen sind und stellen namentlich in Verbindung mit Schmerzen die Tormina nervosa intestinorum dar. Nach *Schröder van der Kolk* kommen auch anhaltende tonische Krämpfe im Darme vor, hauptsächlich im Colon und zumal dem Colon descendens, die gerade das Gegentheil zur Folge haben. Dieselben sind vielfach bezweifelt und bestritten worden. Neuerdings ist *Kussmaul* wieder für ihr Vorhandensein eingetreten, und ich habe alle Ursache dasselbe auch anzunehmen. Ob sich unter ihren Einflüssen indessen eine Art von Stricturen ausbilden, wie *Schröder van der Kolk* wollte, ist mir nicht wahrscheinlich. Es handelt sich meines Erachtens dabei vielmehr um eine blosse Bewegungshemmung, allerdings wohl immer mit einer geringeren oder stärkeren Verengung des Darmlumens, aber kaum einmal um einen solchen Verschluss desselben, dass dadurch ein mechanisches Hinderniss für die Fortbewegung des Darminhaltes, wenigstens für die Dauer, gesetzt würde. Doch soll das keineswegs vollständig von der Hand gewiesen werden. Wie erwähnt, sind diese Vorgänge gelegentlich auch von Schmerzen begleitet. Das Bauchgrimmen, das Leibschneiden, welches heftigen Durchfällen vorauf geht, eine Reihe von colikartigen Zuständen sind die Beweise dafür. Der Tenesmus ist der Ausdruck eines wahren Crampus.

Die Hyperkinesien im Verdauungsapparate tragen sehr häufig einen durchaus parakinetischen Charakter an sich oder äussern sich auch geradezu als Parakinesien selbst. Das Unregelmässige in der Bewegung, ja das gerade Gegentheil vom Normalen in ihr, also z. B. die Antiperistaltik, ist charakteristisch dafür. Die Rumination, eine grosse Anzahl von Ructus und Borborygmen sind die Folge davon.

Die hierher gehörigen Hypokinesien und Akinesien offenbaren sich im Schlunde als erschwertes oder aufgehobenes Vermögen zu schlingen, im Magen als verminderte oder aufgehobene Peristaltik, mit Neigung zur Ausbildung einer Ektasie; im Darme als Trägheit oder Stillstand desselben, mit gleichfalls ausgesprochener Neigung zu ektatischer Ausdehnung. Meteorismus, Flatulenz, Zurückhaltung des Mageninhaltes, des Darminhaltes, vornehmlich als Koprostase sind die Folgen davon. In gar nicht so seltenen Fällen ist diese letztere blos auf das Rectum beschränkt, und selbiges zu einer kindkopfgrossen Höhle ausgedehnt, die ausser durch manuelle Einwirkung durch nichts zu entleeren ist. Koprostase kann also ebensowohl aus einer Atonie des Darmes als auch aus dem Gegentheile, einer Hypertonie, einer zu starken Erregung der Bewegungsnerven entstehen. Was jeweilig der Fall, ist meist schwer zu entscheiden. Alle gegebenen Momente sind dabei zu berücksichtigen. Doch spricht starker Meteorismus, bei Abwesenheit aller Ructus und Borborygmen mehr für eine Atonie, als für das Gegentheil.

Die Hyperkinesie der Blase tritt sowohl als tonischer, wie als klonischer Krampf hervor. Der erstere offenbart sich unter Anderem in der sogenannten Dysuria spastica, der letztere in einem eigenthümlichen, schmerzhaften Zucken der Blase, das mittelst des eingeführten Katheters als ein Klopfen auf denselben gefühlt werden kann. Die Hypokinesie und Akinesie tritt in der Ektasie der Blase und der davon abhängigen Ischuria paralytica oder paradoxa hervor. Die Ischuria spastica ist auf einen Krampf der Schliessmuskeln der Blase zu beziehen. Da dieselben aber ihr gar nicht angehören — ein eigentlicher Sphincter vesicae existirt nach *Budge* nicht —, so gehört, streng genommen, derselbe auch nicht hierher, mag aber wegen seiner Bedeutung doch noch ausdrücklich erwähnt werden.

Die Hyperekkrisien treten in die Erscheinung als Hyperhidrosis, die häufig sehr partiell und bisweilen blos einseitig ist. Unter den partiellen Hyperhidrosen heben wir hauptsächlich die Fuss- und Handschweisse hervor, die keinesweges so oft, ja vielleicht niemals aus blos localen Ursachen, Schmutz etc. entspringen, wie vielfach gelehrt wird, sondern wohl immer ihre constitutionelle Begründung haben. Sodann nennen wir noch die Achselschweisse, die Perineal- und Scrotalschweisse, die Antlitzschweisse, und unter diesen wieder vorzugsweise die unter den Augen, an der Stirn und Nase auftretenden.

Die unter den Augen auftretenden Schweisse sind in der Regel reine Reflexschweisse, welche bei manchen Personen nach dem Genusse saurer oder scharfer Sachen, Essig, Meerrettig, Anchovis, russischer Sardinen, Mixed-Pikles mit der

Sicherheit eines Experimentes ausbrechen; die an der Stirn und Nase sind vielfach Collapsschweisse und als solche Begleiter der übrigen hyperergastischen Collapserscheinungen, des Tremors, der Spasmen, der Convulsionen, der Contractionen der kleinsten Arterien, der vermehrten Peristaltik des Darmes. Sie sind deshalb auch wie alle Collapsschweisse als Analoga dieser aufzufassen und nicht als eigentliche Lähmungserscheinungen. Sie sind Aequivalente der Zuckungen im Gebiete des absterbenden Nerven, aber nicht des blos ermüdeten oder gelähmten. Ueberhaupt können Schweissausbrüche geradezu vicariirend für Bewegungsstörungen auf Grund gesteigerter Motilität eintreten. Namentlich scheinen epileptische Krampfanfälle durch sie öfters ersetzt zu werden, und sogenannte epileptoide Zustände durch sie ihren Abschluss zu finden. *Emminghaus* hat darum geradezu schon von epileptischen Schweissen gesprochen und dieselben als ein Aequivalent der bezüglichen Convulsionen hingestellt. Sehr bezeichnend dafür ist, dass schon ältere Autoren, unter anderen *Wunderlich* bereits 1853 mitgetheilt haben: „In anderen Fällen fühlt sich der Kranke vor dem jedesmaligen Schweisse unbehaglich, hat prickelnde, stechende Empfindungen in der Haut, Gefühl von Beengung, Angst, Herzklopfen, wohl auch noch andere, zum Theil schwerere nervöse Zufälle. Mit dem Eintritte des Schweisses fühlt er sich erleichtert, und es bleiben nur grosse Schwäche und reissende Schmerzen in den Gliedern nach demselben zurück."

Die Hemihyperhidrosis ist wohl nur selten über eine ganze Körperseite verbreitet, sondern kommt in der Regel blos partiell vor und stellt dann eine ganz locale Hyperhydrosis vor, so z. B. an einer Stirnhälfte, an einer Halsseite, an einem Handteller. Sehr merkwürdig ist, dass, wie die halbseitigen Hyperkinesien vorzugsweise links auftreten, so auch die halbseitigen Hyperhidrosen, und der Grund dafür dürfte hier wie dort in der schwächeren Fntwickelung der linken Körperhälfte liegen in Folge des Zurückbleibens der rechten Grosshirnhemisphäre gegenüber der linken. (Sieh Cap. XI. S. 180.)

Die Hyperhidrosis ist ganz gewöhnlich zugleich auch eine Parhidrosis und giebt das in sehr verschiedener Weise zu erkennen. Am meisten geschieht es durch den Geruch, der oft so penetrant ist, dass die betreffenden Personen eine wahre Last ihrer Umgebung werden (Bromhidrosis), sodann aber auch durch die Temperatur, die Reaction gegen Lackmuspapier, durch die Abscheidung von Krystallen, Farbstoffen etc.

Der Geruch des Schweisses ist je nach der Oertlichkeit verschieden. Den Fussschweissen kommt der bekannte Geruch nach faulem, weichem Käse zu, dem Achselschweise der Bocksgeruch, dem Genitalschweisse der nach der Heringstonne. Den Schweissen am Rumpfe ist ein mehr fader Geruch eigen. Je nachdem nun diese oder jene Hyperhidrosis überwiegt, ist der Geruch der an Hyperhidrosis überhaupt leidenden Persönlichkeiten verschieden. Er ist es aber auch sonst noch, indem geradezu fremdartige Gerüche, z. B. nach Bisam, Moschus, Knoblauch, Mäusen durch ihn verbreitet werden.

Der normale Schweiss ist warm, d. h. er erfolgt bei normaler oder sogar etwas erhöhter Körpertemperatur. Die schwitzenden Theile fühlen sich warm an. Unter anomalen Verhältnissen sind sie dagegen kalt, von Reptilienkälte. Vorzugsweise ist das im Collaps der Fall; sonst aber insbesondere an den Händen und Füssen. Weiter reagirt der normale Schweiss mit Ausnahme der Achsel-, der Genital-, Perineal- und Fussschweisse sauer. Unter abnormen Verhältnissen reagirt der Schweiss aber durchweg alkalisch, wie umgekehrt auch da, wo er alkalisch reagiren sollte, sauer. Chlornatrium, Chlorammonium und andere Ammoniaksalze finden sich in ihm sehr häufig. Unter besonderen Umständen enthält er aber auch Urate und Harnstoff. Die Achselschweisse sind häufig gelblich, röthlich oder bräunlich gefärbt. Auch sollen grüne, blaue, selbst schwarze Schweisse beobachtet worden sein. Viele Schweisse steifen die Wäsche, und das bisweilen in dem Maasse, als ob die letztere gestärkt worden wäre. Die Abscheidung von eiweissartigen Substanzen muss davon die Ursache sein. Am gewöhnlichsten thun das die Achsel-, die Perineal- und Genitalschweisse. Am auffallendsten habe ich es indessen einmal an Fuss-, beziehungsweise Wadenschweissen gesehen. In seltenen Fällen ist dem Schweisse Blut beigemischt. Es besteht eine sogenannte Hämathidrosis und, wenn dieselbe an besonderen Localitäten stattfindet, in der Hohlhand, an den Fusssohlen, kann sie zu ganz besonderem Aberglauben Veranlassung werden.

Eine eigenthümliche Form des Schweisses ist das Ohrenschmalz. Mit allgemeiner Hyperhidrosis pflegt darum auch immer eine stärkere Absonderung dieses stattzufinden. Sonst kann eine solche auch als partielle Hyperhidrosis auftreten und blos für sich bestehen. Von der verstärkten Ohrenschmalzabsonderung wissen wir aber schon lange, dass sie mit einer mässigen Reizung des Halssympathicus im Zusammenhange steht. Eine mässige Reizung der bezüglichen Nerven liegt darum wohl auch der Hyperhidrosis überhaupt zu Grunde.

Im Weiteren zeigen sich die Hyperekkrisien in einer vermehrten Thränensecretion, einer Hyperdakryosie oder Dakryorrhoe, die zunächst sich blos in einem sich leicht einstellenden Thränen der Augen, einer Epiphora höheren oder niederen Grades, zu erkennen geben und vielfach reflectorisch durch Reize, welche die Conjunctiva oder auch die Schleimhaut der Nase und des Mundes treffen, gesteigert oder sogar erst hervorgerufen werden kann, die danach aber vornehmlich in einem leicht eintretenden und nicht zu stillenden Weinen sich an den Tag legt. Das leicht bis zu Thränen gerührt werden verdankt vorzugsweise einer Hyperdakryosie und einer daraus entspringenden Epiphora seinen Ursprung. Die Rührung selbst, als Affect, hat freilich ihren Grund in einer psychischen Hyperästhesie. Dieselbe kann aber, wie die Erfahrung lehrt, sich verschieden äussern, in Horripilationen und Gänsehaut, in leichten Zuckungen, namentlich im Gesicht; wo Hyperdakryosie besteht, äussert sie sich in leicht erfolgendem Thränenerguss.

Oft ist der übermässige Thränenverguss, das Weinen, blos ein Aequivalent für hyperkinetische Vorgänge, und in der That gesellen sich diese in den höheren Graden des bezüglichen Affectes auch leicht zu dem Thränenvergusse hinzu, erst in Form der bekannten Respirationsabänderungen, dann aber auch in ausgebreiteten Bewegungsstörungen, im Ringen der Hände, im Greifen nach dem Kopfe, im Reissen und Zerren an den Haaren u. s. w. In Folge dessen tritt er auch ziemlich regelmässig beim Weibe da ein, wo beim Manne heftige Bewegungen der einen oder der anderen Art von vornherein Platz zu greifen pflegen. Der Zorn, wie wir gesehen haben, ein noch in die physiologische Breite gehörender Tobsuchtsanfall, löst sich beim Weibe in Thränen, beim Manne im Wüthen. Ist diesem jedoch das letztere unmöglich gemacht, so stellen auch bei ihm sich Thränen ein, und er weint aus ohnmächtiger Wuth. Wie aber der physiologische Tobsuchtsanfall durch Thränen ersetzt werden kann, so auch der pathologische, die Tobsucht selbst, und gar manches anhaltende und nicht zu stillende Weinen Geisteskranker ist darum nur als ein Aequivalent der Tobsucht zu betrachten. Die Beruhigung, welche danach eintritt, hier wie da, kann blos als Beweis dafür angesehen werden.

Auch die Hyperdakryosie ist häufig eine Paradakryosie. Dass die Thränenflüssigkeit überhaupt eine anomale Beschaffenheit haben kann, ist bekannt. Der alte Ausdruck Dakryalloeosis ist ja zur Bezeichnung desselben eingeführt. Ausserdem beweisen das die gar nicht so seltenen Dakryolithen und die hin und wieder beobachtete Dakryohaemarrhysis aus anderen als localen Gründen, Wunden, Entzündungen u. dgl. m. insbesondere zur Zeit der Menses als Menstruatio anomala. Indessen hat man darauf kein Gewicht gelegt, dass die Paradakryosie vorzugsweise eine Hyperdakryosie ist, und das ist für ihre Werthschätzung doch von grosser Bedeutung. Auch die

Hyperdakryosie pflegt linkerseits stärker zu sein als rechterseits.

Als eine weitere Hyperekkrisie ist sodann der Ptyalismus zu nennen, der ebenfalls häufig eine Parekkrisie darstellt, was unter Anderem der sauere Speichel der Diabetiker, der sogenannte paralytische Speichel und die Ptyalithen beweisen, und der geradeso wie die Hyperhidrosis und Hyperdakryosis auch als Aequivalent hyperkinetischer Processe, namentlich tobsuchtsartiger Ausbrüche aufzutreten vermag. Die bezüglichen peinlichen Verstimmungen finden dann ihre Lösung durch die profuse Absonderung von Speichel, die oft viele Pfunde an einem Tage betragen kann. Die namentlich in neuerer Zeit wiederholt mitgetheilten Fälle von Speichelfluss bei Geisteskranken sind meinen Erfahrungen gemäss vornehmlich nach dieser Richtung hin zu beurtheilen.

Allein wir wissen, dass nicht jede Hyperekkrisie der Speicheldrüsen einen Speichelfluss zur Folge hat. Nur der sogenannte Facialisspeichel fliesst reichlich; während der Sympathicusspeichel blos in sparsamen, klebrig-zähen Massen abgesondert wird. Nichtsdestoweniger ist jedoch auch die geringfügige Absonderung eines zähen, schleimigen Speichels als ein Ptyalismus, und das fortwährende, aber nicht immer von Erfolg gekrönte Bemühen, denselben durch Spucken zu entfernen, in entsprechender Weise aufzufassen.

Ferner haben wir als eine Hyperekkrisie die Hyperuresis, gewöhnlich Polyurie genannt, anzuführen, die, wie gewisse Formen der Albuminurie, die Hydrurie, die Meliturie, Azoturie, Oxalurie u. s. w. lehren, sehr oft zugleich auch eine Paruresis ist. Als eine ganz besondere Form der Paruresis ist die Ausscheidung eines höchst widerlich riechenden Harnes zu betrachten, wie sie namentlich bei nervösen Individuen nach starken Erregungen vorkommt. Der riechende Stoff ist sehr flüchtiger Natur, und deshalb riecht der Urin am stärksten unmittelbar nachdem er gelassen worden ist. Der üble Geruch verliert sich sehr rasch, und häufig ist schon nach einer halben Stunde nicht mehr viel von ihm zu verspüren. Der Urin, welchem er angehört, pflegt immer hell und reich an Phosphaten zu sein und darum einen bald dickeren, bald dünneren Bodensatz von schmutzig gelblich-grauer Farbe zu bilden. Einen sehr strengen, bocksartigen Geruch, ebenfalls von einem flüchtigen Körper herrührend, besitzt auch der an Uraten reiche Harn. Auch dieser Geruch dürfte ebensowenig zufällig sein oder blos von Nahrungsmitteln herrühren, welche den Körper rasch durcheilen, wie der eben genannte. Wir wissen ja, dass der Körper mit dem Urin manche Riechstoffe, die er aufgenommen, ziemlich oder vielleicht auch ganz unverändert wieder abscheidet, so das Kafferol, den Terpenthin; dass aus anderen Stoffen er entsprechende Riechstoffe erst schafft, so aus Spargeln. Die Riechstoffe indessen, welche die an Phosphaten oder Uraten reichen Harne begleiten, deren wir soeben erst Erwähnung gethan haben, scheinen aus Körperbestandtheilen selbst zu stammen und aus einer absonderlichen Spaltung derselben hervorzugehen. Oft ist der Harn sehr nervöser Personen reich an Stoffen, welche die Kupfersalze lebhaft reduciren (Schleim? Kreatinin?), und giebt somit Veranlassung an Diabetes mellitus zu denken; doch ist von Zucker kaum oder wenigstens keine nennenswerthe Spur in ihm enthalten.

Dass die Hyperuresis nicht selten in einem unverkennbaren Zusammenhange mit hyperkinetischen Vorgängen steht, ist bekannt. Die Urina spastica hat davon ihren Namen. Bisweilen scheint aber die Hyperuresis auch geradezu als Aequivalent für Hyperkinesien auftreten zu können. Insbesondere scheint ein sogenannter hysterischer, ja selbst einmal ein epileptischer Anfall durch sie vertreten werden zu können, und die bezügliche Ansammlung von Spannkräften durch sie ihre Entladung zu finden. An epileptoide Zustände schliesst sich eine Hyperuresie, die zugleich eine Paruresie ist, ganz auffallend oft an. Höchst merkwürdig ist auch die Hyperuresie im Stupor nach den sogenannten epileptiformen oder apoplectiformen Anfällen der an allgemeiner progressiver Paralyse Leidenden. Sie kann da tagelang bestehen, ohne dass der Stuporose auch nur einen einzigen Löffel Flüssigkeit aufnehme.

Die Hyperekkrisie der Talgdrüsen zeigt sich in der sogenannten Steatorhoe oder Seborrhagie, die zunächst blos eine einfache Hypersteatosie darstellt, und die Hyperekkrisie der Milchdrüsen offenbart sich in der Galaktorrhoe, welche zunächst ebenfalls blos auf einer einfachen Hypergalaktosie beruht. Die Hypersteatosie wie die Hypergalaktosie können aber gleichzeitig eine Parasteatosie und Paragalaktosie sein. Die erstere giebt sich vorzugsweise durch die Festigkeit und Härte des Talges zu erkennen, welcher abgesondert wird, der darum auch leicht in den betreffenden Drüsen und ihren Ausführungsgängen stockt und in Folge dessen wieder zu einer Ektasie derselben führt. Solche ektatischen Talgdrüsen finden sich vorzugsweise an den Nasenflügeln nebst den benachbarten Wangentheilen, sowie an der Corona glandis penis. Sie können eine ganz erhebliche Grösse erreichen und dann leicht mit noch in der Entwickelung begriffenen Condylomen verwechselt werden. Die Paragalaktosie wird zumeist blos aus ihren Folgen erkannt, aus dem Erkranken des bezüglichen Säuglings. Die Fälle, in denen Letzteres geschah, nachdem die Mutter oder Amme eine heftige Gemüthsbewegung durchgemacht, können nicht alle als ungenau beobachtete von der Hand gewiesen werden. Zudem lässt sich ja die anomale

Zusammensetzung der Milch auch sonst nachweisen, und das sowohl in Bezug auf ihre chemischen als auch organischen Bestandtheile.

Die Hyperekkrisien und Parekkrisien der Drüsen des Verdauungsapparates sind noch wenig gewürdigt worden. Die Hyperekkrisie von Magensaft mag gewisse Formen der Polyphagie bedingen, den vortrefflichen, durch nichts zu ruinirenden Magen, mag auch in ihn hineingestopft werden, was will. Gewöhnlich aber scheinen Hyperekkrisien von Magensaft auch Parekkrisien, und der abgeschiedene Saft entweder zu sauer oder zu wässerig zu sein. In ersterem Falle entsteht leicht Unbehagen, Magenschmerz, der sich nach Einnahme von Alkalien oder auch festen Speisen verliert, in letzterem Falle Dyspepsien, die namentlich durch Salzsäure sehr rasch beseitigt werden. Ist die eine oder die andere Form der Hyperekkrisie zu bedeutend, so kommt es zu Erbrechen, und zu bewundern sind dabei öfters die grossen Massen, welche erbrochen werden. In genau beobachten Fällen standen dieselben in keinem Verhältniss zu den aufgenommenen Massen, und konnten sie darum nur auf krankhafte Abscheidungen seitens des Magens bezogen werden. In einzelnen der von mir beobachteten Fälle fand sich in den erbrochenen Massen eine auffällige Menge von Dextrin, offenbar herrührend von den genossenen Amylaceen.

Dass eine reichliche Nahrungsaufnahme im Allgemeinen eine grosse Beruhigung des Gemüthes herbeiführt, ist bekannt. Manchmal grenzt dieselbe an den Stupor, und daher die Langweiligkeit so vieler Menschen nach üppigen Mahlzeiten. Ein hungernder Magen ist zu allen Rücksichtslosigkeiten und Gewaltthätigkeiten aufgelegt. Woher? Ist die Abscheidung des Magensaftes etwa ein Aequivalent motorischer Vorgänge, und die Hyperekkrisie desselben ein solches von hyperkinetischen, namentlich raptusartigen Handlungen? Wenn man die grosse Masse bedenkt, in welcher der Magensaft abgeschieden werden kann — normaler Weise werden im Laufe von 24 Stunden vom Menschen ungefähr 6·5 Kgr., d. i. 10% des Körpergewichtes abgeschieden, in hyperekkritischen Zuständen vielleicht das Doppelte; *Grünwald* beobachtete einen Fall, in welchem ungefähr 26·4% des Körpergewichtes abgeschieden wurden —, wenn man das also bedenkt, so dürfte eine solche Annahme kaum ungerechtfertigt sein. Im Uebrigen scheinen aber auch sonst noch Hyperekkrisien von Seiten der Magenwände zu erfolgen und unter Umständen einfach Blutwasser, ja selbst Blut aus den Gefässen derselben auszutreten. Wenigstens lassen manche Formen des Erbrechens wässeriger und bald mehr bald weniger alkalisch reagirender Massen, die freilich meistens schleimhaltig sind, namentlich aber manche Formen der Hämatemesis, welche nachher durch die Autopsie genau controlirt werden konnten, kaum eine andere Erklärung zu. Bisweilen findet eine ganz enorme Gasentwickelung im Magen statt. Die Gase sind geruchlos und bilden sich bei leerem Magen, unter gleichzeitigem Auftreten von unangenehmen Gefühlen, selbst Cardialgien. Ihre Bildung hört auf, und die unangenehmen Gefühle, die Cardialgien verschwinden, sobald etwas Nahrung aufgenommen worden ist. Wo stammen diese Gase her? Die Physiologen wollen nichts von einer Gasabscheidung im Magen wissen. Um einfach verschluckte Luft, wie *Magendie* das seiner Zeit wollte, handelt es sich in einer Anzahl von Fällen ganz gewiss nicht; eben so wenig wohl um zurückgetretene Duodenalgase. Der betreffende Kranke, der indessen keineswegs mit einem Magenkatarrhe behaftet zu sein braucht, fühlt die Entwickelung der Gase im Magen. Wo stammen sie her? Zunächst muss die Frage noch eine offene bleiben. Allein nervöse Einflüsse spielen bei dieser Gasentwickelung eine Hauptrolle, und eine grosse Anzahl der von Meteorismus, beziehungsweise Tympanitis des Magens und in Folge deren wieder von Ructus Geplagten sind Letzteres nur auf Grund nervöser Störungen.

Die Hyperekkrisie von Galle, die Hyperchelosie oder auch Polycholie, ist bekannt. Abgesehen von einer reichlichen, stickstoffhaltigeu Nahrung, unter deren Einfluss sie sich besonders häufig ausbildet, wird sie ziemlich allgemein und nicht blos vom Volke, sondern auch von Aerzten mit gemüthlichen Affectionen in Zusammenhang gebracht, und zwar als eine Folge derselben betrachtet. Magen- und Darmkatarrhe, stark gallig gefärbte Ausleerungen nach oben und unten (Diarrhoea biliosa der älteren Aerzte) sind die Art und Weise, wie sie sich zu erkennen giebt. Sie ist alsdann aber auch wieder für nichts Anderes, denn ein Aequivalent hyperkinetischer Vorgänge anzusehen und als der Ausdruck der Entladung der psychischen Spannungen, welche die gemüthlichen Affectionen selbst bedingten.

Nicht minder bekannt ist, dass die Hypercholie zugleich auch eine Paracholie ist, und noch bevor die Chemie das dargethan hatte, haben schon die Farbe der Galle selbst und der durch sie gefärbten Excremente, ganz besonders aber die Gallensteine dieses gelehrt.

Durch die neueren Untersuchungen ist auch eine Hyperekkrisie von Pankreassaft beobachtet worden und dürfte auch diese unter Umständen den übrigen Hyperekkrisien für gleichwerthig zu erachten sein. Als eine Parekkrisie ist die Abscheidung des sogenannten paralytischen Saftes zu bezeichnen, der durch seinen Mangel an specifischen Stoffen charakterisiert ist und ebenso wie der paralytische Speichel nach Durchschneidung gewisser Nerven auftritt.

Endlich zeigen sich die Hyperekkrisien im Verdauungs-Apparate noch in vermehrter Abscheidung von Seiten der Darmwand. Leichter Stuhlgang, Durchfälle sind davon die Folge. Wie im Magen, so werden auch im Darme bisweilen reichliche Gase gebildet, die nicht auf eine einfache Zersetzung des Darminhaltes zu beziehen sind, sondern auf nervöse Einflüsse. Der Meteorismus, die Tympanitis der Därme ist die Folge davon. Vielfach beschränkt sich diese Gasentwickelung auf eine blosse Flatulenz, und da zeigt sich, dass manche Stoffe, wie z. B. Bier, kaum in den Magen gebracht, dieselbe sofort zu beseitigen vermögen, offenbar reflectorisch. Es ist mir vorgekommen, als ob diese Gasentwickelung zuweilen die Folge gemüthlicher Erregung gewesen wäre, geradeso wie die im Magen. Dass die profuse Abscheidung einer wässerigen Flüssigkeit in den Darm unter Umständen es ganz gewiss ist, das ist erwiesen. Man braucht blos an das Kanonenfieber zu denken. Die Hyperekkrisie seitens der Darmschleimhaut, welcher Art sie auch gerade ist, wäre darum denn auch den hyperkinetischen Vorgängen gleich zu stellen und wenigstens gelegentlich als ein Aequivalent derselben zu betrachten.

Als weitere Hyperekkrisien haben wir noch die von Seiten der Nasenschleimhaut, der Luftwege, der Geschlechtstheile anzuführen.

Die Hyperekkrisien von Seiten der Nasenschleimhaut sind bald mehr wässerig, bald mehr eiterig, bald blutig. Doch sind die wässerigen oder eiterig-wässerigen die häufigsten. Dass durch sie wiederholt die Lösung schwerer psychischer Störungen, melancholischer Zustände mit ausgesprochenen Hypobulien, wie man sie unter dem Namen Melancholia cum stupore vielfach zusammengefasst hat, gelöst worden sind, ist bekannt. Auch diesen Hyperekkrisien ist darum unter Umständen ein hyperkinetischer Werth beizulegen, und sie selbst sind als Aequivalente von Raptus oder gar von Tobsucht anzusehen. Und wie steht es in dieser Hinsicht mit den entsprechenden Bronchialsecretionen? Wir wissen, dass schwindsüchtige Melancholiker sich meist psychisch besser, d. h. erleichtert fühlen, wenn der Auswurf ein reichlicher ist, und dass ihre Verstimmungen und ihre Neigung zu Raptus zunehmen, wenn der Auswurf stockt. *Biermer* hat das durch die Abfuhr und die Zurückhaltung, beziehungsweise Resorption von reizenden und die Ernährung des Gehirnes beeinträchtigenden Stoffen zu erklären gesucht. Allein, wenn bei Schwindsüchtigen der Auswurf stockt, wird, so zu sagen, gar keiner gebildet und, wenn er reichlich erfolgt, so geschieht das nicht blos, weil er reichlich ausgeworfen, sondern überhaupt reichlich abgesondert wird. Der reichliche Auswurf ist immer das Product einer Hyperekkrisie, und dass diese sehr häufig rein nervöser Natur ist, also auf blosse Nervenreizung erfolgt, lehren manche

Expectorantia, insbesondere die Ipecacuanha, die Ammonium- und Stibium-Präparate. Im Uebrigen kann man bisweilen die Hyperekkrisie der Bronchialschleimhaut vicariirend für die Hyperekkrisie der Nasenschleimhaut eintreten sehen. In einem von mir sehr genau beobachteten Falle bestand eine hochgradige Hyperekkrisie der Nasenschleimhaut. Des Morgens wurde ein klares wässeriges Secret in ununterbrochenem Tropfen abgesondert. In den Luftwegen schienen keine Veränderungen zu bestehen. Dann liess gegen Mittag die Nasensecretion nach, und auf der Brust entwickelte sich ein Rasseln, ein Schnurren und Giemen, dass es schon auf mehrere Schritte zu hören war. Gegen Abend stellte sich wieder ein Fluor narium ein; es verschwanden die Bronchialerscheinungen, und zwar meistentheils so, dass von ihnen auch keine Spur mehr zu hören war. Der beste Beweis wohl, dass beide Hyperekkrisien nicht local bedingt waren, sondern durch das Nervensystem vermittelt zu Stande kamen, also als Entladungen von Reizen, die in demselben sich angehäuft hatten, oder auch blos reichlicher auf dasselbe einwirkten, anzusehen waren. Die Kranke litt an ausgebreiteter Psoriasis. Auch die Luft, welche exhalirt wird, zeigt manche Abänderungen und, obgleich dieselbe kein eigentlich ekkritisches Product der Luftwege oder der Lungen überhaupt ist, mag ihrer doch hierorts gedacht werden. Ihr Gehalt an Wasserdampf, an Kohlensäure, an Ammoniak ist bald grösser, bald geringer. Bisweilen sind ihr Wasserstoff- und Kohlenwasserstoffgase (Leuchtgas) beigemengt. Bisweilen enthält sie Aceton und aromatische Stoffe. Doch weisen dieselben nicht gerade auf Parekkrisien hin, sondern sind hie und da resorbirt, wie z. B. das Wasserstoff- und die Kohlenwasserstoffgase vom Darme her.

Die Hyperekkrisien seitens der Geschlechtsorgane treten beim Manne in einer überreichen Samenbereitung sowie allzuhäufigen Pollutionen und Spermatorrhoe, beim Weibe in einer Menstruatio nimia und einer oft profusen Leukorrhoe hervor. Das Sperma ist indessen unter bewandten Umständen dünn, wässerig, arm an Spermatozoiden, oder wenigstens gehörig ausgebildeten Spermatozoiden, arm an den charakteristischen Bestandtheilen des prostatischen Saftes, geruchlos oder auch von fremdartigem Geruche, also zugleich Product einer Parekkrisie. Die Menstruatio nimia ist es entweder dadurch, dass die Menstruation überhaupt zu häufig kommt, also in kürzeren als vierwöchentlichen Pausen, oder dass sie zu massenhaft ist und zu lange anhält, oder dass auch beides zugleich der Fall ist. Sehr häufig ist die Menstruatio nimia von Schmerzen begleitet, die bald mehr bald weniger heftig sind und, insofern als sie ihr voraufgehen, keinesweges so oft von mechanischen Hindernissen, die sich dem Abschlusse des Blutes entgegenstellen, Stenose des Orificii,

Knickung u. s. w. abhängen, als angenommen wird. Von wunderbarem Einfluss ist trotz Stenose des Orificii, trotz Anteflexio die Belladonna, beziehungsweise das Atropin. Die Schmerzen lassen rasch nach, die Blutung stellt sich ein und ist auffallender Weise meistens viel geringfügiger als sonst; alles Vorgänge, die mehr für nervöse als mechanische Einflüsse beim Zustandekommen der Menstruatio nimia, wenigstens der besagten Form derselben sprechen.

Die Leukorrhoe, welche hier in Frage kommt, und die nicht durchweg mit der durch Misshandlungen der Vagina entstandenen zusammengeworfen werden darf, ist in einzelnen Fällen ganz ausserordentlich profus. Sie entsteht auf einer meist ganz unversehrten, aber sehr blassen, nur von einzelnen erweiterten Gefässen durchzogenen Schleimhaut und ist hinsichtlich ihrer Menge oft ganz unzweifelhaft von reflectorischen Einflüssen abhängig. Stärkere Gemüthsbewegungen, insbesondere Schreck steigern sie bisweilen unmittelbar, oder rufen sie auch von Neuem hervor. Die Masse des abgesonderten Secretes kann einige hundert Gramm im Laufe eines Tages betragen. In einem Falle, den ich zu behandeln hatte, musste eine Lochmatratze in Anwendung gezogen werden, weil nur auf dieser die stuporose Kranke leidlich rein zu erhalten war. Aus den untergestellten Gefässen von mehr als Tellergrösse konnte Morgens und Abends, an einzelnen Tagen auch noch im Laufe derselben, etwa eine Medicinflasche voll, 200·0 bis 250·0 Gr., des widerlichen Secretes weggegossen werden. Auch diese Hyperekkrisien stehen in nahen Beziehungen zu den Hyperkinesien und treten anscheinend gar nicht so selten vicariirend für dieselben auf. Umgekehrt können aber auch für sie vicariirend hyperkinetische Vorgänge Platz greifen und sie ersetzen.

Die Pollutionen beruhen schon halb und halb auf hyperkinetischen Processen. Ist wohl auch ein reichlicher Samenvorrath, und, wenn sie zu oft eintreten, eine zu reichliche Samenbereitung ihre Hauptursache, so ist doch die andere, dass es auf Grund derselben zuletzt zu krampfhaften Zuckungen der Ejaculatores seminis komme, von kaum geringerer Bedeutung. Sonst sammelt sich der Samen in den Samenblasen, in den Vasa deferentia bis in die Nebenhoden hin an, ruft eine Menge von Beschwerden hervor und fliesst, wenn er nicht resorbirt wird (?), ohne alle Empfindungen gelegentlich ab (Spermatorrhöe). Darum leiden auch so oft Leute, welche eine Zeit lang von zu häufigen Pollutionen geplagt worden sind, oder durch Onanie eine Ueberreizung und dadurch eine Hypokinesie oder gar Akinesie der Ejaculatores seminis herbeigeführt haben, an Spermatorrhöe. Der Samen geht ihnen beim Stuhlgange, beim Uriniren oder auch ohne jede nachweisbare Veranlassung in grösseren oder kleineren Mengen ab; wobei die glatten Muskeln der Wände der Samenwege und ihre reflectorische Erregung durch den Inhalt der letzteren wohl nicht ohne Belang sein mögen. Die Pollutionen rufen normaler Weise, abgesehen von ihren sonstigen Unannehmlichkeiten, immer eine Erleichterung hervor. Nur in einer verhältnissmässig geringen Anzahl von Fällen geben sie Veranlassung zu Klagen über bleiernen Schlaf, über schwächenden Schweiss und danach auftretende Wüstheit im Kopfe, über Druck und Eingenommenheit desselben, über allgemeine Mattigkeit, erhöhte Reizbarkeit u. s. w. In einigen Fällen waren es Epileptiker mit zwar seltenen, aber charakteristischen Anfällen, von denen diese Klagen ich führen hörte: in anderen Fällen waren es Leute mit allerhand Symptomen von epileptoiden Zuständen, welche sie vorbrachten. Eine nicht unerhebliche Anzahl von Fällen, in denen über die üblen Folgen von Pollutionen geklagt wird, scheinen sonach mit Epilepsie in Zusammenhang zu stehen und die Pollutionen in ihnen selbst ein Aequivalent der epileptischen Anfälle und damit wieder ein Symptom der fraglichen Epilepsie überhaupt zu sein. Der deletäre Einfluss dieser Pollutionen einerseits, das Verhältniss der Epilepsie zum Geschlechtsleben und namentlich zum Coitus andererseits, würde damit wenigstens einige Aufhellung erfahren. Es ist erst neuerdings wieder von *Echeverria* die Beobachtung der Alten hervorgehoben worden, dass durch eine geordnete Ausübung des Coitus bereits länger bestandene Epilepsie geheilt, wenigstens zurückgedrängt worden sei, und dass durch Verhinderung der Ausübung des Coitus epileptische Anfälle sich eingestellt haben. Sonst werden epileptische Anfälle aber auch durch den Coitus erst gerade hervorgerufen. Es findet das Alles indessen seine Erklärung, wenn wir die Pollutionen nicht bloss als Hyperekkrisien ansehen, sondern zugleich als Vorgänge, die Hyperkinesien äquivalent sind und darum gelegentlich im Vereine mit diesen oder selbst statt dieser aufzutreten vermögen.

Von der Menstruation ist es bekannt, dass statt ihrer vielfach anderweite Processe und bei Personen, welche an Menstruatio nimia oder Menstruatio difficilis gelitten haben, unter diesen Processen auch solche hyperkinetischer Art auftreten. Unter den beziehentlichen Hyperkinesien spielen Tobsuchten eine nicht geringe Rolle. Alle vier Wochen brechen solche aus, dehnen sich über einen längeren oder kürzeren Zeitraum aus, mitunter, indem die einzelnen Perioden mit einander verschmelzen, über Wochen. Da mit einem Male stellt sich die Menstruation wieder ein, und die Tobsuchtsanfälle, beziehungsweise die seit Wochen bestandene Tobsucht verschwindet wie mit einem Schlage. Die Menstruation tritt hier gewissermaassen vicariirend für die krankhaften Bewegungsvorgänge ein, durch welche sie selbst eine Zeit lang verdrängt gewesen war.

Dasselbe gilt nun endlich auch von den in Betracht gezogenen Formen der Leucorrhoe. Die nach Gemüthsbewegungen sich einstellende oder sich vermehrende Leucorrhoe lässt das allerdings noch weniger erkennen. Wo indessen schwere melancholische Zustände durch sie und ihr profuses Auftreten zur Lösung kommen, wie in dem mitgetheilten Falle, da ist es am Ende doch nicht gut zu bezweifeln. Die profuse Leucorrhoe ist da entschieden als ein hyperkinetisches Aequivalent anzusehen.

Ueber die Hypekkrisien und Anekkrisien können wir uns kurz fassen. Das Wesentlichste ist, dass sowohl die ersteren, die öfter zugleich auch Parekkrisien sind, ebensowenig wie die letzteren immer Ausdruck von paretischen oder paralytischen Zuständen zu sein brauchen; sondern dass gerade sie nachweislich häufig auf Hemmungen in Folge zu starker Erregung beruhen. Das Nicht-weinen-können vor Schmerz, das Wegbleiben der Milch, der Menses, das Stocken der Urinsecretion vor Schreck liefert dafür den besten Beweis. Doch finden sich analoge Zustände allem Anscheine nach auch in Betreff der Schweiss- und Gallensecretion. Im Uebrigen walten bei den Hypekkrisien und Anekkrisien gerade so wie bei den Hyperekkrisien auch noch manche andere Verhältnisse ob. Eine vollständige Anhidrosis habe ich einige Male bei sehr fettleibigen Personen, die sich sonst aber relativ wohl fühlten und auch gesund erschienen, beobachtet. Bei einer derselben, einer Dame von einigen vierzig Jahren, schien sich ein Myxoedema zu entwickeln. Alle diese Personen gaben an, niemals in ihrem Leben auch nur einen Schweisstropfen verloren zu haben; gleichviel ob sie in brennender Sonnenhitze gearbeitet hätten, gelaufen wären oder im heissen Ballsaale die Nacht hindurch getanzt hätten. Wie es eine Hemihyperhidrosis giebt, so giebt es auch eine Hemihyphidrosis und eine Hemianhidrosis, und je nachdem ist dieselbe bald total, bald blos partial.

Ob es eine habituelle Adakryosie giebt, muss dahin gestellt bleiben. Vorübergehend kommt sie vor. Sicher jedoch giebt es eine habituelle Hypodakryosie, und Personen, die nie in ihrem Leben recht haben weinen können, obwohl feststeht, dass sie die heftigsten psychischen Schmerzen durchgemacht haben, sind gar nicht so selten.

Der Hypoptyalismus und Aptyalismus kommt wohl nur vorübergehend vor, die Hypekkrisie und Anekkrisie von Ohrenschmalz dagegen auch habituell. Insufficienz des Halssympathicus soll vielfach daran Schuld sein.

Von den übrigen Hyp- und Anekkrisien wollen wir nur noch die Oligo- und Amenorrhoe, den Oligo- und Aspermatismus hervorheben. Dieselben kommen öfter neben grosser Libido vor und können dann leicht der Ausgangspunkt mannigfacher, namentlich psychischer Störungen werden. Beziehentlich der Amenorrhoe, zu der auch viele Formen der Oligomenorrhoe schlechtweg zu zählen sind, haben wir uns schon gelegentlich geäussert. Sie ist vielfach Ausdruck einer zu starken Reizung. Der Oligospermatismus und Aspermatismus möchten dagegen wohl immer Ausdruck einer Parese oder Paralyse, einer Hypotrophie oder Atrophie sein.

Damit aber haben wir auch das Gebiet der trophischen Störungen überhaupt erreicht und können uns ihm nunmehr ganz zuwenden.

Die Hypertrophien, um welche es sich hier handelt, betreffen einmal den ganzen Körper, sodann aber auch bloss einzelne Organe oder Organsysteme desselben, und unter diesen wieder vorzugsweise das Hautorgan mit insbesondere wieder seinen Epidermoidalgebilden. Eine gewisse Ueppigkeit des ganzen Organismus, eine gewisse Fülle oder, wie man auch sagt, Vollsaftigkeit, welche beide so leicht mit kräftiger Entwickelung, mit Stärke und Widerstandsfähigkeit verwechselt, jedenfalls zusammengeworfen werden, ist der Ausdruck der mehr allgemeinen Hypertrophie, ein Hervortreten der einzelnen Organe oder Organsysteme der Hypertrophie dieser.

Auf dem Umstande, dass auf gesteigerter Erregbarkeit die Ueppigheit und Fülle, welche die allgemeine Hypertrophie darstellt, beruht, beruht zugleich auch der Umstand, dass dieselbe keine rechte Dauer hat, sondern über kurz oder lang dem entgegengesetzten Zustande weicht und fast immer mit Erregungszuständen anderer Art, mit Hyperästhesien, Hyperkinesien, Hyperekkrisien (Hyperhidrosis) verbunden ist. Diese üppigen, vollsaftigen Individuen repräsentiren die sogenannte plethorische Constitution der älteren Aerzte, nicht die starke, und in jener bald wieder mehr die reizbare, bald mehr die nervöse oder die zur Fettbildung hinneigende. Daher trotz des Gesundheit strotzenden Aussehens derselben ihr häufiges Zurückbleiben hinter der Leistungsfähigkeit Anderer und ihre mannigfachen Klagen über allerhand ganz ungerechtfertigt erscheinende, aber nichtsdestoweniger doch nur zu begründete Beschwerden!

Die Hypertrophie der Cutis giebt sich in einer gewissen Derbheit derselben zu erkennen. Die Cutis ist dick, elastisch-schwellend, den Turgor vitalis in vollster Ausbildung erkennen lassend. Die Hypertrophie der Epidermoidalgebilde zeigt sich ebenfalls in einer gewissen Dicke und Derbheit derselben, aber zu gleicher Zeit auch in einer gewissen schwellenden Weiche, in einem gewissen duftigen Schmelze, der ihnen eigen. Sie unterscheidet sich dadurch auch vornehmlich von ihrem Gegentheile, der Hypotrophie und Atrophie: da bei dieser es auch öfters zu Verdickungen kommt, aber nicht sowohl auf Grund eines gesteigerten Ernährungsprocesses und vermehrten lebendigen Widerstandes, als vielmehr eines mechanischen Haftenbleibens der bereits todten und eigentlich auch schon abgestossenen Massen. In Folge dessen erscheint die hypertrophische Epidermis selbst dick, derb, schwellend, frei von abgestossenen Massen, und nur da, wo die letzteren nicht gleich abfallen können, wie mit Schuppen bedeckt. Eine Art Pityriasis farinosa bildet sich da aus und deshalb diese so häufig bei sonst gesunden vollsaftigen Individuen an den behaarten Theilen des Kopfes, des Antlitzes u. a. m. Das hypertrophische Haar ist, wo normaler Weise längere Haare vorhanden sind, dick, schlicht oder starr, das Haupthaar, der Bart in Folge dessen struppig, oder aber, wo sonst nur Wollhaar vorhanden sein sollte, ist es zu einem Lockenhaare entwickelt. Der Bart der Weiber ist besonders lehrreich dafür, sonst indessen auch die starke Behaarung des Körpers überhaupt und die Entwickelung von längeren Haaren an Stellen, wo sie normaler Weise fehlen sollten, wie z. B. am Warzenhofe der Frauen. Die abnorme Behaarung des Körpers, wie und wo sie auch immer sich finden möge, ist schon längst als ein Ding bekannt, das sich überaus häufig mit Anomalien im Nervenleben vergesellschaftet findet. Warum, wird sich aus dem eben Gesagten ergeben.

Wie die Haare, die eigentliche Epidermis, so verhalten sich auch die Nägel und endlich auch die Zähne. Lange, breite und dicke Zähne, ein mächtiges Gebiss überhaupt, wird ebenfalls ziemlich oft im Zusammenhange mit Anomalien des Nervenlebens beobachtet. Insofern es der Ausdruck einer gesteigerten Nutrition auf Grund einer gesteigerten Erregbarkeit des Nervensystemes ist, wird ebenfalls klar, warum.

Als einen besonderen Ausdruck der Hypertrophie der Epidermoidalgebilde, wenigstens als im Zusammenhange damit stehend, haben wir eine stärkere Pigmentbildung, beziehungsweise Pigmentablagerung in denselben anzusehen. Das Dunklerwerden des Haares nach der Pubertätszeit, die stärkere Pigmentirung der Linea alba, des Warzenhofes in der Schwangerschaft, die Chloasmata uterina überhaupt, beweisen das vornehmlichst. Die Nigrities, wie sie ebenfalls bei manchen nervösen Personen, also auf Grund gesteigerter Erregbarkeit vorkommt, ist darum wohl auch als nichts Anderes anzusehen. Steht hiermit vielleicht im Zusammenhange, dass blonde Menschen im Durchschnitt ein höheres Lebensalter erlangen, als brünette? Dass diese aber zeugungsfähiger sind und darum in ihrer Masse doch das Uebergewicht über die Blonden erlangen? Dass die Brünetten erregbarer sind als die Blonden ist keine Frage; aber sie sind darum auch erschöpfbarer, und dieses erklärt ihren früheren Tod. Ihre Erregbarkeit erklärt dagegen wieder ihre grössere Zeugungslust und darum denn auch wieder ihr schliessliches Uebergewicht über die Blonden. Die Nigrities ist nur eine Ausartung, ein Excess der Verhältnisse, welche das Brünette bedingen.

An die Hypertrophie des Hautorganes schliesst sich die des Unterhautzellgewebes an, die in Form eines bald mehr, bald weniger straff entwickelten Panniculus adiposus hervortritt. Dieser Panniculus adiposus darf aber nicht ein gewisses Maass überschreiten. Es darf durch ihn nur eine gewisse Wohlbeleibtheit, niemals aber eine eigentliche Feistigkeit bedingt sein, wenn er auf gesteigerter Erregbarkeit beruhen soll; denn alle Feistigkeit ist, wie namentlich der Cretinismus und die Idiotie lehrt, viel eher der Ausdruck lähmungsartiger Zustände und damit zugleich auch ein solcher verminderter Erregbarkeit. Ein gewisser Embonpoint indessen, wie er namentlich der plethorischen Constitution eigen ist, darf sehr wohl als Ausdruck einer gesteigerten Erregbarkeit angesehen werden und damit denn allerdings auch als eines Zustandes, der, wie darüber auch die Ansicht des Volkes ist, schon nicht mehr in das Bereich des Normalen gehört. Die sogenannte starke Constitution, welche Menschen, die die meiste Zähigkeit besitzen, eigen ist, neigt nie zu erheblicher Fettbildung. Ein wirklicher Embonpoint ist mit ihr niemals verbunden.

In Betreff der übrigen Hypertrophien lässt sich so allgemein nicht viel sagen; weil da noch immer eine ganze Menge anderer Umstände mitspielen. Doch seien von ihnen dessenungeachtet noch die des Herzens, der Blutgefässe und des Darmes erwähnt; weil dieselben gerade für unsere Verhältnisse von grossem Belange sind und in ihnen eine Hauptrolle spielen.

Die Hypertrophie des Herzens fällt vielfach mit den Hyperkinesien desselben zusammen, ist, wie man die Sache gewöhnlich aufzufassen pflegt, eine Folge derselben. *Guislain* hat seiner Zeit die bei Geisteskranken häufig vorkommenden Hypertrophien des linken Ventrikels kurzweg von den Erregungszuständen abgeleitet, denen jene so oft unterworfen sind, und die ja bekanntlich auf die Thätigkeit des Herzens einen so ganz eminenten Einfluss ausüben. Allein auch ohne diese Erregungszustände sind die Bedingungen zur Hypertrophie des linken Ventrikels gerade bei den uns interessirenden Personen gegeben. Derselbe Umstand, der das Klappen des Aortentones bei ihnen zu Wege bringt, die Steigerung des Blutdruckes in dem zu langen Gefässsysteme, ruft auch eine Vermehrung ihrer Herzthätigkeit hervor, und diese hat wieder erfahrungsgemäss leicht eine Massenzunahme des Herzens, allerdings zunächst nur des unmittelbar betheiligten linken Ventrikels zur Folge.

Dieselbe braucht nicht einzutreten, tritt auch wohl in der Mehrzahl der Fälle wirklich nicht ein; allein sie ist, wenn sie schliesslich nur nicht excessiv wird, der einzige Regulator der Schäden, die aus dem Missverhältnisse, in welchem das Herz zur Länge der Blutbahn steht, erwachsen. Bildet sich die fragliche Hypertrophie hier nicht aus, so erlahmt das Herz schliesslich den gesteigerten Anforderungen gegenüber. Es erleidet Veränderungen, namentlich unter Mitwirkung ungünstiger Verhältnisse; es degenerirt in der einen oder der anderen Art. Es kommt zu Parakinesien und mit ihnen zu Parästhesien. Beklemmungen, Angstanfälle treten auf. Die Ernährung leidet; es entwickelt sich ein allgemeines Siechthum und, tritt in diesem das psychische Element besonders hervor, eine Psychose.

Auf demselben Umstande, auf welchem die Hypertrophie des Herzens beruht, beruht auch die des Gefässsystemes. Die Erhöhung des Blutdruckes in demselben bringt es mit sich, dass mit jeder neuen Blutmenge, die aus dem Herzen in die Arterien hinein und durch diese hindurchgeworfen wird, eine Streckung derselben stattfindet. Im Laufe der Zeit führt diese letztere zu einer Verlängerung der ersteren. Das schon zu lange Gefässsystem wird dadurch nur noch länger, und in der Schlängelung, namentlich seiner feineren Aeste, tritt dieses mehr und mehr zu Tage. Die Schlängelung der Arteriae temporales, die Schlängelung der feinen Hautgefässe, die Schlängelung der Pia- und Hirngefässe ist dafür besonders charakteristisch. Da diese Längenzunahme der Gefässe immer mit einer Massenzunahme der Wandelemente verbunden ist, so ist sie, wie *Virchow* zuerst gezeigt hat, als eine wahre Hypertrophie zu betrachten. Wir wollen hier gleich hinzufügen, dass sie an sich nichts mit dem atheromatösen Processe als solchem zu thun hat, wie gemeiniglich angenommen wird; dass sie namentlich nicht erst in Folge eines solchen aufzutreten braucht. Es giebt viele Gefässschlängelungen, besonders bei jungen, kaum dreissigjährigen Leuten, ohne gleichzeitige atheromatöse Entartung der Gefässwände; aber freilich kommen Schlängelungen und atheromatöse Entartung der Gefässe häufig zusammen vor, indessen mehr als zufällige, coordinirte, als sich gegenseitig bedingende Erscheinungen, weil, wie wir noch sehen werden, aus ein und demselben Grunde.

Die Hypertrophie des Darmes betrifft vorzugsweise das Colon transversum, indem dieses sich mehr oder weniger verlängert und mit seinem mittleren Theile bis auf die Symphyse, die sogenannte *Esquirol*'sche Schlinge bildend, herabsinkt. Sie kommt zu Stande, wie es scheint, hauptsächlich im Anschlusse an die Koprostase in Folge von Hemmung der Peristaltik des Darmes auf Grund zu starker Reizung. Wir finden sie deshalb auch ganz besonders in den Leichen nervöser Menschen, und bei Frauen öfter als bei Männern. Die Koprostase wirkt bei der Entwickelung der *Esquirol*'schen Schlinge grösstentheils rein mechanisch, indem die im Colon transversum angehäuften Kothmassen dieses letztere herabdrücken und dabei einmal seine Anheftungsstellen zwingen nachzugeben, wodurch schon an und für sich eine Lageveränderung bedingt wird, das andere Mal aber auch noch eine Verlängerung des Colon selbst zur Folge haben. Da diese nun aber nicht bloss auf einfacher Dehnung beruht, sondern zugleich auch auf einer Vermehrung seiner Wandelemente — denn das verlängerte Colon hat keineswegs dünnere Wände als seine Nachbartheile — so muss eine Hypertrophie desselben, gerade so wie bei der Gefässverlängerung, stattgefunden haben, und ausser dem rein mechanischen Momente kommt damit auch noch ein vitales bei der Entwickelung der *Esquirol*'schen Schlinge in Betracht. Auch hier wollen wir noch gleich eine Bemerkung uns gestatten. Koprostase und *Esquirol*'sche Schlinge sind sehr gewöhnlich von einem Katarrh der Darmschleimhaut begleitet. Für gewöhnlich sieht man diesen Katarrh als Ursache der Koprostase, vielfach damit auch als Ursache der *Esquirol*'schen Schlinge an. Nach unserer Auffassung liegt die Sache indessen gemeiniglich gerade umgekehrt. Die Koprostase ist auf Grund der gehemmten Darmperistaltik das Erste, der Katarrh, die *Esquirol*'sche Schlinge, das Zweite. Auf Grund der Reizung durch die angesammelten Kothmassen und deren Zersetzungsproducte entwickelt sich nämlich erst der Katarrh; wie durch die Schwere der Kothmassen allmälig auch erst die *Esquirol*'sche Schlinge zu Stande kommt. Ist diese aber erst da, wobei die katarrhalische Reizung vielleicht nicht ohne Mitwirkung ist, so trägt sie auch mitsammt dem Katarrhe zur Hartnäckigkeit der Koprostase nur noch bei, und es entsteht so jener Circulus vitiosus, wie er in der Pathologie so überaus häufig vorkommt, und in dem es oft unmöglich ist, mit Sicherheit zu bestimmen, was das Erste, das Zweite und Folgende ist.

Auch die Hypertrophien, natürlich aber blos diejenigen, welche unmittelbar auf einer gesteigerten Erregbarkeit der bezüglichen Nerven beruhen, erweisen sich vielfach als Aequivalente andersartiger Hyperergasien, namentlich der Hyperkinesien und können darum auch vicariirend für sie eintreten; wie sie auch umgekehrt durch diese wieder ersetzt werden können. Die periodisch auftretenden schwereren Affectionen des Nervensystemes, die periodischen Tobsuchten und ihre Modificationen, aber auch die Hysterie, die Epilepsie sind in dieser Beziehung äusserst lehrreich. Periodisch verstärktes Wachsthum der Haare und Nägel, periodisch auftretende stärkere Pigmentirungen der Haut, der Haare, periodisch vermehrte Abschülferungen der Epidermis des Kopfes, des Antlitzes, der Füsse, periodische Zunahme des

Körpergewichtes, und das in Verbindung mit einer Verminderung oder auch einem vollständigen Ausfalle der hyperkinetischen Vorgänge ist der Ausdruck davon.

Schon *Aristoteles* macht darauf aufmerksam, dass bei den Vierfüsslern, bei welchen gewisse Epidermoidalgebilde besonders stark entwickelt wären, andere eine Art von Rückbildung erfahren hätten. Die Hörner tragenden Wiederkäuer hätten darum z. B. keine Zähne im Zwischenkiefer. Auch bei Menschen ist etwas Aehnliches anzutreffen. Stark behaarte Individuen haben auffallend kleine, schwache oder schlechte, weil hinfällige Zähne. Indessen auch sonst noch scheint manch' vicariirendes Verhältniss zwischen der Ernährung der Epidermis und der anderer Gewebe zu bestehen, und z. B. eine überreiche Behaarung, oder auch bloss ein sehr beschleunigter Haarwuchs, dicke und rasch wachsende Nägel eine Verminderung der Samenbereitung und damit auch eine Verminderung der Potenz zur Folge zu haben. Wenigstens ist auch in dieser Beziehung auffallend, wie häufig Menschen mit üppigem Haarwuchs hinter solchen mit spärlichem und, wegen dünner Epidermis, von zartem Aussehen zurückstehen. Die frühzeitige Glatze bringt das Volk ganz allgemein mit einem thatenreichen Liebeleben in Verbindung, das noch im späteren Alter wohlbehaarte Haupt mit weiser Beschränkung und Schonung seiner Kräfte. Etwas Wahres ist immer an solchen Volksauffassungen; nur fragt sich, wo es gerade liegt? Thaten vollbringen kann nur, wer die Kraft dazu besitzt, und am leichtesten beschränkt sich, wer keine Bedürfnisse hat, oder wem die Mittel fehlen, sie zu befriedigen. Und das weist uns auch wieder darauf hin, dass ein vicariirendes Verhältniss zwischen der Epidermoidalbildung und der Bildung anderer Gewebe vorhanden ist, und dass z. B. ein üppiger Haarwuchs häufig nur auf Kosten der Samenbereitung erfolgt, umgekehrt die letztere, in zu reichlicher Ausgabe genügender Menge, sich vielfach nur auf Kosten der Epidermoidalgebilde vollzieht.

Die Hypotrophien und Atrophien treten viel allgemeiner auf, werden wenigstens viel allgemeiner sichtbar. Die Hypotrophie der Epidermis kennzeichnet sich durch eine gewisse Dünne und Durchsichtigkeit, durch Trockenheit und Neigung abzuschülfern, Pityriasis tabescentium, senum. Die hypotrophischen Nägel erscheinen zum Theil dünn und durchsichtig, zum Theil dick und trübe, aber dann zugleich auch spröde, rauh und rissig. Sie wachsen nur langsam, mitunter anscheinend gar nicht. Aehnlich verhält sich das hypotrophische Haar. Denn auch dieses wächst nur langsam und ist bald ausserordentlich dünn und zart (Seidenhaar), bald dick und trübe und dann trocken, brüchig und vielfach gespalten. Die Hypotrophie der Zähne erscheint unter dem Bilde eines zarten, emailartigen Gebisses, dessen halb durchsichtiger Schmelz und bläulicher Schimmer ganz besonders in die Augen fällt. Doch sind sie, die Zähne, mitunter auch von recht trüber, schmutziger Farbe, und dann meistens kurz und schon in jungen Jahren abgeschliffen. Wie die Hypertrophie der Epidermoidalgebilde, und insbesondere der Epidermis sich auch durch einen grösseren Pigmentreichthum zu erkennen giebt, so charakterisirt sich die Hypotrophie auch ganz gewöhnlich durch eine bald grössere, bald geringere Pigmentarmuth. Die grosse Zartheit und Durchsichtigkeit der hypotrophischen Epidermoidalgebilde beruht wesentlich darauf.

Die Atrophie endlich der Epidermoidalgebilde tritt unter dem Bilde des Abgestorbenseins, des Todes derselben, hervor. Die eigentliche Epidermis erscheint wie eine fremde Haut, die sich in grösseren oder kleineren Fetzen abheben lässt. Die Haare fallen aus, die Nägel, die Zähne fallen aus, und letztere ohne dass von Seiten des Alveolarfortsatzes dazu die Bedingungen vorliegen. Als eine Atrophie ist wohl auch der eigentliche Pigmentmangel anzusehen, das graue oder vielmehr weisse Haar, die Vitiligines oder Achromata.

Sehr beachtenswerth ist, dass die eben genannten hypotrophischen und atrophischen Zustände sich so überaus häufig in psychischen Erregungszuständen mit mehr oder weniger hervortretenden Hyperkinesien und Hyperekkrisien ausbilden und somit als die Folgen von Vorgängen anzusehen sind, welche in einem reciproken Verhältnisse zu den Hyperkinesien und Hyperekkrisien stehen, gerade so wie wir das auch schon hinsichtlich der Samenbereitung darzulegen versucht haben. Sie sind deshalb auch als Aequivalente der Hypokinesien aufzufassen und damit wieder als Producte einer verminderten oder aufgehobenen Erregbarkeit. Lassen die bezüglichen psychischen Erregungen nach, so bessern sich auch die besagten trophischen Störungen. Das ausgefallene Haar, die ausgefallenen Nägel wachsen nach, die Vitiligines verschwinden, das weisse Haar macht wieder pigmentirtem Platz. Bei einem vierzigjährigen Collegen, der, mit den Symptomen der allgemeinen progressiven Paralyse behaftet, in meine Behandlung kam, und dessen braunes Haar und brauner Bart während der ersten Erregungszustände in wenigen Wochen vollständig ergraut waren, wuchsen, nachdem Beruhigung sich eingestellt hatte und die grauen Haare theils ausgefallen, theils ausgezogen worden waren, wieder braune Haare so reichlich nach, dass Haupthaar wie Bart einen durchaus dunkelen, fast noch jugendlichen Eindruck machten. Ein ganz ähnliches Verhalten beobachtete ich sodann auch bei einer vierzigjährigen epileptischen Dame, bei welcher ebenfalls das während eines lange anhaltenden psychischen Erregungszustandes stark ergraute Haar wieder nachdunkelte und stellenweise eine kastanienbraune Farbe annahm, als Beruhigung eintrat und mit ihr ein mehr gleichmässiges Verhalten.

An all' diesen hypotrophischen und atrophischen Zuständen der Epidermis nimmt bald mehr, bald weniger auch die Cutis und das subcutane Zell-, beziehungsweise Fettgewebe Theil, und Abmagerung, sowie Abnahme des Turgor vitalis der Haut, ein Zusamenschrumpfen und Runzeligwerden derselben oder gar ein partielles Absterben, das zu ausgedehntem Hautbrande, Decubitus, oder zu Furunkel- und Carbunkelbildung führt, ist darum als Aequivalent hypokinetischer und akinetischer Vorgänge, welche sie übrigens sehr häufig begleiten, aber nicht gerade zu begleiten brauchen, anzusehen. Die Abmagerung, der äussere Verfall, wie sie eine Anzahl von psychischen Krankheiten begleiten, sind darum nicht als eine blosse Complication dieser letzteren aufzufassen, herbeigeführt durch übermässigen Verbrauch von Ernährungsmaterial, sondern als Theilerscheinung eines weit allgemeineren Krankheitsprocesses, aus dem jene erst wieder entspringen. Die Abmagerung, der Verfall auf Grund einer verminderten oder aufgehobenen Erregbarkeit ist in diesen Fällen das Erste, die psychische Erkrankung das Zweite. Sie ist der Ausdruck der veränderten Widerstände, der Verschiebung der Schwellenwerthe, welche durch die Verminderung der Erregbarkeit der centrifugalleitenden, die Ernährung der Organe regulirenden Nerven entstanden ist.

Am deutlichsten tritt dieses Verhältniss bei einer Anzahl von Paratrophien des Hautorganes hervor; worunter wir alle fremdartigen Ernährungsvorgänge in demselben verstehen, gleichviel ob sie mehr hypertrophischer oder mehr hypotrophischer Natur, d. h. mehr sthenischen oder asthenischen, mehr tonischen oder atonischen Charakters sind.

Als solche Paratrophien der Epidermis sind die Ichthyosis, die Cornua humana, die Plica polonica, welche in ihrem Baue vielfach an die Hörner von Rhinoceros oder an die Oberhaut von Rhytina erinnert, aber auch das rothe, struppige Haar und wenigstens bis zu einem gewissen Grade die Cancroide und ihre Verwandten, die Adenome der Haut in Sonderheit zu betrachten. Als solche Paratrophien der Cutis sind alsdann die Roseola, die Urticaria, das Erythema, die Erythriasis, das Erysipelas, die Acne, als solche der Cutis und Epidermis zugleich die Pityriasis, die Psoriasis, der Lichen, die Prurigo, der Pemphigus, viele Warzen, das Eczema, die Impetigo

u. dgl. m.; als eine solche endlich des Unterhautzellgewebes unter anderen die Umwandelung desselben in Schleimgewebe (Myxoedema nach *Gull*, Cachexie pachydermique nach *Charcot*) aufzufassen.

Ohne allen Zweifel treten nun die Paratrophien in gar manchen Fällen geradezu an Stelle entsprechender kinetischer Vorgänge in das Dasein; die Roseola, die Urticaria, noch mehr das Erythema, die Erythriasis, das Erysipelas nach Gemüthsbewegungen, namentlich nach Aerger und Schreck, oder auch vicariirend für die Menses, der Lichen, die Prurigo, ganz besonders aber die Pityriasis und Psoriasis nach langen melancholischen Verstimmungen mit Lebensüberdruss und Selbstmordgedanken, und wirken gerade so befreiend von diesen Zuständen ein, wie die entsprechenden hyperkinetischen Vorgänge, namentlich die Tobsucht. Natürlich geht das nicht mit einem Schlage, ebensowenig wie bei dieser letzteren, sondern immer treten noch ab und zu die melancholischen Verstimmungen und mit ihnen die bald mehr, bald weniger entwickelten Angstanfälle ein. Es handelt sich dann um die Fälle von Pityriasis oder Psoriasis mit Angstzuständen, auf die in neuerer Zeit erst *Emminghaus* wieder aufmerksam gemacht hat, die aber auch den älteren Aerzten bereits bekannt waren, und in denen sowohl die Pityriasis als auch die Psoriasis wieder die eigenthümliche Rolle spielt, dass ein Circulus vitiosus entsteht, der dadurch charakterisirt ist, dass einmal die beiden Hautaffectionen als Folge, das andere Mal als Ursache der vorhandenen psychischen Erregungen erscheinen.

Auf dem Umstande, dass die Paratrophien der Haut als Aequivalente entsprechender Kinesien, und die mit hypertrophischem Charakter als solche von Hyperkinesien auftreten können, beruht auch die wiederholt gemachte Erfahrung, dass unzeitige Beseitigung solcher Paratrophien, z. B. des Eczema capitis, der Impetigo capitis, leicht Convulsionen im Gefolge haben, und der daraus begründete Rath, dieselben nicht jählings zu vertreiben.

Unter den anderweitigen Hypotrophien und Atrophien, beziehungsweise Paratrophien nennen wir zunächst die der Muskeln und heben unter ihnen insbesondere die sogenannte progressive Muskelatrophie hervor, welche in der bei Weitem grössten Mehrzahl der Fälle nachgewiesenermaassen auf neurotischer Grundlage beruht. Sodann verweisen wir auf die Atrophie der Knochen, welche sich in der Osteoporose und dem wirklichen Knochenschwund, wie er namentlich an den Alveolarfortsätzen zur Beobachtung kommt, zum Ausdruck bringt, und auf die Paratrophie derselben, die sich in der Erweichung, der Osteomalacie und in den bezüglichen Neubildungen, vornehmlich heteroplastischer Art zu erkennen giebt.

Sodann erwähnen wir die Atrophie der Knorpel und als Paratrophie derselben, die Chondromalacie, wie sie dem Othämatom, Rhinhämatom, Larynchämatom u. s. w. zu Grunde liegt, die Polyarthritis deformans, die Ecchondrosen und alle die Neubildungen, namentlich wieder heteroplastischer Natur, welche sonst noch von ihnen ausgehen, oder in ihnen überhaupt vorkommen. Weiter gedenken wir der Atrophie der Eingeweide. des Magens, des Darmes, wobei namentlich der letztere papierdünn werden kann, der Leber, der Lungen und als Paratrophien derselben die Katarrhe und Verschwärungen und all die Neubildungen, die Papillome, Carcinome, Adenome, Tuberkel etc., welche in ihnen Platz greifen können. Noch weiter gedenken wir der Atrophien und Paratrophien der Geschlechtsorgane, der Atrophia penis et testiculorum, der Atrophia uteri et ovariorum, der Atrophia mammarum und all' der abnormen Processe, namentlich auch wieder der Heteroplasien, welche in ihnen zur Ausbildung zu kommen vermögen. Endlich führen wir noch die Atrophie und Paratrophie des Herzens und Gefässsystemes an. Die Atrophie des Herzens tritt uns als braune Atrophie am reinsten entgegen; die gelbe Atrophie, die fettige Entartung, ist schon eine Paratrophie.

Die Atrophie und insbesondere die gelbe ist der Ausgang vornehmlich der Anstrengung eines insufficienten Herzens, also auch eines von vornherein zu kleinen und darum zu schwachen Herzens, wie es der chlorotischen Constitution eigen ist, und wir seiner gelegentlich schon gedacht haben. Die Degenerationen, auf welche wir dabei zu sprechen kamen und die wir vorzugsweise im Auge hatten, waren gerade diese Atrophien und insbesondere die gelbe, die fettige Entartung. Unter ihrem Einflusse sollten sich unter Umständen Psychosen entwickeln, und in der That finden wir in den Leichen psychisch Kranker überraschend oft Atrophie des Herzens und namentlich gelbe Atrophie, d. i. fettige Entartung desselben. *Karrer* hat auf dieses lange übersehene Verhältniss schon aufmerksam gemacht. Allein wie einst *Guislain* die bei Geisteskranken auch nicht selten zu findende, kaum aber jemals ganz reine Hypertrophie des Herzens von den psychischen Emotionen ableitete, welche jene gehabt hatten, so leitet auch *Karrer* die atrophischen Zustände als weitere Folgen aus diesen ab. Auch für ihn ist die Psychose das Primäre, die Herzaffection das Secundäre; während wir das Verhältniss gerade für ein umgekehrtes erklären zu müssen glauben.

Als Paratrophien des Herzens in optima forma sind sodann aber die verschiedenen Entzündungen desselben zu erachten. Doch heben wir von denselben nur 1. die subacute Myocarditis hervor, die, wie es scheint, auch gern einmal in

Folge von Ueberanstrengung des Herzens, namentlich unter sonst noch ungünstigen Verhältnissen auftritt und vielleicht mehr als man glaubt Vorläufer der Atrophie ist, und 2. die chronische Endocarditis, die zur Bildung von Sehnenflecken, zur Verkürzung der Sehnenfäden, Verdickung und unter der Mitwirkung sonstiger Schädlichkeiten wohl auch zu Schrumpfung der Klappen führt. Diese Endocarditis findet sich ebenfalls sehr häufig in Verbindung mit einem zu kleinen Herzen und ist wohl nicht zum geringsten Theile die Folge der Irritation, welche das Endocardium durch die vermehrte Reibung seitens des Blutes erfahren hat, das unter einem erhöhten Drucke in die Arterien eingetrieben werden musste und darum auch im Herzen selbst unter einem erhöhten Drucke stand.

Die Atrophien des Gefässsystemes zeigen sich in dem Schwunde gewisser Wandbestandtheile der Gefässe, z. B. der Tunica media sive muscularis bei Entwickelung der Aneurysmata, der Tunica intima in Folge von fettiger Entartung, d. i. in Folge der fettigen Usur *Virchow's*. Die Paratrophien offenbaren sich in der Endarteriitis chronica deformans *Virchow's*, dem atheromatösen Processe, und in der Amyloid- und Kalkinfiltration der Muscularis, beziehungsweise auch der Intima. Die Endarteriitis ist dabei ein mehr hypertrophischer, die Infiltrationen dagegen sind entschieden atrophische Processe. Insbesondere interessant davon ist uns indessen der atheromatöse Process, und zwar wieder, weil er vorzugsweise aus derselben Ursache entsteht, aus welcher wir alle gerade uns näher angehenden pathologischen Vorgänge im Kreislaufe des Blutes und seiner Organe haben hervorgehen sehen, aus einer Erhöhung des Blutdruckes, namentlich in den Anfängen des Arteriensystemes, in Folge einer zu langen Blutbahn überhaupt. Unter dieser Erhöhung des Blutdruckes ist die Reibung des Blutstromes an den Arterienwänden vermehrt und damit gerade so wie im Herzen, ja in noch höherem Grade die Bedingung zu einer Entzündung der Intima gegeben, in Folge deren dann das Weitere dieses ganzen Processes erfolgt. Im Uebrigen erhellt hieraus, weshalb der atheromatöse Process und die Schlängelung der Arterien so häufig zusammenfallen, dass sie einander oder wenigstens der erstere die letztere zu bedingen scheinen; warum sie aber auch andererseits wieder durchaus nicht zusammen vorzukommen brauchen, sondern der eine oder die andere, und umgekehrt sehr wohl bestehen können; wofür denn auch eine ganze Menge von Beispielen Zeugniss ablegen. Ferner ergiebt sich daraus, warum der atheromatöse Process der Arterien, sowie die entsprechenden endocarditischen Verdickungen, die Hypertrophie, beziehungsweise Atrophie und fettige Entartung des Herzens sich so häufig mit einander vergesellschaftet finden, und weshalb das Alles zusammen, allerdings das eine Mal mehr, das andere Mal weniger, sich bei Individuen mit chlorotischer Constitution findet: weil die Blutbahn zu eng und das Herz für diese Bahn, die relativ zu lang war, sich zu klein und insufficient erwies.

Wenn die besprochenen trophischen Störungen auf Grund einer anomalen Erregung der bezüglichen Nerven schon sehr früh auftreten, schon während des Embryonallebens zur Entwickelung gelangen, weil das Nervensystem selbst aus diesem oder jenem Grunde sich anomal entwickelt, so führen dieselben zu den abnormen Bildungen der Organe, die, weil sie schon während des Uterinlebens den wesentlichsten Abschluss erhielten, als angeborene bezeichnet werden und, weil sie einen Ausfluss der ganzen Organisation darstellen, meistentheils auch für das ganze übrige Leben in ihrer charakteristischen Form erhalten bleiben. Da indessen die Ausbildung der einzelnen Organe mit der Geburt, wenn auch im Wesentlichen abgeschlossen, so doch noch nicht vollendet ist, so können sich die fraglichen Störungen auch nach der Geburt noch in ihnen geltend machen, nur dass ihre Wirkungen nicht mehr so augenfällige sind, und die verschiedenen Formen und Grade der Hyperplasien, der Hypo- und Aplasien, sowie endlich auch der Paraplasien sind davon die Folge. Soweit die Ursachen der anomalen Entwickelung des Nervensystemes durch die Erblichkeitsverhältnisse bedingt sind, erscheinen nun diese Dysplasien vererbt und damit als Stigmata hereditatis, und insofern als sie Hypoplasien, Aplasien oder Paraplasien darstellen, weil dieselben auf einem Schwächezustande oder gar auf einem ganz besonderen, fremdartigen und darum dem Gesammtorganismus feindlichen Ernährungszustande beruhen, als Stigmata degenerationis. Und daher die kolossale Bedeutung, welche diese Stigmata in Bezug auf die Beurtheilung des anthropologischen Werthes eines Individuums, und namentlich auch in Bezug auf die Ausbildung und Widerstandsfähigkeit seines Nervensystemes, zumal seines Centralnervensystemes haben! Erst dadurch erhält das *Morel*'sche Ohr, das *Darvin*'sche Spitzohr seinen vollen Werth und hört auf mehr als eine interessante Zufälligkeit zu sein. Erst dadurch erhalten aber auch manche trophischen Störungen, welche im späteren Leben auftreten und kommen und gehen, wie z. B. viele Hautaffectionen, Lungen- und Darmaffectionen ihre wahre Bedeutung und hören auf vorübergehende Störungen darzustellen, welche die Kunst zu beseitigen im Stande ist, sondern werden zu Ausflüssen eines übel gearteten Naturells und damit ebenfalls zu Stigmata degenerationis, denen gegenüber wir nur zu oft unsere Schwäche mit einem uneingeschränkten Non possumus bekennen müssen.

Als die wichtigsten Stigmata degenerationis genannter Art gelten insbesondere eine Reihe von Schädelanomalien, die vornehmlich als Mikrokephalie und Makrokephalie meist auf ein und derselben Grundlage, nämlich dem sogenannten Cretinismus sich entwickeln, indessen auch als Oxykephalie, Spitzköpfigkeit, wenn die Stirn flach und das Hinterhaupt hoch, oder Sphenokephalie, Keilköpfigkeit (Masken), wenn der Vorderkopf hoch und der Hinterkopf flach, wie fehlend ist, oder als Plagiokephalie, Schiefköpfigkeit, wenn nur eine Seite entwickelt, als Diskokephalie, Flachköpfigkeit, wenn der Schädel wie von oben nach unten zusammengedrückt ist, zur Erscheinung kommen können. Von *Ludwig Meyer* ist eine besondere Schädelanomalie, das Cranium progenaeum, beschrieben worden, die offenbar auch mit Degenerationszuständen häufig in Zusammenhang steht. Die spanischen Habsburger, die schwachsinnig aussterben und in ihrer Familie überhaupt viel Krankhaftes, viel Bizarrerie und moralische Verkommenheit aufzuweisen haben, sind mehrfach damit behaftet gewesen. Carl I. (V.), Philipp II., vornehmlich aber Carl II. haben den vorhandenen Bildwerken und Ueberlieferungen nach ein ausgesprochenes Cranium prognaeum besessen. Das Wesen desselben, dessen Genese indessen noch wenig aufgehellt ist, besteht in einer Art Verschiebung des unteren Schädelabschnittes von hinten nach vorn. Die Hinterhauptsschuppe, oft durch eine tiefe Furche von den angrenzenden Scheitelbeinen getrennt, springt bald mehr, bald weniger hervor, und ebenso unter den Antlitzknochen das Kinn; woher die ganze Anomalie ihren Namen erhalten hat. Die beiden Zahnreihen stehen in Folge dessen häufig aufeinander, oder die untere steht auch gar vor der oberen, also gerade umgekehrt, wie es für gewöhnlich der Fall zu sein pflegt. Doch muss das nicht gerade sein; sondern, wenn gleichzeitig Prognatismus vorhanden ist, der bei dieser Schädelanomalie bis zu einem gewissen Grade gar nicht selten zu sein scheint, so können die beiden Zahnreihen zu einander auch ein ziemlich normales Verhalten an den Tag legen.

Als weitere solche Stigmata degenerationis gelten sodann abnorm gebildete Ohren und unter diesen das sogenannte *Morel*'sche Ohr und *Darvin*'sche Spitzohr. Jenes ist durch seine Unregelmässigkeit überhaupt, dieses durch ein Knötchen im Helix, das als Ueberbleibsel der ehemaligen Ohrspitze und damit als ein atavistisches Moment gedeutet wird, charakterisirt. Unter den unregelmässig gebildeten Ohren überhaupt sind die grossen, fledermausflügelartig abstehenden, wenn sie auch Hyperplasien darstellen, doch wesentlich Paraplasien, und die läppchenlosen, wenn sie auch manches Paraplastische an sich haben, doch der Hauptsache nach Hypoplasien. Uebrigens kommen auch Verbindungen von stärkerer Entwickelung der oberen Partien und dann häufig mit fehlendem oder mangelhaftem und nur durch einzelne

Zacken oder Knötchen vertretenem Helix, und ganz geringer, dürftiger Entwickelung der unteren, z. B. fehlenden Ohrläppchen, vor, Verbindungen also von Hyperplasie und Hypoplasie und wohin man das Ganze dann rechnen soll, wenn man es nicht kurzweg zu den Paraplasien zählen will, ist schwer zu sagen.

Ebenso gelten zu nahe bei einander oder zu weit auseinander stehende Augen als weitere solche Stigmata und zwar mit Rücksicht darauf, dass sie der Ausdruck von Anomalien in der Entwickelung des Schädelgrundes sind, wenn diese selbst auf degenerativer Basis beruhen, nicht mit Unrecht. In einzelnen Fällen stehen die Augen wie an den Seiten des Schädels, und dieser Eindruck wird noch erhöht, wenn zugleich ein leichter Strabismus divergens und Exophthalmus besteht. Es sieht dann aus, als ob Podophthalmie vorhanden wäre. Sodann rechnet man zu den genannten Stigmaten auch gewisse Formen des Schielens allein, namentlich das sogenannte dynamische Schielen, worauf, wenn es nur leicht divergirend ist, nicht selten der interessante Blick, das interessante Auge, insbesondere vieler Frauen, beruht, demnächst den Nystagmus, eine auffällige Sprenkelung der Iris, alles Dinge, welche vorzugsweise auf Hypoplasien oder auch, wie die Sprenkelung der Iris, auf Paraplasien hinweisen.

Ferner sieht man als solche Stigmata die Ungleichheit beider Gesichtshälften an, von denen in der Regel die linke die kleinere, zugleich auch die beweglichere, darum aber auch wieder die erlahmungsfähigere ist, sodann zu grosse oder zu kleine Kauwerkzeuge, einen zu flachen oder zu hohen Gaumen mit Andeutung einer Spalte. Ueber die zu grossen Kauwerkzeuge, eine Hyperplasie darstellend, haben wir nichts weiter zu sagen. Sie geben dem Gesichte etwas ungemein Rohes, Gemeines. Beziehentlich der zu kleinen Kauwerkzeuge, dem Ausdrucke einer Hypoplasie, erwähnen wir vornehmlich die Schmalheit des Os incisivum, in welchem die Zähne keinen Platz haben und darum schief oder auch hintereinander stehen, sodann die Kleinheit und Zartheit und darum wieder auch Hinfälligkeit der Zähne selbst und endlich die Kleinheit und Kürze des Unterkiefers mit dem stark zurücktretenden Kinne. Der zu flache Gaumen findet sich in der Regel mit Hyperplasie des Oberkiefers, der zu hohe mit Hypoplasie desselben vergesellschaftet. Die Andeutung einer Spalte in demselben weist ebenfalls auf eine Hypoplasie in ihm hin

Sodann werden, als zu unseren Stigmata gehörig, zu kurze oder zu lange und missgestaltete Extremitäten, zu grosse oder zu kleine und missgestaltete Genitalien angesehen. Die abnorme Länge oder Kürze der Extremitäten tritt namentlich an den unteren hervor. Abnorm lange, abnorm kurze Arme werden viel seltener beobachtet. Als besonders erwähnenswerth sind indessen die kurzen Hände und Füsse und an diesen wieder die kurzen Finger und Zehen mit zuweilen noch wieder besonders kurzen, wie abgehakt, darum plump erscheinenden Endgliedern zu erwähnen. Nicht selten bestehen schwimmhautähnliche Verbindungen zwischen den einzelnen Fingern oder Zehen, am häufigsten zwischen den dritten und vierten, die auch am häufigsten mit einander verwachsen bleiben, und bisweilen treten an diesen abnorme Pigmentirungen und Epidermisbildungen auf. Bei einem Idioten, den ich zu behandeln hatte, waren diese schwimmhautähnlichen Bildungen der Sitz einer starken Pigmentablagerung, einer wahren Nigrities und ichthyotischen Epidermisbildung. In anderen Fällen erscheinen sie eher pigmentarm und von einer äusserst dünnen Epidermis überzogen. Von manchen Seiten sind die abnorm kurzen und rundlichen Hände, insbesondere der rundliche Handteller, natürlich in Verbindung mit noch anderen Degenerationszeichen als charakteristische Symptome des Cretinismus angesehen worden, und in manch einer der ausländischen Irrenanstalten, welche ich zu besuchen Gelegenheit gehabt habe, sind mir immer wieder bei Cretins die runden Handteller als nie fehlende Symptome des Cretinismus gezeigt worden. Allein diese runden oder rundlichen Handteller finden sich auch bei Nicht-Cretins und sogar bei ganz wohlgestalteten, intelligenten Leuten von kleinem und gedrungenem Wuchse. Immerhin sind sie aber ein Zeichen einer minder hohen, schönen und kräftigen Entwickelung, einer Hemmung, die das Wachsthum und die Ausbildung erfahren hat, und also auch einer Anomalie in ihr und den ihr zu Grunde liegenden Factoren.

Unter den eigentlich missgestalteten Extremitäten bilden die Klumpfüsse und Klumphände mit entsprechenden Veränderungen an den Knien und Ellenbogen eine besondere Rolle, und die Bilateralität derselben, namentlich wenn dazu noch obere und untere Extremitäten befallen sind, beweist, dass dieselben nicht Aeusserlichkeiten ihren Ursprung verdanken, wie man heute vielfach will; sondern dass sie aus inneren Gründen, inneren Fehlern hervorgegangen sind.

Die abnorme Grösse, die Hyperplasie der Genitalien, erstreckt sich beim Manne sowohl auf den Penis, als auch auf die Testikel, und beim Weibe sowohl auf die Clitoris als auch die Nymphen, die Vagina. Der Umstand, dass man die abnorm grossen Genitalien vornehmlich bei Cretins und Idioten und sonst bei Personen, die wenig oder gar nicht zeugungsfähig und mit allerhand sonderbaren Neigungen behaftet sind, findet, beweist ihre durchaus krankhafte Natur. Auch eine Hyperplasie der Mammae kommt vor, und dass dieselbe ebenfalls nicht in das Bereich des noch Normalen gehört, beweist die so auffallend häufige Sterilität ihrer Besitzerinnen. Stärkere Entwickelungen der Mammae beim Manne möchten schon in das Gebiet der Paraplasien hinüberschlagen, und der Umstand, dass sie im späteren Leben öfter zu carcinomatöser Entartung führen, spricht nur dafür.

Viel häufiger als auf die Hyperplasien der Genitalien stösst man auf Hypoplasien und deren Folgen. Beziehentlich des männlichen Geschlechtes sind da nicht blos die abnorme Kleinheit des Penis und der Testikel, sondern auch die abnorme Lagerung derselben, der Monorchismus und Cryptorchismus, beziehentlich des weiblichen Geschlechtes nicht blos kleine Ovarien und ein kleiner Uterus mit kindlicher Vaginalportion, sondern auch eine Anzahl Anteflexionen des letzteren zu nennen; ferner nicht blos eine kurze, enge Vagina mit undurchbohrtem oder verhältnissmässig grossem Hymen, sondern auch die Ueberreste der embryonalen Duplicität der Vagina (*Virchow*) an ihrer vorderen Wand, die in Form eines stärkeren Wulstes hervortreten und als vorderer Vaginalwulst bezeichnet werden können. Er findet sich verhältnissmässig häufig vor, hat aber als Degenerationszeichen noch nicht die gehörige Beachtung gefunden. An den Brüsten sind die kleinen Warzen als noch hierher gehörig zu erwähnen. Dieselben sind oft so unbedeutend, dass sie in der Brust wie eingesunken liegen und erst nach Reizung einigermaassen hervortreten. Die Milch solcher Brüste versiegt gewöhnlich sehr bald, und die betreffenden Weiber sind darum schlechte Ammen, also darum auch insufficiente, defecte Persönlichkeiten.

Ausserdem sind als solche Stigmata, weil sie auf einer Hypoplasie beruhen, endlich noch anzuführen die Dünne und Zartheit des Trommelfelles, die Blässe des Augenhintergrundes in Verbindung mit dünnen und zarten Gefässen derselben, die Lappung der Nieren, ferner, weil sie auf paraplastische Vorgänge hinweisen, manche Naevi, insbesondere die Naevi spili, deren Zusammenhang mit einer Neigung zu späteren carcinomatosen Entartungen insbesondere *Pohl* seinerzeit hervorgehoben hat. Im Uebrigen, wir wiederholen das, kann jede Dysplasie, insbesondere jede Hypoplasie und Paraplasie als ein solches Stigma angesehen werden, und das um so sicherer, je früher dieselbe eintrat und je mehr sie im Zusammenhange mit Vererbung und Erblichkeit steht.

Hierbei können wir nicht umhin, auch die Vererbung und die aus ihr entspringenden Erblichkeitsverhältnisse als ein Thun, sich Aeussern, eine Ergasie kurzweg, hinzustellen. Schon wenn wir blos auf das, was bereits hinsichtlich des Geschlechtslebens gesagt worden ist, Rücksicht nehmen, müssen wir das als selbstverständlich einräumen. Wenn der Samen nicht gehörig ausgebildet ist, wenn er sich in einer besonderen Richtung ausgebildet hat, müssen seine befruchtenden Eigenschaften und die daraus entspringenden Folgen nothwendig andere sein, als wenn er zu normaler Entwickelung gelangt ist. Und dasselbe gilt natürlich auch vom Ei. Noch mehr aber drängt sich uns die Ueberzeugung auf, wenn wir erwägen, dass Same und Ei nur selbstständig gewordene Zellen oder Zellenäquivalente der vererbenden Körper sind, und dass diese somit als Theile, beziehungsweise Abkömmlinge derselben, auch ihre Eigenschaften, wenigstens summarisch besitzen müssen. Die Entwickelung des befruchteten Eies ist ja nur die Wiederauseinanderlegung dieser Eigenschaften unter besonderen, neuen Verhältnissen, und von der Art und Weise, wie diese dabei sich geltend machen, d. h. jene beeinflussen, hängt es ab, ob die elterlichen Eigenschaften in grösserer oder geringerer Reinheit, oder kaum noch erkennbar im Kinde wieder zum Vorschein kommen. Von der Energie also der zu selbstständigem Sein abgestossenen elterlichen Zellen, sich und ihre Abkömmlinge in ihrer Eigenart zu erhalten, hängt es ab, wie weit die Eigenschaften der Eltern vererbt werden, wie weit nicht, und es liegt auf der Hand, dass dies wieder zum Ausdruck kommen wird in den verschiedenen Kategorien, in welchen sich das Thun, sich Aeussern überhaupt zeigt, normal in einer mehr oder weniger ausgeprägten Akro- und Oxyemphysie, und anomal in einer Hyper-, Hypo- und Paremphysie. Von einer Anemphysie kann nicht wohl die Rede sein, da, wenn etwas vererbt werden soll, einige Thätigkeit doch wenigstens vorhanden sein muss.

Unter einer Akro- oder Oxyemphysie würden wir die möglichst vollständige Vererbung wesentlicher Eigenschaften und ihre Erhaltung durch Generationen in möglichst gleicher Weise zu verstehen haben. Auf einer Akro- oder Oxyemphysie beruht darum die Erhaltung der Reinheit der Racen, des ausgesprochenen Familientypus, die Uebertragung bestimmter Neigungen, Strebungen, Fähigkeiten vom Vater auf den Sohn, den Enkel, den Urenkel. Auf ihr beruht, dass die Familie *Bernoulli* elf Mathematiker, von denen sieben eine grössere Berühmtheit, die Familie *Bach* fünfzig Musiker, von denen sechs einen glanzvollen Namen, die Familie *Meckel* in Vater, Sohn und Enkel ebenso viele ausgezeichnete Anatomen, die ein bleibendes Andenken sich erwarben, erzeugte. Auf einer Hyperemphysie beruht dagegen nicht blos die Erhaltung, sondern auch die weitere Ausbildung von bestimmten, und zwar sowohl wesentlichen als auch unwesentlichen und darum unter Umständen selbst nachtheiligen Eigenschaften in der Nachkommenschaft, damit weiter aber auch die Unbiegsamkeit und der Mangel an Anpassungsfähigkeit der betreffenden Individuen, beziehungsweise Generationen an eine neue Umgebung. Die Vererbung der Hexadaktylie, der Steatopygie, der

Makronymphie, der Makromastie. Makrochilie, Makroglossie, bestimmter Naevi und Behaarungen sind wohl darauf zurückzuführen. Im Uebrigen ist es misslich, die Akro- oder Oxyemphysie von der Hyperemphysie zu trennen, und oft genug wird, was ursprünglich aus einer Hyperemphysie hervorging, gewissermaassen normal, und die weitere Vererbung desselben ist nur Zeichen einer Akro- oder Oxyemphysie.

Auf einer Hypemphysie beruht die sogenannte Entartung, und es liegt auf der Hand, je geringer die Energie der Fortpflanzungszellen ist, weil sie einem energielosen Stamme entsprossen, um so weniger werden sie sich zu einer Gleichheit oder auch nur Aehnlichkeit dieses Stammes entwickeln. Das aus der Art Schlagen, das Eingehen besonderer, nicht mehr durch die Abstammung charakterisirter Formen, das Unähnlichwerden den Eltern, den Vorfahren überhaupt, ist darum immer als eines der hervorstechendsten Zeichen einer unselbstständigen, lediglich von äusseren Verhältnissen abhängigen und darum höchst impressionabelen oder auch vulnerabelen und darum wieder widerstandslosen und dem Untergange geweihten Natur angesehen worden. Machen sich bei der Vererbung gar noch fremdartige Momente geltend, spielt die Paremphysie eine Rolle dabei, wozu Krankheiten der Eltern vorzugsweise beitragen, so tritt die Entartung mit ihren Folgen noch schärfer hervor. Paraplasien machen sich hier, machen sich da bemerkbar, und in den höheren Graden ist gewissermaassen das ganze Individuum nur eine Paraplasie. Dass auf Grund dieser Zustände die Entartung von Geschlecht zu Geschlecht zunehmen und schliesslich zum Erlöschen einer ganzen Geschlechtsreihe führen muss, liegt auf der Hand. Die Dégénéressence de l'espèce humaine, wie sie seit *Morel* so vielfach die Aufmerksamkeit der Forscher auf sich gezogen hat, beruht darauf. Das hereditäre Gift, das sie herbeiführen und das sich ähnlich den Seuchegiften von Geschlecht zu Geschlecht verstärken können soll, bis es das letzte vernichtet, ist nur die von Geschlecht zu Geschlecht zunehmende Hypemphysie und Paremphysie auf Grund der Schwäche und dadurch bedingten kranken oder auch blos krankhaften Constitution der Erzeuger. Es ist darum auch sehr gleichgiltig, was diese Schwäche und krankhafte Veränderung der Constitution der letzteren ursprünglich herbeigeführt hat, ob Syphilis, Alkohol, Opium, schlechte Wohnung, äusseres Elend; der in seiner Ernährung beeinträchtigte und vielfach in eine andere Richtung gedrängte Körper kann nur schlecht genährte und in einer andern, beziehungsweise fremdartigen Richtung sich bewegende Fortpflanzungszellen erzeugen. Und da ist es denn nicht anders möglich, als dass auch die aus ihnen sich entwickelnden Individuen immer schwächer, immer widerstandsloser und hinfälliger werden, und das um so mehr, je absonderlicher, atypischer die Richtung ist, in welcher sie zur Ausbildung gelangen. Der Cretinismus und die Cretins geben dafür die überzeugendsten Beispiele an die Hand; aber auch die Inzucht ist reich daran, und so manche Familie ist ihr verkommen zum Opfer gefallen, die ihren sonstigen Bedingungen nach noch ein recht langes Dasein hätte haben können.

Mit den trophischen, mit den plastischen Processen stehen in einem sehr innigen Zusammenhange, ja hängen wohl von ihnen, zum Theil als eine Art Nebenproduct, noch eine Reihe Functionen ab, von denen einige in hohem Grade unser Interesse in Anspruch zu nehmen geeignet sind. Es sind das vor allen die W ä r m e b i l d u n g und der S c h l a f. Mit einer gesunden Ernährung, einer gesunden, normalen Plastik steht eine gesunde, normale Wärmebildung, ein gesunder, normaler Schlaf in Zusammenhang, und das in so genauem Verhältnisse, dass wir nach einer vieltausendjährigen Erfahrung und ohne kaum einmal darin zu irren, schliessen, dass wo die Wärmebildung, der Schlaf eine Abweichung von der Norm erfahren haben, die Ernährung, sowie der ganze Bildungsprocess gelitten haben müssen.

Die normale Temperatur des Menschen, die E u t h e r m o s i e, welche sich aus dem sogenannten Tagesmittel ergiebt, schwankt zwischen 37·3 und 37·8° C., also in einer Breite von 0·5° C. Tagesmittel über 37·8° werden schon allgemein als F i e b e r t e m p e r a t u r e n, Tagesmittel unter 37·3° C. als C o l l a p s t e m p e r a t u r e n bezeichnet. Das Wesen jener ist somit eine H y p e r t h e r m o s i e, das Wesen dieser eine H y p o t h e r m o s i e. Es liegt auf der Hand, dass die innerhalb der normalen Breite schwankenden Temperaturen sich um so mehr der Hyperthermosie und Hypothermosie nähern, je mehr sie an die Grenzen dieser Breite hinanrücken, und dass man darum auch bis zu einem gewissen Grade von einer Art normaler Hyper- und Hypothermosie wird reden können. Tagesmittel, welche um 37·5° C. herum sich bewegten, wären demnach als die rein normalen zu betrachten, Tagesmittel über 37·6, entschieden solche über 37·7 dagegen schon als Hyperthermosien, und Tagesmittel unter 37·4 als Hypothermosien anzusehen, ohne aber dass jene gerade schon auf Fieber, diese auf Collaps hinwiesen.

Es giebt nun entschieden Menschen, welche an einer relativ n o r m a l e n H y p e r t h e r m o s i e, und solche, welche an einer relativ n o r m a l e n H y p o t h e r m o s i e leiden. Jenes sind die üppigen, vollsaftigen Naturen, die plethorischen Constitutionen, die, was sie sind, auf Grund einer allgemein gesteigerten Erregbarkeit, einer H y p e r e r g a s i e des gesammten Nervensystemes geworden sind; dieses sind die mehr pastösen Naturen, die venösen, lymphatischen Constitutionen der älteren

Aerzte, deren Eigenart, vornehmlich in Folge einer allgemein verminderten, herabgesetzten Erregbarkeit, einer Hypergasie sowohl der centripetal-, als auch der centrifugal-leitenden Nerven zur Ausbildung gelangte. Die Hitzegefühle der Einen, die Kältegefühle der Anderen beruhen sicher mit darauf, ebenso die Neigung jener zu kalten Speisen und Getränken, wie der Widerwille dieser dagegen. Jenen bekommen auch die kalten Speisen, Eis u. dgl. m. ganz gut; während diese darunter bald mehr, bald weniger zu leiden haben.

Wie alle Hyper- und Hypergasien in Parergasien übergehen, beziehungsweise solche werden, so auch die Hyperthermosie und Hypothermosie. Freilich ist das zunächst noch nicht gehörig nachzuweisen. Ja Wärme scheint sogar immer nur Wärme zu sein. Ob Kohlenstoff, ob Wassertoff verbrannt, ob Eisen, ob Platin zum Glühen gebracht, ob Wasser, ob Luft oder ein sonstiges Gas comprimirt wird, die Wärme, welche dabei frei wird, scheint immer nur ein und dieselbe zu sein. Dennoch entsteht die Hyperthermosie des Fiebers, wie die Hypothermosie des Collapses in einer anderen Weise, als die entsprechenden Dysthermosien noch mehr normaler Ernährungsprocesse. Das Fieber, der Collaps sind der Ausdruck entschiedener Paratrophien Die ihnen eigenen Temperaturveränderungen sind deshalb auch als Parathermosien zu bezeichnen, und Alles, was in dieser Beziehung über 37·8° C. was unter 37·3° C. liegt, ihnen zuzuzählen. Dass dagegen von einer Athermosie nicht die Rede sein kann, braucht wohl nicht erst hervorgehoben zu werden. Nur wo die Maschine in Stillstand gerathen, Tod eingetreten ist, kann von keiner Wärmebildung mehr die Rede sein; sonst muss immer noch etwas, und wäre es ein Minimum, davon erzeugt werden. Hat das eben Gesagte für's Erste und vielleicht sogar für immer auch nur einen rein theoretischen Werth, zum Verständnisse der verschiedenen Vorgänge und ihres im Ganzen doch nur einfachen Zusammenhanges wird es dessenungeachtet nicht verfehlen, wenigstens etwas beizutragen.

Wie andere Functionen als kinetische Aequivalente aufzutreten vermögen, so auch die Thermosien. Die Hyperthermosie liefert sogar einen ganz alltäglichen Beweis dafür. Wenn der Reiter in langsamer Gangart sein Pferd warm reitet, weil er bei angezogener Kandare trotz reichlichen Schenkeldruckes jenes nicht aus sich herauskommen lässt, so tritt eben eine Hyperthermosie für eine Hyperkinesie ein. Dasselbe geschieht, wenn ein Tobsüchtiger gefesselt und der freien Bewegung beraubt wird. Der Tod der Deliranten in der Zwangsjacke hat fast nur darin seinen Grund. Allein es kommt das gleiche Verhalten, wenn auch weniger auffällig, auch sonst noch vor, und gar manche flüchtige Temperatursteigerung, wie sie namentlich bei nervösen Personen sich ausbildet, ist auf weiter nichts, als einen verhaltenen Aerger, einen verhaltenen Zornesausbruch, einen unterdrückten Krampfanfall zurückzuführen.

Wie mit der Wärmebildung, so verhält es sich auch mit dem Schlaf, den wir in seiner normalsten Erscheinungsweise als Eugrypnie bezeichnen wollen. Man könnte vielleicht auch von einer Akro- oder Oxygrypnie reden, wenn man darunter jene Eigenschaft verstehen wollte, die sich bei sehr gesunden, kräftigen und namentlich noch jugendlichen Individuen vorfindet, zu jeder Tageszeit, an jedem Orte und unter allen Verhältnissen schlafen zu können, und zwar fest und in einer bestimmten Zeit sogar ausschlafen zu können, wenn sie nur wollen. Unter einer Hypergrypnie wäre dagegen schon eine Art Schlafsucht zu verstehen, d. i. das Bedürfniss, viel und lange schlafen zu müssen, wie es insbesondere bei sehr erethischen Individuen, also solchen, die vornehmlich an Hyperästhesie leiden, angetroffen wird. Der Schlaf erscheint da oft als ein kinetisches Aequivalent, und Spannungen, welche sonst nur durch die kinetischen Processe sich zu lösen pflegen, lösen sich zwar langsam, indessen sicher in ihm. Der frische Muth, mit dem wir Morgens erwachen, wenn wir uns sorgenschwer des Abends niedergelegt haben, legt dafür Zeugniss ab, — eine Aufforderung aber auch genügender Art, jeden Gemüthsbedrückten schlafen zu lassen, so viel er kann. Das verminderte Bedürfniss zu schlafen, bildet das Wesen der Hypogrypnie. Die Schlaflosigkeit wird seit Alters als Agrypnie bezeichnet. Giebt es nun wohl auch Paragrypnien? Natürlich. Aller nicht in normaler Weise zu Stande gekommene und in solcher verlaufende Schlaf ist eine Paragrypnie. Jeder durch Intoxication, Narcotisation herbeigeführte Schlaf ist eine Paragrypnie. Daher auch der Mangel an Erquickung, der ihm eigen. Sonst ist der Halbschlaf, der von Träumen begleitete, beziehungsweise unterbrochene Schlaf, vorzugsweise aber das Schlafwandeln in seinen mannigfaltigen Erscheinungen, sowie gewisse Zustände des Hypnotismus als den Paragrypnien zugehörig zu bezeichnen.

Dreizehntes Capitel.

Die Psychosen.

Obwohl die Melancholie auf einer abnormen Gemüthsbewegung beruht und der Ausdruck einer psychischen Hyperästhesie, eine Hyperthymie ist, die aber nur auf Grund einer verminderten Ableitung der Reize aus der psychischen Sphäre in die motorische zu Stande kommt und somit auf einer Leitungshemmung in der psychischen Sphäre, also einer psychischen Hypokinesie beruht, so kommen mit ihr als solcher und von ihr, oder vielmehr den ihr zu Grunde liegenden Processen abhängig, gleichzeitig auch niemals hyperergastische, sondern lediglich hypergastische Vorgänge zur Erscheinung. Wir haben schon erwähnt, dass mit ihr stets blos Hypobulie vergesellschaftet angetroffen werde, und als weitere Folge kommen darum mit ihr zusammen auch nur Hypopraxie, Hypophrasie und Hypologie vor. Gerade umgekehrt verhält es sich mit der Manie. Da ihr Entstehungsgrund der entgegengesetzte von dem der Melancholie ist, eine psychische Hyperkinesie, so verbinden sich mit ihr auch nur die entgegengesetzten Vorgänge von denen, welche wir als von der Melancholie gleichsam abhängig und mit ihr in Zusammenhang stehend fanden, die Hyperbulie und als ihren Ausdruck die Hyperpraxie, die Hyperphrasie, die Hyperlogie. Dass dem entsprechend mit dem Stupor sich nur Abulie, Apraxie, Aphrasie, Alogie, welche letztere für sich auch wieder als Stupor und Amentia bezeichnet worden ist, verbinden kann, liegt auf der Hand; und so haben wir denn immer zu ganz bestimmten Krankheitsbildern mit einander verbunden:

1. Melancholie, Hypobulie, Hypopraxie, beziehungsweise Hypophrasie und Hypologie,
2. Manie, Hyperbulie, Hyperpraxie, beziehungsweise Hyperphrasie und Hyperlogie,
3. Stupor, Abulie, Apraxie, beziehungsweise Aphrasie und Alogie oder Amentia.

Diese Krankheitsbilder sind nun entweder kurzweg nach den Grundstimmungen als Melancholie, Manie und Stupor bezeichnet worden; oder man hat auch, da sie nicht immer gleich sind, sondern je nach der Art und Weise, wie die eine oder die andere der Einzelerscheinungen sich geltend macht oder die anderen überwiegt, nach dem Satze: A potiore fit denominatio nun wieder eine Melancholie, eine Abulie, einen Stupor, eine Manie, eine Tobsucht, beziehungsweise einen Furor, einen Wahnsinn unterschieden und dieselben als ebenso viele Krankheitsbilder betrachtet wissen wollen.

Die Melancholie in diesem Sinne des Wortes ist da also ein ganzer Symptomencomplex, bestehend aus einer gedrückten Gemüthsstimmung, einer krankhaften Unentschlossenheit und Willenlosigkeit, einer davon abhängigen Unthätigkeit, Wortkargheit und Gedankenarmuth, in welchem aber die gedrückte Gemüthsstimmung besonders hervortritt und darum auch eine specifische Farbe verleiht. Die Abulie in diesem Sinne des Wortes ist derselbe Symptomencomplex, nur dass das Willenlose, wobei man indessen keine Rücksicht darauf genommen hat, ob selbiges eine wirkliche Abulie oder blos eine Hypobulie ist, in ihm sich vorzugsweise geltend macht. Der Stupor endlich in diesem Sinne ist der nämliche Symptomencomplex, nur dass die psychische Bewegungslosigkeit, und was man sonst schlechtweg Gedankenlosigkeit nennt, in ihm am meisten in die Augen springt. Die Manie in dem entsprechenden Sinne ist dagegen ein Symptomencomplex, welcher aus einer gehobenen Gemüthstimmung, einem gesteigerten Wollen und davon abhängigen vermehrtem Handeln, Reden, Denken sich zusammensetzt, in dem aber die gehobene Stimmung vorherrschend ist. Die Tobsucht, beziehungsweise der Furor, ist sodann wieder dieser Symptomencomplex, jedoch mit dem Unterschiede, dass das Handeln, und der Wahnsinn endlich noch einmal der nämliche Symptomencomplex, indessen mit dem Unterschiede, dass das Reden, beziehungsweise das Denken in ihm sich in den Vordergrund drängt.

Melancholie, Manie, Stupor bezeichnen darum unter Umständen recht verschiedene Zustände, beziehungsweise Vorgänge. Das eine Mal bezeichnen sie nur gewisse Formen von Elementarstörungen der Gefühlssphäre; in diesem Sinne haben wir die Ausdrücke bisher gebraucht; sodann dienen sie aber auch zur Bezeichnung von Störungen der gesammten psychischen Thätigkeiten, die unter bestimmten Bildern uns entgegentreten, ohne dass indessen dabei auf das Verhältniss dieser Thätigkeiten unter einander sonderlich Rücksicht genommen würde; endlich aber gebraucht man sie auch zu derselben Bezeichnung, jedoch mit dem Unterschiede, dass man das Moment, in welchem die Störung am meisten hervortritt, zum Namen gebenden macht, und stellt damit die Melancholie, Manie und den Stupor bis zu einem gewissen Grade der Abulie, der Tobsucht als blosser Perturbatio actuum, dem Furor, dem Wahnsinn oder Delirium als wohl unterschiedene Formen entgegen. Wir werden noch eine dritte, beziehungsweise vierte Art und Weise kennen lernen, in welcher man alle diese Ausdrücke gebraucht, nämlich wenn es darauf ankommt, den Verlauf zu bezeichnen, den eine bestimmte psychische Störung nahm oder vielleicht auch noch nimmt; und so herrscht denn nicht gerade sehr viel Klarheit und noch weniger Uebereinstimmung über das, was unter den Ausdrücken immer zu verstehen ist, von denen eben die Rede war.

Dennoch können wir dieselben nicht entbehren und schlechtweg durch andere ersetzen; weil mehr als zweitausend Jahre mit ihnen gearbeitet und ihnen Bürgerrecht in der ganzen civilisirten Welt verschafft haben. Es ist darum jedoch nothwendig, sich jedesmal klar zu machen, in welchem Sinne die fraglichen Ausdrücke gebraucht sind oder gebraucht werden und nicht auf das Gerathewohl mit ihnen zu verfahren, als bezeichneten sie ganz feststehende Begriffe. Wir werden sie im Folgenden vorzugsweise zur Bezeichnung der krankhaften psychischen Symptomencomplexe gebrauchen, in denen die Fundamentalstörung, welche sie speciell bezeichnen, in charakteristischer Weise hervortritt, und sollten wir sie jemals in einem anderen Sinne in Anwendung bringen, so werden wir das in einer Weise thun, dass darüber kein Zweifel bleiben kann. Die Melancholie ist uns also im Folgenden vornehmlich die psychische Störung, in welcher das gehemmte und darum gedrückte Selbstgefühl sich geltend macht; die Manie die Störung, in welcher das geförderte und darum gehobene Selbstgefühl sich in die Erscheinung drängt. Die letztere ist uns indessen zugleich auch die heitere Tobsucht, von der in Capitel XI. pag. 199, die Rede war; da sie sich von der Bethätigung des gesteigerten Bewegungsdranges, zu welchem sie selbst den Grund abgiebt, in Wirklichkeit nicht gut trennen lässt. Die melancholische Form der Tobsucht werden wir dagegen von der maniakalischen Form derselben stets streng getrennt halten und, wenn mit einem besonderen Namen, so nur mit Furor bezeichnen. Die übrigen Ausdrücke werden wir immer in dem elementaren Sinne zu gebrauchen suchen, in welchem wir sie kennen gelernt haben, und sollte es nothwendig werden, sie in einem anderen Sinne anzuwenden, so werden wir das ausdrücklich hervorheben. Im Wesentlichen werden wir somit nur die Ausdrücke Melancholie und Manie in einem weiteren Sinne als dem ursprünglich bekannt gewordenen gebrauchen, bei den übrigen aber diesen letzteren beibehalten.

Aus Melancholie und Manie als ganzen Symptomencomplexen setzen sich nun die eigentlichen psychischen Krankheiten, die Psychosen, zusammen, und allein von der Art und Weise, wie das geschieht, und die Melancholie und Manie geartet und durch allerhand Nebensymptome complicirt sind, hängt es ab, welche psychische Krankheit selbst gerade zum Ausdruck gelangt.

Alle psychischen Krankheiten beginnen mit einer Melancholie. Erst wenn sie sich weiter entwickelt haben, erscheinen sie unter dem Bilde einer Manie, und nehmen sie ihr Ende, gleichviel ob sie in Genesung übergehen oder in unheilbare Schwächezustände, so treten sie abermals als Melancholie in das Dasein. Nur wo man den Begriff der Manie anders fasst, und ihn nicht sowohl von der veränderten Gemüthsstimmung herleitet, als vielmehr von dem veränderten Thun und Treiben, dem vermehrten und impulsiven Handeln, wo man also auch den Furor mit zu ihr rechnet, obwohl er doch nur aus melancholischer Basis erwächst, nur da sieht es bisweilen aus, als ob die Psychose gleich mit einer Manie einsetzte und vielleicht auch einmal mit ihr endete. Genauere Beobachtungen und schärfere Begriffsbestimmungen ergeben aber auch da noch, dass das nicht der Fall ist, sondern dass, ehe es zu den angeblich maniakalischen Zuständen kam, rein melancholische, wenn auch nur schwach ausgeprägt, so doch immer vorausgegangen waren, und dass, ehe die Krankheit so oder so ihr Ende erreichte, den ebenfalls vermeintlichen maniakalischen Vorgängen erst noch unzweifelhaft melancholische, wenn auch wieder nur wenig entwickelte, folgten. Wir können darum ganz unbedenklich den Satz aufstellen: Keine psychische Krankheit beginnt, ohne ein melancholisches Stadium durchgemacht zu haben; keine psychische Krankheit endet, ohne noch einmal in ein solches eingetreten zu sein. Mit anderen Worten: Jede psychische Krankheit beginnt und endet mit einer Melancholie.

An jeder ausgebildeten Psychose kann man sonach drei Stadien unterscheiden, das Stadium der initialen oder primären Melancholie, Stadium melancholicum initiale, das Stadium der Manie, Stadium maniacale und das Stadium der secundären Melancholie oder Stadium melancholicum secundarium. Diese secundäre Melancholie im nunmehrigen, weiteren Sinne pflegt dabei immer viel stärker zu sein als die primäre oder initiale, häufig sogar einen stuporösen Charakter zu haben, ja bisweilen in einen wirklichen Stupor überzugehen und durch ihn ersetzt zu werden. Sie stellt somit auch den Ausdruck einer viel tieferen Störung dar als jene, und es kann das nicht Wunder nehmen, wenn man bedenkt, dass sie ja erst so sehr viel später zu Stande gekommen ist, nachdem die Veränderungen, auf Grund derer die Psychose überhaupt sich ausgebildet hat, schon längere oder kürzere Zeit bestanden, sich ausgedehnt und zugenommen haben. Ist die secundäre Melancholie sehr schwer, tritt der Stupor in ihr sehr in den Vordergrund, so heisst das durch sie gebildete Stadium auch Stadium stuporosum.

Das Alles legt nun den Gedanken nahe, dass, wie jede Psychose nichts Anderes als der Ausdruck, d. h. die Reactionsweise des in seiner Ernährung beeinträchtigten Nervensystemes, insbesondere des Gehirnes ist, dass so auch diese letztere an sich wieder nichts Anderes als blos ein Ausdruck des Zuckungsgesetzes des in seiner Ernährung geschädigten Nerven überhaupt ist, und dass somit jede Psychose in ihrem Verlaufe dem Zuckungsgesetze des ermüdeten oder absterbenden Nerven folgt. Und so ist es auch in der That! Nur muss man sich mit dem Gedanken vertraut machen, dass das Absterben unter Umständen sehr lange dauert, sich Jahre und Jahrzehnte hinzieht, wie das der Fall bei dem Vorgange ist, den wir Involution nennen. Die Involution ist ja nur der Gang zum Tode. Was wir schon im Cap. VIII, pag. 108, über die elementaren Vorgänge ausgesagt haben, können wir darum hier beziehentlich der complicirteren nur wiederholen. Die initiale Melancholie entspricht der Reactionsweise des einfach ermüdeten Nerven, ist die des ermüdeten, beziehungsweise leicht ermüdenden psychischen Organes. Die Manie entspricht dem ersten Stadium des absterbenden, beziehungsweise leicht erschöpfbaren psychischen Organes, und die secundäre Melancholie dem mehr oder minder erschöpften und daher mehr oder minder auch gelähmten psychischen Organe. Die stuporösen Zustände, der wirkliche Stupor, sind der vornehmlichste Ausdruck davon; während die rein melancholische Verstimmung wohl entschieden schwächer ist als in der initialen Melancholie. Wie der einfache Nerv, wenn noch Leben in ihm steckt, durch Ruhe und Aufbesserung der Ernährung, Zufuhr von Wärme, sauerstoff- oder ozonreiche Luft, Feuchtigkeit sich wieder allmählich erholen kann, und dieses dadurch zu erkennen giebt, dass er anfängt auf Reize zu reagiren, und zwar in umgekehrter Weise, wie er die Reactionsfähigkeit durch seine allmälige Erschöpfung verlor, so auch das ganze Nervensystem und mit ihm das psychische Organ. Der Stupor schwindet, die stuporösen Zustände mässigen sich, die rein melancholischen Verstimmungen treten in den Vordergrund. Abhängig von den äusseren Reizungen wechseln diese mit maniakalischen Erregungen. Diese können wieder stuporösen Zuständen weichen, die nun anhaltend werden und in dauernden Blödsinn übergehen. Sie machen aber unter günstigen Verhältnissen meist wieder melancholischen Zuständen Platz, die immer leichter werden und allmälig zu dem normalen Zustande hinüberführen. Unter kunstgerechter Behandelung, Abhaltung aller schädlichen Reize, kann der Stupor aber sich gewissermaassen auch ganz allmählich lösen und durch eine immer schwächer werdende Melancholie nach und nach gleichsam unmittelbar in Genesung übergehen. Es reagirt das psychische Organ in solchem Falle wie der einzelne erschöpfte Nerv, der nach langer Ruhe unter günstigen Verhältnissen im grossen Ganzen wieder wie der normale sich verhält.

Wie das Zuckungsgesetz des in seiner Ernährung geschädigten Nerven überhaupt eine grosse Mannigfaltigkeit in seiner Erscheinungsweise an den Tag zu legen vermag, so auch die Psychosen. Das wechselvolle, in jedem einzelnen Falle anders gestaltete Bild, das sie darbieten, hat hierin seinen Grund.

Wenn die einzelnen Stadien einer Psychose, sowohl nach Dauer als auch nach Stärke, ziemlich gleichmässig ausgebildet sind, so dass die Manie mit derselben Deutlichkeit in die Erscheinung tritt wie die initiale und secundäre Melancholie und auf diese Weise ein ganz bestimmter Typus in ihrem Ablaufe zur Erscheinung kommt, so heisst man die Psychose nach dem Vorgange *Kahlbaum's* eine Vesania typica. Andernfalls führt sie andere Namen: Dysthymia oder auch Melancholia, Mania schlechtweg, Lypémanie, Chaeromanie, Tobsucht u. s. w.; oder sie wird auch, zumal wenn das bezügliche Stadium sich über lange Zeiträume erstreckt und so gewissermaassen habituell geworden erscheint, und Parästhesien, Parabulien, Paralogien, sowie Parergasien überhaupt sich daneben geltend machen, zu einer Psychose quasi sui generis, zur sogenannten Verrücktheit oder Narrheit, der Paranoia, Moria, Dementia.

Die Verhältnisse, welche dabei obwalten, pflegen folgende zu sein:

1. Es entwickelt sich eine Psychose. Die initiale Melancholie ist aber das einzige Stadium, das zur Ausbildung gelangt; dann tritt Genesung ein. Das betreffende Individuum hat in diesem Falle an einer blossen einfachen Melancholie, an einer Dysthymia atra *(Flemming)*, einer Dysthymia melaena simplex, einer Melaena silens *(Kahlbaum)*, einer Lypémanie *(Esquirol)*, einer Lypérophrenie *(Guislain)* gelitten.

2. Es entwickelt sich eine Psychose. Die initiale Melancholie wächst rasch an. Es treten häufige Raptus auf, und aus diesen geht abermals rasch eine länger anhaltende, jedenfalls sehr charakteristische und die voraufgegangene Melancholie verdeckende Tobsucht hervor. Dieselbe lässt endlich nach und durch eine wieder mehr einfache, sehr in den Hintergrund tretende Melancholie erfolgt der Uebergang in Genesung. Die betreffenden Kranken haben alsdann an Tobsucht, einer Manie *(Flemming, Guislain* z. Th.) oder auch einer Hyperphrenie *(Guislain* z. Th.) gelitten.

3. In der sich entwickelnden Psychose tritt das Stadium melancholicum initiale aus diesem oder jenem Grunde sehr zurück. Es kommt zu einigen schnell vorübergehenden Raptus, vielleicht auch noch einer kurzen Tobsucht; dann bricht die Manie aus. Dieselbe hält Wochen und Monate an, und durch eine verhältnissmässig schwache Melancholie erfolgt danach die

Genesung. Die betreffenden Individuen haben alsdann an einer Manie, beziehungsweise einer Chaeromanie, einer Dysthymia candida, auch Melancholia hilaris *(Flemming)*, einer Paraphrenie *(Guislain)* gelitten, waren maniakalisch oder auch wahnsinnig *(Griesinger)*.

4. In dem jeweiligen Krankheitsfalle sind die beiden ersten Stadien wenig auffallend oder werden rasch zurückgelegt. Das Stadium stuporosum bricht in verhältnissmässig kurzer Zeit, zuweilen wie unvermittelt herein; vielleicht kommen auch die Kranken in ihm erst zur Beobachtung und eigentlichen Behandlung, obwohl sie schon lange krank sind und vielleicht selbst eine Tobsucht, eine Manie bereits durchgemacht haben. Die Kranken leiden alsdann an einer schweren Melancholie oder Lypémanie, an einer Melancholia cum stupore, einer Melancholia stupida einer Melancholia attonita oder Hyperplexie *(Guislain)*, an einer Melancholie mit Stumpfsinn *(Griesinger)*, oder sie sind auch einfach stuporös.

Schon in Capitel IX, pag. 146, haben wir erwähnt, dass die Melancholie verschiedene Formen unterscheiden lasse, je nach dem Charakter des psychischen Schmerzes, den sie darstellt, beziehungsweise nach der Art und Weise, in welcher sie oder die sie bedingende Anhäufung von Spannkräften nach Entladung drängt. Die Melancholie, welche in Form schmerzlicher Resignation oder in Verbindung mit Stupor erscheint und sich durch hochgradige Hypopraxie oder vollständige Apraxie auffällig macht, wird als Melancholia passiva bezeichnet. Die Melancholia cum stupore sive attonita ist das Prototyp einer solchen passiven Melancholie. Die Melancholien dagegen, welche als Trotz, Ingrimm, Wuth oder als Verzweiflung erscheinen und sich mit einer nur zeitweisen oder auch anhaltenden Hyperpraxie verbinden, indem sich die ihnen zu Grunde liegende Anhäufung von Spannkräften in ein gesteigertes Thun und Handeln umwandelt, wie wir das Capitel X, pag. 174, und Capitel XI, pag. 195, darzulegen gesucht haben, diese Melancholien bilden das Gebiet der Melancholia activa, und zwar pflegt man diejenige hierher gehörige Melancholie, welche zu wirklichen Handlungen hindrängt, zu Raptus und Furor neigt, speciell als Melancholia activa zu bezeichnen, während man die durch blosse schwächliche Unruhe ausgezeichnete Melancholia agitata nennt. Sie bildet gewissermaassen den Uebergang von der activa zur passiva sensu strictiore und lehnt sich auch demgemäss bald mehr an jene, bald mehr an diese an.

Wenn in der Melancholia passiva die Resignation das charakteristische Moment ist, also das Sich-aufgeben und in Folge dessen das Sich-treiben-lassen, so heisst dieselbe eine **Melancholia simplex**. Die **Dysthymia atra** *Flemming's*, die **Melaena simplex** *Kahlbaum's*, die leichteren **Formen** der

Lypémanie *Esquirol's* sind nichts Anderes als eine solche Melancholia simplex. Ist dieselbe durch grosse äussere Ruhe, durch Schweigsamkeit ausgezeichnet, so nennt man sie wohl auch Melancholia tranquilla oder silens. Sie neigt sich als solche schon sehr der Melancholia stuporosa zu, offenbart aber darin, dass nichtsdestoweniger auf Grund ihres Vorhandenseins es gelegentlich zu Raptus kommt, ihre Verwandtschaft mit der Melancholia activa sensu strictiore. Ueberhaupt ist festzuhalten, dass alle Formen der Melancholie und damit denn auch die aus schon sehr geschwächtem Boden erwachsene Melancholia agitata und selbst stuporosa unter Umständen zu Raptus führen und durch sie in Furor übergehen können, und dass somit alle ihre Formen doch nur sehr relative sind und, wie so viele Symptomencomplexe in der Psychopathologie, nur nach dem Satze: A potiore fit denominatio ihre Existenzberechtigung haben.

Es ist etwas sehr Eigenthümliches, aber durch die Beobachtung tausendfach Erhärtetes, dass die Raptus bei den einzelnen Kranken auffallend häufig in einer und derselben Richtung explodiren, d. h. dass die in ihnen oder auch durch sie zum Ausbruch kommenden Handlungen immer ein und dieselben sind oder doch wenigstens ein und denselben Charakter an sich tragen. Es herrschen ja in der Melancholie immer nur einige wenige Vorstellungskreise; sehr häufig ist es ja nur ein einziger, um den sich Alles dreht. In Folge dessen ist auch die Strebung der Melancholischen eine nur ganz einseitige und häufig sogar immer ein und dieselbe. Es hängt darum auch nur von der Art und Weise, wie der Umsatz dieser letzteren in die entsprechende Aeusserung sich vollzieht, ab, ob die bezüglichen Handlungen auch immer ein und dieselben sind, oder mehr oder weniger modificirt zur Erscheinung kommen. Da man nun die Raptus, wie wir seinerzeit hervorgehoben haben, vielfach zur Manie gerechnet hat, so hat man mit Berücksichtigung des oft so ausgesprochen gleichen Charakters derselben, zumal wenn sie sich etwas in die Länge zogen und eine leichtere Tobsucht mit ganz bestimmten Handlungen als das Wesen derselben darstellten, eine Anzahl von bestimmten Manien als ebenso viele psychische Krankheiten besonderer Art aus ihnen zu machen gesucht, und eben weil sich dieselben immer oder doch vorzugsweise nur durch eine Strebungsrichtung kennzeichneten, nach dem Vorgange von *Esquirol* besonders dann, wenn die übrigen Störungen sehr zurücktraten, als Monomanien bezeichnet. Andererseits hat man aber auch auf die ständigen Vorstellungen selbst Rücksicht genommen und sie zur Bezeichnung der jeweiligen Affection in Anwendung gezogen. Man hat dabei dem melancholischen Momente in ihnen Gerechtigkeit gezollt, und daher der Umstand, dass ein und dieselbe Affection oder ganz nahe verwandte, weil aus denselben Bedingungen entsprungene Affectionen bald als Monomanie oder Manie schlechtweg, bald als Melancholie bezeichnet werden. Die Mania oder Melancholia errabunda (*Bellin.*), die auch als Mania (*Guislain*) oder Melancholia sylvestris (*Mercati*) bezeichnet worden ist, und deren Wesen das unruhige Umherschweifen, das Aufsuchen einsamer Orte, das planlose Umherreisen ist; die Mania oder Melancholia saltans (*Sauvage*), die Choreomanie oder Tanzwuth, die in Italien Tarantismus heisst, in Frankreich den Befallenen für lange Zeit den Namen Convulsionairs de St. Médard verliehen hat; die Erotomania (*Sauvage*) und Melancholia erotica (*Johnston*), in der das Liebesbedürfniss die Hauptrolle spielt; die Melancholia tranquilla, von der wir schon sagten, dass sie bisweilen zu Raptus hinneigt, und die dann wenigstens theilweise die stille Wuth *Auenbrugger's* darstellt und auch Melancholia furens oder Mania melancholica genannt worden ist; die Daemono-Mania (*Sauvage*) und Daemono-Melancholia (*Griesinger*), die Melancholia daemonica, die durch das Gefühl, nicht mehr sein eigen, sondern eines Andern, insbesondere des Bösen zu sein, bedingt wird, diese alle liefern dafür hinreichende Beweise.

Sonst unterscheidet man nach den erwähnten Principien eine Melancholia nostalgica oder Nostalgie, in der die Sehnsucht nach der Heimat und die auf die Rückkehr nach derselben sich beziehenden Vorstellungen herrschend sind, eine Melancholia religiosa (*Sauvage*) und superstitialis (*Willis*), in welcher das religiöse und mystische Element bestimmend ist, eine Melancholia misanthropica oder die Misanthropie, in welcher die Abneigung, der Widerwille, selbst der Hass gegen Andere und die daraus entspringenden abwehrenden oder auch schädigenden Handlungen gegen dieselben das Wesentliche bilden. Eine besondere Form dieser letzteren ist die Misogynie, der Weiberhass, oder richtiger wohl die blosse Abneigung gegen das weibliche Geschlecht (siehe Cap. IX und X) und die Misopädie, die Abneigung, der Widerwille gegen Kinder, und insbesondere gegen die eigenen Kinder. Sodann unterscheidet man noch eine Melancholia metamorphosis (*Willis*), in der sich der Mensch verändert, verwandelt fühlt und als Unterarten derselben eine Melancholia zoanthropica (*Sauvage*), eine Melancholia cynanthropica (*Sauvage*) oder Kynanthropie, eine Lycanthropie (*Vett.*), ferner eine Nymphomania, in welcher die Geschlechtslust des Weibes, und eine Satyriasis, in welcher die des Mannes den Inhalt der Raptus bildet; eine Mania ebriosa oder crapulosa, gewöhnlich Dipsomanie genannt, in welcher der Raptus als Trunksucht, eine Kleptomanie, in welcher er als Stehlsucht, eine Pyromanie, in der er als Sucht Feuer anzulegen und durch Feuer zu zerstören zum Austrag kommt; eine Mord- und Selbstmordmonomanie, Monomania homicidii et suicidii, in welcher er auf vollständige Vernichtung Anderer oder seiner selbst gerichtet ist.

Die Mania furibunda, eine Bezeichnung, welche seit *Crichton* vielfach im Gebrauch ist, ist nichts weiter als eine hochgradige Tobsucht, ein eigentlicher Furor, charakterisirt durch das Explodiren der Handlungen. Die Mania superbiens (*Flemming*) oder Mania grandescens (*Kahlbaum*) ist das Sich-äussern in hochtrabenden Redensarten und hochmüthigen Handlungen, die aber mehr impulsiv als explosiv sind. Ihr zu Grunde liegt die Mania oder Melancholia ambitionis, die Monomanie d'ambition der Franzosen, in welcher der Ehrgeiz das Hauptmoment bildet, und die wohl zu unterscheiden ist von der Monomanie des richesses et des grandeurs der letzteren, die man auch Megalomanie genannt hat; indem diese auch erst aus der Melancholia ambitionis hervorgeht und so eher der Mania superbiens gleichwerthig ist. Ja sie kann bis zu einem gewissen Grade mit dieser wohl zusammengeworfen werden; da sie nur eine Modification derselben darstellen möchte.

Als eine besondere Form der Mania superbiens hat *Guislain* noch eine Manie oder Monomanie des dépenses aufgestellt; doch könnte man mit demselben Rechte auch noch eine Monomanie des pierreries, des bijoux, des brodures schaffen und so die Manien und Monomanien in das Zahllose vermehren. Von *van Swieten* rührt die Metromania (τὸ μέτρον, das Maass) her, die sonst auch Furor poeticus genannt worden ist, und namentlich im Versedrechseln sich zu erkennen giebt. Sie ist nicht zu verwechseln mit der Metromania anderer Autoren, die mit ἡ μήτηρ, die Mutter, in Zusammenhang gebracht ist, auch Furor uterinus heisst und eine hochgradige Nymphomanie darstellt.

Wie wir erfahren haben, kann das Streben ein doppeltes sein, ein Begehren und ein Abwehren. In den Manien und Monomanien ist es ein Begehren. Kommt es als krankhaftes Abwehren zur Bethätigung, so erscheinen die Phobien. Die Misanthropie ist schon eine solche Phobie. Den Monomanien entsprechend könnte man sie eine Monophobie nennen. Die ausgebildetste hierher gehörige Form aber des krankhaften Abwehrens ist die Pantophobie oder Panophobie *Buzzorini's* und *Sauvage's*, die Furcht vor Allem, und daher auch die Flucht vor Allem, die Abwehr von Allem.

Weit weniger Mannigfaltigkeit, als die Melancholie, legt die Manie an den Tag. Doch ist sie nicht ohne dieselbe. In Capitel IX. pag. 147 haben wir erfahren, dass das rein maniakalische Gefühl schon dem Grade nach sehr verschieden sein kann. Dasselbe ist nun auch bei der Manie im jetzigen Sinne des Wortes der Fall, und ausserdem ist noch die Art und Weise, wie dieses Gefühl sich äussert, recht verschieden. Die Chaeromania *Chambeyron's*, die Monomanie gaie *Esquirol's*, die Manie joyeuse *Guislain's*, die stete Heiterkeit, die ungetrübte Wonne, das unerschütterliche Vertrauen in die Zukunft und die Menschen, und daher ein allgemeines Wohlwollen, eine Zuneigung zu aller Welt ist der geringste Grad, die leichteste Form, in welcher diese Manie sich offenbart. Eine andere Form von schon bestimmterer Färbung und daher stärkerer Entwickelung ist die Aménomanie oder Aménomonomanie von *Bush* und *Guislain* (von amoenus, a, um oder aménité), die Höflichkeits- oder Liebenswürdigkeitsmanie, in welcher der Kranke nur Sinn dafür hat, sich Anderen aufmerksam und gefällig zu erweisen. Eine dritte Form ist *Guislain's* Manie oder Monomanie vaniteuse oder Manie Narcisse, die Selbstzufriedenheits-, die Selbstgefälligkeits- oder Selbstberäucherungsmanie, eine weitere die Monomanie de loquacité, die Logomanie oder Logomonomanie *Guislain's*, die Redseligkeit, Geschwätzigkeit, die, wenn sie nicht mehr die Form der Logik einhält und sich vom Hundertsten auf das Tausendste kommend in Verwirrtheit verliert, früher auch Logodiarrhoe und neuestens Logorrhoe genannt worden ist. Die einfache Sprachstörung, welche wir als Logorrhoe kennen gelernt haben (Cap. XI. pag. 206) und die zunächst eine blosse Hyperphrasie ist, ohne gleichzeitig eine Paraphrasie sein zu müssen, durch welche die Verwirrtheit erst zum Ausdruck kommt, die hat dieser Form der Manie wieder nach dem Satze: A potiore fit denominatio den Namen gegeben.

Da alle schwereren Manien sich durch eine Hyperpraxie mit charakterisiren, und so zwar, wie wir schon hervorgehoben haben, dass man diese gerade für das Wesentliche der Manie gehalten hat, so kann auch der Charakter dieser Handlungen, gerade so wie bei den vorauf besprochenen Formen der Melancholie, für die Unterscheidung der einzelnen weiteren Formen der Manie maassgebend werden.

Indessen die Handlungen des Maniakalischen, und um so weniger je stärker seine Manie entwickelt ist, pflegen nur selten so gleichmässig zu sein, wie die des Melancholischen. Die Manie ist ja eben der Ausdruck des leichten Umsatzes aller Reize in die entsprechenden Handlungen, und das Wechselvolle daher gerade charakteristisch für sie. Nichtsdestoweniger, wie die Manie überhaupt sich erst aus der Melancholie, und insbesondere deren Raptus entwickelt, so kann sich aus den oben besprochenen besonderen Formen der Melancholie, den gewissermaassen melancholischen Manien und Melancholien unter Beibehaltung ihres Charakters auch einmal eine echte Manie entwickeln. Insbesondere kommt so etwas bei der Mania superbiens vor, und die Manie des richesses et des grandeurs, sowie *Guislain's* Manie oder Monomanie des dépenses trägt häufig einen durchaus heiteren Charakter an sich. Je nachdem nun die Melancholie und ganz besonders die Raptus in derselben, je nachdem ferner die Manie geartet war, litten darum auch nach den oben erörterten Auffassungen zumal in früheren Zeiten die jeweiligen Kranken das eine Mal an dieser, das andere Mal an jener Melancholie oder Manie, an diesem oder jenem Furor oder auch Stupor; thatsächlich aber war es, wenn die sonstigen Verhältnisse ihr entsprachen, eine Vesania typica, der sie verfallen waren, und die nur wegen der Vielgestaltigkeit, unter welcher sie auftreten kann, das eine Mal die, das andere Mal eine andere besondere Krankheit vorzutäuschen vermag, ohne dass aber in Wirklichkeit je eine sonderliche Verschiedenheit vorgelegen hätte.

Nach alledem kann aber die Vesania typica ein sehr verschiedenes Aussehen haben und vor Allem als eine completa und incompleta zur Erscheinung kommen. In der completa sind alle drei Stadien ziemlich gleichmässig ausgebildet, in der incompleta fehlt dieses oder jenes, oder erfuhr es nur eine ganz rudimentäre Entwickelung.

Ist bloss die initiale Melancholie zur Ausbildung gelangt, so ist die Vesania eine typica abortiva, und zwar eine abortiva simplex, wenn die Melancholie selbst eine simplex ist, oder eine abortiva raptuosa seu furibunda, wenn die letztere eine activa ist. Gelangt die Manie sehr rasch zur Entwickelung, so dass die initiale Melancholie fast zu fehlen scheint und es sich so um eine blosse Manie im Sinne der älteren Aerzte handelt, so heisst die Vesania eine typica praeceps (*Kahlbaum*), und drängt sich das stuporose Element in den Vordergrund, so dass dieses, schon sehr früh auftretend, für dieselbe charakteristisch wird, so eine typica gravis. Ist der Stupor selbst dabei wirklich oder auch nur scheinbar sehr entwickelt, indem in letzterem Falle statt Lähmung des psychischen Organes bloss Hemmungen in ihm obwalten, und verbinden sich mit demselben krampfhafte Zustände namentlich kataleptischer und tetanoider Art, Katalepsia vera et spuria oder Tetanie, treten ekstatische Zustände daneben auf, so heisst die Vesania nach dem Vorschlage von *Kahlbaum* eine Vesania katatonica oder Katatonie, Spannungsirrsein. Das Spannungsirrsein, die Katatonie *Kahlbaum's* ist also eine Vesania typica mit vorwiegender Entwickelung der secundären Melancholie oder des Stadium stuporosum. Sie fällt deshalb im Wesentlichen auch zusammen mit dem, was die älteren Aerzte Melancholia cum stupore, Melancholia stuporosa oder attonita nannten.

In einer gewissen Anzahl von Fällen, die auch sonst noch manches Eigenthümliche haben, verbinden sich mit der Vesania typica allerhand Lähmungserscheinungen, die gemeiniglich zuerst in der motorischen Sphäre auftreten, aber bald rascher, bald minder rasch auf alle Körpergebiete übergreifen und zu allerhand Hypotrophien und Atrophien führen, welche schliesslich den Untergang des betreffenden Kranken nach sich ziehen. Es sind das die Fälle, welche die Vesania paralytica progressiva, die allgemeine progressive Paralyse der Irren bilden, die mit Rücksicht auf das Schlussbild in ihrem Verlaufe auch Dementia paralytica genannt worden ist.

Ist in der Vesania paralytica progressiva das erste Stadium vorzugsweise entwickelt, so dass an dieses sich, so zu sagen, der Anfang vom Ende anschliesst, so entsteht die Ves. paralytic. progr. melancholica, die depressive Form der Paralyse *Mendel's*, die melancholische allgemeine Paralyse *Baillarger's*, die Vesania progressiva simplex *Kahlbaum's* (z. Th.). Tritt besonders das zweite Stadium hervor, und schliesst an dieses sich ein rasches Ende der Krankheit an, so entsteht die Ves. paralytic. progr. maniacalis, die agitirte Form der Paralyse *Mendel's*, die maniakalische und monomaniakalische allgemeine Paralyse *Baillarger's*, und ist endlich das dritte Stadium zu besonderer Entwickelung gelangt, indem es frühzeitig hereinbrach und die anderen beiden gewissermaassen unterdrückte, so handelt es sich um die Ves. paralyt. prog. stuporosa sive stupida, der dementen Form der progressiven Paralyse *Mendel's*, der Démence paralytique primitive *Baillarger's*, der Ves. progressiva simplex (*Kahlb.* z. Th.), der primären progressiven Dementia (*v. Krafft-Ebing*), der Paralysie sans aliénation (*Lunier, Requin*).

Die Paralyse der in Rede stehenden Psychose ist bald stärker, bald schwächer entwickelt. Es giebt Fälle, in denen sie von vornherein in ganz auffallender Weise in die Erscheinung tritt. In anderen Fällen ist sie nur wenig bemerkbar, ja fehlt dem Anscheine nach auch ganz. Ob sie indessen wirklich jemals fehlt, ist zweifelhaft. Freilich können ihre Erscheinungen lange Zeit so leicht und flüchtig sein, dass sie auch von einem Geübteren übersehen werden; allein es ist, wie gesagt, zweifelhaft, ob sie wirklich jemals ganz fehlen. Solche Fälle von allgemeiner progressiver Paralyse hat man als Ves. paralyt. progr. divergens *(Kahlbaum)* bezeichnet. Sie bilden den Uebergang zu der einfachen oder reinen Vesania typica, beziehungsweise von dieser zu der paralytica progressiva, welche beide in einer ganzen Anzahl von Fällen nicht so leicht zu trennen sind, wie man gemeiniglich angiebt, sondern ganz unentschieden lassen, welche von ihnen gerade vorliegt.

Da jede Melancholie in eine Manie umzuschlagen vermag, so natürlich auch, wie wir das als ein gelegentliches Ereigniss schon hervorgehoben haben, die secundäre Melancholie im Verlaufe einer Vesania typica et paralytica progressiva, und es geschieht das um so eher, je weniger schwer diese Melancholie ist, je weniger also der Stupor in ihr zur Ausbildung gelangt ist, und je mehr nur die eigentlich schmerzhafte Verstimmung die Herrschaft inne hat; da diese Manie nun nicht anders als wieder durch eine Melancholie zur etwaigen Genesung kommen kann, diese Melancholie aber auch wieder in eine Manie überzugehen vermag: so entsteht ein Krankheitsbild, das durch fortwährenden, wenn auch nur sehr langsamen und oft erst in langen Pausen sich vollziehenden Wechsel von Melancholie und Manie ausgezeichnet ist. *Baillarger*, der uns zuerst mit demselben bekannt gemacht hat, bezeichnete es als Folie à double forme. Seine richtige Würdigung als eine Abart der Vesania typica completa, die er nach dem Decursus recurrens derselben selbst recurrens nannte, erhielt es indessen erst durch *Kahlbaum*, der mit *Zeller*, *Griesinger* *Neumann* überhaupt zum gehörigen Verständnisse des psychischen Processes mit das Meiste beigetragen hat.

Schon im Verlaufe der gewöhnlichen Vesania typica completa zeigt sich, dass die einzelnen Stadien nicht unmittelbar in einander übergehen, sondern durch bald grössere, bald kürzere Zeiträume von einander getrennt sind, in denen das betreffende Individuum gesund erscheint, seine Gemüthslage eine durchaus gleichmässige und vollständig affectfreie ist. Man nennt solche relativ gesunden Zeiten im Verlaufe einer Psychose Intervalla lucida, und die im Verlaufe einer Vesania typica können von einigen Stunden Dauer bis zur Länge von mehreren Tagen sich ausdehnen. Sie kommen offenbar dadurch zu Stande, dass einmal die vermehrten Hemmungen, welche der Melancholie zu Grunde liegen, nur sehr langsam in Wegfall kommen, und dass, bevor dieser Wegfall der Hemmungen, der wieder die Manie zur Folge hat, ein vollständiger geworden ist, ein Stadium eintreten muss, in welchem die Masse der Hemmungen, beziehungsweise der Grad derselben gleich ist der Masse oder dem Grade derjenigen Hemmungen, welche zum normalen Ablaufe der psychischen Processe nothwendig ist; das andere Mal, dass nach Ablauf der Manie die fraglichen Hemmungen wieder nur sehr langsam bis zu der Höhe anwachsen, um eine Melancholie zur Folge zu haben, und dass dabei ebenfalls wieder ein Stadium durchlaufen werden muss, in welchem sie an Masse und Stärke den normalen Hemmungen gleich sind. Noch deutlicher aber als in der gewöhnlichen Ves. typ. compl. zeigt sich dieses Auftreten von Intervallis lucidis zwischen den einzelnen Stadien im Verlaufe ihrer eben erwähnten Varietät recurrens, und zwar zunächst bloss aus dem Grunde, weil in der öfteren Wiederkehr dieser Stadien die besagten Intervalle deutlicher hervortreten. Es entsteht dann ein Krankheitsbild, in welchem durch längere Zeit, durch Monate und Jahre, ein steter, wenn auch wiederum ein sehr langsamer und erst in grösseren Pausen eintretender Wechsel von Melancholie, normalem Verhalten, Manie, wieder normalem Verhalten, Melancholie, normalem Verhalten, abermals Manie, normalem Verhalten, Melancholie u. s. w. sich zum Ausdruck bringt. Weil so ein gewisser Zirkel im Verlaufe dieser Psychose zur Erscheinung kommt, hat *Falret* dieselbe Folie circulaire genannt. *Kahlbaum* hat die Ves. typ. completa, in welcher deutliche Intervalla lucida zwischen den einzelnen Stadien bemerkbar sind, eine interrupta genannt, und die Ves. typ. compl. recurrens in solchem Falle als V. typ. compl. circularis bezeichnet. Die Folie à double forme, die Folie circulaire ist sonach nur eine besondere, eine Abart der Ves. typ. completa, die unter bestimmten Verhältnissen zur Entwickelung kommt. Ihr gegenüber nenne ich die reguläre Form der Ves. typ. eine legitima.

Tritt der Decursus interruptus, also der durch Intervalla lucida unterbrochene Verlauf einer Vesania typica incompleta besonders hervor, so dass aus dem relativ normalen Zustande sich dem Anscheine nach immer und immer wieder blos dieselbe Form der Vesania typica incompleta entwickelt, und sind die Intervalla lucida verhältnissmässig lang, so entstehen die periodischen Geistesstörungen, die periodischen Melancholien, die periodischen Tobsuchten, Manien und Katatonien.

Ganz ähnlich liegt die Sache nun auch bei der Vesania paralytica progressiva, und bekundet dieselbe damit noch weiter ihre Verwandtschaft mit der Vesania typica schlechthin, als das schon bis jetzt der Fall gewesen. Ein Wechsel von Melancholie und Manie, also ein Decursus recurrens ist in ihr überhaupt häufig zu beobachten. Auch ein Decursus interruptus kommt nicht selten vor. Die sogenannten Intermissionen oder Remissionen, welche in ihrem Verlaufe, wie wir noch erfahren werden, so häufig vorkommen und eine so bedeutungsvolle Rolle spielen, diese beruhen nicht zum kleinsten Theile darauf. Ein wirklich circulärer Typus dagegen ist bisher nur selten beobachtet worden, aber vielleicht bloss, weil er mehr übersehen, als dass er wirklich selten ist. *Brierre de Boismont*, *Westphal*, *Fabre*, *Mendel* haben charakteristische Fälle mitgetheilt; ich selbst habe solche behandelt. *Fabre* nennt diese Ves. paralyt. progress. circularis eine Folie paralytique circulaire à triple phase. Ausser ihr beschreibt er noch eine Folie paralytique circulaire à double phase. Es wechseln in ihr nur Excitation und Depression ab. Es ist das die Ves. paral. progressiva, wenn wir wollen, recurrens, deren wir als überhaupt häufig schon gedacht haben.

Auch unter Bildern, welche den periodischen Melancholien, Tobsuchten, Manien und stuporcsen Zuständen entsprechen, vermag die Ves. paralytica progressiva zu verlaufen, und namentlich ist das bei der Forma melancholica der Fall; meist indessen tritt das nicht so deutlich wie bei der gemeinen typica hervor, weil die Intervalla lucida nicht so lang und rein sind.

Verläuft die Vesania typica completa sehr jäh, so dass sie innerhalb vierzehn Tagen bis drei oder vier Wochen, selten darüber, ihr meist tödtliches Ende erreicht, so entsteht die Vesania typica legitima saeviens, die Vesania acuta *(Kahlbaum)*, das Delirium acutum der deutschen, der Délire aigue oder auch die Folie aigue der französischen Autoren. Tritt die Vesania typica incompleta in gleicher, bald mehr bald weniger stürmischen Weise auf, so entstehen die saeviens abortiva, d. i. die Melancholia transitoria und Mania transitoria, meist ein blosser Raptus melancholicus – und daher auch Furor transitorius genannt, ferner die saeviens maniacalis, d. i. einzelne Formen der Mania gravis *Schüle's* und endlich die saeviens stuporosa, die Dementia acuta, die Démence aigue der Franzosen. Nimmt sodann, was die Vesania paralytica progressiva betrifft, diese einen solchen jähen, sich gleichsam überstürzenden Verlauf, so entsteht die Ves. par. progress. rapida, die Paralysie générale galopante *Trelat's*, die galoppirende Form der progressiven Paralyse der deutschen Autoren.

Geht die Vesania typica oder paralytica nicht in Genesung über, und die letztere thut es nur ausnahmsweise einmal, so entwickelt sich eine chronische Psychose, die der Ausdruck einer habituell gewordenen tieferen oder weniger tiefen Ernährungsstörung des Nervensystemes ist und demgemäss in ihren Erscheinungen sich als solche zu erkennen giebt. Sie entspricht den Zuckungen, beziehungsweise folgt dem Zuckungsgesetze des tief geschädigten Nerven, welcher sich nicht wieder zu erholen im Stande ist, der zwar bis zu einem gewissen, aber höchst unbestimmten Grade seine alte Erregbarkeit zurück erhalten kann, der dieselbe indessen jeden Augenblick auch wieder einzubüssen vermag, wenn irgend welche grösseren Ansprüche an ihn und seine Leistungsfähigkeit gestellt werden. Die Schwäche ist der Charakter dieser chronischen Psychosen, und in Folge dessen hat man sie in ihren mannigfaltigen Aeusserungen oder Formen auch kurzweg als psychische Schwächezustände und, weil sie gewissermassen aus primären psychischen Störungen, den besprochenen Vesaniae, erst hervorgingen, auch secundäre psychische Störungen oder secundäre Seelenstörungen genannt.

Schon die circulären Irrseinsformen, deren wir gedacht haben, sind wenigstens in ihrem späteren Verlaufe als solche psychische Schwächezustände aufzufassen; da sie ja eben nur auf Grund einer anhaltenden schweren Ernährungsstörung des psychischen Organes zu Stande kommen können, und die Erfahrung, dass sie nur selten eine wesentliche Besserung, wohl niemals eine Heilung erfahren, dagegen häufig nach längerer oder kürzerer Zeit unvermerkt in noch tiefere Schwächezustände übergehen, spricht blos dafür. Als ganz bestimmt gelten jedoch dafür die Verrücktheit, Paranoia, und der Blödsinn, Dementia und Amentia.

Als bezeichnend für die secundären psychischen Störungen wird allgemein die Affectlosigkeit angegeben Doch darf man nicht glauben, dass dieselbe eine solche im vollen Sinne des Wortes sei. Kein psychisch Kranker, der sich in einem solchen secundären Zustande befindet, ist frei von Affecten, und oft genug toben dieselben in ihm mit aller der Stärke, welche allein für die primären Seelenstörungen charakteristisch sein soll, und um deretwillen der Kranke gemeiniglich erst in Behandelung kommt. Raptusartige und tobsuchtsartige Erregungszustände auf Grund melancholischer Verstimmungen, maniakalische Ausgelassenheit sind bei secundär Verrückten ganz gewöhnliche Vorkommnisse, und, wenn sie nicht so häufig zur Beobachtung gelangen und eine so auffallende Höhe erreichen, wie man wohl wahrgenommen haben muss, um den Gegensatz zwischen primären und secundären psychischen Störungen auf den Unterschied der Affecte in ihnen begründen zu können, so wolle man nicht vergessen, dass die meisten und namentlich zu Affecten geneigten Kranken mit secundären Seelenstörungen sich in den Irrenanstalten befinden, wo unter zweckmässiger Behandelung man nicht bloss die entstandenen Affecte rasch zu mildern sucht, sondern sogar ihre Entwickelung zu verhindern bestrebt ist. Es ist bekannt und schon viel gesagt: Das Lärmen und Toben in den Irrenanstalten hat nachgelassen, die Tollhäuser sind verschwunden, seit man die psychischen Krankheiten besser kennen und darum auch zweckmässiger behandeln gelernt hat. Nun, und ohne Affect wird doch wohl nicht gelärmt und noch weniger getobt!

Richtig jedoch ist, dass die Affecte in den secundären Störungen gegen die in den primären sehr zurücktreten; weil zu ihrem Unterhalte die Kraft fehlt. Sie haben keine Dauer, sondern kommen und gehen und wechseln mit einander ab wie Sonnenschein und Regen in einer recht wetterwendischen Zeit: und sind sie einmal stärker und anhaltender gewesen, so werden sie von einer übermässigen Schwäche gefolgt. Sie sammt den mit ihnen vergesellschafteten Handlungen gleichen eben den Zuckungen des absterbenden und darum leicht erschöpfbaren Nerven des Froschschenkelpräparates; während die Affecte und die, wie man zu sagen pflegt, aus ihnen entsprungenen Handlungen in den primären psychischen Störungen, die rein melancholischen und maniakalischen, den Zuckungen des nur ermüdeten Nerven analog sind. In Folge dessen treten in den secundären psychischen Störungen die Anomalien des Strebens, des Denkens und Sich-äusserns, die Dysbulien, Dyslogien und Dysergasien stärker hervor und erfolgt auch nach diesen, wieder nach dem Satze: A potiore fit denominatio, die Benennung der verschiedenen Formen, unter denen sich die secundären psychischen Störungen zeigen. Es unterscheiden sich darum die letzteren von den primären psychischen Störungen hauptsächlich dadurch, dass in diesen die Verschiebungen der Gemüthslage in den Vordergrund treten, in jenen die Veränderungen der Verstandesthätigkeit, und das besonders, oder auch allein in Folge der Schwächung, welche im Laufe der Zeit der Träger der Psyche, das Nervensystem, erfahren hat. Da aber in den secundären psychischen Störungen immer noch etwas von den Gemüthsverstimmungen zu erkennen ist, von denen her die jeweiligen primären psychischen Störungen ihren Namen hatten, so können wir auch sie nach jenen benennen und von ihnen als melancholischen, maniakalischen und stuporosen Formen sprechen.

Die Schwäche der Verstandesthätigkeit in den besagten Zuständen, welche man auch einfach als Blödsinn bezeichnet hat, kann dem Grade nach eine sehr verschiedene sein. Sie wechselt von dem, was man so schlechthin als noch gesunde Leistungsfähigkeit bezeichnet, bis zum vollständigen Ausfalle aller solcher. Dennoch hat man der leichteren Verständigung halber drei Grade unterschieden: Schwachsinn, Stumpfsinn und Blödsinn im engeren Sinne, Imbecillitas, Fatuitas, Dementia und Amentia oder Anoia, und begreift unter dem ersten die leichtesten, unter dem zweiten die mittleren, unter dem letzten die stärksten Abschwächungen bis zur vollständigen Vernichtung des Intellectes. Sind diese Schwächezustände, die nach Allem, was wir darüber erfahren haben, auf einer Hypergasie des psychischen Organes beruhen, und deren Wesen Hypologie bis Alogie ist, noch durch Paralogien complicirt, sind die sie charakterisirenden Hypologien gleichzeitig auch mehr oder weniger Paralogien, Wahnvorstellungen, so entsteht die Verrücktheit, Paranoia, der eigentliche Wahnsinn. Die Verrücktheit, der Wahnsinn in diesem mehr allgemeinen Sinne ist also eine blosse Blödsinnsform und je nachdem eine Imbecillitas, Fatuitas oder Dementia paranoica. Dass es eine Amentia oder Anoia paranoica nicht geben kann, liegt auf der Hand; da Amentia und Anoia im Gegensatz zur Dementia das völlige Daniederliegen, das Aufgehobensein aller Denkthätigkeit ausdrücken sollen, während jene nur eine geringere oder grössere Beeinträchtigung derselben bezeichnen. Bei der Imbecillitas kann diese Beeinträchtigung unter Umständen so unbedeutend erscheinen, dass die betreffenden Individuen nicht bloss für vollständig gesund, sondern sogar als geistreich imponiren. Durch Geistesblitze, die bisweilen, Schlag auf Schlag sich folgend, ein wahres Sprühfeuer von treffenden Bemerkungen, von Witzen und überraschenden Einfällen bilden, können sie vorübergehend selbst Einsichtigere blenden und durch die Massenhaftigkeit der vorhandenen Gründe für die Realität ihrer etwaigen Wahnvorstellungen den grossen Haufen geradezu bethören. Aber mehr als das können sie auch nicht recht, und in crassem Gegensatze zu dem, was sie in der Rede scheinbar leisten, steht ganz gewöhnlich das, was in der That sie vollbringen. Ganz abgesehen von den Parapraxien der Verrückten, den eigentlichen Verkehrtheiten, trägt auch alles im Rahmen des noch Correcten sich Bewegende den Stempel des Unzulänglichen und Unfertigen, ganz besonders aber des Unselbstständigen an sich. Die betreffenden Personen finden sich deshalb auch im Leben allein nicht leicht zurecht, sondern bedürfen einer fortwährenden Führung, und fehlt ihnen diese oder weisen sie selbige aus irgend einem Grunde von der Hand, so kommen sie auch in ihm nicht vorwärts, sondern gehen über ihre nicht gerade immer verkehrten, aber ungenügenden und darum zu Nichts führenden Handlungen über lang oder kurz als jene Unglücklichen zu Grunde, denen Alles fehlschlägt, was sie auch unternehmen, und die trotz aller ihrer anscheinend reichen Begabung doch nicht im Stande sind, eine derselben entsprechende Lebensstellung zu erringen oder auch nur zu behaupten. Und darin zeigt sich denn doch das geistige Deficit, an welchem sie leiden, der Schwachsinn, welcher den Verhältnissen nicht gerecht zu werden vermag, in dem Maasse, dass auch diejenigen, welche bis dahin für ihre volle geistige Gesundheit eintraten, nunmehr sie für zum Mindesten geistige Schwächlinge erklären. Uebrigens findet der Sachverständige auch ehe es so weit kommt, schon aus ihren Reden und selbst ihren geistreichen und pikanten Bemerkungen bald heraus, wess Geistes Kind derartige Individuen sind. Die Einförmigkeit im Charakter dieser Bemerkungen, das meist Stereotype in den Witzen und die ganz auffallende Unfähigkeit zu eigentlichen, zusammenhängenden geistigen Leistungen, welche in einem grellen Gegensatze zu dem steht, was man dem Gehörten nach erwarten sollte, dies weist ihn auch ohne alle weiteren Anhaltspunkte ziemlich sicher darauf hin.

Alle Grade der psychischen Schwächezustände können nun bald ein mehr melancholisches, bald ein mehr maniakalisches Gepräge an den Tag legen, ausgenommen wieder der tiefste und letzte Grad derselben, in welchem alle Denkthätigkeit und damit natürlich auch alle sonstige psychische Thätigkeit aufgehoben ist, die Amentia oder Anoia. Dieser tiefste Blödsinn ist immer mit einem ausgesprochenen Stupor vergesellschaftet, und treffend ist er daher auch, weil die Apathie der wesentlichste Bestandtheil des Stupors ist, als apathischer Blödsinn bezeichnet worden. Er ist gewissermaassen nur ein chronisch gewordener Stupor, wie andererseits der Stupor selbst wieder bloss einen temporären Blödsinn darstellt. Es steht deshalb auch der apathische Blödsinn in demselben Verhältnisse zu den übrigen Blödsinnsformen, den melancholischen und den maniakalischen, wie der Stupor zu den entsprechenden Formen der primären psychischen Störungen; er geht aus ihnen gewissermaassen erst hervor und bildet so, ich möchte sagen, den letzten Abschluss der ganzen jeweiligen psychischen Erkrankung. Insofern als das jeder Blödsinn, der sich an eine primäre Psychose anschliesst, überhaupt thut, heisst er auch ohne weitere Rücksichtnahme auf seinen Charakter terminaler Blödsinn.

Die Blödsinnsformen mit melancholischem Charakter haben sehr viel Aehnlichkeit mit den melancholischen Zuständen der primären Psychosen, und die mit maniakalischem Charakter mit den Manien dieser. Nur ist Alles schwächer, matter, farbloser, und das um so mehr, je stärker der Blödsinn ist, je mehr er sich dem apathischen selbst nähert. Im Uebrigen aber dieselbe Niedergeschlagenheit und Trauer, dieselbe Zuversicht und Heiterkeit! Die melancholischen Blödsinnsformen haben auch das mit den melancholischen Zuständen der primären Psychosen gemein, dass sie zu Raptus und Tobsuchten disponiren. Ja sie disponiren sogar noch ungleich leichter dazu als jene, und der geringste Umstand kann Veranlassung werden, dass sie zum Ausbruch kommen. Man sieht gerade dieses leichte Auftreten von Raptus und Tobsuchten als ein Symptom der psychischen Schwäche an und gründet darauf hin seine Diagnose und etwaige Prognose. Allein diese Raptus und Tobsuchten haben alle etwas Kraftloses an sich. Die sie zusammensetzenden Handlungen sind alle mehr zappelnder als convulsivischer Natur. Es fehlt ihnen der gehörige Nachdruck und die gehörige Nachhaltigkeit. Zwar kommen auch brüske Handlungen in ihnen einmal vor, schwere Beschädigungen Anderer, Todtschlag und Selbstmord; doch ist das selten, und dann ungleich häufiger noch in den leichten Formen, in der Imbecillität, der Fatuität, als den eigentlichen oder den Blödsinnszuständen im engeren Sinne des Wortes. Der Regel nach indessen charakterisirt das Schwächliche und daher oft das Kindisch-Alberne, das Läppische diese Raptus und Tobsuchten, und fordern daher dieselben den naiven Beobachter auch vielmehr zum Lachen heraus, als dass sie ihn erschrecken und in Furcht versetzen, wie das bei den Raptus und Tobsuchten der primären Zustände so ganz gewöhnlich der Fall ist. Desgleichen ist auch die Richtung der Raptus gemeiniglich eine ganz thörichte, in das Abgeschmackte und Possenhafte gehende. Die Mania ambitionis, beziehungsweise die Monomanie des richesses et des grandeurs tritt in einem Sammeln von allerhand unnützen und zum Theil wegen Unbrauchbarkeit weggeworfenen Gegenständen oder auch in einer Sucht sich damit zu behängen und zu schmücken hervor. In der Imbecillität werden zu solchem Zwecke Cigarrenbändchen benützt, aus denen Cocarden und zierliche Schleifen gemacht werden, verwelkte Blumen, die an den Hut, in das Haar, in das Knopfloch gesteckt werden; in den tieferen Schwächezuständen müssen dazu blanke Knöpfe, bunte Papierstücke, Wollfäden, Vogelfedern u. dgl. m. herhalten. Eine besondere Form, in welcher sich die Tobsucht offenbart, ist die als Melancholia agitata beschriebene, in allerhand Zwangshandlungen zu Tage tretende peinliche Unruhe. Sie ist, wie wir schon Cap. XI. pag. 200 gesagt haben, zwar keine eigentliche Tobsucht, weil ihr die Stärke dazu fehlt; aber ein Aequivalent derselben, erwachsen aus einer hochgradigen Schwäche, ist sie dessenungeachtet jedenfalls.

Alle Blödsinnsformen, in denen noch Aeusserungen psychischen Lebens vor sich gehen, heissen wegen der Verworrenheit, welche sich dabei zu erkennen giebt, im Gegensatze zur Amentia Dementia. Die Dementia ist um so grösser, je lebhafter die Production dieser Aeusserungen ist, und darum in den maniakalischen Schwächezuständen auch grösser als in den melancholischen. Die maniakalischen Schwächezustände führen auch deshalb wieder vorzugsweise den Namen Dementia und, weil sie ohne weitere Berücksichtigung des jeweiligen Entwickelungsgrades auch häufig als aufgeregter oder versatiler Blödsinn bezeichnet werden, wird selbiger Name auch vielfach für diese Ausdrücke in Anwendung gebracht. Eine Dementia bald mehr melancholischer, bald mehr maniakalischer Natur, welche das eine Mal als Mania ambitionis in der soeben beschriebenen Weise, das andere Mal als Aménomanie oder Manie vaniteuse *Guislain's* zum Ausdruck kommt, stellt die Moria, die Narrheit der älteren Autoren dar. Die Dementia, welche sich im Anschluss an die Vesania paralytica ausbildet, ist die Dementia paralytica, der paralytische Blödsinn. Im Uebrigen kommen auch in der Dementia circuläre Formen zur Erscheinung, beziehungsweise verläuft dieselbe als ein circuläres Irrsein, und zwar sowohl in einem einfachen Decursus recurrens als auch in dem complicirteren Decursus interruptus. Die schon stark zur Amentia hinneigenden Formen tragen nicht selten einen katatonischen Charakter an sich und werden als katatonische Verrücktheit oder Dementia katatonica bezeichnet.

Da man von der Verrücktheit, der Paranoia, auch als einer eigenen Form der psychischen Schwächezustände spricht, so spricht man auch von einer melancholischen und einer maniakalischen Form derselben, von einer Paranoia melancholica und einer Paranoia maniacalis, einem stillen Wahn und einem aufgeregten Wahn. Ist der Intellect noch leidlich erhalten und der Wahn nur in einzelnen Punkten hervortretend, sind es nur einige wenige Wahnvorstellungen, die vorzugsweise den Kranken gefesselt halten und ihn in seinem Thun und Treiben beeinflussen, so heisst die Verrücktheit eine partielle, eine Paranoia partialis, auch ein Delirium circa unam rem, eine Vesania circa unam rem. *Esquirol* nannte sie eine Monomanie intellectuelle und *Morel* eine Manie systematisée; weil um die vereinzelten Wahnvorstellungen oder deren Kern alle übrigen wie zu einem System aufgebaut würden. Doch ist es mit dem Partiellen und der una res dieser Verrücktheit ein ganz eigenes Ding. Denn ausser der einen Sache, die sich als krankhaft in den sonst gesunden Vorstellungskreisen auffällig macht; ausser den einzelnen Wahnvorstellungen, die sich so hervordrängen, dass sie auch jedem Laien erkennbar werden, giebt es noch eine ganze Menge von Störungen, welche die Aufmerksamkeit des Kundigen erregen, und gewöhnlich liegen die Verhältnisse so, dass die betreffenden Individuen durch und durch krank sind, dass aber von allen Krankheitssymptomen die psychischen, und unter diesen wieder ein Paar mehr oder weniger ungeheuerliche Wahnvorstellungen vor allen übrigen in den Vordergrund treten.

Dieselben psychischen Schwächezustände, welche sich als Ausgang der sogenannten primären psychischen Störungen an diese selbst, gleichsam als Ausdruck der Erlahmung nach den voraufgegangenen stürmischen Processen anschliessen, können nun aber, wie das namentlich die Beobachtungen der Neuzeit gelehrt haben, auch ohne dass solche primären Störungen der einen oder anderen Art nachweislich jemals bestanden hätten, und damit gewissermaassen unvermittelt und ebenfalls primär zur Ausbildung gelangen. Es geschieht das, wenn das Nervensystem, und speciell das psychische Organ, sehr rasch oder sehr langsam in denselben Ernährungszustand versetzt wird, in welchem es sich in den sogenannten secundären Psychosen befindet, und alle Umstände, alle Einflüsse, welche das Nervensystem in seiner Ernährung stark beeinträchtigen und verändern, sind darum angethan, solche psychischen Schwächezustände ohne Weiteres, also als ganz primäre Störungen hervorzurufen. Von der Gewalt jener Umstände, der Stärke der jeweiligen Einflüsse einerseits und der Widerstandsfähigkeit des Nervensystemes andererseits hängt es ab, ob rascher oder langsamer sich die stärkeren Blödsinnsformen ausbilden, oder ob es bloss bei der Entwickelung der leichteren derselben bleibt. Die Geschichte der Vergiftungen, namentlich mit Alkohol, Opium, Morphium, Haschisch, mit Chloroform, Kohlenoxydgas,

Leuchtgas, die Geschichte des Sonnenstiches und Hitzschlages, der verschiedenen Encephalopathien, des Typhus, der Gastrointestinal-Katarrhe, der Erkrankungen des Urogenital-Apparates giebt dafür zahlreiche Beweise ab. In der Regel bilden sich indessen diese Zustände sehr langsam aus, ganz allmählich, schleichend, so dass es kaum möglich ist, ihren Anfang zu bestimmen. Die leichteren Blödsinnsformen, die Imbecillität und, weil wegen der Paratrophien, auf denen diese letztere hier gemeiniglich beruht, sie auch meist mit Paralogien verbunden ist, die eigentliche Paranoia, die Verrücktheit, ist darum durch lange Zeit hindurch auch die Form, unter welcher die fraglichen Zustände am häufigsten zu Tage treten. Diese Verrücktheit, die sich somit im Gegensatze zu der secundär entstandenen, die darum auch secundäre Verrücktheit, Paranoia secundaria heisst, gleichsam als eine primäre Psychose entwickelt, ist von *Griesinger* und *Westphal* zur Unterscheidung von jener eben genannten als primäre Verrücktheit, Paranoia primaria, bezeichnet worden, und sind die Bedingungen, aus denen sie hervorgeht, angeboren, sind die ihr zu Grunde liegenden Ernährungsstörungen des psychischen Organes in der ganzen ursprünglichen Organisation des betreffenden Individuums selbst gelegen, so dass diese eben mit der Entwickelung dieses letzteren sich auch weiter entwickeln müssen, und wird so die aus ihr entspringende primäre Verrücktheit geradezu zur nothwendigen Folge der abnormen Anlage und Entwickelung, so heisst dieselbe nach dem Vorschlage *W. Sander's* originäre Verrücktheit, Paranoia originaria.

Die primäre Verrücktheit, die originäre Verrücktheit, unterscheidet sich in den prägnantesten Fällen von der secundären durch die viel geringere Beeinträchtigung des Intellectes und die viel grössere Stärke und Nachhaltigkeit der in ihr auftretenden Affecte. Sie ist vorzugsweise häufig eine partielle, ein Delirium oder eine Vesania circa unam rem. Allein es giebt auch eine grosse Anzahl von Fällen, sei es, dass sie frühzeitig auf die tieferen Schwächezustände herabsanken, sei es, dass sie erst nach Jahr und Tag auf dieselben gelangten, in denen diese Unterscheidung nicht möglich ist. Die primäre Verrücktheit gleicht dann vollständig der secundären, und nur die Entstehungsgeschichte giebt noch Aufschluss über das, was vorliegt. Die melancholische Form der primären und ganz besonders der originären Verrücktheit ist es, die *Kahlbaum* als Paranoia descensa, und die maniakalische Form diejenige, welche er als Paranoia ascensa bezeichnet hat.

Treten die psychischen Schwächezustände in unverkennbarer Weise schon mit der Entwickelung der Psyche selbst hervor, sind sie also, wie man sich gewöhnlich ausdrückt, angeboren, so bezeichnet man sie als angeborenen Blödsinn oder Idiotismus. Auch dieser Blödsinn tritt der Stärke nach in einer unendlichen Reihe von Abstufungen auf; doch hat man diese letzteren auch wieder unter nur drei Hauptklassen unterzubringen gesucht, und theilt so den angeborenen Blödsinn ganz wie den erst später erworbenen, mit dem er übrigens früher schlechtweg zusammengeworfen wurde, in Imbecillitas, Fatuitas, Dementia und Amentia ein, welche denn auch durchaus den gleichen Graden des erst später erworbenen Blödsinns entsprechen.

Ist der Idiotismus der Ausfluss einer Organisation, die sich auch sonst noch durch allerhand Schwächezustände höheren Grades, namentlich durch Hypoplasien, hypoplastische Paraplasien und davon abhängige Verbildungen, Verkrüppelungen auszeichnen, so heisst er Cretinismus. Ein Idiot ist sonach ein von Hause aus Blöd- oder auch nur Schwachsinniger, der aber sonst nichts auffallend Abnormes an sich hat, in Sonderheit ganz wohlgestaltet sein kann. Ein Cretin dagegen ist ein solcher Blöd- oder auch nur Schwachsinniger, der zugleich auf Grund seiner ganzen Anlage und Organisation auch noch mehr oder weniger missgestaltet ist. Ein Idiot, der in Folge irgend einer zufälligen Erkrankung erst im späteren Leben verkrüppelt, wird darum noch nicht zum Cretin.

Je nach dem Alter, in welchem späterhin die primären psychischen Schwächezustände zur Ausbildung kommen, ist der Charakter verschieden, den sie an sich tragen. Hauptsächlich sind es die Zeiten gesteigerter Entwickelung, beschleunigten Wachsthumes, in denen also der Körper und mit ihm das Nervensystem besonders in Anspruch genommen und widerstandslos ist, welche vorzugsweise diese Zustände begünstigen; doch thun das auch die Zeiten der beginnenden Involution, und zwar, weil in diesen ebenfalls Körper und Nervensystem schwächer und damit gleichzeitig widerstandsloser geworden sind. In den beiden Dentitionsperioden, in der Pubertätszeit, im Climacterium der Frauen, im beginnenden Senium sehen wir deshalb die fraglichen Zustände am häufigsten auftreten und, weil sie eben Schwächezustände sind und so bald mehr bald weniger der Fähigkeit ermangeln, sich nach der positiven Seite zu etwas Höherem, Vollkommenerem zu entwickeln, vielmehr die ausgesprochene Neigung haben, immer mehr nach der negativen Seite herab zu sinken, in immer tiefere Schwächezustände überzugehen, so sehen wir auch, dass, ehe es so weit kommt, die in der Jugend, im mittleren Lebensalter entstandenen Zustände mehr oder weniger den Charakter der Stufe der psychischen Entwickelung oder Ausbildung, auf welcher sie selbst entstanden, bewahren, und dass die im späteren Alter aufgetretenen das eigentliche Senium, das ja in der Verblödung und dem wieder Kind-werden besteht, rasch anticipiren. Im ersten Falle entwickelt sich das Ich nur noch wenig oder auch gar nicht weiter, verarmt sogar, schrumpft ein; im zweiten Falle ist nur das letztere möglich. Und so finden wir denn, dass der Knabe dem Kinde, der Jüngling dem Knaben, dem Kinde, der Mann dem Jünglinge, dem Knaben oder auch gar noch dem Kinde gleichen kann, dass eine Matrone sich verhält wie ein achtjähriges Mädchen, eine sich entwickelnde oder schon zu voller Entwickelung gelangte, voll Sehnsucht und Verlangen erfüllte Jungfrau, oder wie eines jener unglücklichen Wesen, das schon seine Erfahrungen gemacht und auf alles Lebensglück Verzicht zu leisten gelernt hat. Andererseits sehen wir Männer in der Vollkraft der Jahre sich wie schwächliche Greise gebehrden, und Greise aller Würde sich entkleiden und wie unreife Jünglinge, thörichte Knaben sich benehmen, bis die psychische Schwäche überhand nimmt, und alle mehr oder weniger dem apathischen Blödsinne verfallen.

Die in der Pubertätszeit, im Climacterium oder gelegentlich auch einmal im mittleren Lebensalter auftretenden, hierher gehörigen Schwächezustände tragen ganz gewöhnlich den Charakter der Verrücktheit an sich, sind Paranoiae; die in der Kindheit, im Knabenalter sich entwickelnden, sowie die im Spätalter auftretenden sind dagegen in der Regel der einfachen Dementia zuzuzählen.

Kahlbaum, der den Ausdruck Dementia nur für die entsprechenden secundären Zustände gelten lassen will, hat vorgeschlagen, die in der ersten Jugend auftretenden primären psychischen Schwächezustände mit dem Namen Neophrenia zu belegen, die am Anschlusse an eine Uebergangsperiode der biologischen Entwickelung entstehenden hingegen Paraphreniae zu heissen. Demgemäss hat er auch den Idiotismus eine Neophrenia innata simplex und den Cretinismus eine Neophrenia innata cretinica genannt und will die um die Pubertätszeit auftretenden inneren Störungen eine Paraphrenia hebetica oder Hebephrenia, die im Alter sich entwickelnden eine Paraphrenia senilis oder Presbyophrenia geheissen wissen.

Indessen diese Unterscheidungen, beziehungsweise Trennungen, so sehr sie theoretisch auch begründet erscheinen mögen, haben doch auch wieder ihre Misslichkeiten und praktisch keine Bedeutung. Die in der Kindheit entstehenden Schwächezustände sind vom reinen Idiotismus, da derselbe doch in verschiedenen Graden auftritt, nicht zu unterscheiden und praktisch daher mit ihm einfach zusammenzuwerfen. Nicht anders verhält es sich auch mit den meisten im Knabenalter sich ausbildenden dieser Störungen. Praktisch werden auch sie mit dem Idiotismus zusammengeworfen und auch fernerhin zusammenzuwerfen sein. Sollte indessen jemals es nothwendig sein, sie von diesem getrennt zu halten, so wird man sie am besten den Paranoiae zuzuzählen und sie als Paranoia puerilis zu bezeichnen haben. Die Paraphrenien sehen wir, wie wir schon erwähnt haben, als Paranoiae an und nennen die Hebephrenie eine Paranoia puberum sive adolescentians, die im mittleren Alter sich ertwickelnde eine Paranoia mediae aetatis, die im Climacterium der Weiber sich ausbildende eine Paranoia climacterica, die Presbyophrenia, je nachdem, eine Paranoia oder Dementia senilis.

Wir haben schon wiederholt betont, dass das Charakteristische aller Formen von Verrücktheit die Herrschaft von Wahnvorstellungen sei; woher sie ja auch den Namen „Wahnsinn" erhalten haben. Nun wolle man sich aber klar machen, was das Wesen aller Vorstellungen überhaupt ist, um danach auch den Begriff und die Bedeutung der Verrücktheit im vollen Umfange klar zu bekommen.

Alles Vorstellen ist, wie wir in Cap. V auszuführen gesucht haben, nur ein Fühlen, und zwar von der dunkelsten Empfindung an bis hinauf zur deutlichsten Wahrnehmung, dem klarsten Begriffe, der reinsten und lichtvollsten Idee, sowie allem Streben und Wollen, das aus denselben entspringt. Alle Parästhesien, und zwar wieder von ihren leisesten Anfängen in der sinnlichen Sphäre an, bis zu den grössten Verschrobenheiten in der ästhetischen, intellectuellen, der ethischen und idealen Sphäre, sowie die sämmtlichen Parabulien, welche aus ihnen hervor oder auch mit ihnen Hand in Hand gehen, sind darum auch nur als Wahnvorstellungen anzusehen und als solche zu behandeln. Wir werden deshalb aber auch da, wo noch keine scharf ausgeprägten, in klaren und deutlichen Begriffen sich zu erkennen gebenden Wahnvorstellungen herrschen, indessen das ganze Empfinden, beziehungsweise das Bestimmtwerden durch die verschiedenen Eindrücke, also das, was man sonst als das Fühlen im engsten Sinne des Wortes bezeichnet hat, ein anders- und darum wieder eigen- oder fremdartiges ist, dennoch das Vorhandensein von Wahnvorstellungen und mit ihnen das einer Verrücktheit oder Paranoia anzunehmen haben. Die Art und Weise, wie das Fühlen im engsten Sinne des Wortes vor sich geht, bestimmt, wie wir wissen, das Gemüth. Man hat deshalb auch das fremdartige Fühlen, wenn es eine bestimmte Richtung innehielt und eine gewisse Beständigkeit hatte, einen Gemüthswahn genannt, eine Alienatio sensuum, und, weil aus dem Gemüth gerade alle sogenannten höheren Gefühle entspringen, beziehungsweise ihm zugehören, und, wo ein Gemüthswahn besteht, diese letzteren sich auch am meisten krankhaft verändert zeigen, so hat man das fremdartige Fühlen namentlich mit Berücksichtigung der ethischen und moralischen Gefühle, zu denen man auch für gewöhnlich die egoistischen und altruistischen rechnet, auch moralisches Irrsein geheissen. Es ist auf dasselbe zuerst von *Prichard* als eine besondere psychische Krankheitsform, welcher er den Namen Moral insanity gab, aufmerksam gemacht worden. Man hat lange Zeit an ihr, als einer eigenartigen oder gar selbstständigen gezweifelt. Heute ist sie als solche wohl ziemlich allgemein anerkannt. Wir sehen in ihr, da es sich bei derselben wesentlich nur um Störungen in den Anfängen alles psychischen Geschehens handelt, und zwar um so leichte, dass es durch diese letzteren noch zu keinen allgemein auffälligen weiteren Veränderungen kommt, lediglich die Anfänge der Verrücktheit, beziehungsweise noch die leichteste Form derselben. Der Umstand, dass das moralische Irrsein, die Moral insanity, wenn auch spät, so doch gar häufig in vollständige Verrücktheit übergeht, gleichsam den Vorläufer derselben bildend, kann dafür nur als Beweis dienen. Es dürfte deshalb auch am geeignetsten als Paranoia levissima oder inchoata bezeichnet werden. Ist die Fremdartigkeit des Empfindens, des Fühlens eine so hochgradige, dass sie als eine in des Wortes vollster Bedeutung verkehrte, perverse erscheint, so entsteht die Diastrephie *Parigot's*, die Vecordia diastrephia *Kahlbaum's*, die wir eine Paranoia corrupta oder depravata nennen wollen. Das Boshafte, das Heimtückische, das Niederträchtige, das Schadenfrohe und Rohe, die Lust an dem Schmerze und den Qualen Anderer ist ihr ausgeprägtester Charakterzug.

Da der Intellect in der Paranoia überhaupt verhältnissmässig gut erhalten ist, in der originaria oft stärker entwickelt, als es bei Durchschnittsmenschen der Fall zu sein pflegt, so liegt es auf der Hand, dass bei der inchoata er im Allgemeinen am wenigsten beeinträchtigt sein wird, ja dass er in ihr sogar einmal von ganz hervorragender Stärke sein kann. Da nun gemeiniglich blos nach den Leistungen des Intellectes die psychische Gesundheit oder Krankheit eines Individuums beurtheilt zu werden pflegt, so werden solche an Paranoia inchoata und selbst corrupta oder depravata leidenden intelligenten Leute in der Regel auch nicht für psychisch krank angesehen; im Gegentheil, sie gelten für durchaus gesunde, aber für moralisch verderbte, gemeine und schlechte Subjecte in des Wortes landläufiger Bedeutung. Allein nichts ist falscher als dieses, und nichts verräth so sehr die völlige Unkenntniss und Unerfahrenheit in der einschlägigen Angelegenheit als eine solche Behauptung, mag sie auch von einer Seite kommen, von welcher sie wolle. Wo Gemüthswahn besteht, ist auch eine Krankheit vorhanden, und zwar, mag im Uebrigen der Intellect noch so ausgezeichnet sein, eine psychische Krankheit. Nichts hilft es, dass J. J. Rousseau einstmals die halbe Welt durch sein glänzendes Ingenium bestochen hat;

er war doch psychisch krank. Dass er Zeitlebens zu keiner auch nur einigermaassen gesicherten Stellung gekommen ist, sondern von allerhand schiefen Auffassungen der Verhältnisse gefoltert, unruhig im Lande umherzog, dass er sich nicht aus den Banden eines gewöhnlichen, aller eigentlichen Bildung ermangelnden Frauenzimmers los machen konnte, seine Kinder als namenlose in ein Findelhaus brachte, und über alledem schliesslich so ziemlich unterging, beweist das zur Genüge. Auch bei Voltaire, Beethoven finden sich dafür eine Menge von Anhaltspunkten und bei Geistern von minder einschneidender Bedeutung, aber noch immer hervorragender Leistung, stossen wir auf sie sogar überraschend oft. Es scheint fast, als ob, je bedeutender und originaler ein Mensch ist, um so mehr er Eigenartigkeiten und Abwegigkeiten von dem Gewöhnlichen in seinem Gemüthsleben zeigt, und dass der Satz des alten Seneca: „Nullum magnum ingenium, nisi stultitia quadam mixtum" seine volle Berechtigung hat. Jedenfalls ist festzuhalten: Hohe intellectuelle Leistungsfähigkeit und geistige Gesundheit decken sich auch nicht im Geringsten. Im Gegentheil, mit hoher Intelligenz und hoher daraus entspringender Leistungsfähigkeit ist leider nur zu oft ein sonstiges psychisches Siechthum verbunden, und über kurz oder lang geht über demselben Intellect und ganze Persönlichkeit zu Grunde.

Wiedemeister hat in seinem Cäsarenwahnsinn an den Imperatoren aus der Julisch-Claudischen Familie nachgewiesen, wie trotz mancher glänzenden Begabung doch ein psychisches Deficit in ihnen obwaltete, und wie dieses gerade es war, was sie zu ihrer maasslosen Selbstüberschätzung, ihrer maasslosen Missachtung Anderer und all den daraus entspringenden Ungeheuerlichkeiten brachte, durch welche sie ihren Namen für alle Zeiten befleckt haben. Etwas Aehnliches lässt sich an den spanischen Habsburgern nachweisen. Auch liefern eine grosse Reihe von Männern, die eine hervorragende Rolle in der Geschichte gespielt haben, dafür eine ebenso grosse Anzahl von Beispielen; blos um aus der neueren Zeit einige derselben herauszugreifen, der berühmte Baco von Verulam, der berühmte Herzog von Marlborough, Wallenstein, Carl XII. von Schweden, selbst Peter der Grosse. Man hat die Weltgeschichte wie jede Specialgeschichte, z. B. auch die der Medicin, die Geschichte der menschlichen Irrthümer und Fehler genannt. Mit vollem Fug und Recht! Aber was sind die menschlichen Irrthümer, was sind die menschlichen Fehler? Ausflüsse der menschlichen Unvollkommenheiten und Schwächen, die eben in der psychischen Sphäre, wenn sie auch noch in der Breite der Gesundheit beginnen, die psychischen Störungen darstellen. Alle Geschichte wäre damit nur die Geschichte der psychischen Störungen, welche sich in der Entwickelung des Menschengeschlechtes geltend gemacht haben, und von diesem Gesichtspunkte aufgefasst, wozu *Wiedemeister* bereits den Anfang gemacht hat, möchte sich doch so Manches anders in der Geschichte ausnehmen, als es bis jetzt dargestellt worden ist.

Wenngleich der Intellect in der Paranoia so vortrefflich erhalten sein kann, so ist er doch, weil er nur eine besondere Seite des Vorstellens und damit auch des Fühlens im Allgemeinen ist, ebenso wenig unabhängig von diesem letzteren wieder im engeren Sinne, wie es auch das Streben ist, das ja wieder nur eine dritte Seite des Vorstellens oder Fühlens im Allgemeinen bildet. Von der Art und Weise der Empfindungen, ich möchte sagen, ihrer Farbe, ihrem Timbre, hängt die besondere Färbung des weiteren Vorstellens und des Strebens ab, und die Eigenthümlichkeiten in den Auffassungen, den Schlüssen, den Urtheilen, sowie in den Strebungsrichtungen, welche sich gerade bei den bedeutendsten Menschen mit finden, haben darin ihren Grund. Es ist somit ganz natürlich, dass, ist die Paranoia inchoata etwas weiter gediehen, handelt es sich bereits um eine mehr oder weniger entwickelte corrupta, dass da allerhand Absonderlichkeiten, Schnurrigkeiten, Verschrobenheiten in den Ansichten auftreten, allerhand Unbegreiflichkeiten in den Strebungen sich regen werden und, ist die Willenshemmung nicht stark genug, um in die daraus entspringenden Handlungen hemmend einzugreifen, was meistens der Fall, da es sich ja um Schwächezustände handelt, dass da auch ferner es zu seltsamen, oft unbegreiflichen, impulsiven Handlungen kommen wird, die in ihrer Gesammtheit ein wahres Delirium actuum, den Délire des actes oder émotif *Morel's*, das instinctive oder impulsive Irrsein bilden. Da der Intellect dabei indessen, wenn auch eigenartig, so doch formal intact ist, so dient er auch häufig nur dazu, um den krankhaften Strebungen, beziehungsweise Handlungen, Vorschub zu leisten, oder, was viel öfter vorkommt, die impulsiven, ausserhalb der Breite des Gewöhnlichen liegenden und oft ganz verkehrten, perversen Handlungen als durchaus natürliche und darum auch berechtigte zu erklären oder wenigstens doch zu beschönigen. Es entsteht so ein eigenthümliches Wesen, ein unangemessenes und darum vielfach unpassendes, nachtheiliges Handeln und ein Erklären desselben mit allerhand guten Gründen, was um so leichter ist, als dieses letztere aus derselben Natur entspringt, aus welcher auch jene Handlungen selbst hervorgingen. *Esquirol* gab dieser Form von Verrücktheit den Namen Folie raisonnante, vernünftelnde Narrheit. Wir wollen sie als Paranoia argutans bezeichnen, was so ziemlich dasselbe besagt. Sie ist es, welche *Pinel*, zumal wenn sie in mehr erregter Weise zur Erscheinung kam, Mania sine delirio genannt hatte.

An die Paranoia inchoata schliesst sich als die entwickeltere Form die Paranoia universalis an, und bildet die partialis dazu den Uebergang. Zu diesen Paranoiae partiales gehören offenbar auch die Formen, welche *Westphal* als abortive Formen der Verrücktheit zusammengefasst hat, aber besser als rudimentäre Formen, als Paranoiae rudimentariae zu bezeichnen wären. Ihr Wesen ist, dass die von ihnen befallenen Individuen von allerhand Paralogien oder Parapraxien gequält werden, die sie indessen als krankhafte erkennen und blos nicht zu unterdrücken im Stande sind. Paranoiae rudimentariae sind also Verrücktheitsformen mit wohl erhaltenem Intellect und wesentlich gebildet durch Zwangsgedanken und Zwangshandlungen. Unter den Zwangsgedanken spielt die Fragesucht, die Zählsucht (Cap. XI, p. 205), die Scheu vor Berührung allerhand Gegenstände, aus Furcht sich dadurch überhaupt zu schaden (Délire du toucher, *Le Grand du Saulle*), sich zu beschmutzen (Rupophobia, *Verga*), die Sucht, Alles anzufassen, eine hervorragende Rolle, unter den Zwangshandlungen insbesondere die Cap. XI, pag. 195 angeführten. Man könnte danach, weil in dem jeweiligen Falle gewöhnlich nur eine Form der Zwangsgedanken sich geltend macht, eine Paranoia interrogatoria, numerans oder dinumerans etc. und weil bei der durch Zwangshandlungen charakterisirten — auch der Délire du toucher und die Rupophobia sind eigentlich solche — immer ein geringeres oder stärkeres, altweibermässig abergläubisches Furchtgefühl vorhanden ist, diese eine Paranoia anilis nennen.

Ueberblicken wir nun noch einmal das Gebiet der psychischen Störungen, wie wir es vorzuführen gesucht haben, so ergiebt sich, dass wir wesentlich zwei Kategorien zu unterscheiden haben, denen sich dieselben unterordnen. Die erste Kategorie bilden die streng typisch verlaufenden oder überhaupt typischen Störungen, welche dem Zuckungsgesetze des ermüdeten und demnächst absterbenden Nerven folgen; die zweite Kategorie hingegen bilden die scheinbar atypischen Störungen, die blos nach dem Zuckungsgesetze des bereits absterbenden Nerven sich abspielen. Zu den ersteren gehören die Vesania typica und paralytica progressiva in ihren verschiedenen Formen, zu den letzteren die sogenannten psychischen Schwächezustände, gleichviel, ob sie primär oder secundär zur Entwickelung gekommen sind. Die Verrücktheit und der Blödsinn in ihren mannigfachen Geartungen und Abstufungen sind es, welche den Inhalt dieser Kategorie ausmachen.

Von besonderer Bedeutung für den Charakter der jeweiligen psychischen Erkrankung, beziehungsweise das Bild, unter welchem dieselbe zur Erscheinung gelangt, ist die Constitution, und zwar ganz besonders die nervöse Constitution des Individuums, das von der bezüglichen Störung befallen ist. Die Störungen sind zwar im grossen Ganzen immer ein und dieselben; es handelt sich immer blos um die bekannten typischen und scheinbar atypischen Formen derselben; allein ihre Farbe ist, je nachdem sie einem hypochondrischen, hysterischen oder epileptischen, einem vergifteten Boden entsprossen sind, eine andere. Demgemäss hat man denn auch von einem hypochondrischen, einem hysterischen, epileptischen, toxischen Irrsein gesprochen und als ebenso viele Arten des Irrseins überhaupt beschrieben; unter dem toxischen Irrsein spielten das alkoholische, das pellagröse, das durch Opianismus und Morphinismus, Mercurialismus, Saturnismus erzeugte die Hauptrollen; *Morel* hat sogar als eine besonders charakteristische Form auch das erbliche oder besser ererbte Irrsein, seine Folies héréditaires eingeführt; allein alle diese besonderen Formen haben nur die Bedeutung von Nüancen ein und desselben Irrseins, das dem Zuckungsgesetze des ermüdeten oder absterbenden Nerven folgt, das eine Mal rascher, das andere Mal langsamer die einzelnen Phasen des bezüglichen Verlaufes durchmacht, das eine Mal ausgiebigere, das andere Mal weniger ausgiebige Zuckungen in den einzelnen Phasen zur Erscheinung kommen lässt, ganz entsprechend den Verhältnissen, welche die Präparate von Sommer- oder Winterfröschen, von gut oder schlecht genährten überhaupt, von alkoholisirten, strychninisirten, atropinisirten oder morphinisirten erkennen lassen.

Doch drängt sich damit ganz von selbst die Frage nach den Ursachen des Irrseins, beziehungsweise der psychischen Störungen überhaupt auf, und wollen wir darum zunächst auch auf diese etwas näher einzugehen suchen.

Vierzehntes Capitel.

Die Ursachen der Psychosen.

Da die Psychosen nur der Ausdruck des in seiner Ernährung mehr oder weniger tief geschädigten Nervensystemes, in Sonderheit des psychischen Organes sind, so liegt auf der Hand, dass Alles, was eine solche Schädigung herbeizuführen vermag, auch Ursache einer Psychose werden kann. Alles, was darum den Verbrauch an Nervensubstanz und wieder in Sonderheit des psychischen Organes steigert, Alles, was den Ersatz der verbrauchten Substanz hindert, sei es, dass nicht gerade genügende Quantitäten von Ernährungsmaterial vorhanden sind, sei es, dass die Qualität desselben mangel- oder gar fehlerhaft ist, sei es, dass die Assimilationsfähigkeit des betreffenden Körpers nachgelassen hat oder auch eine von Hause aus geringfügige ist, alles dieses ist darum auch wohl geeignet, Psychosen hervorzurufen, beziehungsweise zu unterhalten.

Trotzdem hat die Erfahrung gelehrt, dass doch nur verhältnissmässig selten, wo solche schädigenden Einflüsse obgewaltet haben, auch Psychosen ausbrechen, und dass somit zum psychischen Erkranken ausser der Einwirkung gewisser Schädlichkeiten noch eine gewisse Disposition gehört. Das Nervensystem der meisten Menschen besitzt die Fähigkeit, auch unter den ungünstigsten Verhältnissen sich noch lange hin auf Kosten der übrigen Gewebe, indem es diese gewissermaassen aufzehrt, zu ernähren. Bei Thieren, die dem Hungertode preisgegeben worden waren, fand *Chossat*, dass, während das Fett 93·0, das Blutwasser 75·0, die Milz 71·0, das Pankreas 64·0, die Leber 52·0, das Herz 44·0, die sonstigen Muskeln 42·0, die Nieren 31·0, die Augen selbst noch 10·0% eingebüsst hatten, das Nervensystem nur um 1·0% verloren hatte. Wenn auch andere Beobachter, z. B. *C. Schmidt*, *Schuchardt*, *Voit* nachträglich andere Zahlen fanden; darin kommen sie doch alle überein, dass das Nervensystem am wenigsten verliert, und zwar im Grossen und Ganzen in demselben Verhältnisse, wie *Chossat* es festgestellt hat. Nach *Voit* verliert das

Gehirn und Rückenmark frisch untersucht 3·2, trocken untersucht 0·0%. Sein bezüglicher Verlust durch Hunger würde damit sogar nur auf einer blossen Flüssigkeitsabnahme in ihm beruhen, ohne dass wesentliche Bestandtheile mit untergegangen wären. Wir haben allen Grund anzunehmen, dass das Nervensystem des Menschen sich gewöhnlich ganz gleich verhalte, und dass in Folge dessen trotz der grossen Ansprüche, die an dasselbe zuweilen gemacht werden und trotz des enormen Verbrauches seiner Massen es sich doch immer und immer wieder aus dem übrigen Körper, der oft nur spärliche Nahrungszufuhr erhält, noch so zu regeneriren vermag, dass seine Leistungsfähigkeit nicht auffällig von der abweicht, die es in ihm günstigeren Zeiten an den Tag gelegt hat.

Bisweilen liegt die Sache aber anders. Das Nervensystem reagirt früher, in einer Anzahl von Fällen von Anfang an, ohne dass jemals irgend welche erheblichen Ansprüche an dasselbe gestellt worden wären, wie ein ermüdeter oder absterbender Nerv, der doch auch nur seine specifische Reaction bethätigt, weil zu viel Substanz von ihm verbraucht worden ist, ohne dass ein genügender Ersatz stattgefunden hätte. Es offenbart ein solches Nervensystem damit, dass es nicht die Fähigkeit besitzt, sich aus dem vorhandenen Materiale leicht zu ergänzen oder überhaupt jemals zu der Widerstandsfähigkeit zu entwickeln, welche als die gewöhnliche und daher normale zu betrachten ist. Diese Widerstandslosigkeit nun, die aus derselben entspringende gesteigerte Erregbarheit mit der Neigung zu rascher Erlahmung, die ist es, welche das Wesen der oben erwähnten Disposition ausmacht. Man hat dieselbe als eine neuropathische und, soweit sie in auffälligster Weise im psychischem Leben hervortritt, weil vorzugsweise das psychische Organ schwach und widerstandslos ist, eine psychopathische genannt.

Diese neuropathische, beziehungsweise psychopathische Disposition oder, wie man sie auch geheissen, Diathese ist nun entweder angeboren oder erst im späteren Leben erworben. Im ersteren Falle kann sie ererbt sein, das Gewöhnliche; indem sie, wie so viele andere Eigenschaften der Eltern oder eines Theiles derselben unmittelbar überkommen ist; wobei namentlich die Hypemphysie und Paremphysie dieser letzteren eine bedeutende Rolle spielte; oder sie entstand in Folge von Krankheiten oder sonstigen anomalen Vernältnissen, welche die Mutter und mit ihr der Embryo oder Fötus oder auch dieser allein durchzumachen hatte, und die ihu, den letzteren, in seiner Entwickelung so beeinträchtigten und hintanhielten, dass er sich davon nie wieder zu erholen vermochte, sondern zurückblieb und vornehmlich in seinem Nervensysteme bleibenden Schaden davontrug. Im letzteren Falle entwickelt sich die fragliche Disposition oder Diathese auf Grund einer Reihe von Schädlichkeiten oder Krankheiten, die nach der Geburt den Menschen treffen und in ihren Wirkungen so nachtheilig und andauernd sind, dass sie für lange Zeit, ja mitunter für das ganze Leben, sein Nervensystem und vorzugsweise sein psychisches Organ derartig schädigen, dass es ein Locus minoris resistentiae wird und als solcher selbst schwachen Reizen gegenüber leicht ermüdet und demgemäss reagirt.

Beziehentlich der ererbten Diathese ist festzuhalten, dass sie nicht auf einem mystischen Agens beruht, sondern auf den Verhältnissen der Emphysie, wie wir sie in Cap. XII, pag. 244, darzulegen gesucht haben. Es werden zunächst nur auf Grund einer Hypemphysie, gleichviel wodurch bedingt, in Folge der Schwäche der Erzeuger, Hypoplasien in's Leben gerufen, die für's Erste blos im Centralnervensysteme und danach erst, und zwar vermittelst dieses, in anderen Organen sich bemerkbar machen. Diese Hypoplasien im Centralnervensysteme können nun durchaus den etwaigen Hypoplasien im Centralnervensysteme des Vaters, der Mutter entsprechen. Es vererben sich auf diese Weise dieselben Schwächen, dieselben Mängel und Fehler, wie sich gewisse Vorzüge, gewisse schöne Formen, gewisse Tugenden vererben. Es vererben sich zo einzelne ganz bestimmte Neurosen, Hemikranien, Kephalalgien, Cardialgien, bestimmte Parästhesien und mit diesen, wie *Brierre de Boismont* mitgetheilt hat, die Neigung zur Wollust, zum Spiele, die Neigung zum Trunke, zum Vagabundiren, zum Suicidium; wofür uns in der Literatur zahlreiche der überzeugendsten Beispiele aufbewahrt sind, und jedweder Irrenarzt mehr oder weniger davon selbst zu erleben in der Lage war.

Aber es braucht das Alles nicht zu geschehen und geschieht thatsächlich auch viel seltener, als gemeiniglich angenommen wird. Es vererbt sich vielmehr blos die Schwäche und mit ihr natürlich auch die Bildungsschwäche des jeweiligen Centralnervensystemes, der zufolge es auch in ihm erst zu Hypoplasien kam, und auf Grund dieses Umstandes kann es dann in dem neu entstehenden Gehirn und Rückenmarke, wie zu den nämlichen Hypoplasien und den davon abhängigen Schwächen wie bei Vater und Mutter, so auch zu ganz anderen, scheinbar selbst heterogenen kommen, ohne dass damit die Erblichkeitsgesetze auch nur im Geringsten eine Ausnahme erführen. So erklärt es sich denn auch, wie ein an Rückenmarksschwäche, sogenannter Spinalirritation, leidender Vater einen Sohn haben kann, der wegen seiner unglücklichen Erbschaft an Epilepsie leidet, einer Krankheitserscheinung, die vornehmlich auf einer Schwäche und Reizbarkeit der Medulla oblongata und des Pons Varolii beruht; wie er einen zweiten Sohn haben kann, der an Moral insanity, d. i. unserer Paranoia inchoata leidet, einem Symptomencomplexe, der wesentlich aus einer abnormen Schwäche und Reizbarkeit der Hirnrinde entspringt; wie er einen dritten Sohn haben kann, der taubstumm ist, weil der N. acusticus nicht zur gehörigen Entwickelung kam; wie er weiter Töchter haben kann, von denen die eine hysterisch ist, weil ihr ganzes Nervensystem in der Ausbildung zurückblieb, eine zweite mit plumpen Körperformen behaftet ist, eine dritte von Fettsucht geplagt wird, weil die die Ernährung vermittelnden Theile des Gehirnes und Rückenmarkes auf einem mehr embryonalen Standpunkte verharrten und dadurch zu schwach und unzulänglich wurden. Es erklärt sich ferner daraus, wie von den Kindern einer apoplectischen Mutter das eine an Migräne, das andere an Diabetes mellitus leiden, wie ein drittes choreatisch, ein viertes hystero-epileptisch werden kann; wie weiter in einem anscheinend ganz gleichen Falle eine Tochter an Nymphomanie und ihren Folgen, ein Sohn an Tabes dorsualis, ein zweiter an allgemeiner progressiver Paralyse zu Grunde gehen kann, und ein dritter wegen geistiger Unzulänglichkeit zu nichts in der Welt kommt. Es erklärt sich jedoch endlich daraus auch, wie nicht unter allen Umständen die Fehler und Schwächen der Eltern sich auf die Kinder zu vererben brauchen; sondern wie unter günstigen Verhältnissen dieselben gleichsam ausgemerzt werden können, indem statt der bezüglichen Hypoplasien eine mehr gleichmässig normale Ausbildung des Gehirnes und Rückenmarkes platzgreift, wie das erfahrungsmässig ja glücklicherweise noch recht oft der Fall ist.

Zu den glücklichsten dieser Verhältnisse gehören, wenn Vater und Mutter einander ergänzen, die negativen Eigenschaften des einen Theiles, seine Fehler und Schwächen durch entsprechende positive Eigenschaften des anderen Theiles, durch Vorzüge und Tugenden ausgeglichen werden.

Ganz abgesehen von dem, was in dieser Beziehung für den Menschen die tägliche Erfahrung lehrt, beweisen das unwiderleglich die Züchtungsversuche mit Thieren und Pflanzen; mag auch nicht gerade ein jeder beliebiger Fall dazu angethan sein. Sonst erweisen sich günstig hinsichtlich dieses Punktes auch glückliche äussere Verhältnisse: der Besitz, der es ermöglicht, was Wissenschaft und Erfahrung als vortheilhaft und heilsam kennen gelehrt haben, sich zu Nutz und Frommen zu machen; ein geordnetes Familienleben, das als ein Ausfluss der positiven Eigenschaften der Eltern oder deren Stellvertreter schon an sich dieselben Eigenschaften auch in den Kindern ohne alles Zuthun zu entwickeln, zu heben und zu fördern im Stande ist; eine geeignete Erziehung, welche darauf ausgeht, die positiven Eigenschaften, wo sie zu schwach sind, zu kräftigen, die negativen in ihren Aeusserungen zu beschränken und zu unterdrücken; der Beruf, welcher richtig gewählt, dadurch, dass er die sympathischen Strebungen befriedigt und unliebsame

Anforderungen ausschliesst, jene behagliche Stimmung hervorruft, die man gewöhnlich als das Resultat harmonischer Entwickelung und Ausbildung ansieht, und bei der ebenfalls die positiven Eigenschaften eine Kräftigung erfahren, während die negativen mehr und mehr in den Hintergrund gedrängt werden.

Den unglücklichsten hier in Betracht kommenden Verhältnissen dagegen gehört an, wenn die Eltern ziemlich gleichartig sind, dieselben Vorzüge, aber auch dieselben Schwächen und Fehler haben. Es findet dann gar zu leicht eine Cumulation dieser Eigenschaften statt. Die Vorzüge, die Tugenden können sich in den Kindern stärker ausbilden; aber die Schwächen und Fehler nehmen auch an Umfang und Grösse zu. Und da in Bezug auf das Gedeihen eines Organismus die Anhäufung positiver Eigenschaften lange nicht so vortheilhaft ist, als die Anhäufung negativer Eigenschaften schädlich, so ergiebt sich, dass ein Organismus, der grosse Mängel und Fehler hat, schliesslich diesen unterliegen muss; mögen auch andererseits seine Vorzüge und Kraftleistungen sein, welche sie wollen, und so gross und bedeutend, wie sie wollen.

Auf diesem Umstande beruhen auch die grossen Nachtheile und Gefahren der Inzucht und ganz besonders der Heiraten zwischen Blutsverwandten. Gerade diese Verhältnisse beweisen aber auch, dass nicht immer die speciellen Mängel und Fehler fortgepflanzt werden, sondern zunächst blos der allgemeine Schwächezustand, auf welchem auch sie erst beruhen, und dass aus diesem Schwächezustande danach erst wieder die Mängel und Fehler hervorgehen, welche erfahrungsgemäss so oft als Folgen der besagten Verhältnisse zur Beobachtung kommen. Ein vorzugsweise häufiger Fehler dieser Art ist die Taubstummheit, die die Folge einer Hypoplasie der Nn. acustici ist, und, wenn sie bei Kindern gut und feinhörender Eltern sich findet, nur in dieser Weise erklärt werden kann. Ein weiterer häufiger Fehler dieser Art ist sodann die Schwäche des Rückenmarkes, welche zu Tabes, die Schwäche des Hirnstockes, welche zu Hysterie, zu Epilepsie, vielleicht auch zu der die betreffenden Individuen so oft hinwegraffenden Lungenschwindsucht disponirt, ferner die Schwäche des psychischen Organes, in Folge deren selbige zu allerhand psychischen Schwächezuständen, allen möglichen Formen der Paranoia hinneigen, und überaus häufig schon blödsinnig, also als Idioten, geboren werden. Auch Albinismus und Sterilität hat man als Folgen der Inzucht und der Heiraten in zu naher Verwandtschaft beobachtet, und es ist das nur dadurch zu erklären, dass die den Reflex in die trophische Sphäre, also speciell die Pigment-, die Ei- und Samenbildung vermittelnden Theile des Centralnervensystemes, oder vielleicht auch des gesammten Nervensystemes, nicht die gehörige Ausbildung erfahren haben, sondern hypoplastisch geblieben sind und darum nicht die gehörigen Dienste leisten. Allein nothwendig ist es nicht, dass alle diese und ähnliche Schäden aus den fraglichen Verhältnissen hervorgehen. Sind die Eltern, wenn auch noch so nahe verwandt, gesunde, kräftige Individuen, so können es die Kinder auch werden. Bei vielen Völkern des Alterthumes waren die Ehen zwischen Geschwistern etwas ganz Gewöhnliches. Der Athenienser Cimon hatte allerdings nur seine Stiefschwester zur Frau. Artemisia war aber die rechte Schwester ihres Gemahles, des Königs Mausolus, und bei den Ptolemäern soll es sogar Hausgesetz gewesen sein, dass der künftige König nur seine Schwester ehelichte. Das schönste und bezauberndste Weib ihrer Zeit, Cleopatra, war aber ein Spross dieser dreihundert Jahre alten Familie, die mit ihr zwar aufhörte, eine königliche zu sein, aber nicht etwa aufhörte, überhaupt zu sein; da Cleopatra bekanntlich nicht ohne Nachkommen aus dem Leben schied.

Wie die äusseren Verhältnisse günstig einwirken können in Bezug auf die Behebung oder Milderung angeborener Schwächezustände, wenn sie selber günstig sind; so können sie auch im höchsten Grade verderblich auf die weitere Entwickelung solcher Schwächezustände einwirken, sind sie ungünstiger Art. Es hiesse Eulen nach Athen tragen, wollten wir dieses erst noch weiter nachzuweisen suchen. Es ist durch die Erfahrung der nachtheilige Einfluss ungünstiger äusserer Verhältnisse auf die ganze Entwickelung eines Individuums so ausserordentlich oft bewiesen, dass man ihn nachträglich nur zu häufig als die eigentliche Ursache eines bezüglichen üblen Ausganges angesehen und demnach auch über Gebühr für einen solchen verantwortlich gemacht hat. Die Ungunst der äusseren Verhältnisse ist unter allen Umständen das, was sie ist, eben eine Ungunst. Aber verderblich wird sie offenbar nur da, wo sonst auch schon das Verderben seinen Einzug gehalten hat. Sie beschleunigt es, hilft es sich vollenden und bringt es somit gewissermaassen zum Austrag. Das blöde Auge sieht sie dann freilich für die eigentliche Ursache an, und macht sie in der einen oder der anderen Art verantwortlich; indessen sieht man nur gehörig zu, so wird man kaum einmal anders es finden, als dass sie nur begünstigendes, vielleicht auch sogar Ausschlag gebendes Moment gewesen sind, niemals aber wirklich ursächliches. Ein normal angelegtes Individuum arbeitet sich über kurz oder lang durch die Ungunst der äusseren Verhältnisse durch, und wenn es auch nicht erreicht, wozu es seinen Fähigkeiten nach vielleicht berufen war, es erobert sich doch seinen, wenn auch nur bescheidenen Platz in der Gesellschaft und weiss sich die ihm auf diesem gebührende Achtung zu erwerben. Die Beispiele, dass aus den unglücklichsten äusseren Verhältnissen durchaus brauchbare und tüchtige Menschen hervorgegangen sind, sind, Gott sei Dank, so zahlreich, dass sie zu den alltäglichsten gehören. Sie beweisen damit eben auch, dass, was aus dem Menschen wird, wesentlich auf seiner Mitgift seitens der Natur beruht, und dass erst in zweiter Linie dazu auch die übrigen Umstände beitragen.

Was von der Ungunst der äusseren Verhältnisse so schlechthin gilt, das gilt speciell auch von den unglücklichen Familienverhältnissen, in denen ein Mensch geboren ist und aufwächst, das gilt auch von der fehlerhaften oder gar verkehrten Erziehung und dem unpassenden Berufe, der erwählt worden ist. Wo Schwächen, wo Mängel, wo Fehler vorhanden sind, da werden durch die erwähnten Umstände diese nur in ihrer Entwickelung gefördert und gelegentlich zu einer Höhe gebracht werden, dass darüber die betreffenden Individuen so oder so zu Grunde gehen. Ein normal angelegtes Individuum arbeitet sich aber auch da noch durch, und wenn, was auf dasselbe alles Uebeles eingewirkt hat, auch nicht spurlos vorübergeht, sondern seine bald mehr, bald weniger tiefen Male hinterlässt: im Grossen und Ganzen wird es doch, was man vom Menschen nur verlangen kann: ein sich der Gesellschaft und ihren Satzungen anpassendes Wesen, das darum auch seinen Platz in ihr ausfüllt.

Hinsichtlich des Berufes ist noch zu bemerken, dass derselbe, wenn er späterhin vielleicht nicht zweckmässig gewählt und in Folge dessen mit als Schuld an dem Unglücke und psychischen Untergange eines bestimmten Individuums erscheint, dass dann er häufig schon aus pathologischen Regungen und Neigungen, aus Parästhesien und entsprechenden Parabulien gewählt worden ist, und dass seine Wahl somit schon mehr Symptom dessen war, was dem betreffenden Individuum bevorstand, weil es die Disposition dazu in sich trug, als dass er selbst thatsächlich an demselben so Schuld wurde, wie man vielfach geneigt ist, anzunehmen. Dabei soll keineswegs geleugnet werden, dass seine Ausübung und Alles, was mit derselben zusammenhängt, gegebenen Falles nicht seinen nachtheiligen Einfluss mitgehabt haben sollte; allein es hat dieselbe diesen nachtheiligen Einfluss doch nur haben können, weil schon eine krankhafte Disposition bestand, die eben in der Wahl dieses Berufes sich selbst auch bereits bemerkbar machte. Nehmen wir das nicht an, so ist nicht zu verstehen, wie immer nur Einzelne durch einen solchen Beruf zu Grunde gerichtet werden; während die grosse Mehrzahl ihn ganz gut erträgt und in ihm findet, was sie suchte. So ist es bekannt, dass die allgemeine progressive Paralyse vorzugsweise Officiere, grössere Kaufleute, Seefahrer befällt. Die Katatonie ist nach *Kahlbaum* vorzugsweise Eigenthum der Lehrer, Geistlichen und Schauspieler. Liegt nun im Berufe des Officiers, des Kaufmannes, des Seefahrers etwas, was die Bedingungen zur Entwickelung der allgemeinen progressiven

Paralyse enthält? Ist der Umstand, dass die betreffenden Individuen Lehrer, Geistliche, Schauspieler sind, die Ursache, dass sie katatonisch wurden? Allerdings ist der Beruf des Officiers, des Kaufmannes, des Seefahrers mit Vielem verbunden, was die Kräfte und namentlich die moralischen in hohem Maasse in Anspruch nimmt und daher auch leicht aufreibt. Allein ist es doch nicht vielleicht in Sonderheit das Naturell der betreffenden Individuen, was die hauptsächlichsten Bedingungen dazu enthält und wenn, ist dann nicht vielleicht dieses Naturell Schuld daran, dass sie Officiere, Kaufleute, Seefahrer wurden, als welche sie dann später der besagten Paralyse anheimfielen? Die ehrgeizigen Strebungen aller dieser Leute, die Sucht, etwas Anderes als Andere zu sein, es Anderen zuvorzuthun, doch weniger durch eigentliche, grosse und intensive, als vielmehr blos Auffallen erregende Leistungen; der damit verbundene Hang zum Auffallenden selbst und daher auch zum Aussergewöhnlichen, Abenteuerlichen, Aufregenden, was Alles auf einer hochgradigen psychischen Hyperästhesie und damit wieder auf einem Schwächezustande beruht, der zur Erlahmung hinneigt, wie es die Grundbedingungen zur allgemeinen progressiven Paralyse enthält, hat das nicht am Ende auch die Wahl des Berufes, je nachdem Officier, Kaufmann oder Seefahrer zu werden, beeinflusst? Und wenn das der Fall, ist dann zu verwundern, dass diese Berufsarten gerade häufig auch zur Entwickelung der fraglichen Paralyse beitragen? — Und wie mit der Katatonie? Warum verfallen ihr gerade Lehrer, Geistliche, Schauspieler? Weil die G l u t h der Gefühle, welche die betreffenden Individuen trieb, Geistliche oder Schauspieler und, wenn nicht Geistliche, so doch wenigstens Lehrer zu werden, weil die G l u t h dieser Gefühle in Verbindung mit einer meist sehr angestrengten Thätigkeit unter ungenügenden äusseren Verhältnissen, zu einer solchen Abnutzung des ebenfalls sehr erregbaren und darum auch erschöpfbaren psychischen Organes führt, dass dieses mit einem Male seine Thätigkeit so ziemlich einstellt und nach dem Typus des absterbenden Nerven in seinem letzten Stadium reagirt. Nicht sowohl der Beruf an sich ist es somit, der zu einer ganz bestimmten Psychose disponirt, als vielmehr das jeweilige Naturell, das auch schon zu der Wahl eines solchen angeblich zu bestimmten Psychosen disponirenden Berufes die treibende Kraft war. Die zu der fraglichen Psychose vorhandene Disposition wird nur durch den Beruf, zu welchem das betreffende Individuum auf Grund ihres Vorhandenseins selber hinneigte, zur weiteren Entwickelung und schliesslich vielleicht auch zum vollen Austrage gebracht. Die Thatsache, dass Gouvernanten, Erzieherinnen unter den weiblichen Kranken mit einem auffallend hohen Procentsatze vertreten sind, ist, wenn auch nicht allein, so doch grossentheils ebenfalls auf dieses Verhältniss zurückzuführen und nicht minder wohl auch die statistische Erfahrung *G. v. Mayr's*, dass nach den Berufsclassen die Häufigkeit psychischer Erkrankungen sich verhält: *a)* bei den liberalen Berufen: Unterricht, Gesundheitspflege, Staatsdienst, Kunst, Literatur, Kirche etc. wie 14·47 : 10.000; *b)* beim Handel und Verkehr wie 8·26 : 10.000; *c)* persönlichen Dienstleistungen wie 7·83; *d)* Gewerbe wie 7·01; *e)* Landwirthschaft wie 6·55 : 10.000. Es widmen sich von vornherein die intelligenteren, aber auch reizbareren und darum widerstandsloseren Individuen den liberalen Berufen, die schwer beweglichen, wenig interessirten, aber darum auch dauerhafteren dem Gewerbe und dem Ackerbau.

Ganz gleich liegt es auch, da wir nun einmal bei der Besprechung der einschlägigen Verhältnisse sind, mit dem Einflusse der Civilisation, der gesellschaftlichen Verhältnisse überhaupt, in denen ein Individuum lebt, sowie den Zeitereignissen, welche es durchlebt, auf die Entstehung, beziehungsweise die Ausbildung, von psychischen Störungen.

Alle Beobachtungen drängen darauf hin, dass, je höher der Culturzustand eines Volkes, um so grösser auch die Zahl der Geisteskranken ist, welche es in sich birgt; dass, je complicirter die gesellschaftlichen Verhältnisse, je wechselvoller und stürmischer die Zeiten sind, in denen jemand lebt, um so grösser auch die Gefahr für ihn ist, psychisch zu erkranken. Natürlich! In allen diesen Verhältnissen wächst mit ihrer Intensität auch die Grösse der Ansprüche, welche an den Einzelnen in seinem Kampfe um das Dasein gemacht werden, und was diesen Ansprüchen nicht gewachsen ist, tritt früher oder später ermüdet von dem Kampfplatze ab oder bricht auch erschöpft auf ihm zusammen. Dem entsprechend finden wir denn auch die geringste Anzahl von Geisteskranken bei einer vorzugsweise Ackerbau und Viehzucht treibenden Bevölkerung. Da kann manch Einer noch mit, der sonst verloren ist. Ja als Gänse-, Schweine-, Schaf- oder Kuhhirt kann er sogar noch Vorzügliches leisten und sich in seinen Kreisen selbst das Ansehen eines besonders tüchtigen Mannes erwerben. Es kommt eben auf die Ansprüche an, die an Jemanden gestellt werden. Anders schon liegt es in einer hauptsächlich Industrie treibenden Bevölkerung. Da fällt bereits Mancher ab, der in den einfachen ländlichen Verhältnissen noch mit kam. Die grössere Arbeitsleistung, sowohl nach Quantität als auch nach Qualität, die innerhalb einer bestimmten Zeit gefordert wird; die bestimmte Form, sowohl nach Zeit als auch nach Raum, in welcher das geschieht, das sind alles Momente, welche einen sehr viel grösseren Kraftaufwand nöthig machen, als eine nicht unerhebliche Anzahl von Menschen zu vergeben hat. Diese scheiden denn nun als unfähig, mit der grossen Mehrzahl mitzukommen, über lang oder kurz aus und retten sich in ihnen bequemere Verhältnisse, oder durch Ueberanstrengung ermüdet und erschöpft gehen sie in der einen oder der anderen Art, namentlich auch psychisch gestört, von dannen. Nun aber vollends in den grossen Städten, wo Alles zusammenströmt, was im Kampfe um das Dasein nicht blos dieses behaupten, sondern sich dazu auch noch Vortheile allerhand Art als Preis dieses Kampfes erringen will; wo in Folge dessen eine Anspannung aller Kräfte von früh bis spät Statt hat, und wo darum auch nur der wirklich Starke und Zähe Aussicht hat, den Kampf glücklich zu Ende zu führen, da ist die Zahl derer, welche dem Kampfe nicht gewachsen sind, ungleich grösser und ihr entsprechend auch die Zahl der Opfer, welche er erfordert.

Die Statistik der verschiedenen Länder, wie unsicher sie auch sein mag, da sie nicht immer nach ein und denselben Gesichtspunkten gemacht worden ist, ergiebt dennoch, dass im Allgemeinen 2 bis 3 Geisteskranke auf 1000 Seelen der Bevölkerung kommen. Auf das platte Land entfallen davon 1·0—1·5, vieler Orts, z. B. in den östlichen Provinzen Preussens, noch nicht einmal so viel auf das Tausend. Das Mittelmaass von etwa 2·5—3·0 auf das Tausend entfällt auf eine in ihrer Berufsthätigkeit gemischte Bevölkerung, also auf eine, die theils Ackerbau, theils Industrie treibt. Der höchste Satz von 3·0—4·0 auf das Tausend kommt auf eine rein industrielle Bevölkerung und insbesondere die der grossen Städte, wo indessen dieser Satz selbst auch noch höher sein kann. Nach *G. v. Mayr* erkranken in den grösseren Städten Bayerns: in München, Regensburg, Augsburg, Würzburg, Baireuth fast noch einmal so viel Menschen an Psychosen als auf dem platten Lande, indem sich die Zahl jener zu der dieser wie 10 : 9 verhält. Dagegen ist der angeborene Blödsinn auf dem Lande sehr viel häufiger als in den Städten, und zwar in dem Verhältniss von 15·3 : 13·6. Je nachdem also die Anforderungen sind, die das Leben an den Einzelnen stellt, ist auch der Procentsatz der Geisteskranken innerhalb einer Bevölkerung kleiner oder grösser. Es liegt also auf der Hand, dass mit der Zunahme der Cultur und den Fortschritten der Civilisation, welche nie ohne eine gesteigerte Inanspruchnahme der einzelnen Individuen erfolgen können, auch die Zahl der Geisteskranken zunehmen muss. Diese gesteigerte Inanspruchnahme ist auf den Kampf um ein besseres Dasein zu beziehen. Wo dieser am mächtigsten tobt, fallen die meisten Opfer, kommen die meisten Geistesstörungen vor. Darum spricht es auch keinesweges für die geistige Entwickelung einer Bevölkerung und Alles, was darum und daran hängt, wenn die Zahl ihrer Geisteskranken eine sehr geringe ist. Unter den Provinzen Preussens, in welchen nach der Zählung von 1871 überhaupt auf tausend Seelen 2·5 Geisteskranke kommen, haben die relativ meisten solcher Kranken Schleswig-Holstein mit 4·0 p. mille, Hannover mit 3·0 p. mille, Westphalen mit 2·6 p. mille, Rheinland mit 2·8 p. mille und Hessen-Nassau mit 3·5 p. mille aufzuweisen. Im Königreiche Bayern, das nach derselben Zählung ebenfalls 2·5 Geisteskranke auf das Tausend hat, kommen in Ober- und Niederbayern sowie in der Unterpfalz 2·5, in der Oberpfalz 2·0, in Oberfranken 2·3, in Mittelfranken 2·4. in Unterfranken 3·0 auf das Tausend. Das Grossherzogthum Baden hatte nach eben derselben Zählung 2·7, Oldenburg 3·4, Waldeck und Lippe je 3·0 auf das Tausend. Frankreich hat nach *G. v. Mayr* 2·6 p. mille Geisteskranke, die Schweiz 3·0, England 3·1. Letzteres stimmt mit den Angaben von *Jastrowitz* so ziemlich überein, da nach demselben im Jahre 1873 in England auf 387 Seelen je ein Geisteskranker kam, was gleich 2·88 oder rund auch 3·0 auf das Tausend ausmacht. Die geringste Anzahl von Geisteskranken besitzen unter den europäischen Staaten, in denen danach genauer geforscht worden ist, Belgien mit 1·4, Italien mit 1·6 und die preussischen Provinzen Posen und Schlesien mit je 1·5 und 1·7 auf das Tausend der Bevölkerung. Doch scheint das namentlich mit Bezug auf Belgien wenig wahrscheinlich und beruht wohl auf einer zu engen Fassung des Begriffes g e i s t e s k r a n k.

Guislain nahm seiner Zeit für Gent 1 Geisteskranken auf 302 Einwohner an, d. i. 3·6 auf das Tausend; auf das platte Land rechnete er allerdings nur 1 auf 1473 Einwohner, also ungefähr 0·6 auf das Tausend, und das steht denn freilich, wenn man die übrigen grossen Städte Belgiens in Betracht zieht, und sich auf dem platten Lande seitdem nichts geändert hat, doch mit der obigen Angabe in viel grösserem Einklange, als man von vornherein denken sollte. Uebrigens ist bei der Werthschätzung einer Bevölkerung nach dem Procentsatze ihrer Geisteskranken immer an die Idioten und Cretins zu denken, und sind diese von den im Laufe des Lebens erst Erkrankten in Abzug zu bringen. Denn sonst käme man dahin, vielleicht eine an diesen Unglücklichen reiche Bevölkerung, wie die mancher Alpen- und Karpathenthäler, des Spessarts, Helgolands, der Faröer für eine besonders intelligente zu halten. Im nördlichen Deutschland ist der Idiotismus und Cretinismus am meisten in Unterfranken, Hessen-Nassau, Westphalen, Waldeck, Hannover, Schleswig-Holstein verbreitet, also in denjenigen Gegenden, in welchen überhaupt die grösste Anzahl von Geisteskranken vorkommt, nachweislich auch von solchen, die erst im späteren Leben erkrankten. Die Bevölkerung dieser Gegenden steht aber intellectuell doch ganz entschieden über der in den östlichen Provinzen des preussischen Staates, und manch Einer wird in ihr schon für einen Idioten angesehen, der bei dieser noch für ganz normal gilt. Ich wenigstens habe mich oft genug darüber wundern müssen, wie viele schwachsinnige Individuen in dieser Bevölkerung noch für bei völligem und richtigem Verstande erklärt wurden, beziehungsweise noch heute dafür erklärt werden.

Im Grossen und Ganzen ersieht man hieraus aber, dass, wenn je nach der Intensität des Kampfes um das Dasein die Zahl der Opfer ist, die er erfordert, dass in ihm zunächst die Schwachen und unter diesen wieder die Schwächsten dahingerafft werden, dass dann aber auch Stärkere ihm erliegen, und dass endlich nur die Besten es sind, die ihn aushalten. Je nachdem die Disposition zu psychischer Erkrankung also ist, bricht diese letztere unter dem Einflusse der Civilisation und ihrer Anforderungen aus. Zuerst werden die am meisten Disponirten betroffen, dann kommen die weniger Disponirten an die Reihe. Sind die Anforderungen, die an den Einzelnen gestellt werden, sehr gross, so können auch verhältnissmässig wenig Disponirte von einer psychischen Störung einmal ergriffen werden; ja, da eine gewisse Disposition jedwedem Menschen innewohnt, so kann auch jedweder, wenn die Stürme des Lebens gar zu gewaltig ihn umtoben, durch sie zu Falle gebracht werden. Allein nur ganz ausnahmsweise möchte das in einer solchen Weise geschehen, dass er sich nicht alsbald wieder davon erholen sollte. Der Gefallene erhebt sich wieder und nimmt den Kampf von Neuem auf. Es sind das die kern- und eisenfesten Naturen, welche zwar auch wie jeder Andere der Sterblichkeit ihren Tribut zu zollen haben, wenn einmal gar zu viel über sie hereinbricht, die auf Tage, vielleicht auch auf Wochen einmal einer trübsinnigen Stimmung verfallen und ermüdet auf Alles verzichten, was ihnen das Leben noch bieten könnte, die aber alsdann sich doch wiederfinden und, wenn auch vielleicht nicht sogleich mit der alten Frische und Heiterkeit, so doch immer mit der Achtung gebietenden Energie herausarbeiten, welche ebenso sehr die Bewunderung, wie auch den Neid ihrer weniger kräftigen Mitmenschen rege macht. Man rechnet solche Zustände psychischer Ermüdung und Ermattung sonst starker, kräftiger Menschen für gewöhnlich nicht zu den psychischen Störungen; — sie bilden einen Theil der heut zu Tage so viel besprochenen Neurasthenie; — praktisch hat das vielleicht auch seine Berechtigung; aber ihrem ganzen Wesen nach sind sie doch nichts Anderes und, will man überhaupt das Wesen der Psychosen verstehen, dürfen sie auch nicht anders beurtheilt werden. Es kann für jetzt noch nicht oft genug wiederholt werden: die Anfänge der psychischen Störungen fallen noch in die Breite der Gesundheit, und das hat nicht blos für den einzelnen Fall, sondern ganz allgemeine Giltigkeit. Es hängt nur von der Intensität der Störungen ab, ob man sie schon eine Krankheit nennen will oder noch der Gesundheit unterordnen, und wir stehen somit denselben geradeso gegenüber wie etwa dem Schnupfen, dem Husten, den Verdauungsstörungen und hundert anderen abnormen Vorgängen ähnlicher Art.

Aus alledem ergiebt sich jedoch weiter, wie wir in der fraglichen Beziehung auch über den Einfluss so mancher anderen Ereignisse denken, die im Laufe des Lebens dem Menschen zustossen und die er durchmachen muss, über die grossen Zeitereignisse, die politischen Wirren, die Handelskrisen und Kriege, über die Gefahren und Strapazen, welche grosse Reisen unter erschwerenden Umständen zu Wasser und zu Lande mit sich bringen, über die Trennung von der Heimat und den verwandtschaftlichen Kreisen, über die Gefangenschaft, die Bussübungen u. dgl. m. und die alle in dem Geruche stehen, dem Ausbruche psychischer Störungen Vorschub zu leisten. Alle diese Ereignisse sind nun in der That in hohem Maasse geeignet, Geistesstörungen herbeizuführen, und wie die Erfahrung gelehrt hat, verhältnissmässig oft; allein es sind das auch nur wieder die zu Geistesstörungen überhaupt disponirten Individuen, bei denen selbige zum Ausbruch kommen. Und auch dabei verfallen die am meisten Disponirten ihnen wieder zuerst. Kaum dass die ersten Wirkungen der genannten Umstände sich bemerkbar machen, sind etliche von ihnen auch schon psychisch überwältigt. Dann folgen, je nach der Stärke der Disposition, die weniger Disponirten. Kaum aber möchte jemals durch diese Ereignisse allein eine auch nur einigermaassen gesunde Natur in entsprechender Weise ergriffen und psychisch krank im vollen Sinne des Wortes werden.

Wie die ererbte psychopathische Disposition oder Diathese, so verhält sich in den soeben besprochenen Beziehungen auch die angeborene und nicht minder die erst späterhin erworbene. Doch bevor wir auf diese letzteren beiden näher eingehen, wollen wir die ererbte erst noch ein wenig in Betracht ziehen.

Dass dieselbe, wie jede andere Disposition, bei den verschiedenen Individuen von verschiedener Stärke ist, das haben wir soeben erst angeführt. Ihre leichteren Formen, also diejenigen, welche überhaupt nur zu einem psychischen Erkranken der bezüglichen Individuen disponiren, ohne dass diese auch gerade erkranken müssen, diese hat man verschiedenerseits allein als blosse erbliche Disposition oder auch erbliche Anlage zu psychischen Störungen bezeichnet, während man die stärkeren Formen derselben, die so hochgradig entwickelt sind, dass der geringste Anstoss und damit gewissermaassen das blosse tägliche Leben mit seinen geringfügigen Reizen schon aus sich allein zur Ausbildung einer psychischen Störung führt, vielfach mit dem Ausdrucke erbliche Belastung, nämlich mit jener Schwäche und Andersartigkeit, welche gleichsam mit Nothwendigkeit eine psychische Störung nach sich ziehen muss, zusammengefasst hat. Doch wie sehr man sich auch bemüht hat, gewisse Unterschiede zwischen beiden

Formen festzustellen, sie sind und bleiben nur dem Grade nach verschieden, und man kann deshalb mit allem Rechte sagen, wer unter dem Drucke einer erblichen Belastung steht, welche zu Psychosen führt, der besitzt nur eine höhere erbliche Disposition zu diesen Störungen, und umgekehrt, wer wieder eine solche Disposition in sich trägt, der steht auch unter dem Drucke einer erblichen Belastung.

Zwar ist vielfach behauptet worden, dass sich die unter dem Drucke der fraglichen erblichen Belastung stehenden Individuen von den zu psychischen Störungen blos einfach Disponirten dadurch unterschieden, dass bei ihnen gleich von Anfang an die psychischen Schwächezustände mit ihren Eigenartigkeiten und Perversitäten, namentlich die verschiedenen Formen der Paranoia originaria in den Vordergrund treten, und dass deshalb Alles bei ihnen auf Absonderlichkeit in der Organisation hinweise, die mit Rücksicht auf ihren schliesslichen Ausgang als eine Degeneration derselben angesehen werden müsse; weshalb man denn ja auch das Irrsein, das sich auf Grund erblicher Belastung entwickelte, als ein erblich-degeneratives oder auch als ein Entartungs-Irrsein bezeichnet hat; wenn man indessen erwägt, was wir über das Zustandekommen alles Absonderlichen, alles Perversen verschiedenen Ortes, namentlich jedoch in Cap. VII und VIII erfahren haben, dass jeder sich von der Norm entfernende Vorgang, jede Hyperergasie, jede Hypergasie auch mehr oder weniger eine Parergasie sein müsse, und dass allen normalen psychischen Vorgängen, gleichviel ob Hyperästhesien, Hyperbulien und Hyperpraxien auch etwas Parästhetisches, Parabulisches und Parapractisches innewohne, so kommt man nichtsdestoweniger doch wieder zu dem Schlusse, dass die einfache Disposition zu psychischen Störungen, sowie die entsprechende Belastung blos dem Grade und nicht auch etwa ihrer ganzen Geartung nach verschieden seien. Will man somit annehmen, dass die fragliche erbliche Belastung auf einer Degeneration der jeweiligen Organisation beruhe, so ist nichts dagegen einzuwenden. Was wir am Schlusse des Cap. XII auszuführen gesucht haben, spricht nur dafür. Folgerichtig müssen wir dann aber auch die Disposition zu psychischen Erkrankungen überhaupt, gleichviel wie erworben und wie schwach sie auch immer sein möge, mit einer solchen Degeneration in Zusammenhang bringen. Thatsächlich dürften wir damit denn auch das Richtige getroffen haben. Jede mangel- oder gar fehlerhafte Ernährung führt ja zu einer solchen; jedes entsprechende Ernährtsein stellt eine solche dar. Die fragliche Degeneration selbst aber, auf die es ankommt, wäre als eine bald weiter, bald weniger weit vorgeschrittene anzusehen, und, je nachdem dieses wirklich der Fall, wäre danach auch die Disposition zum psychischen Erkranken eine blosse schwache Anlage zu einem solchen oder eine schon mehr entwickelte Störung im Organismus, auf die hin es in den höheren Graden geradezu zu abnormen psychischen Vorgängen, zu Psychosen, kommen muss. Allein von einem Gegensatze, in welchem das hereditäre, degenerative oder Entartungsirrsein zu dem gewissermaassen auf blosser Disposition erworbenen stehen sollte, könnte hinfort keine Rede sein. Dieses repräsentirte nur einen der niedrigsten, jenes einen der höchsten Grade der fraglichen Degeneration, welcher der jeweilige Organismus, sei es von Hause aus, sei es im späteren Leben, verfallen.

Vererbt wird erfahrungsmässig die neuropathische, beziehungsweise psychopathische Diathese vorzugsweise im weiblichen Geschlechte, und es erben darum auch vorzugsweise die Töchter dieselbe von der Mutter. Warum? Weil das weibliche Geschlecht, als das im Durchschnitt sich überhaupt weniger entwickelnde, eben auf Grund dieses Umstandes viel mehr zu Hypoplasien hinneigt als das sich stärker entwickelnde männliche und in Folge dessen unter dem Einflusse einer Hypemphysie seitens einer mit allerhand Hypoplasien behafteten Mutter viel öfter in den einzelnen seiner Theile auf einem niedrigeren Entwickelungszustande, der ja eben die Hypoplasien bedingt, zurückbleibt als das männliche. Doch erben, wie das schon in dem Gesagten liegt, die Töchter auch ihre neuropathische oder psychopathische Diathese von dem Vater, wie auch umgekehrt die Söhne, die sie meist vom Vater überkommen, sie auch sehr wohl als Erbtheil von der Mutter übernehmen können.

Richarz hat ein Gesetz aufgestellt, nach welchem die Vererbung der elterlichen Eigenschaften vor sich gehen soll. Obwohl in seinen Grundlagen, weil diese nur aus Erklärungen gewisser Beobachtungen hervorgegangen sind, noch sehr des Beweises bedürftig, verdient es doch in gewissen seiner Folgerungen, die eben die bezüglichen Beobachtungen selbst sind, alle Beachtung. Danach erbt der Sohn einer gesunden Mutter die etwaige psychopathische Diathese seines Vaters und ist am meisten in Gefahr, psychisch zu erkranken, der ihm, dem Vater, ähnlich ist, und erbt ebenso die Tochter eines gesunden Vaters die etwaige psychopathische Diathese ihrer Mutter und ist gleichfalls in grosser Gefahr, psychisch zu erkranken, welche dieser ähnlich sieht. Doch ist diese Gefahr nicht mehr so gross wie im ersteren Falle. Viel weniger schon ist der Sohn psychopathisch belastet und darum auch in Gefahr, psychisch zu erkranken, der, von einem gesunden Vater abstammend, seiner psychopathischen Mutter gleicht, noch weniger die Tochter, welche von einer gesunden Mutter stammt, aber einen psychopathischen Vater hat, dem sie ähnelt, und am wenigsten endlich ist psychopathisch veranlagt und darum auch psychisch gefährdet der Sohn, der zwar von einem psychopathischen Vater gezeugt wurde, aber eine Mutter besitzt, die gesund ist und der er ähnlich geworden. Da nun die psychopathische oder neuropathische Diathese überhaupt ganz besonderes Eigenthum des weiblichen Geschlechtes ist, es also auch vielmehr neuropathische oder psychopathische Mütter als Väter giebt, so erhellt auch hieraus, warum vorzugsweise die fragliche Diathese von der Mutter auf die Töchter vererbt wird, und Söhne unter allen Umständen in dieser Hinsicht besser daran sind als Töchter. Im Uebrigen aber folgen diese Verhältnisse durchaus den Erblichkeitsgesetzen, soweit uns diese auch von anderweit her bekannt sind, und finden ihre Erklärung in dem Umstande, dass alle äussere Form nur der Ausdruck innerer Bewegungsvorgänge ist, und dass, wie gleiche Factoren gleiche Producte, so auch gleiche Producte gleiche Factoren haben müssen. Causa aequat effectum!

Wie nicht immer sich die betreffenden Eigenschaften unmittelbar von Vater auf Sohn oder von Mutter auf Tochter vererben, sondern der Enkel dem Grossvater oder dem Urahnen gleicht, so vererbt sich auch nicht immer die psychopathische Diathese der Eltern auf die Kinder, sondern sie kommt erst wieder im dritten, im vierten Gliede zum Vorschein, und zwar, je nachdem, in schwächerer oder stärkerer Form. Auf diesem Umstande beruht auch, dass gegebenen Falles die psychopathische Diathese eines Seitenverwandten, eines Vetters, einer Base oder noch fernerstehenden Persönlichkeit von Bedeutung und zur Sicherung der jeweiligen Diagnose ausschlaggebend werden kann. Die bezüglichen Individuen haben die Eigenschaften ihres gemeinsamen Ahnen geerbt und erweisen sich damit viel näher verwandt, als es den obwaltenden Verhältnissen und der gang und gäben Auffassung nach, welcher sie unterliegen, den Anschein hat. Man muss, um über das Naturell einer bestimmten Persönlichkeit, ihre Anlagen, ihre Dispositionen in das Klare zu kommen, alle ihre blutsverwandtschaftlichen Beziehungen in das Auge fassen, und nicht selten giebt da ihre Seitenverwandtschaft viel mehr Aufschluss, als die Ascendenz, über welche in einer grossen Anzahl von Fällen nichts zu erfahren ist.

Die neuropathische Diathese, welche in eine Familie sich eingenistet hat, kann, wie wir das gelegentlich auch schon erwähnt haben, unter günstigen Verhältnissen, namentlich durch Blutauffrischung, allmählich erlöschen, indem sie von Generation zu Generation schwächer wird; in der Regel aber heiraten gerade neuropathische Personen einander. Die gleiche Art zu fühlen, die lebhafte, selbst excentrische Weise sich zu äussern, zieht die betreffenden Persönlichkeiten unter einander an, und die Folge davon ist, dass die psychopathische Diathese beider Eltern nur in verstärktem Maasse auf die Kinder übergeht, so die in der Familie bereits vorhandene Degeneration steigert und dahin führt, dass sie, die Familie, ausstirbt. Die Natur übt so eine wahrhaft erbarmungslose Polizei aus und schafft durch Krankheit und schliessliche Fortpflanzungsunfähigkeit rücksichtslos Alles hinweg, was zu schwach und unzulänglich geworden, um selbstständig noch in ihr bestehen zu können.

Zu der ererbten neuropathischen Diathese sind auch die Fälle zu rechnen, in denen selbige, ohne sich bei den Eltern oder Voreltern, angeblich auch nur spurweise, gezeigt zu haben, auf einmal bei einem oder auch mehreren Gliedern der jüngsten Generation hervortritt und bald früher oder später in eine offenbare Psychose übergeht. Es betreffen diese Fälle einmal, wie ich wiederholt erfahren habe, die spätgeborenen Kinder alter Eltern, das zweite Mal die Söhne oder Töchter hochbegabter oder gar genialer Väter oder Mütter. Beide Male liegt den bezüglichen Erscheinungen nichts Anderes als eine Hypemphysie zu Grunde, die sich im ersten Falle ganz naturgemäss mit den Jahren und der Abnahme der Energie des Lebensprocesses entwickelt hat, im zweiten Falle aus der Natur der höheren Begabung, der Genialität, mit einer gewissen Nothwendigkeit hervorgeht.

Die höhere Begabung, die Genialität oder auch kurzweg das Genie ist der Ausdruck der höchst verfeinerten Organisation, insbesondere des Nervensystemes und in diesem wieder des psychischen Organes. Die Akro- oder Oxyästhesie, in Folge deren noch Aehnlichkeiten und Unterschiede wahrgenommen werden, wo der Durchschnittsmensch sie nicht mehr entdeckt, die ist das Wesen derselben. Da jede Verfeinerung aber nur auf Kosten der Stärke und Widerstandsfähigkeit erfolgen kann, erfahrungsgemäss auch die Oxy- oder Akroästhesien häufig in Hyperästhesien und Parästhesien übergehen oder sich mit solchen auch bloss verbinden, so ergiebt sich, dass alle höhere Begabung, alle Genialität, das Genie, ganz ausserordentlich häufig mit allerhand krankhaften Zuständen, mit allerhand Eigenthümlichkeiten, Idiosynkrasien und selbst Perversitäten behaftet, ja selbst in Gefahr sein wird, leicht einmal psychisch zu erkranken und unterzugehen. Daher die Giltigkeit des Ausspruches des alten *Seneca*: „Nullum magnum ingenium nisi stultitia quadam mixtum!“ Daher auch die traurige Wahrheit, dass so viele der Edelsten und Bedeutendsten ihres Geschlechtes, die auf Jahrzehnte, auf Jahrhunderte hin segensreich für ihre Mitmenschen gewirkt haben, psychisch verdüstert und gebrochen zu Grunde gingen. Ich nenne von Dichtern nur Tasso, Lenau, Heinrich v. Kleist, Hölderlin, Gutzkow, von Künstlern Robert Schumann, Carl Blechen, von Männern der Wissenschaft Pascal, Frédéric Sauvages, Johannes Müller, Robert v. Meyer, von Staatsmännern und Feldherren Tiberius, den Herzog von Marlborough. Auf Grund dieser so gewöhnlichen Widerstandslosigkeit des Genies, positiv ausgedrückt, seiner Schwäche, macht sich bei ihm so überaus häufig auch eine bald mehr, bald weniger ausgebildete Hypemphysie geltend, die in einzelnen Fällen sogar bis zu völliger Anemphysie zu gehen scheint, und in Folge deren vererbt das Genie anstatt sich selbst, bloss seine Schwäche und mit ihr die bald grössere, bald geringere Disposition zu psychischer Störung oder, wenn man will, auch Entartung. Daher sehen wir denn auch so häufig, ich möchte sagen ausnahmslos, die Genies auf dem Gipfel ihrer Stammbäume, gewissermaassen als das letzte saftige Reis eines Zweiges derselben, das zahlreiche Blüthen und Früchte trägt, aber damit sich erschöpft und die Fähigkeit verliert, neue gesunde Reiser zu treiben. Es bringt nur noch einige kümmerliche Sprossen hervor, ja verliert nicht selten die Kraft selbst dazu und geht so über kurz oder lang nachkommenlos zu Grunde, den anderen Zweigen seines Stammes, ist derselbe gesund, die Production von Nachkommen und die etwaige Entwickelung derselben wieder zu kräftigen, vollsaftigen Reisern überlassend. Sehr charakteristische Beispiele dieser Art liefern uns aus allen möglichen hervorragenden Lebensstellungen sowohl die alte, als auch die neue Welt: Demokritos, Sokrates, Plato, Aristoteles, Cäsar, Augustus, Galenus, Paracelsus, Newton, Shakespeare, Leibnitz, Kant, Voltaire, Gustav Adolf, Carl XII., Friedrich der Grosse, Napoleon, Linné, Cuvier, Thorwaldsen, Byron, Alexander v. Humboldt. Die Familie Schiller's ist in ihren männlichen Gliedern ausgestorben. Von den Nachkommen Göthe's leben nur noch zwei unverheirathete alte Herren. Der Name Anastasius Grün's erlosch in unseren Tagen. Es mag freilich bei alledem auch mancher Zufall mit obgewaltet haben; immer bleibt jedoch auffallend, wie eine so ausserordentlich grosse Zahl gerade der hervorragendsten Männer die letzten ihres Geschlechtes waren oder erst kurz vor dem Eingehen desselben erstanden. Es ist das nur zu erklären aus der Schwäche der Organisation und der davon abhängigen Hypemphysie, welche nothwendig eintreten muss, wenn eine solche Verfeinerung jener erfolgt, dass geniale Leistungen möglich sind. Auf denselben Ursachen beruht offenbar auch der Umstand, dass so häufig die Geschwister hochbegabter oder gar genialer Menschen unbedeutende und selbst schwachsinnige Individuen sind, so dass auf diese Erfahrung hin *Griesinger* sich zu dem gelegentlichen Ausspruche berechtigt hielt: „Wo ich von einem Genie in einer Familie höre, frage ich gleich nach, ob sich nicht auch ein Blödsinniger in ihr finde."

Die einfach angeborene neuropathische oder psychopathische Diathese, zu welcher wir nunmehr uns wenden, hat, wie wir schon erwähnten, ihre Ursache in mehr zufälligen Ernährungsstörungen, welche der Embryo oder Fötus erfahren und durchzumachen hatte. Alle Krankheiten oder sonstigen Schädlichkeiten, welche die sonst gesunde Mutter oder auch blos ihn allein treffen und von einiger Stärke und Dauer sind, können die fragliche Diathese zur Folge haben und darum zum Unglück für das ganze künftige Leben werden: — Grund genug, ihnen die regste Aufmerksamkeit zu schenken und sie bald möglichst zu beseitigen zu suchen!

Zu den Krankheiten der Mutter, welche da in Betracht kommen, gehören weniger die mit heftigem Fieber und schweren Allgemeinerscheinungen verlaufenden, weil dieselben eher Abortus oder Frühgeburt zur Folge haben, als vielmehr die lentescirenden, schleichenden. Es sind deshalb mehr chronische und den Dyskrasien zugehörige Zustände, als acute Ernährungsstörungen, welche den schädlichen Einfluss ausüben, und ganz besonders sind als solche manche Formen des Wechselfiebers der Ruhr, der Scorbut, das Pellagra zu nennen. Aber auch die sonstigen äusseren Verhältnisse können dabei von mächtigem Einfluss werden, und sowohl Klima, als auch Wohnung, Nahrung und Kleidung, wie die Geschichte des Cretinismus an Familien gelehrt hat, welche als gesunde aus gesunden Gegenden in solche einwanderten, wo jener endemisch war, können von äusserstem Verderben sein. Eine nicht unerhebliche Rolle spielen auch diese und jene Medicamente, welche die Mutter durch längere Zeit aus diesem oder jenem Grunde genommen hat, das Opium, das Morphium, das Chloral, und sicherlich sind auch nicht gleichgiltig die regelmässig genossenen Mengen von Bier und Wein, die zur Anregung des Appetites oder Beseitigung mancher Gefühle und Anwandlungen von Schwäche genommen wurden. Doch dürfte im Ganzen die nachtheilige Wirkung des Alkohols, wie sie jetzt so allgemein behauptet wird, als eine übertriebene anzusehen sein. Wenn sie auch nur die Hälfte alles dessen zur Folge hätte, was sie haben soll, die Erde könnte bloss noch von Imbecillen bewohnt sein und, Gott sei Dank, giebt es doch noch genug auf ihr, die es nicht sind. Ist auch gesagt worden, dass die acuten, mit hohem Fieber verlaufenden Krankheiten der Schwangeren viel weniger auf die neuro- oder psychopathische Diathese ihrer Kinder von Einfluss sind, so sind sie doch keineswegs davon ausgeschlossen, und ich selbst habe Fälle erlebt, in denen Pocken und Cholera der Mutter während der bezüglichen Schwangerschaft die einzigen Ursachen zu sein schienen für das psychopathische Wesen der betreffenden Individuen, die sonst durchaus gesunden Familien angehörten.

Von den Krankheiten des Embryo oder Fötus, insofern dieselben nichts mit der Heredität zu thun haben, also kein Ausfluss von Syphilis, Alkoholismus, Mercurialismus, Morphinismus u. dgl. m. sind, haben natürlich diejenigen die meiste Bedeutung, welche das Centralnervensystem und seine Hüllen direct befallen und dadurch die Entwickelung desselben hemmen, beziehungsweise in andere Bahnen lenken. Die Entzündungen des Gehirns, wie immer sie zu Stande kommen mögen, die Entzündungen der Pia mater, insbesondere der Plexus chorioides, die zu Hydrocephalus, die Erkrankungen der Schädelknochen, welche zu vorzeitigen Nahtverknöcherungen und damit Raumbeschränkungen der Schädelhöhle, sowie anomalen Schädelbildungen selbst führen. die sind da in erster Reihe zu nennen. Doch sind auch Erkrankungen des Blutgefässsystemes, die Hemmungsbildungen in diesem zur Folge haben, wie z. B. mangelhafte Ausbildung der Herzklappen, mangelhaften Verschluss des Foramen ovale, abnorme Dünn- und Zartheit der kleinsten Hirngefässe, indem sie zu Anomalien der Blutvertheilung und dadurch zu Ernährungsstörungen des Nervensystemes führen, sowie alle anderen Erkrankungen wichtiger Organe, z. B. der Nieren, des Darmes, weil sie ebenfalls Ernährungsstörungen im Gefolge haben, welche auf das Nervensystem nachtheilig einwirken, nicht ohne ganz wesentliche Bedeutung.

Die im späteren Leben erworbene psychopathische Diathese kann nun in ganz analoger Weise zu Stande kommen, aber auch noch in so manchen anderen Verhältnissen begründet sein. welche das spätere Leben mit sich bringt. Von den Krankheiten, in Folge deren sie sich ab und an nachweislich entwickelt, nach denen, wie man gewöhnlich sagt, sie leicht einmal zurückbleibt als Ausdruck der Schwäche, welche jene zurückgelassen haben, sind namentlich alle entzündlichen Processe des Gehirnes und seiner Häute zu nennen, also alle Encephalitiden und Meningitiden, sodann der Typhus. die Pocken, die Cholera, zumal wenn das an sie sich anschliessende Reactionsstadium ein verhältnissmässig schweres und andauerndes war oder gar ein sogenanntes Typhoid darstellte. Sodann haben auf ihre Entwickelung einen ganz entschiedenen Einfluss die Syphilis, der Rheumatismus, die Gicht, der Scorbut, ferner die in ganz ähnlicher Weise wirkenden chronischen Vergiftungen oder Vergiftungszustände, welche als Mercurialismus, Saturnismus, Alkoholismus, Opianismus, Morphinismus, Cannabinismus, Nicotinismus, Ergotismus, Pellagra u. s. w. bezeichnet werden; indem dieselben eine Paratrophie des Nervensystemes, speciell des psychischen Organes herbeiführen und es deshalb zu Parergasien aller Art vorbereiten. Sodann rufen die fragliche Diathese eine Menge von Schädlichkeiten hervor, welche das tägliche Leben mit sich bringt, allerdings für den Einen mehr, für den Anderen weniger, aber für Jeden in seiner

Art: die Insolation, der Hitzschlag, die Feuerarbeit, der Eisenbahndienst und in diesem wieder, wie neuerdings die Erfahrung gelehrt hat, besonders der der Locomotivführer, ferner die klimatischen Verhältnisse, trüber, nebeliger Himmel, feuchte Luft und davon abhängige feuchte Wohnungen, jäher Temperaturwechsel, die Herrschaft rauher und kalter Winde, schlechte Bodenverhältnisse (Malariagegend), schlechtes Wasser, von alledem abhängige einförmige und darum ungenügende Nahrung.

Von ganz besonderem Einflusse sind Kopfverletzungen, und das in um so höherem Maasse, je grösser die Gehirnerschütterungen waren, zu welchen sie Veranlassung gaben. Doch auch solche, welche blos ganz oberflächliche Trennungen der Weichtheile zur Folge hatten, wenn diese zu Entzündungen und schlechten oder gar schmerzhaften Narbenbildungen führten, haben sich als äusserst ungünstige, beziehungsweise günstige ätiologische Momente für die Entstehung der neuro- und besonders der psychopathischen Diathese erwiesen. Ueberhaupt sind schmerzhafte Affectionen am Kopfe und in der Nähe des Kopfes, und um so mehr, je länger sie andauern, je mehr sie habituell werden, von grossem Einflusse auf die Entstehung der besagten Diathese, und alle Verletzungen oder sonstigen Erkrankungen sensibeler Nerven des Kopfes, des Antlitzes, des Nackens können darum zum Ausgangspunkte für dieselbe werden. Bekannt ist in dieser Beziehung die ausserordentliche Reizbarkeit, welche sich schon bei anhaltendem Zahnschmerz entwickelt, und die zu dem ganzen sonstigen Verhalten der betreffenden Individuen in oft crassem Gegensatze steht. Bekannt ist ferner in dieser Hinsicht die grosse Empfindlichkeit, welche sich in Folge von anhaltendem Schmerz der Kopfschwarte, von anhaltendem Ohrenreissen, anhaltendem Genickschmerz entwickelt. Jede neuralgische Affection, die zuletzt doch immer auf Molecularveränderungen in dem bezüglichen Nerven beruht, gleichviel ob sie irritativer oder atrophischer Natur ist, eine Neuritis parenchymatosa oder interstitialis mit ihren Folgen, oder aber eine Atrophia spontanea oder sonst einen entsprechenden Vorgang darstellt, jede anhaltende neuralgische Affection ist geeignet, das psychische Organ in einen dauernden Zustand gesteigerter Erregbarkeit zu versetzen, es hyperästhetisch zu machen und damit auch zu abnormen Functionen zu disponiren. Was durch die einfachen Gefühlsnerven möglich ist, ist es auch durch die höheren Sinnesnerven, und darauf beruht der Umstand, dass auch Erkrankungen dieser, namentlich aber des Gehörssinnes, so häufig zu Psychopathien Veranlassung werden. Doch habe ich auch Phthisis bulbi, die in Folge einer Verletzung des Auges bei einem bis dahin gesunden, nervenkräftigen jungen Manne von ungefähr zwanzig Jahren eintrat, Ursache einer exquisiten psychopathischen Diathese werden sehen; indessen ohne dass es auf Grund derselben je zu einer eigentlichen Psychose gekommen wäre. Der betreffende Mann war Beamter, ehemals frisch und heiter, in späteren Jahren in hohem Grade reizbar, wenig fähig, Selbstbeherrschung zu üben, und darum in einer fortwährenden Erregung, die sich auch in allerhand Muskelzuckungen zu erkennen gab. Er war äusserst schwierig zu behandeln und lebte deshalb auf einer Art Kriegsfuss mit aller Welt. Nichtsdestoweniger wusste er bei einem sehr bestimmten Charakter doch durch dieselbe durchzukommen und sich in seinem Amte zu behaupten, bis es ihm gefiel, aus demselben zu scheiden, um nichts mehr mit der Welt zu thun zu haben und bloss noch seiner Familie zu leben, für die er zwar väterlichst gesorgt, der er aber auch das Leben möglichst schwer gemacht hatte.

Ob auch Erkrankungen des Geruchs- und Geschmacksorganes in gleicher Weise wirksam werden können, ist noch nicht ausgemacht. Von vornherein steht dem nichts entgegen, ja in Bezug auf das Geruchsorgan möchte diese und jene Beobachtung sogar Zeugniss dafür ablegen. Doch ist wohl zu bedenken, dass die Geruchs- und Geschmacksempfindungen auf die Entwickelung und Ausbildung unserer Psyche nur von untergeordneter Bedeutung sind, und dass somit auch krankhafte Geruchs- und Geschmacksempfindungen nicht in demselben Maasse störend auf sie einwirken können, wie das hinsichtlich der durch Gehör und Gesicht vermittelten feststeht. Uebrigens liegt nach dem Gesagten auf der Hand, dass, wie Verletzungen der Kopf- und dem Kopfe nahe gelegener Nerven die psychopathische Diathese zur Entwickelung bringen können, dass so dieses auch einmal aus grösserer Entfernung herkommende Nerven zu thun im Stande sein werden, und dass damit jedweder gereizte Nerv des Körpers, wenn seine Reizung nur anhaltend und intensiv genug ist, auch Ursache derselben zu werden vermag. Namentlich scheinen die visceralen Empfindungsnerven, die des Darmes und der Geschlechtsorgane vorzugsweise dazu geeignet zu sein. Denn vorzugsweise nach Erkrankungen oder Reizungen des Darmes, des Uterus, der Hoden und Samenwege hat man die fragliche Diathese sich entwickeln, beziehungsweise ausbilden sehen. Ferner haben sich für die Entstehung und Entwickelung dieser Diathese als besonders wirksam die Gravidität, das Puerperium, die Lactation erwiesen, und vornehmlich dann, wenn die einzelnen Wochenbetten sehr rasch sich folgten und das Säugungsgeschäft übermässig lang ausgedehnt wurde. Desgleichen soll ein allzu häufiger Geschlechtsgenuss, beziehungsweise fortgesetzte Excesse in demselben zur Entwickelung der fraglichen Diathese geführt haben, und hauptsächlich soll das der Fall gewesen sein, wenn dieselben in unnatürlicher Weise und unter Anwendung von allerhand Stimulantien, wenn auch nicht gerade medicamentöser Art, begangen wurden. In ganz besonders üblem Geruche steht aber die Onanie, ja in manchen Kreisen wird sie beinahe als die alleinige Ursache aller höheren nervösen Erregbarkeit und jedes abnormen psychischen Verhaltens jüngerer Leute angesehen. Indessen, es herrscht da viel Vorurtheil, und das ist so eingewurzelt, dass selbst eine grosse Anzahl von Aerzten sich noch nicht einmal von ihm hat losmachen können. Wenn irgendwo so hier, hat man Ursache und Wirkung mit einander verwechselt und, was vorzugsweise auf eine schon schiefe Anlage, eine angeborene oder gar ererbte Disposition, weil auf vorhandene Parästhesien und Parabulien zu schieben war, das hat man allein auf die sexuellen Excesse und in Sonderheit auf die Onanie geschoben. Dabei soll keineswegs der verderbliche Einfluss geleugnet werden, den sie und insbesondere die letztere in den einzelnen Fällen auszuüben im Stande sind. Doch spielen sie, und besonders wieder die letztere nur die Rolle, welche so viele mehr accidentelle Schädlichkeiten in einem sogenannten Circulus vitiosus haben. Sie unterhält und steigert die eigentliche Ursache, von der sie erst ein Ausfluss ist, aber ist nie wohl eigentliche und alleinige Ursache. Wo keine psychopathische Diathese von vornherein vorhanden ist, da hat auch die Onanie keine weiteren Folgen. Sie tritt da überhaupt nur vorübergehend auf und weicht einem normalen Verhalten, sowie das Selbstgefühl, das Selbstbewusstsein sich stärker entwickelt und an die Stelle des knabenhaften Abhängigkeitsgefühles das männliche Unabhängigkeitsgefühl tritt. Dass bei normaler Anlage und normaler Entwickelung durch blosse Gewöhnung die Onanie jemals zur Herrschaft in einem Individuum kommen und dadurch für dasselbe verderblich werden sollte, halte ich für durchaus unerwiesen, ja der alltäglichen Erfahrung für vollständig widersprechend. Es liegt mit ihr wie mit dem Alkohol. Wäre sie an und für sich in der Ausdehnung von üblen Folgen, wie allgemein angenommen wird, das menschliche Geschlecht müsste längst zu Grunde gegangen sein.

Und was die sonstigen sexuellen Extravaganzen noch betrifft, so sind dieselben ebenfalls viel mehr Symptom, beziehungsweise Ausfluss einer anomalen, weil hyperästhetischen Natur, als dass sie zu derselben führten. Doch, wie schon gesagt, sie können dieselbe noch steigern und sind somit ein wesentliches Glied in dem Circulus vitiosus, der dadurch entsteht, dass ein sehr reizbares Naturell Veranlassung zu Ausschweifungen giebt, welche jenes wieder unterhalten und noch steigern. Andererseits wird behauptet, dass auch die Enthaltsamkeit vom Geschlechtsgenusse von üblen Folgen sei, indem sie leicht Entwickelung einer neuropathischen oder psychopathischen Diathese nach sich ziehe, und ganz besonders soll es das weibliche Geschlecht sein, bei welchem das zur Erscheinung komme. Die Hysterie soll zum Theil darauf beruhen, die Nymphomanie, ja auch die Erotomanie nur ihren Grund darin haben. Beim Manne soll hypochondrische Verstimmung daraus entspringen und unter dem Einflusse schmerzhafter Affectionen der Hoden- und der Samenstränge, sowie krampfhafter Spannungen der Cremasteren sich jene missmüthigen und herben Stimmungen entwickeln, wie man sie insbesondere bei älteren Junggesellen von etwas philiströsem Wesen so oft zu beobachten Gelegenheit hat. Die Sache liegt aber meiner Meinung nach geradeso wie mit den Excessen im Geschlechtsgenusse. Eine normale Natur wird dadurch nicht weiter geschädigt. Eine grosse Anzahl von Frauenzimmern, und zw die tüchtigsten und besten mit, die nie in ihrem Leben den geschlechtlichen Verkehr genossen haben, kommen gesund und wohlbehalten durch das Leben hindurch. Die darüber mehr oder weniger zu Grunde gehen, sind schon von Hause aus neuropathische Naturen, hyperästhetische, parästhetische Individuen, die unter dem unbefriedigten Geschlechtsreize übermässig leiden und darum durch denselben auch nur eine Steigerung ihrer Hyperästhesie und mit derselben wieder ihres neuro- oder psychopathischen Zustandes erfahren. Der Umstand, dass eine grosse Anzahl dieser Personen gerade um die Menstruationszeit herum, ja vielfach sogar während derselben geschlechtlich auffallend stark erregt sind, was normaler Weise nicht der Fall zu sein pflegt, der spricht nur für das Krankhafte, das Parästhetische der ganzen Individualität und damit auch für unsere Ansicht. Bei den Männern ist die Angelegenheit schwieriger zu beurtheilen. Es giebt auch unter den älteren Junggesellen eine ganz erhebliche Anzahl heiterer und jovialer Leute; aber wer ist im Stande, immer die Quelle ihrer Heiterkeit und rosigen Laune zu entdecken. Soviel indessen habe ich doch erfahren, dass die wegen ihrer Enthaltsamkeit in geschlechtlichen Dingen und der daraus entstandenen Leiden anscheinend erst psychopathisch gewordenen Individuen gemeiniglich schon solche von Hause aus waren, und dass ihre Leiden bereits mehr Symptome einer Neuro- oder Psychopathie, als Ursache derselben darstellten.

Auch die Phthisis pulmonum ist eine nicht ungewöhnliche Ursache, auf welche hin sich unsere Diathese entwickelt, und zwar scheinen die Anfangsstadien derselben darin ungleich wirksamer zu sein, als die späteren, in denen die Kranken viel mehr zu leiden haben, und auch noch so manche andere Umstände mitspielen, von welchen man glauben sollte, dass sie zu ihrer Entstehung und weiteren Ausbildung besonders beitragen müssten. Bisweilen führen auch Herzfehler zu derselben, und namentlich scheinen die Klappenfehler, insofern als sie zu einer Ueberfüllung des venösen Kreislaufes, zu Stauungen und ihren Folgen, nämlich Oedemen, Veranlassung geben, dazu ganz besonders geeignet zu sein. Doch auch die erhöhte Thätigkeit des Herzens allein, gleichviel wovon abhängig, insofern sie in Gemeinschaft mit einem vermehrten Blutdrucke im Gefässsysteme zu einer Verlängerung und atheromatösen Entartung dieses führt, wie wir das in Cap. XII, pag. 231 und 238, auseinanderzusetzen gesucht haben, scheint dasselbe zu bewirken im Stande zu sein, und gar mancher Fall von unserer Diathese, der erst in vorgerückteren Jahren hervortrat und sich bemerkbar machte, scheint nur auf diese Weise zur Entwickelung gelangt zu sein.

Ferner wird auch noch der Beruf, die Lebensstellung als ein wesentlicher Factor zur Entstehung der neuro-, sowie psychopathischen Diathese angegeben. Dass im Berufe manches liegen kann, was eine solche wohl herbeizuführen vermag, haben wir schon angegeben. Denn Feuerarbeit, Hitzeeinwirkung überhaupt, Erkältung und davon abhängige Rheumatismen haben wir als Ursachen derselben schon erwähnt. In gleicher Weise kann auch eine sitzende Lebensweise mit ihren nachtheiligen Folgen auf den Stoffwechsel, die Verdauung, die Hämatopoesis u. dgl. m., ferner eine unsympathische und dazu einförmige und durch ihre Einförmigkeit überreizende Beschäftigung, eine übermässige Inanspruchnahme vornehmlich durch Kopfarbeit, also ganz directen Verbrauch von allzuviel Nerven- beziehungsweise psychischer Substanz, zu einer solchen werden. Doch kommen dabei immer noch eine Reihe von anderen Umständen mit in Betracht, und namentlich wieder, in wie weit trotzdem und alledem nicht doch schon eine gewisse Widerstandslosigkeit und davon abhängige Erschöpfbarkeit besteht, in wie weit also die Diathese nicht auch schon, wenn auch nur in einem ganz geringen Grade, vorhanden ist. Und was nun die Lebensstellung betrifft, so erliegt es ja wohl gar keinem Zweifel, dass dieselbe von ungemeinem Einfluss werden kann, und dass manch Einer schwer darunter zu leiden hat, dass er sich nicht am rechten Platze weiss, sei es, dass er seine Kräfte nicht in genügender Weise verwerthen kann, sei es, was viel häufiger der Fall ist, dass er sie nicht in ausreichendem Maasse besitzt, wozu unter Anderem auch das Geschick, die Elasticität, die Beweglichkeit gehört, sich Zeit und Umständen anzupassen; allein an alle dem ist doch auch wieder nicht die Lebensstellung an sich Schuld, sondern noch ein Etwas, was in dem betreffenden Menschen steckt, ein gewisses Deficit, das eben wieder auf eine besondere Disposition oder Diathese hinweist. Es handelt sich dabei ganz gewöhnlich um Menschen, die Göthe als eine Art problematischer Naturen bezeichnet hat, die sich cum grano salis in keiner Lage des Lebens zurechtzufinden vermögen; weil sie keiner Lage desselben gewachsen sind. Eine gesunde Natur arbeitet sich auch durch die Widerwärtigkeiten hindurch, welche in der jeweiligen Lebensstellung liegen, und ist sie noch so reich begabt und für einen ungleich grösseren Wirkungskreis geschaffen als ihr zu Theil geworden, sie weiss aus der Noth eine Tugend zu machen, sich zu bescheiden und Ersatz zu finden in hundert und tausend anderen Dingen, als ihr officiell geboten sind. Wer blos in Folge der Missverhältnisse, welche ihm aus seiner Lebensstellung erwachsen, moralisch, d. i. überhaupt psychisch zu Grunde geht, ist von Hause aus nichts werth.

Und hier sind wir bei einem Punkte angelangt, der in der heutigen Zeit eine unendliche Anzahl von Gemüthern bewegt und eine nicht unerhebliche Revolution in Dingen anstrebt, die gerade die Besten, die Blüthe unserer Nation angeht; ich meine die Schulfrage und die Ueberbürdung der geistigen Kräfte der Jugend durch die Schule.

Es ist von verschiedenen Seiten behauptet worden, dass die Anforderungen der Schule bei Weitem die Kräfte der Schüler überstiegen und sie, die letzteren, in Folge dessen geistig überreizten und vorzeitig lahm legten. Allein die Beweise sind nicht stichhaltig, die dafür beigebracht worden sind. Denn alle die Personen, welche in Folge der Ueberbürdung durch die Schule psychopathisch geworden sein sollen und mehr oder weniger zu Grunde gegangen sind, waren, sieht man ihren ganzen Lebensgang genauer an, sogenannte Defectmenschen, zum Theil hereditär belastet, und so ist denn wohl mehr diesem Umstande ihr geistiger Zusammenbruch zuzuschreiben, als den Anforderungen, welche die Schule an sie gestellt haben soll. Auch ich habe angeblich an den Folgen der Ueberbürdung durch die Schule etliche junge Leute geistig zu Grunde gehen sehen; aber auch sie waren psychopathische Naturen von Hause aus und zum Theil nachweislich hereditär belastet. Soll nun um solcher insufficienten Individuen Willen, blos damit sie die Vortheile der höheren Bildungsanstalten geniessen können, der ganze Charakter derselben geändert und das Maass der Ansprüche, das sie an den Durchschnitt zu stellen berechtigt sind, herabgesetzt werden, und sollen sie selbst so eine retrograde Bewegung machen? Schon vor 25 und 30 Jahren, auf soweit erinnere ich mich selbst sehr wohl zurück, hiess es, die Gymnasien, und um diese handelt es sich vorzugsweise auch noch heute, stellten zu hohe Anforderungen an ihre Schüler. Ueber der gehäuften geistigen Arbeit müssten diese letzteren körperlich Schaden nehmen, ja zuletzt auch geistig leiden; denn sie könnten nicht Alles, was sie zu lernen hätten, verdauen. Schon damals gaben Aerzte den Rath, Schüler, welche den Anforderungen der Schule nicht genügen konnten und darüber erkrankten, von der Schule wegzunehmen und sie einen anderen Beruf ergreifen zu lassen, als das Studium. Sie riethen, dieselben Landwirthe, Forstleute, Gärtner werden zu lassen. Heute soll nun um derentwillen die Schule selbst geändert und das Maass der Ausbildung, das doch auch von Sachverständigen nach reiflicher Prüfung festgestellt worden ist, vermindert werden. Der wahren Humanität, die das Wohl des Ganzen in das Auge fasst, ist damit nicht gedient. Was in dem grossen Wettkampfe des Lebens nicht mit vorwärts kann, trete ab. Was nicht abtreten mag, falle. Die Schule und ihre Anforderungen hat Manchen schon zu Falle gebracht; sie wird auch noch den Fall so Manches mit sich bringen. Aber es sind nur die Schwachen, die für den höheren, schwereren Kampf des Lebens Unzulänglichen, die nichtsdestoweniger fürwitzig genug ihn aufgenommen, welche dieses Schicksal ereilt. Die Schule an sich ist nicht Schuld daran, und darum soll man ihr auch den Untergang jener nicht Schuld geben.

An die zuletzt erwähnten Ursachen schliessen sich endlich noch naturgemäss die psychischen Ursachen, die Conflicte und Affecte an, welche mancherseits, wie z. B. auch von *Griesinger* noch, als die bei Weitem häufigsten und ergiebigsten Quellen des Irrseins, sowohl was die Vorbereitung, also die Bildung der psychopathischen Diathese, wie auch namentlich und hauptsächlich die unmittelbare Erregung der Krankheit betrifft, angesehen werden. Und es ist richtig, dass man ihnen einen gewaltigen Einfluss in der angegebenen Richtung zuschreiben darf. Sind sie doch nur der Ausdruck der selbst gewaltigen Vorgänge im psychischen Organe, durch welche dieses in des Wortes allergewöhnlichsten Bedeutung auf das Heftigste bewegt und mitgenommen wird, durch welche es am allertiefsten in seinem Bestande und in seiner Ernährung geschädigt wird. Allein, insofern als diese Bewegungen doch immer wieder ihren Anstoss von aussen her erhalten müssen, sind sie und noch weniger die aus ihnen entspringenden psychischen Processe es auch, welche die besagten Folgen nach sich ziehen, als vielmehr die Dinge, beziehungsweise die Vorgänge, welche zu ihnen den Anstoss gaben. Und da kommen wir wieder auf Beruf, Lebensstellung, Lebensschicksale und die Fähigkeit die Widerwärtigkeiten und die Unbilden, welche dieselben mit sich bringen, zu ertragen. Die sogenannten psychischen Ursachen sind gewiss von grossem Belang für die Entstehung und Ausbildung der psychopathischen Diathese; aber es sind wenigstens in der Anlage schon psychopathische Naturen, bei denen sie es sind. Und danach sind denn auch die so häufig als specielle Ursachen vorhandener Psychopathien angeschuldigten Momente, unglückliche Liebe, beleidigter Stolz, gekränkter Ehrgeiz, verletzte Eitelkeit, Geschäftssorgen, Familiensorgen, Nahrungssorgen, übermässiger Kummer und Gram zu beurtheilen. Alle diese Momente sind bis zu einem gewissen Grade vielmehr schon Symptome einer mehr oder weniger weit gediehenen Psychopathie, als eigentliche Ursachen derselben, wenngleich sie auch die Psychopathie noch wieder zu steigern im Stande sind und zum Ausbruch einer eigentlichen Psychose vorzubereiten.

Wenn die psychopathische Diathese eine gewisse Höhe erreicht hat, so ist jedweder genügend starke Reiz im Stande, dieselbe in eine wirkliche Psychose überzuführen oder, wie man sich gewöhnlich ausdrückt, den Ausbruch einer solchen zu veranlassen. Mit anderen Worten, ist das psychische Organ auf diese oder jene Weise, durch Krankheit oder durch Abnutzung in seiner Ernährung bis zu einem gewissen Grade geschädigt worden, so vermag jedweder Reiz von einer gewissen Stärke in demselben auch die Reaction des tief ermüdeten oder absterbenden Nerven und damit das Bild einer Psychose hervorrufen. Dieser Reiz repräsentirt in Folge dessen die auslösende Kraft gegenüber der Summe von Spannkräften, zu deren Anhäufung es während der Entwickelung der psychopathischen Diathese gekommen ist, und es liegt darum auf der Hand, dass je nach der Stärke dieser er selbst verschieden stark sein kann, um caeteris paribus denselben Effect zu haben. Er muss um so grösser sein, je geringer die psychopathische Diathese ist; er braucht nur ein minimaler zu sein, wenn diese bereits sehr hochgradig geworden. Er folgt eben dem Gesetze, nach welchem die auslösende Kraft im umgekehrten proportionalen Verhältnisse zu der Summe der Spannkräfte steht, welche durch sie in lebendige Kraft umgewandelt werden sollen, ist also dieser reciprok.

Dieser fragliche Reiz, die auslösende Kraft, kann nun entweder ein den Reizen ganz gleicher sein, durch welche auch die psychopathische Diathese zu Stande kam, beziehungsweise weiter entwickelt wurde. Durch die Summirung gleichartiger Reize, von denen der letzte als auslösende Kraft wirkt, wird dann die Psychose in's Leben gerufen. Es sind das die Fälle, in denen scheinbar nur ein und dieselbe Ursache, das eine Mal früher, das andere Mal später, bisweilen erst in hundert und tausend Absätzen zur Wirkung kam, und in denen die Psychose darum auch nur als die endliche Folge dieser einen Ursache erscheint. Oder der besagte Reiz wird durch ein ganz heterogenes Agens repräsentirt, oft von ganz untergeordneter Bedeutung, und es sieht dann aus, als ob die Psychose lediglich durch diesen, und zwar ganz unvermittelt, mehr oder weniger plötzlich in das Dasein getreten wäre. In Wahrheit aber hat dieser letzte Reiz nur den Ausschlag gegeben, wie das Volk sagt, dem lecken Fasse den Boden ausgestossen, und somit blos vollendet, was durch andere Reize längst vorbereitet worden war.

Ueberhaupt muss man sich mit dem Gedanken vertraut machen, dass nie wohl eine Ursache allein es ist, welche zu psychischen Störungen führt, sondern dass immer eine grössere

Anzahl solcher zusammen wirken. Eine von diesen Ursachen ist ja die zu einer jeden psychischen Störung nothwendige Disposition. Unter den anderen Ursachen können nun freilich manche durch ihre Stärke, ihre Dauer, ihre sonstigen, dem Körper feindlichen Eigenschaften von ganz besonderem Einflusse sein und vorzugsweise zur Entwickelung, beziehungsweise zum Ausbruche der jeweiligen Psychose beitragen. Wir bekommen es dann eben mit den Psychosen zu thun, deren Entstehung wir zuerst in das Auge gefasst haben. Allein oft genug ist auch bei allem noch so eifrigen Nachspüren kein entsprechend wirksames Moment aufzufinden; sondern die Psychose entspringt aus einer ganzen Menge an sich vielleicht sogar recht unbedeutender Reize oder Schädlichkeiten, und eine davon, die letzte, ist blos ausschlaggebend gewesen.

Die erstgenannte Entstehungsweise der Psychosen weist auf eine verhältnissmässig nur geringfügige Disposition zu psychischen Störungen überhaupt hin. Die ihnen zu Grunde liegende psychopathische Diathese ist eine im Ganzen unbedeutende. Die bezüglichen Individuen sind relativ gesunde, normale. Die zu zweit erwähnte Entstehungsweise der Psychosen dagegen zeugt ganz entschieden für eine schon stärker entwickelte psychopathische Diathese, und die betreffenden Individuen sind bereits mehr oder minder krank, beziehungsweise krankhaft. Denn, wie sich aus unserer ganzen Darstellung ergeben haben wird, ist die psychopathische Diathese eigentlich nichts Anderes als schon der Anfang einer psychischen Störung; aber es ist der Anfang einer solchen, der noch ganz und gar in der Breite der Gesundheit, also auch des Normalen liegt und nur, je nachdem er sich der Linie oder Zone nähert, in welcher Gesundheit und Krankheit in einander übergehen, mehr und mehr den Charakter des Krankhaften oder auch des wirklich Kranken annimmt. Die psychopathische Disposition, welche dieses strittige Gebiet bereits berührt oder gar schon beschritten hat, repräsentirt darum zwar noch nicht etwas geradezu Krankes, aber doch schon etwas entschieden Krankhaftes, das, je nachdem, auch einmal als etwas mehr oder minder Krankes zur Erscheinung kommen kann, indessen ohne dass es gerade immer als solches bezeichnet werden müsste. Es mag das etwas gesucht und selbst spitzfindig klingen. Man vergesse aber nicht, dass in der Natur nirgend scharfe Grenzen gezogen sind, sondern überall die sanftesten Uebergänge herrschen; dass auch zwischen Gesundheit und Krankheit keine festen Marken bestehen, dass darum auch es höchst schwierig ist, solche aufzustellen, und dass nichtsdestoweniger es sowohl aus praktischen Gründen, als auch blos um sich Klarheit zu verschaffen geboten ist, oft Trennungen vorzunehmen, wo der Natur der Sache nach eigentlich keine solche vertragen werden. Man denke nur an unsere ganze Naturbetrachtung und wissenschaftliche Behandlung der Natur und wird der zahlreichsten Beispiele nicht entbehren.

Doch sei dem wie ihm wolle! Sicher ist, dass eine Psychose, die erst in Folge lang anhaltender und heftig wirkender oder auch den Organismus gleich tief ergreifender Schädlichkeiten entstand, aus einer verhältnissmässig schwachen psychopathischen Diathese hervorging; dass eine Psychose dagegen, welche in Folge ganz geringfügiger oder nur kurze Zeit dauernder Schädlichkeiten ausbrach, ihren eigentlichen und letzten Grund in einer mehr oder minder hochgradigen psychopathischen Diathese hat.

Die den Ausbruch einer Psychose verursachenden Reize, gleichviel wodurch die bezügliche psychopathische Diathese entstanden ist, sind nun entweder dieselben, unter deren längerem und stärkerem Einflusse die psychopathische Diathese erworben werden kann, und weshalb, ergiebt sich aus dem eben Erörterten; oder irgend ein zufälliges Ereigniss, das sonst auch nicht das Geringste mit psychischen Störungen zu thun hat, führt denselben herbei.

Unter den ersteren stehen wieder obenan alle das Gehirn und seine Häute mehr oder minder direct betreffenden Affectionen, die entzündlichen Processe derselben, die Entwickelung von Neubildungen in ihnen, unter denen die Angiome, die Gliome, Gliosarkome, Fibrome eine Hauptrolle spielen, die Einwanderung von Entozoen, zumal Cysticercus Taeniae solii, die Insolation, die Ueberhitzung, Hyperthermosie, durch Anstrengung bei hohen Temperaturen, Märschen, Feldarbeit, Feuerarbeit, ferner der Typhus, der geradezu unter dem Bilde einer Psychose verlaufen kann, die Pocken, der Scharlach, die Masern, der Rheumatismus acutus, die Cholera und besonders wieder das Reactionsstadium derselben, welches das Typhoid in seinen verschiedenen Graden von Schwere darstellt. Man hat vielfach angenommen, dass es die Hyperämien des Gehirnes wären, welche dabei von Ausschlag gebendem Belange würden; allein man hat diesen Hyperämien beinahe ebenso vielfach Unrecht gethan. Von den activen Hyperämien, die doch alltäglich, mitunter mehrfach bei ein und demselben Individuum zur Entwickelung kommen, lehrt die Erfahrung, dass sie nur unbedeutende Wirkungen auf Puls und Temperatur ausüben, in Betreff der Psyche aber, sowie überhaupt aller höheren Leistungen, fast spurlos vorübergehen. Wenn sie Erscheinungen machen, so sind dieselben nicht auf sie, die Hyperämien an sich, zu beziehen, sondern auf Nebenumstände, die aber für die fraglichen Erscheinungen von grossem Gewicht sind: bei der durch Alkoholgenuss hervorgerufenen Hyperämie der Alkohol nebst den verschiedenen aromatischen Stoffen, die ihn begleiten; je nach der Form, in der er genossen wird; bei der durch Kaffee erzeugten Hyperämie das Cafferol, das Coffein; bei der durch Thee veranlassten die ätherischen Oele des Thees und das Thein; bei der nach Tabakrauchen auftretenden die empyreumatischen Körper des Tabaks, die Picolin- und Piridinbasen, sowie das Nicotin. Die Hyperämien, welche nach dem Genusse warmen Wassers, warmer Suppen, warmer Limonade, gekochter Milch entstehen, und die so bedeutend sein können, dass der Kopf puterroth erscheint und die gespannten Arterien lebhaft schlagen, die machen in psychischer Beziehung keine Symptome. Und was nun die passiven Hyperämien anlangt, so lehrt ebenfalls die Erfahrung, dass, wenn sie auch wirksamer als die activen sind, indem durch sie die Zufuhr von Ernährungsmaterial behindert und damit eine mehr oder minder grosse Ernährungsstörung atrophischer Art angebahnt wird, dass sie an und für sich in psychischer Beziehung auch nur von untergeordneter Bedeutung sind. Was ihnen für gewöhnlich Schuld gegeben wird, ist vielmehr auf ihre Folgezustände zu schieben, das Oedem und die davon abhängigen interstitiellen Anämien, zu welchen übrigens ja auch einmal die activen Hyperämien, wenn vielleicht auch nur indirect, Veranlassung geben können. Der wesentlichste Factor unter allen hämostatischen oder hämodynamischen Verhältnissen ist immer die Anämie und, wo einmal unter anscheinend rein hyperämischen Zuständen es zu auffallend fremdartigen cerebralen, speciell psychischen Erscheinungen kommt, kann man mit ziemlicher Sicherheit annehmen, dass sich bereits interstitielle Anämien ausgebildet haben. Zu einer Annahme solcher unter dem Einflusse der oben erwähnten Krankheiten und Schädlichkeiten, bei denen nach einer weit verbreiteten Ansicht Hyperämien die psychischen Störungen bedingen sollen, liegt indessen für gewöhnlich gar kein Grund vor. Diese letzteren sind in ihrem Auftreten, sowie dem ganzen späteren Verhalten keineswegs so sehr von hämostatischen und hämodynamischen Verhältnissen abhängig, als vielmehr von der directen Ernährungsstörung, welche das psychische Organ durch den Entzündungsreiz erfahren hat, zu dem ausser sonstigen Zufälligkeiten sowohl die Insolation, als auch die blosse Ueberhitzung oder auch der typhöse Process, die Pocken, der Scharlach, die Masern, die Cholera und besonders ihr Typhoid durch die ihnen eigene Blutentmischung oder auch Blutvergiftung und das sie begleitende hohe Fieber Veranlassung geben. *Westphal*, *Mendel* u. A. haben solche Ernährungsstörungen nach Pocken, *Hoffmann*, *Popoff*, *Herzog Carl in Bayern* nach Typhus, ich selbst nach Erysipelas nachgewiesen und für den Hitzschlag wahrscheinlich gemacht. *L. Meyer* hat bereits im Jahre 1859 sclerotische Processe in dem Hirne eines Mannes beschrieben, der unter dem Einflusse des mexikanischen Klimas erkrankt war und an congestiven Zuständen nach dem Kopfe gelitten hatte. Neuerdings sind mehrfach Mittheilungen über die Entwickelung solcher sclerotischen Processe im Gehirne von Leuten gemacht worden, welche unter der tropischen Sonne von Sonnenstich oder Hitzschlag befallen worden waren. Kurzum, dass von blossen Hirnhyperämien oder Hirnanämien die fraglichen Zustände abhingen, ist im höchsten Grade unwahrscheinlich. Wir wiederholen, die Hirnhyperämien an sich machen keine derartigen Erscheinungen, und die Hirnanämien kommen nur ganz intercurrent vor. Was so schlechthin als Hirnanämie bezeichnet wird, ist nur Theilerscheinung einer ganz allgemeinen Hydrämie, allenfalls einer Olichämie, ganz überaus häufig aber einer Chlorämie, als Excess der chlorotischen Constitution, die mehr oder minder allen zu psychischen Störungen Disponirten wegen ihrer hypoplastischen Natur eigen ist, selbst wenn sie rothe Backen, ein üppiges Fettpolster und ein massives Knochengerüst haben.

Nächst den erwähnten Schädlichkeiten sind sodann Kopfverletzungen, insbesondere mit Hirnerschütterungen verbundene, zu nennen. Dieselben brauchen, wenn die Disposition sehr hochgradig ist, nur ganz unbedeutend zu sein: ein Faustschlag an die Stirn, gegen das Auge, und der Effect ist da, als ob eine grössere Gewalt eingewirkt hätte. Ferner sind Nervenverletzungen, beziehungsweise anhaltende Irritationen derselben, wie sie namentlich durch Erkrankung peripherischer Organe bewerkstelligt werden, anzuführen. Von *Joerdens* ist ein Fall mitgetheilt worden, wo in die Fusssohle eingetretene Glassplitter so eine Tobsucht zum Ausbruch brachten und unterhielten, bis sie entfernt worden waren. Von *Griesinger* ist eines Falles Erwähnung gethan, in welchem so eine tiefe Melancholie lediglich in Folge der Verletzung eines Auges durch einen hineingepflogenen Holzsplitter entstanden war. Von *Koeppe*, von *Wendt*, von mir sind Fälle veröffentlicht worden, in denen Verletzungen der Nn. trigemini, occipitalis, auriculo-temporalis etc. zu chronischem Irrsein führten und zum Theil nach Beseitigung der Narben, der noch bestehenden Entzündungen geheilt wurden. *Esquirol* hat zwei Fälle erzählt, in welchen eine heftige Tobsucht nach starken Geruchseindrücken entstand. *Obersteiner* hat von einer sehr empfindlichen Dame, die zur Beseitigung ihrer Leiden ein Gebirgsbad aufgesucht hatte, berichtet, dass sie in diesem blos durch das fortwährende Tosen eines nahen Wasserfalles nach zwei Tagen in Tobsucht verfiel, und *Schüle* hat von einem zwar etwas schwachsinnigen, aber bis dahin sonst gesunden Manne, der in Folge eines Tubenkatarrhes an Ohrgeräuschen litt, erwähnt, dass er auf Grund dieser melancholisch wurde, aber von seiner Melancholie genas, als es gelang, den Tubenkatarrh und mit ihm die Geräusche zu beseitigen. Mehrfach, von *Morel*, *Esquirol*, *Girardin*, *Ferrus*,

Maudsley, *Schüle* sind Helminthen, Ascariden und Tänien als Ursache des Irrseins beobachtet worden, und wie skeptisch sich auch *Griesinger* seiner Zeit der Helminthiasis gegenüber als ursächliches Moment für Psychosen verhielt, so ist heute daran als solchem doch nicht mehr zu zweifeln. Von der Wiener Irrenanstalt aus wurde im Jahre 1860 über eine Psychose berichtet, die in Folge einer Sehnenscheidenentzündung in der Hohlhand entstanden war. Ich selbst habe Psychosen auf Grund eines Panaritium periostale, einer Periostitis tibialis, einer Phlegmone pedis, einer Phlegmone coxae post partum, selbst einer Parulis entstehen sehen. Mehrfach sah ich sie aus vernachlässigten Mastitiden von Wöchnerinnen hervorgehen, einmal aus einer subacuten Metritis post partum. *Loebker* sah sie entstehen in Folge von Ischurie bei einer Schwangeren und sich mässigen, wenn die Blase mittelst des Katheters entleert wurde, was auch ihre schliessliche Heilung herbeiführte. Schon im Jahre 1859 theilte *Flemming* mit, Psychosen in Verbindung mit Prolapsus uteri gesehen und durch Anwendung von Pessarien geheilt zu haben. Seitdem sind die Beobachtungen, dass durch Uterinerkrankungen psychische Störungen zum Ausbruch gebracht werden können, so zahlreich geworden, dass nur noch über die Arten der Erkrankungen, welche am häufigsten zu solchen Störungen führen, die Ansichten auseinandergehen. Ziemlich allgemein werden indessen die Metritiden, die Para- und Endometritiden als diejenigen angegeben, welche in dieser Beziehung am wirksamsten sind. Danach sind es wohl die Lage- und Formveränderungen des Uterus. Merkwürdigerweise am wenigsten wirksam scheinen nach allen Erfahrungen die heteroplastischen Neubildungen, die Carcinome schlechthin, zu sein. Nach *Hergt* sollen auch die Polypen keinen sonderlichen Einfluss auf die Entwickelung von Psychosen haben; doch habe ich selbst viermal Polypen des Cervicalcanales mit psychischen Störungen vergesellschaftet gefunden und die psychischen Störungen schwinden sehen, nachdem die Polypen entfernt worden waren.

Es ist eine längst bekannte Thatsache, dass psychische Störungen sich ungemein häufig an Erkrankungen des Darmkanales anschliessen, und dass sowohl Magen- als auch Darmaffectionen ihnen so überaus oft zu Grunde liegen, dass viele Aerzte jede Psychose durch Behandlung der präsumirten Magen- und Darmkatarrhe heilen zu können vermeinen. Allein die Magen- und Darmkatarrhe sind nur sehr selten nachweisbar, und es handelt sich in den einschlägigen Fällen viel öfter um eine einfache Reizung der sehr sensibelen Darmwand durch den Darminhalt, eine davon abhängige Hemmung der Peristaltik mit Koprostase, als um Katarrhe mit allen den Folgen auf die Blutvertheilung, wie so häufig angenommen wird. Wo chronische Darmkatarrhe bei psychisch Gestörten sich finden, haben sie sich meist erst in Folge dieser Verhältnisse und namentlich der Koprostase entwickelt, wie wir das in Cap. XII, p. 214 u. 231 darzuthun gesucht haben, und nicht ist umgekehrt diese erst eine Wirkung jener. Die fraglichen Psychosen entstehen darum auch nicht erst in Folge des Katarrhes und der anomalen Blutvertheilung auf Grund der Koprostase, sondern ganz direct durch Reizung der sensibelen Nerven der Darmwand, ordnen sich also ganz und gar den zuletzt erwähnten Psychosen ihrer Entstehung nach unter. Sehr lehrreich ist in dieser Beziehung der so gut als vergessene Fall *Larrey's*, in welchem bei einem Soldaten mit einer Darmfistel ganz beliebig Depressions- und Exaltationszustände hervorgerufen werden konnten, je nachdem die Darmwand mittelst einer Sonde kürzere oder längere Zeit gereizt wurde. Sehr lehrreich ist ferner darin auch ein Fall, den ich zu beobachten in der Lage war, und in dem bei einem sehr regelmässig lebenden Manne, welcher durch viele Monate an Diarrhoen gelitten hatte, noch lange nachdem dieselben verschwunden waren, jedesmal vier bis fünf Stunden nach dem Mittagessen, wenn er bei demselben schwerere Speisen, insbesondere Erbsen und Sauerkohl genossen hatte, tiefe melancholische Verstimmungen mit Neigung zum Selbstmorde auftauchten, aber ebenso regelmässig nach ein bis anderthalb Stunden wieder verschwanden. Die Anfälle schienen darum in Zusammenhang mit dem Durchtritt des Speisebreies durch einen besonders reizbaren Abschnitt des Darmrohres zu stehen, in dem übrigens zur Zeit der Diarrhöen auch eine schmerzhafte Stelle vorhanden gewesen war. Wenn nun die einfachen Berührungen einer reizbaren Darmwand durch einen Sondenknopf oder einen etwas reizenden Speisebrei schon solche Zustände hervorrufen können, so liegt auf der Hand, dass sich zersetzende Kothanhäufungen im Colon, die so arg werden können, dass sie zu einer Hypertrophie desselben und der Bildung der sogenannten *Esquirol*'schen Schlinge, zu Katarrhen und selbst Verschwärungen führen, dass diese etwas ganz Entsprechendes, nur von viel grösserer Dauer und grösserer Intensität, werden nach sich ziehen können. Ganz unbegreiflich ist darum, wie *Griesinger* seiner Zeit die Kopropsychiatrie so spöttisch wegwerfend hat beurtheilen können. Mag auch immerhin vor ihm der Koprostase ein Gewicht beigelegt worden sein, das als übertrieben angesehen werden musste; ihr gewaltiger Einfluss ist dessen ungeachtet da und kann nicht wegdisputirt werden. Freilich aber macht sich dieser Einfluss anders, als früher man glaubte, und auch *Griesinger* es wohl noch im Sinne hatte.

Man hat solche Psychosen, welche durch eine nachweisbare periphere Irritation sensibeler Nerven entstanden waren, Reflexpsychosen genannt, und zwar mit vollem Recht, insofern in der That bei ihnen das letzte, krankmachende

Princip nicht im psychischen Organe im engsten Sinne des Wortes liegt, als vielmehr ganz ausserhalb desselben und nur durch die centripetal leitenden Nerven auf dieses übertragen wird. Folgerichtig wird man aber auch alle die Psychosen, welche überhaupt durch periphere Processe zum Ausbruch gebracht werden, selbst wenn dem subjectiven Gefühle nach kein Zusammenhang zwischen diesen und ihnen zu bestehen scheint, aber ihr ganzer Verlauf und vor Allem ihr Verschwinden mit dem Verschwinden der bezüglichen peripheren Processe sich von diesen doch abhängig erweist, als solche Reflexpsychosen und damit als durch die Reizung peripherischer sensibeler Nerven zu Stande gekommen aufzufassen haben.

Zu solchen Psychosen gehören unter anderen die, welche sich im Zusamenhange mit croupösen Pneumonien oder Pleuritiden ausbilden; eine Anzahl derer, welche im Verlaufe der Gravidität auftreten, welche durch einen Abortus oder das Puerperium eingeleitet werden. Zu ihnen gehören offenbar auch die mit Cystitiden zusammenhängenden, von denen *Schroeder v. d. Kolk* z. B. bereits zwei Fälle erzählt hat; ferner die mit Hernien in Verbindung stehenden, von denen ich einen ganz ausgezeichneten Fall, in welchem eine Hernia interstitialis, die lange Zeit einen eigenartigen Tumor vorgetäuscht hatte, die bezügliche Psychose unterhielt, kennen gelernt habe. Nach gelungener Reposition verschwand die Psychose; sie kehrte noch einmal wieder, als die Hernie wieder zurücktrat, blieb aber dauernd fort, als es gelang, auch diese dauernd zurückzuhalten. Zu solchen Psychosen würden sodann auch die durch etwaige circumscripte Lebererkrankungen, z. B. Abscesse, bedingten gehören, auf welche *Hammond* erst kürzlich wieder die Aufmerksamkeit zu lenken gesucht hat; wenn sie wirklich in der Art vorkämen, wie er sie zu schildern beflissen gewesen ist. Es dürften zu ihnen aber auch jene meist schweren Psychosen noch zu zählen sein, welche man bisweilen nach Strangulationsversuchen zu sehen bekommt; indem dieselben wohl viel mehr auf den Druck, welchen der das Bewusstsein so stark beeinflussende und selbst so leicht zu lähmende N. vagus auszuhalten hatte, zu beziehen sind, als auf die anomalen Blutvertheilungen, die nach rechtzeitiger Aufhebung der Strangulation sich doch so rasch und leicht ausgleichen. Am richtigsten sind hier vielleicht auch die Psychosen untergebracht, welche nach stärkeren geschlechtlichen Erregungen eintreten, ja unmittelbar an den ganz legalen Coitus sich anschliessen. Bei Frauen spielt der erste Coitus meist diese Rolle, also wesentlich die Defloration, und höchst merkwürdiger Weise entwickelt sich dabei vielfach ein unbezwinglicher Widerwille gegen den bis dahin wirklich geliebten und selbst heiss ersehnten Mann. Doch sind auch Fälle bekannt, in denen in bereits längerer Ehe der Coitus diese Folgen hatte, wenn nämlich derselbe auf Grund von Krankheit, Trennung, lange Zeit nicht ausgeübt und somit gewissermaassen wieder ein relativ erster geworden war. Ob Vaginismus dabei eine Rolle spielt? Dass derselbe grosse Neigung zu Recidiven hat, nach längerer Enthaltsamkeit wieder stärker hervortritt, selbst durch Geburten nicht ganz beseitigt wird, wie ich einstmals glaubte, übrigens in seiner Intensität von zeitweiligen Einflüssen sehr abhängig ist, davon habe ich mich mehrfach überzeugt. Beziehentlich der gleichen Folgen bei Männern hat neuerdings *Schüle* einen sehr überzeugenden Fall mitgetheilt, in dem ein durch längere Verdauungsstörungen mitgenommener Mann nach dem Vollzuge eines einmaligen Beischlafes melancholisch wurde.

Was Nervenverletzungen und Nervenreizungen durch Organerkrankungen bewerkstelligen können, das vermögen natürlich auch Erkrankungen in ihnen selbst, und so sehen wir denn sowohl Neuritiden, als blosse Neuralgien, wie auch Parästhesien und selbst Hyp- und Anästhesien geeigneten Falles zu psychischen Störungen die Veranlassung werden.

Die Neuritiden können dabei ganz gleich den Erregungszuständen der Nerven durch ausser ihnen gelegene Erregungsursachen wirken, und die aus ihnen entspringenden Psychosen sind dann blosse Reflexpsychosen. Sie können aber auch dadurch die psychischen Störungen hervorrufen, dass sich der sie bedingende Process auf das Gehirn und speciell das psychische Organ im engeren Sinne fortpflanzt und in ihm ausbreitet. Die psychischen Störungen, welche sich an eine Neuritis optica ascendens, an eine Tabes dorsualis ascendens anschliessen, geben für diese Möglichkeit den Beweis. Nicht unwahrscheinlicher Weise sind darum auch manche der rasch in eine Art paralytischen Blödsinns übergehenden Psychosen, welche nach mehr oberflächlichen Kopfverletzungen eintreten. nach *Voisin's* sowie auch nach meinen Beobachtungen ebenfalls auf solche durch Neuritis ascendens entstandene cerebrale Processe zurückzuführen.

Die Neuralgien wirken, sind sie peripherische oder Leitungsneuralgien, wie alle peripherischen Reize. Die aus ihnen hervorgehenden Psychosen sind also auch blosse Reflexpsychosen. Sind sie dagegen centrale Neuralgien, so liegt die Sache sehr verwickelt, und es wird schwerlich im jeweiligen Falle gelingen, ihre Wirkungsweise aufzuhellen. Jedenfalls steigern sie die Erregbarkeit des schon ohnehin sehr erregten psychischen Organes und wirken so als secundäres Glied in dem Circulus vitiosus, der sich sehr bald da ausbildet, wo sie herrschen.

Ganz ähnlich liegt es mit den Hyperästhesien, den Parästhesien und vice versa auch den Hyp- und Anästhesien. Doch sei noch besonders hervorgehoben, dass dieselben viel öfter peripherischen Ursprunges sind, als man namentlich den Psychosen gegenüber annimmt, und dass diese letzteren somit auch viel öfter aus ihnen hervorgehen und auf Grund derselben Reflexpsychosen sind, als dass sie jene einfach begleiten, oder auch blosse Theilerscheinungen von ihnen ausmachen. Die vielfachen peripherischen Hyperästhesien, Parästhesien, Hyp- und Anästhesien in der Hysterie, in der Hypochondrie, in schweren acuten Krankheiten, namentlich im Typhus, geben dafür den genügendsten Anhalt. Ich habe nach einem Typhus einen ausgesprochenen Stupor sich entwickeln sehen, der, wie die Sachen lagen, in nichts Anderem seinen Grund hatte, als in einer ganz allgemeinen cutanen Anästhesie. Wenn manche Leute gemeint haben, dass auf diesen einen Fall hin ich jeden Stupor von einer cutanen Anästhesie abhängig zu machen geneigt wäre, so kann ich für eine solche Auffassung nichts; aber es ändert das auch nichts an der Thatsache, dass eben Stupor aus cutaner Anästhesie gerade so gut entstehen kann, wie Furor aus cutaner Hyperästhesie oder Parästhesie, also z. B. auf Grund von Pruritus, zu dem vielleicht auch einmal die Krätze Veranlassung zu geben vermag, von welcher ältere Aerzte ja behauptet haben, dass sie gelegentlich als Ursache von Psychosen wirklich figurirt habe.

Sonst geben den häufigsten Anlass dazu die visceralen, die muskulären und sensoriellen Parästhesien, die man gemeinhin als Halucinationen bezeichnet. Zum besonderen Verständnisse desselben sei angeführt, dass der centripetal leitende Abschnitt des Nervensystemes nicht wie der centrifugal leitende nach dem *Ritter-Valli*'schen Gesetze von dem Centrum her abzusterben scheint, sondern vielmehr umgekehrt von der Peripherie aus. Es lässt sich das zwar noch nicht gut durch Experimente zum Nachweise bringen; allein so manche Erfahrung spricht doch nur dafür. Insbesondere thun das eben die peripherischen Aesthesisstörungen selbst, und zwar 1. sowohl die peripherischen Hyperästhesien mit meist parästhetischem Charakter bei relativ normalem psychischen Verhalten, als auch 2. die peripherischen Hyp- und Anästhesien bei ebenfalls noch relativ normalem psychischen Verhalten oder auch bereits psychischer Hyperästhesie. Die Hyperästhesie bildet ja nicht den absoluten Gegensatz zur Anästhesie, das thut nur die Akro- oder Oxyästhesie; sondern sie steht lediglich in einem ganz relativen Gegensatze zu derselben, indem sie blos das Anfangsglied in der Kette von Veränderungen der normalen Aesthesis ist, von welcher die Anästhesie das letzte bildet. Die peripherische Hyperästhesie, beziehungsweise Parästhesie, stellt danach nur den Anfang der Irritation der sensibelen Sphäre dar, die peripherische Hypästhesie, beziehungsweise wieder Parästhesie, ein weiter vorgeschrittenes und bei gleichzeitig ausgesprochener psychischer Hyperästhesie ein noch weiter gediehenes Stadium derselben. Es ergiebt sich daraus, dass die peripherische Anästhesie in Verbindung mit psychischer Hyperästhesie nur ein noch weiter vorgerücktes Stadium in der besagten Involution sein kann, und dass den Schluss derselben peripherische Anästhesie mit psychischer Hypästhesie oder ebenfalls Anästhesie bilden muss, Verhältnisse, welche in der Hysterie, in der Hypochondrie, wenn auch nicht alltäglich, so doch immer noch ziemlich häufig zu beobachten sind. Auch das viel citirte Wort Goethe's „Mehr Licht“ legt dafür Zeugniss ab; indem es beweist, dass die Retina bereits ihren Dienst eingestellt hatte, als das psychische Organ noch den Ausfall der Lichtreize empfand. Kurzum, experimentell nachzuweisen ist vor der Hand noch nicht, aber alle Erfahrungen sprechen dafür, dass das *Ritter-Valli*'sche Gesetz, die einzelnen Nerven sterben vom Centrum aus nach der Peripherie hin ab, nur für die centrifugal leitenden Nerven Giltigkeit hat; da die centripetal leitenden gerade in umgekehrter Richtung ihre Thätigkeit einstellen. Würde dagegen das *Ritter-Valli*'sche Gesetz der Art modificirt, dass es hiesse, alle Nerven sterben von ihrem Ursprunge aus ab, so würde es danach auch noch wieder allgemeine Geltung bekommen; denn die centripetalen Nerven nehmen ja, wie man sich aus den einleitenden Capiteln erinnern wird, ihren wirklichen Ursprung nicht in den Centralorganen, sondern an der Peripherie, in den Abkömmlingen des Ektoderms und Entoderms, von denen aus sie sich ja ihrer Zeit und unter anderen auch erst zur Bildung der Centralorgane entwickelten. Zu bemerken ist noch, dass die Halucinationen hiernach vorzugsweise den Ausdruck einer beginnenden Involution des Nervensystemes darstellen, wofür auch sonst noch eine Anzahl von Thatsachen sprechen.

Als weitere Schädlichkeiten, welche den Ausbruch von Psychosen zur Folge haben können, haben sich Mangel, Noth, Entbehrungen wichtiger Lebensbedürfnisse herausgestellt. Ich habe Leute kennen gelernt, welche, so lange es ihnen gut ging, sie satt zu essen und zu trinken, ein gutes Obdach hatten und sich nicht übermässig anzustrengen brauchten, relativ gesund, in den Augen der Welt sogar ganz gesund waren, die aber, sowie sie nur einigen Mangel zu erleiden hatten und sich stärker anstrengen mussten, in ganz kurzer Zeit psychisch erkrankten. Ein derartiges Individuum ist an zwölf Mal in der Greifswalder Irren-Anstalt gewesen und immer wieder nach kürzerer oder auch längerer Zeit hergestellt worden, bis es endlich doch dauerndem Blödsinn verfiel. Ein zweites derartiges Individuum, das zwei Mal in der Greifswalder Anstalt war, ist nachweisbar wenigstens sechs Mal von längeren Tobsuchten heimgesucht worden. Alle solche Individuen kommen sehr abgemagert in die Behandlung. Sie bessern sich psychisch in dem Maasse, als ihr Körpergewicht zunimmt. Da sie in ihren eigentlichen oder schwereren Krankeitszuständen vielfach allerhand Ungehörigkeiten, selbst Verbrechen begehen, wovon in ihren gesunden oder wenigstens besseren Tagen nichts vorkommt, so kann man sagen, dass bei ihnen die Moral von dem Körpergewichte abhängig sei. In ein paar Fällen, die ich genauer verfolgt habe, nahm sie denn auch wiederholt mit der Körperfülle zu und ab. Sollte das nicht cum grano salis überhaupt der Fall sein? Was wir sonst schon darüber erfahren haben, steht dazu in vollem Einklange.

Auch Gifte haben sich als Ursachen von psychischen Störungen erwiesen und, wie es scheint, kann jedes Gift, weil durch ein jedes solches das Nervensystem je nach der Individualität das eine Mal mehr, das andere Mal weniger ergriffen wird, den fraglichen Ausbruch herbeiführen. Dennoch sind es erfahrungsgemäss nur einige wenige Gifte, die wirklich häufiger dazu Veranlassung werden.

Von den mineralischen Giften hat sich in dieser Beziehung als besonders wirksam das Blei herausgestellt. Ich selbst habe einen Fall kennen gelernt, in welchem ein Maler, der in heissen Sommertagen einen Gasometer mit Mennige anzustreichen hatte, bald nach Beendigung der mehrtägigen Arbeit psychisch erkrankte, und in dessen Gehirn Chemiker post mortem auch Blei gefunden haben wollten. Unter den vegetabilischen, beziehungsweise organischen Giften dürften der Alkohol, das Chloroform, das Kohlenoxydgas, die Malaria und die dem Pellagra zu Grunde liegende Noxe, welche von Manchen mit verdorbenem Mais, von Anderen mit tellurischen Exhalationen, vergleichbar der Malaria, in Zusammenhang gebracht wird, die hervorragendste Rolle spielen.

Der Alkohol ruft am leichtesten, vielleicht sogar auch nur, den Ausbruch einer Psychose hervor, wenn ausser der schon vorhandenen Disposition noch Schädlichkeiten mitwirken, die seine eigene Wirkung wesentlich erhöhen. Vor Allem erweisen sich deshalb für ihn in der besagten Richtung unterstützend die Nachtschwärmereien, wodurch nicht blos der Schlaf verkürzt oder gar entzogen, sondern auch noch eine directe Erregung des psychischen Organes herbeigeführt wird; ferner der mit dem Alkoholgenusse so häufig verbundene Missbrauch von Tabak, und endlich die mit beiden wieder so häufig vergesellschaftete Enthaltung von Speisen, in Folge einer Appetitlosigkeit, die nicht blos auf den Alkoholgenuss geschoben werden darf. Wo diese Momente fehlen, übt der Alkohol nicht leicht die deletären Wirkungen aus, die ihm für gewöhnlich zugeschrieben werden, und noch weniger führt er zu psychischen Störungen. Wo aber die genannten Bedingungen zusammentreffen oder durch andere ähnliche ersetzt werden, da vermag er es auch schon in kleinen Dosen zu thun und dazu in der unschuldigsten Form, in der er genossen werden kann, z. B. als ein paar Seidel Bier, wie erst vor einiger Zeit *W. Sander* nachgewiesen hat.

Das Chloroform ruft in einzelnen Fällen fast unmittelbar nach seiner Einathmung in genügender Menge die bezügliche Psychose in das Dasein, und mitunter thut das Nämliche auch das Kohlenoxydgas, wie mich im Winter 1877 zwei Fälle gelehrt haben. Hinsichtlich der Malariaintoxication ist zu erwähnen, dass sie nicht blos zur Entwickelung einer Psychose, die von ihr nachher gleichsam unabhängig verläuft, Anlass geben kann; sondern dass ihre charakteristischen Erscheinungen, wie die des Typhus, geradezu unter dem Bilde einer Psychose zu verlaufen vermögen, so dass diese eigentlich nichts Anderes als eine Intermittens larvata, meist in der Form der subcontinua darstellt.

In der neuesten Zeit hat man auch Pilze, Spaltpilze, Schistomyceten, für den Ausbruch von psychischen Störungen verantwortlich zu machen gesucht, und ihre Ansammlung bald hier bald da im psychischen Organe beschrieben. Die Spaltpilze im menschlichen Körper sind indessen überhaupt noch viel zu unsichere Cantonisten, um auf sie hin eine besondere Pathologie, geschweige denn Psychopathologie zu gründen; weshalb wir von ihnen für jetzt denn auch noch keine weitere Notiz nehmen.

Endlich gelten als ganz besonders wirksame Ursachen beziehentlich des Ausbruches von Psychosen s t ä r k e r e p s y c h i s c h e E r r e g u n g e n, und unter diesen wieder insbesondere die sogenannten deprimirenden Affecte, Aerger, Sorge, Angst, Furcht, Verzweiflung; während die freudigen Affecte, Erwartung, Ueberraschung ungleich weniger in diesem Geruche stehen; obgleich auch sie noch oft genug, wenn auch nur zu mehr vorübergehenden Störungen den Anstoss geben. Zum Ausbruche von Psychosen in Folge rein psychischer Vorgänge gehört indessen immer eine schon sehr stark entwickelte Disposition, und so sehen wir sie denn auch fast nur bei Leuten mit schwerer hereditärer Belastung, oder solchen, die bereits stark mitgenommen sind, durch Strapazen, Anstrengungen und Aufregungen aller Art, durch consumirende Krankheiten, Typhus, Cholera, ganz besonders aber die Gravidität, das Puerperium und die Lactation in hohem Grade erregbar geworden sind, zu meist sehr rascher Entwickelung gelangen. Da, wo keine solche Erregbarkeit besteht, wo vielleicht sogar eine mehr oder weniger starke Hypästhesie besteht, da werden selbst gewaltigere Vorgänge, welche auf die Psyche zu wirken pflegen, nicht zu einem solchen Resultate führen. Die betreffenden Individuen sind eben eigentlicher Affecte nicht fähig. Nach *Guislain* sollen deshalb auch Bettler von Profession, weil sie kein Ehrgefühl besitzen, gegen psychische Störungen so gut als immun sein. Gegen die durch stärkere Affecte charakterisirten vielleicht; im Uebrigen aber sind sie sicher nicht als psychisch gesunde Subjecte zu betrachten. Sie leiden alle an Moral insanity, unserer Paranoia inchoata, und häufig an noch mehr als einer Verschrobenheit oder einem Schwachsinne, welche beide sie unfähig machen, in der Welt sich zurecht zu finden und in ihr fortzukommen.

Wenn wir die lange Reihe von Ursachen überblicken, welche zu psychischen Störungen führen, sei es, dass sie zunächst blos die Disposition dazu erwecken, sei es, dass sie diese zum Ausbruch bringen, so ergiebt sich, dass trotz aller ihrer Verschiedenheit sie doch das Gemeinsame haben, dass sie die Ernährung des Nervensystemes tief beeinträchtigen und schädigen, also die Bedingungen schaffen, auf Grund deren die Psyche überhaupt nur in den Aeusserungen des Zuckungsgesetzes des ermüdeten oder absterbenden Nerven zur Erscheinung kommen kann. Alle Psychosen sind somit auch nur der Ausdruck einer Inanition und kommen dem entsprechend auch nie für sich allein zur Beobachtung, sondern immer in Gesellschaft noch anderer Inanitionserscheinungen. Sie sind aber in der Summe aller dieser Erscheinungen diejenigen, welche am meisten hervortreten und die Aufmerksamkeit auf sich lenken.

Ausser den angegebenen, mehr oder minder directen Ursachen, haben sich auch noch manche andere Umstände betreffs der Entstehung und des Ausbruches der Psychosen von Einfluss erwiesen. Doch stehen dieselben nur in einem sehr lockeren Verhältnisse zu diesen selbst und wirken auf ihr Zustandekommen mehr durch Momente, die wir schon kennen gelernt haben, als durch Eigenartigkeiten, die uns bis jetzt noch fremd geblieben wären.

Dahin gehört 1. das Geschlecht. Das weibliche Geschlecht erkrankt viel öfter psychisch, als das männliche, und, wenn nach früheren Zählungen in den Irren-Anstalten Deutschlands das männliche Geschlecht auch entschieden überwog, nach denen von *Fuchs* um 25%, nach denen von *Zeller* um 36%, von *Jacobi* gar um 38%, so wolle man nicht vergessen, dass in der ersten Hälfte dieses Jahrhunderts, und die betreffenden Zählungen sind alle in dem zweiten Viertel desselben gemacht, dass also da in der Regel nur die sehr störenden oder gemeingefährlichen Kranken in die Anstalten geschafft wurden, und dass diese sich unter den männlichen Kranken ungleich häufiger finden, als unter den weiblichen, das erliegt wohl keiner Frage. Heutigen Tages überwiegt in den Anstalten fast durchschnittlich das weibliche Geschlecht, und zwar um rund 17%. Wenn wir bedenken, dass auch heutigen Tages noch ganz gewöhnlich blos diejenigen Kranken den Irren-Anstalten zugeführt werden, welche in den alltäglichen Verhältnissen nicht mehr zu halten sind, und dass auch heutigen Tages noch mit den Frauen das leichter ist, als mit den Männern, so ergiebt sich, dass auch ausserhalb der Irren-Anstalten die Zahl der weiblichen Kranken die der männlichen überwiegen wird, und dass somit thatsächlich das weibliche Geschlecht öfter als das männliche psychischen Erkrankungen verfällt. Nach *G. v. Mayr* erkranken in Deutschland um 7·4, in England um 7·5, in Frankreich um 11·0, in Norwegen um 12·8, in Dänemark um 14·2% mehr Weiber als Männer. Nur in Belgien, Italien und Ungarn sollen mehr Männer erkranken, was wohl wieder in der Beurtheilung der Krankheit nach der Gefährlichkeit der Kranken seinen Grund haben mag. Und wie sollte es anders sein? Wir brauchen nicht nach allerhand weit hergeholten und durch sorgfältiges Ueberlegen und Abwägen plausibel gemachten Erklärungsgründen zu suchen; das weibliche Geschlecht ist das schwächere, weil weniger kräftig entwickelte, und darum auch das widerstandslosere, leichter erschöpfbare und zu den Aeusserungen des Zuckungsgesetzes des ermüdeten oder absterbenden Nerven mehr hinneigende. Alle sein Nervenleben treffenden Schädlichkeiten, welcher Art sie seien, müssen dasselbe darum auch leichter afficiren und alteriren als das des männlichen Geschlechtes; es sei denn, dass dieses sich in seinem Wesen dem des weiblichen nähert, weil seine Träger keine andere, vornehmlich keine stärkere Entwickelung erfahren haben.

Zu zweit gehört dazu das Lebensalter, und ganz besonders sind es die Zeiten stärkerer Evolution und Involution, also die Zeiten, in welche die zweite Dentition, die Pubertät, das Climacterium der Weiber, die Senescenz fällt, welche sich dem Ausbruche von Psychosen günstig erwiesen haben. Die stärkeren Veränderungen in der Ernährung, welche das Nervensystem in dieser Zeit erfährt, und die wieder durch hundert und tausend Dinge befördert oder auch zurückgehalten werden können, wodurch sie das eine Mal früher, das andere Mal später in das Leben treten, diese sind die Ursache davon.

Nach den Statistiken der letzten Jahre spielt indessen offenbar die Senescenz die Hauptrolle. Dieselbe beginnt bei den sehr widerstandslosen und deshalb zur Decrepidität hinneigenden Individuen oft schon sehr früh, schon bald nach vollendetem 30. Lebensjahre oder gar schon gegen dasselbe hin, und daher die Erfahrung des zwischen dem 30. und 40., nach *G. v. Mayr* zwischen dem 40. und 50., nach englischen Zählungen überhaupt zwischen dem 30. bis 50. Lebensjahre die meisten psychischen Erkrankungen vorkommen. Eine Krankheit, die so recht eigentlich auf einem Senium praecox beruht, beziehungsweise ein solches darstellt, die allgemeine progressive Paralyse, bricht am häufigsten in der Zeit vom 35.—45. Lebensjahre aus. Die meisten Fälle, welche ich zu beobachten hatte, hatten gegen das 40. Lebensjahr ihren deutlich erkennbaren Anfang genommen. Nach *Tigges* und der von ihm angefertigten Statistik der Irren-Anstalt Marsberg fällt das Maximum der psychischen Erkrankungen zwischen das 21. bis 25. Lebensjahr. Das nächst grösste Quantum von Erkrankungen fällt auch in das nächste Jahrfünft, also zwischen das 26. bis 30., das demnächst grösste Quantum in die Zeit vom 31. bis 40., das folgende in die Zeit vom 41. bis 50. Lebensjahre. Die kleinste Zahl von Erkrankungen kommt in dem Alter von 15 bis 20 Jahren vor. Nach *G. v. Mayr* und seinen Zählungen im Königreiche Bayern erkranken relativ die Meisten im Alter von 46 bis 50, demnächst im Alter von 56 bis 60, sodann im Alter von 51 bis 55 Jahren. Die vierte Stufe in dieser Reihenfolge nehmen die im Alter von 61 bis 65, die fünfte erst etwa die im Alter von 36 bis 40 Jahren ein. Vor dem 30. Lebensjahre erkranken nur sehr wenige, vom 11. bis 15. Jahre nur 1 unter 10.000 von demselben Alter, vom 16. bis 20. Jahre etwa 2, vom 21. bis 30. Jahre rund 5; aber nach vollendetem 30. Lebensjahre steigt diese Zahl sofort auf 13 und darüber.

Ueber die im Kindesalter auftretenden Seelenstörungen sind die Ansichten sehr verschieden. Wegen ihrer unbestimmten wagen Form werden viele derselben gar nicht für das genommen, was sie sind; sondern sie werden anderen Krankheitszuständen untergeordnet, der Chorea magna und minor, den Anämien und allgemeinen Schwächezuständen. Viele Formen werden einfach als Charakterfehler im landläufigen Sinne des Wortes, Unarten und Ungezogenheiten angesehen und dem entsprechend auch behandelt; kein Wunder also, wenn man auch nicht genauer über dieselben unterrichtet und somit dem Streit und Widerstreit aller mögliche Raum gegeben ist.

Nach unserer Meinung sind die psychischen Erkrankungen im Kindesalter keineswegs so selten. Sie erfordern aber eine eigene Beurtheilung und darf man nicht, um mit *Schüle* zu reden, ihre Bilder im typischen Abklatsch der Seelenstörungen Erwachsener suchen.

Zu dritt wird zu diesen Ursachen die Constitution und das Temperament gerechnet. Obwohl beide, wie wir unter Anderem in Cap. VI, pag. 82, und Cap. XII, pag. 228 u. ff. dargethan haben, wesentlich durch das Nervensystem, seine verschiedene Entwickelung und davon abhängige, verschiedene Bethätigung vermittelt werden, so üben sie doch auch rückwärts auf das Nervensystem, seine Ernährung und Bethätigung, wenn sie erst einen gewissen ständigen Charakter angenommen haben, einen ganz bedeutenden Einfluss aus und bewirken so, dass ein Circulus vitiosus entsteht, wie er überhaupt, wo es sich um anomale Erscheinungen handelt, so ganz gewöhnlich ist. Der Einfluss der Constitution, des Temperamentes in Bezug auf die etwaigen psychischen Störungen wird damit klar. Sie sind caeteris paribus zum Theil schon Symptome einer

Disposition zu psychischen Störungen, zum Theil Ursachen, welche die Disposition zur Reife und die psychischen Störungen unter sonst noch begünstigenden Umständen mit zum Ausbruch bringen. Wiederholt haben wir schon Gelegenheit genommen, zu erklären, dass es vorzugsweise eine Constitutionsanomalie ist, die sich bei Geisteskranken findet, und die zu der vorhandenen Geistesstörung auch in einem gewissen näheren Zusammenhange steht, die chlorotische; aber die Art und Weise wie dieselbe sich darstellt, ist eine sehr verschiedene. Die chlorotische Constitution täuscht oft das Bild einer besonders starken und kräftigen Constitution vor. Die plethorische Constitution der älteren Aerzte, wie wir in Cap. XII, pag. 228, bereits hervorgehoben haben, ist z. B. eine solche Form derselben, die das thut; desgleichen aber auch die sogenannte venöse Constitution, die namentlich in jüngeren Jahren der plethorischen sehr nahe steht und erst im mittleren Alter sich von ihr in ihrem Wesen mehr und mehr entfernt. Allein, was bei beiden Constitutionen die Erscheinungen des Starken und Kräftigen bedingt, ist nur eine gewisse Ueppigkeit.

Zwischen Stärke und Ueppigkeit ist jedoch wohl zu unterscheiden. Es mangelt der Ueppigkeit immer das Nachhaltige und Bestandhaltende; während dieses gerade das wesentliche Merkmal der ersteren ist. Die plethorische Constitution sowohl als auch die venöse begünstigen nun ganz entschieden das Zustandekommen und den Ausbruch psychischer Krankheiten, und scheint die erstere vornehmlich den mehr maniakalischen Störungen und darunter der allgemeinen progressiven Paralyse, die letztere mehr den melancholischen und stuporösen Störungen, sowie der ihnen zugehörigen Vesania katatonica Vorschub zu leisten. Der plethorischen Constitution steht nahe die sogenannte biliöse, der venösen die lipomatöse und lymphatische. Die biliöse Constitution scheint nun ganz besonders tobsuchtsartige Erregungszustände, eigentlichen Furor zu begünstigen; die lypomatöse wie die lymphatische dagegen, gleich der venösen, mehr melancholisch-stupurose oder auch rein stuporöse.

Von den Temperamenten ist das sanguinische vorzugsweise an die plethorische, das melancholische an die venöse, die lipomatöse und lymphatische Constitution geknüpft. Das cholerische Temperament findet sich am gewöhnlichsten mit der biliösen Constitution vergesellschaftet. Da diese der plethorischen nahe verwandt ist, so ergiebt sich, warum es auch so oft mit dieser, ja selbst mit der venösen verbunden vorkommt. Das phlegmatische Temperament steht in der Regel mit der venösen und ganz besonders der lipomatösen Constitution in Verbindung und letzteres hat bekanntlich so oft Statt, dass man geradezu das Temperament für die jeweilige Fettleibigkeit verantwortlich zu machen gesucht hat.

Von den Temperamenten üben nun den meisten Einfluss auf die Ausbildung von Psychosen das melancholische, das cholerische und sanguinische aus, und zwar in der Reihenfolge, wie wir sie soeben angeführt haben. Das phlegmatische scheint dagegen eher eine gewisse Immunität gegen psychisches Erkranken zu gewähren; doch ist auch keiner seiner Träger absolut sicher, dass er psychisch gesund enden werde.

Vereinigen wir nun das, was wir in Bezug auf den Zusammenhang der Temperamente mit den verschiedenen Constitutionen und von diesen wieder mit den verschiedenen Neigungen zu ganz bestimmten Formen psychischer Störungen gesagt haben, so ergiebt sich, dass diese letzteren wesentlich durch das Temperament bedingt werden, bis zu einem gewissen Grade nur einen einseitigen Excess desselben darstellen. Da auf dem Temperamente der Charakter beruht, dieser aus ihm erst erwächst, so ergiebt sich ferner, dass trotz aller Veränderungen, die er bei psychischen Erkrankungen auch erleiden mag, er dennoch in seinen Grundzügen in diesen erhalten bleiben muss. Und darum die Verschiedenheit in den Aeusserungen derselben psychischen Störungen je nach dem ursprünglichen Charakter der Gestörten! Wer gut und liebenswürdig in seinen gesunden Tagen war, bei dem blickt das auch noch in der wildesten Tobsucht durch, die ihn befallen. Und wer in dieser rast, nichts achtend, was den Nächsten betrifft; wer in ihr sich hämisch, boshaft, mörderisch benimmt, vor dem wird man gut thun, sich zu hüten, auch wenn er seine volle Gesundheit wieder erhalten hat. Es kommt durch die Krankheit in der Regel Nichts in den Menschen hinein, was in ihm nicht gesteckt hat. Es werden durch sie gemeiniglich bloss die Hemmungen gelöst, durch welche das Innere der Welt verborgen blieb.

Im Grossen und Ganzen gilt dasselbe auch von dem Einflusse der Nationalität, beziehungsweise dem Nationalcharakter, da jene in ihrer Eigenart gerade so wie dieser doch nur aus der Constitution und dem Temperamente der Summe der Individuen entspringt, die eben eine Nation bilden. Die mehr sanguinisch-phlegmatische nordostdeutsche Bevölkerung erkrankt weniger häufig als die melancholisch-cholerische südwestdeutsche. Vielleicht erkrankt aus demselben Grunde auch der Italiener weniger leicht als der Franzose, der Engländer, der Skandinavier. In den Krankheiten selbst aber macht sich die Eigenthümlichkeit aller noch geltend, und sehr wohl ist der melancholische Slave von dem melancholischen Deutschen, der maniakalische Deutsche von dem maniakalischen Franzosen zu unterscheiden. Das ist aber unter Umständen von grosser Bedeutung und darum auch auf die Behandlung der Kranken von Einfluss.

Als ich vor Jahr und Tag eine der wohlgeleitetsten Irren-Anstalten des Auslandes besuchte und mich über die grosse Anzahl von Kranken in Zwangsjacken wunderte, sagte mir der renommirte Director der Anstalt: Er wage nicht die Zwangsjacken wie die Beschränkungsmittel überhaupt wegzulassen. Der Charakter seiner Nation sei ein viel zu heftiger und brüsker, als dass er nicht immer Acht geben müsse, ein Unglück zu verhüten. Was bei den Engländern und manchen anderen Nationen sich bewährt habe, passe darum noch nicht für alle. Vielleicht möchte auch einmal noch für seine Nation die Zeit kommen, in der die psychisch Kranken ohne alle wesentliche Beschränkung behandelt werden könnten. Gegenwärtig wäre aber ihre Leidenschaftlichkeit noch viel zu ursprünglich, um es mit gutem Gewissen wagen zu können.

Als eine vierte Ursache der letzten Art in Bezug der psychischen Störungen gilt vielfach die Religion, beziehungsweise der Einfluss eines bestimmten Religionsbekenntnisses. Alle Statistiken stimmen darin überein, dass weniger Katholiken, als Protestanten, und weniger Protestanten als Juden psychisch erkranken; allein man führt das nicht sowohl auf das Bekenntniss derselben als solches, als vielmehr auf gewisse mit demselben verbundene Einrichtungen und Gebräuche zurück, namentlich auch auf die Ehen zwischen zu nahen Verwandten, die bei den Katholiken so gut als gar nicht, bei den Protestanten schon mehr, am häufigsten aber unter den Juden vorkommen und zu einer Cumulation der Fehler und Schwächen der Eltern in den Kindern führen. Dass indessen auch das Bekenntniss als solches nicht ganz ohne Einfluss ist, und, je nachdem es mehr dem Mysticismus oder dem nackten kahlen Verstande huldigt, beunruhigend und verwirrend auf geeignete Gemüther wirkt, lehrt ab und zu die Erfahrung auf das Bündigste. *Schüle* hat hinsichtlich zweier fanatischer Spiritisten Entsprechendes erlebt, ich an einer Protestantin, die zum Katholicismus übertrat. Die betreffende Person, in unglücklichen äusseren Verhältnissen lebend, erkrankte alle Augenblicke einmal und ist in Folge dessen wiederholt in der Greifswalder Irren-Anstalt gewesen. Das letzte Mal, wo sie derselben zugeführt wurde, hatte man sie aus dem Ryckflusse aufgefischt, in welchem sie ihren Leiden ein Ende zu machen gesucht hatte. Bald nach ihrer Wiederherstellung wurde sie katholisch und ist seitdem gesund geblieben, obwohl inzwischen mehrere Jahre vergangen sind, und eine wesentliche Aenderung ihrer äusseren Verhältnisse nicht eingetreten ist. Sie sagt selbst, das ihr sympathischere, katholische Bekenntniss habe ihr mehr Halt gegeben, als sie in dem ihr weniger sympathischen, evangelischen gefunden. Und darauf möchte wohl Alles ankommen, wenn es sich um die Frage des Einflusses eines bestimmten Religionsbekenntnisses auf die Entwickelung und Ausbildung von psychischen Störungen handelt. Je schwankender das Rohr ist, um so fester muss die Stütze sein, an der es Halt findet. Deshalb soll man aber auch der Menge, die viel haltloser ist, als ihre Verehrer es zugeben wollen, nicht die Stützen nehmen, an denen sie bisher Halt gefunden, und soll weder in leichtsinnig dilettirender Weise mit allerhand Aufklärungsversuchen in ihr den Zweifel rege machen, ohne etwas Besseres dafür zu bieten, an dem, was ihr bis dahin Trost und Uebereinstimmung mit sich selbst verliehen hat; noch soll man ihr durch allerhand Verdüsterungen das Bischen Lebenslust und Lebensmuth rauben, das sie so nöthig hat, um in bösen Zeiten durchzukommen. Die ungeheure Zunahme der Selbstmorde in der heutigen Zeit, von denen die Statistik nachgewiesen, dass sie gerade im Mittelpunkte Deutschlands ihre Höhe erreicht, wo die Erschütterung der bisherigen Weltanschauung durch die modernen Lehren am zerstörendsten gewirkt hat, dürfte nicht mit Unrecht zum grossen Theil auf den Zwiespalt zurückzuführen sein, in den die Menge durch diese Erschütterung versetzt worden ist, nicht minder aber auch zu einem ebenfalls nicht kleinen Theile ihren Grund in einer allzu engherzigen, auf Beschränkung und Entsagung abzielenden Lebensauffassung haben, durch welche alle Lust und Liebe zu diesem vernichtet wird.

Auch die Ehelosigkeit gilt als eine hierher zählende Ursache. Wie dieselbe wirken mag, ergiebt sich leicht aus einer blossen Ueberlegung. Statistisch aber steht fest, dass Ledige erheblich mehr erkranken als Verheiratete, und dass der ledige Stand den Männern in dieser Beziehung gefährlicher ist, als den Frauen, was selbst auch noch bei Verwittweten und Geschiedenen hervortritt.

Als weitere Ursachen, welche den letztgenannten beizuzählen sind, werden endlich noch allerhand tellurische Verhältnisse angeschuldigt, das Klima, die Jahreszeiten, der Mond und seine Phasen.

Welchen Einfluss das Klima auf die Entwickelung und den Ausbruch von psychischen Störungen haben kann, das haben wir gelegentlich schon angedeutet. Hier sei nur so viel gesagt, dass ein rascher Klimawechsel ganz unzweifelhaft den Ausbruch von Psychosen herbeizuführen vermag, und zwar ebensowohl der rasche Uebergang aus einem kalten in ein heisses, als umgekehrt: der aus einem heissen in ein kaltes. Doch scheint das Erstere das verderblichere zu sein. Die seefahrende Bevölkerung, die rasch aus den Breiten der Ost- und Nordsee nach Westindien, Pernambuco, Rio de Janeiro und umgekehrt von dort wieder, namentlich in der schon kälteren Jahreszeit nach den Häfen der Ost- und Nordsee versetzt wird, liefert dafür in nicht unerheblicher Anzahl die Beweise. Doch spielen im ersteren Falle wohl Insolation und Ueberhitzung, im letzteren Erkältung und Rheumatismen die Hauptrolle.

In Betreff der Jahreszeiten haben sowohl meine eigenen, als die Erfahrungen der meisten anderen Beobachter, darunter *Esquirol, Jacobi, Lombroso, Schüle*, ergeben, dass der Sommer vorzugsweise den Ausbruch der Psychosen begünstigt, gerade so wie er schon vorhandene in ihrer Intensität steigert und tobsuchtsartigen Erregungszuständen Vorschub leistet. Es hängt das offenbar mit der Hitze desselben zusammen, und sind deshalb auch die psychischen Erkrankungen in heissen Sommern ungleich zahlreicher als in kühleren. Der Umstand, dass höhere Temperaturen von nervösen Personen überhaupt schlecht ertragen werden, erklärt das zur Genüge.

Was schliesslich noch den Mond und die Mondphasen anlangt, so sind die Ansichten darüber keineswegs feststehend. Die älteren Aerzte haben dem Monde einen ungleich grösseren Einfluss auf das Nervenleben und die Psychosen zugeschrieben, als das von den neueren geschieht, die diesen Einfluss geradezu geleugnet haben. Doch mag er von jenen vielfach übertrieben worden sein, wie er von diesen unterschätzt worden ist. Jedenfalls schafft ein einfaches Absprechen die Frage nicht aus der Welt, und ist sie nur durch genaue Beobachtungen zu lösen. Von verschiedenen Seiten sind solche auch schon angestellt worden. Doch waren die Ergebnisse nicht immer dieselben. So zeugen die Beobachtungen *Berthier's*, der übrigens vom Mondeinflusse auf die Psychosen nichts wissen wollte, dafür, dass wenn nichtsdestoweniger ein solcher doch besteht, er am meisten in den Quadraturen sich geltend macht. Nach *Koster* soll das aber gerade wieder in den Syzygien geschehen, was mit den Angaben von *Lombroso* übereinstimmt, der ebenfalls um dieselben herum die höchsten Steigerungen der psychischen Störungen wahrgenommen haben will. Was ich selbst in dieser Beziehung kennen gelernt habe, spricht gleichfalls dafür, dass eventuell die Syzygien von grösserem Einflusse sind, als die Quadraturen. Wie indessen der Einfluss selbst zu erklären sei, das ist eine Frage, die zur Zeit noch nicht beantwortet werden kann und am wahrscheinlichsten zuerst durch die Meteorologie ihre Lösung finden wird.

Fünfzehntes Capitel.

Pathologisch-anatomische Veränderungen bei Psychosen.

Um die pathologischen Veränderungen, welche den psychischen Störungen zu Grunde liegen, in ihrem Verhältnisse zu diesen zu verstehen, um also zu begreifen, wie aus solchen Veränderungen die Psychosen hervorzugehen vermögen, ist es nothwendig, abgesehen von dem, was schon in den einleitenden Capiteln darüber gesagt worden ist, sich den Bau des psychischen Organes, insbesondere der beiden Rinden der grossen Hemisphären zu vergegenwärtigen.

Obwohl alles psychische Geschehen und somit auch das krankhaft veränderte nur in den nervösen Bestandtheilen des psychischen Organes zur Auslösung gebracht wird, und die Veränderungen, welche diese erleiden, somit es auch nur sein können, welche in Betracht zu ziehen sind; so sind doch die nervösen Bestandtheile in ihren Functionen wieder so abhängig von den ernährenden, beziehungsweise die Ernährung vermittelnden Apparaten, dem Blut- und Lymphgefässsysteme, dass nothwendigerweise auch auf diese Rücksicht genommen werden muss. Ja, da mit diesen Systemen eine Reihe von Gewebselementen in Verbindung steht, die mehr eine zufällige als wesentliche Bedeutung haben, insofern sie weniger zum Aufbau und Unterhalt des vollendeten Organes dienen, als vielmehr ein überschüssiges, zu bestimmten Zwecken nicht weiter verwandtes Material aus der Bildungsperiode darstellen, nämlich eine Anzahl in die Organisation des psychischen Organes nicht hineingezogener Zellen, welche allgemein als in die Gruppe der Bindesubstanzen, beziehungsweise des Bindegewebes selbst gehörig betrachtet werden; so wird auch diesen die gehörige Beachtung geschenkt werden müssen; zumal sie gerade gelegentlich der Ausgangspunkt der destruirendsten Processe werden.

Die beiden Rinden des grossen Gehirnes bestehen bekanntlich aus grauer Substanz, welche einen eigenthümlich geschichteten Bau zeigt. Derselbe hängt von der Grösse und

Lagerung bestimmt geformter Elemente ab, die einer mehr molekularen Masse einverleibt erscheinen. Diese letztere ist die sogenannte Neuroglia *Virchow's*; jene ersteren sind zum Theil Kerne, welche den Zellen dieser angehören, der bei Weitem grössten Masse nach indessen Nerven- oder Ganglienzellen, beziehungsweise Ganglienkörper und Nervenfasern, die zu breiteren oder weniger breiten Zügen mehr oder minder zusammengedrängt in horizontaler Richtung verlaufen. Nach der in Deutschland wenigstens gang und gäben Auffassung sind dann weiter die Neuroglia bindegewebiger Natur und nur die besagten Nervenzellen und Fasern nervös. Die Neuroglia bildet gewissermassen das stützende Gerüst, in dessen verschiedenen Etagen und hier wieder Räumen, Höhlen und Spalten die nervösen Elemente eingelagert sind.

Nach unserer Ansicht jedoch ist die sogenannte Neuroglia der Hauptsache nach nervöser Natur. Wir können nicht auf das Für und Wider hier eingehen. Nur so viel sei gesagt, dass der Autorität *Virchow's*, *Kölliker's*, *Max Schultze's*, welche sie für bindegewebig erklärten, die Autorität *Rudolf Wagner's*, *Henle's*, *Beale's*, *Rindfleisch's* gegenübersteht, die sie gerade so wie wir für vorzugsweise nervös erachten. Dazu kommt, dass in der neueren Zeit durch *Ewald* und *Kühne* die sogenannte Neuroglia als neuro-keratinhaltig nachgewiesen worden ist, was sie entschieden in die Reihe der nervösen Gebilde verweist, und wir haben somit wohl ein Recht, unsere Ansicht der sonst in Deutschland wenigstens herrschenden gegenüber aufrecht zu erhalten und da, wo wir es für nothwendig erachten, zur Geltung zu bringen. Nach unserer weiteren Ansicht ist sodann die Neuroglia ein reizungsfähiges Gewebe, das aus einer Anzahl mit einander verschmolzener Zellen besteht und wohl ein in bestimmter Richtung bereits differenzirtes, aber nichtsdestoweniger doch nur zusammengeflossenes Protoplasma darstellt, und so recht eigentlich den Träger aller centralen nervösen Processe ausmacht. Was für gewöhnlich als Nervenzellen, Ganglienzellen oder Ganglienkörper ausgegeben wird, stellt nur Theile der eigentlichen centralen, die Neuroglia bildenden Nervenzellen dar, Knotenpunkte in der grossen, zusammengeflossenen Masse derselben, die sich je nach dem Grade ihrer Entwickelung mehr oder minder aus derselben hervorheben, um durch ihre Fortsätze, mittelst deren sie in dieser letzteren noch wurzeln, einestheils die Bewegungen jener Masse in sich aufzunehmen, zu sammeln, zu ändern und dann in grösserer Menge und Stärke, sowie veränderter Form auf andere Gebilde gleicher oder verschiedener Art, mit denen sie ebenfalls durch Fortsätze zusammenhängen, zu übertragen; oder umgekehrt, Bewegungen, welche anderen Ortes herkommen, aufzunehmen, zu zerlegen und durch ihre, in der zusammengeflossenen Masse wurzelnden, beziehungsweise in diese übergehenden und sich auflösenden Fortsätze letzterer selbst zu übermitteln, damit in ihr Effecte ausgelöst werden, die wieder anderen Ortes zur Geltung kommen können. Die Neuroglia stellt somit gewissermaassen auch die Verbindungen zwischen den einzelnen Ganglienkörpern oder Nervenzellen im meist gebräuchlichen Sinne des Wortes her. Ihre Massen von gallertiger Grundsubstanz, welche die zahlreichen Molekel, die ihr den Charakter einer molekularen Substanz verleihen, zusammenhalten, bilden im Querschnitte, mit Gold, Carmin u. dgl. m. gefärbt, das feinste Nervenfasernetz *Gerlach's*, das nach der herrschenden Ansicht die Verbindung der Ganglienkörper und Nervenzellen als eigentlicher Functionsträger in der bindegewebigen Neuroglia bewerkstelligen soll. Die Neuroglia mit ihren Elementen verbindet aber auch vielfach die Ganglienkörper und deren Aequivalente, die Nervenzellen in dem meist gebräuchlichen Sinne, mit Nervenfasern, von denen die bei Weitem meisten keinesweges unmittelbar aus jenen hervorgehen oder auch in ihnen endigen, sondern vielmehr aus einem feinen Reticulum sich sammeln, beziehungsweise in ihm auflösen, das zwischen ihnen und jenen eingeschaltet ist und eben einen Theil der Neuroglia bildet. Diese sämmtlichen Verbindungen sind bald inniger, bald lockerer, stellen bald nur ganz kurze Uebergänge aus einem Gebiete in das andere, d. h. von einem Ganglienkörper zum anderen oder auch von einem solchen zu einer Nervenfaser dar; bald sind es breite, anscheinend formlose Massen, welche eher bestimmt zu sein scheinen, solche Gebiete von einander zu trennen, als mit einander zu verbinden, und die erst bei genaueren Nachforschungen ihre Beziehungen zu denselben erkennen lassen. In der Regel sind die einander zunächst gelegenen Gebiete, also die nächstgelegenen Ganglienkörper, wohl noch am engsten mit einander verbunden; doch spielen eine Menge von Verhältnissen dabei eine Rolle, welche gar manche Ausnahmen bedingen, und die Beziehungen entfernterer Gebiete sind oft inniger, als die der näher gelegenen.

Die so beschaffene Hirnrinde, wie das von ihr bedeckte Marklager mitsammt den in ihm enthaltenen weiteren Hirntheilen wird nun von einer Menge von Gefässen durchzogen. Als Arterien treten sie von der Pia mater, beziehungsweise den weichen Häuten aus in dieselbe ein; als Venen treten sie aus ihr aus, um in jene wieder überzugehen. Ein Theil der Arterien löst sich sofort in kleine Aeste und Capillaren auf, nachdem er in die Hirnrinde eingedrungen; ein anderer Theil thut das erst, nachdem er die tieferen Schichten derselben erreicht hat; der dritte Theil geht, ohne sich zu verästeln, durch die Hirnrinde hindurch und löst erst im Marklager in mehr oder minder zahlreiche Zweige sich auf. Die tieferen

Schichten der Hirnrinde sind die gefässreichsten. Bei stärkerer Füllung ihrer Gefässe erhalten sie darum ein röthliches Aussehen, woher sie von *Kölliker* auch makroskopisch zusammengefasst den Namen gelblich-röthliche Schicht erhalten haben.

Die grösseren Hirngefässe bestehen wie die des Centralnervensystemes überhaupt aus den drei Schichten, welche man im Allgemeinen an jedem grösseren Gefässe überhaupt unterscheiden kann, aus Adventitia, Media oder Muscularis und Intima; die Capillaren bestehen aus zwei Häuten, einer Adventitia und Intima. Was diese Gefässe indessen von den meisten anderen unterscheidet, ist, dass zwischen Adventitia und den inneren Häuten, also Media beziehungsweise Intima, sich ein grösserer Raum befindet, der, wie wir jetzt wissen, ein Lymphraum ist und der Abfuhr der Lymphe nach der Pia mater, beziehungsweise den weichen Häuten, dient. Nach seinen Entdeckern habe ich denselben den *Virchow-Robin*'schen Lymphraum genannt. Diese *Virchow-Robin*'schen Lymphräume der verschiedenen Gefässe sind ganz gewöhnlich von verschiedener Weite. Doch scheinen die der Venen im Allgemeinen weiter zu sein als die der Arterien, und unter pathologischen Verhältnissen sind sie es gewiss. Das Gefäss scheint dann wie in einem mehr oder minder weiten Rohre zu stecken, von einem mehr oder minder weiten Mantel umgeben zu sein.

Die äusserste Schicht der Adventitia besteht aus einer einfachen Lage endothelialer Zellen. Die Adventitia der Capillaren wird sogar blos aus einer solchen gebildet. Etliche dieser Zellen haben indessen eine Umbildung erfahren, sind zu krug- oder flaschenähnlichen Körpern umgewandelt, die mit einem längeren oder kürzeren Halse, beziehentlich Stiel, der Adventitia eingefügt sind und an ihrem entgegengesetzten Ende eine grössere oder kleinere Anzahl von längeren oder kürzeren fadenförmigen Anhängseln tragen. Diese Zellen ragen nun mehr oder weniger tief in das Hirnparenchym, in der Hirnrinde, wie den überhaupt aus grauer Substanz bestehenden Hirntheilen, also in die Neuroglia, im Marklager in die Interstitien der Nervenfasern und der aus ihnen gebildeten Bündel hinein und durchziehen dasselbe mittelst ihrer fadenförmigen Anhängsel nach den verschiedensten Richtungen. Ausserdem kommen an den Gefässen und insbesondere an ihren Theilungsstellen noch andere, mehr embryonale Bindegewebszellen vor, die sich mitunter auch von ihnen, längs der in das Hirnparenchym hineinragenden Anhängsel, fort erstrecken, und so ist denn dieses, nämlich das Hirnparenchym selbst bald mehr, bald weniger, am dichtesten indessen in der Nähe seiner Gefässe, von Bindegewebe, beziehungsweise von Bindegewebselementen, durchsetzt.

Es liegt indessen auf der Hand, dass zwischen den Gefässen, sowie ihren eben beschriebenen Anhängseln und dem

Hirnparenchyme, wie immer es auch gerade beschaffen ist, ein Raum vorhanden sein muss. Wenn derselbe auch nur ganz geringfügig, selbst kleiner ist, als der zwischen einem sich luftdicht in seinem Cylinder bewegenden Stiefel einer fein ausgearbeiteten Pumpe und diesem selbst, gleichviel, da sein muss er. Denn Bindegewebe und Parenchym sind niemals mit einander wirklich verwachsen; weil niemals sich ihre Elemente in Continuität, sondern stets blos in Contiguität befinden. Diese Räume zwischen Parenchym und Gefässen und deren Anhängseln können sich gelegentlich ganz mächtig erweitern, und die Gefässe sowie ihre Anhängsel liegen dann wie in besonderen Kanälen, welche in das Hirnparenchym, oder das Parenchym des Centralnervensystemes überhaupt eingegraben sind. Schuld daran sind Ansammlungen von Flüssigkeiten in ihnen, und die Ursache davon ist Behemmung des Abflusses der Flüssigkeitsmassen in den *Virchow-Robin*'schen Lympfräumen innerhalb der Adventitia der Gefässe.

Offenbar stehen nämlich die zelligen Anhängsel der Adventitia zu der Saftbewegung innerhalb des Hirnparenchymes und zumal nach den *Virchow-Robin*'schen Lymphräumen hin in näherer Beziehung. Sie stellen eine Art Drainage dar, vermittelst deren der Abfluss der Parenchymsäfte nach den eigentlichen Lymphbahnen hin erleichtert und darum auch befördert werden soll. So lange nun Zufluss und Abfluss von Ernährungsmaterial sich das Gleichgewicht halten, gelangen die abfliessenden Säfte ohne Störung in die *Virchow-Robin*'schen Räume, und ein besonders sichtbarer Raum zwischen Hirnparenchym und Gefässen braucht sich nicht auszubilden. Ist die Zufuhr von Ernährungsmaterial aber zu gross, ist der Abfluss gehindert, weil die *Virchow-Robin*'schen Räume überfüllt sind oder sonst eine Raumbeschränkung erfahren haben, so stauen die abfliessenden Säfte rückwärts an, zunächst längs der Gefässe, und drängen immer mehr das Parenchym von diesen ab; sondann aber häufen sie sich auch längs der mit der Adventitia zusammenhängenden Bindegewebszellen und deren fadenförmigen Anhängseln im Parenchym an und isoliren dieselben immer mehr von ihrer Umgebung; zuletzt sparren sie Räume aus, wo nur die Möglichkeit dazu vorhanden ist, zwischen den noch embryonalen Bindegewebszellen in der Neuroglia und dieser selbst, zwischen den nicht mit einander fest verschmolzenen Zellen derselben, zwischen den mehr isolirten ihrer Theile und ihr selbst, also z. B. zwischen den Ganglienkörpern, deren Fortsätzen und ihrer Umgebung, zwischen den Nervenfasern und den einzelnen Bündeln, zu welchen sich selbige vereinigt haben. Die ausgesparrten Räume, welche so um die Gefässe herum entstehen und künstlich leicht durch Injectionen zur Anschauung gebracht werden können, heissen perivasculäre Räume, oder nach ihrem Entdecker *His* auch *His*'sche Räume. Die übrigen bezeichnet man schlechtweg als interstitielle Räume. *Obersteiner* hat jedoch als besondere aus ihnen noch die um die Ganglienkörper herum als pericelluläre Räume hervorgehoben, ein Name indessen, der nach unserer Auffassung von dem Wesen der Hirnzellen, wie der des Centralnervensystemes überhaupt, nicht passend gewählt ist, und für die wir deshalb den Ausdruck periganglionäre in Anwendung ziehen.

Das Gehirn wie das ganze Centralnervensystem mit allen zugehörigen Gebilden, Hüllen und Gefässen entwickelt sich wie alle Organe des Körpers aus einfachen, sogenannten embryonalen Zellen. Seine Ausbildung hält gleichen Schritt mit der Ausbildung des Körpers, ja diese hängt in vieler Beziehung erst von jener ab und dauert somit mindestens so lange wie erstere; wenn sie dieselbe nicht gar überdauert, wofür namentlich die noch späte Entwickelungsfähigkeit und Vervollkommnung mancher seiner Functionen spricht. Das Gehirn wie das ganze Centralnervensystem ist darum in seinem Aufbau nicht immer ein und dasselbe, sondern legt Verschiedenheiten an den Tag, die je nach dem Alter und der Entwickelungsstufe, auf welcher sich das betreffende Individuum befindet, je nach der Entwickelungshöhe, die es überhaupt in seinem Leben erreicht hat, je nach den alterirenden Einflüssen, die auf dieselbe eingewirkt haben, sich hier so, dort anders zeigen. Kein Gehirn gleicht dem anderen, und die Elemente jedes einzelnen, wenn auch nicht immer optisch nachweisbar, aber durch die Eigenart ihrer Functionen unzweifelhaft bewiesen, haben ihre Eigenheiten, ihre Besonderheiten. Das Gehirn eines Kindes ist anders beschaffen als das eines Knaben; dieses ist anders beschaffen als das eines Jünglings, eines Mannes, eines Greises. Das Gehirn eines schwächlichen Individuums hat seine Besonderheiten gegenüber dem eines starken, robusten; das eines kurzen untersetzten Menschen solche im Verhältniss zu dem eines schlanken, lang aufgeschossenen. Das Gehirn eines Mannes unterscheidet sich caeteris paribus sehr von dem eines Weibes. Es ist schon im Durchschnitt um 50 Grm. schwerer, im Uebrigen aber wie der ganze Körper des Mannes, wie insbesondere auch sein Kopf grösser, derber, so auch in seinen einzelnen Theilen gröber, kräftiger. Das Weib, wie überhaupt nicht so weit, beziehungsweise so hoch entwickelt wie der Mann, ist es auch in Bezug auf sein Gehirn nicht. Dasselbe ist mit Rücksicht auf das des Mannes in der Entwickelung zurück, auf einer früheren Stufe derselben stehen geblieben. Es verhält sich wie das eines Jünglings, eines reiferen Knaben.

Solche in der Entwickelung zurückgebliebenen Gehirne stehen in ihren Eigenschaften in der Mitte zwischen einem noch fötalen oder kindlichen Gehirne und dem eines wohlausgebildeten Mannes, den wir doch nun einmal nach Allem, was dabei in Frage kommt, als das Höchste anzusehen haben, was in organischer Beziehung erreicht werden kann und auch wirklich erreicht wird. Eine unendliche Anzahl der sanftesten Uebergänge zwischen diesen äussersten Grenzpunkten aber findet statt und, wie überall in solchen Fällen so auch hier, ist es deshalb schwierig zu bestimmen, was noch für normal, was bereits als zurückgeblieben anzusehen ist. Die Gehirne Geisteskranker sind jedoch in der Regel als zurückgebliebene zu betrachten, und wenn auch nicht alle Male in toto sie dieses erkennen lassen, hier und da treten die Anzeichen dafür doch deutlich zu Tage, und ex ungue leonem!

Die Hüllen solcher in der Entwickelung zurückgebliebener Gehirne pflegen dünn und zart zu sein, was indessen nicht ausschliesst, dass sie durch allerhand störende Einflüsse im späteren Leben auch wohl einmal recht dick und derb werden können. Der Schädel der bezüglichen Individuen pflegt daher leicht, dünn und durchscheinend, die Dura mater, die Arachnoides, die Pia mater entsprechend zu sein. Die Gefässe der letzteren erscheinen als dünne, schwache Röhren. Denselben Eindruck machen auch die Gefässe des Gehirnes selbst, und dazu sind diese letzteren noch verhältnissmässig arm an den beschriebenen Adventitialanhängen, die ihren *Virchow-Robin*'schen Räumen gewissermaassen die verbrauchten oder auch blos überschüssigen Nahrungssäfte zuführen. Statt ihrer, der langen in zahlreiche, fadenförmige Fortsätze sich auflösenden krug- oder flaschenförmigen Gebilde, sind vielfach nur kurze, kolbenförmige Auswüchse mit einer blos spärlichen Anzahl von Fäden an ihrem freien Ende vorhanden, oder auch blos einfache embryonale Bindegewebszellen, die namentlich in den Theilungsstellen öfter zu mehreren liegen und da als ein der Neuroglia äusserst ähnliches Gewebe hervortreten. Sind die Hirngefässe in der Entwickelung sehr weit zurückgeblieben, so lassen sie nur sehr schwer ihren dreischichtigen Bau erkennen; Arterien sind von Venen kaum oder auch gar nicht zu unterscheiden, und statt des Perithels umkleiden sie sich leicht auffasernde Zellen, woher sie rauh und wie mit Neurogliafetzen bedeckt aussehen. Welche Bedeutung das für die ganze Ernährung des Hirnes haben muss, liegt auf der Hand. Der Abfluss der Parenchymsäfte muss dadurch erschwert, ihrer Stockung und Stauung Vorschub geleistet werden. Die betreffenden Gehirne disponiren zur Ausbildung *His*'scher perivasculärer, sowie weiterer interstitieller Räume. Es braucht blos ein selbst verhältnissmässig geringer Anstoss zu Stauungen in den *Virchow-Robin*'schen Lymphräumen gegeben werden, zumal durch Hyperämien, und die besagte Ausbildung erfolgt ohne Weiteres. Ein Hirnöd m ist die Folge davon, und dass ödematöse

Gewebselemente, als anomal ernährte, in ihren Functionen beeinträchtigt werden, ist bekannt. Der ödematöse, weil wasserreichere Nerv wird zunächst erregbarer, dann lässt seine Erregbarkeit nach und zuletzt erlischt sie vollends (siehe Cap. VI, pag. 77). Was von einzelnen Nerven gilt, gilt auch vom ganzen Nervensysteme und damit auch vom Gehirn und dem psychischen Organe.

Das in seiner Entwickelung zurückgebliebene Gehirn selbst erscheint, walten nicht noch besondere Verhältnisse ob, klein. Seine Windungen sind weniger zahlreich und nicht so tief, wie die eines wohlentwickelten Gehirnes. In Folge dessen treten seine Urwindungen und namentlich die des Stirnlappens deutlicher hervor, so dass man leichter als sonst ihre drei Hauptzüge unterscheiden kann. Manche Partien erscheinen verkümmert, und ganz besonders häufig zeigt sich das am Hinterhauptslappen, der zuweilen blos wie ein Anhang an den Hemisphärentheilen erscheint. Ein sehr kurzes Hinterhorn der Seitenventrikel steht damit in Verbindung, und dasselbe ist so viel mehr Ausdruck einer Hypoplasie des Gehirnes, als schwerer Erkrankungen, die es etwa im späteren Leben überstanden hätte.

Entsprechend diesen kleineren und einfacheren Formen in der äusseren Erscheinung des Hirnes, weil dieselben ja eigentlich erst die Folgen davon sind, sind auch die kleineren oder feineren Bestandtheile jenes kleiner und einfacher. Die Nervenfasern sind dünner oder auch schmäler, als sie sein sollten. Ihre Markscheiden sind schmächtiger; offenbar fehlen dieselben sogar mitunter da, wo sie sonst vorhanden sind. Ja hie und da scheinen auch die Nerven selbst zu fehlen und statt ihrer nur Neuroglia, also Zellenmasse, vorhanden zu sein, aus der sie in der Bildungsperiode hervorgehen und mittelst deren sie, wie wir erfahren haben, so vielfach mit den Ganglienkörpern, wohl auch unter sich in Verbindung stehen. Die bezüglichen Verbindungen sind dann lockerer, die Brücken, die sie darstellen, länger, breiter, aber auch schwankender und unsicherer. Die Ganglienkörper sind dürftig, wenig scharf umrissen. Ihre Fortsätze, mit denen sie in der Neuroglia wurzeln, sind kurz, rasch sich in der letzteren verlierend, so dass die Körper selbst, wie in sie versenkt, mit ihr verklebt erscheinen. Sie gleichen den Ganglienkörpern neugeborener oder nur wenig entwickelter Kinder, denen niederer Wirbelthiere, der Fische, der Amphibien, der Molche, Salamander, Frösche. Ja bisweilen fehlen sie auch in dieser Gestalt noch, und statt ihrer sind nur einfache Neurogliazellen vorhanden, wie im Gehirne der Föten und noch nicht gehörig entwickelten Kinder. Die Verbindungen zwischen den einzelnen Ganglienkörpern machen sich alsdann nur durch die Neuroglia. Keine festeren Bahnen sind vorgezeichnet, keine bestimmten Leitungswege für die jeweiligen Reize und der durch sie hervorgerufenen Bewegungen vorhanden. Diese Bewegungen können darum leicht diffus werden und statt ganz bestimmter Effecte, klarer Vorstellungen, deutlicher Gefühle, in sich geschlossener Handlungen, unbestimmte, wage Empfindungen, unsichere, hin und her wogende Stimmungen, unwillkürliche Zuckungen, mehr oder minder convulsivischer Natur, in das Leben rufen. — Die Neigung der Neugeborenen und Kinder zu solchen Erregungen mehr allgemeiner Art hängt offenbar mit der noch nicht erfolgten Ausbildung festerer Bahnen, ordentlicher Ganglienkörper und Nervenfasern in den Centralorganen des Nervensystemes und speciell des grossen Gehirnes zusammen. Denn wie ich bereits vor mehr als einem Decennium nachgewiesen und seitdem von *Flechsig* bestätigt und ausführlicher dargethan worden ist, entwickeln sich die genannten Organe zumal im grossen Gehirne der Hauptmasse nach erst nach der Geburt und sind in ihrer Ausbildung, wie das auf der Hand liegt, erst mit der Ausbildung des ganzen Körpers vollendet. Bleibt diese zurück, wohl, wie wir schon hervorgehoben haben, weil die jener zurückbleibt, so reagiren oder functioniren solche Individuen ähnlich wie Kinder und Neugeborene und haben wie diese eine Neigung zu mehr allgemeinen Erregungen. Sie werden leicht von jedem nur etwas stärkeren Reize überwältigt, zittern und zucken oder sind starr am ganzen Körper, sind verworren oder wie vor den Kopf geschlagen; anstatt dass die bezüglichen Reize oder die ihnen zu Grunde liegenden Bewegungen nur in bestimmten Bahnen verlaufen und darum auch nur bestimmte Bethätigungen zur Folge haben, wie es in vorgerückteren Lebensjahren und namentlich im reiferen Alter der Fall ist.

Das Höchste, was in der Entwickelung der Ganglienkörper und Nervenfasern erreicht wird, besteht in der Ausbildung einer bestimmten Organisation, die sie erfahren. Beide Theile gewinnen ein streifiges, fibrilläres Aussehen, das bei den Ganglienkörpern sich weit in ihre Fortsätze hinein erstreckt, durch den Achsencylinderfortsatz auch in die Nervenfasern, beziehungsweise deren Achsencylinder übergeht und in diesen, wenn sie eben eine höhere Ausbildung erlangt haben, je nach ihrer Breite deutlicher oder weniger deutlich hervortritt.

Seit *Max Schultze* hat man dieses Aussehen auf eine wirkliche Fibrillenbildung in den Ganglienkörpern und Achsencylindern zurückgeführt. Es ist indessen vielmehr anzunehmen, dass es in den weichen, halbflüssigen Gebilden blos durch eine entsprechende Anordnung oder Lagerung einer Anzahl von Körnchen, Elementarkörperchen des Protoplasmas, den interfibrillären Körnchen *Max Schultze's* zu Stande kommt, und dass es sich somit bei ihm gar nicht um wirkliche Fibrillen oder auch nur isolirte Streifen einer weicheren Substanz handelt, sondern nur um den optischen Ausdruck einer durch Körnchenreihen in ihrer Homogenität unterbrochenen festweichen oder auch halbfesten, halbflüssigen Masse. Es würden in dieser Beziehung sich Ganglienkörper und Achsencylinder ähnlich verhalten wie die Muskelfasern, bei welchen ja auch nur das streifige, fibrilläre Aussehen durch die entsprechende Einlagerung dunklerer Körperchen, der Bowmann-Brücke'schen Sarcous elements, in eine mehr gleichmässige, vor Allem aber cohärente Masse zu Stande kommt.

Das streifige, fibrilläre Aussehen der Ganglienkörper und Achsencylinder steht unzweifelhaft mit den Leistungen derselben in Zusammenhang. Da diese Leistungen vorzugsweise, in den Achsencylindern wohl ganz allein, darin bestehen, die jeweiligen Reize fortzuleiten, so stehen auch die jenes Aussehen bedingenden Einrichtungen unzweifelhaft, wenn nicht ganz allein, so doch vorzugsweise mit den Leitungsverhältnissen im Nervensysteme in Verbindung. Da sie sich mit der Zeit erst ausbilden, freilich das eine Mal früher, das andere Mal später, so scheinen sie auch mit den Qualitäten der Leistungen, die erst mit der Zeit eintreten, Bezug zu haben. Die grössere Vollkommenheit der Leistungen, ihre Schnelligkeit, ihre Genauigkeit, mit einem Wort die Fertigkeiten in denselben scheinen ganz besonders auf ihnen zu beruhen. Die ganze Einrichtung würde somit gewissermaassen den Zweck haben, die Leitungen zu beschleunigen, zu präcisiren. Sie hätte den Werth freier Bahnen, ausgeschliffener Wege, fester Geleise, auf denen das Vehikel leichter dahinrollt und in Folge dessen Zeit und Kraft erspart wird. Unter dem Einflusse dieser Einrichtungen käme es caeteris paribus nicht so leicht zur Umwandlung lebendiger Kraft in Spannkraft. Einer mehr gleichmässigen, ruhigen Stimmung würde damit Vorschub geleistet, das Ebenmaass in Wort und Handlung befördert. Würde, Grazie, Humor wären die Wirkungen davon, und dass diese stets als Ausfluss einer höheren Entwickelung oder Ausbildung betrachtet worden sind, bedarf wohl nicht erst noch des genaueren Nachweises.

Auf der anderen Seite ergiebt sich, was geschehen wird, wenn die besagten Einrichtungen fehlen. Ein langsames, schwerfälliges, ein ungeschicktes und selbst plumpes Wesen greift Platz. Es kommt zu Bedenklichkeiten, wo kein genügender Grund dazu vorhanden ist. Leicht bilden sich melancholische Verstimmungen aus, Unentschlossenheit, Zaghaftigkeit und daneben Gereiztheit mit Neigung zu leidenschaftlichen, d. i. heftigen, explosiven Handlungen. Statt der Würde Haltlosigkeit, statt der Grazie eckige Schroffheit, statt des Humors verletzendes Pathos, krankhafter Affect!

Da in den Gehirnen, in denen die nervösen Elemente, Ganglienkörper und Nervenfasern in der Entwickelung zurückgeblieben sind, wohl immer auch die Gefässe das nämliche Schicksal erfahren haben, so leuchtet ein, dass solche Gehirne ganz besonders disponirt sein werden, anomal zu functioniren. Die Einflüsse, welche wir in dieser Beziehung seitens des Gefässsystemes kennen gelernt haben, werden sich in ihnen ganz besonders geltend machen. Die aus den nervösen Hypoplasien entspringenden Anomalien werden eine viel grössere Höhe erlangen. Der Zuckungsmodus des ermüdeten Nerven wird viel rascher in den des absterbenden übergehen. Das Absterben, das Lahm-gelegt-werden wird viel früher erfolgen, der terminale Blödsinn schneller und sicherer eintreten.

Auf diesen Verhältnissen beruht wesentlich die angeborene, beziehentlich die ererbte psychopathische Diathese, die erbliche Belastung. Je grösser die Bildungshemmungen, je näher die psychischen Hirnelemente dem kindlichen oder gar fötalen Zustande, um so stärker die Diathese, die Belastung. Da nun, wie wir wissen, alle organische Entwickelung zu einem Höheren auf einer Veränderung der chemischen Verhältnisse in ihnen beruht, — die entwickelten Gewebe reagiren ja selbst gegen stärkere Chemikalien noch anders, als die sich erst entwickelnden, oder gar noch embryonalen —, so müssen auch die in ihrer Entwickelung zurückgebliebenen Gehirne, und speciell das psychische Organ, in ihnen von anderer chemischer Beschaffenheit sein, als wohlentwickelte Gehirne und deren psychisches Organ. Unter Umständen, und namentlich auf Grund der Vererbung, zumal wenn Dyskrasien mit im Spiele waren, Alkoholismus, Morphinismus, Merkurialismus, Syphilis, kann diese andersartige chemische Beschaffenheit sogar eine ganz besonders geartete sein, die darum auch sich als solche weiter fortentwickeln muss; und nicht zu verwundern ist es deshalb, dass, wo solches der Fall ist, auch die sich vollziehenden chemisch-physikalischen Processe und deren Wirkungen, die psychischen Functionen nicht bloss von vornherein andere sein müssen als die in gesunden, weil normal entwickelten Gehirnen zu Stande kommenden; sondern dass sie, je länger je mehr, sich auch von dem Gewöhnlichen, Normalen, zu entfernen und einen immer fremdartigeren Charakter anzunehmen gezwungen sind. Die originäre Verrücktheit, die Paranoia originaria, als deren Anfänge wir die Paranoia inchoata, was man so schlechtweg als Moral insanity oder moralisches Irrsein bezeichnet, kennen gelernt haben, ist der Ausdruck dieser zuletzt geschilderten Anomalien. Von dem Grade der Entwicklungsanomalien hängt es ab, wie weit die Paranoia sich selbst entwickelt, und verständlich wird so, wie das eine Mal in mässiger

Stärke sie sich durch das ganze Leben zu erhalten vermag, das andere Mal schon bald nach der Pubertätszeit ihren Abschluss in vollständigem Blödsinn findet.

Im Uebrigen können die besprochenen Verhältnisse in sehr verschiedener Weise verursacht sein. Ganz abgesehen von den Erblichkeitsverhältnissen, der Hypemphysie und Paremphysie, die dabei bis jetzt allein in das Auge gefasst worden sind, bilden sie sich auch auf Grund all' der Schädlichkeiten aus, welche wir überhaupt als Ursachen psychischer Erkrankungen kennen gelernt haben, wenn selbige nur noch in die Entwickelungszeit hineinfallen, und die durch sie bedingten Ernährungsstörungen von einiger Dauer und Stärke sind. Auf diese Weise erklärt es sich, dass Erkrankungen des Schädels und der Häute, welche zu Raumbeschränkungen im Schädel führen, ganz gewöhnlich von psychischen Störungen gefolgt sind, und dass diese um so stärker zu sein pflegen, je grösser jene, die Beschränkungen, sind. Die Mikrokephalie, wie immer sie entstanden sein mag, ob mit *Virchow* durch eine vorzeitige Verknöcherung der Schädelnähte oder mit *Klebs* durch ein bloss vorzeitiges Aufhören des Knorpelwachsthumes, kommt damit zu ihrer wahren Bedeutung für die psychische Schwäche, welche sie zur Folge hat. Mit ihr kommen aber auch zu derselben Bedeutung alle die Schädelanomalien, welche mehr oder minder auf sie zurückzuführen sind, die Oxykephalie oder Spitzköpfigkeit, die Sphenokephalie oder Keilköpfigkeit, welche den sogenannten Zuckerhutformen der Schädel zu Grunde liegt, die Plagiokephalie oder Schiefköpfigkeit, welche durch das Zurückbleiben der einen Schädelhälfte, die Trochokephalie oder Rundköpfigkeit, welche durch Verkürzung der Schädelbasis und ihrer Nachbartheile, die Diskokephalie oder Flachköpfigkeit, welche durch dieselben Ursachen und das gleichzeitige Zurückbleiben der Scheiteltheile bedingt ist. Ebenso wird dadurch die Bedeutung der Makrokephalie und des ihr meistens zu Grunde liegenden Hydrokephalus internus in Bezug auf die psychischen Anomalien klar, sowie die aller ausserhalb des Schädels gelegenen Ursachen, welche zu stärkeren und anhaltenderen Hyperämien, namentlich Stauungshyperämien mit ihren Folgen führen. Die fraglichen Raumbeschränkungen haben eben zur Folge, dass das Gehirn sich nicht gehörig entwickeln kann und darum nicht bloss im Ganzen, sondern natürlich auch in seinen Theilen, seinen Elementen zurückbleiben muss. Je grösser die Raumbeschränkung, um so grösser ist auch die bezügliche Hypoplasie, und bisweilen kann sie sogar eine wahre Aplasie darstellen.

Mit den höheren Graden der hierher gehörigen Hypoplasien bekommen wir es indessen nur selten zu thun. Sie bedingen die höheren Grade des Idiotismus, des Cretinismus, und wie häufig diese an einzelnen Orten auch immer sein mögen, dem grossen Ganzen gegenüber ist ihre Zahl doch nur eine verschwindend kleine. Die sehr auffallenden Schädeldifformitäten haben darum auch keineswegs das Interesse für uns wie die nur mässig hervortretenden oder gar bloss dem bereits geübten Auge erkennbaren. Aber sie lehren, was diese zu bedeuten haben, und sind darum von Gewicht in Bezug auf die Kenntniss dieser.

Leichte Schädeldifformitäten, also geringere Abweichungen von dem normalen Bau derselben sind jedoch bei Geisteskranken ausserordentlich häufig. An manchen Orten überwiegen die mikrokephalen Formen, an anderen die makrokephalen. In Norddeutschland scheint das Erstere der Fall zu sein; in französischen Irrenanstalten habe ich vielfach den Eindruck erhalten, als ob Letzteres Statt hätte. Doch kann der Zufall dabei eine nicht unerhebliche Rolle gespielt haben.

Meist findet sich ausser den beregten Verhältnissen nichts weiter in den Gehirnen psychisch Gestörter, und daher die lang bestandene und auch jetzt noch vielfach vertretene Lehre, dass die pathologisch-anatomischen Untersuchungen des Gehirnes von Geisteskranken keine Resultate ergeben, aus welchen sich die Geisteskrankheiten erklären, beziehungsweise ableiten liessen. Denn die etwaigen Hyperämien oder Anämien, sowie die häufigen Oedeme kommen auch in den Gehirnen nicht geisteskrank verstorbener Individuen vor und haben in Bezug auf die bezügliche Störung kaum irgend eine Bedeutung; weil, wenn vielleicht auch nicht immer, so doch meistentheils, sie nur als die Folgen der letzten Lebensvorgäge anzusehen seien, als die Folgen der terminalen Circulationsstörungen, welche auf Grund der erlahmenden Herzthätigkeit sich ausbildeten. Man lässt eben, worauf es allein ankommt, ausser Acht, und daher das negirende Urtheil.

In einer Reihe von Fällen liegt indessen die Sache anders. Da treten dem Beobachter eine ganze Menge von Veränderungen entgegen, und kaum giebt es einen Theil des Gehirnes oder seiner Hüllen, welcher davon nicht wenigstens Spuren aufzuweisen hätte.

Der Schädel erscheint verdickt, ist schwer, reich an bluthaltiger Diploe und dann gegen das Licht gehalten undurchsichtig; oder die Diploe ist geschwunden und in compacte Knochensubstanz umgewandelt, und der Schädel selbst dann mehr oder weniger durchscheinend. Sehr häufig ist sein Dach mit der Dura mater verwachsen und die Tabula vitrea derselben mehr oder minder verdickt. Flache Osteophyten bedecken dann seine innere Fläche und die Gefässfurchen erscheinen wie in dieselbe eingegraben. Daneben bestehen sehr oft, namentlich längs der Pfeilnaht, in der Gegend der grossen Fontanelle, doch auch in den beiden vorderen Schädelgruben, mehr oder minder tiefe Eindrücke und selbst vollständige Aushöhlungen durch Pacchionische Granulationen, welche die Dura mater durchbrochen und in den Schädelknochen eine Druckatrophie herbeigeführt haben. An der Basis des Schädels, in den Schädelgruben, auf den Felsenbeinen springen dabei oft in auffälliger Weise allerhand scharfe Kanten und Grate hervor. Es sind das die zugeschärften Juga cerebralia, die man indessen nicht etwa wie die Verdickungen der Tabula vitrea des Schädeldaches auf eine Hypertrophie oder Hyperplasie zu beziehen hat; sondern die vielmehr der Ausdruck einer Hypotrophie, beziehungsweise Atrophie zumal der zwischen liegenden Partien, der Impressiones digitatae, sind, die tiefer und tiefer wurden, weil die Knochensubstanz einsank, schwand. Sie liessen darum die Juga stärker und stärker hervortreten, und dieses sowohl, als auch der noch gleichzeitige, aber geringere Schwund an ihnen selbst hatte ihre Zuschärfung zur Folge.

Die Dura mater ist häufig an ihrer äusseren Fläche, vornehmlich längs der Ausbreitung der Gefässe mit derberen oder zarteren Zotten bedeckt, den zerrissenen Geweben, mittelst deren sie mit dem Schädel verwachsen war. Diese Producte einer chronischen Entzündung, einer Pachymeningitis externa, kommen allerdings auch sonst wohl vor, insbesondere bei Weibern, die geboren haben; indessen in der Häufigkeit, Ausbreitung, Stärke und Festigkeit wie bei gewissen Geisteskranken findet man sie doch nicht leicht wo anders. Die Verwachsungen, die sie bedingen, sind gar nicht selten so fest, dass es selbst mit Gewalt nicht gelingt, den Schädel von der Dura abzuziehen; sondern man muss dieselben zerschneiden, um weiter in das Innere eindringen zu können.

Wie die äussere Fläche der Sitz einer Pachymeningitis externa, so ist die innere recht oft der Sitz einer Pachymeningitis interna, die, wenn sie zu Blutungen, dem sogenannten Haematoma durae matris geführt hat, auch den Namen Pachymeningitis interna haemorrhagica *(Virchow)* führt.

Die Producte dieser Pachymeningitis interna, entsprechend den ganzen sonstigen Verhältnissen einer chronica, sind Neubildungen, die als dünne, spinnwebenartige Häutchen auftreten, durch allmälige Verdickungen und Verschmelzung aber zu einer derben Schwarte werden können, welche die Dura mater ausfüttert, bisweilen von der Falx cerebri angefangen bis tief in die Schädelgruben hinein. Diese Neubildungen sind von einer grossen Anzahl zum Theil wandungsloser, zum Theil nur äusserst dünnwandiger und darum leicht zerreissbarer Gefässe durchzogen. In Folge dessen kommt es leicht zu Blutungen in die neugebildeten Häutchen, und in Folge dessen wieder nach einiger Zeit zu einer rostrothen Färbung derselben, so dass die

Innenfläche der Dura mater wie mit rostrothen Flecken oder auch einem rostrothen Ueberzuge bedeckt erscheint.

Da die Verdickungen der Häutchen oder auch der aus ihnen entstandenen bereits derberen Haut immer von der Dura mater aus geschieht, so sind die jüngsten Schichten derselben auch die dieser anliegenden. Die zerreisslichsten Gefässe der fraglichen Haut sind darum auch die der Dura mater zunächst befindlichen. Kommt es nun einmal aus irgend welcher Ursache zu Zerreissungen derselben, so tritt ihr Inhalt, das Blut, entweder zwischen die jüngsten Schichten der Haut oder, was häufiger ist, zwischen diese und die Dura, hebt die erstere von der letzteren ab und bildet so einen Sack, der zwischen Dura mater und die Leptomeningen eingeschaltet ist, und dessen eine, die äussere Wand, von der Dura, die andere, die innere, von der neuentstandenen Haut gebildet wird. Je nach der Masse des Blutes, das sich ergossen hat, ist der Sack grösser oder kleiner, praller oder weniger prall gefüllt, und der Druck auf das Gehirn mitsammt seinen Folgen von stärkerer oder weniger starker Wirkung. Die neugebildete Haut kann mehrere Millimeter Dicke erreichen — ich habe sie bis zu 5·0 Millimeter dick gefunden —, und der Bluterguss kann bis zu 100, 150 und 200 Gramm, ja wohl auch darüber betragen.

Mitunter kommt es statt zu einem Blutaustritt bloss zu einer Durchsickerung von Blutwasser. Geschieht dies auf die freie Fläche der neugebildeten Haut, was wohl nur dann der Fall ist, wenn diese noch verhältnissmässig jung und dünn ist, ergiesst also das Blutwasser sich in den grossen subduralen Raum, so entsteht bei grösserer Ansammlung desselben der Hydrokephalus externus, den mit Berücksichtigung seines Ursprunges *Virchow* auch als Hydrokephalus pachymeningiticus bezeichnet hat. *Virchow* sah früher denselben als die einzige Art des Hydrokephalus externus an, und mit ihm thaten das wohl die meisten Autoren, welche sich mit der Sache beschäftigt hatten. Von *Hitzig* ist indessen nachgewiesen worden, dass auch aus den weichen Häuten Blutwasser in den subduralen Raum ausschwitzt, und an Kaninchen habe ich mich selbst davon überzeugt. Die Möglichkeit der Entstehung des Hydrokephalus externus in noch anderer Weise als der von *Virchow* eine Zeit lang allein angnommenen, ist somit erwiesen, und den entsprechenden Lehren früherer Aerzte, sowie den Mittheilungen jüngerer darum auch alle Berücksichtigung zu zollen.

Findet dagegen die Ausschwitzung von Blutwasser aus einer älteren, derberen, sogenannten Neomembran in ihre äussersten, jüngsten Schichten, oder zwischen diese und die Dura mater selbst statt, in der Weise, wie wir das von dem Blutaustritte aus zerrissenen Gefässen beschrieben haben, so entsteht eine mehr oder weniger grosse Kyste, die mit einem sehr dünnflüssigen, gelblichen oder röthlich-gelblichen Inhalte erfüllt ist und das Hygroma durae matris *Duncan's* darstellt. Dass der Erguss zwischen Neomembran und Dura mater stattfindet, ist der seltenere Fall. Doch habe ich ihn in den letzten Jahren zwei Mal zu sehen Gelegenheit gehabt.

Die Blutergüsse aus den pachymeningitischen Membranen, die Haematomata durae matris, welche die Apoplexiae intermeningeae bedingen, sind mehr acute Processe. Die aus ihnen hervorgehenden Erscheinungen gehen deshalb auch mehr oder minder rasch vorüber; es sei denn, die Blutungen wären so stark, dass sie durch ihren Einfluss auf das Gehirn dem Leben rasch ein Ende machten. Der jähe Tod in Folge eines sich jäh entwickelnden Haematoma durae matris gehört keinesweges zu den Seltenheiten. Der Hydrokephalus externus, das Hygroma durae matris sind dagegen der Ausdruck mehr chronischer Vorgänge. Sie bedingen auch anhaltende Störungen der Gehirnthätigkeit und führen schliesslich durch fortgesetzten Druck auf das Gehirn zu einer mehr oder minder vollständigen Erlahmung seiner Thätigkeit, zu Stumpfsinn, Blödsinn.

Die weichen Häute, bald auffallend dünn und zart, bald auffallend dick und derb, nicht selten von lederartiger Beschaffenheit, sind bald sehr blutreich, bald sehr blutarm, also je nach dem Sitz einer Hyperämie oder Olichämie, selbst Anämie.

Die Arachnoides erscheint, wenn das Licht schräg auffällt, oft wie bestäubt. Es rührt das von Endothelialanhäufungen her, auf die schon vor längerer Zeit *Bayle* und nach ihm *Ludwig Meyer* aufmerksam gemacht haben, und die seitdem vielfach unter dem Namen Bayle'sche oder Meyer'sche Granulationen, ein Ausdruck, der sich indessen noch viel zu wenig eingebürgert hat, bekannt sind. Wie immer die Arachnoides auch sonst beschaffen sein mag, diese Granulationen sprechen für Reizzustände, die in ihr bestanden haben oder auch noch bestehen, gerade so wie die Schwielen der äusseren Haut, die Callositates und Clavi für solche Reizzustände in dieser.

Dieselbe Bedeutung haben auch die häufig vorkommenden zottenförmigen Verlängerungen der Arachnoides, die unter dem Namen der Pacchionischen Granulationen bekannt sind. Durch *Axel Key* und *Retzius* sind sie zwar so halb und halb in die Reihe der physiologischen Bildungen gestellt worden, indem sie der Abfuhr der Säfte dienen sollen. Indessen nur wo ein Ueberschuss an diesen vorhanden ist, und die normalen Abzugskanäle nicht ausreichen, kommen sie zur Entwickelung. Sie sind also ebenso physiologisch wie ebenfalls wieder die Callositates, die Clavi, die Hypertrophie der Epidermis der Feuer- und Feldarbeiter. Uebrigens beweist die von *Key* und *Retzius* behauptete Thätigkeit der Pacchionischen Granulationen, die in neuerer Zeit von verschiedenen Seiten bestätigt worden ist, die Secretionsfähigkeit der weichen Häute überhaupt in den subduralen Raum hinein. Denn ohne diese wäre eine solche von Seiten der Pacchionischen Granulationen nicht möglich, weil selbige nur aus Arachnoidealgewebe bestehen, beziehungsweise der Hauptsache nach wie die Arachnoides gebaut sind. In einigen Fällen schienen mir die sehr zahlreichen und grossen Pacchionischen Granulationen, welche die Dura mater durchbrochen hatten, die Ursachen der Pachymeningitis interna haemorrhagica geworden zu sein, an deren Folgen schliesslich die Kranken zu Grunde gegangen waren.

Unabhängig von ihrer sonstigen Beschaffenheit sind die weichen Häute sehr häufig der Sitz eines Oedemes, das, wenn es einigermaassen hochgradig ist, auch Hydrokephalus meningeus heisst. Sind die Häute sehr zart, so pflegt die dieses Oedem bedingende Flüssigkeit in den Maschen der Arachnoides, den sogenannten subarachnoidalen Räumen ziemlich klar, allenfalls opalisirend zu sein, was in der Regel von einer blossen Fibrinausscheidung herrührt. Diese Oedeme sind gewöhnlich erst in der letzten Lebenszeit zu Stande gekommen, sind also Terminalerscheinungen und um so reicher an Fibrin, je stärker der Druck war, unter welchem sie sich ausbildeten. Haben die weichen Häute aber Verdickungen erfahren, sind sie also der Sitz entzündlicher Processe gewesen, so pflegen die ausgeschiedenen Massen oft eine stärkere, sogenannte milchige Trübung derselben zu bedingen, die namentlich längs der Venen stärker ausgesprochen ist und meist einen mehr oder weniger deutlichen Stich in das Gelbliche hat. Dieselbe rührt von grösseren Mengen ausgeschiedenen Fibrines her, zum Theil auch von noch deutlich nachweisbaren weissen Blut- oder Lymphkörperchen, zum Theil aber auch von den Verdickungen, die namentlich die Arachnoides erfahren hat, und die bald auf einer wirklichen Vermehrung ihrer Elemente, einer Hyperplasie beruht, bald nur durch eine Durchtränkung derselben mit fremdartigen Stoffen, eine Sclerosirung, verursacht ist. Indessen haarscharf sind diese beiden Zustände nicht geschieden, vielmehr zahlreich die Uebergänge, welche sich zwischen ihnen machen, und darum das eine Mal dieser mehr dort, das andere Mal jener mehr hier.

Auf Zustände abnormer Reizung, abnormer Ernährung weisen auch die bald zahlreicheren, bald sparsameren Knochenplättchen hin, welche bisweilen die Arachnoides bedecken. Sie sind bis pfenniggross, bestehen aus echtem Knochengewebe und beweisen, wie die noch öfter vorkommenden Knochenplättchen auf der Arachnoides spinalis, so recht die Zusammengehörigkeit aller Formen der Bindesubstanzen und ihre Fähigkeit in einander überzugehen.

In der Pia mater sind es vorzugsweise die Gefässe, welche unsere Aufmerksamkeit auf sich ziehen. Das zwischen liegende Gewebe verhält sich in der Regel wie das der Arachnoides, mit welchem es ja innigst zusammenhängt. Es ist dünn und zart, wenn dieses es ist, hypertrophisch, beziehungsweise hyperplastisch, wenn jenes es ist. Oft ist es reich an weissen Blut- oder Lymphkörperchen, namentlich in der Nähe der Gefässe, sowie an sclerosirten Bindegewebsbündeln, die bei der mikroskopischen Untersuchung durch ihren Umfang und eigenthümlichen Glanz leicht auffallen.

Die Gefässe sind meist erweitert und vielfach geschlängelt, und das sowohl die Arterien als auch die Venen. Bei jenen tritt es vorzugsweise an denen der Basis, bei diesen an denen des Scheitels hervor. Die Arterien sind oft atheromatös entartet, die Venen wie von graulich-gelben Bändern eingefasst, den erweiterten und reichgefüllten Virchow-Robin'schen Räumen, welche vorzugsweise an den Rändern der Gefässe schärfer hervortreten. Die Verlängerung der kleineren Gefässe ist bisweilen so gross, dass dieselben auf den darunter liegenden Gyris ganz engbogige Schlangenlinien beschreiben, ja in anscheinend mehrfach concentrischen Touren verlaufen. Sie sind das Resultat eines erhöhten Druckes, unter welchem das Blut durch längere Zeit in ihnen gestanden hat (siehe Cap. XII, pag. 231) und weisen auf Hyperämien hin, welche ihre Herrschaft in ihnen ausgeübt haben. Sind die weichen Häute verdickt, so sind es in der Regel auch ihre Gefässe, und namentlich die Adventitien der Arterien sind es, an denen die entsprechende entzündliche Hyperplasie zu Tage tritt.

Wo Oedem der weichen Häute besteht, besteht auch Hirnödem. Das letztere muss ja mit Nothwendigkeit aus dem ersteren hervorgehen. Wo aber wieder Hirnödem vorhanden ist, ist auch etwas von der bezüglichen Flüssigkeit in den epicerebralen Raum hinausgetreten, der sich zwischen Pia mater und Gehirnoberfläche befindet. Ist das geschehen, so lässt sich die Pia mater leicht und in grossen Fetzen von der Gehirnoberfläche abziehen, und ein Theil der leicht zerreisslichen Hirngefässe folgt ihr, ohne auch nur irgend etwas von der Hirnsubstanz selbst mitzunehmen. Anderenfalls klebt die Pia mater der Hirnsubstanz ziemlich fest an und lässt sich nur schwer und in kleinen Stücken von ihr entfernen. Wo entzündliche Vorgänge in ihr obgewaltet haben, pflegt sie vielfach mit der Hirnrinde verwachsen zu sein; sei es, dass Gefässneubildungen von ihr aus in dieselbe hinein stattfanden, sei es, dass die entzündlichen Processe, welche sich von ihr längs der Gefässe oder auch umgekehrt von diesen aus auf sie fortpflanzten, zu Bindegewebswucherungen in ihr und den obersten Partien der Hirnrinde Veranlassung gaben, die mit einander verschmolzen. Die betreffenden Verwachsungen haben stets nur zwischen bindegewebigen Elementen stattgefunden. Nie ist die Hirnsubstanz selbst mit der Pia mater in unmittelbare Verbindung getreten.

Die leichte Abziehbarkeit der weichen Häute von der Hirnrinde spricht also für einen vermehrten Wassergehalt des Gehirnes überhaupt; eine erschwerte Abziehbarkeit derselben, bei der es indessen noch zu keiner Zerreissung der Hirnsubstanz kommt, für das blosse Gegentheil, eine gewisse Trockenheit desselben. Lassen sich die weichen Häute nur mit Substanzverlust seitens des Gehirnes entfernen, gleichviel ob sonst noch Oedem besteht oder nicht, so sind Verwachsungen zwischen beiden erfolgt, und das letztere selbst ist Sitz einer Entzündung gewesen.

Das Gehirn an sich ist von verschiedener Consistenz, und das vielfach unabhängig von seiner sonstigen Beschaffenheit, nämlich ob es ödematös oder nicht ödematös ist. Es giebt viele hierher gehörige Gehirne, die stark ödematös und doch verhältnissmässig fest, und wieder andere, welche keineswegs ödematös erscheinen und doch auffallend weich sind. Die nervösen Elemente selbst sind offenbar in ihrer Zusammensetzung andere. Das eine Mal sind sie trotz des Oedemes fester, das andere Mal, selbst ohne dass ein solches nachweisbar wäre, weicher. Das Oedem besteht im ersteren Falle offenbar erst seit kurzer Zeit, ist vielleicht blosse Terminalerscheinung. Die Flüssigkeit befindet sich lediglich in den Interstitien der nervösen Elemente. Diese selbst sind vielleicht durch jene sogar ein Wenig zusammengedrängt, im Uebrigen aber noch nicht besonders angegriffen und verändert. Im letzteren Falle ist die bezügliche Flüssigkeit dagegen in die nervösen Elemente selbst aufgenommen worden. Dieselben sind gequollen, die Interstitien zum grossen Theile verquollen; eine sogenannte weisse Erweichung hat sich ausgebildet, die durchaus nicht so oft Leichenerscheinung ist, wie man eine Zeit lang annahm und hie und da wohl auch noch heute annimmt, sondern in den bei Weitem meisten Fällen bereits während des Lebens entstanden ist und sogar wohl auch längere Zeit bestanden hat.

Das ödematöse Gehirn erscheint geschwollen. Die Gyri sind breit, abgeflacht, mehr oder weniger zusammengedrängt, so dass die Sulci bloss als ganz oberflächliche Furchen sich darstellen. Auf dem Durchschnitt erscheint es wie mit Wasser begossen und, abgewischt und abgetrocknet, beschlägt es immer wieder von Neuem mit Feuchtigkeit, die sich an tieferen Stellen zu Tropfen sammelt und mit Pipetten abgehoben werden kann. Die graue Substanz ist blass, an den Rändern gallertig, durchscheinend, die weisse ziemlich rein weiss, glänzend. Die kleineren Gefässe, die Capillaren sind blutleer, weil durch das Oedem ihr Inhalt aus ihnen heraus, und sie selbst zusammengepresst wurden. Nur aus den grösseren Stämmchen treten allenfalls noch Bluttröpfchen hervor, und, wie mit Blutwasser, beschlägt die Schnittfläche auch noch hie und da mit Blutpunkten. Hat das Oedem lange bestanden und haben sich die Räume, in denen die betreffende Flüssigkeit staute, stark erweitert, haben namentlich die *His*'schen perivasculären Räume eine stärkere Ausbildung erfahren, so erscheint die Schnittfläche des Gehirnes wie siebförmig durchbrochen. Der État criblé *Parchappe's* und *Durand-Fardel's* ist zur Entwickelung gekommen. Sehr bezeichnend für ihn ist, dass in den bezüglichen Löchern, den durchschnittenen *His*'schen perivasculären Räumen die Gefässstämmchen beweglich daliegen und, giesst man Wasser über die Schnittfläche, dass sie da in ihnen hin- und und herschwanken, flottiren. Besteht blos einfaches Oedem in Folge einfacher Circulationsstörungen, so lassen sich die einzelnen Gefässstämmchen mit allen ihren Häuten, also auch der meist sehr erweiterten Adventitia leicht aus den ausgesparrten *His*'schen Räumen herausziehen. Sind indessen entzündliche Processe voraufgegangen, in Folge deren die Gefässe mit ihrer Umgebung ebenso verwachsen, wie die Pia mater mit der von ihr bedeckten Hirnoberfläche, so bleiben die Adventitien bei einem Versuche, die Gefässe herauszuziehen, leicht in dem Gehirne stecken, und man bekommt sie dann häufig nur mit der Muscularis als äusserster Haut zu Gesicht. Wo derartige Verwachsungen stattgefunden haben, flottirt häufig auch bloss das eigentliche Gefässrohr, bestehend allein aus Intima und Muscularis, in dem Adventitialsacke, und so löst sich der Widerspruch, der zwischen den einzelnen Untersuchern des État criblé besteht, dass nach den Einen er vornehmlich auf einer Erweiterung der *His*'schen, nach den Anderen blos auf einer solchen der *Virchow-Robin*'schen Räume beruht.

Wo Hirnödem besteht, findet sich gewöhnlich auch eine grössere Ansammlung von Flüssigkeit in den Hirnhöhlen. Aber dieselben, und namentlich der Ventriculus tertius, erscheinen doch nicht gerade erweitert. Oefters macht er sogar den Eindruck verengert zu sein; weil die seine Seitenwände bildenden grossen Ganglien gequollen, beziehungsweise geschwollen sind. Das Ependym ist je nachdem zart und glatt, oder dick und rauh in Folge von Neubildungen. Es hat im letzteren Falle die Bedeutung der *Bayle-Meyer*'schen Granulationen und weist auf einen irritativen oder entzündlichen Zustand hin. An den Flüssigkeitsansammlungen in den Ventrikeln nehmen auch die Adergeflechte Theil und erscheinen zuweilen geradezu kystisch entartet. Doch hat diese bezügliche Kystenbildung keine andere Bedeutung, als die entsprechenden Veränderungen in den weichen Häuten, die Erfüllung der Hohlräume mit Blutwasser, und ist eben nur Symptom eines mehr oder minder starken Oedemes.

Wo das Oedem nur geringfügig ist oder auch mangelt, ist das Gehirn oft hyperämisch, und wo das wieder der Fall ist, ist es vorzugsweise eine arterielle Hyperämie, die sich ausgebildet hat. Natürlich! Die venöse Hyperämie führt eben leicht zu Oedem; das Oedem bewirkt Compression der Gefässe und damit Ischämie, Anämie. Doch darf man sich nicht durch einen gewissen Blutreichthum, insbesondere der grösseren Gefässe schon bestimmen lassen, an eine vorhandene Hyperämie zu glauben. Die Venen der Pia mater, die Sinus durae matris, die grösseren Gehirnvenen, namentlich die direct in die Piavenen einmündenden, können strotzend mit Blut gefüllt sein, selbst eine Anzahl kleinerer Arterien können noch wie mit Blut überladen aussehen, und doch ist keine Hyperämie vorhanden; weil die Capillaren, die kleinsten und kleineren Venen, eine Anzahl Arterien geradezu blutleer sind, eine interstitielle Anämie besteht, auf die es ja gerade, wie wir gehörigen Orts schon einmal hervorgehoben haben, ankommt. Aus zahlreich auf der Schnittfläche des Gehirnes auftretenden Blutpunkten, aus einem Ueberströmtwerden derselben mit Blut von den zerschnittenen Piagefässen her, darf man noch auf keine eigentliche Hirnhyperämie schliessen. Ist die graue Substanz sonst blass, die weisse gleichmässig weiss oder gelblich-weiss, so ist trotzdem und alledem eher Hirnanämie vorhanden.

Bei einer Hirnhyperämie sind die Arterien, die Capillaren, wenigstens die kleineren Venen, strotzend mit Blut angefüllt. Die graue Substanz erscheint deshalb auf dem Durchschnitte dunkel, graulich-röthlich, die der Hirnrinde in ihren tieferen Partien von rothen Netzen durchzogen. Die weisse Substanz hat ein schmutziges, gelblich-weisses Aussehen, das vielfach in das Röthliche oder Violette hinüberspielt und darum wie marmorirt erscheint. Eine grosse Menge feinster Gefässe, bald in mehr geraden Linien, bald in mehr zusammenhängenden Netzen, bald mehr horizontal, bald mehr senkrecht, bald mehr schräg in die Tiefe hinab- oder aus derselben heraufsteigend, durchzieht sie nach allen Richtungen, und zahlreiche Blutpunkte, aus den durchschnittenen Gefässen auf die Schnittfläche hinaustretend, bedeckt diese letztere.

Bei einer Olichämie oder Anämie findet sich im Gehirne gerade das Gegentheil von dem, was die Hyperämie kennzeichnet. Doch, soll das vollständig zutreffen, so muss man eine primäre und eine secundäre Anämie unterscheiden. Denn nur von der ersteren gilt das eben Gesagte. Eine Hyperämie kann sehr wohl mit einem geringen Grade von Oedem vergesellschaftet sein. Die secundäre Anämie verdankt allein einem Oedeme, und zwar einem recht hochgradigen, ihren Ursprung, ihr Dasein. Die primäre Hirnanämie, beziehungsweise Olichämie, kann ohne ein solches verlaufen. Wirklich anämische Gehirne erscheinen oft trocken. Es sind ganz gewöhnlich hypoplastische Gehirne, deren weiche Häute sehr dünn und zart sind und, wie wir schon erfahren haben, sich nur schwer und bloss in kleinen Stücken abziehen lassen.

Bisweilen sind die Gehirne psychisch Gestörter sehr gross, weil hypertrophisch oder, besser gesagt, hyperplastisch. Das hyperplastische Gehirn aber füllt die Schädelhöhle prall aus. So lange diese erweiterungsfähig ist, erweitert sie sich darum auch in Folge des Druckes seitens eines solchen Gehirnes, und die betreffenden Schädel werden verhältnissmässig gross. Es entsteht eine Makrokephalie. Ist indessen die Schädelhöhle nicht mehr erweiterungsfähig, weil die Schädelnähte bereits verknöchert sind, wenn das Gehirn zuzunehmen anfängt, so wird dieselbe zu einem gewissen Zeitpunkte für letzteres zu klein, und die Raumbeschränkung fängt an, sich bei ihm geltend zu machen. Auf dem Sectionstische zeigt sich diese Raumbeschränkung darin, dass das Gehirn wie zu gross aus der Schädelhöhle herausquillt und, aus derselben herausgenommen, nicht wieder in sie hineinzubringen ist. Es ist eben zu gross für sie. Zwar kommt etwas Aehnliches auch bei hyperämischen und ödematösen Gehirnen vor; allein wenn das Blut aus diesen abgeflossen, das Serum aus ihnen ausgesickert ist, Verdunstungen stattgefunden haben, so lassen sie sich, wenn nicht dabei ganz ungeschickt verfahren wird, meist recht leicht wieder in die Schädel zurückbringen.

Die Hyperplasie des Gehirnes kann eine wahre sein, indem die nervösen Elemente desselben zunehmen. Die daraus entpringende Makrokephalie bedingt die sogenannte Kephalonie, die Kephalonen, d. h. die grossköpfigen Leute, als welche die Griechen z. B. ihre Götter, ihre Heroen, unter anderen auch den olympischen Zeus zur Darstellung brachten. Andererseits kann aber auch diese Hirnhyperplasie eine so zu sagen falsche sein; indem sie bloss die bindegewebigen Elemente betrifft, *Virchow* sagt, die Neuroglia. Doch ist diese schlechthin betrachtet, kein einheitliches Gewebe, sondern, wie wir bereits dargethan haben, ein Conglomerat von nervösen und bindegewebigen Elementen. Bei der falschen Hyperplasie nehmen nun diese zu, vergrössern sich und durch sich auch das Gehirn. Die daraus etwa hervorgehende Makrokephalie ist von *Virchow* als Pseudokephalonie bezeichnet worden und die mit ihr behafteten Individuen als Pseudokephalonen. Die echten Kephalonen sind oft hochbegabte Menschen — Schiller, Wieland, Beethoven, Alexander v. Humboldt, Johannes Müller, Cuvier, Napoleon I. —; sie sind aber häufig nicht widerstandsfähig genug und gehen deshalb vorzeitig zu Grunde, — Robert Schumann, Lenau und der wohl grösste Theil der der allgemeinen progressiven Paralyse verfallenden Individuen, der mehr oder weniger aus ausgesprochenen Kephalonen besteht, welche eine oft hervorragende Begabung zeigen, bis sie, zu schwach, um den Ansprüchen zu genügen, welche an sie gestellt werden, diesen unterliegen. Die Pseudokephalonen sind immer psychische Schwächlinge. Manche sind stumpfsinnig und selbst vollkommen blödsinnig. Scrophulose, Rhachitis sind Momente, welche allem Anscheine nach zu ihrer Entwickelung mit am meisten beitragen. Die Hyperplasie des Gehirnes braucht keine totale zu sein, sondern kann ganz partiell vorkommen. In der Regel ist es die graue Substanz, welche sie zu erkennen giebt, und zwar zumeist die nach dem Inneren des Hirnes zu gelegene, in die Ventrikel hineinragende. Doch auch die Hirnrinde selbst kann der Sitz einer solchen Hyperplasie sein, und kleine Wülste von grauer Substanz bedecken dann ihre grösseren grauen Wülste. Das Gehirn Cuvier's soll mit solchen secundären Wülsten reichlich bedeckt gewesen sein. Merkwürdig ist, dass alle seine Kinder in jungen Jahren an Gehirnkrankheiten, Hydrokephalus, gestorben sind. Aus neuerer Zeit hat *Simon* von ganz gleichartigen Hyperplasien der Hirnrinde berichtet, von einer einfachen Verdickung derselben an der Spitze des linken Frontallappens aber *Merkel* Mittheilung gemacht. Die Entwickelung, beziehungsweise das Auftreten von grauer Substanz an Stellen, wo sie nicht hingehört, hat *Virchow* als Heterotopie derselben bezeichnet. *Virchow* selbst, *Griesinger*, *Meschede*, *Schüle* haben Fälle von solchen Heterotopien theils beschrieben, theils gelegentlich erwähnt. Viele davon beruhen wohl unzweifelhaft auf einer Neubildung, beziehungsweise Hyperplasie grauer Substanz. Einzelne dürften aber auch bloss dadurch zu Stande gekommen sein, dass von grösseren Gebilden aus grauer Substanz durch anomal verlaufende Züge von Nervenfasern eine Art Abschnürung stattgefunden hat. Eine blosse Heterotopie von grauer Substanz dürfte somit auch noch nicht als gleichbedeutend mit einer Hyperplasie derselben anzusehen sein, wozu hie und da eine offenbare Neigung besteht. In den meisten Fällen von Hyperplasie von grauer Substanz hat man deutliche Nervenfasern und Ganglienkörper in der letzteren gefunden. In einzelnen Fällen aber sind solche vermisst worden. Die graue Substanz bestand dann nur aus einer der Neuroglia gleichen Masse. Was war sie aber dann? Nach *Virchow* und seinen Anhängern bindegewebiger Natur. Auch meine Ansicht ist, dass die heterotope graue Substanz oft bloss bindegewebiger Natur ist, dass sie alsdann auch nicht das Geringste mit der Neuroglia in unserem Sinne zu thun hat, sondern ganz anders zu beurtheilen ist. Sie scheint dann vielmehr in das Gebiet der sogenannten grauen Degeneration und die Herdsclerose hineinzuschlagen. Doch davon weiter unten.

Viel öfter als hypertrophischen, beziehungsweise hyperplastischen Gehirnen begegnet man hypotrophischen oder atrophischen, die indessen von den hypoplastischen oder aplastischen, als nicht gehörig entwickelten, durchaus zu trennen sind.

Die hypotrophischen oder schlechtweg auch atrophischen Gehirne sind kleiner als normale. In Folge dessen füllen sie das Cavum durae matris weniger als diese aus, und das letztere enthält darum, sind die Bedingungen sonst dazu angethan, mehr Cerebrospinalflüssigkeit — es besteht also ein mehr oder weniger starker Hydrokephalus externus —, oder die Dura ist nur schlaff über die bloss mässig vorhandene Flüssigkeit gespannt und schwappt leicht hin und her.

Die Oberfläche eines atrophischen Gehirnes ist sehr ungleichmässig. Die Gyri sind geschrumpft. In Folge dessen erscheinen dieselben verschmälert, wie zugeschärft, und die sie trennenden Sulci verbreitert. Die Schrumpfung mancher Gyri ist so bedeutend, dass sie wie in sich zusammengesunken aussehen und tief unter dem Niveau der übrigen liegen; wodurch eben die besagte Ungleichmässigkeit der Oberfläche des ganzen Hirnes herrührt. Vorzugsweise häufig zeigen die Stirnlappen solche Einsenkungen, namentlich die beiden ersten Windungen derselben; dann die Spitze der Centralwindungen, die Praecunei. Selbstverständlich können sie aber auch an jedem anderen Orte der Hirnoberfläche vorkommen; wenn die Bedingungen dazu gegeben sind.

Auf dem Durchschnitte erscheint ein atrophisches Gehirn in der Regel dunkler, als ein nicht atrophisches von im Uebrigen gleicher Qualität. Die Rinde ist schmaler; im Marklager herrscht vielfach ausgesprochener État criblé. Doch braucht dieser nicht bloss auf das letztere beschränkt zu sein, sondern kann auch in der Hirnrinde Platz gegriffen haben. Ja, in einzelnen Fällen ist er über das ganze Gehirn, das ganze Centralnervensystem, vom Gyrus centralis bis zur Cauda equina verbreitet. Hat unter dem Druck der Flüssigkeit, welche den État criblé bedingte, auch die Nervensubstanz gelitten, so ist überall, wo jener sich vorfindet, diese atrophisch geworden. Die Bestandtheile der grauen Substanz, die Faserzüge der weissen sind auf den kleinstmöglichen Raum zusammengedrängt und zwischen ihnen sind weite Höhlen, Lücken und Spalten entstanden. Ich bewahre Präparate von einem solchen Nervensysteme auf, die nach der nothwendigen Herrichtung wie feine Filigranarbeiten erscheinen, und das gleichviel, ob sie aus dem grossen Gehirne oder dem Rückenmarke herstammen.

Sind die Hohlräume, welche dem État criblé zu Grunde liegen, verhältnissmässig gross, so dass sie im Durchschnitt wie kleine Kysten erscheinen, so hat man von kystoider Entartung oder Degeneration gesprochen. *Clarke, Fleischl, Ripping, Schüle, Obersteiner, Eichhorst,* ich u. A. haben eine Anzahl einschlägiger Fälle beschrieben. Entsprechend der Rinde zeigt auch das eigentliche Innere eines atrophischen Gehirnes, seine Ventrikelwände, manche Ungleichmässigkeiten, und ganz besonders sind es die Sehhügel, an denen solche stärker hervortreten. Uebrigens haben sich dieselben ebenso wie die Streifenhügel manchmal ganz auffallend verkleinert und in Folge dessen von ihrem gegenüber liegenden gleichnamigen Gebilde entfernt. Der dritte Ventrikel erscheint dann deutlich erweitert und, je nachdem, besteht bald ausgesprochener Hydrokephalus internus, bald nicht.

Auch die Seitenventrikel kommen erweitert vor, und dann sind ihre Ammonshörner wohl auch einmal verkleinert. Doch neigen die Schläfenwindungen, zu denen ja letztere gehören, ebenso wie die Hinterhauptswindungen nicht gerade zu Atrophien. Dasselbe gilt auch von dem kleinen Gehirne.

Die Atrophie ist entweder eine primäre oder eine secundäre und im letzteren Falle die Folge eines die Ernährung beeinträchtigenden Druckes oder einer Entzündung, die, ist sie interstitiell, allerdings auch bloss durch Druck auf die Elemente des Parenchyms atrophirend wirkt, dagegen, ist sie parenchymatös, direct durch die Ernährungsstörung, welche sie darstellt, es mit sich bringt, dass die Fähigkeit der parenchymatösen Elemente sich zu ernähren, so leidet, dass sie darüber zu Grunde gehen. Die Volumsabnahme, die Hypotrophie, die Atrophie ist eben der Ausdruck davon.

Die primäre Atrophie des Gehirnes kommt als solche nicht leicht zu Gesicht, da sie, wie dieselbe Atrophie anderer Organe namentlich der Nieren, der Leber, sehr bald Ursache zu einer Entzündung wird, welche sie in ihrer Eigenart verdeckt und sie der Atrophie in Folge einer Entzündung, die sie mit der Zeit auch wirklich wird, vollständig gleichstellt.

Die Entzündungen, welche sich im Gehirne abspielen, sind selten rein interstitielle. Die in Folge einer Atrophie eintretenden sind es in der ersten Zeit. Sonst dürften sie nicht vorkommen, wie sehr es auch angenommen und behauptet wird. Dagegen kommen rein parenchymatöse Entzündungen sicherlich nicht vor. Das Gewöhnliche ist, dass jede Enkephalitis eine gemischte, eine parenchymatöse und interstitielle ist, und, was vom Gehirne gilt, gilt vom Centralnervensysteme überhaupt. Jede Entzündung in ihm hat ihren Sitz sowohl in der Nervensubstanz selbst als in dem Zwischengewebe, den Gefässen und dem zugehörigen Bindegewebe.

Makroskopisch wird die fragliche Entzündung durch eine vorzugsweise arterielle Hyperämie charakterisirt. Von der Art und Weise, wie sie verläuft, ob acut oder chronisch, hängt es ab, welches Bild sie sonst darbietet. Die acuten Entzündungen sind in der Regel local. Sie sind die Folge local einwirkender Schädlichkeiten, Verletzungen, spontaner Gefässzerreissungen mit Blutaustritt in die Nervensubstanz, beziehungsweise deren Interstitien, sogenannter blutiger Apoplexien, und ihr Verlauf und Ausgang ist der bekannte. Sie gehen in Zertheilung über; sie gehen in rothe, in gelbe Erweichung über. Ein Abscess, eine Kyste, eine Narbe kann ihr Endresultat sein.

Die chronischen Entzündungen sind mehr diffus. Sie nehmen ihren Ausgang von den Producten acuter Entzündungen, also von einem Erweichungsherde, einem Abscess, einer Kyste oder Narbe oder auch von einer Neubildung, einer Geschwulst her, welche jenen in dieser Beziehung gleichwerthig sind, und verbreiten sich nach und nach über das ganze Gehirn, oder doch wenigstens einen grossen Theil desselben, namentlich über seine Grosshirnrinde, und da wieder besonders über die des Stirn- und Scheitellappens. Es ist dies das Gebiet, welches sein Blut in den Sinus longitudinalis superior entleert, und in dem es, einmal wegen der Anordnung der abführenden Venen, die ja aufsteigen, dann aber auch wegen der verhältnissmässigen Enge und leichten Ueberfüllung des genannten Sinus selbst, am ehesten zu Stauungen kommt. Die Venen des Hinterhauptlappens entleeren ihr Blut vorzugsweise in den entsprechenden Sinus transversus, also nach unten zu und in einen Raum, in welchem es wohl in der Schädelhöhle am seltensten zu Stauungen kommt. Die Venen des Schläfenlappens münden theils in den gleichseitigen Sinus transversus, theils in die kleineren Sinus der Schädelbasis; wohin auch die Venen der Orbitalfläche des Stirnlappens ihr Blut ergiessen. Die Venen des kleinen Gehirnes senken sich zum Theil in die Sinus transversi ein, zum Theil in die Sinus petrosi inferiores und occipitalis. Kurzum die Abfuhr des Blutes ist nirgends so erschwert, als an der Convexität des Stirnlappens, am Scheitellappen. Nirgends ist darum im ganzen Gehirn zu Stauungen und ihren Folgen so sehr Gelegenheit gegeben wie hier, und in Anbetracht der Erfahrung, dass auch sonst, wo Hyperämie und Oedem besteht, leicht sich Entzündungen ausbilden — ich erinnere nur an die elephantiastischen Processe —, und wo das geschehen, dass diese sich gern wieder an den blutreichsten Stellen weiter entwickeln und ihnen auch vorzugsweise folgend sich ausbreiten, darf es uns somit nicht wundern, dass auch die bezüglichen Entzündungen des Gehirnes gerade im Stirn- und Scheitelhirne gern Platz greifen und sich weiter ausbreiten.

Sehr oft entwickeln sich die chronischen Hirnentzündungen aber anscheinend auch ganz spontan. Unmerklich treten sie auf und nehmen nur ganz allmälig an In- und Extensität zu; bis sie mit ihren Folgen endlich so weit gediehen sind, dass sie das Leben ernstlich bedrohen und endlich vernichten. Wie da ihre Entstehung war, ist nur selten zu ermitteln. Doch kommen Fälle vor, in denen sie offenbar auch nur von einzelnen Punkten ausgingen und aus rein localen Erkrankungen erst im Laufe der Zeit sich zu einer diffusen gestalteten. Einen sehr überzeugenden Beweis geben dafür Entozoen ab, welche gelegentlich in die Schädelhöhle eingewandert sind, sich hie und da festgesetzt haben und von ihrem Sitze aus erst Irritantia zu blos localen Entzündungen wurden und danach erst, nachdem diese letzteren bereits eine Zeit lang bestanden, darauf sich ausgebreitet hatten und mit einander verschmolzen waren, gewissermassen auch Ursache zu den diffusen Entzündungen wurden, in deren Begleitung man sie gewöhnlich antrifft. Einen anderen sehr zwingenden Beweis der Art liefern sodann die Fälle, in welchen die endlich diffuse Entzündung aus einer Menge kleiner Entzündungsherde hervorgeht, zu denen erkrankte Gefässe die Veranlassung gaben. Mir ist ein Fall begegnet, in welchem die Verkalkung der Gefässe das gethan hatte. Sonst pflegen es entzündliche Processe zu bewerkstelligen, die an diesen sich ausbilden, zumal auf Grund von Syphilis, Alkoholismus, vielleicht auch Rheumatismus, Gicht u. dgl. m.

In der Weise, dass von einzelnen, circumscripten Herden aus sich eine diffuse Enkephalitis entwickelt, wirken entschieden auch die Degeneratio grisea funiculorum posteriorum medullae spinalis ascendens, wenn sie bis auf das Gehirn fortschreitet, und nicht minder die analogen Neuritides ascendentes, die bisweilen Jahre lang der Enkephalitis voraufgehen, welche der allgemeinen progressiven Paralyse zu Grunde liegt, und auf deren Genese damit ein ganz eigenes, bisher ausser von *Voisin* so gut als gar nicht beachtetes Licht geworfen wird.

Auch die Entzündungen, welche sich an primäre Atrophien anschliessen, treten wohl der Regel nach als ganz circumscripte Localerkrankungen auf und erhalten erst nach längerer oder kürzerer Zeit einen mehr diffussen Charakter.

Entzündungen, welche auf eine Anzahl zerstreuter Herde beschränkt bleiben, liegen der sogenannten Herdsclerose, der Sclérose en plaques zu Grunde. Die einzelnen Herde sind mohnkorn-, hanfkorn-, bohnengross. Oft sind sie in grosser Menge vorhanden und, wie in manchen Fällen von Enkephalitis im Anschluss an Sclerose der hinteren Rückenmarksstränge, so zahlreich, dass die Hirnrinde von ihnen vollständig durchsetzt ist. Doch pflegen die Herde gerade in diesen Fällen ausserordentlich klein zu sein.

Fast jede chronische Enkephalitis ist von einer Verdickung des Ependyms gefolgt. Die Ependymitis, welche dieser Verdickung zu Grunde liegt, ist nur eine Theilerscheinung der übrigen Enkephalitis, wenn man will, eine besondere

Form, in welcher diese auftritt und verläuft. Doch braucht die Ependymitis nicht immer Symptom einer mehr allgemeinen Enkephalitis zu sein, sondern kann auch für sich bestehen, wie wir gelegentlich der Besprechung des Oedemes schon erfahren haben. Indessen die wirklich enkephalitische Processe begleitende Ependymitis pflegt immer viel stärker zu sein, und die Verdickungen, zu welchen sie führt, dem entsprechend auch viel bedeutender. Das ganze Ependym erscheint dann wie mit kleinen Körnchen besät. Es hat das Ansehen einer Haifischhaut und fühlt sich auch beinahe so an; oder es gleicht auch gequollenem, feinkörnigem Sago. Ganz besonders pflegen die Striae corneae im dritten, und der Calamus scriptorius im vierten Ventrikel Sitz solcher Verdickungen zu sein. Aber auch die Oberfläche der Corpora striata, des Aquaeductus Sylvii, der Loca coerulea lässt sie häufig in ganz charakteristischer Weise erkennen.

Wo Enkephalitiden bestehen, pflegen, wenn die Hirnrinde mit ergriffen ist, also sogenannte Perienkephalitiden vorliegen, Verwachsungen mit den weichen Häuten stattgefunden zu haben, und diese selbst mehr oder weniger die Spuren der Entzündung an sich zu tragen. Doch ist das nicht nöthig. Es kommen ausgebreitete Perienkephalitiden vor und nicht die Spur einer gleichzeitigen Meningitis. Auch *Mendel* hat dergleichen beobachtet und glaubt, dass je langsamer die Perienkephalitis verläuft, um so eher die fragliche Verwachsung ausbleibt.

Je grösser die makroskopischen Veränderungen sind, welche das Gehirn darbietet, um so grösser sind es natürlich auch die mikroskopischen, und darum ist der mikroskopische Befund in enkephalitischen Gehirnen auch ungleich grösser als in nicht-enkephalitischen. Ja es finden sich bei mikroskopischer Untersuchung in ihnen sogar ganz erhebliche Veränderungen, wo man sie bei blos makroskopischer Betrachtung kaum erwartet hätte: im kleinen Gehirn, in den Vierhügeln, in den übrigen Theilen des Hirnstockes und selbst im Rückenmarke.

Ueber eine Reihe von Befunden in nicht enkephalitischen Gehirnen und die etwaige Bedeutung derselben haben wir uns schon geäussert. Was da noch nachzutragen wäre, können wir gelegentlich der einschlägigen Besprechung enkephalitischer Gehirne beibringen; zumal diese, soweit sie uns als die Ursachen von Psychosen angehen, mit jenen ziemlich gleichwerthig sind. Denn auch sie sind, worauf es ankommt, wesentlich hypoplastische Gehirne.

Was zuerst die Gefässe anlangt, so verhalten sich dieselben, besteht Oedem, wie wir es von denen aus einfach ödematösen Gehirnen mitgetheilt haben. Ihre Adventitien sind erweitert und das eigentliche Gefässrohr steckt in ihnen, wie in einem weiten Mantel. Aber hier ist dieser Mantel nicht dünn und zart: sondern er ist oft recht stark verdickt und von einer Menge von Anhängseln, Fäden, Zotten, Stacheln, zellenförmigen Gebilden, rauh und filzig. Oft ist die Adventitia sehr kernreich, ja bisweilen wie mit Kernen gepflastert. Daneben kommen Körnchenzellen und Körnchenkugeln vor, und oft sieht das betreffende Gefäss wie von ihnen eingescheidet aus. Manchmal finden in ihr sich mattglänzende oder opalisirende Kugeln vor, die eine gewisse Aehnlichkeit mit amyloiden Körperchen haben. In einigen seltenen Fällen bilden sich auch echte Pigmentzellen in ihr aus und, wie man von einer Retinitis pigmentosa spricht, könnte man da von einer Enkephalitis pigmentosa reden. Die *Virchow-Robin*'schen Räume sind erweitert und enthalten bald mehr bald weniger lymphoide Körperchen, beziehungsweise weisse Blutkörperchen, die das eine Mal häufiger, das andere Mal weniger häufig alle möglichen Metamorphosen durchgemacht haben.

Eine der gewöhnlichsten dieser Metamorphosen ist ihre Umwandlung in Körnchenzellen. Diese Körnchenzellen sind aber nicht immer gleich. Denn theils sind sie Fettkörnchenzellen, theils Proteinkörnchenzellen und im letzteren Falle Melanin- oder Xanthinkörnchen enthaltend. Aus den letzteren geht, wenn sie schrumpfen, ein eigenthümliches Pigment hervor, das *Robin*'sche Hämatoisin. Dasselbe ist von gelber Farbe, körnig oder drusig und wurde von *Daniel v. Stein* für eine Art Fett, die Metamorphose irgend eines Fettes erklärt; es lässt aber gar nichts Fettartiges mehr an sich erkennen, ist eben ein Proteinkörper. Seine Farbe rührt von Blutfarbstoff her, geradeso wie die der Melaninkörnchen, und seine Anwesenheit deutet somit sehr bestimmt auf den einstigen Austritt von Blut aus dem Gefässrohre hin; mag derselbe auch vor sich gegangen sein, wie er wolle, wenn nicht in Folge einer Rhexis, so per diapedesin.

Eine andere Metamorphose, welche diese lymphoiden oder weissen Blutkörperchen eingehen, ist ihr Auswachsen zu spindelförmigen, selten zu andersartigen Zellen, die sich dabei, wie es scheint, vielfach mit der Adventitia verbinden und selbige auf diese Weise verdicken. Bisweilen erweitert sich die Adventitia an einer Stelle mehr als an der anderen. Es entstehen dann circumscripte Adventitialektasien von manchmal recht wunderlichen Formen. Sind dieselben verhältnissmässig gross, sehr zahlreich und mit einem zelligen Inhalte versehen, so kann ein auch in seinen Zweigen mit ihnen bedecktes Gefäss einer eigenartigen Neubildung oder Geschwulst ähnlich sehen. In der That sind solche Ektasien sammt ihrem Inhalte auch dafür zu erachten und den Lymphomen einzureihen. Bisweilen ist der Inhalt solcher Ektasien degenerirt und in glasig glänzende, sogenannte hyaloide Massen umgewandelt worden. Es liegen dann grössere oder kleinere, sie mehr oder weniger ausfüllende Kugeln in ihnen, die aus mit einander verklebten Zellen oder auch aus Faserstoffgerinnseln hervorgegangen sind. Gelegentlich kommen derartige Kugeln aber auch ausserhalb solcher Ektasien vor und liegen dem Anscheine nach in dem Lumen des *Virchow-Robin*'schen Raumes, dasselbe mehr oder minder verengend.

Wo die Adventitia sehr verdickt, die *Virchow-Robin*'schen Räume sehr erweitert und mit allerhand Inhalt ausgefüllt sind, pflegen die normalen Adventitialanhänge, die Drainzellen, die auch kurzweg Saftzellen genannt werden, ebenfalls sehr ausgedehnt und wie geschwollen zu sein. Ja, diese ihre Ausdehnung, diese ihre Schwellung pflegt sich sogar auf ihre fadenförmigen Fortsätze auszudehnen und dieselben in verhältnissmässig dicke, oft stark glänzende Fibrillen umzuwandeln. Unter dem Einflusse der Entzündung wandeln sich, wie zu anderen Zeiten unter dem Einflusse eines anderen Stimulus, auch eine Anzahl der noch mehr embryonalen Bindegewebszellen, insbesondere der Hirnrinde, in lange Fibrillen tragende, sogenannte *Jastrowitz*'sche Spinnenzellen um, und ein ganzes System geschwollener Saftzellen kommt dann in den verschiedenen Präparaten zum Vorschein.

Von den Veränderungen, welche die beiden inneren, das eigentliche Gefässrohr bildenden Häute erfahren, erwähnen wir die fettige Entartung, die theils auf einer Entzündung, theils auf einer einfach rückschreitenden Metamorphose beruht, ferner die amyloide, die hyaloide und kalkige Infiltration. Die letzten drei sind meistentheils auf die Media oder Muscularis beschränkt, gerade so wie die erstgenannte auf die Intima. Allein es kommen auch Fälle vor, in denen alle drei Häute fettig entartet sein können, gerade so wie es auch Fälle giebt, in denen die drei erwähnten Infiltrationszustände auf die sämmtlichen Häute sich ausgedehnt haben. Die hyaloide Entartung unterscheidet sich von der amyloiden durch den Mangel der Jodreaction. Ich habe Fälle beschrieben, in denen die Gefässe durch hyaloide Degeneration in dicke, unförmige Knollen umgewandelt worden waren. *Schüle, Magnan, Lubimoff* haben über ganz gleiche Fälle berichtet. Die Präparate des Herrn *Magnan*, die ich zu sehen Gelegenheit hatte, glichen den meinen, wie ein Haar dem anderen. Diese merkwürdige Entartung kommt also wirklich vor, und wenn seiner Zeit gegen dieselbe angekämpft wurde, weil sonst noch nicht gesehen, so ist eben nichts weiter daran Schuld, als dass man sie eben noch nicht gesehen hatte. Durch die letztgenannten Infiltrationszustände kann das Lumen der Gefässe ganz bedeutend verengt, ja durch die amyloide und hyaloide Degeneration vollständig verlegt werden. Welchen bedeutenden Einfluss das auf die Ernährung des Gehirnes, ganz abgesehen von den Störungen desselben, aus denen die fraglichen Infiltrationen selbst schon hervorgegangen sind, noch haben muss, liegt auf der Hand.

Dann und wann kommt es auch sonst noch zum Verschlusse von Gefässen, wie es scheint, meist kleinerer Arterien. Dieselben obliteriren, wandeln sich in solide Stränge oder Bänder um und zerschleissen dann ab und zu, ein Häufchen locker mit einander verbundener Fibrillen darstellend.

Eine merkwürdige Erscheinung bietet bisweilen der Inhalt der Gefässe, das Blut, dar. In den Capillaren und in den kleineren Gefässen erscheint es lackfarben. Die Blutkörperchen sind dicht an einander gedrängt, unregelmässig geformt, unter einander verklebt, bisweilen mit einander verschmolzen und enthalten zwischen sich eine Anzahl grösserer, farbloser, rundlicher Körperchen, welche das Licht stärker brechen und eine gewisse Aehnlichkeit mit amyloiden Körperchen besitzen. Sie gleichen ganz und gar den entsprechend aussehenden Körperchen, die manchmal auch in der Adventitia vorkommen, und finden sich vielfach mit diesen vergesellschaftet. Nach *Wedl* und *Obersteiner* stellen sie postmortale Gerinnungen dar. Da sie indessen nur bisweilen vorkommen, muss nothwendig das Blut schon während des Lebens anders geartet gewesen sein, wo sie vorkommen. In Uebereinstimmung mit *Wedl* und *Meynert* halte ich sie für die in das Blut übergetretenen Producte einer stärkeren Consumption des Gehirnes; wofür auch der Umstand spricht, dass sie gerade in atrophischen Gehirnen am häufigsten sich vorfinden.

Ein sehr gewöhnlicher Befund sind die aneurysmatischen Erweiterungen der Arterien. Die zahlreichsten Formen, die zur Beobachtung kommen, sind das cylindrische und spindelförmige Aneurysma. Seltener, obgleich auch noch immer häufig, ist das sogenannte miliare Aneurysma, von dem *Charcot* und *Bouchard* nachgewiesen haben, dass es zu den Apoplexien in genauester Beziehung steht. In der Regel sind diese aneurysmatischen Erweiterungen im Laufe des Lebens, und zwar meist erst nach dem vierzigsten Lebensjahre erworben. Doch können sie auch früher zur Ausbildung gelangen und, wie *Virchow* von denen des Pons Varolii nachgewiesen hat, selbst angeboren sein. Die letzteren sind meist ganz unschuldiger Natur. Auch die an anderen Orten in gleicher Weise bedingten sind es wohl für gewöhnlich; doch können sie in einer Anzahl von Fällen auch der Ausgangspunkt von Gefässneubildungen werden, die wieder zu Entzündungen und damit den verderblichsten Folgen Veranlassung geben.

Die Gefässneubildungen im Gehirn sind vielfach behauptet und vielfach bestritten worden. Dass es indessen zu solchen kommt, erliegt gar keinem Zweifel. Nur sind sie nicht so häufig, als man eine Zeit lang annahm. Am meisten sind es

Capillaren, die durch Neubildung entstehen, indem sie von den vorhandenen einfach hervorsprossen und mehr oder weniger dichte Knäuel bilden. Doch werden auch grössere Gefässe gebildet, ohne indessen einen bestimmten Charakter zu besitzen. Wie alle neugebildeten Gefässe sind dieselben sehr dünnwandig und daher meist auch verhältnissmässig weit. Bald sind sie sehr kernreich, bald nur sparsam mit Kernen besetzt, meist aber mit einer grossen Anzahl von Fasern und Zasern bedeckt, die mit einem engeren oder weiteren Maschennetze von Bindegewebsfasern in Zusammenhang stehen, das sich zwischen den einzelnen Gefässstämmchen und deren Schlingen ausbreitet. Vorzugsweise finden sich solche Neubildungen in der grauen Substanz, die von vornherein gefässreicher ist, als die weisse, und mit der sie meist auf's innigste verwachsen, beziehungsweise verklebt sind. In der Hirnrinde bilden dieselben meist zerstreute Herde von grösserer oder geringerer Ausdehnung, und namentlich scheint die dritte *Koelliker*'sche Schicht ein bevorzugter Sitz derselben zu sein. Ich habe sie von Hirsekorn-, Hanfkorn- bis Linsengrösse in derselben gefunden und einmal in dem Maasse, dass sie wie gesprenkelt davon aussah.

Wo die Adventitien verdickt, rauh von Ansätzen sind, wo die *Virchow-Robin*'schen Räume sehr erweitert und reich an lymphoiden oder weissen Blutkörperchen sind, da pflegen auch in den mehr oder minder ausgesparrten interstitiellen Räumen, namentlich wie *Obersteiner* zuerst gezeigt hat, in den perivasculären Räumen solche Körperchen in grösserer oder geringerer Zahl vorhanden zu sein. Dass indessen auch sonst diese Räume weisse Blutkörperchen enthalten können, zumal nach Typhen, hat *Herzog Carl in Bayern* nachgewiesen. Im Uebrigen kommen in ihnen Körnchenzellen, amyloide Körperchen, hyaloide Massen, Faserstoffabscheidungen, und in den *His*'schen Räumen, namentlich in der Gabelung der Gefässe, aber auch sonst längs derselben, Wucherungen embryonaler Bindesubstanz, Zellen, vielleicht auch blos eines diffusen Protaplasmas vor.

Was nun das Parenchym selbst betrifft, so haben wir einiger Anomalien schon gedacht, vor Allem der unentwickelten Ganglienkörper und Nervenfasern. Wir fassen daher gegenwärtig nur die im Laufe des späteren Lebens entstandenen in das Auge.

Die Neuroglia, je nachdem sie feucht oder trocken ist, hat ein mehr glänzendes oder mehr mattes Aussehen. Im ersteren Falle tritt die Grundsubstanz als glasig-gallertige Masse mehr hervor; ihre Elementarkörperchen, die Granula, obwohl vielleicht eher grösser als normal, treten zurück. Im letzteren Falle dagegen treten die Granula in den Vordergrund, und die sie zusammenhaltende Grundsubstanz erweckt keine Beachtung. In besonders stark atrophischen Stellen sind diese Granula deutlich verkleinert und liegen ganz dicht zusammen. Die ganze Neuroglia bekommt dadurch das Ansehen einer ausgetrockneten, zusammengeschrumpften Masse. Sie hat gegenüber dem schwellenden, gallertigen Aussehen saftdurchtränkter Massen, das Aussehen des Mehligen, Staubigen, Sandigen. In sonst stark veränderten Gehirnen sind auch diese Granula verändert und amyloid oder sonst wie entartet. Sie versagen dann die Aufnahme von Farbstoffen, die sie sonst begierig einsaugen. Bisweilen scheinen sie eine fettige, bisweilen eine fettig-pigmentöse Umwandlung erfahren zu haben. Andere Male sind sie, die sonst das Licht nur einfach brechen, doppeltbrechend geworden und erscheinen unter gekreuzten Nicols als leuchtende Punkte.

Die Ganglienkörper, als Theile der Neuroglia, nehmen an den Schicksalen derselben Theil, und ein Gleiches thun auch die Nervenfasern. In ödematösen Gehirnen sind sie geschwollen, dabei weich und zerreisslich; in trockenen Gehirnen sind sie fest und widerstandsfähig. In atrophischen Gehirnen haben auch sie an der Atrophie Theil genommen; wenn auch nicht immer in dem Maasse, dass man das so leicht feststellen kann, wie man gemeiniglich glaubt.

Die ödematösen Ganglienkörper haben häufig an ihrer Organisation Einbusse erlitten. Der eigenthümlich fibrilläre Bau tritt nicht mehr so scharf hervor; weil die ihn bedingenden Elementarkörperchenreihen sich gelockert, zum Theil auch selbst aufgelöst haben. Die Grundsubstanz zwischen den einzelnen Elementarkörperchen scheint verbreitert zu sein, sie selbst also weiter auseinander zu liegen oder sparsamer zu sein. Mitunter hat die die Ganglienkörper infiltrirende Flüssigkeit sich an einzelnen Orten in grösseren oder kleineren Tröpfchen angesammelt, und der betreffende Ganglienkörper erscheint dann von Vacuolen durchsetzt.

Die ödematösen Nervenfasern, sind sie markhaltig, besitzen eine meist stark gequollene und leicht zerfallende Markscheide. An breiteren Fasern lässt die letztere oft einen Bau erkennen, der auf Ineinander-Schachtelung einer Anzahl von Röhren deutet; mögen diese auch immer wieder noch aus einer Menge kleinerer Stücke in der Art zusammengesetzt sein, wie dies *Lantermann* seiner Zeit kennen gelehrt hat. Die Markscheide ist dann tubulös entartet, und diese tubulöse Entartung ist somit ein sicheres Symptom ödematöser Schwellung. Hat sich die Markscheide gelöst, so liegen die Achsencylinder auf weite Strecken ganz nackt da. Sie sind varicös geworden und in den varicösen Stellen sind die Elementarkörperchenreihen durch Verbreiterung der Grundsubstanz auseinander gerückt oder auch ganz aufgelöst. Die Körperchen liegen dann sparsam und zerstreut in den Achsencylindern. Da die Markscheiden jedoch mit der Ernährung dieser letzteren in Zusammenhang stehen dürften, so wie die reihenartige Anordnung der Elementarkörperchen mit ihrer Leitungs- beziehungsweise Leistungsfähigkeit, so ergiebt sich, zumal, wenn man noch den Einfluss der Feuchtigkeit auf die Erregbarkeit nervöser Gebilde überhaupt in Betracht zieht, welche riesigen Functionsstörungen aus den besprochenen Veränderungen hervorgehen müssen. Wie eine vollständige Erlahmung dadurch schliesslich zu Stande kommen muss, liegt auf der Hand.

In Gehirnen, welche sich in einem Reizzustande befinden oder gar entzündet sind, sind die Ganglienkörper und Nervenfasern ebenfalls geschwollen. Doch ist die Schwellung nicht so erheblich wie beim Oedem, und zugleich sind die Elementarkörperchen vergrössert und vermehrt. Dabei sind sie vollständig aus Reih und Glied gekommen und liegen in den höheren Graden der Entzündung dicht gedrängt aneinander, kernartige Körper oder auch wirkliche Kerne bildend. Manche Ganglienkörper enthalten dann scheinbar neben ihrem echten Kerne noch eine Anzahl stark granulirter Nebenkerne, oder sind auch wie von stark granulirten Körpern dicht erfüllt. Die Annahme, dass der Zellenkern sich unter dem Einflusse der Entzündung theile und Eiter bilde, dass weisse Blutkörperchen in den Zellenleib einwandern und darin weiter hausen, scheint damit in Zusammenhang zu stehen. Viele Nervenfasern, beziehungsweise Achsencylinder werden unter den nämlichen Umständen varicos; aber ihre Varicositäten sind ebenfalls reich an Elementarkörperchen und unterscheiden sich dadurch von den einfach ödematösen. Dazu scheinen in ihren Varicositäten sich häufig Kerne ausgebildet zu haben und mit diesen elementarkörperchenreichen, kernhaltigen Varicositäten in ihnen Ganglienkörper aufgetreten zu sein. *Virchow* hat derartige Veränderungen der Achsencylinder darum auch als gangliofor me Entartung bezeichnet. Den Achsencylindern im grossen Ganzen äquivalent sind die Ganglienkörperfortsätze. Auch diese können varicos werden und ganglioform entarten; wobei, wie in den Achsencylindern und Ganglienkörpern, ihre Streifung verloren geht. Der ganze Process, um den es sich hierbei handelt, ist als eine Hypertrophie, beziehungsweise Hyperplasie anzusehen, und ist deshalb von *Virchow* auch als solche benannt worden. Die ganglioforme Entartung der Achsencylinder und Nervenfasern ist blos eine besondere Form, in welcher sie zum Ausdruck kommt. Da nun, wie wir schon wiederholt hervorgehoben haben, die Elementarkörperchen zu den Bewegungsvorgängen, wie in jedem Protoplasma überhaupt, so auch in dem der Ganglienkörper und Achsencylinder stehen, ein gewisses mittleres Maass kleinerer Elementarkörperchen die Bewegungsvorgänge in der Grundsubstanz, welche als die eigentliche Vermittlerin derselben anzusehen ist, fördert, ein grösseres Maass derselben diese aber hemmt, so ergiebt sich schon hieraus, warum in entzündeten Nervengebieten anfänglich die Erregbarkeit und mit ihr alle Functionen gesteigert, und damit gemeiniglich beschleunigt sind; warum später dieselben nachlassen und sogar ausfallen. Dazu kommt, dass in den entzündeten und darum anders ernährten Nerven, Achsencylindern oder Ganglienkörpern, die Elementarkörperchen nicht die Zusammensetzung der normalen haben können, dass die neu entstandenen eine andere Molekular-, eine andere Atomverbindung haben, dass sie darum auch das eine Mal leichter, das andere Mal schwerer zerfallen müssen, und dass darum wieder, weil hierauf in letzter Reihe die mehrgenannten Bewegungsvorgänge beruhen dürften, diese bald beschleunigt, bald verlangsamt werden müssen.

Wie jede Entzündung rückgängig werden kann, so auch die der Ganglienkörper und Nervenfasern. Geschieht das nicht, so treten mannigfache Veränderungen ein, die alle das Gemeinsame haben, dass die Thätigkeit jener schliesslich erlischt. Zu diesen Veränderungen gehört erstens die Atrophie beziehungsweise die Schrumpfung, der Schwund der entzündeten Ganglienkörper und Nervenfasern als Ganze, der Zerfall und die pigmentöse Entartung der Markscheiden der letzteren, die fettige, fettig-pigmentöse oder auch bloss einfach pigmentöse Entartung der Elementarkörperchen beider, sodann die Erweichung mit oder ohne Vacuolenbildung, die Sclerosirung. Bei der Sclerosirung spielen die hyaloiden Substanzen eine grosse Rolle. Doch können die Ganglienkörper, wie die Nervenzellen überhaupt, auch amyloid entarten und selbst durch Kalksalze infiltrirt und damit sclerosirt werden; wie das von *Virchow*, *Roth* u. A. nachgewiesen ist.

In allen schwer erkrankten Ganglienkörpern sind die Kerne verändert. Eine der gewöhnlichsten Veränderungen ist die, dass die uninucleolären Kerne, multinucleolär geworden sind. Wo sonst noch keine nachweisbaren Veränderungen zu bestehen scheinen, weist doch der multinucleoläre Kern darum bereits auf solche hin. Und diese letzteren werden gar nicht so selteu angetroffen.

Wo die vorher erwähnten Infiltrationszustände häufiger vorkommen. pflegen hie und da auch solche der Neuroglia in grösserem Umfange stattgefunden zu haben. Die betreffenden Neurogliastellen haben dann etwas Glasiges, mehr oder weniger Härtliches, das sich beim Durchschneiden bemerkbar macht, und erscheinen unter dem Mikroskope wie aus glänzenden Platten oder mehr kugelartigen Gebilden zusammengesetzt. Schon *Rokitansky* waren dieselben bekannt. In *Häser's* Archiv hat sodann *Frerichs* sie beschrieben. Später habe ich das noch einmal gethan. Seitdem sind sie auch von Anderen, z. B. von *Schüle* eingehender gewürdigt worden. In der neueren Zeit, wo man hauptsächlich nur gehärtete Gehirne untersucht, hat man sie wollen als Producte, die erst während der Härtung entstanden waren, hinstellen.

Dass die Härtung zu ähnlichen Producten führen kann, soll nicht bestritten werden. Die besagten finden sich indessen in ganz frischen Gehirnen und können somit unmöglich mit den letzteren zusammengeworfen werden.

Wo hyaloide und amyloide Infiltrationen stattgefunden haben, pflegen sich hyaloide und amyloide Körperchen auch sonst noch, d. h. als freie, und die letzteren als die bekannten concentrisch geschichteten Kügelchen oder Scheibchen in dem Parenchyme vorzufinden. Ueberall aber, wo das wieder der Fall ist, da pflegen Nervenelemente und ganz besonders die Markscheiden von Nervenfasern in grossem Umfange untergegangen zu sein, so dass der Verdacht entsteht, die hyaloiden und amyloiden Substanzen seien Umwandlungen des Myelins der Markscheiden, von denen übrigens oft genug auch Uebergänge zu den aus jenen bestehenden Körpern angetroffen werden.

Die einfachen Hyperämien und ihre Folgezustände, die Oedeme, pflegen der Vesania typica und ihren Modificationen zu Grunde zu liegen, die entzündlichen Processe der Vesania paralytica progressiva und ihren verschiedenen Formen. Die Atrophien und Degenerationen dagegen bedingen die tiefsten Blödsinnszustände und die sie begleitenden Functionsstörungen, welche wir als so häufigen Abschluss schwerer Psychosen kennen gelernt haben.

Unter den Neubildungen, welche, wie wir schon angeführt haben, Ursache zu psychischen Krankheiten werden können, indem sie sowohl durch Druck und damit in Zusammenhang stehende Circulationsstörungen auf das psychische Organ schädlich einwirken, als es auch geradezu zersetzen, oder indem sie zu Stimuli einer Entzündung werden, gehören vorzugsweise die Sarcome der Dura mater, die Tuberkel, welche sich mit Vorliebe in der Pia mater entwickeln, die Gliome und Gliosarcome, welche in Mitten der Hirnsubstanz entstehen, die Angiome, Angiosarcome, Angioendotheliome, Cylindrome und Syphilome, welche von den vorhandenen Gefässen ausgehen und überall, wo diese sich finden, darum auch zur Ausbildung gelangen können.

Von den Apoplexien pflegen diejenigen am leichtesten zu psychischen Störungen zu führen, welche die Hirnrinde von vornherein am meisten in Mitleidenschaft gezogen haben. Die corticalen sind es darum auch, welche sie am häufigsten zur Folge haben. Indessen jedweder von der Rinde noch so entfernte apoplectische Herd im grossen Gehirne kann Veranlassung zu ihnen werden, und das sogar erst nach langer Zeit, nach Monate langem, selbst Jahre langem Bestande. Merkwürdig ist, wie auch nach ganz leichten apoplectischen Anfällen, die indessen auf Vorgängen im Blutgefässsysteme beruhen, gleich die gesammten psychischen Functionen leiden; wie ausserordentlich rasch danach sowohl eine intellectuelle als auch gemüthliche Abstumpfung eintritt, ein träumerisches, in sich versunkenes Wesen ausbildet, aus welchem nur noch die materiellsten Reize die betreffenden Individuen zu erwecken im Stande sind.

An den Veränderungen, welche das grosse Gehirn als psychisches Organ im engeren Sinne des Wortes erleidet, nimmt mehr oder weniger das ganze Centralnervensystem und mit ihm auch der gesammte übrige Körper Theil.

Wie das grosse Gehirn beschaffen ist, so ist es im Ganzen auch der Hirnstock, das Rückenmark. Die von jenem unabhängigste Beschaffenheit zeigen noch Vierhügelgruppe und Kleinhirn. Sehr oft finden sich im Rückenmarke strangförmige Degenerationen. Am ausgeprägtesten kommen sie vor, wo das Gehirn der Sitz entzündlicher Processe war. Sie fehlen jedoch auch nicht, wo es sich bloss um Stauungen und ödematöse Zustände in ihm handelte. Die Degeneration der hinteren Rückenmarksstränge, die sogenannte Sclerose oder graue Degeneration derselben ist wohl immer aufsteigender Natur. Die Enkephalitis, welche man mit ihr im Zusammenhang findet, ist darum auch meisteus eine Folge derselben. Die Degeneration der Seitenstränge, beziehungsweise gewisser Bahnen in denselben ist dagegen wohl ebenso regelmässig wieder absteigender Natur, und die mit ihnen gleichzeitig vorkommenden Enkephalitiden sind darum als ihre Ursachen anzusehen. Bisweilen sind Hinterstränge und Seitenstränge degenerirt. Da liegt die Sache meist so, dass eine aufsteigende Sclerose jener zu enkephalitischen Processen, und die enkephalitischen Processe wieder zu absteigenden Degenerationen dieser die Ursache wurden. In noch anderen Fällen ist das ganze Rückenmark degenerirt. Es haben dann ausgedehntere entzündliche Processe, Atrophien und Sclerosirungen Platz gegriffen, und schwer ist da manchmal zu bestimmen, was den Anfang, was das Ende ausgemacht hat. Die weichen Häute sind dabei stark verdickt, besonders an der hinteren Seite. Ihre Verdickungen setzen sich auf die Nervenwurzeln, vornehmlich also auf die hinteren fort und schnüren diese so ein, dass sie atrophiren und in ganz dünne Fäden umgewandelt werden. Ob diese meningitischen Processe in Bezug auf das in solcher Weise degenerirte Rückenmark das Erste oder das Zweite sind, ist noch nicht endgiltig entschieden. Jeder Fall muss da noch für sich beurtheilt werden, und dass einzelne Fälle nur dafür sprechen, dass die Meningitis das Erste, und die Erkrankung des Rückenmarkes, also auch die Sclerose seiner Hinterstränge das Zweite war, kann nicht dadurch aus der Welt geschafft werden, dass in anderen Fällen es sich umgekehrt verhalten zu haben scheint.

Wo die weichen Häute der Sitz stärkerer entzündlicher Vorgänge waren, pflegt auch die Dura mater von solchen heimgesucht worden zu sein, und namentlich ist es ihre Innenfläche, die dafür Zeugniss ablegt. Sie ist, und auch wieder vorzugsweise an ihrer hinteren Seite, körnig verdickt, wie mit Tausenden von miliaren Knötchen bedeckt, die aus Bindegewebszellen bestehen; ist mit Neomembranen, aus denen Blutungen stattgefunden haben, also Hämatomen, überzogen und durch straffere Bindegewebszüge mit den weichen Häuten verwachsen, diesen adhärent. Nicht selten, zumal wo Hämatome vorhanden sind, besteht Hydrorhachis externa. Der Sack der Dura mater ist dann ziemlich prall mit Flüssigkeit gefüllt, die, je nachdem, von bald gelber, bald mehr blutiger Farbe ist und ganz und gar der entspricht, welche dem jeweiligen Hydrokephalus externus zu Grunde liegt.

Die peripherischen Nerven sind mit Rücksicht auf die jeweiligen psychischen Störungen im Ganzen nur wenig untersucht worden. Bei ödematösen Gehirnen findet man den Nervus opticus sehr oft auf dem Querschnitte wie von feinen Löchern durchsetzt, also siebförmig durchbrochen. Sind im Gehirne stärkere Veränderungen vor sich gegangen, so erscheint er namentlich an den Rändern graulich-gallertig durchtränkt. *Westphal, Tardy, Magnan* u. A. wollen ihn ausserdem noch atrophisch gefunden haben. Ein Gleiches berichten dieselben auch vom Bulbus beziehungsweise Tractus olfactorius. Doch scheinen diese Zustände nur durch das Hirnödem und seine Folgen zu Stande gekommen zu sein, nicht etwa durch eine Erkrankung der bezüglichen Nervenfasern, die sich vom Gehirne auf die Nn. opticus und olfactorius fortgepflanzt hätte, wie man wohl anzunehmen geneigt sein könnte. Dass bei gewissen Gehirnbefunden, namentlich Atrophie der Gyri supramarginales und angulares die Nervi optici atrophisch gefunden worden sind, ist eine andere Sache. Da handelte es sich in der Regel um die Folgen einer primären Neuritis optica, die sich auf das Gehirn fortgepflanzt und eine Entzündung mit nachfolgender Atrophie desselben zu Wege gebracht hatte, nicht aber umgekehrt.

Anders liegt die Sache bei den Augenmuskelnerven, die auch von den gesammten Forschern bei Atrophien des Hirnes atrophisch gefunden worden sind. Diese waren wohl ganz unzweifelhaft erst secundär atrophirt; nachdem die Centra, von denen aus sie erregt wurden, erkrankt und mehr oder minder lahm gelegt waren.

Sonst sind nur noch vom N. trigeminus und ischiadicus bezügliche Befunde bekannt. In Betreff des ersteren liegen Mittheilungen von *Westphal* vor, der ihn sowie das Ganglion Gasseri atrophisch fand. In Betreff des letzteren haben *Westphal* und *Lewis* berichtet, dass sie ihn stark zusammensinkend und darum, auf dem Tische liegend, flach und abgeplattet gesehen haben. *Westphal* will ihn ausserdem noch ödematös, und *Lewis* atrophische Nervenfasern enthaltend angetroffen haben. Die leicht eintretende Abflachung des N. ischiadicus, eine Atrophie seiner Nervenfasern bei Individuen, die der allgemeinen progressiven Paralyse erlegen waren, kann ich bestätigen. Ich habe sie mehrfach gefunden. Sonst aber habe ich die Atrophie auch in anderen Nervenstämmen noch gesehen, namentlich in denen des Armes, und da wieder ganz besonders im Ulnaris und Radialis, die immer vorzugsweise gelitten zu haben schienen. Wie in diesen Nerven die Sachen liegen, ob die Atrophie eine primäre oder secundäre ist, d. h. in ihren Ursachen dem Gehirnleiden voraufging, dieses bedingte, oder aus ihm erst entsprang, das ist misslich zu bestimmen. Dass die Atrophie der motorischen Fasern immer eine secundäre, also durch die Gehirnkrankheit erst veranlasste sein wird, lässt sich wohl annehmen. Auch spricht das spätere Auftreten der motorischen Störungen in den bezüglichen Fällen dafür. Wie aber hinsichtlich der sensibelen Nerven? Die Neuritis optica, beziehungsweise Atrophia nervi optici ascendens giebt uns da einen Fingerzeig. Es sind viele Atrophien der centripetal leitenden Fasern ganz gewiss nicht Folge des gerade vorliegenden Gehirnleidens, sondern Ursache desselben; indem die ihnen zu Grunde liegenden Processe sich auf dieses fortgepflanzt haben. Viele sensibele Störungen, wie wir das schon einmal ausgesprochen haben, dürfen wir darum auch nicht als central verursachte, als blosse sogenannte excentrische Projectionen ansehen, sondern als Ausdruck abnormer peripherischer Vorgänge, die nur von dem erkrankten und darum leicht verwundbaren psychischen Organe in abnormer Stärke empfunden werden. Vor Allem sind die sogenannten rheumatoiden Schmerzen, die durch Witterungswechsel bedingten wagen, unangenehmen Empfindungen dazu zu rechnen und mit ihnen eine grosse Anzahl von Störungen, die sonst noch durch kleine, kaum bemerkbare Ursachen hervorgerufen, aber gewöhnlich auf rein centrale Processe bezogen werden.

Wie nach *Westphal* das Ganglion Gasseri verhältnissmässig häufig krank gefunden wird, so kann gelegentlich auch jedes andere Spinalganglion in einem solchen Zustande angetroffen werden. Hyperämisch oder anämisch, ödematös begegnen sie uns oft. Ab und zu sind sie der Sitz entzündlicher Processe. Die sie durchziehenden Gefässe sind kernreich, haben verdickte Adventitien; in ihrer Begleitung finden sich Körnchenzellen. Die Ganglienkörper sind reich an Pigment (pigmentöse Degeneration?), das interstitielle Bindegewebe scheint an Masse und Derbheit zugenommen zu haben.

Der N. sympathicus hat bald positive, bald negative Befunde ergeben. *Bonnet* und *Poincaré* fanden in Fällen von allgemeiner progressiver Paralyse das interstitielle Bindegewebe in ihm vermehrt, die Ganglienkörper stark pigmentirt und rareficirt, *Obersteiner* unter denselben Verhältnissen im Ganglion supremum die Ganglienkörper blos sehr pigmentreich. *Westphal* und ich haben dagegen nichts Abnormes feststellen können. Sonst habe ich die Bauchganglien, und namentlich die des Plexus coeliacus, bald hyperämisch, bald anämisch, bald stark ödematös gefunden, und das steht durchaus im Zusammenhange mit dem, was auch andere, in älterer Zeit *Pinel* und *Lobstein*, in neuerer *Voisin* darüber ausgesagt haben.

Noch weniger als das Verhalten dieser Theile des Nervensystemes kennen wir das seiner Anfänge und Endigungen. Nur in Betreff der Retina und mancher Pacinischen Körperchen liegt etwas Genaueres vor. In Betreff der anderen hat man aber bisher kaum daran gedacht, ihnen irgend welche Aufmerksamkeit zu schenken nöthig zu haben. Und doch dürfte gerade auf sie in einer grossen, grossen Anzahl von Fällen Alles ankommen.

Hinsichtlich der Retina können wir auf das verweisen, was wir bereits mehrfach über dieselbe mitgetheilt haben. Was die besagten Pacinischen Körperchen aber anlangt, die im Mesenterium in der Nähe des Plexus coeliacus liegen, da wo Duodenum und Pancreas zusammenstossen, so hat seiner Zeit schon *Virchow* erklärt, dass er sie in besonders grosser Zahl bei Geisteskranken gefunden habe, wenn er auch vorläufig kein grosses Gewicht darauf legen wolle.

Przewoski sowohl als auch ich haben dieselben ödematös geschwollen gefunden, *Przewoski* bei Herz-, Nieren- und nicht näher bezeichneten Kranken, ohne dass auf die Erscheinungen während des Lebens Rücksicht genommen wäre, ich bei Geisteskranken, die in tiefer Melancholie verstorben waren.

Die Pacinischen Körperchen im Mesenterium des Menschen stehen ebenso unzweifelhaft mit dem Gefässsysteme in Verbindung wie die im Mesenterium der Katze. Sie sind die Endigungen oder, ihrem ganzen Baue und sonstigen Verhältnissen nach, die Anfänge gewisser Gefässnerven. Ehemals glaubte ich, sie aus der Reihe der sensibelen Nerven ausschliessen zu müssen; jetzt sehe ich sie für besondere Geartungen sensibeler Gefässnerven an, und dienen sie mir eben wegen dieser ihrer Geartung sogar als Beweis für das Vorhandensein sensibeler Gefässnerven überhaupt. — Die Vorgänge im Gefässsysteme, die Spannungen in demselben, das Klopfen in demselben wird somit nicht durch irgend welche andere benachbarte, sondern durch ganz besondere, den Gefässen eigene Nerven dem Bewusstsein übermittelt.

Die in Rede stehenden Pacinischen Körperchen sind trotz aller Aehnlichkeit doch recht verschieden in ihren Einrichtungen, namentlich auch in Bezug auf die Gefässe, von welchen sie durchzogen werden. Ihre Functionen müssen deshalb auch recht verschieden sein. Bei Geisteskranken fand sie *Virchow*, wie gesagt, besonders häufig. Etwas, das im Wesen dieser Kranken liegt, wird durch sie also wohl zur Auslösung gebracht werden. Wem fallen hier nicht die präcordialen Gefühle ein? Sollten sie nicht vielleicht, wo immer sie auch ihre Eigenart erhalten, durch die Pacinischen Körperchen, als in letzter Reihe hypertrophische Anfänge sensibeler Nerven, verursacht werden? Reizungen dieser Körperchen unter Anderem durch Hyperämien und deren Folgen, Oedeme, versetzten sie in einen Zustand gesteigerter Erregbarkeit, riefen durch sie Hyperästhesien und Parästhesien hervor. Die Abdominalpulsationen, oder vielmehr die Wahrnehmung derselben, das damit häufig verbundene Gefühl von Beklommenheit, von Bedrücktheit, schliesslich Angst, wären die Folge davon. Warum gerade bei Geisteskrankheiten diese Pacinischen Körperchen zahlreicher sich vorfinden, warum da ich sie auch ödematös gefunden, leuchtet somit ein. Sie sind nicht unmöglicher Weise die Ursache der peinlichen Präcordialgefühle, welche die betreffenden Kranken zu Geisteskranken machten.

Obwohl wir von den übrigen Nervenanfängeu in pathologisch-anatomischer Hinsicht nichts Näheres wissen, so können wir doch durch einige Schlussfolgerungen uns ziemlich klare Vorstellungen von ihrem Verhalten in gewissen Fällen machen. Eine Reihe von Nerven nimmt bekanntlich ihren Anfang aus den Zellen der Oberhaut, sowohl der äusseren als auch der inneren, oder entspringt aus einer Substanz, welche diese Zellen scheinbar zusammenhält. Aus dem Zustande, in welchem sich nun die Oberhaut befindet, ob Epidermis, ob Stratum epitheliale des Tractus intestinalis, werden wir darum so gut als sichere Schlüsse auf den Zustand der Nerven machen können, welche in ihnen wurzeln. Aus atrophischen Zuständen werden wir vor Allem auf eine Atrophie derselben, aus paratrophischen Zuständen auf eine Paratrophie in ihnen zu schliessen vermögen. Der Zustand der Epidermis, der Epithelialschicht des Darmkanals wird uns Aufschluss zu geben im Stande sein über die Parästhesien in Haut und Darm, welche gewissen Formen der Hypochondrie und hypochondrischen Verrücktheit zu Grunde liegen, beziehungsweise lagen.

Die Veränderungen der übrigen Organe sind mannigfaltig; doch kommen sie, soweit sie in unmittelbarem Zusammenhange mit den Veränderungen im Nervensysteme und speciell dem Centralnervensysteme stehen, darin überein, dass sie atrophische oder Involutionszustände darstellen. Zwar erscheinen viele Geisteskranke fett und wohlgenährt, aber bei allen bereits in Schwächezustände Verfallenen ist es eine paralytische Fettbildung, wie sie *Virchow* bereits vor einem Vierteljahrhundert kennen gelehrt hat, welche dem zu Grunde liegt. Sonst bieten sie nur Zustände der Abmagerung oder frühzeitiger, beziehungsweise krankhafter Involution dar.

Am stärksten treten diese Veränderungen in den Leichen von Paralytikern hervor, also Personen, welche an entzündlichen Processen des Centralnervensystemes gelitten haben. Die Osteoporose und Osteomalacie, die besonders an den Rippen, am Sternum leicht zur Beobachtung kommt, die Chondromalacie, die vornehmlich in den Ohrknorpeln, den Nasen-, den Kehlkopfs- und Rippenknorpeln sich entwickelt und Veranlassung zu Hämatombildungen wird, sind ganz gewöhnliche Befunde. Auch kommt bei derartigen Individuen dann und wann progressive Muskelatrophie vor. Ich fand sie in den Fällen, wo die Nervenstämme degenerirt waren, und wurde durch die Muskelatrophie eigentlich erst zur Untersuchung dieser veranlasst. Höchst merkwürdig ist, dass gerade bei Paralytikern sich auch verhältnissmässig oft polyarthritische Zustände finden. Die Knorpelwucherungen sind in einzelnen Fällen sehr bedeutend. In einem Falle war die ganze Vorderseite der Wirbelsäule von ihnen bedeckt, in einem anderen Falle Fuss- und Kniegelenke von ihnen ganz überwallt. Doch scheinen die Knorpelwucherungen noch der ersten Zeit der Paralyse anzugehören. Die letzten Stadien scheinen zu Schwund und Abschleifung zu führen.

Das Herz ist gewöhnlich hypoplastisch. Abgesehen davon, dass es überhaupt klein und dünnwandig ist, sind seine Klappen zart, mehr oder weniger gefenstert. Die Valvula Eustachii ist dabei gross und hoch, das Tuberculum Loweri, weil die übrige Vorhofsmuskulatur in der Entwickelung zurückgeblieben ist, verhältnissmässig dick und hervortretend, das Foramen ovale aber nicht, oder nur durch eine sehr dünne Haut verschlossen. Das ursprünglich hypoplastische Herz kann nachträglich hypertrophirt sein. Neben den Zeichen der Hypoplasie trägt es dann die der Hypertrophie, also zeigt vor Allem eine Grössezunahme eines oder auch beider Ventrikel. Ganz gewöhnlich ist ausserdem die fettige Entartung und, wo nicht hypertrophische Zustände obwalten, die einfache oder braune Atrophie. Wenn man von gröberen Herzfehlern absieht, wird nur selten das Herz einer geisteskrank verstorbenen Person gesund gefunden werden, und das weist darauf hin, den Herzaffectionen für die Entstehung und Unterhaltung der Psychosen doch eine grössere Bedeutung beizulegen, als man bisher gethan hat. Zu solchen Herzaffectionen gehören auch die Verlängerungen der Kranzgefässe und ganz besonders die atheromatöse Entartung der Kranzarterien; weil sie beide eine mangelhafte Ernährung des Herzmuskels zur Folge haben müssen.

Das Gefässsystem geisteskrank verstorbener Individuen erweist sich ebenfalls hypoplastisch. Die Aorta, wie die Arterien überhaupt sind eng und dünnwandig, die Venen zart und meist erweitert, was besonders an der Cava inferior in die Augen springt. Die Arterien sind auffallend oft atheromatös entartet und die kleineren bald mehr, bald weniger geschlängelt. Doch ist Letzteres keinesweges immer mit der atheromatösen Entartung, wie wir bereits anderen Orts erfahren haben, vergesellschaftet.

Die Lungen sind häufig der Sitz chronisch entzündlicher Processe, die ich indessen nicht immer als blosse Complicationen ansehen möchte, sondern als Aequivalente der hypotrophisch-paratrophischen Vorgänge in anderen Organen, namentlich auch der äusseren Haut. Ein besonderer Anstoss zu ihrer Entwickelung kann immerhin noch stattgefunden haben; aber die Widerstandslosigkeit der Lungen selbst ist doch wohl die Hauptursache davon. *Jolly* hat mehrfach in den Lungengefässen Fettembolien gefunden. Es handelte sich dabei um Individuen, die nach stärkerer und anhaltender Erregung an Collaps zu Grunde gegangen waren. Er glaubt deshalb darauf aufmerksam machen zu müssen, dass bei einschlägigen Collapserscheinungen es sich vielleicht immer um gleiche Fettembolien handeln möchte.

Der Darm ist häufig deutlich atrophisch. Das Colon transversum ist verhältnissmässig oft verlängert, die sogenannte Esquirol'sche Schlinge bildend; der Darm im Uebrigen keinesweges so vielfach der Sitz chronischer Katarrhe, wie man gewöhnlich annimmt. Mitunter findet man in dem Magen allerhand fremde Körper, welche die Kranken gelegentlich hinuntergeschluckt haben, und die dann ihrer Grösse und Form wegen nicht weiter befördert werden konnten: abgebrochene Löffelstiele, Messerklingen, Nägel. *Voppel* hat in dieser Beziehung wahrhaft Ungeheuerliches berichtet. Ich selbst habe Gelegenheit gehabt, in dem Magen einer alten, in Melancholia agitata verstorbenen Kranken einen halben Spannnagel zu sehen, der mit der Spitze die Pars pylorica durchbohrt hatte und hinter dem Duodenum gegen die Leber vorgedrungen war. Er war halb zerfressen. Sein Kopf schloss das Loch im Magen. Sein Spitzentheil drückte an die Leber. Wo er gelegen hatte, war die Umgebung im grossen Umfange geschwärzt. Wie lange hatte er da gelegen?

Die Leber ist häufig eine Fett- oder Muskatnussleber, und das steht nicht unwahrscheinlicher Weise mit den Fettembolien der Lungengefässe in Zusammenhang. Andere Erkrankungen kommen nur selten in ihr vor, und namentlich fehlen die Abscesse und deren Folgen, welche nach den neuesten amerikanischen Mittheilungen so häufig an dem Auftreten der Psychosen Schuld sein sollen.

Die Nieren sind merkwürdig häufig gelappt, also auf einem niedrigeren Entwicklungszustande stehen geblieben. Ebenfalls häufig sind sie geschrumpft und dabei dann und wann kystisch entartet. Ich bin darin mit *Hagen* durchaus ein und derselben Meinung, dass sie mit den jeweiligen Psychosen in allerdings bald näherem, bald weniger nahem

Zusammenhange stehen. Denn diese letzteren sind wenigstens der theilweise Ausdruck der Urämie, zu welcher die Schrumpfniere immer führt. *Hagen* macht auch manche acuten Nierenentzündungen für die voraufgegangene Psychose verantwortlich und stützt sich dabei auf *Leidesdorf, Jolly, Scholz, Hasland, Schüle, Wilks, Clouston*. Die meisten acuten Zustände, welche man in den Nieren Geisteskranker findet, sind indessen auf intercurrente Zustände zu beziehen, namentlich auf die fieberhaften und bei vorhandenem Decubitus septischen Processe, denen die Kranken erlagen.

Die Geschlechtsorgane der Weiber sind gewöhnlich hypoplastisch. Doch verweisen wir in dieser Beziehung auf das Cap. XII pag. 243, wo gelegentlich der Hypemphysie und der Stigmata degenerationis das Nähere darüber schon gesagt worden ist. Sonst sind sie oft der Sitz chronischer Entzündungen, deren wir zum Theil ebenfalls schon bei den Ursachen der psychischen Störungen gedacht haben, die aber auch in den Tuben, in und um die Ovarien herum ihren Sitz haben können. Die Ovarien sind dazu, besonders bei älteren Personen, mannigfach degenerirt. Die Follikel sind hydropisch, colloid entartet, verkalkt. Die breiten Mutterbänder tragen allerhand Wucherungen, sind mit papillären Auswüchsen (Fibroma papillare) bedeckt, die bisweilen stark ödematös oder auch anderweit entartet sind.

Auch die männlichen Geschlechtsorgane tragen nicht selten die Charaktere der Hypoplasie an sich, manchmal aber auch gerade umgekehrt die der Hyperplasie. Was indessen für uns viel wichtiger zu sein scheint, ist die verhältnissmässig häufig vorkommende Weite der Samenbläschen und die Schwellung der Prostata. Beide scheinen mit vorwiegend hypochondrischen Zuständen in Zusammenhang zu stehen; indem sie zu allerhand Belästigungen führen, die in der sexualen Sphäre ihren Sitz haben

Nicht selten wird die Harnblase hypertrophisch gefunden, und das besonders bei Individuen, die der allgemeinen progressiven Paralyse erlegen sind.

Im Uebrigen kann jedweder pathologisch-anatomische Befund gemacht werden, den man auch bei nicht geisteskrank verstorbenen Individuen findet. Die bei Weitem grösste Anzahl von Geisteskranken, alle nicht protopathischen, und von diesen selbst eine nicht unerhebliche Anzahl sterben ja an intercurrenten Krankheiten oder üblen Zufällen und deren Folgen.

Sechszehntes Capitel.

Diagnose und Prognose der Psychosen.

Ein Botaniker, ich glaube es war *Schleiden*, sagt, was ein Löwe, was ein Eichbaum ist, lässt sich allerdings wohl einigermaassen unterscheiden; wo indessen das thierische und pflanzliche Leben anfängt, beziehungsweise auseinander geht, und was da als Thier, als Pflanze anzusehen sei, das ist nicht zu bestimmen.

Ganz ebenso liegt es mit den psychischeu Krankheiten. Was Blödsinn ist, was Tobsucht ist, was als Wahnsinn zu gelten hat, lässt sich allenfalls auch ohne sonderliche psychiatrische Kenntnisse im gegebenen Falle feststellen; allein eine beginnende allgemeine progressive Paralyse von blosser Moral insanity, von blosser Neurasthenie oder Hypochondrie, gewisse Formen der originären Verrücktheit von gewissen Formen selbst schon weiter gediehener allgemeiner progressiver Paralyse, die transitorischen Vesanien von sonstigen acuten Krankheiten, Pneumonien, Typhen zu unterscheiden, ja selbst bloss zu sagen, ob eine psychische Störung vorliege oder nicht, ob simulirt oder auch dissimulirt werde, das sind Punkte, über welche nicht so leicht ein endgiltiges Urtheil gefällt werden kann, und die auch dem umsichtigsten und erfahrensten Irrenarzte noch grosse Schwierigkeiten zu bereiten vermögen.

Bekannt ist, dass in dem berüchtigten Falle Chorinsky, der vor etwas mehr als einem Jahrzehnt die Welt in Aufregung versetzte, *Morel* die Diagnose auf beginnende allgemeine progressive Paralyse stellte, und dass in der That nach kurzer Zeit Chorinsky derselben auch verfiel und erlag. Doch war das ein psychiatrisches Kunststück, das von einem zufälligen, glücklichen Erfolge gekrönt ward. Daraus indessen etwa den Schluss ziehen wollen, dass bei gehöriger Kenntniss der Sache es immer möglich sein werde, eine richtige Diagnose zu stellen, wäre ebenso voreilig und von geringem Verständniss zeigend, wie etwa die Behauptung, dass, weil Herrn *Billroth* die von glücklichem Erfolge begleitete Exstirpation eines Magenkrebses gelungen ist, dieselbe bei vollkommener Beherrschung der einschlägigen Mittel seitens des betreffenden Operateurs auch immer zu erzielen sein müsse. Die Diagnose der leichteren psychischen Krankheiten wie ihrer Anfänge überhaupt, worauf gelegentlich gerade ausserordentlich viel ankommt, gehört mit zu den schwierigsten Aufgaben, welche die praktische Medicin zu erfüllen hat.

Alle psychischen Störungen beginnen, wie wir schon einmal hervorgehoben haben, mit einer melancholischen Verstimmung. Dieselbe pflegt allerdings sich aus ganz leisen Anfängen, allmählich an Intensität zunehmend, nur langsam zu entwickeln, in Wochen, vielleicht sogar Monaten, ja mit Schwankungen und vorübergehenden Besserungen erst in sogar noch längerer Zeit, und dann macht ihre Würdigung keine Schwierigkeiten. Allein bei starker psychopathischer Anlage kann dieselbe auch einmal rascher zu einer gewissen Höhe gedeihen und dann in ihrer Bedeutung für's Erste durchaus dunkel sein. Auch eine Reihe anderer Krankheiten und aussergewöhnlicher Vorgänge nämlich werden von melancholischen Zuständen eingeleitet, beziehungsweise in ihren Anfangsstadien oder auch ihrem ganzen Verlaufe von ihnen begleitet, die Pocken, der Typhus, der Scorbut, die Gicht, selbst der Rheumatismus, die Chlorose, die Herz- nnd Lungenkrankheiten, die Gravidität; und aus diesen verschiedenen melancholischen Zuständen herauszufinden, was gerade vorliegt, ist häufig ganz unmöglich. Erst die Zeit und der Verlauf der jeweiligen Affection vermag den wünschenswerthen Aufschluss zu geben, und bis dahin bleibt nichts übrig als sich, wie so oft auch noch anderwärts, mit einem nicht genug zu beherzigenden Non liquet zu bescheiden und abzuwarten.

Von vielen, ja den meisten Seiten werden zwar derartige melancholische Zustände gar nicht zur Melancholie als einer Form psychischer Störung gerechnet. Man begreift sie unter dem Ausdrucke Störungen des Allgemeinbefindens, cerebrale Störungen, nervöse Störungen u. ä. m., nennt sie nur nicht gerade psychische Störungen, und nichts destoweniger sind sie es doch im vollsten Sinne des Wortes. Denn überall, wo die Psyche sich auffälliger afficirt zeigt, haben wir es auch mit einer psychischen Störung zu thun; mag dieselbe verursacht sein, wodurch sie wolle, gerade so wie wir es auch ganz unabhängig von den jeweiligen Ursachen stets mit Störungen der Aesthesis, der Kinesis zu thun haben, wo diese sich verändert zeigen. Und deshalb sind denn auch die melancholischen Zustände, welche den Pocken, dem Typhus, der Gicht, dem Rheumatismus voraufgehen und sie theilweise begleiten, welche dem Scorbut, der Chlorose, den Herz- und Lungenkrankheiten zugesellt sind, in der Gravidität oft so bedeutend hervortreten, als psychische Störungen in des Wortes ganzer Bedeutung aufzufassen; mag immerhin das vielleicht auch im ersten Augenblicke der hergebrachten, im Ganzen aber doch nur laienhaften Anschauungsweise widersprechen.

Das Wesen dieser laienhaften Anschauungsweise aber ist, dass den psychischen Störungen keine auffallenden oder überhaupt bloss nachweisbaren somatischen Störungen entsprechen oder zu Grunde liegen. Wie die Psyche an und für sich etwas von dem Körper Losgelöstes, mit ihm nur relativ Verbundenes sei, so haben auch die psychischen Krankheiten unmittelbar nichts mit den Krankheiten des Körpers zu thun. Die Psyche wird höchstens durch die letzteren etwas, vielleicht auch einmal stärker beeinflusst, wie z. B. im Typhus; aber sie ist selbst nicht gerade krank. Ihre Krankheiten sind besonderer Art, können höchstens durch den Körper vermittelt werden, als das Organ, mit welchem sie arbeitet, durch welches sie sich äussert, und vorzugsweise sind es die Zerstörungen des Gehirnes, durch welche dieses geschieht. Die chronischen Entzündungen des Gehirnes, die Gehirnerweichung ist darum eine der vornehmlichsten körperlichen Krankheiten, welche psychische Störungen im Gefolge hat.

Was wir jedoch als Psyche begreifen, ist nur eine Function des Körpers, und alle Störungen, welche dieser in seinem Bestande erfährt, müssen deshalb auch Störungen in jener mit sich bringen. Alle nur einigermaassen stärker hervortretenden solcher Störungen sind darum auch, wie wir das schon ausgesprochen haben, als psychische in dem von uns gefassten Sinne zu betrachten. Die oben erwähnten melancholischen Zustände, welche einer grossen Anzahl von sogenannten rein somatischen Krankheiten voraufgehen oder sie auch begleiten, wir wiederholen es, sind darum auch wirkliche psychische Störungen, sind Psychosen im wahrsten Sinne des Wortes und darum an und für sich gar nicht von den Zuständen, die man der herkömmlichen Auffassung nach als Psychosen allein ansieht, zu unterscheiden. Und wie richtig das ist, geht daraus hervor, dass diese nur ganz schwachen, ja öfters bloss ganz leise angedeuteten psychischen Störungen in solche von höchster Stärke überzugehen vermögen, und dass dann kein Mensch mehr daran zweifelt, es thatsächlich mit dem zu thun zu haben, was es ist, eben mit einer Psychose. Es sind das die zahlreichen Fälle, in denen eine rein somatische Krankheit zu einer psychischen Veranlassung gegeben, ihren Ausbruch herbeigeführt hat. Thatsächlich liegt die Sache so, dass so lange bei irgend einer Krankheit die charakteristischen Symptome in den Hintergrund treten, dass so lange nach den landläufigen Meinungen man es auch nur mit jener Krankheit zu thun habe, die nur bald mehr, bald weniger von allerhand Störungen des Allgemeinbefindens, nervösen Störungen u. dgl. m. begleitet werde; dass dagegen, treten die psychischen Störungen in den Vordergrund, verdecken sie vielleicht gar die charakteristischen Symptome der jeweiligen Krankheit, dass dann man es aber mit einer Psychose zu thun habe, und zwar nach dem feineren Diagnostiker mit einer auf Grund der vorliegenden Krankheit, sonst auf Grund irgend welcher angeblichen Gesetze, nach denen überhaupt die Psychosen entstehen und verlaufen sollen.

Die psychopathische Diathese und ihre Stärke ist dabei von grosser, ja wohl von alleiniger Bedeutung, und die psychischen Störungen, um welche es sich gerade handelt, namentlich also auch die fraglichen melancholischen Zustände erhalten das Gewicht, das man jener beimisst. Darum werden mit dem einschlägigen Gegenstande vertraute Aerzte viel eher an eine bereits vorhandene Psychose und deren leicht mögliche Weiterentwickelung glauben, als solche, denen der Gegenstand fremd ist, oder eine Psychose auch erst anfängt, wenn die Psyche bereits aus Rand und Band gekommen ist.

Auf die Stärke der psychischen Erscheinungen gegenüber den anderweitigen aus einem bestimmten Krankheitsprocesse entspringenden kommt es somit zunächst an, ob man gegebenen Falles eine Psychose vor sich hat oder bloss einfach die Krankheit, welche eben vorzugsweise unter den letztgenannten Erscheinungen verläuft; ob es sich also um eine Pneumonie handelt oder um eine Psychose auf Grund einer Pneumonie; ob ein blosser Typhus vorliegt oder eine Psychose, zu welcher der Typhus Veranlassung gegeben hat; ob Rheumatismus, Chlorose, neuralgische Zustände, Hysterie, Epilepsie u. dgl. m. das Wesen der jeweiligen Krankheit ausmachen oder psychische Störungen, die aus jenen erwuchsen.

Sodann ist auch die Zeit, dass die psychischen Störungen dauern, in dieser Frage nicht ohne Belang. Man hat sich nämlich gewöhnt, nur solche psychischen Störungen als Psychosen zu bezeichnen, welche eine gewisse Zeit anhalten, über Wochen und Monate sich ausdehnen. Allein seit man die transitorischen Melancholien, Tobsuchten und Manien kennt, die nur wenige, selbst nur einen oder gar einen Theil eines Tages anzuhalten brauchen und doch echte Psychosen sind, ist diese schon an und für sich ganz willkürliche Annahme vollständig hinfällig geworden.

Richtig ist allerdings, dass die melancholischen Zustände, welche namentlich acuten Krankheiten voraufzugehen pflegen, mit dem Ausbruche dieser, sobald selbige nur in charakteristischer Weise verlaufen, zurücktreten und damit gewissermaassen verschwinden; während sie, wenn es sich um die Ausbildung einer Psychose handelt, nicht bloss fortbestehen, sondern meistens auch noch zunehmen.

Im grossen Ganzen ist somit über eine psychische Störung geringeren Grades, eine mehr oder minder hochgradige, indessen noch einfache Melancholie, wenn sie nur erst kürze

Zeit, acht, vierzehn Tage, bis drei Wochen, besteht und sonst keinen Anhalt zu ihrer näheren Beurtheilung bietet, nichts Bestimmtes in Bezug auf ihre Bedeutung auszusagen. Sie kann den Beginn einer stärkeren psychischen Störung darstellen; sie kann aber auch bloss irgend einer mehr acuten Krankheit voraufgehen und mit Ausbruch dieser gleichsam verschwinden. Hält die fragliche Melancholie jedoch länger an, dauert sie Wochen, Monate, so ist sie, wie schwach sie auch immer sein und welche Ursachen sie auch haben mag, doch als eine Psychose im gebräuchlichen Sinne des Wortes zu betrachten. Die Hypochondrie z. B., selbst schon die blosse hypochondrische Verstimmung, worunter man die leichtesten Formen der Hypochondrie versteht, ist eine solche Psychose melancholischen Charakters. Die Hysterie, die Epilepsie bietet viel Analoges dar. Die leichtesten Formen solcher Melancholien können nun aber ganz unversehens sich steigern, mehr oder minder rasch in ganz schwere übergehen und so, je nachdem, den Anfang einer Vesania typica, paralytica progressiva oder auch Dementia bilden. Es kommt Alles darauf an, genau mit der ganzen Lage der Sache vertraut zu sein, um zunächst wenigstens einigermaassen die Folgezeit und, was in ihr werden kann, zu bestimmen; weil danach sich ja das ganze ärztliche Handeln zu richten hat. Die Beobachtung muss dann das Weitere ergeben. Die Aetiologie, gestützt auf das gesammte Vorleben, die ganze Vita anteacta der Kranken, ist deshalb in der Psychiatrie von ganz besonderer Bedeutung, mehr als in der übrigen Medicin, und der Nachweis des Vorhandenseins oder Nichtvorhandenseins einer neuropathischen oder psychopathischen Diathese das erste Erforderniss, um überhaupt mit auch nur annähernder Sicherheit eine einschlägige Diagnose stellen zu können. Auf die Vita anteacta ist darum in jedem Falle von psychischer Störung mit ganz besonderem Fleisse einzugehen und Alles herbeizuholen, was irgendwie zur Klärung der Sachlage beitragen kann. Auf die Erblichkeitsverhältnisse und mit ihnen auf die Abstammung und Verwandtschaft des betreffenden Individuums ist deshalb auch das grösste Gewicht zu legen. Die Stigmata degenerationis, gleichviel ob vorhanden oder nicht vorhanden, sind besonders zu beachten. Sodann ist der möglichst genaue Gang der Entwickelung zu erforschen, die Ereignisse, welche das jeweilige Individuum betroffen, und die Art und Weise, wie es gegen dieselben sich verhalten hat, wie diese also auf es eingewirkt haben; welche Krankheiten es z. B. überstanden, und welchen Einfluss dieselben ausgeübt haben; wie die Pubertätszeit sich gemacht, wie die Schulzeit gewesen und die Charakterentwickelung war; welche Neigungen bestanden, welche Schicksalsveränderungen erfolgt sind, und wie dieselben ertragen wurden. Stellt sich heraus, dass das jeweilige Individuum mit keiner psychopathischen Diathese behaftet, oder dass dieselbe nur geringfügig ist, so hat zumeist eine leichte melancholische Verstimmung in psychischer Beziehung nicht viel zu bedeuten. Sie ist Symptom einer gewissen Ermüdung oder Abspannung, Symptom von Erkrankungen des Tractus intestinalis, des Apparatus urogenitalis, des Herzens, der Lungen, oder Vorbote einer mehr acuten Erkrankung, die im Grossen und Ganzen den ihr eigenen Charakter beibehalten und nicht den einer Psychose annehmen wird Ist dagegen bei dem fraglichen Individuum die neuropathische oder psychopathische Diathese sehr ausgesprochen, so wird man gut thun, Vorsicht zu üben. Es ist nicht nöthig, dass aus der bezüglichen Melancholie sich eine schwerere psychische Störung entwickele; allein die Gefahr ist vorhanden, dass es geschehe, und diese Gefahr ist um so grösser, je stärker die vorhandene psychopathische Diathese, und je ungünstiger die Verhältnisse sind, welche ausserdem noch sich geltend machen.

Wir haben schon erwähnt, dass es seine grossen Schwierigkeiten haben könne, ja zuweilen sogar unmöglich sei, zu bestimmen, selbst wenn wir schon zu der Annahme gezwungen sind, dass es sich um eine Psychose handle, welche Form einer solchen vorliege. Dennoch giebt es gewisse Anhaltspunkte, vermittelst welcher wir doch so ungefähr wenigstens uns zurecht zu finden vermögen, bis durch den weiteren Verlauf die Sache entschieden ist.

Die allgemeine progressive Paralyse, die Vesania paralytica progressiva, befällt vorzugsweise nur Männer und tritt nicht leicht vor dem 30. und nach dem 50. Lebensjahre auf.

Das classische Alter für sie ist die Zeit vom 35. bis 45. Jahre. In der bei Weitem grössten Mehrzahl der Fälle ist ihr vor längerer oder kürzerer Zeit Syphilis voraufgegangen. In einer weiteren Anzahl derselben haben starke Erkältungen, anhaltende Durchnässungen stattgefunden, bestanden Rheumatismus, Gicht. Vielfach ist den Alkoholicis fleissig zugesprochen und dem gewöhnlich nicht gut vertragenen Tabaksgenusse gefröhnt worden, sei es durch Rauchen, sei es durch Priemen. Meist haben anhaltende und aufreibende Anstrengungen, stärkere gemüthliche Erregungen stattgefunden, und seit Langem schon machten sich die Zeichen allerhand neurasthenischer Zustände bemerkbar, unter denen die von cerebraler Neurasthenie indessen immer mehr und mehr hervortraten. Eine Melancholie, die sich in der Mitte, gegen das Ende der dreissiger Jahre entwickelt, bei einem Manne, der bis dahin ein anscheinend gesunder Bonvivant gewesen, der aber an Syphilis gelitten hat, mit rheumatischen, gichtischen Beschwerden behaftet ist, über gelegentliches Reissen in den Beinen, in den Händen, einzelnen Fingern klagt, bei dem zeitweise Kopfschmerzen aufgetreten sind, namentlich in der Form der Hemikranie, bei dem sich allerhand motorische Störungen bemerkbar machen, Steifigkeit in den Beinen, Ungelenkigkeit beim Sprechen, eine gewisse Trägheit einzelner Augenmuskeln, bei dem die Potenz nachgelassen, die Schweisssecretion zugenommen oder abgenommen hat, allerhand Verdauungsstörungen sich belästigend eingestellt haben, der sich zerstreut, vergesslich zeigt, wider seine Gewohnheit gleichgiltig und nachlässig und daneben doch auch wieder leicht reizbar und empfindlich ist, der schlecht schläft und dessenungeachtet doch auch wieder leicht einmal einschläft, eine solche Melancholie, wenn sie auch vorübergehend von mehr maniakalischen Zuständen unterbrochen und zurückgedrängt wird, erweckt den Verdacht und muss ihn erwecken, dass sie nur das Einleitungsstadium der Vesania paralytica progressiva darstelle. Dieser Verdacht braucht sich nicht zu erfüllen, erfüllt sich auch zum Glücke häufig genug nicht. Es handelt sich dann nur um eine hochgradige Neurasthenie, die über kurz oder lang wieder vorübergeht, aber auch wiederkehrt, sobald die Verhältnisse wiederkehren, durch welche sie entstanden, beziehungsweise so hochgradig gesteigert worden ist. So weit meine Erfahrungen reichen, geschieht das aber in der Regel nur da, wo keine Dyskrasien, keine Syphilis vorliegt, sonst wohl nur äusserst selten und in Folge eines von Glück begünstigten Curverfahrens.

Die Vesania typica tritt besonders in jüngeren Jahren und, wo in späteren, da vornehmlich beim weiblichen Geschlechte auf. Sie ist die Psychose des rüstigen Gehirnes, wie *Schüle* und *v. Krafft-Ebing* das genannt haben, d. h. eines im Ganzen noch widerstandsfähigen, wenn auch den Reizen und Eindrücken leichter erliegenden psychischen Organes, als es dem Durchschnitte nach der Fall sein sollte. Die psychopathische Diathese darf nicht zu stark entwickelt sein, wo sie noch zu Stande kommen soll. Sie darf nur einen mässigen Grad der Ausbildung erfahren haben; wenn anders, so ist viel eher an die Entwickelung eines primären psychischen Schwächezustandes zu denken, namentlich an eine der verschiedenen Formen primärer oder originärer Verrücktheit, die wir kennen gelernt haben. Die Stigmata degenerationis in ausgeprägterer Weise finden sich fast nur bei Menschen, welche zu diesen letztgenannten Formen psychischer Störungen hinneigen.

Sehr schwierig ist es, unter Umständen zu bestimmen, ob überhaupt eine psychische Erkrankung vorliegt oder nicht, und viele Mühe hat man sich deshalb gegeben, Zeichen und Merkmale aufzufinden, beziehungsweise festzustellen, durch welche psychische Gesundheit und Krankheit in jedem Falle sollen unterschieden werden können. Dass hierbei indessen ganz willkürlich verfahren worden ist, liegt auf der Hand. Denn Krankheit und Gesundheit sind einmal nicht haarscharf von einander zu trennen und, was jetzt für gesund, für krank gilt, kann im nächsten Augenblicke nicht die umgekehrte Bedeutung haben. Wir für unseren Theil halten Alles für krank oder wenigstens krankhaft, was sich nach der sogenannten negativen, d. h. der schädigenden Seite von der als Norm angenommenen Erscheinungsweise entfernt, und sehen daher auch in jeder das betreffende Individuum selbst oder durch dieses die Allgemeinheit schädigenden Abwegigkeit eine Krankheit, oder doch wenigstens das Symptom einer solchen. Die fehlerhaften Gemüths- und Charaktereigenschaften sowie die aus ihnen entspringenden und sie kennzeichnenden Handlungen sind uns unter allen Umständen Symptome krankhafter Zustände, und zwischen moralischem Irrsein und blosser moralischer Schlechtigkeit im landläufigen Sinne des Wortes erkennen wir keinen Unterschied an. Was das eine Mal schlecht ist, ist es auch das andere Mal, und was heute aus krankhaften Ursachen und Regungen entspringt, geht daraus auch morgen nur hervor. Allein es ist ein Unterschied, ob noch ein Widerstand gegen den bezüglichen Reiz und das aus ihm entspringende Gelüst geleistet werden kann oder nicht, ob diese noch eine Ueberlegung zu- und aufkommen lassen, oder ob sie sich einfach reflectorisch, d. i. impulsiv oder gar explosiv vollziehen. Man hat nur die der letzten Kategorie angehörigen Fälle als krankhafte oder auch wirkliche kranke angesehen wissen wollen; während man die erstgenannten dagegen noch als durchaus in die Breite der Gesundheit fallend erklärte und die fraglichen Handlungen damit selbst als gesunde und bloss aus moralischer Haltlosigkeit, Verkommenheit, Schlechtigkeit entstanden hinstellte. Etwas Richtiges ist daran; aber im Ganzen ist es doch falsch. Die bezüglichen Handlungen sind unter allen Umständen als kranke, oder auch bloss krankhafte zu betrachten; die Individuen indessen, welche sie begangen haben, brauchen deshalb noch nicht der herkömmlichen Auffassung nach krank zu sein. Jedweder Husten, jedweder Schnupfen, jedwede Beklemmung ist eine Krankheit oder das Symptom einer solchen, und dennoch nennen wir nicht jeden Menschen, der hustet, der verschnupft ist, der sich leicht beklommen fühlt, krank; noch thut er es auch selber. Erst wenn der Husten, der Schnupfen, die Beklemmungen ihn hindern, seine Lebensaufgaben im vollen Umfange auszuführen; erst wenn sie ihn zwingen, dieselben mehr und mehr liegen zu lassen und bloss sich und seiner Gesundheit zu leben, erst dann gilt er für krank und hält sich auch selbst dafür.

Und ganz gleich liegt es nun auch in psychischer Beziehung. So lange die positiven Eigenschaften eines Menschen die negativen überwiegen, so lange gilt er für geistig gesund, und muss er auch dafür gelten. In dem Maasse aber, als die negativen Eigenschaften die Oberhand gewinnen, wird er krank und ist es auch schliesslich. Die Thaten, auf welche es dabei ankommt, wie immer sie auch beschaffen sein mögen, ob sie Begehungen oder Unterlassungen sind, sie sind an und für sich und in Bezug auf ihren Ursprung immer ein und dieselben. Wie der Husten, der Schnupfen, die Beklemmung ihre Bedeutung erst durch ihr Verhältniss zum Gesammtorganismus bekommen, so bekommt auch jede That rücksichtlich des Thäters ihre Bedeutung erst durch den Zustand, in welchem sich dieser befindet, oder zur Zeit der That befand. Jede unmoralische Handlung, jedes Vergehen, jedes Verbrechen ist uns eine krankhafte Handlung, hervorgegangen aus krankhaften Regungen, krankhaften Trieben, krankhaften Motiven; aber der Thäter als Ganzes, braucht darum noch nicht selbst für krank zu gelten, weil seine positiven Eigenschaften seine negativen noch überwiegen. Es dürfte das auch der einzig richtige Standpunkt sein, wie wir das ebenfalls schon einmal ausgesprochen haben, von welchem aus es sich ermöglichen liesse, unter allen Umständen nach streng physiologischen Anschauungen zu verfahren, denen zufolge Alles mit Nothwendigkeit geschieht, und doch den Anforderungen der Welt gerecht zu werden, welche der Freiheit des Menschen ihren Tribut gezollt und danach auch gehandelt wissen will.

In jedem Falle ist es deshalb nothwendig, die ganze Persönlichkeit, um welche es sich gerade handelt, in das Auge zu fassen und aus ihrem Gesammtleben, wie aus ihrer Gesammterscheinung die erforderlichen Schlüsse zu ziehen, und nicht etwa bloss aus gewissen psychischen Vorgängen, welche man an der Hand der alten Vermögenstheorie festzustellen sucht, sich sein Urtheil zu bilden. Gerade in diesen heikelen Fällen bekommen die Erblichkeitsverhältnisse, die Stigmata degenerationis, die Schädelanomalien und voraufgegangenen Verletzungen, sowie die verschiedenen Neuropathien ihren besonderen Werth. Alle Neurosen, die Idiosynkrasien und auffallenden Immunitäten, die verschiedensten Neuralgien, Sympathien und Antipathien, die Hysterie, die Epilepsie, die Hypochondrie weisen auf eine auch psychisch kranke Persönlichkeit hin. Ja die letzteren sind schon mehr oder weniger Psychosen, und die an ihnen Leidenden psychisch Gestörte. Je nach dem Maasse, in dem alle diese Momente nun vorhanden sind und sich geltend machen, ist auch der betreffende Mensch psychisch krank und das, trotzdem er vielleicht ganz vernünftig zu sprechen und ganz vernünftig zu handeln weiss. Er thut es nur nicht immer und am allerwenigsten dann, wenn er sich selbst überlassen ist, und ihm jedwedes Correctiv fehlt. Uebrigens muss man bei der Beurtheilung jeder Handlung wohl unterscheiden zwischen Moral und Ethik. Jene ist, wie wir schon dargethan haben, sehr wandelbar, und nur diese hat ihre festen Beziehungen. Nie darf man vergessen, dass jemand nach den landläufigen Begriffen und asketischen Satzungen sehr unmoralisch und doch durch und durch ethisch sein kann. In seinem Carl Moor hat uns *Schiller* eine solche Natur vorgeführt. Umgekehrt kann jemand sehr moralisch erscheinen und ist unethisch vom Scheitel bis zur Zehe. Zum Moralischen gehört unter Umständen bloss eine gewisse, leicht bestimmbare Schwäche. Das Ethische beruht auf gesunder Kraft. Das Moralische ist oft nichts Anderes als ein blosses Wahren des Decorum; wobei aber sonst Alles verübt wird, was überhaupt nur zu verüben ist. Man kann darum auch viel häufiger noch von einem moralischen Lumpen sprechen als von einem ethischen Verbrecher; und dass jeder Verbrecher aus wahrer Leidenschaft dieses ist, hat die Welt immer anerkannt und, wenn ihn auch gerichtet, so ihm doch ihre Sympathien nicht versagt.

Nicht selten werden Geisteskrankheiten simulirt oder auch dissimulirt. Das Erstere kommt am gewöhnlichsten in forensischer Beziehung vor, um sich einer Strafe zu entziehen, das Letztere um unliebsame Maassregeln von sich abzuwenden, die Unterbringung in eine Irrenanstalt zu verhindern, den Aufenthalt in einer solchen abzukürzen, eine etwaige Vormundschaft über sich zu beseitigen oder nicht aufkommen zu lassen. Beide Fälle können die grössten Schwierigkeiten bereiten und selbst die Unmöglichkeit, ein endgiltiges Urtheil zu fällen, einschliessen.

Handelt es sich um Simulation, so hat man mit der Schwierigkeit zu kämpfen, dass fast immer, wenn nicht wirklich immer, etwas Krankhaftes vorliegt. *Vingtrinier* fand unter 43.000 Verbrechern nur einen wirklichen Simulanten, während 264 andere der Simulation Verdächtige wirklich geisteskrank waren. Jeder Simulant hat nämlich eine in der That wunde Stelle, und in Folge dessen ist nicht Alles erlogen und gemacht, was er vorbringt, in vielen Fällen sogar nichts; aber es ist übertrieben. Und das nun festzustellen und zu bestimmen, wie weit übertrieben wird, das ist, wie natürlich, in hohem Maasse misslich, und nur zu oft geradezu unmöglich. Der Arzt scheue sich dann nicht, sein Urtheil in suspenso zu lassen. Er kann die Möglichkeit, selbst die Wahrscheinlichkeit einer blossen Simulation zugeben, betone aber auch ebenso die Möglichkeit, dass dessenungeachtet doch eine Geistesstörung vorliegen könne, deren Gegenwart nur nicht stichhaltig nachzuweisen sei. Die Geschichte so manches Simulanten, der sich schliesslich als Geisteskranker entpuppte, inzwischen aber das kategorische Urtheil des begutachtenden Arztes mit Zuchthaus, Ehre und gutem Namen büssen musste, ist da als warnendes Beispiel anzuführen.

Am leichtesten werden übrigens wohl mit Vortheil die melancholischen Zustände simulirt und, wenn Schuldbewusstsein, Gewissensbisse, Reue, Furcht und Angst dazu kommen, so in dem Maasse, dass sie durchaus nicht mehr von wirklich bloss krankhaften Zuständen zu unterscheiden sind. Das Individuum ist eben auf Grund der genannten Affecte in der That psychisch krank, und es handelt sich deshalb bei ihm gar nicht mehr darum, eine etwaige psychische Störung als solche nachzuweisen, als vielmehr bloss darum, die Ursachen derselben festzustellen und danach dann das Weitere zu bemessen. Schwieriger schon ist die Simulation der Tobsucht und noch schwieriger die der Manie und der secundären Schwächezustände. Ganz abgesehen davon, dass diese Zustände nicht leicht über Nacht auftreten, sondern erst nach längerem oder kürzerem Bestande einer Melancholie, dass die Manie erst einem mehr oder weniger deutlich tobsüchtigen Zustande folgt, dass die secundären Schwächezustände erst wieder aus einem secundären melancholischen Zustande hervorgehen, abgesehen also davon, dass für das Auftreten der fraglichen Zustände eine ganz bestimmte Gesetzmässigkeit herrscht, welche der Simulant zumeist nicht kennt und darum auch nicht befolgt, tragen seine Aeusserungen auch nicht so unzweifelhaft den Charakter des Unmittelbaren, des Reflectorischen, wie die eines wirklich Kranken, an sich, sondern haben etwas Gesuchtes und Gemachtes, das schwer zu beschreiben ist, über das sich indessen die Kundigen leicht einigen. Es fehlt Allem das unzweifelhafte Pathos. Dem die Tobsucht Simulirenden klebt immer noch etwas Scheues, Zauderndes, sich Besinnendes an. Er schrickt im letzten Augenblicke vor der eigentlichen Gewaltthat zurück und begeht sie schliesslich, wenn er sie wirklich begeht, nur mit einer gewissen Selbstüberwinduug, bloss um consequent zu sein und sein Ziel zu erreichen. Der wirklich Tobsüchtige vollführt sie dagegen aus Wuth, aus Ingrimm und darum brüsk und rücksichtslos und ohne jede Rücksicht auf sich und Andere. Der Simulant der Manie wird leicht albern, was der eigentliche Maniacus, wenn nicht schon bedeutende psychische Schwäche vorhanden ist, nie wird. Er spielt den Narren, ergeht sich in allerhand Scherzen und Possen, ohne je eine Veränderung der Stimmung wahrnehmen zu lassen, die bei dem wahren Maniacus alle Augenblicke in eine melancholische umschlägt und in mannigfachen tobsüchtigen Aeusserungen zu Tage tritt. Die secundären psychischen Schwächezustände anticipirt der Simulant. Er kommt mit ihnen schon zu Platz, wo an ihr Auftreten noch gar nicht zu denken ist. Die einfache Verwirrung zu simuliren, wenn jemand sich nicht darauf eingeübt hat, gelingt nie. Es ist dem gesunden Menschen unmöglich, so ohne alles Stocken und sich zu besinnen in unvollendeten Sätzen vom Hundertsten in das Tausendste zu kommen, wie das seiner Natur gemäss der bezügliche Kranke thut; und was den apathischen Blödsinn anlangt, so ist die Intelligenz, welche er erheischt, um ihn künstlich zur Darstellung zu bringen, nicht zu verleugnen und drückt sich alle Augenblicke in Mienen, Geberden und Haltung aus. Namentlich fehlt dem Simulanten der leere, schweifende Blick, und der genaue Beobachter wird statt seiner oft gerade das Gegentheil, den concentrirten, beobachtenden, lauernden Blick zu erkennen im Stande sein. Am meisten ahmt der Simulant von den psychischen Schwächezuständen die Narrheit nach, und, wo man einen zweifelhaften Narren, der halb und halb über Nacht entstanden ist, zu begutachten bekommt, da kann man ziemlich sicher sein, sind auch die anderen Umstände dem noch günstig, es mit einem Simulanten zu thun zu haben.

Die primären Schwächezustände dürften nicht leicht Gegenstand der Simulation werden. Die Erhaltung des Intellectes in ihnen, dessen Verlust in den Augen der Laien gerade das Zeichen psychischer Störung ist, steht dem zu sehr entgegen. Dagegen dürften primäre Schwächlinge, mit Moral insanity Behaftete, an Folie raisonnante Leidende, es wieder gerade sein, welche zur Simulation überhaupt hinneigen, einmal, weil sie durch ihre vielfachen, verkehrten und selbst verbrecherischen Handlungen dazu am meisten Veranlassung haben, sodann aber auch, weil ihnen das Unwahre, das Heuchlerische, wie das Volk sagt, im Blute liegt. Es giebt eben Kranke, welche gegebenen Falles gewissermaassen simuliren müssen, gerade so wie es Menschen überhaupt giebt, welche nicht anders können, als aufschneiden und Räubergeschichten erzählen. Die Simulation, die etwaige Heuchelei ist dann schon selbst Symptom einer psychischen Störung, wie das insbesondere der sogenannte Gefangenenwahnsinn lehrt, der ein Gemisch aus Wahrheit und Dichtung darstellt und oft genug nur als blosse Heuchelei, Betrügerei, Verlogenheit u. dgl. m. genommen wird.

Sonst hat man noch verschiedene Dinge angegeben, durch welche sich die Simulation einer Geistesstörung von wirklicher Geistesstörung unterscheiden solle. Wirklich Geisteskranke haben in ihrer Ernährung gelitten, ihre Verdauung sei gestört; es bestehe meist Stuhlverstopfung, Appetitlosigkeit, selbst Widerwillen gegen Speise und Trank. Ihr Schlaf sei schlecht und selbst fehlend. Durch Tage könne er aussetzen, was beim gesunden Menschen und Simulanten nie vorkomme. Die Geisteskrankheiten halten überhaupt längere Zeit an, entwickeln sich nur langsam und gehen auch nur langsam vorüber und, was dem Aehnliches mehr ist. Es hat das Alles seine Richtigkeit, wenn man bloss die scharf ausgeprägten Fälle in Betracht zieht; allein es wird alltäglich widerlegt, wenn man die Fälle nimmt, wie sie das Leben bietet ohne Auswahl und Rücksicht auf ein bestimmtes Schema.

Wirklich geistige Störungen, wie wir schon zum Oefteren erfahren haben, können in ganz kurzer Zeit, in einem, in ein paar Tagen vorübergehen. Der Schlaf kann bei tief Melancholischen vortrefflich sein, kann selbst bei Tobsüchtigen und Maniakalischen allnächtlich, wenn auch nur für einige Stunden sich einfinden, ja auch am Tage eintreten. Der Appetit, die Verdauung selbst tief Melancholischer, die, von Lebensüberdruss und Lebensekel erfüllt, sich mit Selbstmordgedanken tragen und schliesslich auch einen Selbstmord begehen, kann nichts zu wünschen übrig lassen. Man wundert sich über die Mengen von Speisen und Getränken, welche sie zu sich nehmen, und die im Widerspruch mit den verzweiflungsvollen Klagen stehen, welche fortwährend vorgebracht werden. Und andererseits sind viele, allgemein für gesund gehaltene Menschen oft recht schlecht genährt, haben nur eine schwache Verdauung und erfreuen sich nur selten eines anhaltenden und erquickenden Schlafes. Kurzum, es giebt keine festen Merkmale zur Unterscheidung der Simulation von wirlicher geistiger Störung, und am wenigsten sind sie so grell, wie die dafür gewöhnlich ausgegebenen. Vorsicht ist darum in jedem Falle geboten und ein problematisches Urtheil viel mehr Zeichen eines die Sache beherrschenden Geistes, als ein apodictischer Ausspruch, der nur Kinder und Thoren bestechen kann.

In Betreff der Dissimulation müssen wir nachdrücklich auf das vollständig Irrige der Ansicht der Laien aufmerksam machen, dass Geisteskranke nicht recht wüssten, was sie thäten, weil sie des Gebrauches ihrer Geisteskräfte mehr oder minder beraubt wären. Von den primären Störungen haben wir schon wiederholt zu hören bekommen, dass in ihnen gerade der Intellect in oft wunderbarer Weise erhalten und ausgebildet ist, aber im Dienste eines krankhaften Gemüthes stehend nur gemissbraucht wird. Von solchen Kranken nun wird oftmals auch, um bestimmte Zwecke, namentlich die oben erwähnten zu erreichen, die vorhandene und als solche erkannte Krankheit mit grosser Kunst und Schlauheit verheimlicht und verleugnet, und Genesung, beziehungsweise Gesundheit geheuchelt.

Bevor jedoch ein Kranker nicht ganz wieder der alte, der er vor der Erkrankung gewesen, bevor er nicht wenigstens die Gemüthsruhe wieder erhalten hat, welche er ehedem besessen, ist er auch nicht als genesen, geschweige denn als gesund zu betrachten. Die steten Versicherungen, gesund zu sein, keiner Behandlung mehr zu bedürfen; ist der Kranke in einer Anstalt, das immer und immer wieder erneute Drängen, aus ihr entlassen zu werden, nach Hause, zu den Angehörigen sich begeben zu dürfen, ist ein noch sicheres Zeichen vorhandener krankhafter Unruhe und Sehnsucht. Wird solchen Kranken gewillfahrt, so können sie allerdings ausserhalb der Anstalt wirklich genesen; aber in der Mehrzahl der Fälle erkranken sie nur zu bald wieder in stärkerem Maasse und kehren von einem sogenannten Rückfalle betroffen nach wenigen Wochen wieder zu der alten Anstalt zurück, oder vertauschen sie mit einer neuen, damit man in jener nichts davon erfahre.

Von ganz besonderem Werthe zur Beurtheilung eines der Dissimulation verdächtigen Kranken sind seine Schriftstücke, und namentlich seine Briefe. Erfahrungsmässig geben sich alle derartigen Individuen in denselben viel unmittelbarer als im Gespräche oder ihrem sonstigen Thun. Das, was sie in ihrem Innern bewegt, lassen sie da viel mehr zu Tage treten. Sie sprechen von ihren peinlichen Vorstellungen, von den Befürchtungen und Aengsten, die sie haben, von den Hoffnungen und Erwartungen, die sie erfüllen, von den kühnen Plänen und Entwürfen, die sie auszuführen gedenken, von den sonderbaren Gedanken, die sich ihnen aufdrängen, den eigenthümlichen Vernehmungen, die sie haben u. dgl. m. Die Absonderlichkeit ihrer Gedankenverbindungen selbst tritt darin mehr hervor. Paralogien, die beim Sprechen überhört werden, werden deutlicher und äussern sich in Paragraphien dieser oder jener Art. Der an Melancholia simplex Leidende schreibt klein, spitz und steil. Die Züge sind wie behemmt, Grundstrich und Haarstrich wenig unterschieden, beide dünn und zart, gewissermaassen nur Haarstriche. Das Ganze macht den Eindruck des Schüchternen, Zaghaften, des Peinlichen, Unbeholfenen. Der an Melancholia activa Leidende, also zu Raptus und Tobsucht Hinneigende, schreibt klein und gross, aber fest und derb. Grundstrich und Haarstrich sind zwar ebenfalls wenig unterschieden, aber sie sind beide dick und stark, gleichsam blos Grundstriche. Dennoch treten unter den letzteren namentlich die längeren öfters mehr hervor, und ein gewisser Gegensatz zwischen Grundstrich und Haarstrich ist somit doch vorhanden; wenn auch der letztere Ausdruck nicht gerade ganz zutreffend erscheinen möchte. Auch diese Züge haben etwas Behemmtes und sind spitz und steil. Das Ganze bekommt dadurch etwas Knappes, Schroffes, zugleich aber auch etwas im hohen Grade Energisches und damit von Zuversicht und Selbstbewusstsein Zeugendes. Der Maniakalische dagegen schreibt ebenfalls klein und gross, aber in langen geschwungenen Zügen. Die Grundstriche sind derb und heben sich von den meist auch nicht gerade zarten Haarstrichen gewöhnlich kräftig ab. Das Ganze trägt den Charakter des Flüchtigen, mehr oder minder Schwunghaften, aber auch Gleichgiltigen gegen Andere und damit Rücksichtslosen an sich. Je länger das Schriftstück ist, um so mehr tritt das hervor, und gegen das Ende erscheint es deshalb meist unordentlich und wie überstürzt. Zahlreiche Fehler, sowohl in der Orthographie als auch im Satzbau, Ellipsen, und Anakoluthe pflegen ihm eigen zu sein. Denn die Hand konnte nicht so schnell nachkommen, wie der Kopf dachte, und verfuhr deshalb oft ganz uncontrolirt und halb automatisch. Während die Schriftstücke des Melancholikers kurz und einförmig zu sein pflegen, reich an unbeschriebenem Raum, sind die des Maniacus lang und an allen Ecken und Enden voll. Der Maniacus hat immer noch etwas zu sagen und, weiss er nicht mehr wo, so schreibt er kreuz und quer. Der Verrückte schreibt, je nachdem er mehr melancholisch oder mehr maniakalisch ist, wie dieser oder jener. Daneben bedient er sich indessen gern abnormer Zeichen, allerhand Schnörkel und bestimmter, aber häufig wechselnder Züge. Er unterstreicht viel, macht Ausrufungs- und Fragezeichen ohne allen ersichtlichen Grund. Dazwischen malt und kritzelt er viel. Er wechselt mit den Schriftzeichen, indem er einzelne Wörter mit lateinischen oder griechischen Buchstaben, oder auch blos grösser oder kleiner schreibt. Die ganze Production macht den Eindruck des Gesuchten, des Bizarren oder Barocken, oft des kindisch Albernen, des Fahrigen und Saloppen. Der Paralytiker schreibt unsicher, krampfhaft-zitterig. Einzelne Züge sind sehr gross, lang, über das Ziel hinaus gehend, andere klein, undeutlich, verschwommen. Er lässt viel aus, streicht viel aus, um aber immer wieder dasselbe in derselben mangelhaften oder noch mangelhafteren Weise von Neuem niederzuschreiben. Er kleckst viel, beschmutzt das Papier, schreibt im Uebrigen bald wie ein Melancholiker, bald wie ein Maniakalischer, bald wie ein Verrückter, je nachdem der Zustand ist, in welchem er sich gerade befindet.

Sonst hat man zur Unterscheidung der Dissimulation einer Geisteskrankheit von wirklicher Gesundheit alle die Punkte angeführt, durch welche sich auch die Simulation einer solchen von wirklicher Krankheit unterscheiden soll; nur dass dieselben in umgekehrter Weise zu verwerthen sind. Allein dieselben Bedenken, welche dagegen bei Besprechung der Simulation erhoben wurden, sind auch betreffs der Dissimulation zu erheben. Ein wichtiges Symptom jedoch, welches die bezüglichen Behauptungen des jeweiligen Kranken zu rechtfertigen geeignet ist, ist bei wenigstens scheinbarer psychischer Besserung eine Zunahme des Körpergewichtes und die entschiedene Verbesserung des ganzen Aussehens. Wo beides nicht festgestellt werden kann, liegt der Verdacht, dass die Psychose, wenn auch in vielleicht schwächerer Weise, so doch noch immer fortbestehe, vor, und mit ihm der auf Dissimulation derselben.

Indessen ein untrügliches Zeichen für erfolgte Genesung ist die Zunahme des Körpergewichtes und die Verbesserung des ganzen Aussehens auch nicht; da im Verlaufe vieler Psychosen starke Schwankungen vorkommen und für die Vesania typica und selbst auch paralytica circularis in bestimmten Zeiträumen sogar charakteristisch sind. Namentlich in forensischer Beziehung ist dies aber von grosser Bedeutung.

Die Prognose, welche die Psychosen gestatten, ist verschieden je nach ihrer Form und den individuellen Verhältnissen, unter denen sie auftraten. Quoad vitam haben wir im Auge zu behalten, dass sie nur Functionsstörungen, und als solche blosse Symptome sind. Streng genommen führen sie deshalb auch nicht zu dem etwaigen Tode, und darin hatte der von *Griesinger* seiner Zeit verhöhnte *Damerow* ganz Recht; sondern die ihnen zu Grunde liegenden Ernährungsstörungen, beziehungsweise pathologisch-anatomischen Processe thun das. Dessenungeachtet können wir aber doch ihr Verhältniss zu dem etwaigen Ausgange immerhin näher bestimmen und von einigen derselben, wie z. B. *Esquirol* von der Pararthria syllabaris paretica sagte: L'embarras de la parole est un signe mortel, auch sagen: Sie sind Symptome tödtlicher Processe. Sie endigen nur mit dem Tode oder auch, wenn wir es mit der Logik nicht streng nehmen, sie führen zum Tode.

Obenan steht in dieser Beziehung die Vesania paralytica progressiva und ganz besonders die rapida. Von dieser letzteren ist noch kein Fall von Genesung beobachtet worden, und auch von der gewöhnlichen Form hat man nur so vereinzelte Fälle in letztere übergehen sehen, dass die Regel, die Vesania paralytica progressiva ende mit dem Tode, dadurch kaum erschüttert wird. An sie schliesst sich an die Vesania typica legitima saeviens in ihren schwereren Formen, dem Delirium acutum, der Mania gravis, der Dementia acuta; an diese wieder die Vesania typica katatonica, doch ohne die Gefährlichkeit der vorhergehenden auch nur annähernd zu erreichen. Die übrigen Formen psychischer Störung gestatten quoad vitam eine in der Regel recht gute Prognose. Geisteskranke können in geordneten Verhältnissen sehr alt werden. Doch sind sie immer viel widerstandsloser als geistesgesunde Menschen und erliegen daher schädlichen Einflüssen auch viel leichter als diese. Nach *Hitchmann* sollen die Psychosen das herrschende Mortalitätsverhältniss verdreifachen. Nach *Hagen* ist die Mortalität selbst schon beruhigter und schon mehr chronischer Kranken noch fünf Mal grösser als die Gesunder von gleichem Alter. Es sterben also nach dem Ersten unter gleichen Verhältnissen drei, nach dem Zweiten sogar mindestens fünf Mal so viel Geisteskranke als Geistesgesunde. Bei allen Melancholischen, indessen vornehmlich solchen, die an Melancholia activa leiden, ist ausserdem das Suicidium sehr zu fürchten, das oft ganz unversehens vollzogen wird. Besonders die frühen Morgen- und die ersten Nachmittagsstunden sind in dieser Beziehung zu fürchten.

Quoad valetudinem completam geben eine wirklich gute Prognose nur gewisse Formen der Vesania typica legitima, die rasch sich entwickelnde vera completa, die vera abortiva, allenfalls auch noch die vera praeceps und sodann die saeviens abortiva, die sogenannte transitorische Melancholie und Manie, bei der selbst ein Recidiv zu den allerseltensten Ausnahmen gehört. Freilich lässt sich da vielfach gar nicht bestimmen, womit man es eigentlich zu thun hat, weil ja erst der Verlauf ergiebt, was in dem einzelnen Falle vorgelegen hat, ob eine legitima vera completa oder incompleta, ob eine abortiva oder eine andere Form.

Zweifelhaft dagegen ist die Prognose aller sich langsamer entwickelnden legitimae verae completae und der incompleta gravis, die in ihren schwereren Formen sich ganz und gar an die legitima katatonica anlehnt. Durchaus ungünstig ist die fragliche Prognose hinsichtlich der typica circularis und periodica, bei welchen nur Remissionen, aber niemals wirkliche Heilungen vorkommen.

Die psychischen Schwächezustände sind einer Besserung, aber, wenigstens nach unserer Meinung, nie einer Heilung fähig. In Betreff der eigentlichen Blödsinnsformen ist selbst auf jene nicht einmal ernstlich zu hoffen und Wesentliches von letzterer nur hinsichtlich der leichteren Formen zu erwarten. Am meisten Aussicht auf erhebliche Besserung gewährt noch die Paranoia und von ihr natürlich wieder die primaria mehr als die secundaria. Dass unter den verschiedenen Formen der Paranoia die leichteren wieder weit mehr Aussicht auf diese Besserung bieten als die schwereren, liegt auf der Hand. Die levissima oder inchoata, selbst die corrupta oder depravata können bis auf ein Minimum zurückgeführt werden. Dasselbe ist auch der Fall bei der partialis. Diese scheint in einzelnen Fällen wieder ganz zu schwinden; doch bleibt dafür etwas Anderes zurück. Die completa kann höchstens eine Milderung erfahren.

Die erbliche Belastung mit der Neigung zu psychischen Störungen disponirt natürlich nach dem Grade ihrer Entwickelung zu dem Ausbruche der betreffenden Störungen in sehr verschiedenem Maasse und, je nachdem, dann weiter zu der Art und Weise, wie dieselben verlaufen.

Ist die erbliche Belastung eine nur unbedeutende, handelt es sich bei ihr bloss um eine sogenannte hereditäre Veranlagung oder Disposition, so erkranken die betreffenden Individuen zwar ziemlich leicht, allein sie genesen auch leicht. Sie werden leicht auf den Status quo ante zurückgeführt; nur dass derselbe ein etwas labilerer bleibt, die Disposition zu neuer Erkrankung damit eine etwas grössere geworden ist und in Folge dessen gern Rückfälle eintreten. Doch können dieselben hintangehalten werden, und kann dann allmählich der ganze Status quo ante sich wieder herstellen, ja statt dessen sogar ein besserer, festerer sich ausbilden. Ist dagegen die erbliche Belastung eine erhebliche, so verzögert sich nicht blos der Verlauf der jeweiligen Psychose, indem besonders das Stadium der Reconvalescenz durch häufige Rückfälle sich ungebührlich lang ausdehnt; sondern der Uebergang in unheilbare psychische Störung, namentlich in Folge dieser häufigen Rückfälle, erfolgt mit überraschender Häufigkeit. Wo die erbliche Belastung eine sehr hochgradige ist, sogenannte Degeneration obwaltet, ist die Ausbildung tieferer psychischer Störung ganz unvermeidlich, und kommt es über kurz oder lang zu vollständigem psychischen Zerfall.

Auch wo es sich um eine etwas hervortretendere erworbene Disposition zu psychischer Störung handelt, findet natürlich ein leichteres Erkranken statt, als wo dies nicht der Fall ist, und gleichfalls erfolgt leichter die Rückkehr auf den Status quo ante als hier. Ebenso ist die Gefahr des Verfalles in unheilbaren Blödsinn da sehr gross, wo diese Disposition bereits stärker entwickelt oder gar schon wie der Anfang der Erkrankung selbst, aufzufassen ist. Im grossen Ganzen kann man daher sagen: Psychische Störungen in Folge einer mässigen Disposition gestatten relativ die beste Aussicht auf Wiederherstellung, beziehungsweise Heilung. Psychische Störungen dagegen, welche ohne eine ausgesprochene Disposition zu ihnen, oder auf Grund einer sehr hochgradigen solchen Disposition entstanden sind, müssen immer die ernstliche Besorgniss erwecken, sie werden in Blödsinn übergehen. Je kleiner demnach in einem gewissen Umfange die letzten Ursachen, das Ausschlag gebende Moment, für eine bestimmte Psychose gewesen ist, um so eher erfüllt ich die Hoffnung, sie werde mit Genesung enden. Je grösser dieses letztere war, oder je mehr es sich der Wahrnehmung entzog, um so eher ist das Gegentheil zu befürchten. Je länger es demnach gedauert hat, und je grösser gleichsam der Widerstand gewesen ist, den der Organismus leistete, ehe er zusammenbrach; je mehr dazu gehört hat, die jeweilige Organisation zu ruiniren, oder je mehr sie auch von Hause aus schon ruinirt war, um so ungünstiger ist, was man zu erwarten hat. *Griesinger* sagt, ein kurzes Stadium melancholicum primarium sei günstiger als ein langes, und das stimmt durchaus zu dem, was wir eben zu entwickeln gesucht haben.

In Betreff der besonderen Ursachen gestatten eine günstige Prognose die mit Anämie, mit Congestionen, mit Verdauungsstörungen, mit leicht zu beseitigenden Menstrual- und Sexualleiden zusammenhängenden Störungen und vor allen die reinen Puerperalpsychosen, die in der Mehrzahl der Fälle so rasch vorübergehen, dass sie gar nicht einmal in die Behandlung der Irren-Anstalts-Aerzte kommen. Auch die reinen Reflexpsychosen sind im Allgemeinen nicht scheelen Auges zu betrachten. Doch muss man immer auf der Hut sein, dass anstatt des sie verursachenden Reizes nicht ein anderer eintritt, und z. B. bei

Frauen nicht der einfache Menstruationsvorgang als solcher zur Geltung kommt, was die Sache sehr zweifelhaft machen und die zunächst noch ganz acute Psychose in eine erst periodische und dann durchaus chronische umwandeln kann. Misslich ist die Prognose bei allen auf toxischer Grundlage, also auch auf Alkoholismus, beruhenden Störungen, ferner die in Folge von Herz- und Lungenkrankheiten, von Insolation oder Ueberhitzung entstandenen, die aus Hypochondrie, Hysterie hervorgegangenen und ganz besonders die nach Epilepsie und Kopfverletzungen aufgetretenen. Auch die in Folge von Onanie zur Entwickelung gekommenen stehen in sehr üblem Geruche. Doch darf man dabei nicht ausser Acht lassen, dass in den einschlägigen Fällen die Onanie schon selbst als Ausfluss einer psychischen Abnormität anzusehen und bereits mehr ein Symptom als die Ursache der bezüglichen Störung ist. Ungünstig endlich verlaufen auch die nach grossen, zumal geistigen Anstrengungen zur Entwickelung gelangten Formen, sowie die, welche nach Rheumatismus, Gicht oder auf syphilitischer, pellagröser und ähnlicher Grundlage zum Ausbruch kamen.

Hinsichtlich des Lebensalters hat die Erfahrung gelehrt, dass caeteris paribus die im jugendlichen Alter auftretenden Psychosen eine ungleich bessere Prognose zulassen, als die in vorgerückteren Jahren entstandenen. Nach *Boyd* sollen von Männern, die zwischen dem 20. bis 30. Lebensjahre erkranken, 86%, von Frauen desselben Alters 91% geheilt werden; doch scheint mir dieser Procentsatz ein wenig zu hoch gerathen zu sein. Mit zunehmendem Alter verschlimmert sich die Prognose. Es können indessen auch noch Greise vollständig genesen.

Die in den Zeiten verstärkter Evolution oder Involution sich entwickelnden Psychosen pflegen schwerer und hartnäckiger zu sein als die, welche in Zeiten mehr gleichmässiger, langsamer Umwandlung zu Stande kommen. Die Psychosen der zweiten Dentitionsperiode, des Pubertätsalters, des Climacteriums und beginnenden Seniums sind deshalb prognostisch viel weniger günstig, als die zu anderen Zeiten in's Leben traten; zumal die ersten beiden Formen gewöhnlich mit hochgradiger erblicher Belastung im Zusammenhange zu stehen pflegen.

Je früher die überhaupt heilbaren Psychosen zu einer zweckmässigen Behandlung gelangen, und eine solche ist zur Zeit bis auf einige wenige Ausnahmen nur in einer dazu eingerichteten Anstalt möglich, um so grösser ist die Aussicht auf Heilung derselben. Je länger es dauert, ehe die Kranken der Anstaltsbehandlung überwiesen werden, um so mehr schwindet die letztere. Im ersten halben Jahre nach Ausbruch der Krankheit genesen bis zu 60% der Erkrankten, im zweiten halben Jahre etwa nur noch 25%, nach Ablauf des ersten Jahres aber gar blos noch 5 und selbst nicht mehr als 2%.

Unter all diesen verschiedenen Einflüssen, zugleich unter der Mitwirkung des Umstandes, dass eine ganze Anzahl von Psychosen gar nicht zu heilen sind, sondern nur mit Blödsinn, mit dem Tode endigen, stellt sich nach den im Ganzen so ziemlich übereinstimmenden Berichten objectiver Beobachter der Procentsatz der in den Irren-Anstalten erfolgten Heilungen derselben doch noch immer auf 35—45 heraus; *v. Krafft-Ebing* giebt ihn auf 20—60 an. Der Begriff der Heilung ist dabei ein schwankender, bald in einem engeren, bald in einem weiteren Sinne genommener. In der Greifswalder Anstalt sind nach der Uebersicht über einen Zeitraum von 15 Jahren, in welchem nahe an 1000 Kranke aufgenommen wurden, 34% geheilt worden, davon dauernd 30, vorübergehend, indem nach einiger Zeit die Krankheit recidivirte, 4%, gebessert, so dass sie wieder für das Leben brauchbar wurden, wenn auch mit einiger Nachhilfe und Nachsicht, zwischen 14 und 15%. Im Ganzen wurden also dem Leben und ihrer Selbstbestimmung wieder gegeben 48—49%, also nahe die Hälfte aller derer, welche in die Anstalt überhaupt aufgenommen worden waren.

Die Sterblichkeit der in den Irrenanstalten behandelten Kranken ist, je nach dem Charakter der Anstalt und den Krankheiten, woran jene litten, sehr verschieden. In reinen Heil-Anstalten ist die Sterblichkeit immer grösser als in gemischten oder blossen Pflege-Anstalten und, wo viel der Vesania paralytica progressiva verfallene Individuen zur Behandlung kommen, grösser als da, wo diese in der Menge zurücktreten. Denn je frischer und schwerer die Krankheitsfälle, um so grösser auch die Zahl der Todesfälle, welche aus ihnen hervorgehen. Nach *Béhier* starben von 17.167 Geisteskranken im ersten Monate der Krankheit 12%, im zweiten 7%, im dritten 6%. In der Greifswalder Anstalt starben in dem oben genannten Zeitraume von 15 Jahren von der erwähnten Zahl von Kranken unter dem Einflusse anfänglich sehr misslicher Verhältnisse über 15%. Die Sterblichkeit ist in den letzten zehn Jahren auf 12·73% gesunken. Unheilbaren psychischen Schwächezuständen verfällt darum immer noch eine grosse Anzahl von Kranken, ihrer 25—30% und darüber, und trotz all der günstigen Resultate, welche die Psychiatrie in den letzten Jahrzehnten errungen hat, ist jede psychische Störung doch immer noch als eine sehr schwere, und das ihr zu Grunde liegende Leiden als ein eben solches, das stets nur einen sehr zweifelhaften Ausgang erwarten lässt, anzusehen.

Beziehentlich der einzelnen Symptome, welche in den verschiedenen Formen der psychischen Störungen zur Beobachtung kommen und für die Prognose von Belang werden können, lässt sich etwa Folgendes sagen: Blosse Hyperergasien oder Hypergasien, also blosse Hyperästhesien, Hyperkinesien, Hyperekkrisien, Hyperplasien und Hypertrophien, sowie blosse Hypästhesien, Hypokinesien u. s. w. gestalten die Prognose nicht ungünstig. Doch sind die letzteren immer von grösserer Bedeutung als die ersteren. Dagegen ist das Auftreten von Parergasien immer bedenklich und trübt die Prognose um so mehr, je stärker und umfangreicher sie sind, weil sie auf eine tiefere Störung der Gesammternährung hinweisen.

Unter den Parästhesien sind da in somatischer Beziehung besonders die Halucinationen hervorzuheben, in ästhetischer die mannigfachen unbegreiflichen, barocken Einfälle und Bizarrerien, in intellectueller die zahlreichen Verschrobenheiten und logischen Eigenartigkeiten, die Lust an Lug und Trug, in ethisch-ideeller endlich die vielen sittlichen und religiösen Sonderbarkeiten, Albernheiten oder auch geradezu Verkehrtheiten. Unter den parakinetischen Vorgängen sind, abgesehen von anderen, zu nennen die vielfältigen ungeschickten Mitbewegungen, vorzugsweise jedoch die so welchselvollen Parapraxien, die Zwangshandlungen, die Nahrungsverweigerung, die Sucht, sich absonderlich zu kleiden, zu entkleiden, sich zu beschmutzen, mit Urin und Koth einzureiben, die Paramimien, die sich im Grimassiren und Gesticuliren, in der Annahme besonderer Stellungen ausdrücken, die Pararthrien, Paraphrasien, Paragraphien und Paralogien. Von den Pararthrien ist von besonders ominöser Bedeutung die Pararthria syllabaris paretica, weil sie sehr häufig, doch keineswegs immer, ein sehr frühes Symptom der Vesania paralytica progressiva ist. Von den Paraphrasien gilt das Nämliche von der Paraphrasia glorificans oder exagerans, während die meisten übrigen Formen derselben bereits den Eintritt von Schwächezuständen ankündigen, beziehungsweise solchen angehören. Die Paraphrasia vesana ist Zeichen mehr verrückter Zustände, die Paraphrasia imitatoria mehr apathischer und beide somit prognostisch höchst ungünstig. Sie finden sich nur bei sehr weit gediehenen Störungen. Die Paragraphien haben die Bedeutung der Pararthrien und Paraphrasien. Unter den Paralogien steht die Projectenmacherei, die Plänesucht, die Heiratslust, die Reise- und Kauflust in sehr üblem Geruche, weil sie auf die Entwickelung einer Vesania paralytica progressiva oder den Eintritt eines Paroxysmus der Vesania typica circularis aut periodica hindeutet. Sie gehören zu den Symptomen tieferer Störung. Dasselbe ist der Fall mit den sogenannten Zwangsvorstellungen, Zwangsgedanken und ganz besonders den eigentlichen Wahnvorstellungen und dem wirklichen Wahnsinn. Wie schon in Cap. XII erwähnt, sind die sogenannten fixen Ideen viel schlimmer als die noch flüchtigen und der systematisirte Wahn von übelster Vorbedeutung. Der Verfolgungswahn entspringt in der Regel aus schwerer erblicher Belastung und, wenn er mit hypochondrischen Processen zusammenhängt, weist er mit grosser Bestimmtheit auf die Entwickelung unheilbarer hypochondrischer Verrücktheit hin. Der elektromagnetische Verfolgungswahn gilt deshalb als ein Symptom, dem eine vorzugsweise schlechte Vorbedeutung zukommt.

Von den Parekkresien sind als hierher gehörig hauptsächlich die durch starken Bocks- und Moschusgeruch ausgezeichneten Schweisse zu erwähnen — die betreffenden Personen werden nicht leicht geheilt — und von den Paraplasien und Paratrophien das Auftreten von Othämatomen, die rasche Entwickelung von Decubitus u. dgl. m. Bei vielen Gestörten finden sich auffallend weiche Ohren und Nasen. Schon *Damerow* hielt dieselben für maligni ominis, und ich muss dem beipflichten.

Von den trophischen Vorgängen abhängig sind die Körperwärme und der Schlaf. Schlafsucht kommt zu Anfang der Vesania paralytica progressiva häufig vor, und im Verlaufe von Psychosen selbst als Aequivalent der Tobsucht. Schlaflosigkeit ist ein übeles Symptom, namentlich im Beginne der Psychosen. Von übelster Bedeutung sind aber die Zustände von Halbschlaf, in denen die Kranken ruhelos hin- und herlaufen, Formen einer wahren Paragrypnie darstellend. Sie kommen namentlich in der Vesania paralytica progressiva und in den psychischen Schwächezuständen vor, beziehungsweise beim Uebergange zu demselben. Temperaturerhöhungen flüchtiger Natur sind ziemlich häufig und insbesondere Symptom hochgradiger reizbarer Schwäche. Anhaltende Temperaturerhöhungen ohne nachweisbare Complicationen trifft man nur in der Vesania paralytica progressiva und der Vesania typica legitima saeviens an. Temperaturerniedrigungen geringeren Grades, um ein Paar Zehntel Grade, haben keine Bedeutung. Stärkeres Absinken der Temperatur hingegen ist Zeichen des Collapses. So lange die Psychose und die ihr zu Grunde liegenden Processe in ihrer Entwickelung vorschreiten, nimmt das Körpergewicht ab. Es hebt sich, wenn jene sich ausgleichen und wieder der Norm sich zuwenden. In einer Anzahl von Fällen steigt aber das Körpergewicht auch, und die Psychose besteht dennoch fort. Es ist das von jeher als mali ominis betrachtet worden und hat seine Ursache in einer paralytischen Fettbildung, wie wir sie ihrem Wesen nach in Cap. XII, pag. 230, zu schildern gesucht haben.

Von günstiger Bedeutung ist die Rückkehr der sämmtlichen Functionen zur Norm. Auch der Wiedereintritt von Schmerzen und sonstigen Leiden, die vor Ausbruch der Psychose bestanden und mit ihr verschwanden, ist prognostisch als günstig zu betrachten, weil auch er die Rückkehr zur Norm oder wenigstens relativen Norm anzeigt. Wenn die psychischen Functionen unter solchen Umständen dann auch noch längere Zeit alterirt erscheinen, aus den normal gewordenen übrigen Functionen geht endlich doch auch die normale Psyche wieder hervor. In Bezug auf den Bestand derselben ist eine langsame Rückkehr zur Norm ungleich günstiger als eine rasche, da letztere erfahrungsmässig sehr zu Recidiven disponirt. Die Einsicht in den überstandenen Krankheitsprocess giebt eine gewisse Gewähr für den Bestand der Heilung; aber sie ist nicht unbedingt nöthig. Recidive erfolgen am leichtesten in den ersten beiden Jahren. Erfolgen sie später, so sind sie eigentlich nicht mehr als solche zu betrachten, sondern als neue Erkrankungen, gerade so wie das bei einer Lungenentzündung, einer Gastritis u. dgl. m. geschieht. Das Recidiv, die Wiedererkrankung hängt von einer Menge von Ursachen ab. Alles, was die erste Erkrankung hervorgerufen hat, kann auch diese wieder hervorrufen und *Griesinger* hat ganz Recht, wenn er erklärt: „Dem Genesenen, der zur Gewohnheit der Trunksucht, zum Elend, zu überanstrengender Beschäftigung, zu den Ursachen heftiger Leidenschaften und Affecte zurückkehrt, können Recidive fast sicher vorausgesagt werden.“

Siebzehntes Capitel.

Der Verlauf der Psychosen.

(Erster Theil.)

Die Vesania typica.

Der Verlauf der Psychosen ist, wie der jedweder Neurose, ein chronischer. Zwar giebt es auch transitorische Formen derselben, die, wie wir schon erfahren haben, in einem oder wenigen Tagen vorübergehen; doch sind das nur die stärkeren Explosionen eines krankhaften Zustandes, der schon längere Zeit bestand, nur nicht beachtet und namentlich nicht als psychotischer anerkannt wurde. Keine Psychose tritt unvermittelt, gleichsam über Nacht auf. Allen geht eine Art von Vorbereitungs- oder Einleitungsstadium vorauf, das allerdings sehr schwach entwickelt sein kann, sich darum dem Blicke des Unkundigen leicht entzieht und mannigfachen Deutungen seitens desselben unterliegt, das aber niemals fehlt. Die bezügliche melancholische Verstimmuug wird als blosse Unlust, als unwirrsches, missmüthiges Wesen angesehen, die Unentschlossenheit und Lässigkeit, welche sie begleiten, als Gleichgiltigkeit und Faulheit, die gelegentlichen Ausbrüche von Heftigkeit und Zorn als blosse Ungezogenheit, Aufsässigkeit, Widerspenstigkeit. Der betreffende Mensch wird für ganz gesund erachtet, aber unnütz. Etwaige sonstige Störungen werden nicht in Betracht gezogen. Was soll die Hartleibigkeit, an der hundert und tausend Menschen leiden, ohne in der Ausübung ihres Berufes gestört zu werden; was soll die Neigung zu Dyspepsien, die alltäglich vorkommt, ohne die Thätigkeit des Menschen sonderlich zu beeinträchtigen; was sollen die mit den fraglichen Charakteren zu thun haben? Und da ist es denn natürlich, dass einmal eine eclatante psychische Störung ohne alle Vorboten, wie aus heiterem Himmel hereinbricht, und eine Tobsucht bei einem Menschen zur Beobachtung kommt, der sich gestern noch seiner vollen Gesundheit erfreute. Wo man aber den Verstimmungen, der

Lässigkeit, der Heftigkeit und den sonstigen Erscheinungen die gehörige Aufmerksamkeit schenkt, da wird man auch niemals die langsame und allmälige Entwickelung der Psychosen vermissen, und die Angehörigen und Aerzte eines Kranken, der an einer ganz plötzlich entstandenen Psychose leiden soll, befragt und aufmerksam gemacht hinsichtlich des Verhaltens dieses Kranken vor dem Ausbruche der Psychose, werden ganz regelmässig berichten, dass selbiger schon seit Wochen und Monaten nicht mehr der alte gewesen sei, dass er mannigfache Veränderungen in seinem Wesen habe erkennen lassen, dass er aber nach wie vor seine Geschäfte besorgt und Alles so ziemlich in Ordnung gehalten habe; bis es denn auf einmal über ihn gekommen. Es wird eben der Ausbruch der Psychose von dem Augenblicke datirt, wo die negativen Eigenschaften des betreffenden Menschen die unbedingte Herrschaft über die positiven erhielten. Die Zeit des Kampfes um die Herrschaft zwischen diesen Eigenschaften, ja selbst die Zeit noch, wo die ersteren schon die Oberhand gewannen und theilweise auch schon hatten, die wird noch zur Gesundheit gerechnet, während sie doch in Wirklichkeit schon der Zeit der Störungen und damit der Krankheit angehört.

Wenn wir das festhalten, dann, wie gesagt, beginnt keine Psychose ohne ein melancholisches Stadium und nur in dem Falle, dass wir die Zeit der noch geringfügigen Störungen nicht bereits zur Krankheit rechnen, dass wir ferner, worauf wir schon in Cap. XIII verwiesen haben, die Tobsucht, den Furor, nicht von der Manie trennen, nur in diesem Falle beginnt sie scheinbar auf einmal, ohne ein einleitendes melancholisches Stadium, und setzt gleich mit einer Manie ein. Doch ist das eben nur Schein und hält vor einer genaueren Prüfung nicht Stand. Eine jede solche lehrt vielmehr, dass, wie gesagt, die Psychosen immer mit einem melancholischen Stadium anfangen.

Dieses melancholische Stadium tritt am deutlichsten bei den typischen Störungen hervor, weniger deutlich bei den scheinbar atypischen, und daher ist es gekommen, dass man für diese gerade behauptet hat, dass sie desselben vielfach ermangeln. Das Wesen der scheinbar atypischen Störungen ist indessen bis jetzt noch sehr wenig erkannt gewesen. Man hat dieselben immer als einen solchen einheitlichen Process angesehen, wie ihn die typischen Störungen darstellen. Das sind sie aber keineswegs. Sie bestehen vielmehr aus einer ganzen Reihe solcher Processe, nur dass dieselben gewöhnlich rudimentär sind und sich in mannigfaltiger Gestaltung höchst unregelmässig folgen. Wir wiederholen, was wir in Cap. XIII schon angedeutet haben, dass die circulären und periodischen Störungen gewissermaassen den Uebergang von den typischen zu den fraglichen atypischen Psychosen bilden, und möchten jetzt hinzufügen, dass die letzteren gleichsam circuläre oder periodische Störungen darstellen, die nur auf sehr geschwächtem oder von vornherein schwachem Boden zu Stande kamen, deshalb rasch vorüber gehen, indessen blos um auch ebenso rasch wieder auszubrechen, wenn dazu ein genügender Reiz Veranlassung giebt. Die Intervalla lucida sind in ihnen von nur kurzer Dauer, oft so kurz, dass sie blosse Pausen in einer unaufhörlichen Reihe krankhafter Erscheinungen bilden, die als ein einheitliches, doch unentwirrbares Ganzes zur Erscheinung gelangen.

Um die sogenannten atypischen Störungen zu verstehen, ist es darum nothwendig, sich erst ein gehöriges Verständniss der typischen zu verschaffen. Der Verlauf derselben muss seinem Wesen nach genau bekannt sein. Wir wenden uns deshalb, zum Zweck genauerer Bekanntschaft mit den psychischen Störungen überhaupt, zunächst zu diesen und beginnen mit der Vesania typica und der Darstellung ihrer Stadien und Formen.

I. Die Vesania typica.

A. typica legitima.

a) legitima vera.

1. Stadium melancholicum initiale. Ein mässig psychopathisches Individuum, das bis dahin für vollständig gesund gegolten hat, fängt an, sich niedergeschlagen, traurig, missmuthig und verdrossen zu zeigen. Es klagt über allerhand Beschwerden, fühlt sich müde, matt, angegriffen, abgespannt, von einer gewissen Unruhe befallen, die es verhindert in gewohnter Weise seiner Beschäftigung nachzugehen und ununterbrochen und stetig ein bestimmtes Vorhaben zu Ende zu führen. Es klagt über Verdauungsstörungen, Mangel an Appetit, über ein unangenehmes Gefühl von Druck und Völle in der Magengegend, über Neigung zu Stuhlverstopfung. Es esse eigentlich nur, um zu essen, und habe keinen rechten Geschmack von dem, was es esse. Auch die etwaige Cigarre und Pfeife munde nicht mehr recht, und sehr bald trete eine bis dahin nicht gekannte Belästigung durch dieselbe ein. Es entwickele sich ein Gefühl von aufsteigender Hitze, von Eingenommenheit des Kopfes oder auch Kopfschmerz, und eine gewisse Beklommenheit, ein tiefes Weh, ein qualvoller Widerwille gegen sich und seine ganze Existenz greife Platz. Die Neigung zum Schlafe sei vermehrt; der Schlaf selbst aber sei nicht tief und fest, sondern leicht unterbrochen und deshalb wenig erquickend. Oft sei er so oberflächlich, dass er ganz zu fehlen scheine, und nur der Umstand, dass eine ganze Reihe von Reizen nicht empfunden worden wären, welche hätten empfunden werden müssen, wenn er wirklich gefehlt und statt seiner ein

wacher Zustand bestanden hätte, beweist, dass er doch vorhanden gewesen. Am besten sei er noch gegen Morgen und, wenn es Zeit sei aufzustehen, möchte man am liebsten noch weiterschlafen. Man stehe deshalb auch wenig erfrischt auf und sei müde und matt; als ob man, schon, wer weiss was Alles, geleistet habe. Keine Arbeit wolle deshalb auch recht vom Fleck. Alles werde halb mechanisch gemacht, langsam und erst nach einer gewissen Ueberwindung. Die Denkthätigkeit sei beeinträchtigt. Gedanken seien zwar vorhanden, aber dieselben drehen sich immer um einen Punkt herum, von dem nicht loszukommen sei. Zwinge man sich auf andere Gebiete zu kommen, so fehlen zwar auch da die Gedanken nicht; allein sie seien wie eingemauert, nicht in Fluss zu bringen. Gelinge das indessen wirklich einmal, so kommen sie meist ganz anders zum Ausdruck, als sie gefühlt, gewollt worden seien. Den Ausdruck zu formen mache eben ganz besondere, zum Theil unüberwindliche Schwierigkeiten, und es trete darum oft ganz unwillkürlich das Gefühl ein, unfähig geworden zu sein, geistig überhaupt noch etwas Ordentliches leisten zu können. Das führe aber wieder zu einem höchst peinlichen, zuweilen geradezu qualvollen Zustande und zu einer solchen Vermehrung der schon vorhandenen Unruhe, dass man nicht wisse, was machen, wo bleiben. Die Furcht geisteskrank zu werden, vielleicht gar schon geworden zu sein, stelle sich ein, und Angst und Verzweiflung packe bisweilen das Herz mit unwiderstehlicher Gewalt. Am besten bei diesem Zustande thue Ruhe, und ein zufälliger, langer, anhaltender Schlaf schaffe oft einen Zustand, von dem aus man Alles, was man erlebt, erlitten, ganz anders beurtheile als vorher, und sich wundere über die unnöthigen Sorgen und Bekümmernisse, die man sich gemacht. Der Genuss von Spirituosen führe häufig zu demselben Resultate, habe aber leicht eine Verstärkung der übelen Zufälle in seinem späteren Gefolge. — Dabei verrichten Viele noch nach wie vor ihre Obliegenheiten, wenn auch minder rasch und minder genau. Sie gelten deshalb auch ganz gewöhnlich gar nicht für krank, sondern, je nach ihrer Lebensstellung und Berufsthätigkeit, das eine Mal als an Einbildungen leidend, als wenig energische Schwächlinge, die sich blos gehen lassen, sich nicht im Geringsten zusammennehmen, als Hypochonder, oder als unlustige Patrone, die blos faul und träge seien, und denen man anders aufhelfen müsse, um ihnen zu zeigen und selbst zu sehen, was es mit ihrer Krankheit für eine Beschaffenheit habe.

Diese Zustände können durch längere Zeit in beinahe unveränderter Weise fortbestehen, sich über Wochen und Monate hinziehen und dann sich allmälig verlieren und in Genesung übergehen — die Kranken haben alsdann an blossen Verstimmungen, an hypochondrischen Zuständen, oder auch an einer wirklichen, jedoch leichten Hypochondrie gelitten, sind indessen nicht geisteskrank gewesen — ; oder sie erfahren eine allmälige oder auch in Folge irgend eines Zwischenfalles, einer stärkeren Gemüthserregung, einer intercurrenten Erkrankung, kurzum irgend einer Gelegenheitsursache, eine mehr plötzliche Verstärkung. Raptusartige Vorgänge brechen aus. Die Kranken „vergessen" sich, lassen sich durch ihre Stimmungen, ihre Heftigkeit fortreissen und begehen allerhand impulsive Handlungen. Das Suicidium spielt unter diesen nicht die kleinste Rolle und die bei Weitem meisten Selbstmorde, begangen von Individuen, welche die öffentliche Meinung nicht als geisteskrank erkannt hat, werden auf Grund der geschilderten Zustände vollzogen. Es sind das die Selbstmorde, welche nach den in der Menge herrschenden Ansichten gerade beweisen sollen, dass sie nicht immer Ausflüsse einer psychischen Störung seien, sondern auch von geistig ganz gesunden Personen begangen werden. Es kommt aber gerade darauf an, was man unter geistiger Gesundheit, was unter geistiger Krankheit versteht.

Im Uebrigen wächst vor Allem die Hyperästhesie und damit das psychische Weh, die psychische Unruhe und die Concentration der Gedanken auf ein und denselben Gegenstand. Der bezügliche Reiz ist ein starker geworden und hat deshalb Hemmung im Gefolge. Die ganze Persönlichkeit ist darum auch von ihm eingenommen, gefesselt und, soweit es zu Aeusserungen kommt, von ihm bestimmt. Es ist unmöglich geworden, sich auch nur vorübergehend von ihm loszumachen, und alle Thätigkeit, welche nicht mit demselben in genauem Zusammenhange steht, einen Ausfluss desselben bildet, ist so gut als lahmgelegt. Die betreffenden Personen vermögen darum auch nichts Ordentliches mehr zu thun. Es lastet wie ein Druck auf ihnen, der sie in Allem behindert und hemmt, und, wie oft sie auch versuchen und den festen Willen haben, sich von demselben zu befreien, es gelingt ihnen nicht. Ihre gewohnten Thätigkeiten ruhen deshalb. Sie verbringen ganze Tage mit Nichtsthun, Stunden lang auf ein und derselben Stelle stehend oder sitzend und vor sich hinbrütend. Alle Reize, welche sie treffen, dienen nur dazu, die psychische Hyperästhesie und mit ihr das Weh und die Unruhe zu steigern. Jeder Zuspruch seitens Nahestehender, jedes Trosteswort seitens guter Freunde, selbst der Eltern, alle Liebkosungen des Gatten, der Gattin, der eigenen Kinder berühren deshalb nur schmerzlich und verwunden das wunde Gemüth blos noch tiefer. Viele Reize werden gar nicht mehr als das empfunden, was sie sind, sondern gewissermaassen nur noch als eine Verstärkung des psychischen Schmerzes. Alle die Leiden, welche noch vor Kurzem den Inhalt der zahlreichen Klagen des Kranken bildeten, sind deshalb für denselben viel geringfügiger geworden; eine

Anzahl derselben sind für ihn sogar verschwunden. Er fühlt sich nicht mehr müde; er fühlt sich nicht mehr matt und hinfällig. Der Kopf sei ihm frei. Er habe keine Schmerzen. Wohl habe er auch keinen Appetit; auch sei die Verdauung nicht in Ordnung; aber das mache nichts aus. Das wisse er kaum. Jedenfalls habe er dess keine Acht. Was ihn quäle, sei etwas ganz Anderes. Wie Centnerschwere laste dieses auf ihm. Ihm sei, als ob er ein schweres Verbrechen begangen habe, als ob ihm ein grosses Unglück bevorstehe, als ob es mit ihm zu Ende sei. Von Zeit zu Zeit werden diese psychischen Erregungszustände in die peripherischen Organe projicirt. Es entstehen Gefühle von Beklemmung, von Angst und Furcht. Dem Kranken ist, als ob ihm die Brust beengt, das Herz gepresst würde. In der Magengegend liegt es ihm wie ein Stein. Das steigert nur noch wieder seine psychische Unruhe und mit ihr die Projectionen in die peripherischen Gebiete. Tiefe Seufzer entringen sich ihm; die Augen überfliessen von Thränen. Nirgend kann er es aushalten. Hände ringend rennt er hin und her, beginnt dieses, beginnt jenes, aber nur um sofort wieder etwas Anderes anzufangen. Dann auf einmal fängt er wohl auch an, laut zu jammern, sich und die Seinen zu beklagen. Er sei verloren, mit ihm sei es vorbei. Er tauge nichts mehr, habe nie etwas getaugt. Er habe es sich nur eingebildet und dadurch sich und seine Angehörigen unglücklich gemacht. Nie könne ihm das verziehen werden. Schuldbeladen werde er von hinnen gehen und nur gerechter Weise dafür die ewigen Strafen erleiden. Er sei gerichtet, verdammt, nicht werth, noch unter anderen Menschen zu leben. Er sei gar kein Mensch mehr, wie alle die übrigen. Er fühle das; er wisse das. Er sei verworfen, ausgestossen, ein Teufel, eine Hexe, Megäre, ein heulender Abadonna in der Wüste. Nachdem diese Zustände grösserer äusserer Unruhe längere oder kürzere Zeit angehalten haben, gelinde Formen der bekannten Raptus, so tritt meist das Gegentheil ein: eine mehr oder minder grosse Abspannung, ein mehr oder minder ausgesprochener Stupor. Der Kranke steht oder sitzt wie träumend da. Seine Theilnahme an dem, was um ihn herum vorgeht, ist nur gering, fehlt zum Theil ganz. Mit wachen Augen und Ohren sieht und hört er doch kaum. Berührungen, leiseren Druck fühlt er nicht; Belästigungen durch schlecht sitzende und nicht passende Kleidungsstücke merkt er darum auch nicht. Er hat nicht Hunger noch Durst. Nur wage, verschwommene Eindrücke sind es, die zu ihm gelangen; und dem entsprechend sind seine Vorstellungen, unbestimmte dunkle Empfindungen, aber keine bestimmten klaren Wahrnehmungen. Es ist wirklich eine Art Traumleben, das er führt, und aus dem er erst nach einiger Zeit, sei es allmälig, sei es wie aufgeschreckt, zu sich kommt. Dann bemächtigt sich aber seiner wieder die Grundstimmung, die schmerzvolle Unruhe — wohl weil sie wiederkehrt, erwacht er aus dem Traumleben —, und ihr entsprechend wird auch wieder sein ganzes Verhalten.

Unaufhörlich wechselt so in längeren oder kürzeren Zeiträumen die Herrschaft eines schwer zu beschreibenden, unsagbaren Weh's, die einer mehr oder minder grossen Angst mit ihren Aeusserungen, und die einer Art von Traumleben. In dem letzteren, meist nur von kurzer Dauer, weiss der Kranke nicht recht, was um ihn herum vorgeht, was mit ihm selbst es auf sich hat; in den beiden anderen Zuständen fühlt er Alles doppelt und dreifach, wenn auch in besonderer Weise und nur zur Vermehrung seiner jeweiligen Qual.

In Folge dessen zieht sich der Kranke mehr und mehr vom Verkehr mit der Welt, selbst mit seiner Familie zurück. Er sucht die Einsamkeit auf und verbringt Stunden, wenn man ihn nicht stört, Tage in seinem Zimmer, in seiner Kammer oder in einem Schlupfwinkel, den, seiner trüben traurigen Stimmung entsprechend, er aufgesucht hat. Ein dunkler Winkel im Keller, auf dem Boden, im Stalle sind dann beliebte Zufluchts-, beziehungsweise Aufenthaltsorte. Ist die Krankheit schon weiter gediehen, haben sich unzweifelhafte Parästhesien ausgebildet, so wird auch wohl ein Rauchfang, ein verfallenes Gemäuer, ein Grabgewölbe, ein einsames Gebüsch auf wüster Haide, aber auch ein leerer Schweinekoben, eine Hundehütte, eine verdeckte Dunggrube dazu gewählt. Ich habe Melancholische, insbesondere Weiber, zu behandeln gehabt, die einen unwiderstehlichen Hang hatten, sich in den Aborten und da wieder unter den Sitzbrettern zu verkriechen.

Schon in dem ersten Stadium der melancholischen Verstimmung kann man leicht gewisse Ernährungsstörungen erkennen. Die Kranken sind blass geworden, etwas abgemagert. Die Cutis ist welk und schlaff, zu Faltenbildung geneigt. Die Venen, namentlich an den abhängigen Theilen, sind stark gefüllt und treten deshalb schärfer hervor. Die Epidermis ist glanzlos, trocken, schülferig, entbehrt dessen, was man als Schwellung, Duft bezeichnet. Die Haare sind trocken, spröde, brüchig und sowohl zum Zerspalten als zum Ergrauen geneigt, dagegen wenig zum Ausfallen. Ganz ähnlich verhalten sich auch die Nägel. Die Herzthätigkeit ist geschwächt, die Pulse sind deshalb klein, aber das eine Mal mehr verlangsamt, das andere Mal mehr beschleunigt. Der erste linke Herzton ist oft sehr schwach, der zweite dagegen wenigstens relativ stark. Der Charakter des Pulses ist ein tardus mit häufig starken katakroten Erhebungen. Die Respiration ist unterdrückt, oberflächlich, nur ab und zu tiefer, seufzerförmig; der Appetit ist verringert, der Stuhlgang angehalten, die Urinsecretion wechselnd, bald vermehrt, bald vermindert, der Urin selbst, je nachdem, mehr concentrirt oder diluirt, oft reich an Phosphaten und kohlensauren Salzen. Der Stuhlgang ist meist von hellerer Farbe als in gesunden Tagen; riecht auch anders. Offenbar wird eine weniger concentrirte, wohl auch sonst noch anders geartete Galle abgesondert; weil eine mehr oder minder starke Chlorose im klinischen Sinne zur Entwickelung gekommen ist. Die meist unregelmässige Menstruation, ihre Geringfügigkeit, ihr Fehlen legt dafür nur Zeugniss ab.

Alle diese Erscheinungen haben indessen noch zugenommen, wenn die Melancholie selbst eine Zunahme erfahren hat und in das zweite Stadium übergetreten ist. Sie ist ja eigentlich abhängig von den Ernährungsstörungen und hat zugenommen, weil auch diese zunahmen. Die einfache Blässe ist in eine fahle oder auch graue, wie man sagt, erdfahle oder auch aschgraue Färbung übergegangen. Oefter haben sich venöse Stasen und davon abhängige Oedeme ausgebildet. Die Hände, die Füsse sind dann bläulich angelaufen, leicht geschwollen und reptilienartig kalt. Das Gesicht ist gedunsen, die Nase, die Lippen, die Augenlider sind plump. Unter den Veränderungen, welche die Epidermoidalgebilde an den Tag legen, fällt besonders das häufig starke Ergrautsein des Haupthaares bei noch jugendlichen Individuen auf. Die Respiration, die Circulation lässt mannigfache Unregelmässigkeiten, namentlich oft Arythmie erkennen. Der Appetit liegt vielfach ganz danieder; ja es besteht sogar Widerwille gegen alle Nahrungsaufnahme, und wirkliche Nahrungsverweigerung ist darum in diesem Stadium gar nicht selten. Der Stuhlgang ist bisweilen äusserst träge, erfolgt nur nach mehrtägigen Pausen, in manchen Fällen erst nach acht, zehn und noch mehr Tagen und nie, ohne dass ihm zu Hilfe gekommen wäre. Die Geschlechtsempfindungen sind meist stark herabgesetzt, selbst erloschen und von Geschlechtstrieb sogar bei noch jungen Leuten alsdann keine Spur vorhanden. Wenn gesagt wird, dass Geisteskranke einen erhöhten Geschlechtstrieb besitzen und demselben sich rücksichtslos überlassen, so ist das zum Mindesten eine Uebertreibung und für die melancholischen Zustände, um welche es sich hier handelt, nur selten wahr. Der Schlaf ist sehr unregelmässig, und zu Zeiten stärkerer Erregungen fehlt er mitunter ganz. Doch kommen auch Fälle vor, in denen er nur wenig gelitten hat, und recht unruhige Kranke sich zeitweise eines ganz tiefen und anhaltenden Schlafes erfreuen.

In Folge all dieser Störungen erscheinen die meisten Melancholischen der in Rede stehenden Kategorie sehr gealtert. Alle Frische ist ihnen verloren gegangen, aller Schwung bei ihnen spurlos verschwunden. Sie sind schwer bedrückte, oft vollständig geknickte Leute geworden, die keinen Muth, keine Hoffnung mehr haben, verzagt, verzweifelt sich ihrem Geschicke überlassen. Dem entsprechend ist auch ihr ganzes Aussehen. In sich zu sammengesunken sitzen oder stehen sie da, doch nicht aus blosser Schwäche, aus Collaps, sondern weil die Flexoren das Uebergewicht über die Extensoren bekommen haben. Der Kopf ist deshalb auf die Brust heruntergezogen, nicht heruntergesunken; die Wirbelsäule ist gebeugt; die Gliedmassen sind in entsprechender Stellung. Mit den Flexoren in gleichem Innervationszustande befinden sich die Adductoren und Pronatoren und gewisse Muskeln des Antlitzes, die Corrugatores superciliorum, die Sphincteres oculi et oris, die Depressores anguli oris et alae nasi.

In Folge dessen sind die Gliedmassen mehr oder weniger an den Körper herangezogen und einander genähert und das Antlitz in bestimmte Falten gelegt. Die Naso-Frontal-, die Naso-Labial- und Labio-Mentalfalten, die letzteren beiden zu einem ziemlich geraden Zuge verschmolzen, sind unter denselben die hauptsächlichsten und verleihen dem Gesichte der Melancholischen den ihm eigenthümlichen Ausdruck. Die ganze Attitude hat in Folge dessen auch neben dem In-sich-zusammengesunken-sein noch etwas Steifes, Beklommenes, Bedrücktes. Alle Bewegungen erfolgen dem entsprechend denn auch spät, sind langsam und schleppend, wie gehemmt und unterdrückt. Die Sprache ist darum leise, stockend, die Stimme unsicher, zitternd, eine Angophrasie; der Gang ist schwerfällig, zögernd, alle Gesten unbeholfen, linkisch, das Mienenspiel mangelhaft, oberflächlich und träge. In den schwereren Fällen können sogar die Bewegungen auf ein Minimum herabsinken und vorübergehend selbst einmal vollständig ausfallen. Die Kranken bleiben im Bette liegen, ohne sich zu rühren, bleiben stehen, wo sie sich gerade befinden, rühren sich nicht von dem Stuhle, auf den sie zufällig gerathen sind. Sie berühren keine der Speisen, die ihnen vorgesetzt werden, reden kein Wort, mag man sie auch noch so viel und angelegentlich dazu auffordern. Ihre Bedürfnisse lassen sie unter sich gehen, und das Alles, nicht weil sie geistig benommen oder gar bewusstlos wären, sondern blos weil sie sich nicht von dem Hemmschuh zu befreien im Stande sind, der ihnen angelegt ist. Sie sind wie gefesselt und der Entschluss, diese Fesseln abzustreifen, wie oft er auch auftaucht, kommt nicht zum Durchbruch.

Auf Grund dieser Hemmungen, die sie zu keiner That kommen lassen, zeigen sich unsere Melancholischen auch durchweg unordentlich und nachlässig in ihrem Anzuge, ja meist noch mehr als das. Ihre Haare sind nicht gekämmt, Gesicht und Hände nicht gewaschen, der etwaige Bart wild und zerzaust. Ihre Fingernägel sind seit Wochen nicht beschnitten und starren vor Schmutz. Die Zähne haben sie sich seit Gedenken nicht gereinigt, und ein scheusslicher Fötor entquillt ihrem Munde. Der Anzug hängt ihnen am Leibe herum. Die Wäsche ist seit Langem nicht gewechselt, die dürftigen Kleidungsstücke, meist nur Unterkleider, schmutzig und zerrissen. Und ähnlich verhält sich Alles, was sonst noch den Kranken umgiebt, sein Bett, seine Möbel, seine ganze Wohnung.

Der Kranke fühlt durchaus den Zustand, in welchem er sich befindet, das ganze Widerliche und Erniedrigende, zu dem derselbe geführt hat, aber auch das Unvermögen, sich aus ihm herauszureissen. Er sucht deshalb jede Begegnung mit Anderen zu vermeiden und verhält sich gegen jeden Besuch, der ihm etwa gemacht werden dürfte, ablehnend. Und doch beklagt er sich in ruhigeren und relativ besseren Zeiten auch wieder über die Menschen, die ihn verlassen haben und sich nicht mehr um ihn bekümmern, und ergeht sich in bitteren Bemerkungen selbst über die ihm nächststehenden Familienglieder. Das steigert indessen wieder nur seine Erregbarkeit und damit, wiewohl es zunächst nur ein Ausfluss seiner Krankheit ist, so doch auch diese selbst.

Je nach dem Naturell des Kranken, seiner Constitution und seinem Charakter entwickelt sich diese nun weiter und nimmt eine, besonders den beiden letzteren entsprechende, mehr oder weniger bestimmte Färbung an. Die hypochondrische, die hysterische, die epileptische Constitution, um nicht zu sagen, die Hypochondrie, die Hysterie, die Epilepsie und weitere Entwickelung derselben, der Alkoholismus, das Pellagra sind da, wie wir Cap. XIII, p. 279, erfahren haben, vom meisten Belang. Alle diese Constitutionsanomalien verleihen von vornherein der Psyche ihre Besonderheiten und beeinflussen vorzugsweise Temperament und Charakter.

Das hypochondrische Moment ist ausgezeichnet durch die Neigung, alle Empfindungen und Wahrnehmungen, welche aus dem eigenen Körper stammen, in einem dem Ich feindlichen Sinne zu verarbeiten. Die Furcht vor allerhand Krankheiten und dem Tode, den diese im Gefolge haben können, die Pathophobie, wie *Beard* das neuerdings genannt hat, die Nosophobie, wie das vielleicht besser zu benennen wäre, und damit das krankende oder kranke Ich ist das wesentlichste Kennzeichen derselben. Das hysterische Moment wird gebildet durch das Ueberschwengliche, das Gefühlvolle, das Affectvolle, das aber je nach den Reizen, die es gerade zur Auslösung bringen, höchst wechselnder Natur ist. Das Unstätige, Willenlose, das In-Anspruch-genommen-werden durch jeden gerade einwirkenden Reiz, und die scheinbar dadurch bedingte Hingabe an jeden durch einen solchen hervorgerufenen Eindruck, die daraus entspringende Stimmungsabhängigkeit von Aeusserlichkeiten und der hieraus wieder hervorgehende, fortwährende, oft genug ganz jähe und anscheinend unmotivirte Wechsel in den Stimmungen selbst, die sogenannte Launenhaftigkeit, das Gefühl dieser Abhängigkeit von der Aussenwelt, dieses Gebunden- und Beherrschtseins des Ichs durch dieselbe, das Leidende, das Pathische, das daraus wieder entspringende Gefühl der eigenen Unzulänglichkeit, das zu Unzufriedenheit mit sich und der ganzen Welt führt, das Wehleidige, das Weltschmerzliche, das alle Augenblicke, mitten im heitersten Uebermuthe, durchbricht und einen grassen Egoismus verräth, das beeinträchtigte, das gekränkte Ich, das ist es, was seinen Inhalt ausmacht.

Das epileptische Moment ist dem hysterischen insofern verwandt, als auch in ihm das Ueberschwengliche, das Gefühl- und Affectvolle das Vorwaltende ist. Allein nicht jeder an und für sich geeignet scheinende Reiz ruft gleich einen Affect hervor. Der Epileptiker ist nicht so leicht Feuer und Flamme wie die Hysterische. Dafür aber hält das einmal entzündete Feuer in ihm viel länger an, und bestimmte Affecte herrschen, wenn auch schwankend in ihrer Intensität, so doch durch lange, lange Zeit. Unter diesen Affecten nimmt das Brünstige eine hervorragende Stelle ein, und zwar sowohl als gemeine Brunst, Salacitas, wie auch als Inbrunst, die sich besonders in der Liebe und Religion offenbart. Da dasselbe durchaus egoistischer Natur ist, trotz aller scheinbaren Hingabe, so ist auch der Egoismus in sonstiger Beziehung ein hervorstechendes Kennzeichen dieses epileptischen Momentes, und ein Gemisch von kalter Berechnung, rücksichtsloser Härte, selbst Grausamkeit, von Bosheit und aufrichtiger, inniger Liebe und Frömmigkeit ein Kennzeichen desselben. Das Diabolische mit seiner Reizbarkeit, Zornmüthigkeit, seiner Aengstlichkeit und dem daraus entspringenden Misstrauen, seiner Rechthaberei, seinem Eigensinn, seiner Starrköpfigkeit und Herrschsucht auf der einen, mit seiner Sanftmuth, seinem einschmeichelnden und hinschmelzenden Gebahren, seiner Selbstbescheidung, seiner Selbsterniedrigung und Aufopferungsfähigkeit auf der andern Seite, — aber Wehe eben, wenn nicht die Gegenleistung erfolgt —, das macht sein Wesen aus. Ist das Pathische für die hysterische Geistesrichtung charakteristisch, so ist es für die epileptische vielmehr das wirkliche Pathos, das Pathetische. Wo dort Flackerfeuer, da hier anhaltender Enthusiasmus! Wo dort kleinliche Schadenfreude, Schabernack, da hier Rachsucht und blutige Vergeltung! Im epileptischen Charakter steckt etwas Gewaltiges, Titanenhaftes; die Signatur des hysterischen ist Schwäche. Wie sich die Krämpfe des Epileptischen von denen einer Hysterischen unterscheiden, so unterscheidet sich auch ihr Charakter, und das, auch ohne dass es bereits zu den pathognomonischen Krämpfen gekommen wäre, lediglich auf Grund des Naturells, aus welchem auch diese erst entspringen. Die epileptoide Natur, die epileptische Anlage, die hysterische Anlage sind allein maassgebend dafür. Sehr bezeichnend für epileptische Naturen ist ihre Anhänglichkeit an die Familie, ohne aber gerade an den einzelnen Familiengliedern immer sehr zu hängen. Sie sind deshalb auffallend oft Familienlobredner, wie *Samt* sich ausgedrückt hat, ohne deshalb aber am eigenen Lob viel zu sparen. *Morel* hielt das sich selbst Loben auch für ein Zeichen epileptischer Constitution. Uebrigens sind die genannten drei psychischen Constitutionen und ihre Art und Weise sich zu äussern nicht streng von einander geschieden, sondern bilden mannigfache Uebergänge zu einander und zahlreiche Mischformen. Es ist das ein Ausfluss des Umstandes, dass auch sonst Hypochondrie, Hysterie und Epilepsie vielfach in einander übergehen, die Hysterie immer hypochondrische Elemente enthält, in der Epilepsie sich immer hypochondrische und hysterische vorfinden. Man darf nie vergessen, dass alle scharfe Trennung nur Menschenwerk ist. In der Natur aber steht Alles im innigsten Zusammenhange, und das ist ohne die sanftesten, in einander verfliessenden Uebergänge nicht möglich. Zudem sind sie häufig noch vielfach durch anderweitige Einflüsse, die sich jedoch nicht immer entdecken lassen, modificirt. Verschiedene Krankheiten, z. B. die Lungen- und Herzkrankheiten, die Krankheiten des Darmkanales und der grossen Drüsen des Unterleibes, des Harn- und Geschlechtsapparates, namentlich auch bei Männern, spielen indessen unter denselben eine eben so wenig zu verkennende Rolle, wie eine dem Individuum inadäquate Lebensweise, geschlechtliche Ausschweifungen, Ueberanstrengungen, Ueberreizungen durch Kaffee, Thee, Tabak u. dgl. m.

Die alkoholistische Constitution der Psyche hat Vieles mit der epileptischen gemein, vielleicht blos weil vorzugsweise epileptische, beziehungsweise epileptoide oder auch blos zu solchen Zuständen hinneigende Naturen dem Alkoholismus verfallen. Denn dass ganz gesunde Menschen, wenn ihnen nicht Zwang angethan wird, je Alkoholisten würden, das bedarf noch sehr des Beweises. Vielmehr scheint immer, wie wir bereits oben weiter auseinandergesetzt haben, eine gewisse Anlage dazu, eine Psychopathie, erforderlich zu sein, und die epileptische Constitution ist ja nur eine besondere Form derselben. Ausserdem führt der Akoholismus auch gar nicht so selten zu ausgesprochener Epilepsie. Es giebt eine solche, welche, soweit nachzuweisen, ganz allein durch ihn hervorgerufen worden, ihm entsprossen ist. Zwischen Alkoholismus und Epilepsie, beziehungsweise epileptischer Constitution, bestehen sonach manche ganz nahe Beziehungen, und es ist deshalb nicht zu verwundern, dass auch die psychische Constitution in beiden solche zu erkennen giebt. Ein Hauptunterschied zwischen beiden ist aber der völlige Mangel jeden höheren Schwunges, nach welcher Richtung es auch sei, der den Alkoholisten kennzeichnet. Früh schon, wo man noch gar nicht von Alkoholismus im gang und gäben Sinne des Wortes reden kann, macht sich dieser Mangel in auffallender Weise bemerkbar. Ein verletzender Indifferentismus, eine davon abhängige widerliche Energielosigkeit, ein sich Treibenlassen durch die Umstände, ohne jemals zu einer wirklichen That sich aufzuraffen, sind seine unwiderleglichen Zeugnisse. Die betreffenden Individuen erscheinen deshalb vielfach egoistisch, nur sich und ihrem Genusse lebend; sie erscheinen rücksichtslos gegen ihre nächsten Angehörigen, gegen Weib und Kind; sind es aber keinesweges. Sie haben nur nicht die Kraft, die Gefühle, welche sie für dieselben hegen, auf Kosten ihrer krankhaften Triebe zum Durchbruch zu bringen; und so bieten auch sie ein merkwürdiges Gemisch von stumpfem Egoismus, schwächlichem Altruismus, der sich in der mannigfaltigsten Weise zu erkennen giebt, dar. Da jedoch der Alkoholist nicht völlig unerregbar ist, auf stärkere oder wiederholte Reize sogar sehr heftig zu reagiren im Stande ist, so reagirt er bei seinem sonstigen Indifferentismus, dem Ausser-Acht-lassen alles Schicklichen, durch Sitte und Herkommen Gebilligten, roh und ungeschlacht. Er geräth leicht aus Rand und Band, lärmt und tobt wie ein „Betrunkener", wird thätlich, und seine That ist leider nur zu oft der Tod — des Nächsten oder auch seiner selbst. In dieser Art und Weise zu reagiren stimmt er nun wieder ganz ausserordentlich mit dem Epileptiker überein, und viele bösen Thaten, in starker Erregung vollbracht, lassen von vornherein nicht entscheiden, ob sie auf epileptischer oder alkoholistischer Grundlage erwachsen sind.

Auch die pellagröse psychische Stimmung hat etwas dem Aehnliches; denn auch in ihr ist das stumpfsinnig Egoistische, das Aengstlich-Misstrauische mit dem Religiösen in einer ganz merkwürdigen Weise verquickt, und macht sich das Ungebändigt-Triebartige in Neigung zu Mord und Selbstmord geltend.

Entwickelt sich nun die in Rede stehende Psychose weiter, nimmt die Melancholie zu, indem die Erregbarkeit wächst und damit die Zuckungen häufiger und stärker werden, was in der sensibelen Sphäre schlechthin als eine Vermehrung der Schmerzempfindlichkeit, in der psychischen eben als Melancholie zum Ausdruck kommt, so ändert sich das Bild derselben.

Mit der Vermehrung der Schmerzempfindlichkeit, dem noch stärkeren Anwachsen der ihr zu Grunde liegenden, so wie so schon hoch gesteigerten Erregbarkeit, nimmt diese letztere einen immer fremdartigeren Charakter an, und statt blosser Hyperästhesien bilden sich jetzt mehr und mehr Parästhesien aus. Es kommt zu Illusionen und Halucinationen des Gemeingefühles, der Sinnesorgane, und damit für den Kranken zu einer vollständigen Verfälschung der Welt und seiner selbst.

Auf Grund des hypochondrischen Momentes walten die sogenannten Gemeingefühlshalucinationen vor und wirken Charakter bestimmend; doch sind auf Grund derselben auch die Halucinationen der Sinnesorgane nicht selten und können namentlich die des Gehörs zeitweilig sehr in den Vordergrund treten. Dieselben haben zum Inhalt indessen gewöhnlich den eigenen Körper und sein Missbefinden, das kranke Ich. Auf Grund des hysterischen Momentes kommt es ganz besonders häufig zu parästhetischen Wahrnehmungen, Illusionen und Halucinationen des Geruchs- und zuweilen auch des Geschmacksorganes. Unter den Halucinationen der beiden obersten Sinne spielen eine Hauptrolle die Erscheinungen und Vernehmungen, welche sich auf eine Ehrenrettung des gekränkten und geschädigten Ich beziehen. Doch sind verhältnissmässig häufig auch die Wahrnehmungen von Gerippen, Todtenköpfen, schattenhaften Wesen. Letztere zeigen sich mitunter schon sehr früh und sind eine Quelle vielen Aberglaubens geworden. Das Second-Sight der Schotten, das doppelte Gesicht und das sich selbst Sehen scheint grossentheils hierher zu gehören. Das epileptische Moment bedingt vornehmlich Halucinationen des Gesichts und Gehörs und dazu solche, denen wohl die stärkste Plasticität, die es in diesem Gebiete giebt, inne wohnt. In der Regel sind es solche religiösen Inhalts. Das Individuum sieht den Herrn und Heiland, die Jungfrau Maria, den Apostel Petrus, den Erzengel Gabriel, sieht Abraham, Moses, Muhammed erscheinen und vernimmt seine Berufung zum Propheten oder anderen Messias. Doch kommen ihm auch Schreckgestalten vor, Teufel, Kobolde, Hexen, welche auf ihn eindringen, ihn bedrängen, seiner habhaft zu werden suchen. Im Publikum steht das Träumen von Teufeln u. ä. m. in üblem Geruche. Ich habe es wiederholt bei Gliedern epileptischer Familien beobachtet, doch ohne dass sie selbst gerade epileptisch gewesen wären. Diese Teufelsträume standen vielfach in unzweifelhaftem Zusammenhange mit dem bekannten Fallen im Traume. Durch den Fall, in Folge dessen das betreffende Individuum erwachte, entkam es dem Teufel. Ist das Ganze vielleicht auf einen epileptiformen oder epileptoiden Anfall im Schlafe zu beziehen und der Teufelstraum auf das Angstgefühl, das demselben voraufgeht oder ihn auch begleitet? Auch das alkoholistische Moment bedingt vorzugsweise Gesichts- und Gehörshalucinationen und unter diesen wieder besonders solche von schreckhafter Natur. Ekelhaftes, zudringliches Geziefer, Ratten, Mäuse, Spinnen, Fliegen, Würmer umgeben die Kranken. Grosses Gethier, Elephanten, Kameele, ein wildes Ross *(Schüle)*, Millionen von Ochsen *(Griesinger)* bedrohen sie. Polizisten, Soldaten, verfolgen sie. Ueberall sind verkappte Häscher, die ihnen auflauern und sie dem Gerichte überliefern wollen. Alle Welt ruft ihnen Uebeles nach und freut sich, dass sie endlich für ihre Verbrechen büssen werden. Verstorbene erscheinen ihnen, besonders die eigenen Eltern oder Kinder, um sie zur Busse und Umkehr zu mahnen. Endlich sucht auch ihrer sich der Teufel zu bemächtigen. Die ganze Hölle dringt auf sie ein. Sie hören ihr Geschrei und das Hohngelächter, das ihren Sieg verkündigt.

Das pellagröse Moment scheint wieder vorzugsweise zu Gemeingefühls-, beziehungsweise Tastsinnshalucinationen Veranlassung zu geben. Wenigstens haben die an Pellagra Leidenden einen unwiderstehlichen Hang sich immer wieder und wieder zu waschen, so dass *Strambio* schon von einer Hydromanie bei ihnen gesprochen hat; und das weist doch sehr bestimmt auf entsprechende abnorme Hautgefühle hin.

So entstehen denn nun leicht die verschiedensten Wahnvorstellungen und Wahnsinnsformen. Auf Grund der hypochondrischen Gefühle bildet sich unter Anderem der Wahn des Behext- oder Besessenseins aus, das Delirium daemonicum oder zoanthropicum, der Wahn nichts mehr zu sein, nichts mehr zu können und zu haben, das Delirium negationis, mit dem auch der Wahn, beziehungsweise die wahnsinnige Furcht, betrogen und bestohlen zu werden, namentlich bei älteren Leuten gern Hand in Hand geht; sodann ein Vergiftungswahn und der Wahn, an allerhand unheilbaren Uebeln zu leiden. Auf Grund der hysterischen Parästhesien kommt es zu einem Beeinträchtigungs- oder Verfolgungswahn. Es entsteht ein eigenthümliches Delirium persecutionis, das sich in allerhand ungerechtfertigten Anklagen, Verdächtigungen und Klagen äussert, daraus eine Neigung zu kleinlicher Rache und daher auch zu Intriguen, Klatschereien, Schabernack entspringt, das aber auch in wirklicher Furcht vor Gift, vor Dieben, Räubern und Mördern sich zu erkennen giebt. Nicht selten findet sich indessen auch statt dieses ein erotischer Zug vor, und sowohl Nymphomanie als auch Satyriasis können davon der Ausdruck sein. Bei keinen Individuen finden sich so viele Idiosynkrasien, Picae und ihnen entsprechende Antipathien und Sympathien, wie bei den hysterischen. Bei keinen sind deshalb auch allerhand Tics so häufig wie bei ihnen. Und das zeigt sich denn auch in der Psychose, der sie etwa verfallen. Dieselbe bekommt gerade mit durch diese die besondere Färbung, welche ihr eigen. Hinsichtlich der epileptischen, der alkoholistischen, pellagrösen Empfindungen und ihrer Folgen ist das Wesentlichste schon angeführt worden. Doch sei hinsichtlich der epileptischen das Brünstige noch einmal hervorgehoben, weil dasselbe so mächtig und pervers zur Bethätigung drängen kann, dass die scheusslichsten Verirrungen die Folge davon sind. Ich habe Epileptiker kennen gelernt, welche in sinnlichster Lust gegen ihre leibliche Mutter entbrannten, und solche, welche im Verdachte selbst seitens ihrer Väter standen, mit ihrer Mutter geschlechtlichen Umgang zu pflegen. Wo ein absonderliches sexuelles Leben besteht, möchte vielleicht immer an ein epileptisches Moment zu denken sein. Wir wiederholen hier: die Epilepsie hebt in der Breite der Gesundheit an und auraartige Gefühle, mit zeitweisen Beklemmungen und Angstanfällen, sowie leichten Umflorungen des Bewusstseins sind das Einzige, was ihr Vorhandensein anzeigt. In Betreff der alkoholistischen Empfindungen sei auf die überraschend häufig vorkommende Eifersucht und den Verdacht der ehelichen Untreue aufmerksam gemacht. Dieselben sind cum grano salis fast als pathognomonisch zu bezeichnen und stehen offenbar mit den sexuellen Hyp- und Anästhesien in Verbindung, an denen Alkoholisten so häufig, wenn auch die einen früher, die anderen später, leiden. Beim Pellagrösen waltet wieder das Dämonomanische und Religiöse vor.

Mit der Zunahme der Hyperästhesie, die so bedeutend werden kann, dass es zu einer wahren Lichtscheu kommt, dass jedes Geräusch peinlich empfunden wird, bei jeder auch der leisesten Berührung das Antlitz sich krampfhaft runzelt, mit dieser Zunahme der Hyperästhesie also und der stärkeren Entwickelung der Parästhesien, zum Theil weil sie ja selbst solche sind, nehmen auch die Angstanfälle zu. Sie werden häufiger, heftiger, anhaltender. Der Kranke ist von ihnen vollständig gefesselt. Er rippt und rührt sich nicht. Er sitzt stundenlang ruhig da, aber die gesammte gespannte Haltung, der scheue, beobachtende Blick, die oberflächliche, zitternde, stockende Respiration, das Zittern am ganzen Körper verräth sie. Trotz aller scheinbaren Ruhe ist der Kranke in höchster Aufregung, und, wenn auch ein eigenthümlich modificirtes Leben er führt, von einem Traumleben ist jetzt bei ihm keine Rede. Er ist sehr wach, und jedes unvorsichtige Wort, jede ihm unangenehme That, und wäre sie die unschuldigste und wohlmeinendste von der Welt, kann dies zur offenkundigen Wahrheit machen. Es bedarf nur eines Funkens, um als auslösende Kraft den Vorrath von Spannkraft in lebendige Kraft umzusetzen und Alles das, was jetzt nur Gefühl in dem Kranken ist, zur That werden zu lassen. Jäh fährt er dann auf, und in einem Schwall von Worten und entsprechenden Handlungen macht er sich Luft. Der Hypochonder wehklagt, rauft sich die Haare, wirft sich auf die Knie und fleht, seinem Leiden, seinem Jammer ein Ende zu machen. Hilfe sei doch nicht mehr für ihn vorhanden. Man tödte ihn, haue ihm den Kopf ab, gebe ihm Gift. Alles das werde ihm lieber sein, als noch länger die Quälereien zu ertragen, mit denen man ihn täglich verfolge und peinige. Die Hysterische, gelegentlich auch einmal der Hysterische, zankt und keift, dass man sie auch nie in Ruhe lasse, dass man auch nicht die geringste Rücksicht auf sie nehme, sie stets reizen und ärgern müsse. Gegen Andere sei man immer höflich und zuvorkommend, ihnen gegenüber erlaube man sich Alles. Doch das habe seine Zeit. Es werde schon anders kommen, und eines Tages werden sie für alle erlittene Unbill schon die ihnen gebührende Rache nehmen. Dabei schimpfen sie, zumal wenn gleichzeitig ein erotisches Element mit im Spiele ist, leicht in den gemeinsten Ausdrücken, werden thätlich, aber begehen nur selten Capitalverbrechen. Sie fahren ihrer Umgebung in die Haare, reissen ihnen dieselben büschelweise aus, zerkratzen sie, bespucken sie, giessen ihnen das Waschwasser über den Kopf, überschütten sie mit dem Nachtgeschirr, hauen auch einmal mit Pantoffel und Besenstiel, stechen nach ihnen mit Nadeln, das Alles; aber nicht leicht gebrauchen sie Messer und Beil oder, was sonst als zum Todtschlage, den sie beabsichtigen, geeignet wäre.

Ganz anders der Epileptiker. Er geht womöglich gleich auf Vernichtung des vermeintlichen Gegners aus und bedient sich dazu auch sofort des gerade passendsten Werkzeuges. Messer, Gabel, ein wuchtiger Stein, ein Scheit Holz, ein Beil, eine Axt, der Dreschflegel, die Eisenstange, die er gerade zur Hand hat, werden von ihm rücksichtslos gebraucht, und das gleichviel, ob Vater oder Mutter, ob Weib oder Kind es trifft, die vielleicht noch vor wenigen Tagen er auf das Zärtlichste geherzt und geküsst hat.

Ganz ähnlich verhält es sich auch mit dem Alkoholisten, nur dass bei ihm das Gefühl der Rache, das beim Epileptiker so ausserordentlich bestimmend ist, durch das Gefühl der Verzweifelung so oft ersetzt wird.

Im Uebrigen können sie aber alle auch einmal, ohne dass es zu stark bewegten, lauten Scenen kommt, zu einem einzigen furchtbaren Gewaltacte, den sie scheinbar mit aller Ruhe vollziehen, hingerissen werden. Der Hypochonder geht hin und hängt sich auf, geht nach dem einsamen Weiher und ersäuft sich. Die Hysterische schneidet sich die Adern des Vorderarmes durch, verschluckt Oxalsäure, Schwefelsäure, das Carbolsäure enthaltende Wasch- und Verbandwasser, Fliegen- und Rattengift. Der Epileptiker stürzt sich aus dem offenen Fenster, stösst sich ein Messer in die Brust, schneidet sich den Hals ab, schiesst sich eine Kugel vor den Kopf; der Alkoholist greift zu Strick und Gift. Oder sie wenden sich auch gegen Andere. Der von Verfolgungs- und besonders von Vergiftungswahn Gequälte geht hin, holt irgend ein Mordinstrument und haut seine vermeintlichen Verfolger und Peiniger nieder, noch ehe diese etwas zu ihrem Schutze zu thun vermögen. Der Epileptiker überfällt seine eingebildeten Feinde und Widersacher und wären es seine nächsten Angehörigen, wartet wo möglich erst noch den Schlaf derselben ab und schneidet ihnen einem nach dem anderen den Hals ab. Der Alkoholist schleppt gar seine Kinder, mit denen er sich allein befindet, nach dem Holzklotz und hackt ihnen, ebenfalls einem nach dem anderen mit der Axt den Kopf ab. Das ursprüngliche Temperament, der Charakter sind da von bedeutendem Einfluss. Das melancholische Temperament wird immer mehr zu starker und anhaltender Fesselung mit still sich vorbereitenden und daher überraschend kommenden Handlungen hinneigen; das cholerische zu zwar leichter, allein immer heftig, laut und gewaltsam sich lösenden solcher Zustände. Das sanguinische Temperament wird mehr oberflächliche, jedoch sich häufig wiederholende solcher Ausbrüche zur Folge haben, und das phlegmatische nur oberflächliche, die noch dazu verhältnissmässig selten eintreten.

Mit dem Auftreten der gewaltsamen, bald mehr impulsiven, bald mehr explosiven Handlungen gehen die einfachen melancholischen Angstanfälle in die Raptus melancholici über, die also, je nach der Individualität, ihrer Constitution, augenblicklichen Erregbarkeit und allen sonstigen Verhältnissen, sehr verschieden gestaltet sein können und die verschiedenen Melancholien und Manien im älteren Sinne bedingen, welche wir in Cap. XIII bereits näher kennen gelernt haben. Dabei ist im Auge zu behalten, dass die Angstgefühle sich meist noch mit anderen Gefühlen vergesellschaften, dass namentlich die Gefühle des Ingrimms, des Zornes, der Wuth, der Rache sich hinzugesellen, und dass so ein allgemeiner Erregungszustand entsteht, der in Kurzem kaum zu definiren ist. Die verschiedenartigsten Gefühle depressiver Art jagen sich, kreuzen sich, heben sich auf, werden auch vielleicht einmal durch flüchtige positive ersetzt, mit einem Worte: bilden ein chaotisches Gewirr, über das der Kranke weder sich noch Anderen Rechenschaft zu geben im Stande ist, und das er im Ganzen nur mit Angst, qualvoller Unruhe u. dgl. m. bezeichnet, ohne dass es jedoch insbesondere gerade Angst zu sein braucht.

Mit dem Aufhören der Raptus pflegen auch die bezüglichen Gefühle aufgehört zu haben. Der Raptus ist ja eben die

Entladung derselben nach aussen hin, das Product der Umwandlung der ihnen zu Grunde liegenden Spannkräfte in lebendige Kraft. Der Kranke empfindet darum nach demselben meist eine gewisse Beruhigung, ist selbst müde und abgespannt, und so kommt es, dass selbst nach einer schweren That er sich hinlegen und schlafen kann, als ob nichts vorgefallen wäre. *Griesinger* erzählt von einem dem Trunke ergebenen Vater, der seinen Kindern mit der Axt den Kopf abgeschlagen, dass er sich wirklich unmittelbar nach der That hingelegt und ruhig geschlafen habe. Man hat aus einem solchen Vorkommniss immer mit grosser Bestimmtheit auf eine That aus geistiger Störung schliessen wollen. Ohne demselben zu widersprechen, muss doch betont werden, dass auch bei Thaten, die noch ganz und gar in die Breite der Gesundheit fallen, ganz dasselbe vorkommt; — man denke nur an das Duell, an die Blutrache —; und umgekehrt, dass oft ganz unerhebliche, ja ganz gleichgiltige Handlungen Geisteskranker diesen so arge Gewissensbisse bereiten, dass ihre Krankheit dadurch nur eine Verschlimmerung erfährt.

Da die Entladung der einem Raptus zu Grunde liegenden Spannkräfte nicht immer gerade in die motorische Sphäre zu erfolgen braucht, zum Wenigsten nie blos in diese allein, sondern durch die ganze centrifugale Sphäre oder aber auch blos eine Abtheilung derselben, z. B. die secretorische vor sich gehen kann, so ergiebt sich, dass die Raptus bisweilen eine ganz absonderliche Gestalt annehmen und unter einem durchaus fremdartigen Bilde zur Erscheinung kommen können. Das Gewöhnlichste ist, dass statt der heftigen Actionen, lauten Lamentationen ein reichlicher Thränenverguss erfolgt, ein zwar stilles, aber anhaltendes Weinen eintritt, bei dem Tuch um Tuch durchnässt wird. Weniger häufig und nicht in so auffälliger Weise lösen sich die psychischen Spannungen durch Schweisse, noch seltener durch Speicheln. Eine mitunter vermehrte Urinsecretion oder wässerige Darmausscheidung spricht dafür, dass auch durch diese die bezüglichen psychischen Spannungen ihren Ausgleich finden können. Alle diese Hyperekkresien sind darum als blosse Aequivalente der motorischen Vorgänge anzusehen. Dasselbe gilt nun auch von einem etwaigen Frostanfalle, einer etwaigen Temperatursteigerung, Hyperthermosie, von einem Erytheme, wie ich das beobachtet habe u. ä. m.

Der Ausbruch der Raptus kann von vielen, ja den meisten Kranken verhindert, zum Mindesten verzögert werden, freilich meistens nur, um dann um so jäher loszubrechen. Es verhält sich damit, wie mit den hysterischen und epileptischen Anfällen, welche auch auf Stunden hinausgeschoben werden können, wenn ihre Explosion dem Individuum bequemer ist, die dann aber in der Regel ebenfalls um so heftiger zu sein pflegen. Ich habe einen an solchen Raptus leidenden blödsinnigen Schuhmacher zu behandeln gehabt, der wenn diese Raptus in der Klinik demonstrirt werden sollten, sie mit Aufgebot aller Kräfte zurückhielt, weil sie ihm vor den Zuhörern peinlich waren; bei dem sie danach aber gewöhnlich nur um so gewaltiger austobten. Gerade diese zurückgehaltenen Raptus treten nachher verhältnissmässig oft in einer anderen Form auf, namentlich wieder als reichlicher Thränenverguss. Bei, wie es scheint, epileptoiden Naturen geschieht das nicht selten auch durch einen tiefen, lethargischen Schlaf. Die psychische Spannung löst sich dann in diesem, beziehungsweise durch diesen. Die gesammten der genannten Vorgänge bei unseren Kranken, die eigentlich so wenig Raptusartiges an sich haben, dass man von vornherein nur schwer sie damit in Zusammenhang bringen zu können vermeint, sind somit vicariirende Geschehnisse für die motorischen Vorgänge, welche sie sonst charakterisiren. Die anatomischen Verhältnisse, die Erregbarkeitsverhältnisse, wie wir sie Eingangs auseinandergesetzt haben, sind die Ursachen davon und erklären ihr. Zustandekommen in leichtester Art.

Wenn die Raptus sich über eine längere Zeit ausdehnen, Tage und Wochen andauern, so werden sie zur Tobsucht, zum Furor. Der Kranke ist in einer steten Bewegung, rennt unaufhörlich hin und her, lärmt, heult, schreit, schimpft, flucht über das Unglück, das ihn getroffen, über das Unrecht, das ihm widerfahren, und bedroht seine gewähnten Gegner und Feinde, Rache zu nehmen am Tage der Vergeltung, der nicht ausbleiben werde. Was ihm in den Weg kommt, wird ergriffen und bei Seite geworfen. Möbel, Geschirr, sonst lieb und werthe Gegenstände, Andenken an eine glücklichere Zeit, an theure Personen werden zertrümmert, vernichtet. Speise und Trank, die gereicht werden, werden an die Erde geschleudert, werden den Leuten, die sie bringen, über den Leib geschüttet; die Kleider werden vom Leibe gerissen, in kleine Stücke zerrissen. Nur mit dem Nothdürftigsten, oft blos dem Hemde angethan, laufen die Kranken umher. Jede Beschränkung, die ihnen auferlegt wird, dient nur zur Vermehrung ihrer qualvollen Erregtheit. Sie wissen nicht, wo sich lassen. Mit Gewalt suchen sie, was ihren Bewegungen irgendwie entgegensteht, zu entfernen. Das Zimmer wird ihnen zu eng; das Haus, der Hof, der Garten bietet ihnen nicht mehr Raum genug, ihre Seelenpein zu vertoben. Die entsetzlichen Stimmen, die abscheulichen Gesichter verfolgen sie allenthalben. Mordgeruch umgiebt sie wohin sie sich flüchten, und in ihrem Fleisch, in ihren Eingeweiden wühlen die verderblichen Künste der Widersacher. Sie müssen hinaus in das Freie, auf die Gassen der Dörfer, die Strassen der Stadt, wo sie die Leute zu ihrem Schutze anrufen und von ihnen Hilfe erwarten können. Ueber hohe Mauern, über mit spitzen Nägeln beschlagene Zäune, durch enge Löcher, dornenreiche Hecken wissen sie hindurch zu kommen. Mit fliegenden Haaren, meist blassem, angstverzerrtem Antlitze, keuchendem Athem rasen sie dann dahin, ihr Leid ausbrüllend, damit alle Welt es höre und lindere; bis halb erschöpft sie eingefangen und, wohin sie gehören, untergebracht werden. Manchmal rennen sie aber auch hinaus auf das freie Feld, in den sie bergenden Wald, jedem Menschen ausweichend, der sichtbar wird, und Tag und Nacht können sie dann umherirren, Wind und Wetter Trotz bietend; bis die Unruhe und Angst nachlässt und ihnen gestattet, Schutz und Obdach zu erflehen, wo sie es gerade finden.

Oft genug noch sind die Kranken bis hierher in ihrer Häuslichkeit und den gewohnten Verhältnissen gehalten worden. Jetzt geht das nicht mehr an Sie müssen einer Irrenanstalt überliefert, und sind sie in derselben und nicht nachhaltig zu beruhigen, so in einen Isolirraum gebracht werden, ein festes Gemach, in welchem sie nichts finden, was sie zertrümmern und etwaigen Falls als gefährliche Waffe benutzen können, in dem sie aber dafür auch wieder ihren hochgesteigerten Bewegungsdrang austoben können nach Herzenslust. Das geschieht denn nun auch unter sothanen Umständen Tag und Nacht. Ohne Unterlass wird geredet, geschimpft, geflucht, gegen die vermeintlichen Feinde gekämpft, dabei mit Händen und Füssen gegen Wände, Thür und Fussboden gedrückt, gestossen, gestampft, geschlagen. Der Rest von Kleidern, der noch auf dem Leibe sitzt, wird heruntergerissen, zerrissen. Die Betten und Lagerstücke werden zerfetzt, Decken und Matratzen am Boden umhergeworfen. Die Excremente werden, wo es dem Zufall beliebt, abgesetzt und mit ihnen der ganze Raum mitsammt dem eigenen Leibe besudelt.

Von Schlaf ist oft durch Tage hindurch nicht die Rede. Ein kurzer, oberflächlicher Schlummer, während dessen sie am Boden kauern oder an die Wand gelehnt dastehen, ist Alles, was sich davon in einer solchen Zeit bei ihnen einstellt. Nur ab und zu kommt es auch einmal zu einem tieferen, festeren Schlafe, der einige Stunden anhält, und aus dem einigermaassen beruhigt die Kranken wieder erwachen. Doch dauert diese Beruhigung nicht lange. Jeder beliebige Reiz, zumal die ungelegene Dazwischenkunft von Personen, ruft alsbald wieder das alte Toben hervor, nicht selten sogar in verstärktem Maasse; weil anscheinend im Schlafe neue Kräfte dazu gesammelt worden sind.

Der Appetit hat meistentheils sehr gelitten, fehlt oft gänzlich, und mit Widerwillen wird jede Nahrung zurückgewiesen. Die Zunge, Zähne und Zahnfleisch sind dann dick belegt, zeigen, wie die Lippen, Neigung zum Trockenwerden, und ein strenger, säuerlich-ranziger Fötor verbreitet sich mit jeder Exspiration. Der Stuhlgang ist dann gewöhnlich auch angehalten und erfolgt nur auf Darreichung von Laxanzen, Klysmen. In anderen Fällen, namentlich solchen, die schon länger dauern, ist dagegen der Appetit nicht wesentlich gestört. Die Kranken nehmen zu sich, was ihnen dargeboten wird, wenn auch vielleicht erst nach vielem Zureden und nicht in dem Maasse, als es ihrer Grösse, ihrem Alter nach sein sollte; aber sie essen doch. Der Stuhlgang pflegt dann auch nicht so sehr zu stocken, der Mund nicht eine solche Neigung zur Trockenheit zu zeigen, der Fötor aus ihm viel geringer zu sein.

Der Durst ist immer vermehrt, und er ist um so stärker, je grösser die Neigung zur Trockenheit des Mundes ist. Man muss das im Auge behalten, weil die Kranken, zu sehr von anderen Empfindungen eingenommen, nur selten darüber klagen und doch, wie nicht anders sein kann, darunter arg leiden.

Die Respirationsorgane sind fast ausnahmslos der Sitz eines Katarrhes. Die Nasenlöcher, die Nasengänge sind in Folge dessen mit Schleim bedeckt, der zu harten Massen zusammengetrocknet ist; diese selbst daher bald mehr, bald minder verlegt und die Athmung durch sie erschwert oder sogar unmöglich gemacht. Die letztere findet deshalb fast nur durch den Mund statt, und wird dieser darum auch dann, wenn der Kranke einmal ruhiger ist, und nicht schreit, offen gehalten. Die Stimme ist immer eine heisere. Aber je nach der Individualität und den Umständen wechselt die Heiserkeit vom blossen leichten Belegtsein der Stimme, bis zu vollständiger Tonlosigkeit. Auf der Brust sind weit verbreitete Rasselgeräusche zu hören, bisweilen auch Rhonchi. In der Regel werden reichliche Mengen eitrig-schleimiger Sputa ausgeworfen, die rücksichtslos gegen Wand und Thür gespuckt werden und im Vereine mit den oben erwähnten Zerstörungen und Schmierereien namentlich des Morgens den Aufenthaltsraum des Kranken in einem übereklen Zustande erscheinen lassen.

Die Körpertemperatur ist in den frischen Fällen stets erhöht; in den älteren dagegen mag das nicht immer der Fall sein. Dass von zuverlässigen thermometrischen Messungen nicht die Rede sein kann, versteht sich von selbst. Auch nur annähernd richtige können blos ausnahmsweise und in beruhigteren Zuständen gemacht werden. Aber die aufgelegte Hand empfindet insbesondere an der Stirn, in den Achselhöhlen, an der Brust, am Bauche eine höhere Wärme, eine sogenannte trockene Wärme, die für das Gefühl etwas Spitzes, Stechendes, an den Calor mordax der älteren Aerzte Erinnerndes hat. Das vermehrte Durstgefühl, sowie die Trockenheit der Nase, des Mundes deuten ebenfalls darauf hin, und desgleichen auch die Neigung sich zu entkleiden und nackt einherzugehen, deren wir schon mehrfach gedacht haben. Die Extremitäten freilich sind oft kalt, aber daraus darf man natürlich keine Schlüsse auf etwaige Temperaturerniedrigung ziehen.

Die Herzaction ist gesteigert, doch entsprechend den sonstigen Zuständen das eine Mal mehr, das andere Mal weniger. Die Zahl der Pulse, sowie die Art des Pulses schwankt daher sehr. Die erstere kann 120, 140 und darüber in der Minute erreichen; hinsichtlich der letzteren ist der Puls heute gespannt, hart, morgen weich, leicht dikrot u. s. w. Am Herzen sind mitunter sehr deutliche Geräusche zu vernehmen. Statt des ersten linken Herztones besteht ein ausgesprochenes Schnurren oder Fauchen, das verschwindet, wenn das Herz einmal ruhiger arbeitet, und wiederkehrt, sobald es von Neuem überangestrengt wird, das somit auf keine Fehler der Artrioventricular-Klappen zu beziehen ist, sondern auf Parakinesien des Herzmuskels und Anomalien der Blutschwingungen. Eine sehr hohe Pulsfrequenz deutet in der Regel Complicationen an, und namentlich sind es Affectionen der Respirationsorgane, Verstärkungen der schon vorhandenen Katarrhe, Entzündungen des Lungengewebes, welche sie veranlassen. Das fortgesetzte Toben, die Inhalationen staubiger Maassen, die durch das Toben aufgewirbelt wurden, sind wieder die häufigste Ursache davon.

Mit diesen Functionsstörungen, zum Theil sie bedingend, zum Theil auch wieder durch sie bedingt, gehen ausgesprochene Störungen der Ernährung Hand in Hand. Der Kranke ist abgemagert und wird von Tag zu Tag noch magerer. Haar, Augenbrauen, Bart sind struppig, mit Staub und Schmutz bedeckt. Die Epidermis ist trocken, faltig, ähnlich einer ichthyotischen. Die Haut ist welk, schlaff, hängt faltig herunter, und zahlreiche Schrunden und schwürige Stellen bedecken sie. In einzelnen Fällen bilden sich Furunkel, in anderen Ekthymapusteln, Phlegmonen aus. Dann und wann zeigen sich ektatische Talgdrüsen, die namentlich stark an den Nasenflügeln hervortreten. Die Augen sind geröthet, von einem unheimlichen Feuer leuchtend; und das Alles, im Verein mit den halb ermüdeten, halb verzerrten Gesichtszügen, der gebrochenen und nur wie krampfhaft aufrechten Haltung verleiht dem Kranken ein so eigenthümliches Aussehen, wie es nur aus einer Reihe von Gegensätzen hervorgehen kann.

Wenn die Tobsucht sich mässigt, so sinkt die Temperatur ab. Der Kranke fühlt sich kühl an, hüllt sich in seine Decken, kauert sich in eine warme Ecke, trinkt weniger, zeigt feuchten Mund, feuchte Nase. Der Schlaf stellt sich öfter ein, wird fester und dauert manchmal durch mehrere Stunden an. Sodann zeigt sich mehr Neigung zum Essen und in vielen Fällen sogar ein kaum zu stillender Hunger. Allein der Kranke ist noch ausserordentlich verwundbar und alle Augenblicke kommt es zu jetzt indessen gewöhnlich rasch vorübergehenden Raptus. Natürlich kann aus diesen sich wieder eine anhaltende Tobsucht entwickeln, und die Krankheit geht dann ihren Gang weiter. Die schonendste Behandlung sich beruhigender Tobsüchtiger ist deshalb erstes und dringendstes Erforderniss.

Wie die Raptus oder vielmehr die Bewegungssteigerungen, welche ihnen den Namen gegeben haben, ersetzt werden können durch andere Functionssteigerungen, so auch die Tobsucht. Vicariirend treten für dieselbe und somit geradezu als motorisches oder kinetisches Aequivalent gewisse Hyper- beziehungsweise Parekkrisien, gewisse Hyper-, beziehungsweise Paratrophien und entsprechende Plasien auf. Die gewöhnlichste Hyperekkrisie, welche hierbei in Frage kommt, ist wieder der reichliche Thränenverguss, die Hyperdakryosie. Die Kranken weinen Tag und Nacht, mitunter Tage lang, Wochen lang. Ohne viel Geschrei zu machen, ohne viel zu seufzen und zu schluchzen, fliesst der Strom ihrer Thränen, nur vorübergehend unterbrochen, unaufhaltsam, so dass man kaum begreift, woher das Material ihm so reichlich zufliesst. Eine zweite, doch viel seltenere Hyperekkrisie dieser Art ist die Hyperhidrosis und eine dritte, noch seltenere der Ptyalismus. Der Speichelfluss, welcher ab und an bei psychisch Gestörten beobachtet wird, und der ebenfalls Tage und selbst Wochen lang anhalten kann, wobei täglich mehrere Liter Speichel abgesondert werden, hat keine andere Bedeutung als, so zu sagen, eine larvirte Tobsucht zu sein; indem das kinetische Moment derselben durch ein diesem äquivalentes ekkritisches ersetzt ist.

Als trophisches Aequivalent der Tobsucht erscheinen ganz besonders Hautausschläge, und namentlich scheint es bei dazu disponirten Personen die Psoriasis zu sein, welche als solches auftritt. In einem genau beobachteten Falle glaube ich mich hinlänglich davon überzeugt zu haben, dass der Ausbruch einer Psoriasis universalis, womit eine lange Zeit bestandene tiefe Melancholie allmälig verschwand, nur diese Bedeutung haben konnte. Nächst der Psoriasis scheint Acne und Furunculosis diese Rolle spielen zu können, und die schon erwähnten Ectasien der Talgdrüsen, die auf einer Hypersteatose beruhen, sind offenbar in keiner anderen Weise aufzufassen.

Es ist bekannt, dass die Schwindsucht in einzelnen Fällen in einem eigenthümlichen Verhältnisse zu den jeweiligen psychischen Störungen steht. Dieselben, das Uebelbefinden der Kranken, ihre melancholischen Verstimmungen sind stärker, wenn der Auswurf stockt; die Kranken befinden sich besser, wenn er eine Zeit lang in Gang gekommen. Es scheint somit, als ob auch der Verschwärungsprocess in den Lungen als Aequivalent der Tobsucht aufzutreten vermag. Dasselbe geschieht auch mit dem Schlaf. Und wie er als Aequivalent eines epileptischen Anfalles, eines vorübergehenden Raptus sich einzustellen vermag, so auch als solches der Tobsucht. Der drei, vier, fünf Tage anhaltende Schlaf bis dahin unruhiger Melancholiker, der kaum zu unterbrechen ist, und unterbrochen sich sofort wieder einstellt, ist als solches zu betrachten.

Aus der Tobsucht und ihren Aequivalenten ist, wenn sich die psychischen Spannungen vollständig gelöst haben, und die Verhältnisse sonst günstig sind, ein Uebergang in Genesung durchaus möglich. Zwar bleiben die betreffenden Individuen noch längere Zeit in hohem Maasse reizbar, häufigen Stimmungswechseln unterworfen und zu raptusartigen Ausbrüchen geneigt; allein gerade wenn darauf Rücksicht genommen und die entsprechende Behandlung eingeleitet wird, findet der besagte Uebergang leicht statt. Geschieht das nicht, so bildet sich das zweite Stadium, das Stadium maniacale aus.

2. Stadium maniacale. Entweder nach kurzer, ein- bis mehrtägiger Ruhe und relativ klarem, verständigem Verhalten, was dem Unerfahrenen häufig eine rasch, ja fast plötzlich erfolgte Genesung vortäuscht, oder schon in den letzten Tagen des noch melancholischen Stadiums, speciell der Tobsucht, stellen sich die Anzeichen der sich entwickelnden Manie ein. Der Kranke lacht vor sich hin, erst leise, dann lauter, erst nur ganz vorübergehend, dann anhaltender. Zwischendurch jauchzt er auch einmal auf: „Das ist herrlich! das ist köstlich! Das wird schön werden! So muss es kommen!" Dann springt er auf einmal auf, läuft hüpfend und tanzend umher, klatscht in die Hände, lacht voll übersprudelnder Freude, singt, pfeift. Eine zuversichtliche, heitere Stimmung bemächtigt sich seiner mehr und mehr, wird bisweilen wie mit einem Schlage herrschend, und der Maniacus ist fertig. Er befindet sich in einer ewigen Unruhe, plappert unaufhörlich vor sich hin, declamirt, was ihm von Reden, Gedichten, Sentenzen einfällt, singt, was ihm von Melodien durch den Kopf geht. Aber er improvisirt auch, und nicht ungern sind es Verse, die er zum Besten giebt. Er componirt Arien, Opern, Lieder und singt sich müde bis zur Heiserkeit Tag und Nacht. Er macht allerhand Witze und lose Scherze, neckt, pufft, wer ihm in den Weg kommt. Dabei ist er nicht gerade sanft und fein; seine Spässe sind die eines biderben Naturmenschen; indessen ist in ihnen allen etwas Gutmüthiges, Wohlwollendes, Zuthuliches. Es ist nur der Uebermuth, welcher durch dieselben gekühlt wird. Sie können sehr unangenehm, sehr empfindlich für den sein, der sie zu ertragen bekommt; allein sie sind nicht böse gemeint. Ihnen wohnt keine Bosheit, keine Tücke inne, und das unterscheidet sie, wie die ganze ihnen zu Grunde liegende Manie

von der Tobsucht, dem Furor, und den daraus entspringenden Handlungen. Der Maniacus zerstört wohl auch; er reisst seine Kleider vom Leibe, seine Betten auseinander. Er reisst jene sowohl wie diese in Stücke; aber er thut das nur, um sie dann seiner Stimmung entsprechend weiter zu verwenden. Er macht sich aus der Bettdecke eine Toga, um als antiker Redner, Dramatiker oder Schauspieler, als Demosthenes, Aeschilos, Sophokles, Euripides zu figuriren. Er macht sich aus dem Ueberzuge des Kopfkissens eine phrygische Mütze, windet sich andere Stücke des Bettzeuges in phantastischer Weise um den Leib und ist so auf einmal Paris. Er ahmt mittelst der verschiedenen Zeugstücke die römische Imperatorentracht nach und ist Cäsar, Augustus, Constantin der Grosse, Napoleon I. Er hüllt sich aber auch bettlerhaft in die Lumpen, flicht in sein Haar Stroh, Seegras, Werg und ist König Lear auf der Haide. Ein ander Mal ist er der Narr. Ein drittes Mal liegt er wieder nackt da und ist Diogenes, ein Anachoret, ein Derwisch; oder er springt umher, schlägt Rad, schiesst Kobold, wenn auch in ungeschicktester Weise und ist ein Gymnast. Er geht bedächtig auf der Dielenritze einher und ist ein Akrobat, ist Kolter, ist Blondin. Mit Knäueln aus Seegras, aus Rosshaaren spielt er Ball: er ist ein berühmter Jongleur. Das Frauenzimmer hat seine Haare aufgelöst und lässt dieselben über ihren blossen Leib herunterhängen. Sie ist die schöne Melusine. Sie macht sich aus den Kleidern und dem Bettzeuge eine Puppe, die sie auf den Armen herumträgt: sie ist die Jungfrau Maria. Dann wirft sie auf einmal die Puppe weg und ist Eva, ist eine Verklärte, die keines irdischen Tandes mehr bedarf, das Gewand der Seligen an sich trage. Zu einer anderen Zeit werden die Excremente abgesetzt, wo es dem Kranken gerade einfällt, und mit denselben herumgeschmiert, wie in der Tobsucht. Aber dieselben sind Gold und goldeswerth. Wo sie hingerathen, da entwickelt sich eine ganz besondere Vegetation. Man werde sehen, in Nächstem bedecken sich Boden und Wände mit den köstlichsten Blumen und den herrlichsten Früchten. Dabei stösst der Kranke, und das auch sonst wohlerzogene junge Mädchen, Gase mit einer wahrhaft cynischen Wollust aus und freut sich kindisch, wenn das mit einer gewissen Kraft geschieht und damit jedem Schamgefühl in das Gesicht geschlagen wird. Jede Empfindung, jede Vorstellung und damit wieder jeder Reiz, der eine solche hervorruft, wie beschaffen dieser letztere nun auch immer sein mag, wird sofort in eine entsprechende Handlung umgesetzt, und daher das Gemisch, der unausgesetzte Wechsel zwischen Erhabenem, Lächerlichem und Gemeinem. Von der Höhe des Olymps bis zum stygischen Schmutz ist hier nur ein Schritt. Von dem Charakter des Kranken und seiner Bildung hängt allerdings ab, wie oft und in welcher Art dieser Schritt gethan wird, aber jeder Maniacus ist ein Cyniker, wenigstens in dem Sinne, wie *Vischer* den Begriff gefasst hat, und viele sind ausserdem auch noch frivol. Das lascive Element spielt deshalb in der Manie auch eine grosse Rolle, und früher ernste Männer, ehrbare Frauen, züchtige Mädchen ergeben sich ihm in einer für den Laien meist unbegreiflichen Weise. Doch pflegt immer noch ein Unterschied vorhanden zu sein zwischen der Art und Weise, wie sich ein Mann aus guter Familie, wie sich eine gebildete Frau und wie sich ein Proletarier, eine Magd ausdrückt. Uebrigens darf aus der Neigung zum Lasciven in der Manie nicht gefolgert werden, dass die betreffenden Individuen auch in ihren gesunden Tagen schon lasciv gewesen wären und ihre Ehrbarkeit und Sittsamkeit nur geheuchelt hätten. Es geht daraus nur hervor, dass sie mit dem bezüglichen Gegenstande mehr bekannt waren, als man vielleicht vermuthet hatte. Wenn sie genesen, werden sie wieder die alten, und ihr ganzes Leben legt Zeugniss ab zwar nicht von ihrer Unschuld, wohl aber von ihrer Tugend, die ja nur aus dem Grabe jener zu erblühen vermag, und das spricht denn doch nicht gerade dafür, dass sie vor ihrer Krankheit bereits so gewesen, wie sie sich in derselben und namentlich in der Manie zeigen.

Man hat die krankhaften Vorstellungen der Maniakalischen, namentlich die oft in einem Athem geäusserten, Schiller, Göthe, Shakespeare, Blücher, Gneisenau, Moltke, Napoleon, der Kaiser, der Papst, Luther und Melanchthon sammt Muhammed, Bosko und Bellachini, August der Starke, die Catalani und die Patti, die Pepita, Catharina II., die büssende Magdalena u. s. w. zu sein, als Wahnvorstellungen bezeichnet. Bis zu einem gewissen Grade sind sie wohl auch als solche zu betrachten, insofern als sie aus Parästhesien hervorgehen und somit auch nur Paralogien darstellen können. Allein die ihnen zu Grunde liegenden Parästhesien haben noch keinen zu fremdartigen Charakter, um sich nicht auch noch in das alte Ich einfügen zu können, ohne dieses wesentlich zu verändern. Das alte Ich steht deshalb auch noch gewissermaassen corrigirend über dem sich hervordrängenden neuen und weist dieses zurück. Der Kranke glaubt deshalb auch gar nicht ernstlich daran, all das zu sein, was er vorgiebt. Wie oft und sehr er auch auf diesbezügliche Einwendungen betheuert, die pure Wahrheit zu reden und überzeugt zu sein von dem, was er sagt, so lacht er doch darüber auch wieder und lässt mit Lachen seine Behauptungen fallen, freilich nur, um sofort neue ähnliche aufzustellen.

Neben diesen, also gewissermaassen noch zweifelhaften Wahnvorstellungen kommen jedoch auch ganz unzweifelhafte vor. Dieselben beruhen auf eigentlichen Illusionen und Halucinationen, namentlich der höheren Sinne. Die Kranken sehen in ihrer Umgebung alte gewohnte Verhältnisse einer besseren Zeit. Die Personen, mit denen sie zusammen leben, sind ihre alten Freunde und Verwandten. Der eine ist ihr Vater, der andere ihr Bruder; diese Frau ist ihre Mutter, jene ihre Schwester. Oder sie befinden sich in einer ganz anderen Welt. Sie wohnen in einem prächtigen Schlosse, lustwandeln in einem paradiesischen Garten. Der Hypochonder ist von den berühmtesten Aerzten umgeben, fühlt sich so wohl wie noch nie in seinem ganzen Leben. Die Hysterische verkehrt nur mit Cavalieren, mit Grafen und Prinzen; bei epileptischen Naturen ist es der liebe Gott und seine Heiligen, mit denen der Kranke den vornehmlichsten Umgang hat. Alles das wird aber so flüchtig und verworren geäussert, dass nur eine wiederholte und sorgfältige Beobachtung zu einem bestimmten Resultate zu führen vermag. Doch ist der Kranke ganz im Gegentheil zu den vorher erwähnten Vorstellungen von der Realität dieser so überzeugt, dass er sie, wenn auch nicht dauernd, so doch für den Augenblick allen Einwendungen gegenüber festhält, ärgerlich und zu raptusartigen Ausbrüchen fortgerissen wird, wenn gar zu hartnäckig sie bestritten werden.

Ueberhaupt spielen diese raptusartigen Ausbrüche und damit das Auftreten eines melancholischen Momentes in der Manie, wie wir schon einmal auseinander gesetzt haben, eine nicht unerhebliche Rolle. Die Manie erscheint deshalb auch selten so rein wie die Melancholie und mit ihr die Tobsucht, der Furor; und daher kommt es, dass man sie mit diesem kurzweg zusammengeworfen und unter einem Bilde beschrieben hat. Die Raptus, welche in der Manie auftreten, pflegen indessen von nur kurzer Dauer und geringer Heftigkeit zu sein. Der Kranke lässt sich leicht besänftigen. Manchmal indessen dehnen sie sich auch länger aus und stellen einen wirklichen Furor dar. Die Manie hat aufgehört und der Furor wieder Platz gegriffen. Ebensowenig wie man aber einen rein melancholischen Zustand, der etwa im Verlaufe einer Manie auftritt, als dieser noch zugehörig ansehen kann, ebensowenig darf man das auch mit diesem letzteren thun. Es ist eben ein andersartiger Erregungszustand, ein andersartiges Erregbarkeitsverhältniss, das diesem, wie jener zu Grunde liegt; und wie der ermüdete oder absterbende Nerv überhaupt leicht Zuckungen veranlasst, die einem früheren Stadium seines Zustandes gemäss sind, so auch das psychische Organ in gleichem oder analogem Verhältniss.

Die Dauer des Stadium maniacale ist entsprechend dem ganzen Krankheitsverlaufe. Nur wo dieser ein verhältnissmässig rascher und jenes daher auch ein verhältnissmässig kurzes ist, wird es von einer reinen oder doch annähernd reinen Manie gebildet. Ueberall wo der Krankheitsverlauf dagegen ein langsamer und das fragliche Stadium daher auch ein verlängertes ist, wird die Manie von raptusartigen Vorgängen unterbrochen, wechselt beziehungsweise mit tobsuchtsartigen Erregungszuständen ab. Dauert indessen das maniakalische Stadium sehr lange, oder ist der Kranke schon sehr heruntergekommen, so verlieren die Raptus, sowie die letztgenannten Erregungszustände immer mehr von ihrem missmuthigen Charakter. Entsprechend dem Schwächezustande des betreffenden Individuums werden sie immer schwächer, immer kürzer, und da auch der heitere Charakter der Manie mehr und mehr Einbusse erleidet, verwischen sie sich mit dieser selbst ebenfalls, je länger, je mehr. Es entsteht ein gleichsam indifferenter Erregungszustand, bald mehr launiger, bald mehr übellauniger Art. Alle Bewegungen sind sehr oberflächlich, haben etwas Zappelndes. Das unaufhörliche Gerede ist ein Gemurmel geworden, das Gesinge ein blosses Summen. Nur ab und zu erfolgt noch einmal ein lauter Lustschrei, ein fröhliches Gekreisch, ein lustiges Gejohle oder auch ein derber Fluch, dazu ein ausgelassener Sprung mit allerhand Grimassen und Gesten vergesellschaftet, oder auch ein böser Stoss, ein Schlag, ein Tritt gegen den gerade Vorübergehenden. Wie der sich immer mehr erschöpfende Nerv immer oberflächlichere Zuckungen zur Folge hat, die nur ab und zu durch stärkere, krampfartig ausbrechende ersetzt werden, so auch das immer mehr sich erschöpfende, psychische Organ.

Der Schlaf ist in der Manie ebenso gestört wie in der Tobsucht. Doch setzt er zumal in den späteren Stadien derselben selten so lange aus, ist vielmehr nur unregelmässig, oberflächlich und leicht unterbrochen. Bisweilen jedoch ist er auch tief und anhaltend. Der Kranke schläft zehn, zwölf Stunden hintereinander weg. Allein wenn er aufwacht, pflegt er zu sein, wie er gewesen, und lärmt und singt und tanzt und springt wie zuvor. Man darf deshalb auf das Eintreten eines einmaligen tiefen Schlafes, wenn er auch lange anhält, in Bezug auf den Nachlass der Manie keine zu grossen Hoffnungen bauen. Oefter nimmt sie danach nur noch zu; weil in ihm, dem Schlafe, wenigstens eine geringe Kräftigung gewonnen wurde. Dessenungeachtet darf man doch das Eintreten eines längeren Schlafes auch stets wieder als ein günstiges Ereigniss ansehen; weil es für eine Ernährungsänderung im psychischen Organe spricht und damit die Hoffnung auch auf eine Erregbarkeitsänderung desselben zulässt.

Der Appetit lässt in der Regel nichts zu wünschen übrig. Zwar isst der Kranke selten rasch hintereinander weg; weil er durch Alles, was ihn irgendwie erregt, abgelenkt wird; er in Folge dessen auch fortwährend schwatzt, lacht und Allotria treibt; er muss darum auch meist gefüttert werden; allein er isst doppelte und dreifache Portionen. Nach Getränk hat er meist kein besonderes Verlangen; doch wenn es ihm in schmackhafter Form angeboten wird, als Limonade, Chocolade u. dgl. m., so wird es auch ohne Durst selbst in grösseren Quantitäten genommen. Die Verdauung ist meistens gut. Indessen besteht auch hier Neigung zu Verstopfung, freilich manchmal auch zu Diarrhöen. Nur selten zeigt sich Mund, Rachen, Nase trocken und mit katarrhalischen Secreten bedeckt. Ist das jedoch der Fall, so muss man an Complicationen denken und auf diese sein Augenmerk richten. Namentlich sind es auch hier wieder Erkrankungen der Respirationsorgane, die dazu Veranlassung geben, da sie im grossen Ganzen denselben Bedingungen unterstellt sind, wie in der Tobsucht.

Die Temperatur ist in den rein maniakalischen Zuständen, wenn die Bewegungssteigerung keine erhebliche ist, nicht bloss nicht erhöht, sondern eher erniedrigt. Es kann auch hier von keiner exacten Messung die Rede sein; man muss sich auch hier mit bloss annähernden Bestimmungen begnügen; aber diese sprechen eben dafür, dass die Temperatur eher eine Erniedrigung als eine Erhöhung erfahren hat. In den tobsüchtigen Zuständen verhält sie sich wie in der Tobsucht überhaupt, und so wechselt sie denn im ganzen Stadium maniacale, je nachdem die sonstigen Vorgänge in ihm sind.

Ganz ähnlich verhält es sich auch mit der Herzaction und dem Pulse. Da die Bewegungsvorgänge in der Manie nie so gewaltig sind als im Furor, so ist auch die Herzaction in ihr nie so hoch gesteigert. Sie erreicht oft nicht die Zahl von 100 Schlägen in der Minute, und 108 bis 112 derselben gehören schon zu den selteneren Erscheinungen. Geht die Zahl darüber, so herrschen stärkere Erregungen mehr tobsüchtigen Charakters. Der Charakter des Pulses ist aber im Allgemeinen der des Pulses Melancholischer, ein Pulsus tardus mit oft sehr verstärkten katakroten Erhebungen.

Das Aussehen der Maniakalischen hat, so obenhin betrachtet, viel mit dem der Tobsüchtigen gemein, doch unterscheidet es sich von diesem auch wieder durch eine Reihe sehr charakteristischer Merkmale, die gerade auf die Herrschaft entgegengesetzter Zustände in den betreffenden Individuen schliessen lassen. Die Extensoren, die Abductoren und Supinatoren haben das Uebergewicht, also die die Expansion bewerkstelligenden Muskeln und mit ihnen darum auch die entsprechend wirkenden Muskeln des Antlitzes. Der Kopf ist erhoben, die Wirbelsäule gestreckt, die Gliedmassen in centrifugaler Bewegung. Die Erweiterer der Augen, des Mundes, der Nase, die Levatores palpebrarum, labii superioris et alae nasi, die zygomatici, die buccinatores sind in Thätigkeit, und in Folge dessen Augen und Nüstern erweitert, der Mund zum Lächeln verzogen. Die Frontal-, die Labio-Mentalfalten sind verstrichen, die Naso-Labialfalten in k ü h n e m B o g e n g e s c h w u n g e n. Sieht man hiervon indessen ab, so ist der Gesammteindruck, den der Maniakalische macht, vielfach dem des Tobsüchtigen ähnlich. Nur pflegt sein Aussehen in der Regel noch viel elender zu sein, und dieses bloss durch die soeben hervorgehobenen Muskelspannungen verdeckt zu werden. Die Röthe, welche in Folge der Temperaturerhöhung und Pulsbeschleunigung bei dem Tobsüchtigen etwa zu beobachten war, ist bei dem Maniakalischen meist einer völligen Blässe gewichen und höchstens noch als ein leichter Anflug vorhanden, wo sich erweiterte Aederchen befinden, wie auf den Wangen, an der Nase und am Kinn. Der Maniakalische macht darum auch in ruhigeren Augenblicken, wo die Muskelspannungen nachgelassen haben, den Eindruck eines durchaus gebrochenen, eines collabirenden Menschen. Beim Tobsüchtigen ist auch dann noch immer etwas Gespanntes vorhanden, das an den glimmenden Funken in seinem Innern erinnert; beim Maniakalischen fehlt dieses eben. Der Tobsüchtige gleicht daher in einem solchen Zustande einem übernächtigen Spieler, der zwar ermüdet, aber von den erlittenen Verlusten erbittert dahin geht; der Maniakalische einem ermatteten Tänzer, der sich nach Ruhe und Schlaf sehnt, doch sie nicht finden kann, weil er von dem zu langen Tanzen noch zu sehr erregt ist. Und darin liegt ein gewaltiger Unterschied. Jener ist leicht zu Thätlichkeiten gereizt; dieser ist froh, wenn man ihn ungeschoren gehen lässt.

Da alle Bewegungsvorgänge ihr Aequivalent haben, so auch die in der Manie sich vollziehenden. Nur sind die verschiedenen Functionsstörungen, welche in derselben als kinetische Aequivalente auftreten, entsprechend den bezüglichen Bewegungsvorgängen, so flüchtiger Natur, dass sie leicht übersehen oder wenigstens nicht als das, was sie sind, erkannt werden. Doch sind ein Paar rasch vergossene Thränen zärtlicher Rührung, ein flüchtiges Erröthen vor freudiger Ueberraschung, wiederholt vorübergehende Speichelabsonderung und dgl. m. vielfach kaum anders zu deuten.

Hat die Manie nachgelassen, so schliesst sich entweder, nachdem wieder erst ein Paar Tage grösserer Ruhe und klareren Bewusstseins geherrscht haben, oder auch unmittelbar an sie an:

3. das S t a d i u m m e l a n c h o l i c u m s e c u n d a r i u m, die secundäre Melancholie. Der Kranke wird niedergeschlagen, versinkt in sich, sitzt oder steht stundenlang an ein und derselben Stelle und ist nur schwer zu bewegen, meist erst, nachdem eine energische Nachhilfe ihm zu Theil geworden, sie zu wechseln oder irgend etwas zu beginnen. Er ist in hohem Grade theilnahmslos und kümmert sich weder viel um das, was um ihn herum überhaupt sich ereignet, noch um das, was davon ihn mehr oder weniger unmittelbar betrifft. Er

befindet sich in einem Zustande, wie wir ihn schon als im Stadium melancholicum primarium nach den Raptus vorkommend geschildert haben; nur dass er hier meist noch viel stärker entwickelt, anhaltend und damit für das ganze Stadium charakteristisch ist. Die Reize, welche vor Kurzem noch sofort in eine entsprechende That umgesetzt wurden und durch ihren Wechsel das wechselvolle Bild der Manie zur Folge hatten, wirken jetzt hemmend ein und bringen es mit sich, dass eine ganze Anzahl anderer Reize (siehe Cap. VII, pag. 90) gar nicht zur Perception und Apperception gelangen, sondern einfach für den Kranken verloren gehen. Während bis dahin die meisten derselben für das in seiner Ernährung geschädigte Nervensystem nur mittelstarke Reize waren, sind sie jetzt für das noch stärker geschädigte zu starken und sehr starken geworden. Alle psychische Thätigkeit liegt darum bald mehr, bald weniger danieder, und ein bald stärkerer, bald schwächerer Stupor tritt mehr und mehr zu Tage. Es herrscht eine auffallende Hypästhesie, die schon im Stadium maniacale ihren Anfang nahm, dasselbe, wie wir aus einem früheren Capitel wissen, eigentlich mit bedingte, die aber jetzt einen ganz erheblichen Grad erreicht hat. Instantane Reize, z. B. einzelne flüchtige Nadelstiche, werden so gut als nicht empfunden. Erst wenn sich ihrer mehrere folgen, rufen sie einen Eindruck, eine Empfindung hervor. Tetanisirende Faradayische Ströme üben nur auf eine gewisse Zeit ihre Wirkung aus. Dann hört jede Schmerzempfindung auf, die contrahirten Muskeln erschlaffen und die bis dahin krampfhaft umschlossenen Elektroden entfallen den Händen. Alle Bewegungen, gleichviel wodurch veranlasst, wenn die ihnen zu Grunde liegenden Reize nicht sehr stark sind und die vorhandenen Hemmungen jäh überwinden — sehr starke Galvanische Ströme lösen nach *Wundt* wieder Zuckungen aus, Oeffnungszuckungen (siehe Cap. VII, pag. 89) — erfolgen langsam und träge. Sie treten verspätet ein und haben etwas Schleppendes wie Verzögertes an sich.

Ganz gewöhnlich bleiben eine Reihe von Handlungen auf Reize aus, die zwischendurch beantwortet werden, und so bekommt denn das Verhalten des Kranken ein Etwas, das ganz ungemein an die Lückenreaction *Benedikt's* erinnert (siehe Cap. VIII, pag. 100). Wenn die Hypästhesie verhältnissmässig hochgradig ist, so dass man den Kranken stechen, kneipen, mit einer brennenden Cigarre berühren kann, ohne dass er davon viel gewahr wird, es sei denn, dass diese Vornahmen sehr lange dauerten, so vermögen doch anhaltend einwirkende Reize, eben weil sie lange dauern, noch entsprechende Empfindungen und Bethätigungen zur Folge zu haben. Es entstehen stärkere, melancholische Zustände, die, wenn der Kranke später genesen ist, als höchst qualvolle bezeichnet werden, und als Lösungen derselben, als Aequivalente der

Raptus und der etwaigen Tobsucht, auf Grund der verlangsamten Leitung, welche in diesem Stadium allen Erscheinungen zu Grunde liegt, eine Anzahl von Muskelspannungen. Die gewöhnlichsten derselben sind die, welche melancholische Zustände überhaupt begleiten, nur dass sie ungleich stärker auftreten und die Form der Tetanie annehmen. Demnächst kommen sie als kataleptische und ekstatische Vorgänge zur Erscheinung. Bisweilen, jedoch selten, aber tragen sie auch einen wahrhaft convulsibelen Charakter an sich und werden damit wieder zu eigentlichen Raptus und Tobsuchtsanfällen. Sie führen als solche sehr rasch zur vollen Erschöpfung des Individuums und damit zum ächten, wahren Stupor aus Lähmung. Diese Art und Weise des Verhaltens der Kranken entspricht der Entartungsreaction *Brenner's* und *Erb's* (siehe Cap. VIII, pag. 100).

Statt der verschiedenen Muskelspannungen treten auch hier als Aequivalente derselben allerhand andere Störungen auf. Eine auffällige Rolle unter diesen spielt der Speichelfluss. Die Kranken spucken indessen nicht den allzu reichlich abgesonderten Speichel weg; er läuft ihnen vielmehr, auch wenn sie den Mund geschlossen halten, ohne Unterlass ab, sie nicht bloss oberflächlich, sondern bis auf die Haut durchnässend. Eine weitere auffällige Rolle der Art spielen profuse Absonderungen der Nasenschleimhaut. Dieselben meist eitrigschleimiger Natur stehen schon längst in dem Geruche, wohlthätig auf die vorhandene Psychose und zwar am günstigsten auf die Melancholia cum stupore einzuwirken; weshalb man ja auch empfohlen hat, künstliche Ableitungen durch die Nasenschleimhaut herbeizuführen. Doch hat man ihren Einfluss immer in einer anderen Weise zu erklären gesucht und insbesondere humoral-, beziehungsweise hämatopathologische Vorgänge dafür verantwortlich gemacht. Sodann sind als hierher gehörig zu nennen die Leukorrhöen, welche bei weiblichen Kranken gerade in diesem Stadium häufig vorkommen; ferner locale Hyperhidrosien, Hypersteatosien u. dgl. m. Die ektatischen Talgdrüsen, deren wir schon mehrfach gedacht haben, sowie wahre Seborrhoe kommen bei stuporosen Individuen der beschriebenen Art mit am häufigsten vor.

In den Fällen von wahrem Stupor, wo aus völliger Erlahmung des psychischen Organes alle Functionen desselben ruhen, das Bewusstsein so gut als aufgehoben ist, der Kranke von sich und der Welt nichts mehr weiss, mehr fühlt, ist auch sein Thun und Handeln so gut als erloschen. Er besorgt auch nicht das Allergewöhnlichste mehr aus sich heraus. Er muss zu Allem getrieben werden; ja oft genug nützt das nicht einmal etwas, sondern Alles muss ihm gemacht werden, soll er nicht geradezu verkommen. Er muss des Morgens aus dem Bette gehoben, muss angezogen, gewaschen, gekämmt werden.

Zum Frühstückstische muss er geführt, an diesen niedergesetzt, das Frühstück selbst ihm unter immer und immer wieder erneuten Aufforderungen eingefüttert werden. Bei jeder der nachfolgenden Mahlzeiten wiederholt sich dasselbe in derselben Weise. Mit grosser Sorgfalt muss auf die sonstigen Leibesfunctionen geachtet werden, und doch gelingt es nur selten, ihn vor allen Verunreinigungen seiner selbst zu schützen. Der Kranke ist aller Initiative baar. Das psychische Organ lahm gelegt, wie jeder zu lange gereizte Nerv, versagt eben jeden Dienst, und nur dann, wenn es sich erst einige Zeit erholt hat und der einwirkende Reiz stark genug ist, kann es wieder zu einem solchen vermocht werden. Dann allerdings kann der betreffende Kranke sich auch wohl einmal sogar zu einer ganz energischen That aufraffen. Raptusartig bricht dieselbe hervor. Doch ist die Erschlaffung danach auch nur eine noch ungleich grössere als vordem, und wenn es öfter zu solchen Ausbrüchen kommt, so kann sie schliesslich dauernd werden. Das psychische Organ wird wie der gereizte Nerv für alle Zeiten gelähmt und der besagte Stupor wird zum Blödsinn.

Der Schlaf der Stuporosen lässt gemeiniglich nichts zu wünschen übrig. Nur wo melancholische Zustände obwalten, also in den leichteren Stuporformen, da kann er auch einmal unregelmässiger sein. Doch da diese Zustände keine grosse Tiefe haben, auch wegen der leichten Erlahmungsfähigkeit des psychischen Organes nicht lange anhalten, so sind auch jene Unregelmässigkeiten nur von geringem Belange. Von jener Tag und Nacht währenden Unruhe primär Melancholischer ist hier nie die Rede. Der secundär Melancholische ist dem primär Melancholischen gegenüber ein Muster von Ruhe.

Der Appetit ist in der Regel mangelhaft; weil auch in dieser Beziehung Hypästhesie besteht. Isst aber der Kranke, so nimmt er leicht Mengen auf, die zu seiner scheinbaren Appetitlosigkeit in Widerspruch stehen. Wieder auf Grund der vorhandenen Hypästhesie besteht eine gewisse Akorie oder Aplestie, und der Mensch weiss nicht, ob er schon satt ist oder nicht. Durst und Neigung zur Aufnahme von Flüssigkeit ist nur selten vorhanden; doch giebt es Fälle der leichteren Art, in denen die Kranken grosse Quantitäten von Wasser zu sich nehmen. In einem von mir genauer beobachteten Falle bestand Polyurie. War diese Polyurie nun die Folge des vielen Trinkens, oder trank der Kranke soviel, weil er an Polyurie litt? Ich habe die Neigung, das Letztere anzunehmen, indem ich die Polyurie als kinetisches Aequivalent ansehe; aber freilich, beweisen kann ich es nicht.

Die Temperatur im Stadium melancholicum secundarium ist immer subnormal: 37·2, 37·0, 36·8, 36·5, ja wohl auch darunter. Ist die Temperatur höher als normal, wenn auch nur ganz unbedeutend, so muss man daran denken, dass irgend ein intercurrentes Leiden, und namentlich wieder eine Lungenaffection vorliege. Die Kranken neigen zu einer solchen jetzt noch weit mehr als früher; weil sie widerstandsloser geworden sind.

Die Herzaction und mit ihr der Puls, ist meist sehr geschwächt, dabei bald verlangsamt, bald beschleunigt. Die Verlangsamung kann so erheblich sein, dass die Zahl der Pulse auf einige und 50 oder gar 40 sinkt. Die Steigerung derselben kann so bedeutend sein, dass sie 108 bis 120 und darüber beträgt. Doch ist das nicht gerade häufig. Einige 80 bis 90 Schläge in der Minute ist die gewöhnlichste Zahl, die erreicht wird. Dem Charakter nach ist der Puls ein tardus und oft anakrot. Die katakroten Erhebungen sind sehr gering, bisweilen sogar anscheinend fehlend.

Die Respiration ist ebenfalls geschwächt und dazu meist verlangsamt. Die einzelnen Athemzüge: 12, 10, 8, 5 in der Minute sind sehr oberflächlich, nur ab und zu einmal tiefer. In den leichteren Fällen ist sie, die Respiration, oft zitternd und deutlich wie behemmt. In den schwereren Fällen ist davon nichts zu merken. Man hört das Athmen kaum, sieht es kaum, muss, um sich über dasselbe zu unterrichten, die Hand auf die Herzgrube legen; weil an dem Thorax es nicht einmal zu fühlen ist.

In Folge dieser Schwäche der Circulations- und Respirationsthätigkeit entwickeln sich allerhand weitere Störungen. An den abhängigen Körpertheilen kommt es zu venösen Stasen und Oedemen. Die Hände, die Füsse schwellen blau an. Bläulich geschwollen erscheinen auch die Lippen, die Wangen, die Nase. Das Gesicht bekommt dadurch etwas Plumpes, ausdruckslos Rohes, Gewöhnliches. Unter dem Einflusse der Oedeme erweichen die Gewebe. Alle Straffheit geht verloren. Die Nase wird weich, lässt sich ganz flach drücken; die Ohren werden weich, lassen sich lappenartig zusammenbiegen. Schon *Damerow* erklärte derartige Dinge für infausti ominis. Wenn auch noch manch Stuporoser, der daran leidet, sich wieder erholt, im Ganzen wird man auch noch heute seine Bedenken haben müssen, wo man auf sie trifft.

Wenn die besagten Oedeme lange bestehen oder sich öfter wiederholen, so bilden sich leicht Verdickungen in den betroffenen Geweben aus, und im Gesicht hat das zur Folge, dass der plumpe, ordinäre Ausdruck bleibend wird; weshalb so viele, die an einer länger dauernden schweren Geistesstörung gelitten haben, die Spuren davon in ihrem Antlitz nie wieder los werden, ein Etwas behalten, das auch in der heitersten Laune, im jauchzendsten Frohsinn sich noch bemerklich macht.

Wenn die Vesania typica in Genesung übergeht, so mässigen sich die stuporosen Erscheinungen. Das gelähmte psychische Organ erholt sich und fängt wieder an zu functioniren; das bloss tief geschwächte erstarkt, die Functionen verlieren ihren krankhaften Charakter. Doch geht das nicht stetig vor sich, sondern unter unaufhörlichen Schwankungen und sogenannten Rückfällen. Im Ganzen aber ist dabei der Uebergang in Genesung gleich der Rückkehr des gelähmten Nerven zur Norm. Die Erscheinungen jenes entsprechen dem Zuckungsgesetze, das dieser zu erkennen giebt. Zuerst finden bloss sehr späte, langsame und schwache Reactionen, und zwar nur auf relativ sehr starke Reize hin statt, ohne dass aber gerade ein jeder solcher Reiz beantwortet würde. (Verspätete Reaction und Lückenreaction.) Die Kranken fangen an sich zu bewegen, auch wohl mitunter diese und jene einfachen Dinge selbst zu besorgen; aber es bedarf sehr energischer oder oft wiederholter Nachhilfe. Nach einiger Zeit reagiren die Kranken zwar auch noch spät, langsam und schwerfällig und bloss auf relativ starke Reize; aber sie reagiren heftig, krampfig. Die Kranken werden, wenn man sie gar zu sehr reizt, gewaltthätig, und ihre Gewaltthätigkeit kann längere Zeit anhalten und in einer Reihe von oft ganz verschiedenartigen Handlungen explodiren. (Convulsibele Reaction *Benedikt's.*) Die Melancholia cum stupore ist aber damit in eine Melancholia activa mit Neigung zu Raptus übergegangen. Nach wieder einiger Zeit reagiren die Kranken auch auf leichtere Reize. Leicht treten Verstimmungen ein, leicht kommt es zu gelinden Raptus und mässigen Tobsuchtsanfällen, leicht nach diesen auch zu maniakalischen Zuständen. Die Chäromanie ist jetzt sogar ziemlich häufig. An sie schliesst sich dann wieder ein melancholischer, oft leicht stuporoser Zustand an, und aus diesem entwickelt sich danach wieder eine mehr einfache Melancholie, die nach und nach, aber immer noch in ihrer Intensität schwankend, mit schwachen Tobsuchtsanfällen oder deren Aequivalenten, sowie chäromanischen Zuständen wechselnd, in ein mehr gleichmässiges und daher gesundes Verhalten übergeht. In diesem letzten oder auch diesen beiden letzten Stadien der secundären Melancholie treten am häufigsten Rückfälle ein, und die ganze Vesania typica, mehr oder weniger modificirt, kann noch einmal durchgemacht werden. Die Aussicht auf endliche Genesung ist dann allerdings viel ungünstiger als das erste Mal, und Alles kommt deshalb darauf an, durch möglichst passende Behandlung und grösste Schonung den Kranken vor einem solchen Rückfalle zu bewahren. In diesem Stadium tritt auch das schon oben erwähnte, so häufige Drängen nach Entlassung aus der Behandlung auf. Es ist immer noch ein Zeichen einer krankhaften, gleichviel ob melancholischen, ob maniakalischen Erregung, und ihm nachgeben, heisst in den meisten Fällen den Kranken einem Rückfalle überliefern. Wirklich genesene Kranke harren in Geduld aus, ja, indem sie von dem wiedergewonnenen Standpunkte gesunden Lebens aus ihren glücklich überwundenen Krankheitszustand überblicken, gewinnen sie die

Ueberzeugung, dass ein längerer Aufenthalt unter den Verhältnissen, unter denen sie genasen, ihnen nur vortheilhaft sein könne. Sie fühlen sich häufig noch matt und angegriffen, der Ruhe bedürftig und darum auch noch einer gewissen Schonung und Behandlung benöthigt, die sie nirgends besser finden können, als am Orte ihrer Genesung.

In dem Maasse als die psychische Reconvalescenz vorschreitet, thut das die des ganzen Organismus überhaupt. Ist ja doch jene eigentlich erst von dieser abhängig, und somit es auch nur natürlich, dass beide Hand in Hand gehen. Die Kranken erholen sich von Tag zu Tage, von Woche zu Woche, und namentlich, nachdem die Reconvalescenz schon einige Zeit in Gang gekommen ist, in oft zusehender Weise. Der Puls hebt und regelt sich. Die Respiration wird kräftiger, lebhafter, die Oedeme verschwinden, die Cyanose verschwindet, die Gewebe erhalten ihre Straffheit zurück. Das Mienenspiel, Gang und Haltung gewinnen an Lebhaftigkeit und Ausdruck. Der Appetit ist rege, die Verdauung kräftig. Der Kranke, meist müde, schläft viel, fest und anhaltend. Bei fleissigem Aufenthalt in freier Luft bekommt er frische, rothe Backen. Was aber am meisten auffällt, ist die Neigung zur Wohlbeleibtheit, welche sich bei ihm einstellt. Solche Reconvalescenten nehmen täglich bis an ein Pfund an Körpergewicht zu. Ja, ich habe einen jungen Mann von etlichen 20 Jahren zu behandeln gehabt, der in seiner Reconvalescenz in einer Woche elf Pfund, also beinahe 0·8 Klgrm. täglich zunahm. Wo diese Zunahme an Körpergewicht in der Reconvalescenz fehlt, darf man ihr, der letzteren, nicht trauen. Es handelt sich da oft bloss um eine Art von Remission, und oft ganz unerwartet bricht der Sturm wieder von Neuem los. Nachdem die Neigung zur Zunahme an Körpergewicht eine Zeitlang bestanden, schwindet sie wieder, und eine Abnahme des letzteren findet statt. Allein während in der ganzen Zeit, dass der Körper so bedeutend an Gewicht zunahm, eine gewisse Pastosität bestand, tritt jetzt an die Stelle derselben mehr Straffheit. Was der Körper an Gewicht, meist nur eine Kleinigkeit gegen das, was er gewonnen hatte, verliert, gewinnt er an letzterer. Erst nachdem in dieser Beziehung keine besondere Schwankung mehr nachzuweisen, ist die Reconvalescenz als beendet zu betrachten.

Ueberblicken wir nun noch einmal in aller Kürze den Verlauf der Vesania typica, so ergiebt sich, dass ihr drittes, das Stadium melancholicum secundarium oder stuporosum, in seinen Erscheinungen denen des zweiten Stadiums, in welchem sich ein absterbender Nerv befindet, entspricht. Alle Aeusserungen nehmen an Dauer und Stärke ab, bis sie endlich aufhören. Die beiden ersten Stadien, das Stadium melancholicum primarium und maniacale, entsprechen also dem ganzen ersten Stadium, in welchem sich ein solcher Nerv befindet, jenes dem

Anfange desselben, dieses seinem Ende (siehe Cap. VIII, pag. 108). Uebertragen wir das nun auf das *Pflüger-Wundt*'sche Zuckungsgesetz, beziehungsweise auf die *Brenner*'sche Zuckungsformel, und nehmen dabei, was auch schon *Wundt* gelegentlich gethan hat, statt der Reizgrösse das Reizobject als die Veränderliche an, so ergiebt sich, dass das Stadium melancholicum primarium den Charakter der Wirkung schwacher galvanischer Ströme an sich trägt, das Stadium maniacale den der Wirkung mittelstarker, das Stadium melancholicum secundarium oder stuporosum endlich den der Wirkung starker und stärkster Ströme, oder nach *Brenner*, dass das erste den Zuständen entspricht, in denen bei einer betimmten Stromstärke anfänglich nur K. S. Z., dann aber auch A. S. Z. auftritt, wobei die leichteren Raptus schwächeren und die schwereren mitsammt der Tobsucht, dem Furor, stärkeren und sich wiederholenden Zuckungen gleichwerthig sind; dass ferner das zweite Stadium den Zuständen entspricht, in welchen auch A. O. Z. zur Erscheinung kommt — jeder Reiz ruft eine entsprechende Aeusserung hervor —, und dass endlich das dritte Stadium die Zustände repräsentirt, in denen die Zuckungen den Charakter tetanischer Spannungen annehmen. Zunächst tritt bloss K. S. T. auf. Nur gewisse, noch stärkere Reize rufen länger dauernde Affectionen hervor. Im weiteren Verlaufe aber kommt es auch zu A. S. T. Jeder Reiz ist dann im Stande, solche Affectionen auszulösen. Die tetanieartigen Zustände, die kataleptischen, ekstatischen, welche im Stadium stuporosum dann und wann auftreten, sind diesen anomalen Zuckungen von tetanischem Charakter gleichzustellen.

Dem entsprechend verhält sich auch der Puls, wo er deutliche Abweichungen von der Norm zeigt. Denn dass er sie immer zeigte, wie einst *Wolf* gelehrt hat, ist nicht richtig. Schon *Mendel* und nach ihm *Claus*, einer meiner früheren Assistenten, der lange Zeit Amanuensis bei *Landois* gewesen, haben graphisch nachgewiesen, dass der Puls psychisch Gestörter keinesweges so häufig, geschweige denn regelmässig verändert sei, als angenommen wird. Wo er aber sich verändert zeigt, da ist er, wie das auch aus den Curven von *Mendel* und *Claus* hervorgeht, in der primären Melancholie ebenso wie in der Manie, mit Ausnahme vielleicht der allerletzten Zeit, wo dieselbe also schon nachlässt und in die secundäre Melancholie übergeht, ein ausgeprägt katakroter, in der secundären Melancholie dagegen ein ausgeprägt anakroter. Das Erstere weist auf eine vermehrte Spannung, eine verstärkte Innervation der Gefässwände hin, das Letztere auf das Gegentheil, eine Erschlaffung, eine Parese derselben.

Die Dauer der Vesania typica ist sehr verschieden lang. Dieselbe kann sich nur über wenige Wochen erstrecken, aber sich auch über Monate, ein Jahr, selbst ein Paar Jahre hin ausdehnen. Die gewöhnlichste Dauer ist wohl drei, vier bis fünf Monate. Die meisten der Vesaniae typicae, die innerhalb eines halben Jahres ablaufen, pflegen mit Genesung zu endigen. Diejenigen, welche länger dauern, gestatten nur eine zweifelhafte Prognose. Von solchen, die über ein Jahr anhalten, endigen nur wenige mit Genesung. Genesung nach mehrjähriger Dauer gehört zu den Seltenheiten.

Der Decursus interruptus ist dem Anscheine nach ungleich häufiger als der Decursus continuus. Er wird nur oftmals übersehen und natürlich am ehesten und leichtesten, wenn das Intervallum lucidum bloss von kurzer Dauer ist, nur einen Tag, oder gar bloss einen halben Tag beträgt. Sieht man zufällig den Kranken in diesen kurzen Intervallen nicht, so geht es für die Beobachtung verloren und der fragliche Decursus erscheint als ein continuus, ohne es zu sein.

Wenn die einzelnen Stadien der Vesania typica nicht zur gehörigen Entwicklung gelangen oder gar ausfallen, so entstehen, wie wir das schon in Capitel XIII hervorgehoben haben, die incompleten Formen derselben, denen gegenüber die voll entwickelte als completa erscheint. Die am häufigsten vorkommende dieser incompleten Formen, ja, die am häufigsten vorkommende Form der Vesania typica überhaupt, ist die abortiva, die nun je nachdem wieder als abortiva simplex oder als abortiva raptuosa oder furibunda erscheinen kann.

Die a b o r t i v a s i m p l e x ist eine einfache Melancholie, wie wir sie als Einleitung zur typica legitima zu schildern gesucht haben. Es handelt sich bei ihr in der Regel um nur sehr wenig disponirte Individuen, die so ziemlich die Herrschaft über sich behalten, deshalb noch lange Zeit ihrem Berufe nachzugehen vermögen, nur lässiger als sonst erscheinen, leicht verdrossen sind und allerhand Klagen über ihr Befinden äussern, das nicht mehr wie ehedem sei. Die bei Weitem grösste Zahl dieser Psychosen scheinen Reflexpsychosen zu sein und namentlich vom Tractus intestinalis aus eingeleitet und unterhalten zu werden. Die meisten derselben tragen einen durchaus hypochondrischen Charakter an sich und werden deshalb diese Melancholien an vielen Orten, wie z. B. in Norddeutschland ganz allgemein auch als H y p o c h o n d r i e schlechtweg bezeichnet, selbst wenn ihnen von hypochondrischen Elementen so gut als gar nichts eigen ist. Gewöhnlich aber, wie gesagt, fehlen ihnen diese nicht bloss nicht, sondern treten sogar in sehr bezeichnender Weise hervor. Diese melancholischen Zustände werden damit in der That zu hypochondrischen, beziehungsweise zu Hypochondrie selbst, und insofern können wir auch sagen, dass die Hypochondrie die allerhäufigste Form ist, unter welcher sich die V e s a n i a t y p i c a l e g i t i m a a b o r t i v a äussert. Der Umstand, dass Darmleiden ihr so überaus oft zu Grunde liegen, ist auch Ursache, warum man die Hypochondrie selbst so allgemein mit Darmleiden in Zusammenhang gebracht und von ihnen abhängig gemacht hat, dass man sie nicht bloss als Symptome derselben angesehen, sondern ihre Behandlung auch mit der jener geradezu zusammengeworfen hat.

Die abortiva simplex ist vielfach so leicht, dass sie gar nicht in irrenärztliche Behandlung kommt, ja selbst nicht einmal in ärztliche überhaupt. Nach Wochen und Monaten geht sie unter Beobachtung einer etwas knappen und reizlosen Diät, zu welcher schon die Kranken von selbst hinneigen, unter dem Gebrauche von frischer Luft und mässiger Bewegung gewissermaassen von selbst vorüber. Das sind dann eben die Fälle, in denen die betreffenden Individuen an vielen Verstimmungen gelitten haben, hypochondrisch gewesen sind, aber niemals eigentlich krank waren, am allerwenigsten geisteskrank. In etwas schwierigeren Fällen machen die Kranken eine Cur in Carlsbad, Marienbad, Eger, Franzensbrunn, Kissingen, Soden u. s. w. durch, oder gehen nach einer Kaltwasser-Heilanstalt oder auch einem hochgelegenen klimatischen Curorte, um dort eine Kräuter- oder Molkencur zu gebrauchen, und haben dann je nachdem an chronischem Magen- und Darmkatarrh, ohne oder mit gleichzeitiger Blutarmuth, an Neurasthenie, Neuranämie und wie sonst heut zu Tage derartige Zustände genannt werden, gelitten, aber waren auch noch keinesweges psychisch gestört. Damit das der Fall sei, gehört mehr dazu, und muss namentlich der Intellect gelitten haben. So lange das nicht geschehen, ist in den Augen der Welt der Mensch psychisch gesund.

Die abortiva raptuosa entwickelt sich aus der simplex, aber dieselbe braucht nicht immer besonders hervorzutreten. Bei etwas stärker disponirten Persönlichkeiten findet, so zu sagen, kein langes Aufhalten beim Anfange statt. Es wird gewissermaassen gleich in medias res getreten. Die hysterische, die epileptische, die alkoholistische Constitution neigen insbesondere dazu und nach ganz kurzen Verstimmungen, anscheinend oft ganz leichter Art, brechen die Raptus los. Das Suicidium spielt unter denselben wieder eine Hauptrolle, und eine grosse Anzahl von Selbstmorden, begangen von anscheinend gesunden Menschen, sind auf eine rasch entstandene abortiva raptuosa, deren Entwickelung man nur übersehen hat, zurückzuführen. Hieher gehören auch gar manche von den als Monomanien oder specifischen Melancholien bezeichneten Psychosen, die wir in Cap. XIII aufgeführt haben: die Mania oder Melancholia errabunda, die Dipsomanie, die Pyromanie, die Kleptomanie, die Monomania homicidii, die gar nicht selten bloss eine andere Form ist, unter welcher sich die Monomania suicidii verbirgt, indem die betreffenden Individuen hoffen, in Folge ihres Verbrechens gerichtet und hingerichtet zu werden; ferner die Manie sich zu verstümmeln, sich zu entmannen, die Augen, die Zunge heraus zu reissen, die Finger abzubeissen, abzuhauen, sich überhaupt zu zerfleischen u. s. w. Entwickeln aus den Raptus endlich sich sehr rasch länger dauernde Tobsuchtsanfälle, so haben wir es mit der Abortiva furibunda zu thun, die so ziemlich mit der Mania furibunda *Crichton's* zusammenfällt.

Die abortiva raptuosa kann Wochen, Monate, Jahre dauern. Die Kranken sind in einer fortwährenden Erregung und jeden Augenblick disponirt, einen Gewaltact zu begehen, der gar nicht selten wohl vorbereitet ist und nur der günstigen Gelegenheit harrt, um in Vollzug zu treten. Es sind das mit die gefährlichsten Menschen, mit denen man zu thun bekommen kann, und keinen Augenblick ist man in ihrer Nähe seines Lebens sicher. Sie wollen stets mit grosser Rücksicht und grossem Geschick behandelt werden, und wehe dem, der dagegen verstösst. Noch nach acht Jahren habe ich einen Fall der abortiva raptuosa in volle Genesung übergehen sehen. Derselbe betraf eine Kranke der Greifswalder Anstalt. Als junge Frau, Mutter von zwei Kindern, war sie in die Anstalt gekommen. Ihr Mann, ein Küstenschiffer, hatte zur Beaufsichtigung seines Hauswesens und Erziehung der Kinder sich eine Haushälterin genommen. Nach ein Paar Jahren wurde sie ihm mehr und gebar ihm einige Kinder; die der rechtmässigen Frau aber starben. Als diese nach Hause kam, fand sie sich überflüssig und so gut als verstossen. Als Wäscherin erwarb sie sich ihren Lebensunterhalt, blieb aber gesund, bis nach nahe an zehn Jahren ich sie aus den Augen verlor.

Viele Formen der Melancholie mit anhaltender Willensaufregung *Griesinger's* gehören offenbar hieher, während andere derselben anderwärts unterzubringen und namentlich der Paranoia mit zuzuzählen sind. Besteht die abortiva raptuosa sehr lange, so ist auch die Gefahr vorhanden, dass sie in eine solche Paranoia mit mehr oder minder grosser Abschwächung des Intellectes übergeht, und dann kann sie bis an das Lebensende des betreffenden Kranken über Jahrzehnte sich hinziehen. Wie die abortiva simplex ist auch sie mitsammt der furibunda sehr häufig, vielleicht meist reflectorischer Natur, und neben Krankheiten des Darmkanales spielen solche der Genitalorgane dabei eine hervorragende Rolle. Doch kann natürlich jedwedes andere peripherische Leiden sie auch zur Auslösung bringen, und gerade in Betreff der furibunda habe ich das von den entzündlichen Processen der äusseren Haut, des Mundes, der Gliedmaassen gesehen, deren in Cap. XIV Erwähnung gethan worden ist.

Die abortiva furibunda ist nicht von so langer Dauer. Doch kann auch sie Wochen anhalten, ehe ein Wendepunkt eintritt. Zieht sie sich sehr in die Länge, über acht, zehn Monate, ein Jahr hin, so mischt sich leicht ein maniakalisches Moment in sie hinein. Die Melancholie ist im Uebergange zur Manie. Aber das maniakalische Moment kommt nur so gelegentlich zum Vorschein; es ist nicht stark und anhaltend genug, um dem ganzen Krankheitsbilde seinen Charakter aufzudrücken, und so können wir von unserem Standpunkte aus dieses letztere auch noch nicht der Manie zurechnen, sondern müssen es noch der Melancholie unterordnen. Es entspricht die Erscheinung durchaus den Zuckungen im ersten Stadium des absterbenden Nerven, die auch nicht jäh ihren anfänglichen Charakter ändern, sondern unter gewissen günstigen Verhältnissen denselben lange beibehalten und ihn immer und immer wieder hervortreten lassen, wenn auch bereits ab und zu Zuckungen mit dem Charakter des Endes dieses Stadiums aufgetreten sind. Es entspricht dieselbe ferner den sonstigen Zuständen im Nervensysteme, in denen bei einer gewissen Stromstärke, wenn man nicht zu anhaltend reizt, im Allgemeinen nur Schliessungszuckungen und bloss ganz vereinzelt einmal auch A. O. Z. auftreten. Wir müssen hier wiederholen, um uns vor dem Vorwurf der Künstelei zu wahren, was wir schon öfter ausgesprochen haben: In der Natur herrschen die sanftesten Uebergänge; die Trennung ist nur Menschenwerk.

Auch die Melancholie ist von der Manie nicht scharf geschieden. Die Tobsucht vermittelt den Uebergang. Die reine Tobsucht, der Furor, gehört allerdings bloss der Melancholie an. Sonst aber scheint sie, je nachdem, bald mehr zu dieser bald mehr zur Manie zu gehören. Treten die maniakalischen Momente nur vereinzelt in ihr auf, so zählen nach dem Satze: a potiori fit denominatio wir sie noch zur Melancholie, umgekehrt, wie wir das schon durch andere Gründe veranlasst gethan haben, zur Manie. Im Stadium maniacale der typica completa hat eben Letzteres statt.

In der Regel sind es kräftigere Personen, untersetzte Männer, grosse starke Frauen, bei denen sich diese Form der Psychose entwickelt, Personen also, bei denen sich wohl eine gewisse Disposition zu leichter Ermüdung findet, aus der aber, wegen einer immer noch vorhandenen grösseren Widerstandsfähigkeit, doch nicht sobald auch eine wirkliche Erschöpfung oder Erlahmung hervorgeht. Endet die abortiva furibunda nicht mit Genesung, so tritt an ihre Stelle leicht die chronische Form der abortiva raptuosa, die immer wieder in eine furibunda umschlagen kann, und damit denn auch ein Schwächezustand, der bald mehr bald weniger den Charakter der Paranoia an sich trägt.

Bei schwächlicheren Individuen, darum bei mehr jugendlichen Personen und zarteren Frauen, schliesst sich an das Stadium melancholicum initiale, nachdem ein Paar raptusartige Ausbrüche stattgefunden haben, doch meist ohne dass diese eine erhebliche Stärke besessen hätten, und ohne dass es zu einer eigentlichen Tobsucht gekommen wäre, in einer Anzahl von Fällen gleich das Stadium maniacale an und wird für die ganze Psychose und ihre Färbung maassgebend. Werden die raptusartigen Ausbrüche nicht ihrem wahren Charakter nach erfasst, so kann es aussehen, als ob die Manie direct aus der Melancholie hervorgegangen sei, und ist diese selbst nur mässig gewesen und vielleicht noch durch allerhand andere Erscheinungen verdeckt, so kann selbst der Anschein entstehen, dass die Manie sich ohne alle voraufgegangenen melancholischen Verstimmungen, ganz unmittelbar aus den gerade herrschenden Verhältnissen entwickelt habe, was aber, entsprechend dem Zuckungsgesetze des ermüdeten oder erkrankten Nerven überhaupt wir für unmöglich halten. Die Psychose, um welche es sich handelt, ist die incompleta praeceps. Ich selbst habe sie am häufigsten aus dem Puerperium und der Lactation hervorgehen sehen, doch auch bei einer jungen, noch nicht 20jährigen Erzieherin und einem etwa gleichalterigen Studenten beobachtet, bei Letzterem im Zusammenhange mit Nachtschwärmerei und für seine Constitution zu reichlichem Bier- und Tabaksgenusse. Diese maniakalischen Zustände halten sehr verschieden lange an. Erstrecken sie sich über Wochen und Monate, was Letzteres namentlich bei Frauen vorkommt, so stellen sie die sogenannte protrahirte Manie oder protrahirte Manie der Weiber dar. Genesung erfolgt nur nach Durchgang eines Stadium melancholicum seu stuporosum. Findet keine Genesung statt, so geht die Psychose gewöhnlich in die versatile Form des Blödsinns, in Dementia, über. Doch kann die Unheilbarkeit auch erst im Stadium stuporosum sich herausbilden und dann natürlich ein mehr apathischer Zustand bleibend werden. Auch die incompleta praeceps ist oftmals eine ganz unzweifelhafte Reflexpsychose. Indessen es kann der Charakter als solcher, vornehmlich in den protrahirten Fällen, mit der Zeit verloren gehen. Das Leiden, das sie verursachte, tritt zurück, verschwindet vielleicht ganz; aber sie, einmal in das Dasein gerufen, besteht fort und kann nun als rein idiopathische Psychose dem Beobachter entgegen treten.

Bei bereits stärker mitgenommenen Individuen, die meist schon lange an melancholischen Verstimmungen mit Neigung zu, wenn vorläufig auch noch leichteren, so doch um so zahlreicheren raptusartigen Ausbrüchen gelitten haben, tritt mitunter im Anschluss an eine stärkere Erregung, einen schwereren Raptus oder auch einen kürzeren Furor, oft ohne dass auch nur eine Spur von einem maniakalischen Zustande zu bemerken gewesen wäre, sofort ein mehr oder minder starker Stupor auf. Es schliesst sich also an ein meist lang hingezogenes, aber leichtes und darum oft gewöhnlich verkanntes Stadium melancholicum initiale dem Anscheine nach unmittelbar oder nur durch ein kurzes, oberflächliches Stadium maniacale getrennt, das Stadium melancholicum secundarium oder stuporosum an, und bricht so gewissermaassen unvermittelt, bloss in Folge einer stärkeren Erregung, eine schwere Melancholie, die Melancholia cum stupore oder attonita der älteren Autoren aus. Das ist die incompleta gravis. Der Stupor ist bisweilen ein vollständiger, auf einem lähmungsartigen Zustande des psychischen Organes beruhender. In den meisten Fällen ist er jedoch nur ein relativer, durch Hemmung entstandener. Wie unter Anderen *Kahlbaum,* so habe auch ich jenen nach einem Conamen suicidii durch Erhängen beobachtet. Wir haben uns darüber schon ausgelassen, wie weit die Psychose nach einem solchen auch als Reflexpsychose aufzufassen sei. Die in Rede stehenden Stupores geringeren Grades, die aus Hemmung hervorgehenden, sind es jedoch wohl immer, und so dürfte denn auch die incompleta gravis im Grossen und Ganzen als eine Reflexpsychose anzusehen sein. Der Stupor, beziehungsweise die incompleta gravis, ist als der Ausdruck eines Shoks zu betrachten, der in einem mangelhaft ernährten, weil in der Regel schon lange misshandelten psychischen Organe durch einen zu grossen Kräfteverbrauch in Folge zu starker Erregung durch Ueberreizung zu Stande kam.

Mit dem unvollständigen Stupor aus Hemmung verbinden sich gerade so wie in der Vesania typica completa leicht allerhand Muskelspannungen, Erweiterungen der Pupillen, die oft zu recht erheblichen Differenzen derselben führen, tetanieartige, kataleptiforme und ekstatische Zustände, Aphrasien und Paraphrasien, unter welchen letzteren die sogenannten Vociferationen eine gewisse Rolle spielen, und statt aller dieser Vorgänge die verschiedenartigsten kinetischen Aequivalente derselben, womit denn hier wie dort sehr schwere Formen der Katatonie *Kahlbaum's* in die Erscheinung treten.

Die incompleta gravis dauert von einigen Wochen bis mehreren Monaten. Der Uebergang in Genesung erfolgt wie aus dem Stadium stuporosum der completa und ist denselben Störungen, Schwankungen und Gefahren ausgesetzt. Er kann dadurch sehr verzögert, ja selbst vollständig verhindert werden. Ist Ersteres der Fall, so bekommt die Psychose ein ganz anderes, mehr oder minder wechselndes Aussehen, und, indem sie sich so wieder über Monate oder gar ein bis zwei Jahre hinzieht, wie ich erst neuerdings einen Fall gehabt habe, einen vollständig veränderten Charakter. Nur die Aetiologie kann dann noch entscheiden, womit man es zu thun hat; wenn man sich nicht bei den wagen Bestimmungen Melancholie, Manie, Schwäche beruhigen will.

Die incompleten Formen der Vesania typica sind es gewesen, welche man vielfach als Dysthymien und Dysphrenien bezeichnet hat, und ihren angeblich unregelmässigen und im Verhältnisse zur typica completa anscheinend oft atypischen Verlauf hat man gerade als charakteristisch für sie angegeben. *Kahlbaum* bezeichnet die Dysphrenia als eine sympathische oder symptomatische Psychose im Anschluss an einen speciellen physiologischen oder pathologischen Körperzustand und begreift somit darunter auch alle jetzt als Reflexpsychosen gangbaren psychischen Störungen. Je nach den veranlassenden Momenten oder auflösenden Ursachen kann man danach eine ganze Anzahl von Dysphrenien unterscheiden, eine Dysphrenia sexualis, eine Dysphrenia verminosa u. dgl. m. *Griesinger*, der statt des Ausdrucks Dysphrenia die Bezeichnung Dysthymia gebraucht hat, aber so ziemlich dasselbe darunter verstand, hat so eine Dysthymia frontalis, hypogastrica, neuralgica unterschieden und begreift unter letzterer eine psychische Störung, welche als Folgezustand, eine Art Transformation des neuralgischen Anfalles, der selbst schon vorüber ist, auftritt. „Er, der Anfall, thut dies nicht etwa durch seine Intensität, sondern wie eine Neuralgie Mitempfindungen an anderen Körperstellen hervorrufen kann, so ruft sie hier durch Erregung von Hirnpartien, welche bei der Neuralgie selbst gar nicht betheiligt sind, Mitvorstellungen krankhafter Art hervor, Mitvorstellungen, die ihrem Inhalte nach nicht im geringsten Zusammenhange mit dem Schmerze stehen, sondern sich — durch den Reiz, den letzterer auf gewisse Hirnpartien ausübt, hervorgerufen — auf einem ganz entfernten Vorstellungsfelde bewegen.“ Von anderen Seiten sind andere Formen aufgestellt worden und zu gleicher Zeit ihnen eine andere Deutung gegeben. Die beachtenswertheste davon ist *Schüle's* Dysphrenia neuralgica, die mit *Griesinger's* Dysthymia neuralgica wohl so ziemlich identisch ist, bei welcher aber nach *Schüle* die Neuralgie für den Inhalt, beziehungsweise die Form der Psychose oftmals durchaus von Wesenheit ist. Die Neuralgie wirkt nach *Schüle* dabei das eine Mal so, wie *Griesinger* meint, das andere Mal aber so, dass sie geradezu den jeweiligen Wahn bedingt. Sie wird dann allerdings nicht in ihrer gewöhnlichen, so zu sagen normalen Weise empfunden, sondern trägt einen durchaus parästhetischen Charakter an sich; doch ist derselbe für ein und denselben Nerven im Allgemeinen auch immer ein und derselbe. So sollen Intercostal- und Abdominalneuralgien gegebenen Falles immer als das Gefühl des Vergewaltigtseins, des Verloren-seins empfunden werden und die Dämonomanie, überhaupt den Wahn des Besessen-seins veranlassen, Frontal- und Occipitalneuralgien das Gefühl innerer Leere bedingen und den Verschuldungswahn zur

Folge haben, Sexualneuralgien in einer ihnen eigenen, wenn auch vielgestaltigeren Weise das Bewusstsein afficiren und z. B. als blosse Erotomanie, als Koketterie, Sucht, sich zu putzen, fortwährend an sich herumzuwaschen, mit dem Nachtgeschirr sich zu beschäftigen, als religiöser Zelotismus u. s. w. zur Aeusserung kommen. *Schüle* unterscheidet danach eine Dysphrenia neuralgica mit und ohne Transformation. Die letztere ist gleich der Dysthymia neuralgica *Griesinger's*, die erstere ist ihm eigen.

Die Angaben von *Schüle* erfahren durch eine Anzahl von Fällen eine offenbare Bestätigung; durch andere scheinen sie widerlegt zu werden. Allein man darf nie vergessen, dass eben nicht alle Neuralgien eine sogenannte Transformation erfahren, dass diese wieder nicht immer eine vollkommene zu sein braucht, und dass sie ebensowenig auch immer, wie das die Sexualneuralgien so schlagend beweisen, wenn auch ihr allgemeiner Charakter vielleicht immer derselbe ist, bis in das Detail hinein die nämlichen sein müssen.

Hierbei sei uns gestattet, auf das Wesen der sogenannten Transformationen noch etwas näher einzugehen. Man versteht unter denselben, wie aus dem bereits Gesagten hervorgehen wird, die Umänderung einer einem bestimmten Reize adäquaten Empfindung in eine demselben inadäquate, also die Umwandlung einer Etio- oder Euästhesie in eine Parästhesie mit Allem, was diese wieder nach sich ziehen kann. Jede Neuralgie ist bis zu einem gewissen Grade schon eine Parästhesie, und wird es mit der Länge ihres Bestandes mehr und mehr. Namentlich in den Intermissionen tritt das deutlicher hervor und giebt sich in allerhand sonderbaren Gefühlen, in Verminatio, Formicatio, Algor zu erkennen. Jede Neuralgie ist von einer Hypästhesie begleitet und trägt damit die Bedingungen zu völliger Anästhesie in sich. Je länger sie besteht, um so leichter kommt es somit zu Parästhesien und gleichzeitigen Hyp- oder gar Anästhesien in dem Gebiete des Nerven, welcher ihr Sitz ist. So kommt es denn, dass Leute, welche lange Zeit an neuralgischen Affectionen gelitten haben und auf Grund derselben psychisch erkrankten, nach einiger Zeit aufhören, über die bezüglichen Schmerzen zu klagen, dieselben auf Befragen sogar in Abrede stellen, aber behaupten, einen Stein in den Präcordien, einen bösen Dämon in ihrer Seite, einen Frosch, eine Schlange in ihrem Leibe zu haben, dass Würmer ihren Kopf zernagen, dass der Kopf ihnen öde und leer sei, dass er ihnen fehle. Ein zu anhaltend gereizter Nerv wird in seiner Erregbarkeit eben verändert und zuletzt unerregbar. Aus demselben Grunde kommt es aber auch, dass, wenn die Ursachen der Neuralgie wegfallen, der betreffende

Nerv sich zu erholen und wieder zu reagiren anfängt, womit denn die Psychose natürlich auch eine Aenderung erfahren muss und häufig sich zu bessern beginnt, dass dann die normale Reactionsweise des Nerven sich auch wieder einstellt, zunächst noch in häufigen Schmerzanfällen sich zu erkennen giebt, bis allmähliche Beruhigung und damit Heilung desselben eintritt, und nun auch die Psychose in Wegfall zu kommen vermag. Die Erfahrung, dass mit der Wiederkehr gewisser schmerzhafter Affectionen aus dem Anfange einer Psychose sich häufig die Heilung derselben vorbereitet, findet hierin ihre Erklärung. Die betreffende Psychose war eben die Folge der schmerzhaften Affection, eine Dysthymia neuralgica *Griesinger's*, eine einfache Dysphrenia neuralgica *Schüle's*. Im Laufe der Zeit wurde sie zu einer Dysphrenia neuralgica mit Transformation *Schüle's* und mit Besserung der neuralgischen Affection und Rückkehr derselben zur Norm wieder eine Dysthymia oder einfache Dysphrenia neuralgica. Die Transformation beruht also darauf, dass an Stelle einer gewöhnlichen Neuralgie sich eine Parästhesie oder Anästhesie mit ihren weiteren Folgen im Bewusstsein ausbildet.

b) legitima katatonica.

Wir haben schon wiederholt der Katatonie und katatonischer Zustände *Kahlbaum's* erwähnt. Im Cap. XIII haben wir die Katatonie als eine Vesania typica definirt mit vorwiegender Entwickelung der secundären Melancholie, des Stadium stuporosum; haben aber auch schon einer Dementia katatonica gedacht, und es fragt sich, ob man nicht auch vieleicht von einer Paranoia katatonica reden darf. Der Grund davon ist, dass wie die Ves. typica überhaupt, so auch die Form, welche wir als katatonica bezeichnen, vielgestaltig ist, als completa und incompleta auftritt, sich gegebenen Falles mit ihren charakteristischen Erscheinungen in die secundären Schwächezustände fortsetzt und, wie diese gewissermaassen primär aufzutreten vermögen, so caeteris paribus auch mit ihnen primär zur Erscheinung kommen kann.

Die Katatonie entwickelt sich nur auf einem ganz bestimmten Boden. Zu ihrem Zustandekommen gehört eine ganz erhebliche, ja zum Theil sogar hochgradige psychopathische Diathese. Es handelt sich bei ihr fast immer um Leute mit stärkerer erblicher Belastung, um chlorämische Individuen mit mehr oder weniger zahlreichen, mehr oder weniger ausgesprochenen Stigmata degenerationis. In der Regel besitzen dieselben ein sehr starkes Selbstgefühl, ein grosses Streben, aber nicht die genügende Ausdauer und entsprechende Leistungsfähigkeit. Frühzeitig schon entdeckt der schärfere Beobachter bei ihnen einen Zwiespalt, der sich in einem melancholischen, weltschmerzlichen oder kopfhängerischen Wesen, einem Hange zur Einsamkeit, Beschaulichkeit und Träumerei zu erkennen giebt. Sie leben fast alle in der Zukunft und lieben es, Luftschlösser der einen oder anderen Art zu bauen. Viele sind stille, sanfte, gutmüthige Menschen von sanguinisch-melancholischem Temperamente und weichem, nachgiebigem, aber darum auch häufig unstetem, schwachem und selbst schlaffem Charakter; etliche aber besitzen auch ein mehr cholerisches Temperament und einen unruhigen, heftigen, stolzen, hochmüthigen und darum zu Rücksichtslosigkeiten und Gewaltthätigkeiten geneigten Charakter. Misstrauisch gegen Andere sind sie durch die Bank und darum wenig offen, wenn auch nicht gerade immer verschlossen. Auf der anderen Seite werden sie aber auch wieder von einer Vertrauensseligkeit gegen sich und die Verhältnisse erfüllt, dass sie die Zukunft wenigstens nur in rosigem Lichte erblicken und von sanguinischen Hoffnungen erfüllt, alle etwaigen Hindernisse und Widerwärtigkeiten unterschätzend, sich selbst dabei vielleicht gar nicht überschätzend, ihr entgegengehen. Das Misstrauen gegen Andere und die geringe Offenherzigkeit entspringt eben aus dieser Hoffnungs- und Vertrauensseligkeit, welche Andere nicht theilen können. Sehr gewöhnlich trifft man bei ihnen auf einen sehr lebhaften Geschlechtstrieb, aber die Neigung, ihn in absonderlicher Weise zu befriedigen. Es sind im grossen Ganzen onanistische Naturen, d. h. solche, die nicht bloss in Ermangelung eines Besseren Onanie treiben, was ja häufig vorkommt, ohne irgend welche schädlichen Folgen zu haben; sondern die der Onanie ergeben sind, weil sie ihnen aus diesem oder jenem Grunde mehr zusagt, die darum aber auch von ihr nicht loskommen können, so oft und viel sie sich es auch vornehmen mögen, von ihı zu lassen und einen mehr natürlichen Lebenswandel zu führen. Im Einklange hiermit sind sie auch meist sehr religiöse Menschen, aber mit einem starken Zuge zum Mysticismus und Zelotismus. Häufig macht sich bei ihnen ein gewisses, pathetisches Etwas bemerkbar; wie überhaupt das Pathos, das Leiden, das Gepackt- und Beherrschtsein durch die Verhältnisse für sie bezeichnend ist; während der Humor, der gerade das Gegentheil ist und aus dem Gefühle, über den Dingen zu stehen und der Verhältnisse Herr zu sein, entspringt, ihnen gemeinlich so gut als fehlt.

In Folge von grossen, namentlich geistigen Anstrengungen und geschlechtlicher Ueberreizung, in Folge von Kummer, Gram, Gewissensbissen, Reue, des niederdrückenden Gefühles erfolgloser Arbeit und vergeblichen Mühens, in Folge gekränkter Ehre, verletzten Stolzes, doch niemals eigentlicher Lüderlichkeit oder wirklicher grosser Entbehrungen soll nun bei Leuten der geschilderten Art gelegentlich die Katatonie zur Entwickelung, zum Ausbruche kommen. Immer ist es ein sehr langes Stadium melancholicum, das sie einleitet. Dasselbe dehnt sich in verschiedener Intensität über viele Monate, selbst ein Paar Jahre aus. Die melancholische Verstimmung lässt oft nach, verschwindet für einige Zeit, macht selbst vielleicht einer mehr maniakalischen vorübergehend Platz; weit öfter jedoch wird sie nur zurückgedrängt und mit Aufgebot aller Kraft beherrscht, bisweilen geradezu dissimulirt und eine maniakalische Stimmung bloss erheuchelt. Der Kranke kommt aber dabei immer mehr herunter, verliert den Appetit, den Schlaf, leidet an seiner Verdauung, wird olichämisch, blass, fahl aussehend, in hohem Grade reizbar, bis er endlich nicht mehr kann und geistig wie körperlich zusammenbricht. Angstanfälle stellen sich ein. Das schon vorhandene Misstrauen wandelt sich in einen Beeinträchtigungswahn, Verfolgungswahn um. Die Hyperästhesie erreicht eine unerträgliche Höhe. Jeder Lichtreiz wirkt belästigend, jedes Geräusch quälend ein. Die Kranken laufen blinzelnd umher, sitzen mit geschlossenen Augen da. Die Ohren halten sie sich zu oder verstopfen sie mit Werg, Watte, Heu, Blättern, Erde. Jeder Berührung gehen sie aus dem Wege. „Fassen Sie mich nicht an, fassen Sie mich nicht an. Es ist unerträglich. Alles schmerzt nicht zum Aushalten.“ Ueberall riechen sie unangenehme, ekele Dinge, und das Essen ist ihnen bald zu gesalzen, bald zu sehr gewürzt, bald zu stark angebrannt, bald überhaupt nicht wegen seines scheusslichen Geschmackes zu geniessen. Hammelfleisch, Kuhfleisch, conservirte Eier und Butter, welche schon für den Gesunden manchmal einen unangenehmen, selbst widerlichen Geschmack haben, werden ganz besonders leicht Gegenstand des Aergernisses. Dazu gesellen sich über kurz oder lang allerhand Parästhesien. Der Kranke fühlt sich von blitzähnlichen Schmerzen durchzuckt. Um den Kopf liegt es ihm wie ein eiserner Reif. Auch ist es ihm, als werde ein Nagel in denselben getrieben, als nagten Würmer an ihm herum. Es reisst ihn im Rücken, im Kreuz, in allen Gliedern. Er vernimmt allerhand anzügliche Reden und sieht eine Menge grässlicher Dinge, unter anderen namentlich in den Speisen menschliche Genitalien. Sehr bald bildet sich daraufhin ein bestimmter Wahn aus, und der bislang noch mehr allgemein gehaltene wage Verfolgungswahn nimmt bestimmte Gestalt an. Elektricität, Magnetismus, Telephon, Spiegelungen fangen an, eine gewisse Rolle zu spielen.

Die Angstanfälle mehren sich. Es kommt zu Raptus. Obwohl dieselben sich meistens nur in einer schmerzlichen Aufwallung, in einem weinerlichen Geschrei und krampfhaften Anklammern an andere Personen äussern, mit der flehentlichen Bitte, sie, die Kranken, doch ja nicht zu verlassen, wobei sie die Hände, die Rockzipfel, die Füsse küssen, so sind sie doch von auffallend starken Erschöpfungszuständen gefolgt. Stuporose

Zustände entstehen, und frühzeitig sind diese schon von auffallend starken Hemmungen begleitet, die nachher sich in allerhand Muskelspannungen oder auch eigentlichen Spasmen lösen. Es kommt schon gegen das Ende des Stadium melancholicum initiale zu Aphrasia spastica oder sogenanntem Mutacismus, zu tetanieartigen Erscheinungen, zu kataleptiformen, selbst ekstatischen Zuständen. Bisweilen werden auch bloss vorübergehende Zuckungen ausgelöst. Der Kranke grimassirt, nimmt allerhand verschränkte Stellungen an, die er alle Augenblicke wechselt, stösst unartikulirte Laute aus oder nichtssagende Worte, welche er immer und immer wiederholt: „Vater, Vater, lieber Vater." „Verloren, verloren." „Traurig, traurig." „Weg, weg, weg." „Ich muss fort von hier; ich muss fort von hier, fort von hier, fort von hier; ja ich muss fort von hier, fort von hier, fort von hier" u. s. w., sogenannte Vociferationen oder Verbigerationen. Der Kranke verhält sich somit wie ein schon sehr stark abgenutzter Nerv, und alle Reize rufen seinerseits Aeusserungen hervor, wie sie dem bereits absterbenden Nerven entsprechen.

Mitunter werden die Raptus aber auch stärker und namentlich dann, wenn man in die Kranken dringt, sich ihres Stupors zu entreissen und wieder selbstthätig etwas vorzunehmen; wäre es auch bloss ordentlich zu essen, was sie jetzt nur selten thun, indem sie geradezu die Nahrung verweigern. Sie setzen dann allen Anforderungen und sonstigen Einwirkungen zunächst einen ausgesprochen passiven Widerstand entgegen, werden dann aber activ und dabei so brüsk und rücksichtslos, wie es nur ein seines Bewusstseins nicht mehr mächtiger Mensch zu werden vermag. Doch sind diese Raptus nachher nur von um so stärkeren Erschöpfungszuständen mit allerhand spastischen Erscheinungen gefolgt, und es wechseln somit in einer Anzahl von Fällen, wenn auch langsam, so doch in nicht zu verkennender Weise stärkere Erregungszustände mit stuporosen und in diesen auftretenden tetanieartigen, kataleptiformen oder ekstatischen Vorgängen.

Nachdem das eine Zeit lang gedauert hat, ein Vierteljahr und darüber, ändert sich allmählich das Bild. Der Kranke ist anscheinend ruhiger geworden. Er scheint an Klarheit gewonnen zu haben. Was er seit Langem nicht gethan, er beantwortet die an ihn gerichteten einfachen Fragen: wer er sei; wie alt er sei; wie er sich befinde; ob er gut oder schlecht schlafe u. dgl. m. Er fragt wohl auch, was eigentlich mit ihm vorgegangen sei, wo er sich befinde; wenn auch ein wirkliches Verständniss für alles das ihm abgeht. Die Nahrung nimmt er wieder aus freien Stücken zu sich. Er hält mehr auf sein Aeusseres, kurz er macht den Eindruck, dass eine wesentliche Veränderung, eine Besserung in ihm stattgefunden habe. Da auf einmal wird aber an ihm dann und wann ein ganz unmotivirtes Lachen beobachtet. Dasselbe wird häufiger, wird stärker. Unmotivirtes Gekreisch wird ausgestossen. Er klatscht in die Hände. Er reibt sich dieselben vor Vergnügen. Eine Manie hat Platz gegriffen und mit ihr das zweite Stadium, das Stadium maniacale, seinen Anfang genommen. Selten indessen erreicht dasselbe eine nennenswerthe Höhe. Dem psychischen Organe fehlt die Kraft zu stärkeren Aeusserungen. Ein matter Frohsinn, ein zahmer Uebermuth, der sich in albernen Scherzen und läppischen Reden gefällt, die sich meist auch nicht über das Niveau blosser Vociferationen erheben: „Ich werde jetzt auf Reisen gehen, ich werde jetzt auf Reisen gehen, auf Reisen gehen, nach Italien, nach Italien, hie, hie, hie, hie, nach Italien, nach Italien, hie, hie, hie, hie," die sind es, welche es vornehmlich kennzeichnen. Dabei sammeln die Kranken allerhand nichtige Dinge, schmücken sich mit bunten Bändchen, Federn, blanken Knöpfen, laufen aber mit schmutzigen Händen, verunreinigten Kleidern, wüstem Haupthaar umher, so dass sie das Bild einer wahren Moria an den Tag legen. Einzelne prahlen dann wohl auch mit ihrer Vornehmheit oder ihren vornehmen Bekanntschaften. Sie sind Barone, Grafen, hohe Beamte; der Kanzler ist ihr Vetter; der Kaiser von Brasilien ist ihr Onkel, der Prinz X ihr Schulkamerad; aber es fehlt dem Allen der volle Impuls des echten Maniacus. Es ist eine abgeblasste Manie, eine Art blosser Chäromanie, welche dadurch zur Aeusserung kommt.

Bei Vielen ist aber auch das noch nicht einmal der Fall. Es bleibt bei dem anfänglichen Lachen, bei dem gelegentlichen stillvergnügten Händereiben und höchstens kommt noch dazu ein heiteres Grimassiren und entsprechendes, aber leises Vociferiren: „Ja, ja, ja. Heisa. Das ist gut, das ist gut. Das ist schön. So ist es schön, so ist es schön. Ja, ja, ja, so ist es schön, so ist es schön. Das ist schön, das ist schön" u. s. f.

Das Stadium maniacale in der typica katatonica ist nur von kurzer Dauer, hält meist nur einige Tage, kaum einmal ein Paar Wochen an. Wie das der typica legitima vera wird es oft von melancholischen Zuständen unterbrochen. Auf Grund irgend welcher Reizeinwirkungen kommt es zu peinlichen Erregungen, die aber sofort zu Hemmungen und damit stuporosen Zuständen mit allerhand spastischen Vorgängen führen, und so wechselt in ihm eine heitere Albernheit mit stummer Regungslosigkeit vielfach derart ab, dass das Wesen und die Bedeutung der ersteren meist nicht recht erkannt wird, das Ganze vielmehr wie eine blosse Fortsetzung des ersten Stadiums erscheint.

Nachdem das Stadium maniacale seine Zeit gedauert hat, und die stuporosen Zustände in ihm die Oberhand gewonnen haben, schliesst sich an dasselbe meist dem Anscheine nach in ununterbrochener Folge das Stadium melancholicum secundarium oder stuporosum an, das von ausserordentlicher Stärke ist und sich gewöhnlich über viele Monate, ein Jahr und darüber hinzieht. Der Stupor ist zum Theil ein unbedingter, auf tiefer Parese des psychischen Organes beruhender. Der Kranke appercipirt und reagirt darum auch nicht. Er kann gestochen werden, er merkt es nicht. Er verbrennt sich am glühenden Ofen und fühlt es nicht. Er erfriert sich Hände und Füsse und weiss es nicht. Er sieht in die helle Sonne ohne geblendet zu werden. Das Rollen des Donners, das Läuten naher Glocken vernimmt er nicht. Der Gestank der eigenen Excremente rührt ihn nicht. Offenbar schmeckt er häufig auch nichts von dem, was er geniesst. Denn er schluckt Alles hinunter mit derselben Gleichgiltigkeit, was ihm in den Mund gesteckt wird, und wie schlecht und ekel es auch immer schmecken mag. Er ist zum Theil vollständig anästhetisch, zum Theil tief hypästhetisch, und daraus folgt dann das Weitere.

Ab und zu lässt der Stupor nach. Der paretische Zustand mindert sich und statt seiner tritt ein mehr zu Hemmungen geneigter in die Erscheinung. Tetanieartige Zustände kommen zur Beobachtung, bisweilen die höchsten Grade von Tetanie, die es überhaupt giebt. In anderen Fällen bilden sich kataleptiforme Zustände aus, ja entwickeln sich die classischsten Formen von Katalepsia vera et spuria; in noch anderen nehmen die Kranken allerhand statuenartige Stellungen ein, das vollendetste Bild der Ekstase darstellend. Gesprochen aber wird kein Wort. Es besteht Aphrasia paralytica aut spastica, und so verbringt der Kranke, ein willenloses Werkzeug in der Hand Anderer, seine Tage in einem bald tieferen, bald weniger tiefen Stupor, je nachdem mehr Lähmungen oder mehr Hemmungen obwalten. Im Uebrigen beziehen wir uns auf das, was wir bei Besprechung des Stadium stuporosum der Ves. typ. vera gesagt haben. Dieselben Erscheinungen, welche sich in diesem finden und den psychischen zu Grunde liegen oder auch sie bloss begleiten, finden sich auch hier. Nur sind sie stärker entwickelt und springen noch mehr in die Augen als dort. Die Ves. typ. legitima katatonica ist eben nur eine schwerere Form der typica legitima vera und erhält ihren Charakter wesentlich dadurch, dass sie gewissermaassen erst anfängt, womit diese bereits aufhört.

Nimmt die Ves. katatonica den geschilderten Verlauf, so haben wir es mit einer completa zu thun. Die drei charakteristischen Stadien sind gehörig entwickelt und als solche deutlich zu erkennen. Aber auch hier kommen incomplete Formen vor und insbesondere ist die abortiva häufig. Eine der vera praeceps entsprechende Form fehlt hier. Eine der vera gravis analoge kann man allenfalls aufstellen, doch fällt sie in der Hauptsache mit dieser selbst zusammen. Eine sich langsam entwickelnde, von vornherein schwere Melancholie, die, ohne erst einem maniakalischen Stadium gewichen zu sein, sofort in einen lang anhaltenden, tiefen Stupor übergeht, welcher durch zahlreiche katatonische Muskelactionen ausgezeichnet ist, könnte nichtsdestoweniger doch als Ausdruck einer solchen angesehen werden.

Die Ves. katatonica abortiva beginnt wie die completa. Aber gegen das Ende des Stadium initiale kommt es nicht selten zu stärkeren Erregungszuständen und selbst wirklichen tobsuchtsartigen Zufällen, die in Zerstörungssucht und Neigung zu Gewaltthätigkeiten sich auf das Unzweideutigste zu erkennen geben. Den betreffenden Individuen wohnt noch eine gewisse Kraft inne, und in Folge dessen sind sie auch noch im Stande, wirklich zu toben, zu zerstören und Gewaltthätigkeiten zu begehen. Zwischendurch kommen ekstatische Zufälle vor, die indessen den Kranken, weil er eben noch eine gewisse Kraft besitzt und widerstandsfähig ist, nicht vollständig fesseln, sondern es nur mit sich bringen, dass er in allerhand theatralischen Stellungen mit grossem Pathos declamirt; wenn es auch nur immer ein und dieselben hohlen Redensarten sind, die im Ganzen als blosse Vociferationen erscheinen. „Liebet eure Feinde. Eure Feinde sollt ihr lieben. Gott ist die Liebe. Er liebet Alles. Er liebet seine Feinde, und ihr sollt sie auch lieben. Die Liebe ist das Höchste, was es giebt. Es ist nichts Höheres als die Liebe. Die Liebe duldet Alles, die Liebe liebet Alles. Liebet eure Feinde“ u. s. w. Ab und zu nimmt er auch allerhand andere, ganz vertrakte Stellungen an, und über kurz oder lang, indem die Tobsucht nachlässt und stuporose Zustände eintreten und sich immer häufiger und häufiger wiederholen, greift schliesslich ein anhaltender Stupor Platz, mit allen den übrigen Eigenschaften vergesellschaftet, die wir von dem Stupor des Stadium tertium der Ves. typica katatonica überhaupt kennen gelernt haben.

Die Ves. typ. katatonica als eine schwerere Form der typ. vera gestattet nicht die günstige Prognose, welche dieser etwa zukommen möchte. Eine grosse Anzahl derer, die von ihr befallen werden, gehen geistig zu Grunde, verfallen unheilbarem Schwach- oder Blödsinne. Einzelne indessen erholen sich von ihr auch wieder, und namentlich ist es die abortiva, welche dazu die meiste Aussicht bietet. Der Uebergang in Genesung erfolgt in ganz derselben Weise wie bei der typ. vera, nur mit dem Unterschiede, dass er ungleich langsamer sich vollzieht und noch stärkeren Störungen und Schwankungen als dieser unterworfen ist.

c) legitima saeviens.

Meist in Folge eines starken Verbrauches von Nervensubstanz, eines mangel- und fehlerhaften Ersatzes derselben, sei es, dass übermässige Anstrengungen, Insolation und Hyperthermosie, Feldzugsstrapazen, Vorbereitungen zu einem Examen u. dgl. m. stattgefunden haben, oder dass ein leidenschaftliches Leben mit seinen Aufregungen und Aufreibungen, übermässiger Genuss geistiger Getränke, Spiel und unkeusche Liebe das verschuldeten; unbemerkt entwickelt sich eine schwere Psychose und meist überraschend kommt sie zum Ausbruch.

Nachdem der Kranke sich einige Zeit verändert gezeigt hat, über allerhand wage Empfindungen Klage geführt, dass der Appetit und die Verdauung gestört worden, dass er nicht ordentlich schlafen könne, ihm der Kopf wüst sei oder auch schmerze; nachdem er eine bis dahin nicht geäusserte Reizbarkeit und Heftigkeit an den Tag gelegt hat, im Uebrigen aber seinen Lebensgewohnheiten nachgegangen und darum weder von sich selbst noch von Anderen für krank gehalten worden ist, bricht scheinbar oft ganz unvermittelt oder im Anschluss an einen heftigen Affect depressiver Art, einen Aerger, eine von vornherein den Charakter einer sehr schweren Störung an sich tragende Psychose aus. Die Kranken laufen wie betäubt umher, rennen überall an, oder wanken auch unsicheren Schrittes von einer Seite zur andern, stolpern und straucheln leicht, ja fallen über das kleinste Hinderniss, das sich ihnen entgegenstellt. Von Unruhe und Angst gefoltert ist nirgend ihres Bleibens. Verzweiflungsvoll klammern sie sich an Jeden an, der ihnen gerade in den Weg kommt und bitten ihn, sie zu retten und zu schützen, da ihnen allerorts und von allen Menschen nichts als Verderben droht. Alle ihre Bewegungen haben etwas Hastiges, Atactisches, schiessen mehr oder minder über das Ziel hinaus.

Ganz gleich verhält sich natürlich auch die Sprache, und Paraphrasien mancherlei Art gehören darum zur Regel. Das Aussehen der Kranken verräth die höchste Abspannung und zugleich auch die höchste Erregung. Die Haltung ist gebeugt. Das Antlitz ist fahl, mit oft recht greller, abgezirkelter Röthe auf den Wangen; die Augen glänzen stier in die Welt hinein. Jeder Muskel zuckt, und das Antlitz ist darum ebenso wie die Zunge in ununterbrochener Bewegung. Diese Unruhe hat aber auch im ganzen übrigen Körper Statt. Derselbe ist in einem fortwährenden Beben und Zittern, und oft stellen sich krampfhafte Zuckungen ein, wenn irgend eine ausgiebigere Bewegung gemacht werden soll. Parästhesien der verschiedensten Art, Illusionen und Halucinationen sind häufig. Der Kranke fasst sich und seine ganze Umgebung fremdartig auf, sieht überall ihm nur feindliche Elemente und fühlt sich durch Alles, was ihm widerfährt, gedrückt und beleidigt. Ausserordentlich leicht kommt es deshalb zu heftigen, brutalen Handlungen, den bekannten Raptus, und überraschend schnell entwickelt sich aus denselben ein von starker Bewusstseinstrübung begleiteter

Furor. Der Kranke ist ausser sich, rast, geht Jedem zu Leibe; aber in allem seinem scheinbar noch so gewaltigen Thun blickt doch überall die Schwäche durch, aus der jenes ja überhaupt erst entsprang. Es ist mehr die Rücksichtslosigkeit, mit welcher Alles von ihm begangen wird, was diesem den Charakter des Gewaltthätigen verleiht, als die Kraft und Stärke, die ihm etwa noch inne wohnen sollte. Die heisere, überschrieene Stimme, die vollständige Verworrenheit alles dessen, was er sagt, die krampfhafte Muskelunruhe, die sich in dem fortwährenden Gesichterschneiden, in den eckigen, stossenden Bewegungen der Arme und Beine kund thut, legen das nebst dem noch mehr verfallenen, elenden Aussehen des Kranken mehr als hinlänglich an den Tag.

Auf Grund dieser Schwäche pflegt der Furor auch nicht lange anzuhalten. Sehr früh schon machen sich, vielleicht nach einer kurzen Ruhe, die obgewaltet hat, maniakalische Momente bemerkbar. Der Kranke fängt an zu lachen, zu singen, zu deklamiren, wobei er aber nicht im Stande ist, einen einzigen Vers eines noch so bekannten Gedichtes richtig herzusagen, weil er immer und immer wieder abschweift und immer wieder auf etwas Anderes kommt. Er fängt an zu musiciren, krächzt allerhand Töne durcheinander, die er mit Clavier- oder Violinspielgesten begleitet. Er giebt sich für den grössten Virtuosen seiner Zeit aus, will Concerte geben, Billets zu 10 Mark, 20 Mark. Gleich darauf ist er der bedeutendste Tragöde seiner Zeit und nimmt entsprechende Attituden ein; dann ist er Komiker und führt sich als solcher auf. Er ist Feldherr, Staatsmann, der die Welt umgestalten wird, und das Alles im schärfsten Contrast zu der jämmerlichen Wirklichkeit, die er darstellt. Dann drängt es ihn wieder sich mit aller Welt zu verbrüdern, ihr zu dienen, dann wieder sich schöpferisch zu bethätigen. Er bemalt seinen Aufenthaltsraum mit allerhand schönen Bildern, wozu ihm seine Excremente als Farben dienen; im nächsten Augenblicke schmückt er ihn in anderer Weise aus, schabt und kratzt an den Wänden umher, zerreisst seine Kleider und Betten und benutzt dieselben als Scheuerlappen, um den Fussboden aufzubessern. Dabei kann er sich häufig nicht mehr ordentlich auf den Beinen halten; er fällt alle Augenblicke hin, rafft sich indessen doch wieder und wieder auf, um den Reizen nachzugeben, die auf ihn ohne Unterlass einwirken.

Auch diese Manie ist von melancholischen, beziehungsweise tobsuchtsartigen Erregungszuständen unterbrochen. Doch verlieren dieselben immer mehr den Charakter eines gesteigerten Handelns und werden immer deutlicher krampfartig. Allmählich, doch stets verhältnissmässig rasch, verliert die Manie an Stärke. Die Bewegungen werden oberflächlicher, aber gleichzeitig krampfhafter, die Sprache ganz abrupt. Nur einzelne zusammenhangslose Worte werden noch mehr gemurmelt als gesprochen;

es sei denn, dass irgend ein intercurrenter Angstanfall den Kranken überkommt, und er dieses halber noch einmal lauter und energischer aufschreit. „Glück und Glas — hab ich das — und mein Vater — meine Mutter — Tag der Wonne — hell scheint die Sonne — droben in der Höh — lobet den Herren — mein, dein, sein — Alles gut — voll Liebe — voll Sehnsucht — Was willst du? — Ich schlag dich todt! — Hund, du musst sterben — stirb Hund — Du bist todt! — So nun können wir, was wir wollen — in der Heiligkeit, himmlische Seligkeit, reine Sterblichkeit, treue Liebe, alle Herzen schlagen — Es jauchzen die Engel, grosse Freude, heute am Tage, Plage, Klage, Frage, Sage — Verstehst du mich, versteh ich dich. Versteh ich dich, verstehst du mich — Hörst du wohl? Kling und Klang, Klang und Kling. Ding, Sink, Fink, Stink, Bring, Fring — Ja? Nein, Ja! Ja nein, nein, ja. Hah, ha ha ha ha ha“ u. s. w. Dabei treten zwischendurch Schlingkrämpfe ein und machen dem Kranken es unmöglich, etwas zu geniessen. Eine Art Hydrophobie entsteht, und französische Schriftsteller haben dieselbe für das Delirium acutum, das unserer Psychose entspricht, geradezu für pathognomonisch angesehen wissen wollen. Diese Schlingkrämpfe sind indessen denen in der Lyssa gegenüber doch im Ganzen geringfügig und lösen sich, wenn man dem Kranken nur Zeit lässt, früher oder später. Derselbe kann darum auch bei einiger Vorsicht von Seiten der Umgebung noch oft genug zur Aufnahme von Nahrung vermocht werden, verschluckt dieselbe aber dann meist krampfhaft hastig und darum anscheinend gierig.

Bisweilen treten statt dieser mehr localen Krämpfe auch ganz allgemeine auf und in den schwersten Fällen hat man sogar Tetanus in seinen verschiedenen Formen als Opisthotonus, Pleurothotonus, Orthotonus Platz greifen sehen.

Doch halten solche Zustände nicht lange an. Sehr bald treten an ihre Stelle mehr lähmungsartige in die Erscheinung. Die Kranken sind auf das Aeusserste heruntergekommen, können sich nicht mehr aufrecht halten; zum Skelet abgemagert, müssen sie das Bett hüten. Nur leise murmelnd oder auch ganz still liegen sie da, offenbar nicht wissend, wer, was und wo sie sind. Das Stadium stuporosum ist im Anzuge oder auch schon eingetreten. In kurzer Zeit werden sie ganz hilflos. Sie sind nicht mehr im Stande, sich aufzurichten und auch nur ein Paar Secunden zu sitzen. Unterstützung ist ihnen überall nöthig, und auch mit dieser will Manches nicht mehr gehen. Hier sinken sie zusammen und müssen gehalten werden, dort zittern und zucken sie und bedürfen noch eines weiteren Haltes. Ihre Excremente lassen sie unter sich gehen und fortwährend liegen sie nass und in Schmutz. Es entwickeln sich in Folge dessen ausgebreitete Erytheme und Druckbrand tritt an allen nur einigermaassen gequetschten Stellen auf. Die Nahrungsaufnahme ist noch mehr behindert als früher, sehr häufig jetzt selbst bei der grössten Geduld und sorglichsten Vorsicht unmöglich. Gelingt es auch, den Löffel mit Suppe, Ei, Milch, Wasser in den Mund zu bringen, der Kranke kann seinen Inhalt nicht hinunterschlucken. Es hat sich eine Pharynxlähmung ausgebildet, und nichts bleibt übrig, als die künstliche Fütterung mittelst der Sonde vorzunehmen. Wird der Kranke gehörig aufgerüttelt, so kommt er ab und an der Operation willig entgegen, und wahrhaft rührend ist es dann mit anzusehen, wie er mit weit aufgesperrtem Munde in den Armen des Wärters da sitzt und sich die Nahrung eintrichtern lässt. Die Unmöglichkeit zu schlingen, ruft Stagnation und Zersetzung der Mundsecrete und mit ihnen Fuligo und Foetor hervor, welche unter Umständen von grösstem Belange werden können.

Die Ves. typ. saeviens ist von vornherein mit einer erheblichen Steigerung der Temperatur, der Puls- und Athemfrequenz verbunden, und wenn das bis zu einem gewissen Grade von den fast unausgesetzten heftigen Bewegungen abhängt, in welchen sie sich äussert, so hängen doch umgekehrt auch diese in nicht geringem Grade wieder von jenen ab. Die typ. saeviens ist von einem fieberhaften Leiden begleitet, ist beziehungsweise der psychische Ausdruck eines solchen. In den Anfangsstadien ist das Fieber meist noch mässig. Die Temperatur beträgt 38·5 bis 39·0, die Pulsfrequenz 96 bis 108 bis 120. Späterhin steigt indessen das Fieber und Temperaturen von 40·0 bis 41·0° und darüber, sowie eine Pulsfrequenz von 140 bis 150 und darüber werden als häufig vorkommende angegeben. Ich selbst habe die Pulsfrequenz bis an 200 in der Minute ansteigen sehen. In anderen Fällen ist sie dagegen veringert und beträgt nur um 50 herum in derselben Zeit. Als sehr charakteristisch für die Fieberbewegung, welche die typ. saeviens begleitet, werden die grossen Schwankungen angesehen, welchen dieselbe unterworfen ist. Oft innerhalb eines Tages kommen Schwankungen von 40·0 auf 38·0° und von 140 auf 108 Pulsschlägen in der Minute vor; aber natürlich auch umgekehrt, und der Puls, welcher des Morgens vielleicht hart und gespannt war, ist des Nachmittags weich und schwellend. Im Stadium stuporosum sinkt die Temperatur bisweilen unter die Norm oder kommen auch eigenthümliche Temperaturvertheilungen vor, so dass insbesondere der Kopf heiss und die Extremitäten kalt sind; der Puls wird öfter klein und flatternd.

Die typ. saeviens verläuft innerhalb weniger Tage bis etlichen Wochen. Je schneller sie verläuft, um so heftiger ist sie. Nur die leichtesten Fälle, die sich über Wochen hinziehen, und bei denen der Kräfteverbrauch kein solch' rapider ist, endigen mit Genesung. Vielfach aber gehen auch sie noch in bleibende Schwächezustände über, die sich in mehr oder minder hochgradiger Dementia zu erkennen geben. Alle nur etwas rascher verlaufenden Fälle endigen jedoch mit dem Tode, der, wie *Schüle* treffend sagt, der Erschöpfungstod des gehetzten Wildes ist. Bisweilen geben die in Zersetzung begriffenen Mundsecrete und ihre Producte Veranlassung zu einer Bronchitis und Bronchopneumonie, der dann als intercurrenter Krankheit die Patienten erliegen.

Der Verlauf der typica saeviens erleidet mannigfache Abänderungen. Der geschilderte ist der der saeviens completa, welche der legitima vera und der legitima katatonica completa entspricht. Doch ist auch dieser nicht immer ein und derselbe und ordnet sich keinesweges in allen Fällen dem gezeichneten Schema unter. Namentlich ist öfter das Stadium melancholicum initiale sehr abgekürzt, und auf eine Zeit leichter Verstimmung folgt unmittelbar der Furor, weshalb man auch mehrfach gemeint hat, die saeviens, das Delirium acutum, breche aus, ohne dass eine Melancholie ihr voraufgegangen sei.

Von den incompleten Formen ist wieder zunächst die abortiva zu nennen. Aus leichten melancholischen Verstimmungen, die meist gar nicht beachtet worden waren, entwickelt sich ganz jäh eine schwere Melancholie mit bedeutender Bewusstseinsstörung, einer Menge von Parästhesien, Illusionen und Halucinationen und der Neigung zu schweren Raptus. Der Kranke hört und sieht sich von Feinden umringt; böse Geister, die ganze Hölle dringt auf ihn ein. Seine eigenen Angehörigen, Vater und Mutter wollen ihn derselben überliefern. Mit Axt und Beil sucht er sich zu vertheidigen. Alle Tröstungen sieht er für Angriffe auf sich an. Er verlangt nach den Gnadenmitteln der Kirche. Aber auch der betreffende Priester erscheint ihm als eine Schreckensgestalt und sein Zureden nur für eine Reihe von Flüchen, die er über ihn ausspricht. Er greift auch ihn an, und nur mit Mühe und Noth gelingt es, Unglück zu verhüten. Nach einiger Zeit beruhigt er sich indessen, versinkt in einen tiefen Schlaf, aus dem er in einem stuporosen Zustande erwacht und allmählich mit all' den Schwankungen, die wir kennen gelernt haben, wieder zur vollen Genesung gelangt.

Die saeviens abortiva kann bloss einige Stunden dauern, sich aber auch über einige Tage, zwei bis drei Wochen hinziehen. In letzterem Falle tritt sie meist unter dem Bilde einer Melancholia raptuosa auf und ist von der legitima vera raptuosa nicht wohl zu unterscheiden. Nur ihr brüsker Ausbruch und weiterer stürmischer Verlauf kann dazu als etwaige Handhabe dienen. Tritt sie bei kürzerem Verlaufe unter dem Bilde eines jäh entstandenen Furors auf, so bildet sie den Furor transitorius, der, wenn er in nur wenigen Stunden oder angeblich auch nur in Theilen einer Stunde vorübergeht, auch als Mania transitoria bezeichnet wird. Dieselbe ist forensisch von grösster Wichtigkeit. Angegeben wird, dass sie keine Erinnerung für das hinterlasse, was in ihr erlebt, vollbracht worden ist. Ich kann dem nicht beipflichten. Es hängt von dem Grade der Bewusstseinstrübung ab, ob eine Erinnerung noch besteht, ob nicht, und diese ist nicht immer so bedeutend, dass sie einem Erloschensein gleichkäme.

Wie an der legitima vera abortiva raptuosa et furibunda vorzugsweise kräftige Personen erkranken, so auch an der saeviens abortiva. Das männliche Geschlecht liefert deshalb für sie das Hauptcontingent, und den besonders rasch verlaufenden Formen, dem Furor transitorius, der Mania transitoria, fallen namentlich junge Männer zum Opfer. Junge Soldaten sind es vorzugsweise, bei denen die Mania transitoria zur Beobachtung kommt. Vielfach scheint sie nur ein Aequivalent eines epileptischen Anfalles zu sein, in anderen Fällen aber eine durchaus andere, wenn auch noch nicht näher bekannte Bedeutung zu haben. Viele der so häufigen Selbstmorde seitens junger Soldaten stehen mit ihr unzweifelhaft in ganz naher Beziehung und scheinen nur ein Ausfluss derselben zu sein.

Meist in Folge von Abusus spirituosorum mit all' den Ursachen, welche demselben zu Grunde liegen, als auch den vielen übelen Folgen, welche sich an ihn knüpfen, nicht also bloss in Folge einer Alkoholintoxication, sondern vielmehr in Folge einer ganzen Menge von schädlichen Einflüssen, unter denen diese letztere nur ein sehr förderndes Moment darstellt, das darum auch leicht einmal durch ein anderes ersetzt werden kann, z. B. Chloralintoxication, Insolation u. dgl. m., bildet sich aus einem vielfach übersehenen melancholischen Zustande, der sich in erhöhter Reizbarkeit, in peinlicher Unruhe und Unzufriedenheit mit sich und der ganzen Umgebung, in Neigung zum Vagabundiren und zu gehäuften Alkoholexcessen äussert, also eine Melancholia errabunda oder auch Dipsomania darstellt, sehr rasch ein maniakalischer Zustand aus, welcher dem der saeviens completa ausserordentlich ähnlich ist. Vielfach geht demselben noch ein kurzer, aber heftiger Furor mit starker Bewusstseinsstörung, träumerischem, vergesslichem Wesen vorauf; doch braucht das nicht der Fall zu sein. Ein Paar leichtere Raptus können ihn ersetzen, und es sieht dann aus, als ob die Manie, welche im Wesentlichen die schweren Formen der Mania gravis, und das Delirium acutum maniacale *Schüle's* ausmacht, ohne grosse Vorbereitungen, lediglich in Folge einiger weniger, unbedeutender Erregungszustände in das Leben gerufen worden sei.

Der Kranke kommt ausserordentlich schnell herunter. In wenigen Tagen verliert er viele Pfunde an Gewicht. Seine Farbe wird schmutzig grau; die Haut ist welk; die Epidermis, die

Haare, die Nägel sind trocken und spröde. In der Haut entsteht Neigung zu entzündlichen Vorgängen, und sowohl Acne- wie Furunkelbildungen sind häufig. Dabei ist der Appetit meist nicht bloss ungestört, sondern vielfach krankhaft gesteigert. Es besteht wahre Kynorexie und bisweilen neben derselben auch noch Aplestie, so dass die Kranken oft und grosse Mengen von Nahrung zu sich nehmen. Die Verdauung ist in der Regel nicht beeinträchtigt; doch ist auch häufig Neigung zu Diarrhöen vorhanden. Alle Bewegungen haben etwas Krampfartig-Hastiges an sich, sind atactisch. Das ganze Thun und Treiben ist ein parapraktisches, alles Reden ein paraphrastisches. Der Schlaf ist gestört und Tag und Nacht wird deshalb gefaselt, gelacht, gesungen, gepfiffen, gespuckt, geschmiert, wozu Excremente und sonstiger Unrath als Material herhalten müssen. Der Kranke putzt sein Zimmer aus, schmückt sich festlich, um hohe Herrschaften würdig zu empfangen. Er selbst ist wieder, wer weiss was Alles, steckt aber dabei in ekelen Fetzen, in welche er seine Kleidungsstücke zerrissen hat, und starrt von Schmutz, den er sich aufgerieben, um damit wie ein Wilder mit seiner Bemalung zu prunken. Im Uebrigen jedoch zeigt er nur sehr wenig Interesse. Es ist ihm deshalb auch ganz gleichgiltig, was ihm widerfährt; ob ihm ruhige Vorstellungen über sein Gebahren gemacht werden, ob er gescholten wird, ob er aus seinen Schmierereien herausgerissen und in einen andern Aufenthaltsraum gebracht wird; es thut ihm nichts. Er ist vielleicht für den Augenblick etwas betroffen, niedergeschlagen; aber von der bis zur Tobsucht sich steigernden Gereiztheit, welche im Verlaufe sonstiger Manien so leicht entsteht, ist hier nicht leicht etwas zu bemerken. Der Ablauf der Erregungszustände ist so beschleunigt, dass es nicht mehr zu den Hemmungen kommt, welche nothwendig sind, um die entsprechenden psychischen Spannungen und davon abhängigen peinlichen Gefühle zu erzeugen.

Im weiteren Verlaufe nähert sich die Manie immer mehr dem Wesen, das wir von dem Stadium maniacale der saeviens completa zu entwerfen gesucht haben. Stuporose Zustände treten auf; dieselben gewinnen immer mehr an Ausdehnung und Stärke, und endlich werden sie bleibend.

Im Beginne der Krankheit herrscht Temperaturerhöhung und Steigerung der Pulsfrequenz, wie in der saeviens completa. Gegen das Ende der Krankheit findet ebenso wie dort ein Sinken der Temperatur unter die Norm statt. Anfänglich ist der Puls accelerirt, ein Pulsus celer, später retardirt, ein Pulsus tardus, zwischendurch dazu auch noch ein Pulsus rarus. Die Temperaturerniedrigung kann eine ganz ausserordentliche werden, und gerade gegen das Ende dieser schweren Psychosen will man das abnorme Absinken der Körperwärme beobachtet haben, dessen wir weiter oben Erwähnung gethan, *Löwenhardt* bis auf 20·4° R. = 25·5° C. und *Zenker* bis auf 26·5° C.

Die Dauer der saeviens incompleta maniacalis ist gleich der der completa überhaupt und beträgt nur einige Tage oder Wochen. Im ersteren Falle endet sie tödtlich, indem unter Steigerung der Temperatur und Pulsfrequenz, also der Ausbildung eines stärkeren Fiebers und der Zunahme der kinetischen Vorgänge eine vollständige Aufreibung und mit ihr eine Paralyse des Herzens eintritt. Im letzteren Falle führt sie ebenfalls zum Tode; wenn erst ein stärkerer Collaps sich eingestellt hat, und es zu den Temperaturerniedrigungen gekommen ist, deren wir gedacht haben. Sonst ist Genesung sehr wohl möglich, wenn auch nicht gerade häufig; der Uebergang in Dementia ist aber doch das Gewöhnlichste. Auch hier spielen in Zersetzung befindliche Mundsecrete mitunter eine fatale Rolle, und sterben die Kranken an pneumonischen Processen, die auf jene zurückzuführen sind.

Die dritte Form, in welcher die saeviens incompleta zur Erscheinung kommt, ist die stuporosa oder stupida. Vorzugsweise ist es das weibliche Geschlecht, das von ihr befallen wird, und in diesem wieder sind es ganz besonders solche Individuen, welche durch Krankheit, Puerperium, Lactation, Noth und Sorge schon sehr mitgenommen worden und sich in einem gewissen Zustande von Inanition befinden. Vom männlichen Geschlechte sollen es namentlich durch geistige Ueberreizung, Onanie heruntergekommene junge Leute sein, also solche, deren Ernährung ebenfalls seit Langem stark gelitten, und bei denen sich eine Art Inanitionszustand ausgebildet hat. Die saeviens incompleta stuporosa ist darum sehr wohl auch als eine Inanitionspsychose schlechtweg zu betrachten. Doch gehört ausserdem zu ihrer Entstehung noch eine starke psychopathische Disposition, eine schwere Belastung. Das Charakteristische derselben ist, dass, nachdem die psychische Störung, welche immer mit einer einfachen Melancholie einsetzt, deutlich geworden ist, nach einigen schwächlichen Raptus und tobsuchtsartigen Erregungen, in denen sich aber das Bewusstsein schon sehr getrübt zeigt, sich ein mehr oder minder vollständiger Stupor, ähnlich dem in der saeviens completa oder incompleta maniacalis, ausbildet und zur Herrschaft gelangt.

Auch hier sind krampf- und lähmungsartige Zustände regelmässige Erscheinungen und spielen die Schlingbeschwerden sowohl an und für sich als auch mit ihren Folgen eine grosse Rolle. Auch hier treten tief greifende sonstige Ernährungsstörungen in weitem Umfange auf, anfänglich Fieber mit einer Temperatur von 39.0 bis 40.0 ° C. und einer Pulsfrequenz bis zu 120 und 140 und darüber, sodann entzündliche Processe in der Haut, Blutungen in dieselbe, Druckbrand, in den späteren Stadien Temperaturerniedrigungen, Pulsschwäche, und schliesslich gehen die Kranken an Erschöpfung oder bronchopneumonischen Processen leicht zu Grunde. Dennoch ist die saeviens incompleta stuporosa nicht so lebensgefährlich, wie die maniacalis, und es gelingt namentlich durch eine zweckmässige, kräftige Diät manches Leben mehr zu erhalten und zur Gesundheit zurückzuführen, als bei jener. Die Form, bei welcher sich sehr rasch wahrer Stupor entwickelt, also lähmungsartige Zustände ausbilden, wird als Dementia acuta und, wenn sie weniger brüsk eintritt, auch als Dementia subacuta bezeichnet.

B. typica circularis.

Wenn die typica legitima completa keinen legitimen Abschluss findet, indem sie weder in Genesung noch in einen unheilbaren Schwächezustand übergeht, sondern immer und immer wieder recurrirt, aber der Art, dass zwischen den einzelnen Stadien ausgedehnte Intervalla lucida eingeschoben sind, so entsteht, wie wir in Cap. XIII, pag. 262 erfahren haben, die typica circularis. Dieselbe ist, wie wir ebendaselbst erfahren haben, eigentlich auch schon als der Ausdruck eines psychischen Schwächezustandes anzusehen, wird indessen für gewöhnlich nicht als solcher betrachtet, sondern noch den sogenannten primären psychischen Störungen zugezählt.

Diese typica circularis kommt nur unter dem Einflusse hochgradiger psychopathischer Disposition und meist sogar bloss auf Grund schwerer erblicher Belastung, sogenannter psychischer Degeneration, vor. Man hat sie denn in neuerer Zeit auch schlechtweg zu den psychischen Entartungen gerechnet. Doch ist man dabei sicher ein wenig zu weit gegangen; wenn auch für viele Formen, namentlich die schwereren, das ganz gerechtfertigt sein mag.

Ob die typica legitima completa jemals als eine ganz leichte Affection vorkommt, ist fraglich. Ihre leichteste Form ist die abortiva. Die typica circularis dagegen kommt von den leisesten Andeutungen einer Störung, die fast noch in die Breite der Gesundheit fallen, bis zu dem tiefsten Ergriffensein des Ichs vor. Die leichtesten und selbst noch die bloss leichteren Formen derselben werden nur vielfach übersehen oder doch wenigstens nicht als das erkannt, was sie sind. Ich behandle seit längerer Zeit eine junge Dame aus einer neuro- beziehungsweise psychopathischen Familie, die jeden Winter an übler Laune, unbefriedigtem und daher gelangweiltem Dasein nebst mannigfaltigen daraus entspringenden Tics leidet, die aber jeden Sommer voll Lebenslust sprüht und in allerhand kleinen Extravaganzen dieselbe zu befriedigen sucht. Wenn der Herbst kommt, wird sie häuslich, wirthschaftlich. Angeblich wegen der Kürze der Tage, oder des schlechten Wetters mag sie nicht mehr so viel ausgehen. Sie beschäftigt sich mit Handarbeiten, spielt Klavier, liest ihren Geschwistern vor, oder lässt sich von ihnen vorlesen, ist liebenswürdig gegen ihre Bekannten und sieht sie gern bei sich, wie sie auch gern zu ihnen hingeht. Im Spätherbste wird sie lässig. Sie wird blasser, bekommt einen unreinen Teint, fängt an über Appetitlosigkeit und schlechte Verdauung, namentlich über Stuhlverstopfung zu klagen, verliert an Körpergewicht, was schon sehr früh festgestellt wird, da sie sich sehr häufig und sorglich zu wiegen gewohnt ist, und zieht sich mehr und mehr von den Bekannten und endlich selbst von den Ihrigen zurück. Ein grösseres Schlafbedürfniss stellt sich ein. Sie geht früh zu Bett und steht gern spät auf. Im Winter ist sie meist sehr übler Laune, steht erst gegen 10 Uhr auf, kann nicht mit ihrer Toilette, nicht mit ihrem Frühstück fertig werden und ist ungehalten und schnippisch grob, wenn sie aufgefordert wird, sich etwas zusammen zu nehmen und ihre Angelegenheiten zu beschleunigen. Ihren Anzug vernachlässigt sie vielfach, trägt einen Tag wie den anderen dasselbe Kleid und mag selbst Kragen und Manschetten nicht gar zu häufig wechseln. Das Essen schmeckt ihr nicht. Sie stochert in demselben herum und ist satt, ohne eigentlich etwas genossen zu haben. Im Uebrigen ist sie einsilbig und sitzt oft halbe Stunden lang da, ohne etwas zu sagen, überhaupt etwas zu thun. Sie mag nicht lesen oder liest nur ganz flüchtig. Das Klavierspielen ruht ganz. Den Bekannten geht sie gern aus dem Wege, und das Haus zu verlassen kostet ihr immer einige Ueberwindung. Spazierengehen, Schlittschuhlaufen, der Besuch von Theater, Concert und Gesellschaften ist ihr eine schwere Arbeit, über die sie froh ist, wenn sie gethan. Aus allen ihren Reden, ihrem ganzen Thun spricht sich eine grosse Unzufriedenheit mit sich und der Welt aus, eine Missstimmung und üble Laune, die oft recht abstossend wirkt. Dabei sieht sie sehr gealtert aus. Das Gesicht ist mager; der Teint ist graulich-gelb, stark brouillirt; auf der Stirn, um die Augen, den Mund, die Nase sind zahlreiche und nicht mehr ganz schwache Furchen. Sie hat aber auch an 10 bis 12 Pfund verloren und keines ihrer Kleider passt mehr. Der Stuhlgang stockt, der Schlaf ist häufig unterbrochen, trotzdem oft eine grosse Neigung zum Schlafen besteht. Gegen das Frühjahr ändert sich aber das. Alle eben geschilderten Erscheinungen lassen nach. Die Ernährung bessert sich, das Körpergewicht nimmt zu. Im Frühlinge ist das Verhalten der jungen Dame, wie es im Herbste war. Sie hat ihre üble Laune verloren, hat wieder Interesse gewonnen; sie kleidet sich sorglicher, sie liest, spielt Klavier, besorgt, was die Häuslichkeit von ihr verlangt. „O, ich werde schon ganz wieder die alte werden, wenn ich nur erst wieder meine kalten Bäder nehmen kann. Dann bekomme ich Appetit. Ich hole dann Alles im Essen nach, was ich versäumt habe. Dann werde ich auch wieder voller und üppiger. Der Winter ist nichts für mich. Da fehlt mir die gehörige Bewegung und vor Allem das Bad. Ich esse dann nicht, und natürlich werde ich dann magerer, elender, und daraus entspringt dann alles Weitere.“ Und richtig im Sommer wird sie ganz anders. Sie bekommt wieder ein jugendlicheres, frischeres Aussehen; die Falten im Antlitz verstreichen, der Teint reinigt sich, auf den Wangen nimmt eine gesunde Röthe Platz. Die Laune ist jetzt stets eine heitere und nur zu oft eine übersprudelnde. Das Haus wird zu eng. Alles Streben geht hinaus in das Freie. Schon am frühen Morgen wird die Promenade besucht. Es werden weite Spaziergänge gemacht. Nachmittags wird ausgefahren, werden Wasserpartien unternommen. Die Toilette wird zwei, drei Mal am Tage gewechselt. Sie ist gesucht, auffallend, und das Alles, bevor noch kalte Bäder genommen worden wären, aber nachdem der Appetit ein sehr reger geworden ist und alle Kostverachtung sich verloren hat, nachdem ein gesunder, erfrischender, sechs bis sieben Stunden dauernder Schlaf sich eingestellt, die Defäcation sich geregelt hat. Geht der Sommer zur Neige, lässt auch der zuletzt geschilderte Zustand nach, und mit dem Herbst beginnt die alte Weise.

Ganz gleich oder wenigstens ähnlich, nur häufig noch viel weniger deutlich, verlaufen eine ganze Menge von Störungen, welche in das Gebiet der Ves. typ. circularis gehören, und eine nicht geringe Anzahl von Menschen, die für vollständig gesund, aber in ihrem Wesen für ungleich, von zeitweiligen Stimmungen abhängig gehalten werden, haben an ihnen zu leiden. Nur werden die Exaltationszustände, die leichten maniakalischen Erregungen an ihnen nicht als ebenfalls krankhaft angesehen, sondern bloss die Depressionszustände, die melancholischen Verstimmungen, welche sie verhindern, in gewohnter, liebenswürdiger Weise mit der Welt zu verkehren. Und dennoch haben sie an wirklicher Leistungsfähigkeit auch Einbusse erlitten und, wie unternehmend sie auch erscheinen mögen, zu einem nachhaltigen Wirken sind sie doch ungeschickt. Auch unsere junge Dame liefert dafür den Beweis, denn von dem ruhigen, thätigen Verhalten in den Intervallis lucidis ist bei ihr während des Exaltationsstadiums nicht die Rede. Ausser der steten Jagd nach Vergnügen wird nichts von ihr vollbracht.

In anderen Fällen liegt die Sache anders. Da wechseln tiefe Melancholien und tobsuchtsartige Erregungen mit den ausgelassensten Manien ab und die Krankheit ist nicht zu verkennen. Da leiden die Kranken schwer, und handelt es sich bei den Gewichtsschwankungen nicht bloss um 10—12—14 Pfund innerhalb eines Jahres, sondern um 30—40, ja wie in dem einen Falle von *Schüle* um 47 Pfund, also fast einen halben Centner, in zum Theil viel kürzerer Zeit.

Am schärfsten ausgeprägt, man möchte sagen am schönsten, jedenfalls am classischsten tritt der Charakter der typica circularis da hervor, wo Melancholie, Manie und Intervalla lucida so ziemlich von gleicher Länge sind. Doch ist das selten und mehr wohl noch in den leichteren, meist übersehenen Formen der Fall, als in den schweren, deutlich zu Tage tretenden. In der Regel ist die Melancholie stärker entwickelt und von längerer Dauer als die Manie, und die Intervalla lucida nehmen den kürzesten Zeittheil in Anspruch. Manchmal sind diese letzteren so verkürzt, dass Melancholie und Manie dicht an einander gerückt, und sie selbst zu fehlen scheinen. Auch sind sie nicht immer gleichmässig entwickelt, sondern nur das nach der zweiten Melancholie tritt deutlich hervor, während das nach der Manie halb und halb ausfällt. Es sieht dann so aus, als ob entweder nur Melancholie und Manie mit einander abwechseln oder sich mehr oder minder incomplete typicae legitimae, welche durch längere Zwischenräume eines relativ normalen Verhaltens von einander getrennt sind, folgen.

Die Dauer der einzelnen Phasen der typica circularis ist, abgesehen von ihrer relativen Länge, auch hinsichtlich ihrer absoluten Länge sehr verschieden. Sie dauern Wochen, Monate, aber auch bloss Tage. Je länger die eigentlichen Krankheitsphasen, man könnte sagen die Paroxysmen sind, um so länger sind auch die intervalla lucida. Ganz zu fehlen scheinen diese überhaupt bloss, wo jene nur kurz sind und rasch einander folgen. Es giebt Formen der typica circularis, in welchen alsdann alle Paar Tage Melancholie und Manie mit einander wechseln, ja solche, in denen dieser Wechsel sich einen Tag um den andern vollzieht. Es entwickelt sich dann mitunter ein doppeltes Bewusstsein, eine vollständige Spaltung der Persönlichkeit, so dass, so zu sagen, der melancholische Mensch nichts von dem maniakalischen weiss oder wenigstens ihn nicht als sich zugehörig anzuerkennen vermag. Etliche Fälle von Dämonomanie sind nur als so entstanden zu erklären.

Die Art und Weise, wie die typica circularis zur Erscheinung kommt und verläuft, ist somit eine sehr mannigfaltige. Allein wie beschaffen sie auch sein mag, in dem einzelnen Falle ist sie sich immer gleich. Die melancholischen Zustände, die maniakalischen Zustände tragen dasselbe Gepräge. Ein Anfall ist, um den treffenden Ausdruck zu gebrauchen, gewissermaassen bloss die photographische Wiederholung des entsprechenden Anfalles einer früheren Zeit, mit ganz den nämlichen Stimmungen und Gefühlen, ganz den nämlichen Primordial- oder schon weiter ausgebildeten Delirien, ganz den nämlichen Strebungen und Bethätigungen und, was wir mit für das Wichtigste halten, immer blickt die typica legitima durch, von welcher sie, die circularis, doch nur die recurrirende Abart darstellt.

Die Formen, in welchen die Paroxysmen sich über lange Zeitläufe hinziehen, pflegen die leichtesten zu sein. Die Melancholie tritt nur als eine gerade noch bemerkbare Verstimmung, die Manie als eine von Heiterkeit und Zuversicht getragene Geschäftigkeit auf. Aber die Aussicht auf Genesung ist bei ihnen am geringsten. Die Formen mit kürzeren Paroxysmen pflegen zwar die heftigsten zu sein; indessen ist ihre Prognose doch nicht so ungünstig wie die der eben genannten. Die meiste Aussicht auf Heilung gewähren noch die Formen mit ganz kurzen Paroxysmen, obwohl auch sie noch immer zweifelhaft ist und mehr eine blosse Besserung als wirkliche Heilung darstellt. Wird die typica circularis nicht geheilt, so kann sie in den leichteren Formen, ohne sich viel zu verändern, das ganze Leben hindurch bestehen. Die schwereren Formen dagegen führen endlich zu einer bedeutenden Abschwächung der psychischen Kräfte, zu mehr oder minder grossem Schwachsinn, Blödsinn.

Was das circuläre Wesen der in Rede stehenden Psychosen bedingt, ist noch recht dunkel. Alle Versuche, dasselbe aus der Periodicität des Nervenlebens überhaupt zu erklären, erklären eigentlich nichts; weil wir nicht wissen, wovon diese in letzter Reihe abhängt. Ich selbst habe sie im Zusammenhange mit häufiger Gravidität stehen sehen. Der Fall betraf eine kinderreiche Mutter in noch jungen Jahren, die immer, wenn sie in gesegneten Umständen sich befand, heiter und guter Dinge war, selbst übermüthig und ausgelassen sein konnte, und dieses schon in ihrem ganzen, frischen Wesen und Aussehen verrieth; die einige Zeit nach der Niederkunft aber kopfhängerisch wurde, an sich, an ihrer Würdigkeit verzweifelte, nichts mehr thun mochte, weil doch, was sie thäte, unütz und unbrauchbar wäre, und bei der dieser Zustand anhielt, bis sie wieder guter Hoffnung war. An ihrem Wiederaufleben wusste der Gatte jedes Mal, dass ihm auch wieder neue Vaterfreuden bevorstanden. So wie sie jugendlich, frisch und gesund aussah, wenn sie sich im Zustande der Exaltation befand, so sah sie blass, elend, abgemagert und alt geworden aus, wenn die melancholische Stimmung sie beherrschte. Mit der psychischen Veränderung ging eine entsprechende Ernährungsveränderung Hand in Hand.

Ferner sah ich unsere typica circularis mit der Menstruation in Verbindung stehen. Die betreffenden Individuen wurden schon einige Tage vor Eintritt derselben verstimmt, selbst tief melancholisch, erholten sich nach Aufhören derselben, um dann eine Zeit lang die Welt und das Leben nur in rosigem Lichte zu sehen, und verfielen darauf wieder, nachdem sie durch einige Tage ein mehr ruhig gleichmässiges Verhalten an den Tag gelegt hatten, in eine trübe Stimmung, die wieder mit der nächsten Menstruation, welche sich vorbereitete, zusammentraf. In einem Falle ging die melancholische, zu Raptus geneigte Stimmung während der

Menstruation bald nach derselben in eine leicht maniakalische Stimmung über, kehrte indessen um den fünfzehnten Tag nach jener, wo sich immer ein belästigender Fluor albus einstellte, wieder, hielt ein bis zwei Tage an und machte dann auch wieder einer mehr maniakalischen Stimmung Platz. Nach ein Paar Tagen verschwand aber auch diese, wie die ihr voraufgegangenen anomalen Stimmungen, und ihr folgte, den Eintritt der nächsten Menstruation ankündigend, auch wieder eine neue Melancholie.

In einzelnen Fällen scheinen darum die typicae circulares in das Gebiet der Reflexpsychosen zu gehören und lediglich von peripherischen Vorgängen abhängig zu sein. Auch der Fall von *Schüle*, der durch eine angezeigte Uterinbehandlung eine schwerere typica circularis in eine sehr leichte übergeführt und damit erheblich gebessert hat, scheint dafür zu sprechen, und gar Manches fordert somit auf, mehr als bisher das Augenmerk auf diesen Punkt zu richten.

Von anderen Seiten werden anderen Einflüssen eine grosse Bedeutung auf die Entstehung und den Bestand der fraglichen Psychose zugeschrieben: den Jahreszeiten, dem Mondwechsel u. dgl. m. Ich bin sehr wenig geneigt, dies von vornherein von der Hand zu weisen. Die neuere Zeit hat vollgiltig bewiesen, dass minimale Reize bei stark disponirten Personen starke Effecte auszulösen im Stande sind. Man denke nur an die Wirkungen der Metalle und die durch sie bewerkstelligte Translatio aesthesis bei geeigneten Individuen. Man denke nur an die Erscheinungen des Hypnotismus und die geringfügigen Vornahmen, welche zu seiner Erzeugung nothwendig sind! Allein viel näher liegt es doch, nach in regelmässigen Zeiträumen wiederkehrenden Vorgängen im jeweiligen Körper selbst zu suchen, um die regelmässige Wiederkehr der psychotischen Processe zu erklären, als sie bloss von solchen ausserhalb desselben liegenden Ereignissen abhängig zu machen.

Sehr merkwürdig sind die sonstigen Ernährungsstörungen welche im Verlaufe der typica circularis zur Beobachtung kommen. In den beiden mitgetheilten Fällen ging mit der Entwickelung der melancholischen Verstimmung Abmagerung, Altern u. dgl. m. Hand in Hand; mit der maniakalischen Stimmung und ihrer Entwickelung Zunahme des Körpergewichtes, Entwickelung einer grösseren Frische und jugendlichen Aussehens.

Das stimmt auch zu den Angaben von *Ludwig Meyer*, der ebenfalls die an einer typica circularis leidenden Kranken während des Stadium maniacale besser, um viele Jahre jünger aussehend und dazu schwerer fand, als im Stadium melancholicum. Auf der anderen Seite aber liegen Mittheilungen vor, nach denen eher das Gegentheil stattfand, jedenfalls keine solchen, den beiden, einen gewissen Gegensatz bildenden Paroxysmen entsprechenden trophischen Veränderungen wahrgenommen werden konnten.

Der Grund für diese beiden so verschiedenen Beobachtungen dürfte in der Schwere der jeweiligen Processe zu suchen sein. In den leichteren Fällen handelt es sich in Folge einer sehr mässigen Erregung um eine krankhafte Hypertrophie, von der wir erfahren haben, dass wie die Hyperästhesie den Anfang der Anästhesie, so sie den Anfang der späteren Atrophie bildet. In den schwereren Fällen dagegen hat diese letztere bereits Platz gegriffen, und das zu Folge der viel hochgradigeren, einen verzehrenden Stoffumsatz bedingenden Erregung, auf welcher auch die Manie selbst erst beruht. Wir könnten auch anders sagen: in den leichteren Fällen wird die Ernährung auf Grund mässiger Erregung, beziehungsweise Reizung gefördert, in den schwereren wird sie in Folge zu starker Erregung, beziehungsweise Reizung gehemmt.

C. typica periodica.

Wenn die Lucida intervalla in der Typica circularis nach der zweiten Melancholie sehr lang werden, die zusammengehörigen Paroxysmen aber sehr nahe an einander rücken, so dass das zwischen ihnen liegende Intervallum lucidum fast oder dem Anscheine nach ganz verschwindet, so entstehen die periodischen Geistesstörungen und wenn statt dieser, die doch immer eine Art typica completa darstellen, eine incompleta auftritt, so die periodischen Melancholien, Tobsuchten, Manien, Katatonien und Stupores. Die periodischen Geistesstörungen sind somit auch schon als der Ausdruck psychischer Schwächezustände anzusehen und theilen deshalb ganz und gar, was wir in dieser Beziehung über die circulären Formen der Vesania typica gesagt haben.

Die Zwischenräume, in denen die einzelnen Anfälle auftreten und sich so wie die Paroxysmen der typica circularis mit photographischer Treue wiederholen, sind sehr verschieden lang und wechseln von einem, zwei, drei, vier oder mehreren Tagen bis zu Wochen, Monaten und selbst Jahren. Es entstehen so die psychischen Störungen mit quotidianem, tertianem, quartanem Typus, die sich alle 4 Wochen, alle Paar Monate, alljährlich oder alle Paar Jahre wiederholenden, namentlich Melancholien und Monomanien der älteren Autoren. Wie sich aus dem eben Gesagten ergiebt, sind die interparoxysmellen Zeiten, die Intervalla lucida, bald von sehr gleichmässiger Länge, und das ist besonders dann der Fall, wenn sie kurz sind; bald sind sie von ungleicher Länge, und das hat Statt, wenn sie sich über grössere Zeiträume hin ausdehnen. Ganz entsprechend verhalten sich aber auch die Paroxysmen, als welche wir die psychischen Störungen selbst bezeichnen können, und wechseln dieselben somit auch von Tageslänge bis zu der Länge von Wochen und Monaten.

Die Melancholien haben eine sehr verschiedene Intensität und schwanken in derselben von den einfachsten Verstimmungen an bis zur grössten Niedergeschlagenheit oder Gebundenheit, die es geben kann, also von der Melancholia simplex an bis zur Melancholia attonita oder stuporosa und damit denn eben auch bis zur Katatonie und dem vollendetsten Stupor.

Unter den Monomanien, also den tobsuchtartigen Zuständen mit ganz bestimmten Strebungen, nimmt die Dipsomanie eine ganz hervorragende Stelle ein. Die sogenannten Quartalssäufer, Leute, welche in der Regel ein durchaus geordnetes, thätiges und selbst nüchternes Leben führen, werden auf einmal, alle sechs bis acht Wochen, alle drei bis vier Monate von einem unwiderstehlichen Triebe zu trinken und sich zu betrinken befallen. Zuerst nehmen sie die bezüglichen Spirituosen, Wein, Branntwein in reichlicherem Maasse noch für sich allein während ihrer Tagesarbeit auf. Bald aber verlassen sie diese letztere, suchen Wirthshäuser auf, gehen aus einem Wirthshause in das andere, dabei auch wohl von einem Orte nach dem anderen, und ziehen so vagabundirend in der Welt umher, bis nach einigen Tagen mit Beschwichtigung des Erregungszustandes sie wieder in ihre Häuslichkeit und, nach Ueberwindung eines tüchtigen Katzenjammers, zu ihrer gewohnten Thätigkeit zurückkehren.

Eine zweite sogenannte Monomanie von hoher Bedeutung ist die Mania errabunda oder auch Melancholia silvestris, in der die Kranken von dem nicht zu unterdrückenden Hange, in der Welt umherzureisen oder in der Umgebung ihrer Heimat, namentlich in den Wäldern und Einöden, umherzuschweifen, befallen werden. Eine dritte dieser Monomanien ist die *Guislain*'sche Monomanie des depenses, eine vierte die Nymphomanie, die Satyriasis u. s. w. Ganz ruhige, gesetzte Leute, die einen durchaus geordneten Haushalt und ehrbaren Wandel führen, werden von Zeit zu Zeit mehr oder minder plötzlich von den entsprechenden Erregungen gepackt, und nichts hilft, sie müssen ihnen nachgeben. Glücklich Diejenigen, deren Umgebung sofort die Bedeutung dieser Erregung erkennt, die Kranken so bald als möglich in eine Irrenanstalt bringt und so vor den übelen Folgen bewahrt, welche jene nicht bloss nach sich ziehen können, sondern häufig sogar nach sich ziehen müssen. Es ist nicht bloss von wegen ihrer Gesundheit, sondern auch von wegen ihrer Ehre, ihres guten Namens und ihrer Lebensstellung eine Wohlthat für sie; wenn sie so rasch, wie es nur angeht, der Gefahr entzogen werden, sich zu compromittiren und in der einen oder anderen Art unmöglich zu machen.

Sonst treten auch wahre Tobsuchten, echte Furores auf, in denen die sonst weichen, zur Milde und Nachsicht geneigten, stets hilfsbereiten Menschen hart und rücksichtslos werden, gegen sich und ihre nächsten Angehörigen, ihre Freunde, Eltern und Kinder wüthen und ihnen gefährlich werden. Es sind das alles wahre typicae abortivae seu simplices, seu raptuosae, seu furibundae, und unterscheiden sich von den legitimae bloss dadurch, dass sie immer und immer wiederkehren, ohne dass es jemals zu einer völligen Heilung, zu einer wirklichen Restitutio in integrum käme; wenn auch nicht immer sich sagen lässt, worin das abnorme Etwas besteht, was die Integrität ausschliesst. Ganz gleich verhält es sich aber auch mit den periodischen Manien, Katatonien und Stupores, welche als typicae praecipites und graves aufzufassen und ebenfalls nicht durch Intervalle vollständiger Gesundheit getrennt sind.

Man hat sich viel Mühe gegeben, die periodischen psychischen Störungen von blossen recidivirenden einmalig auftretenden Störungen gleicher Art zu unterscheiden. Bei diesen sollte zwischen den einzelnen Recidiven immer volle Gesundheit herrschen. Allein wer will eine solche Unterscheidung ohne sich selbst zu täuschen machen? Und ist es denkbar, dass eine Psychose recidivirt, wenn nicht noch Spuren wenigstens von ihr vorhanden sind? Recidivirt jemals eine syphilitische Affection, ohne dass von der Syphilis noch etwas im Körper steckt? Recidivirt ein Katarrh, eine Entzündung, ohne dass von ihnen noch Reste vorhanden sind? Keine Psychose recidivirt, die vollständig geheilt ist, und eine Psychose, die öfter recidivirt, ist keine geheilte. Die öfter recidivirenden Psychosen verhalten sich darum ganz und gar wie periodisch auftretende, sind als periodische anzusehen. Uebrigens wolle man nicht vergessen, dass auch zum Ausbruch einer nur einmalig auftretenden Psychose ein gewisser krankhafter Zustand gehört, nur dass er nicht so stark zu sein braucht, um bei jeder geeigneten Gelegenheit auch sofort derartig zu explodiren, dass er in wirkliche Krankheit übergeht.

Was die Periodicität der fraglichen Psychosen bedingt, ist eben so schwer zu sagen, als was den eigenthümlichen Verlauf der circulären zur Folge hat. Unzweifelhaft liegen aber, wie sehr auch äussere Umstände von Einfluss sein mögen, doch die letzten Ursachen auch hier wieder in dem betreffenden Kranken selbst.

Den mit quotidianem, tertianem, quartanem Typus verlaufenden Psychosen liegt nicht selten eine Malariaintoxication zu Grunde, und sie sind alsdann meist als blosse Intermittentes larvatae anzusehen. Doch kommen auch zahlreiche Fälle vor, wo die Sache sich ganz anders verhält. In einzelnen solcher Fälle mit quotidianem und tertianem Typus schien mir die Psychose oder der jeweilige Paroxysmus von der Verdauung und der Reizung des ulcerirten Darmkanales durch den die ulcerirten Stellen passirenden festeren Darminhalt abzuhängen. In einem Falle mit unregelmässig auftretenden, weit auseinander liegenden Paroxysmen waren Anschwellungen der Hämorrhoiden daran Schuld. Bei den alle Paar Wochen kommenden Störungen einzelner Frauen sind in der Regel die menstrualen Vorgänge die Ursache derselben. Bei Hysterischen habe ich die bezüglichen Psychosen als vicariirende Processe für anderweitige Störungen auftreten sehen, namentlich für Neuralgien und Arthralgien. Sonst sind dieselben öfter auch der Ausdruck von Inanitionszuständen, die zu bestimmten Zeiten durch die ganzen Lebensverhältnisse herbeigeführt werden, z. B. in Folge der angestrengten Thätigkeit mancher Bureaubeamten am Schlusse des Rechnungsjahres, mancher Bauhandwerker während der Sommermonate unter ungünstigen äusseren Verhältnissen u. s. w. Doch giebt es gewiss noch eine ganze Menge anderer Ursachen, die wir auch noch nicht im Geringsten kennen, und haben wir somit nach solchen überhaupt noch fleissig zu fahnden.

Der Verlauf der periodischen Geistesstörungen ist ein im Allgemeinen recht ungünstiger. Eine gute Prognose gestatten nur die eine Intermittens larvata darstellenden; alle übrigen sind immer mit zweifelndem Auge zu betrachten. Der Grund davon liegt in der Labilität des psychischen Gleichgewichtes, die mit der Zahl der einzelnen Anfälle immer grösser wird und endlich nicht mehr bloss auf Veranlassung des ursprünglichen, vielleicht subjectiv noch verhältnissmässig starken Reizes zum Zusammenbruch des eigentlichen Ichs führt, sondern auf Einwirkung jedes beliebigen Reizes von einiger Stärke, der gerade zur Einwirkung gelangt. Die Anfälle häufen sich deshalb mit der Zeit, erneuern sich im Stadium decrementi alle Augenblicke und dehnen sich damit je länger je mehr aus. Im gleichen Maasse aber verkürzen sich die Intervalla lucida, und das Ende davon ist, dass, wenn diese überhaupt nicht sehr lang waren, wie z. B. bei den alle drei bis sechs Wochen kommenden Tobsuchten der Frauen auf Grund ihrer menstrualen Vorgänge, dass dann diese letzteren so ziemlich verschwinden und sich ein anhaltender Krankheitszustand ausbildet, in dem die ursprünglichen, scharf gesonderten, gewissermaassen noch aus dem Niveau der Gesundheit auftauchenden Störungen nun als blosse Steigerungen desselben erscheinen. Dabei nimmt natürlich die psychische Schwäche mehr und mehr zu, der Intellect wird immer dürftiger, eine hochgradige Dementia bildet je länger je mehr sich aus. Leben die Kranken lange genug, so können die Erregungszustände ganz verschwinden. An die Stelle der gesteigerten Erregbarkeit tritt verminderte; die Dementia geht in Anoia über; apathischer Blödsinn ist das Ende dieses stürmischen Lebens.

Achtzehntes Capitel.

Der Verlauf der Psychosen.

(Zweiter Theil.)

Die Vesania paralytica progressiva.

Wenn die Vesania typica, wie wir schon in Cap. XIII, pag. 261, erwähnt haben, in einer gewissen Modification sich mit allerhand Lähmungserscheinungen verbindet, die gemeiniglich zuerst in der motorischen Sphäre auftreten, aber bald rascher, bald minder rasch sich auf alle Körpergebiete ausbreiten und zu mannigfachen trophischen Störungen und durch diese wieder schliesslich zum Untergange des jeweiligen Individuums führen, so entsteht die Vesania paralytica progressiva, die allgemeine progressive Paralyse der Irren, die mit Rücksicht auf ihre einstmals bloss mehr gemuthmasste als erwiesene anatomische Unterlage richtig oder unrichtig auch als Gehirnschwund und Gehirnerweichung bezeichnet wird. Da nun aber solche Lähmungserscheinungen auch bei der Ves. typ. legitima vorkommen, sich bei der saeviens ganz regelmässig finden, andererseits bei der paralytica progressiva nicht immer auffällig zu sein brauchen, so ist die Unterscheidung beider nicht immer leicht, und thatsächlich kommen häufig Verwechselungen vor. Es liegt die Sache auch hier, wie wir sie schon so oft gefunden haben: die extremen Formen lassen sich wohl, und zwar gut und leicht unterscheiden; zwischen ihnen aber liegt eine grosse Reihe anderer, bei denen das nicht in derselben Weise möglich ist; weil sie Uebergänge zu einander bilden. Ganz abgesehen von anderen solchen, stellen insbesondere manche weniger stürmisch verlaufenden Formen der saeviens dergleichen Uebergänge dar.

In Cap. XV, pag. 363, haben wir die paralytica progressiva als den functionellen Ausdruck einer Atrophie der Grosshirnrinde, vorzugsweise in Folge einer Entzündung, also einer Perienkephalitis kennen gelernt, d. h. als eine psychische

Störung, welche vornehmlich auf der Reizung der Hirnrinde durch einen entzündlichen Vorgang in ihr beruht. Auch die typ. legitima saeviens beruht offenbar auf einem solchen Reizzustande der Hirnrinde. Wodurch derselbe aber verursacht wird, das ist noch nicht aufgehellt. Die starken activen Hyperämien, welche man so häufig post mortem gefunden hat, erklären ihn nach unserer Auffassung von dem Einflusse der activen Hyperämie auf das Gehirn nicht. Dieselben können sogar erst eine Folge des schon vorhandenen Reizzustandes und lediglich nach dem Satze: Ubi irritatio ibi affluxus zu Wege gekommen sein. Immerhin erklärt sich aber aus der starken Reizung der Hirnrinde, welche die legitima saeviens bedingt, und aus der Reizung derselben, welche die paralytica progressiva zur Folge hat, die Verwandtschaft, welche zwischen beiden besteht. Nur ist die Reizung, welche der legitima saeviens zu Grunde liegt, gemeiniglich viel stärker und führt deshalb rascher zum Ende, als die, welche für gewöhnlich die progressiva paralytica bedingt. Doch giebt es auch von dieser Form, welche sehr stürmisch verlaufen und dann geradezu auch als legitima saeviens, beziehungsweise Delirium acutum angesehen worden sind.

Die typische Form der paralytica progressiva ist eine in der Regel sich sehr langsam entwickelnde Psychose von einem in der Regel auch sehr langsamen, schleppenden Verlaufe, in welchem alle die Stadien unterschieden werden können, welche wir in der wohl ausgebildeten typica legitima, also der completa, kennen gelernt haben. Aber wie diese letztere, so kommt auch jene in mannigfachen Abänderungen vor, und, je nachdem dieselben sich machen, können von ihr auch mannigfache Formen unterschieden werden. Wir unterscheiden zunächst zwei Hauptformen: die communis mit langsamerem, schleppendem Verlaufe, welche der typica legitima vera resp. katatonica entspricht, und die rapida mit sehr beschleunigtem, stürmischem Verlaufe, welche das Analogon der typica legitima saeviens bildet. Beide Hauptformen können nun wieder je nach der Entwickelung ihrer einzelnen Stadien als completae oder incompletae zur Erscheinung kommen, und so haben wir es gelegentlich mit einer Ves. paralytica progressiva communis completa aut incompleta, und mit einer Ves. paralytica progressiva rapida completa aut incompleta zu thun.

Hinsichtlich der Ursachen könnten wir freilich auch noch manche Unterscheidungen treffen und von einer Ves. paralytica progressiva exhaustorum et confectorum, ganeonum et heluonum, tuberculosorum, tabicorum, apoplecticorum, oder mit Rücksicht auf den pathologischen Process von einer Atrophia perienkephali spontanea, einer Perienkephalitis syphilitica, rheumatica, arthritica, alcoholica, nicotinica, saturnina, e parasitis, neoplasmate, endarteriitide, ex apoplexia, neuritide, traumate u. s. w. reden. Doch gehen wir hierauf nicht näher ein. Wir sehen, unserem Princip getreu, von den so mannigfaltigen Ursachen der fraglichen Perienkephalitis als Eintheilungsprincip ab, sehen sie, die Perienkephalitis, da sie bis jetzt nach diesen Ursachen keine Verschiedenheiten erkennen lässt, als einfach gegeben an und fassen bloss die Symptome in das Auge, welche sie in ihrem Verlaufe macht, und die in ihrer Gesammtheit eben das Bild der Ves. paralytica progressiva darstellen.

A. paralytica progressiva communis.

Zur Entstehung der allgemeinen progressiven Paralyse, sehen wir von den durch Traumen, Tumoren, Parasiten, unter denen der Cysticercus cellulosae der bei Weitem häufigste ist, ab, gehört eine ganz entschiedene Disposition, die für die unendlich grössere Mehrzahl der Fälle angeboren, für einen grossen Bruchtheil, ein Drittheil derselben und darüber, sogar ererbt ist. Es sind in der Regel vollsaftige Naturen, die plethorischen Constitutionen der älteren Aerzte, Leute von sanguinischem Temperamente und schwachem, unstetem, wandelbarem Charakter, vornehmlich also leicht erregbare, wenig widerstandsfähige Individuen, von grossem Streben und geringer Leistungsfähigkeit, welche ihr anheimfallen.

Frühzeitig zeigen sich deshalb bei denselben auch schon eine Anzahl von Störungen, welche später in der ausgebrochenen Psychose nur stärker hervortreten, und, wiewohl sie meistens lediglich als durch diese selbst erst hervorgerufen und deshalb für sie mit als charakteristisch angesehen werden; doch die letztere, die Störung, bloss als eine Fortsetzung, beziehungsweise Steigerung, des ganzen, bis dahin herrschenden Naturells, als einen krankhaften Excess des gesammten, bis dahin zur Erscheinung gekommenen Wesens erkennen lassen.

Zu solchen Störungen gehören z. B. die sogenannten Ellipsen beim Schreiben, das Auslassen von Buchstaben, Silben, ganzen Wörtern, das dadurch wieder verursachte Zusammenziehen zweier Silben in eine, selbst zweier Wörter in eins, der Gebrauch falscher Buchstaben, z. B. des ß statt des s oder umgekehrt, ferner dementsprechende Sprachfehler, das Auslassen von Buchstaben, Silben, ganzen Wörtern, besonders am Ende eines Satzes, wieder das Zusammenziehen zweier Silben in eine oder zweier Wörter in eins, aphatische Zustände, akataphatische Zustände und selbst Paraphrasien. Die Paraphrasia verbalis, die jetzt wohl auch als Heterophrasia bezeichnet wird, sowie die Paraphrasia thematica sind namentlich in Ermüdungszuständen ja ganz gewöhnliche Erscheinungen.

Man hat gerade die genannten Störungen vielfach als charakteristisch für die Ves. paralytica progressiva und ihre Entwickelung angesehen. Wahr ist, sie fehlen derselben wohl kaum einmal und finden sich mit unter den frühesten Symptomen der später wirklich vorhandenen Krankheit. Allein eine grosse Anzahl von Menschen leidet an ihnen auch, ohne der paralytica progressiva bereits verfallen zu sein und gerade so wie diejenigen, welche das Unglück schon betroffen hat, seit vielen Jahren, seit ihrer Schulzeit, in der sie für dieselben als Flüchtigkeitsfehler, Unachtsamkeitsfehler bereits manche Rüge, manche Strafe empfangen hatten. Es sind eben Störungen, welche aus Fehlern, Schwächen der Organisation hervorgehen, auf einer Neurasthenie, speciell einer Neurasthenia cerebralis beruhen, die allerdings sehr wohl in eine Ves. paralytica progressiva übergehen kann, weil sie zu ihr in hohem Maasse disponirt; es sind aber Störungen, die noch keineswegs bloss dieser letzteren angehören. Zur paralytica progressiva gehört mehr. Damit sie sich entwickele, müssen noch verschiedene Momente dazu kommen, vor Allem Ueberanstrengungen des Gehirnes und die Anwesenheit von Dyskrasien, namentlich, wie wir schon in Cap. XVI, pag. 377, erfahren haben, die von Syphilis.

Schon vor längerer Zeit ist von *Esmarch* und *Jessen* behauptet worden, dass die paralytica progressiva vorzugsweise mit Syphilis zusammenhänge. In neuerer Zeit hat *Kjelberg* sogar die Meinung ausgesprochen, dass sie niemals zur Entwickelung komme, wenn nicht hereditäre oder acquirirte Syphilis vorliege. *Sandberg, Jespersen, Steinberg* sehen die letztere als ihre häufigste Ursache an, und *Snell* und *Mendel* behaupten, dass 75·0% der von ihnen zahlreich beobachteten Fälle auf Syphilis zurückzuführen waren. Zwar haben sich auch gewichtige Stimmen gegen einen solchen mächtigen Einfluss der Syphilis auf die Entstehung der Paralyse erhoben, unter Anderen *Skae*, *Clouston*, *Voisin* und *Schüle*; doch nehmen dieselben auch wieder an, dass unter dem Einflusse der Syphilis sich allerdings der paralytica progressiva ähnliche Psychosen entwickeln, nur dass dieselben nicht gerade echte allgemeine progressive Paralysen seien. Es seien Pseudoparalysen syphilitischen Ursprunges oder, wie *Schüle* sagt, Blödsinnszustände mit Paralysen. *v. Linstow* giebt als Hauptunterschied derselben an, dass die echte progressive Paralyse immer tödtlich ende, die syphilitischen Pseudoparalysen dagegen der Heilung fähig seien. Nun, das ist Geschmackssache! Auch nach unserer Meinung spielt die Syphilis beim Zustandekommen der allgemeinen progressiven Paralyse, unserer Ves. paralytica progressiva eine hervorragende Rolle, aber mehr als bloss begünstigendes Moment denn als das eigentlich ursächliche. Sie ist der Factor, welcher die einfache Ernährungsstörung des Gehirnes, die jeder Psychose zu Grunde liegt, in eine entzündliche überführt, die auch die blosse Neurasthenie, nachdem dieselbe stärker und stärker geworden, und mehr und mehr den Charakter einer atrophischen Störung angenommen hat, auf einmal in eine sogenannte organische Krankheit umwandelt. Es liegt aber auf der Hand, dass, was die Syphilis, erfahrungsgemäss die am meisten zu allerhand Entzündungen disponirende Schädlichkeit, zu leisten im Stande ist, dass das auch gelegentlich von anderen gleichartigen Schädlichkeiten zu erwarten sein wird. So erklärt es sich, dass auch der Alkohol, beziehungsweise der Alkoholismus, der Rheumatismus, der Saturnismus und Alles, was überhaupt jemals eine entzündliche Reizung hervorzurufen vermag, dass das auch zum Ausbruch der Ves. paralytica progressiva Veranlassung werden kann. Fehlen diese Momente, so braucht sie allerdings nicht ausgeschlossen zu bleiben; aber die Erfahrung lehrt, dass die die paralytica progressiva bereits signalisiren sollenden Symptome dann meistens falscher Lärm sind. Es kommt zur Entwickelung anderer psychischer Störungen mit allerhand motorischen Affectionen; aber die paralytica progressiva bleibt aus. Ich kenne eine ganze Anzahl von Menschen, die schon vor 15, 20 Jahren, einen, so zu sagen, entschieden paralytischen Habitus besassen, die jetzt zwischen dem vierzigsten und sechzigsten Lebensjahre stehen, zum Theil eine Menge von Widerwärtigkeiten und Trübsalen, Aergerlichkeiten und Rückschlägen in ihren Strebungen zu erdulden hatten, die aber nichtsdestoweniger so gesund geblieben sind, wie sie waren. Sie stammten indessen sammt und sonders von gesunden Eltern ab, hatten gesunde Geschwister und waren alle von einer syphilitischen Infection verschont geblieben. Zum Theil waren sie bedeutende Lebemänner, die den Freuden der Tafel gern zusprachen, manchen Rausch überstanden haben, auch sonst gegen die Grundsätze der Makrobiotik verstiessen, die aber eben nicht syphilitisch waren.

Nicht die frische Syphilis, die eben erst in den Körper eingewanderte ist es, welche die paralytica progressiva zum Ausbruch bringt; auch nicht die, welche durch starke secundäre Affectionen ihre Besitzergreifung des ganzen Körpers verräth; diese Formen, wenn sie im Gehirne sich localisiren, führen zu gröberen Veränderungen in demselben, zu Gummata und ihren Folgen. Die Syphilis, welche zur paralytica progressiva Veranlassung wird, ist eine meist heimlich eingeschlichene, die keine oder wenigstens nur ganz leichte und darum häufig übersehene secundäre Symptome gemacht hat und seit Jahr und Tag im Körper haust. *Pontoppidan* und *Jespersen* wollen nicht vor 5 Jahren nach der syphilitischen Infection die paralytica progressiva haben ausbrechen sehen. *Mendel* sah zwar schon 2 bis 3 Jahre nach der Infection die betreffende paralytica progressiva entstehen; aber erst nach 4 Jahren wurden die Fälle häufiger. Zwischen 15—20 Jahren, dann zwischen 7—10 Jahren, endlich zwischen 10—15 Jahren nach der bezüglichen Infection sah er die meisten Fälle sich ausbilden. Nach *Braus* erkrankten sogar noch nach mehr als 20 Jahren 4% der Inficirten an dem perniciösen Leiden.

Es ergiebt sich hieraus, dass es also weniger die starken Infectionen sind, welche zu der paralytica progressiva führen, als die schwächeren und scheinbar getilgten, die nur als ganz geringfügige Reize einwirken, oder auch bloss eine so unerhebliche Paratrophie setzen, dass es zu keinen rasch und mächtig wuchernden Veränderungen kommt, sondern nur zu langsam vorschreitenden, oft pausirenden Processen, welche erst nach und nach, meist erst in Jahr und Tag das psychische Organ leistungsunfähig machen.

Ganz gleich liegt es auch mit den übrigen Entzündungserregern, dem Rheumatismus, vielleicht auch der Gicht, dem Alkoholismus, Saturnismus, dem Nicotinismus, beziehungsweise der Intoxication mit den beim Rauchen entstehenden und zur Einwirkung gelangenden Picolin- und Piridinbasen, von denen *Eulenberg* und *Voppel* gezeigt haben, dass sie zu länger anhaltenden venösen Hyperämien und deren Folgen, also gelegentlich wohl auch zu interstitiellen Entzündungen Veranlassung geben.

Die Ves. paralytica progressiva beginnt immer mit einer Melancholie. Diese, das Stadium melancholicum initiale darstellend, hebt meist schon sehr früh an und stellt zunächst nur eine Steigerung des neurasthenischen Zustandes dar, aus welchem die Vesania überhaupt erwächst. Ganz gewöhnlich trägt sie einen entschieden hypochondrischen Charakter. Der Kranke klagt über dies über das, vornehmlich auch über eine gewisse geistige Schwäche, dass es ihm Mühe mache, sich in seinem Geschäfte zurecht zu finden, dass er die einzelnen Arbeiten, welche dasselbe mit sich bringe, nicht mehr mit der gewohnten Leichtigkeit zu vollführen im Stande sei, dass ihm manche sogar unüberwindliche Schwierigkeiten bereiten, er mit ihnen gar nicht zu Stande komme, und er sie deshalb liegen lassen oder in einer Weise vollenden müsse, mit der er selbst nichts weniger als zufrieden sei. Er fühle diesen Mangel sehr wohl; aber alle Mühe, die er sich gebe, ihn abzustellen, sei erfolglos. Es sei ihm manchmal, um landläufig zu reden, als wenn er ein Brett vor dem Kopfe habe, als ob er wie vernagelt sei. Er komme in Folge dessen nicht bloss nicht vorwärts, er komme in seinen Angelegenheiten nur zurück, und das stimme ihn noch viel trüber und verdriesslicher, als er es ohnedies und ohne eigentlich zu wissen warum, meist schon sei. In Folge dessen sei er auch reizbarer und heftiger als sonst und gerathe leicht ausser sich. Namentlich geschehe das seinen Angehörigen, seiner Frau, seinen Kindern, seinen Eltern und Geschwistern gegenüber; wenn diese ihm Vorwürfe wegen seiner scheinbaren Nachlässigkeiten und Unordentlichkeiten machen oder Widersprüche gegen seine Maassnahmen erheben, deren Richtigkeit er oft anerkennen müsse, die ihm aber darum gerade wieder seine eigene Unzulänglichkeit nur in einem um so grelleren Lichte zeigen. Gegen Andere, Fremde, könne er sich mehr zusammennehmen; ja diesen gegenüber sei er nicht selten recht kleinmüthig, und er ärgere sich dann bitter darüber, was er sich von ihnen Alles habe sagen und bieten lassen. Er empfinde das Ungehörige von dem Allen sehr wohl. Wie oft habe er sich schon vorgenommen, sich darin zu ändern; allein es sei ihm immer misslungen. Der Gedanke, dass er geistig nicht mehr ganz gesund sei, sei darum wiederholt schon in ihm aufgetaucht. Die Furcht, wirklich geisteskrank zu werden, habe ihn schon manches Mal mit aller Macht befallen. Er glaube auch, dass diese sich noch erfüllen werde; zunächst wage er aber kaum, davon zu reden, am allerwenigsten seinen Angehörigen gegenüber. Zwischendurch, besonders nach Ausbrüchen grösserer Heftigkeit, nach zornigen Erregungen, die sich in einem unruhigen Umherrennen in Feldern und Wäldern, in einem wechselnden Besuche von Wirthshäusern (Melancholia errabunda, Dipsomanie) u. dgl. m. zur Lösung bringen, greifen auch mehr chäromanische Zustände Platz; doch halten diese nie lange an und sind von einer meist nur um so grösseren Niedergeschlagenheit gefolgt.

In dieser Zeit werden die Kranken, die wegen ihrer mannigfachen Beschwerden meist ärztliche Hilfe aufgesucht haben und gegen die gewöhnlich herrschenden Verdauungsbeschwerden mit allerhand einschlägigen Mitteln behandelt worden sind, wenn sonst die Verhältnisse es erlauben, häufig in Seebäder und Kaltwasser-Heilanstalten geschickt, in denen sie indessen im günstigsten Falle nur eine vorübergehende Besserung erfahren, aus denen sie jedoch auch gar nicht selten wesentlich kränker zurückkehren.

Allmählich oder in grösseren Pausen nimmt die melancholisch-hypochondrische Verstimmung zu. Der Kranke wird immer reizbarer, immer heftiger, und laute häusliche Scenen sowie viele Thränen der Seinigen gehören zur Tagesordnung. Dabei wird er immer unfähiger seinen Beruf zu erfüllen. Er verliert mehr und mehr den Ueberblick über seine Angelegenheiten, fasst viele Dinge ganz verkehrt auf, beginnt sie am unrechten Ende und begeht so eine Menge von Thorheiten, von denen man für's Erste nur schwer begreift, wie er zu ihnen kommt. Er lässt wichtige Dinge liegen und beschäftigt sich mit Kleinigkeiten, mit Lappalien, denen er jedoch eine grosse Wichtigkeit beimisst. Das zieht ihm Verdriesslichkeiten, zieht ihm Verluste zu, die immer häufiger und häufiger werden. Den Rückgang seiner Vermögensverhältnisse wohl erkennend, sucht er denselben nicht bloss aufzuhalten; er geht darauf aus, diese Verhältnisse direct zu bessern, zu heben. Er stürzt sich deshalb in allerlei Unternehmungen; aber bei seiner Unfähigkeit, die Verhältnisse zu übersehen und richtig zu beurtheilen, sind dieselben, wenn nicht die Gunst des Zufalls mitspielt, von vornherein so angelegt, dass sie misslingen müssen. Dabei sind die einen so grossartig, dass sie seine Mittel weit übersteigen, die anderen so kleinlich, dass sie den Fluch der Lächerlichkeit an sich tragen. In derselben Stunde werden Güter gekauft, Waarenlager errichtet, Schiffswerften angelegt, und die sorgfältige Sammlung der Küchenabfälle einer einfachen Haushaltung befohlen, die weggeworfenen Zündhölzer und Zigarrenstummel aufgelesen und zu sammeln angefangen, damit sie späterhin zu Geld gemacht werden können. Und dagegen sind alle Vorstellungen fruchtlos, ist alles Bitten und Beten vergebens. Der Kranke, offenbar stark parästhetisch, sieht die Gegengründe in ihrer ganzen Bedeutung nicht ein, fühlt aber auf der anderen Seite doch auch wieder das Compromittirende seiner ganzen Handlungsweise und sucht nun in krankhafter Rechthaberei und krankhaftem Eigensinn einerseits und, um seine Blossstellung in den Augen Anderer, zumal seiner nächsten Angehörigen zu verhindern, andererseits mit allen Gründen sein Thun und Treiben zu vertheidigen. Es entsteht so eine Folie raisonnante, die zu vielen unerquicklichen Erörterungen, namentlich wieder mit den Angehörigen führt, und in denen der Kranke oft in recht rücksichtsloser und schwer verletzender Weise sich an diesen vergreift.

Ab und zu treten in dieser Zeit sogenannte Absenzen ein. Mitten in seiner Arbeit, welche dieselbe auch gerade sei, versinkt der Kranke in sich und steht oder sitzt, seiner und seiner Umgebung vollständig vergessend, gedankenlos da, bis er, durch einen Zufall aufgerüttelt, langsam wieder zu sich kommt, gleichsam als ob aus einem tiefen Schlafe erwacht, er sich erst mühsam wieder in der Welt zurechtfinden müsse. Nicht selten sind diese Absenzen aber nur unvollständig. Das Bewusstsein ist nicht erloschen, es ist bloss mehr oder weniger getrübt. Die Kranken bleiben bei ihrer Beschäftigung, aber sie machen Alles verkehrt, machen lauter dummes Zeug. Der Handwerker verschneidet sein Material. Der Tischler, der Stühle machen soll, schneidet sie zurecht für Riesen oder für Puppen. Der Schuhmacher macht aus derbem Juchten

Tanzstiefeln und benagelt ihre Sohlen mit starken Nägeln, auf dass sie nicht so leicht durchgewetzt werden. Aus feinem Glanzleder dagegen macht er Wasserstiefeln; weil der Lack ja am besten das Eindringen des Wassers verhindert. Der Gärtner sägt seine jungen Obstbäume alle einen Fuss hoch über dem Erdboden ab; weil das tüchtige Verschneiden der Obstbäume ihre Ertragsfähigkeit erhöht. Er hat gehört, dass Blut ein vortreffliches Düngungsmittel sei, und geht hin und schlachtet sein Schwein, um Blut dazu zu gewinnen. Ein Vater bildet sich ein, dass seinem jüngsten Kinde die Zunge gelöst werden müsse. Er nimmt eine Scheere und versucht ihm die Zungenspitze abzuschneiden, was die noch rechtzeitig dazu kommende Mutter glücklich zu verhindern im Stande ist. Ein Arzt, der einen Furunkel des Vorderarmes zu behandeln bekommt, macht sich daran die A. axillaris zu unterbinden, damit die Blutzufuhr zu jenem abgeschnitten werde. — In solchen Zuständen mehr oder minder starker Benommenheit und Unklarheit, aber zugleich auch unter dem Drucke der geschädigten Verhältnisse, die er gern wieder in die Höhe bringen möchte, lässt sich der Kranke auch zu allerhand unsauberen, ja geradezu schmutzigen Handlungen hinreissen. Der Kaufmann fälscht seine Bücher, bringt falsche Wechsel in Umlauf, der Grand-Seigneur verkauft die Erzeugnisse seiner Güter drei, vier Mal an ganz verschiedene Persönlichkeiten und heimst das Geld dafür ebenso oft ein. Daneben wird der Versuch gemacht, schon benutzte Briefmarken noch einmal zu benutzen und sich aus öffentlichen Localen zu entfernen, ohne die genossene Tasse Kaffee, das getrunkene Glas Bier zu bezahlen. Der Kranke wird von der Sucht getrieben, sich Vortheile zu verschaffen, sich zu bereichern. Er hat aber das Maass der Werthschätzung der Dinge verloren. Das natürliche Verhältniss von Fortune physique und Fortune morale ist in ihm gestört, dann und wann sogar vollständig zusammengebrochen. Kleines und Grosses, Bedeutendes und Unbedeutendes ist ihm gleichwerthig geworden und mit denselben Mitteln, demselben Eifer strebt er sowohl nach diesem als nach jenem.

Man hat für gewöhnlich angenommen, dass der an der paralytica progressiva leidende Kranke bei der Vornahme derartiger Handlungen nicht recht wüsste, was er thäte, dass er dieselben triebartig beginge, und sie selbst somit nur den Charakter impulsiver Handlungen hätten.

Die Sache ist richtig und auch nicht richtig. Dass die betreffenden Handlungen nicht bei vollem, klarem Bewusstsein vollzogen werden, haben wir selbst schon ausgesprochen. Sie entstehen auf dem Boden eines krankhaft veränderten und dazu mehr oder minder getrübten Bewusstseins. Dass sie aber triebartig vollzogen werden, und darum nur den Charakter von impulsiven Handlungen besitzen, das bestreiten wir. Sie sind oft wohl überlegt und mit einem gewissen Raffinement durchgeführt; aber sie sind in einem krankhaften Bewusstseinszustande überlegt und in einem solchen auch zur Ausführung gekommen. Ein krankhafter Charakter klebt ihnen darum auch immer an und, trotz allen Raffinements bei ihrer Ausführung, auch eine so grosse Plumpheit, dass jeder nur einigermaassen Erfahrene sofort weiss, was er von ihnen und ihrem Urheber zu halten hat. Sie sind verbrecherische Handlungen im vollen Sinne des Wortes; denn sie sind in verbrecherischer Absicht begangen worden. Allein die verbrecherische Absicht entsprang einem krankhaften Zustande, und die bezügliche Handlung ist darum nicht gleichwerthig einer ganz gleichen, aber im gesunden Zustande geplanten und vollzogenen. Von dem Grade der Krankheit und ihrem Einflusse auf die jeweiligen Entschliessungen hängt es ab, mit welchem Maasse man sie zu messen, nach welcher Richtschnur man sie zu beurtheilen habe. Im Uebrigen hat das in praktischer Beziehung nur einen sehr relativen Werth. Ueber kurz oder lang macht die paralytica progressiva solche Fortschritte, dass von einer etwaigen regulären Bestrafung oder Strafdurchführung keine Rede sein kann, der Kranke vielmehr einer Irrenanstalt, wäre sie auch nur das Anhängsel einer Strafanstalt, übergeben werden muss, und er sich nun da befindet, wohin er von Anfang an gehörte.

Aus diesen Zuständen von Benommenheit und Trübung oder Umflorung des Bewusstseins entspringt auch eine grosse Vergesslichkeit, beziehungsweise Gedächtnissschwäche, welche bei den in Rede stehenden Kranken schon frühzeitig wahrgenommen werden kann. Doch erstrekt sich dieselbe für's Erste nur auf die Vorgänge in den genannten Zuständen und allenfalls auf solche in Zeiten stärkerer Erregung, für welche ja auch schon normaler Weise die Erinnerung schwächer ist und oft sogar fehlt; während für die Vorgänge in mehr gleichmässig ruhigen Zeiten und aus den Tagen der Gesundheit die Erinnerung kaum getrübt, ja sogar ganz trefflich sein kann. Diese Vergesslichkeit führt nun aber gerade so wie die Bewusstseinsstörungen, mit denen sie zusammenhängt, auch wieder zu manchen Fatalitäten. Der erwähnte Umstand, dass manche Kranke ihre Sachen drei, vier Mal an Andere verkaufen, hängt in einzelnen Fällen damit zusammen; meistentheils aber entspringt er in so frühen Zeiten, um welche es sich bei ihrer Erwähnung handelte, nur aus Gewinnsucht. Es kann indessen auch gerade das Gegentheil davon vorkommen, und der Kranke eine Sache drei, vier Mal bezahlen. Gauner machen daraus ein Geschäft, benutzen immer und immer wieder die genannte Schwäche des Kranken, den sie dabei dann auch noch um die vielleicht eingeforderte, aber bald wieder beseitigte und vergessene Quittung prellen, und bringen ihn so in kürzester Zeit an den Rand des Ruins, dem er sich bis dahin unausgesetzt und mit aller seiner Macht zu entwinden gesucht hat.

Allmählich jedoch dehnt diese Vergesslichkeit sich auch auf Vorgänge in den mehr ruhigen Zeiten aus, und der Kranke weiss oft nicht mehr, was er soeben gethan hat oder ihm vor ein Paar Augenblicken erst wiederfahren ist. Er besorgt drei, vier Mal dieselben Einkäufe; er holt sich drei, vier Mal denselben Auftrag; bloss weil er in wenigen Minuten vergessen hat, dass er es schon gethan. Er vergisst Hut, Stock, Taschentuch; dass er soeben erst gefrühstückt, soeben erst das Mittagessen eingenommen hat. Er vergisst seine Obliegenheiten, der Lehrer seine Schulstunden, der Richter seine Termine, der Arzt seine Patienten, der Officier seinen Dienst. Die Zustände, welche den tieferen Bewusstseinsstörungen zu Grunde liegen, sind allgemeinere geworden und kehren häufiger zurück; ja nach und nach werden sie andauernd und, indem sie für gewöhnlich nur noch in ihrer Stärke auf und nieder schwanken, bloss dann und wann noch von einem mehr normalen Verhalten unterbrochen.

Der Kranke dämmert so hin, gewöhnlich mit seiner Lage beschäftigt und dem Wunsche sie zu ändern. Keine Arbeit will ihm deshalb mehr flecken. Er kommt nicht mehr recht von der Stelle. Mühsam wird nur etwas zusammengestoppelt und, wenn das Ganze vielleicht auch nicht unbrauchbar ist und den gemeinen Anforderungen des Lebens genügt, so hält es doch keinen Vergleich mehr mit den Leistungen aus früheren Tagen aus und steht hinsichtlich seiner Brauchbarkeit in keinem Verhältniss zu der aufgewandten Zeit und Mühe. Zwischendurch kommen aber auch Arbeiten vor, welche gar nicht zu gebrauchen sind und den Stempel vorübergehender stärkerer Bewusstseinsstörungen an sich tragen. In den Schriftsätzen höherer Beamten finden sich ganz abwegige Bemerkungen, Bibelsprüche, Liederverse, saloppe Redensarten; an den Arbeiten von Handwerkern ganz unmotivirte, ungeschickt-schnörkelhafte Zieraten; oder in beiden ist auch Alles so wirr und dem eigentlichen Zwecke widersprechend und zugleich so unsauber, befleckt, beschmutzt, zerrissen, zerbrochen und wieder geflickt, dass sie unter die Kategorie der bereits weiter oben genannten Parapraxien fallen, und es nur unbegreiflich ist, wie sie so oft noch für die Arbeiten gesunder Menschen angesehen werden können, wie das thatsächlich geschieht.

Fasst man den geselligen Verkehr, was er in Wirklichkeit ja ist, auch als eine Leistung auf, so finden wir in ihm ganz das Nämliche. Die Kranken vergessen sich, verlieren sich. Sie machen allerhand unpassende Bemerkungen, frivole Scherze, ja mehr als das; oder sie versinken in sich und sitzen träumerisch oder häufig genug auch ganz gedankenlos da, kauen auf einem Körnchen, das zwischen den Zähnen sitzen geblieben war und sich eben erst gelöst hat, herum, schmatzen in Einem fort, nagen an den Nägeln, an ihrem Bart herum, beschäftigen sich mit ihrer Nase, mit ihren Ohren, und das nicht bloss vorübergehend, unachtsam einem augenblicklichen Reize nachgebend, sondern Viertelstunden lang. Endlich schlafen sie auch wohl ein und fangen tief und laut an zu schnarchen.

Schüle meint, dass alle diese Dinge, welche dem an Ves. paralytica progressiva Erkrankten zustossen und ihn in den Augen der Gesellschaft nur zu schädigen geeignet sind, ihn gleichgiltig lassen; weil er es nicht fühlt, nicht merkt, wie tief ihn das Alles compromittirt. *Schüle* sieht darin gerade das Charakteristische für die Krankheit. Ich für meine Person kann *Schüle* hierin nicht beistimmen. Ich habe noch keinen an Ves. paralytica progressiva Erkrankten und am allerwenigsten in dem in Rede stehenden Stadium kennen gelernt, dem diese Vorkommnisse wirklich gleichgiltig gewesen wären. Die Kranken sind alle davon, sowie sie in gehöriger Weise darauf aufmerksam gemacht werden, im ersten Augenblicke unangenehm berührt, und zwar vorzugsweise weil sie das Krankhafte davon, wogegen sie nicht ankönnen, fühlen. Doch suchen sie ihre peinlich-schmerzhafte Stimmung, ihre Beschämung zu verbergen, bisweilen sogar in schlecht erzwungener Heiterkeit hinweg zu scherzen und vergessen vor Allem nur sehr leicht, was ihnen menschlich Schwaches widerfahren war. Auch gesunde, wenigsten bloss einfach neurasthenische Menschen können in Gesellschaft sich in der erwähnten oder einer ihr ähnlichen Weise vergessen und verlieren, können auch einschlafen. Ich habe Leute in hohen Lebensstellungen kennen gelernt, die ihres Amtes voll und ganz warteten, aber in Gesellschaft sich nicht enthalten konnten, einmal einzuschlafen und ihr „Schnarcherchen“ zu machen. Auch diesen ist es immer unangenehm, wenn ihnen das unversehens zustösst, und sie in der einen oder der anderen Weise aufmerksam werden auf das, was ihnen begegnete. Auch sie können es hinweg zu scherzen suchen; allein sie vergessen es nicht so bald. Und darin liegt ein grosser Unterschied zwischen ihnen und dem beginnenden Paralytiker, wie darin wohl überhaupt der Unterschied zwischen dem Krankhaften und dem noch in die Breite der Gesundheit Gehörigen aus dieser Kategorie liegen dürfte.

Mit diesen Veränderungen in der psychischen Sphäre gehen von Anfang an Hand in Hand solche in den übrigen Functionssphären des Körpers. Natürlich! Denn nach unserer schon mehrfach geäusserten Auffassung gehen ja aus den verschiedenen anderweiten Functionen in letzter Reihe erst die psychischen hervor.

Was zuerst in dieser Beziehung sich bemerkbar macht, sind Störungen in der Verdauung und im Schlafe. Der Appetit ist zwar nicht verringert, öfter sogar vermehrt; aber die Kranken klagen über Druck und Völle im Epigastrium, über lästige Gasentwickelung, über Aufstossen, Blähungen und Stuhlverstopfung, bisweilen auch über Cardialgien, die namentlich des Nachts kommen. Sie werden dadurch aus dem Schlafe erweckt, der oft erst sehr spät sich eingefunden hatte und eine Zeit lang nur ganz oberflächlich war, und können danach nicht wieder ordentlich einschlafen, so dass ihnen die Nachtruhe durch dieselben so gut als zerstört wird.

Was sodann auffällt, sind Störungen der Nutrition und Motilität. Der Kranke magert ab, bekommt ein angegriffenes, schlaffes Aussehen. Er geräth leicht in Schweiss und schwitzt stark und anhaltend, so dass er oft gezwungen ist, in kurzer Zeit wiederholt den Anzug zu wechseln. Auch speichelt er viel und muss deshalb häufig spucken, was meist indessen als eine blosse Unart angesehen wird, und in anderen Fällen besteht eine offenbare Polyurie. Doch kommen und gehen diese Zustände. Alle Anstrengungen rufen rasch eine bisher ungekannte Erschöpfung hervor und das Gefühl von Zittern und Beben am ganzen Körper, insbesondere jedoch der unteren Extremitäten. Auf der anderen Seite bleiben wohl auch bis dahin lästige Schweisse aus, und tritt eine gewisse Muskelsteifigkeit ein, auf welche *Griesinger* zuerst aufmerksam gemacht hat. Ganz gewöhnlich lässt der Geschlechtstrieb, nachdem er vielleicht eine kurze Zeit erhöht gewesen, in auffallender Weise nach, und in einzelnen Fällen entwickelt sich vollständiger sexueller Torpor; wie es scheint im Zusammenhange mit Aspermatismus. Dass Aspermatismus im Verlaufe der Ves. paralytica progressiva überhaupt öfter vorkommt, davon habe ich mich wiederholt überzeugt. Er findet sich sogar in einzelnen Fällen in Verbindung mit excessiver Libido, indessen, soweit meine bisherigen Beobachtungen reichen, immer mit gleichzeitigem Verlust des Erectionsvermögens des Penis. Die Kranken werden dann von den betreffenden Gefühlen geradezu gequält; aber nie wurde dabei Erectio penis, nie Pollutio beobachtet.

Eine sehr häufige Erscheinung ist das rasche Ergrauen des Haupt- und meist auch des Barthaares, sowie das Auftreten von allerhand Hautaffectionen. Dieselben beschränken sich auf flüchtige locale Hyperämien und Anämien nebst erythematösen Processen, oder sind mehr entzündlicher Natur. Lichen, namentlich Lichen pilaris, Pityriasis und Eczema capitis, Herpes und Zoster, Erysipelas, Pemphigus sind öfter selbst in der allerersten Zeit der Krankheit, gewissermaassen als Vorläufer derselben, beobachtet worden.

Bisweilen kommt auch abnorme Pigmentbildung vor. *Fevre* berichtete über eine partielle Nigrities. Erst vor Kurzem habe ich bei einem etliche dreissig Jahre alten Schiffscapitän eine sehr ausgesprochene, totale gesehen, und von Anderen, z. B. *Régnard*, ist Bronzefärbung beschrieben worden.

Eine ebenfalls häufige, wohl hierher gehörige Erscheinung ist die Intoleranz gegen Spirituosen und Tabak, selbst wenn dieselben vordem gewohnheitsmässig und in nicht zu geringer Menge genossen wurden. Der beginnende Paralytiker ist gleich trunken. Nach ein, zwei Glas selbst eines leichteren Weines, nach ein, zwei Glas gewöhnlichen Bieres ist er nicht mehr seiner mächtig. Er ist aufgeregt und so leicht bestimmbar, wie es eben für gewöhnlich nur Trunkene sind. Ebenso ist er leicht nicotinisirt, und oft schon nach ein Paar Zügen aus einer mittelstarken Cigarre stellt sich der bekannte Tremor mit all den übrigen Erscheinungen ein.

Die am meisten sich aufdrängenden und auch den Laien bedenklich machenden Erscheinungen sind indessen die Störungen in der Motilität. Schon der Umstand, dass die Kranken schlaff und angegriffen aussehen, dass sie sich leicht erschöpft und von Zittern und Beben ergriffen fühlen, weist darauf hin, dass in der motorischen Sphäre ein Mangel an Energie vorhanden ist. Noch mehr aber beweisen das eine Reihe von ganz bestimmten Veränderungen, welche in derselben nach und nach sich auch noch in anderer Art bemerkbar machen. Die Haltung wird kraftlos; der Kranke sinkt in sich zusammen. Sein Gang wird plump, schwerfällig und schleppend, und das auch in den Fällen, in denen sich die Krankheit aus einer Tabes dorsualis entwickelt und bis dahin nur der bekannte ataktische Gang der Tabiker vorhanden war. Die Sprache wird langsam, nählig, die Articulation oft undeutlich. Es entsteht Silbenbrechen und Silbenstolpern; aphatische und paraphatische Zustände treten ein. Die Stimme verliert ihren Klang. Sie wird rauh und heiser. *Westphal* beobachtete in einem Falle den Verlust einer schönen Tenorstimme, ich die Umwandlung der bis dahin nicht auffälligen Stimme in eine matte Falsettstimme. In leichten Erregungszuständen bessert sich das allerdings; aber dafür kommen in ihnen allerhand Zuckungen um den Mund und die Augen vor. Die herausgestreckte Zunge zittert hin und her und wird nach verhältnissmässig kurzer Zeit wie krampfhaft wieder zurückgezogen, und auf das Neue hervorgestreckt, schnell wieder zurückgezogen. Ein gleiches Zittern macht sich häufig auch in den ausgestreckten Armen und Händen bemerkbar; doch ist es gerade wie das Zittern der Zunge keineswegs so regelmässig, wie man eine Zeit lang annahm.

In der bei Weitem grössten Mehrzahl der Fälle zeigen sich auch in den Augenmuskeln entsprechende Störungen. In den einen derselben besteht Mydriasis, in den anderen Myosis, letztere namentlich wieder in solchen, die aus

Tabes dorsualis hervorgingen. Doch sah sie *Mobèche* auch in Fällen mit sehr raschem Verlaufe, allem Anscheine nach solchen, die zu unserer rapida gehören. In noch anderen Fällen besteht Pupillendifferenz, und zwar erscheint bald die rechte, bald die linke Pupille als die weitere, und insbesondere als die erweiterte. Ich habe vorzugsweise die linke Pupille erweitert gesehen. Nach *Boie* und *Mendel* soll dagegen öfter die rechte die erweiterte sein. In einzelnen Fällen tritt auch ein öfterer Wechsel in der Pupillenweite ein, manchmal an ein und demselben Tage, wie *Jehn* beobachtete, manchmal einen um den andern Tag, wie *Förster* und *Mendel* sahen. Diese sogenannte springende Mydriasis soll von ganz besonders übeler Vorbedeutung sein und, wo sie sich zeigt, wenn sonst auch noch keine anderweiten schweren Symptome vorliegen, doch immer die Sache bedenklich machen. Nicht selten kommen Verengerungen der Lidspalte vor, nicht selten auch Strabismus und Nystagmus. Welcher Art diese Störungen gerade sind, ist nicht immer leicht festzustellen. Sie können paretischer Natur sein, aber auch spastischer. Kommen doch Spasmen besonders leicht in zur Lähmung disponirten Nerven beziehungsweise Nervengebieten vor, oder treten gar in bis dahin gelähmten Gebieten auf, wenn diese eine Besserung erfahren und verhältnissmässig stark gereizt werden. Der Nystagmus ist immer ein atacticus *(Friedreich)*; was vornehmlich dadurch bewiesen wird, dass er nur beim Versuche zu fixiren eintritt.

Ausser diesen vorzugsweise sich der Wahrnehmung aufdrängenden Veränderungen machen sich noch eine grosse Anzahl anderer geltend, wenn man nur erst genauer nachforscht. Wir haben schon hervorgehoben, dass die initiale Melancholie unserer Vesania einen entschieden hypochondrischen Charakter besitze. Es herrschen deshalb eine Zeit lang wenigstens eine Menge von Hyperästhesien und danach Hyp- und Anästhesien. In der Gemeingefühlssphäre kommen zahlreiche wage Empfindungen unangenehmer Art vor, öfters auch Neuralgien, in den höheren Sinnen, je nachdem Hyperaesthesia acustica — die Kranken klagen, dass sie immer angeschrieen würden —, Hyperaesthesia optica —, Alles erscheint ihnen in einem grellen Lichte —, Hyperosmia — sie werden von zu starken Geruchseindrücken belästigt —; oder das Gegentheil findet statt. Namentlich treten oft schon frühzeitig Defecte im Gesichtssinne auf. Es entsteht Asthenopie, Hemiopie, Diplopie, zunächst meistentheils nur vorübergehend, dann aber dauernd und zu weiteren Störungen führend. Sodann kommt es hier und da zu Einengungen des Gesichtsfeldes, und zwar in der verschiedensten Weise, zu Farbenblindheit, die in einzelnen Fällen als blosse Grünblindheit anfängt, dann aber auch zu Rothblindheit, Gelb- nnd Blaublindheit wird und mit vollständiger Amaurose endet. In einzelnen Fällen, auf die *Fürstner* zuerst hingewiesen hat, kommt es zu Veränderungen des inneren Gestaltungsvermögens, indem die Tiefenanschauung und das Ortsfindungsvermögen verloren geht, und damit eine Art Seelenblindheit, Akamathesia optica, eintritt. *Fürstner, Reinhard, Luciani, Tamburini* fanden als Grund Erweichungsherde im Hinterhauptslappen, durch welche wohl besonders das sogenannte Sehcentrum afficirt wurde. Sonst kommt es nicht selten auch zu Hyperämie der Retina, zu ungleichmässiger Erweiterung der Gefässe, späterhin zu einer Trübung derselben, sowie einer entsprechenden Veränderung der Papille und damit zu *Klein's* Retinitis paralytica, die einen ziemlich sicheren Schluss auf eine gleichzeitige Perienkephalitis zuzulassen scheint. In gleicher Weise bilden sich auch Defecte im Gehörsinne aus, und es kommt damit zu Schwerhörigkeit. Ferner treten mehr oder minder grosse Beeinträchtigungen des Geruchssinnes auf, und der Kranke ist kaum noch im Stande, etwas zu riechen. Auch der Geschmackssinn scheint öfters ganz erhebliche Abschwächungen erfahren zu haben. Doch lässt sich das weniger genau feststellen. Indessen der Umstand, dass die psychisch noch gar nicht so tief gesunkenen Kranken Alles durch einander essen und dadurch keinesweges unangenehm berührt werden, dass Etwas zu sehr, Anderes zu wenig gesalzen, Drittes angebrannt ist, wenn sie es gleichwohl auch schmecken, der scheint doch sehr dafür zu sprechen.

Alle diese Störungen finden sich nun, wie gesagt, schon sehr früh ein. Sie begleiten die psychischen von Anfang an, ja viele von ihnen, namentlich die zuletzt angeführten, gehen denselben, sie anfänglich wenig beeinflussend, scheinbar sogar sehr lange, selbst Jahre lang vorauf und leiten sie so gewissermaassen ein. Doch handelt es dann sich wohl bei ihnen um blosse Symptome einer stärkeren Neurasthenie, aus welcher erst unter Hinzutritt eines Ausschlag gebenden Factors sich die fragliche Psychose entwickelt.

Ist dieselbe jedoch auf dem Standpunkte angekommen, den wir zuletzt von ihr geschildert haben, worüber Monate, ein halbes Jahr, ein Jahr und mehr vergehen können, indem immer ein Mal bessere Zeiten mit schlechteren abwechseln; dann pflegt sie in der Regel schnellere Fortschritte zu machen. Alle Erscheinungen nehmen zu, vornehmlich indessen die Bewusstseinsstörungen und die durch dieselben bedingten Dyspraxien. Der Kranke weiss zu Zeiten gar nicht, wo er ist. Der Gesandte X, welcher vor mehreren Jahrzehnten am Hofe von Rio de Janeiro beglaubigt war, zog sich auf einmal bei einer grossen Parade, in Mitten der aufgestellten Truppen, in Mitten der Grosswürdenträger des Reiches und der übrigen fremden Gesandten, welche den Kaiser erwarteten, die Hosen vom Leibe, um seinen Stuhlgang zu verrichten.

Leute aus guter Gesellschaft knöpfen sich auf einmal an der auch mit Damen reich besetzten Wirthshaustafel die Hosen auf und scheuern sich an den Genitalien herum, ja versuchen, offen zu onaniren. Ein junger, erst seit Kurzem verheiratheter Schiffscapitän, bei welchem das in Rede stehende Stadium der Ves. paralytica progressiva sich bei seiner letzten Fahrt auf hoher See entwickelte, that das auch wirklich ganz scham- und rücksichtslos auf Deck in Gegenwart der ganzen Mannschaft. Das Bildniss seiner jungen Frau hielt er dabei in der Hand und überschüttete es mit Liebesäusserungen in Wort und That.

Während in früheren Stadien die Kranken über ihr Sich-Vergessen und das, was sie in der Vergessenheit gethan hatten, verlegen wurden, weil sie es noch als etwas Ungehöriges, Krankhaftes erkannten, so ist jetzt davon kaum mehr die Rede. Die Kranken haben das Bewusstsein des Ungehörigen ihres Thun und Treibens verloren; sie haben auch das Bewusstsein, krank zu sein, verloren. Sie nehmen es jetzt darum sehr übel, wenn man sie darauf aufmerksam macht. Sie fühlen sich dadurch verletzt, beleidigt, und werden grob und ungehalten, selbst thätlich. So war es auch bei dem eben erwähnten Schiffscapitän. Er wurde grob gegen den Steuermann, die älteren Matrosen, welche ihm in ruhiger, verständiger Weise zuredeten, sich doch nicht vor aller Augen so blosszustellen und aller Würde und alles Respectes zu begeben. Er belegte sie mit schweren Strafen, die natürlich von dem verantwortlichen und in diesem Falle sehr tüchtigen und umsichtigen Steuermann nicht zur Ausführung gebracht wurden, war dafür aber um so gleichgültiger gegen das mehr gemüthliche Höhnen der jüngeren Schiffsleute, ja ging auf deren schnöde Scherze selbst mit einem gewissen Behagen ein.

Zu anderen Zeiten ist zwar die Trübung des Bewusstseins keine so vollständige; aber wie in einer Art Rausch, in einer Art Taumel, ohne recht zu wissen was sie thun, wem Allen sie sich aussetzen, ist ihr Beginnen und Begehren doch von Anfang bis zu Ende. Sie verwechseln Mein und Dein und stecken Alles in die Tasche, was sie reizt. Sie machen grosse Einkäufe von allerhand überflüssigen und selbst unnützen Sachen. Sie kaufen dutzendweise Stiefeln ein, die sie gar nicht tragen können. Sie kaufen centnerweise Chocolade an, ohne dafür Verwendung zu haben. Sie kaufen ganze Kisten mit Spielsachen auf, bloss um sie auf den Boden zu stellen. Einer meiner Patienten kaufte auf einem Jahrmarkte einen ganzen Wagen voll Spahnkörbe zusammen, ohne auch nur eines einzigen bedürftig zu sein. In diesen Zuständen begehen sie auch sonst allerhand Thorheiten. Sie lassen sich mit öffentlichen Dirnen ein und ziehen mit ihnen am hellen Tage durch belebte Strassen, über besuchte Promenaden, von einem Wirthshause zum anderen, um laute und lärmende Orgien zu feiern. Sie enthalten sich aber auch nicht, päderastischen Neigungen nachzugehen und selbst sich an kleinen Kindern zu vergreifen, Dinge, die offenbar mit der meist vorhandenen, freilich aber nicht immer vollständigen Impotenz zusammenhängen. In einzelnen Fällen haben sich die Kranken zur Bigamie hinreissen lassen; in anderen haben sie ihre Gattin verlassen, um mit einem anderen, sie noch einigermaassen stachelnden Weibe zu leben. Im dritten haben sie ihre einst heiss und zärtlich geliebte Gattin umgebracht, bloss um das letztere Ziel zu erreichen. Doch sind sie in allen diesen letztgenannten Fällen weniger activ als passiv gewesen und führten nur aus, wozu sie verführt wurden. Ueberhaupt hat die Selbstbestimmung bei ihnen sehr nachgelassen, ist auf ein Minimum gesunken oder auch ganz verschwunden. Sie sind ein Spielball in der Hand des Zufalls, und Jeder, der es nur einigermaassen anzufangen weiss, kann mit ihnen machen, was er will.

Trotzdem sind die Kranken jetzt mehr denn je zur Heftigkeit geneigt, und nicht bloss im eigenen Hause giebt es lärmende Scenen, in denen sie die brutalen Helden spielen; überall wo sie erscheinen, kommt es zu Spektakel, Zank und Prügelei. Die Kranken machen sich jetzt allenthalben „unmöglich“; aber trotzdem und alledem, sie werden vielfach noch mehr für alles Andere, als für krank gehalten.

Jetzt fängt bei ihnen auch der schon seit Langem gestörte Schlaf an, noch weitere Störungen zu erfahren. Kaum dass sie sich zu Bett gelegt haben und vielleicht auch eingeschlafen sind, wachen sie auch wieder auf. Sie schlafen wieder ein, wachen aber alsbald auch wieder auf. Dann weicht der Schlaf von ihnen ganz. Ungeduldig verlassen sie das Bett und rennen hin und her, legen sich wieder hin, stehen wieder auf; wobei sie sich häufig nicht zurecht finden können; stecken dann Licht an und fangen an, irgend eine Beschäftigung vorzunehmen, die ihnen gerade dringend nothwendig erscheint. Der Jäger holt seine Gewehre hervor, macht Patronen, wirft Pulver und Zündhütchen und Streichhölzer durcheinander und handtirt dabei mit dem brennenden Lichte, als ob dasselbe auf jene auch nicht die geringste Wirkung auszuüben vermöchte. Der Handelsmann steigt mit der Petroleumlampe in die Waarenräume hinein, um zu sehen, ob Alles in Ordnung sei; ob das Spiritusfass im Keller auch nicht lecke, und die Watte auf dem Boden auch gehörig trocken liege. Hier wie dort wühlt er umher, ohne auch nur im Entferntesten daran zu denken, in welche Gefahr er sich, die Seinen und seine ganze Habe bringt. Und doch Wehe, wenn er in unliebsamer Weise in dieser seiner Beschäftigung gestört wird. Eine der bereits erwähnten Scenen ist die unausbleibliche Folge, und schliesslich hält ihn weder die Rücksicht auf die Ruhe der Nacht noch auf den Zusammenlauf der Nachbaren ab, in der niedrigsten Weise zu schimpfen, zu fluchen und Jeden, der ihm zu nahe kommt, zu bedrohen, mit was er gerade zur Hand hat. Am anderen Morgen jedoch weiss er meist gar nicht, was vorgefallen, oder hat nur eine ganz dunkele, summarische Erinnerung davon.

So nehmen die Ausbrüche von Heftigkeit, zu denen der Kranke seit Anbeginn seiner Krankheit hinneigte, immer mehr den Charakter von Raptus melancholici an und gehen bei irgend einer Gelegenheit, nachdem die Ernährung und Widerstandsfähigkeit immer mehr gelitten haben, in eine entsprechende Tobsucht über.

In diesen Zuständen von Erregtheit und gewissermaassen als Reaction gegen die vermeintlichen Unbillen, die ihm widerfahren sind, macht sich bei dem Kranken zuerst ein gesteigertes und zugleich verändertes Selbstgefühl bemerkbar. Gleich wie der gesunde Mensch, wenn er gereizt wird, sich herausgefordert und zu bethätigen gedrängt fühlt, als was er sich fühlt, so auch der von der Ves. paralytica progressiva Befallene. Aber gleich wie beim gesunden Menschen dann vielfach ein Zug von Renommisterei hervorleuchtet, dessen Wesen das Uebertreiben gewisser, oft sogar nur eingebildeter Vorzüge ist, also etwas Parapraktisches auf Grund von Parästhesien, und wie dieser Zug unter gewissen Verhältnissen, vor Allem im Rausch zunimmt, also wo auf Paratrophien hin die Parästhesien selbst zugenommen haben, so tritt auch beim Paralytiker, dessen psychisches Organ sich in einem hochgradig paratrophischen Zustande befindet, beim Geltendmachen seiner Persönlichkeit dieser Zug von Renommisterei, und zwar gelegentlich in der gewaltigsten Gestalt, die er überhaupt anzunehmen vermag, hervor. Das ist damit auch das ganze Wesen des sogenannten paralytischen Grössenwahns. Es ist Renommage, Renommisterei.

Der der Ves. paralytica progressiva Verfallene ist nicht von seinen Wahngebilden überzeugt. Er lässt sie, wie wir bereits erfahren haben und allen Sachverständigen bekannt ist, halb beschämt fallen, wenn man ihm zu Leibe geht. Allein auf der anderen Seite sind dieselben auch nicht geradezu erlogen. Es verhält sich damit bei ihm, wie mit den Aufschneidereien des Renommisten, der auch nicht bloss lügt, wenn er renommirt, aber andererseits sich doch auch wohl bewusst ist, dass er nicht streng bei der Wahrheit bleibt. Auch darin gleicht er diesem letzteren, dass er in seinen Renommagen um so stärker wird, je weiter er kommt, je mehr man ihm Glauben zu schenken scheint; und so sehen wir denn auch hierin, dass die Ves. paralytica progressiva nicht etwas ganz Besonderes ist, sondern nur ein Excess gewisser Vorgänge, die, wenn sie vielleicht auch nicht ganz normal sind, so doch noch ganz und gar in die Breite des Normalen gehören.

In den Zuständen namentlich stärkerer Erregtheit treten also zuerst Anzeichen eines stark, aber zugleich krankhaft gehobenen Selbstgefühles hervor. Der Kranke sucht seine Handlungen, um deretwillen er angegriffen wird, ihm Vorwürfe gemacht werden, zu rechtfertigen, als nothwendige hinzustellen. Ihre Wichtigkeit und Bedeutung werde nur nicht von Jedem gleich eingesehen; aber eines Tages werden dieselben schon Jedem deutlich und klar vor Augen treten. Er thue Alles bloss zur Verbesserung seines und seiner Angehörigen Wohl, und danken werden ihm einst noch von ganzem Herzen, die jetzt gegen ihn eifern. Er werde sich aber nicht abhalten lassen zu thun, was er für recht und richtig halte. Er sei durchaus der Mann dazu, etwas Ordentliches zu unternehmen und auszuführen. Da stecke noch unendlich viel Geld und Gut in der Erde. Es komme nur darauf an, es zu heben. Auf den Strassen liege das Gold. Man müsse es nur zu finden und sich zu eigen zu machen wissen. Die Land-, die Forst-, die Bergwirthschaft müsse nur rationeller betrieben, Handel und Wandel in neue Bahnen gelenkt werden. Er werde die See mit ihren Bewohnern dem Lande mehr nutzbar zu machen suchen, als das bisher geschehen sei. Er werde die Fischerei im Grossen zu betreiben suchen, und was von dem Fange nicht als Nahrungsmittel zu verwerthen sei, zu künstlichem Dünger benutzen. Millionen müssten dabei gewonnen, und er ein steinreicher Mann, der erste Krösus der Welt werden. Er werde das unbenutzt daliegende Haide- und Dünenland erwerben und es in Kultur nehmen. Wenn man da Sand- und Salzpflanzen baue, könne man unendlich viel erwerben. In den Torfmooren Deutschlands liegen grosse Massen halb versteinerter Bäume, vornehmlich Eichen; dieselben besitzen einen unbezahlbaren Werth. Er gedenke eine Actiengesellschaft zur bergmännischen Erwerbung derselben zu gründen. Das Unternehmen müsse ein höchst rentabeles werden; 50, 100, 500% Dividende werfe es sicher ab.

Je länger je mehr nehmen diese Combinationen zu und werden immer ausschweifender. Der Kranke will die Erde anbohren, um das Centralfeuer der Oberfläche dienstbar zu machen. Er will alles Petroleum nach dem Nordpol leiten, dort anzünden und sein Licht, seine Wärme durch Röhrenleitung über die ganze Erde verbreiten, um so je nach Bedürfniss davon abgeben zu können. Er will das Sonnenlicht sammeln, comprimiren und auf diese Weise sich davon einen solchen Vorrath schaffen, dass er damit einen ausgiebigen Handel treiben könne. Es liege auf der Hand, dass mit allem dem sich Millionen erwerben lassen, und dass er selbst dadurch sehr bald ein Millionär werden müsse.

Wie schon im gemeinen Leben es sich ereignet, dass ein stark erregter grosssprecherischer Mensch, wenn ihm etwas zugesetzt wird, sich fortreissen lässt zu behaupten: „Ja, ich bin der und der!“ oder: „Was, mir, X. Y. Z., einem Manne von 100.000 Thalern, Ritter hoher Orden,“ — während er vielleicht nur den vierten Theil der angegebenen Summe und ein Paar Denkmünzen besitzt — „mir wagt man das zu sagen!“, so, nur bei seinem Krankheitszustande und parästhetischen Selbstbewusstsein ungleich häufiger und stärker, begegnet es auch dem Paralytiker in seinen Erregungszuständen, dass er, um seinen Behauptungen Nachdruck zu geben und zu imponiren, sich für dies und das erklärt, ohne aber im Grunde seines Herzens selbst daran zu glauben. „Ich bin ein Millionär!“ heisst es dann auf einmal. „Mir gehört die ganze Welt!“ „Ich habe da allein zu befehlen!“ „Mir hat Niemand etwas zu sagen!“ und in der Tobsucht, wo durch die Bewusstseinsstörung die Parästhesie des Selbstgefühls, des Selbstbewusstseins den höchsten Grad erreicht: „Ich bin der Rothschild!“ „Ich bin der Vanderbyldt!“ „Ich bin der Graf von Monte Cristo, der Graf Andrassy, der Fürst Bismark, der Lord Beaconsfield, der König, der Kaiser.“ „Ich bin der Oberkaiser, der Herrgott. Ich habe Millionen von Gütern. Mir gehören alle Schiffe der Welt, hundert Fregatten, tausend, zehntausend, hunderttausend Dampfer, Millionen Dampfer, und alle Eisenbahnen und alle Locomotiven gehören mir auch.“ Das krankhaft gesteigerte Selbstgefühl äussert sich in ganz bestimmten Formen, ähnlich denen, wie sie in gesunden Tagen bei sehr erregbaren, zu Träumereien und einer poetischen Gestaltung des Lebens geneigten Menschen vorkommen, in dem Aufbau von Luftschlössern ganz gewöhnlich sind; nur dass diese nicht geäussert, sondern sorglich zurückgehalten, jene hingegen ohne irgend welches Bedenken, sogar mit einem gewissen Behagen, um zu imponiren, in alle Winde ausposaunt werden. Das Krankhafte an denselben liegt deshalb weniger darin, dass sie überhaupt erzeugt werden, als vielmehr darin, dass sie nicht zurückgehalten, sondern Anderen sogar als baare Münze aufgebunden werden. Nicht die fraglichen Vorstellungen an sich, die dem Laien namentlich so gewaltig imponiren und den oft gehörten Ausruf entreissen: „Wie kommt der Mann nur dazu? Wie ist das möglich!“ nicht diese sind darum so sehr das Krankhafte, als vielmehr die Urtheilslosigkeit, die Kritiklosigkeit, wie *Neumann* sagt, mit der sie verwerthet werden.

Mit der Tobsucht, bei deren Ausbruch der Kranke gewöhnlich erst der Irrenanstalt in einem äusserst elenden und verkommenen Zustande übergeben wird, und die nun in dieser längere oder kürzere Zeit dauert, meistentheils jedoch in verhältnissmässig kurzer Zeit sich legt, schliesst das Stadium melancholicum initiale ab. Nach kurzer Pause, mitunter aber auch wie in der typica legitima, anscheinend ohne eine solche, sondern sich gleich an die

Tobsucht anschliessend, hebt das zweite Stadium, das Stadium maniacale an. Der Kranke ist voller Wonne und schwelgt im unbehinderten Besitze alles dessen, was er einst gewünscht und erstrebt hat. Obgleich bis zum Aeussersten heruntergekommen, abgemagert, blass und verfallen, mit blauen und braunen Flecken, Schrunden und Wunden bedeckt, die er sich in der Tobsucht zugezogen, die ihm auch wohl bei den Bemühungen, ihn zu bändigen, von seiner Umgebung beigebracht worden sind; unfähig sicher zu stehen und gehen, seine Excremente nach Bedürfniss zurückzuhalten, fühlt er sich doch durchaus wohl. „Er sei noch nie so gesund gewesen, so voll Kraft und Leistungsfähigkeit; niemals sei ihm eine Arbeit noch so leicht geworden, und habe er sie so zu seiner Zufriedenheit vollendet, wie gerade jetzt, wo ihm Alles ohne Ausnahme gelinge.“ Obgleich in seinem Anzuge mehr als dürftig, fadenscheinig, zerrissen, beschmutzt, mit Staub bedeckt, ist er doch der Träger aller Vornehmheit, aller Macht, alles Reichthums. Er ist Alles, er kann Alles, er hat Alles. Es giebt nichts, was ihn in seiner Glückseligkeit zu stören und zu betrüben vermöchte; denn bei dem beschleunigten Ablauf aller Reizungen und der dadurch bewirkten raschen Lösung aller psychischen Vorgänge kann es nie zu stärkeren psychischen Spannungen und damit zu tieferen, schmerzlichen Gefühlen kommen. Das ganze psychische Leben ist nur ein oberflächliches. Jeder Eindruck geht, wie er kommt. Keiner haftet, und darum ist auch die Glückseligkeit trotz aller Versicherungen, dass sie unendlich sei, dass sie unbeschreibbar sei, doch auch nur eine ganz oberflächliche. Aber sie ist da und nichts vermag sie zu stören. Der Kranke lacht, wenn man ihm sagt, er sei todtkrank und werde nächstens sterben. Er lacht, wenn man ihm mittheilt, die Seinen befänden sich in Noth und Elend und verzehrten sich in Gram um sein Schicksal. Er lacht, wenn man ihm erzählt, dass der Tod in seine Familie eingebrochen sei und ihm die Frau, die Kinder geraubt habe. „Er sei so frisch und gesund, wie sollte er sterben? Er sterbe nie. Er lebe ewig. Er sei so reich, und die Seinen haben so glänzend zu leben; wie sollen sie leiden und darben? Seine Familie könne nichts anfechten. In die komme keine Krankheit, kein Tod hinein. Die lebe mit ihm in alle Ewigkeit. Er befinde sich im Besitze aller Macht. Ihm sei es gegeben, sich und alle Welt vor allem Schaden und Leid zu wahren.“ Und dann ist er auf einmal der Dr. X. und der Professor Y. und der Geheime Obermedicinalrath Z. und der Virchow und der Humboldt und der Goethe und der Schiller, der Luther und der Muhamed, der Sultan, der Papst, der Kaiser. Er verleiht Aemter, Titel und Würden und honorirt Alles nur mit Millionen, mit tausend Millionen, mit hunderttausend Millionen. Er verschenkt Schlösser mit goldenen Dächern und Ländereien, in denen Diamanten und Rubinen die Felder bedecken. Er arrangirt grosse Feste, zu denen er tausend Gäste einladet, die er mit Löwenbraten labt. Es wird das sein Hochzeitsfest sein. Er heirathet die Prinzessin N. Er hat schon drei Frauen, die alle Prinzessinnen sind; die er jetzt heirathet wird seine vierte Frau werden. Er schenkt ihr als Hochzeitsgabe einen goldenen Schlitten mit acht weissen Hirschen, die alle vergoldete Geweihe tragen und in marmorenen Ställen stehen. Alles trägt den Charakter des Ueberschwenglichen, des von der Wirklichkeit gar nicht Berührten an sich. Der Kranke lebt in einer ganz anderen Welt; weil er die Reize und Wirkungen der gewöhnlichen gar nicht verspürt.

Uebrigens zeigt dieses Delirium, so charakteristisch es auch seinem ganzen Wesen nach ist, doch in seinen Einzelheiten eine ganz unendliche Abwechselung. Das Naturell des Kranken, sein Bildungsgang, die Bildungsstufe, die er erreicht, die Lebensschicksale, die er gehabt, und die Erfahrungen, die er gemacht hat, sind dafür entscheidend. Bisweilen scheint es ganz zu fehlen. Aber die Euphorie, welche der Kranke an den Tag legt, das Behagen über seinen Aufenthalt, das er alltäglich, allstündlich zu erkennen giebt, der Mangel jedweden Schmerzes über die Trennung von seiner Familie, der Mangel jedweder Bekümmerniss um dieselbe, verräth es nichtsdestoweniger und, wenn man nur Acht giebt, tritt es ab und zu auch in bestimmterer Form hervor. Ich habe einen Locomotivführer zu behandeln gehabt, der nie etwas Anderes als Locomotivführer gewesen ist. Aber bisweilen war er doch der Locomotivführer, der ganz Besonderes zu leisten gehabt hatte, der die grossen Maschinen zu führen, die Last- und Schnellzüge zu fahren hatte. Die Frau eines heruntergekommenen Handwerkers, der zuletzt als Steinschläger bei Chausséebauten seinen Lebensunterhalt erwarb, pries sich in ihrer Glückseligkeit eine Zeit lang bloss damit, dass ihre Erdhütte drei Fenster habe; während die der anderen Steinschläger nur eines hätten; dass ihr Ziehhund der grösste und ihr Ziehwagen der schönste sei, dass ihre Kinder die besten von allen seien und ihr Fritz schon bei den Soldaten, ja bei den Soldaten stehe und einen sehr schönen, bunten Soldatenrock trage. Erst später besass sie vorübergehend auch noch viele schöne Strümpfe und Kleider von Atlas, sowie viele Theelöffel u. dgl. m. Es ist das die Monomanie des grandeurs et des richesses in etwas bescheidener Form; allein sie ist es, und die Art und Weise, wie sie sich äussert, ist auch in dieser Form die Grandiloquentia oder Paraphrasia superbiens.

Entsprechend dieser ihrer Paraphrasie ist auch das sonstige Thun der Kranken eine Parapraxie und zwar, wenn wir wollen, ebenfalls eine Parapraxia superbiens. Ganz ausserordentlich gern geben sie ihrem gesammten Aeusseren einen pittoresken, einen theatralischen Anstrich. Sie stecken die Hosen in die Stiefel, oder in Ermangelung solcher in die Strümpfe; die Rockschösse stecken sie in die Hosen; auch entledigen sie sich gern des Rockes und gehen in blossen Hemdärmeln umher, oder hängen den Rock auch nach Art eines spanischen Mantels, eines Husarendolmans auf die eine Schulter. Um den Leib binden sie, wenn es sein kann, ein farbiges Tuch, sonst auch ihr schwarzes Halstuch, den Hosenträger. Ihrem Hute geben sie allerhand abenteuerliche Formen, ihre Mützen entledigen sie des Schirmes, und beide werden, mit grünen Reisern, Blättern, Blumen, Federn geschmückt, kokett auf ein Ohr gedrückt. Dann wird commandirt, als ob ein Regiment unter ihrer Führung stände; dann werden grosse Reden gehalten, als ob sie auf offenem Markte vor Tausenden von Menschen zu sprechen hätten. Es wird declamirt, gesticulirt, gesungen, in kühnen Wendungen sich geschwungen, als ob sie auf einem grossen Theater eine Heldenrolle zu spielen hätten. Auf einmal wird aber auch zierlich zu tanzen begonnen, auf einem Bein gestanden, nach rechts, nach links eine Biegung gemacht, hier hin, da hin gesprungen, und ein Tänzer, ein Jongleur zur Darstellung gebracht. Das Stadium maniacale der Ves. paralytica progressiva hat ebenso etwas Manieartiges mit allen Erscheinungsweisen desselben wie das Stadium maniacale der Ves. typica. Durch das Ungeheuerliche in allen Productionen bekommt es indessen etwas viel Tieferes, Pathetischeres Doch darf man sich nicht blenden lassen und an das Vorhandensein einer noch grösseren Kraft als in jener glauben. Das Pathos ist hohl, klappernd wie der Ton einer zersprungenen Schelle.

Allerdings kommen ab und zu auch wirklich tiefere Erregungen und dann auch wirklich pathetische Aeusserungen vor; doch haben diese eine andere Bedeutung. Wie die Manie in der typica legitima von tobsuchtsartigen Zuständen unterbrochen wird, so auch die in der paralytica progressiva, und ganz so wie in den voraufgegangenen Raptus und der voraufgegangenen Tobsucht, um zu imponiren, Behauptungen aufgestellt und Aeusserungen gethan werden, die in der That von einem bald grösseren, bald geringeren Pathos Zeugniss ablegen, so auch in diesen. In solchen Zuständen ist es, dass die Kranken „Tonnen von Caviar und Berge von Buttersemmeln" commandiren, dass sie die ganze Welt in Trümmer schlagen, um eine neue bessere darauf aufzubauen, dass sie, wie der Gesandte X., als er von Rio de Janeiro nach Europa zurückgebracht wurde, nicht wie gewöhnliche Sterbliche, sondern von Mammuthen gezogen durch das Weltmeer einher schwimmen etc. Aber es haben solche Aeusserungen, wie gesagt, eine andere Bedeutung. Sie sind nicht maniakalischen, sondern melancholischen Ursprungs. Im Uebrigen verläuft das Stadium maniacale ganz analog dem der typica legitima und erinnert häufig an das der saeviens. Die trophischen, die motorischen, einschliesslich der vasomotorischen Störungen, werden immer stärker; es treten stuporöse Zustände auf, und endlich werden dieselben herrschend. Das Stadium melancholicum secundarium sive stuporosum greift Platz.

Bevor es jedoch so weit kommt, haben sich in der Regel Erscheinungen bemerklich gemacht, welche die ganze Aufmerksamkeit in Anspruch zu nehmen geeignet sind. Oft schon sehr früh, schon im Stadium melancholicum initiale treten bisweilen vereinzelte apoplectiforme oder epileptiforme Anfälle auf, welche rascher oder langsamer vorübergehen, indessen den Kranken nie wieder auf die geistige Höhe zurückkehren lassen, auf welcher er vor ihnen gestanden. Oft sind diese Anfälle nur sehr schwach: einfache Schwindelanfälle, momentane Verdunkelungen des Bewusstseins mit einem Starrwerden der Augen, oder einer Verdrehung derselben, einem lebhafteren Zucken um den Mund; ja die sogenannten Absenzen, deren wir eingehender gedacht haben, sind auch wohl als zu ihnen gehörig anzusehen; bisweilen jedoch tragen sie vollständig den Charakter schwerer Apoplexien an sich mit nachfolgender halbseitigerLähmung, aphatischen und paraphatischen Zuständen, und insbesondere scheinen es die auf Syphilis beruhenden Fälle zu sein, in denen das Statt hat. Im Stadium maniacale nehmen nun diese Anfälle an Häufigkeit und Schwere zu, und ihnen ist es vornehmlich zuzuschreiben, dass dieses selbst dann rascher verläuft und verhältnissmässig früh dem Stadium stuporosum Platz macht.

Die Anfälle treten, woran wohl der Gesammtzustand des Kranken Schuld ist, meist ganz unerwartet, plötzlich ein. In der Regel stehen sie im Zusammenhange mit anderweiten peripherischen Störungen, namentlich mit Koprostasen und Pneumonien, ferner mit Bronchitiden, Gastritiden, selbst bloss dem Essen. Die Einfuhr von ein Paar Bissen, ein Paar Löffeln Suppe genügt, um den Anfall zur Auslösung zu bringen. Je öfter sie dagewesen sind, um so schwerer pflegen sie zu werden. Vielfach haben sie alsdann einen epileptiformen Charakter und die Neigung, sich rasch hinter einander zu wiederholen. Es entsteht, in einem solchen Falle das Bild eines Status epilepticus, der, je nachdem, sich über zwei, auch drei Tage hinzieht, und in dem die verschiedenartigsten Krämpfe, selbst Tetanus, auftreten können. So schwer auch die Anfälle sein mögen, und über wie viele Tage sie sich auch mit ihren unmittelbaren Folgen ausdehnen mögen; sie führen nur verhältnissmässig selten zum Tode. Die Kranken erholen sich von ihnen vielmehr überraschend schnell; nur dass sie nie wieder auf die alte Höhe ihres relativen Gesundheitszustandes gelangen, sondern erheblich unter demselben zurück, insbesondere psychisch schwächer bleiben. In Folge dessen können diese Anfälle auch für gewöhnlich nicht auf Gefässzerreissungen und Blutaustritt in das Hirnparenchym beruhen, und die bezüglichen Obductionen lassen auch nur sehr selten einen solchen zur Wahrnehmung kommen; sie müssen vielmehr einen anderen Grund haben. Mit grösster Wahrscheinlichkeit sind sie in vasomotorischen Vorgängen, Gefässkrampf, Hemmung und Lähmung begründet, zu denen auf reflectorischem Wege eben die erwähnten peripherischen Störungen Veranlassung geben.

Man hat sich in Folge dessen viele Mühe gegeben, diese Anfälle von eigentlich apoplectischen, also solchen in Folge von Gefässzerreissung und Blutaustritt in das Paremchym zu unterscheiden. Nach *Charcot* soll die Mastdarm-Temperatur bei diesen letzteren eine mindestens 24 Stunden andauernde Erniedrigung, bei jenen stets und sofort eine Erhöhung erfahren. *Mendel* hat das nicht bestätigen können und unter Anderem die fragliche Temperaturerhöhung, gerade so wie *Reinhard,* schon vor dem Anfalle gefunden. Nach meinen Beobachtungen walten da manche Verschiedenheiten ob. In einigen schwereren Fällen mit ausgesprochen halbseitiger Affection konnte ich indessen feststellen, dass die Temperatur der afficirten Seite, der der intacten gegenüber, zuerst eine mehrere Stunden, einen halben Tag anhaltende Erniedrigung um 0·3—0·5° C. erfuhr, dass danach dieselbe aber anstieg, die der intacten um 0·5—0·8° C. übertraf und, nachdem sie einen halben, einen ganzen Tag oder noch länger höher geblieben war, als die der letzteren, allmählich wieder absank. Doch ehe sie die Temperatur der gesunden Seite erreichte, sank sie erst wieder um 0·2 bis 0·3 bis 0·5° C. unter dieselbe und stieg danach erst langsam zu ihr hinan.

Der Puls ist in diesen Anfällen anfänglich klein, unterdrückt, frequent, später voll, weich und in einzelnen Fällen verlangsamt. Dehnen sich die Anfälle sehr aus, so tritt häufig Polyurie ein. Die Kranken schwimmen in ihrem Harn und das, wenn sie auch durch mehrere Tage keinen Tropfen Flüssigkeit aufgenommen haben. Der Harn ist specifisch sehr schwer, nach *Simon* 1015—1025, nach *Mendel* sogar bis 1034 Nach *Huppert* u. A. soll er wenigstens in einzelnen Fällen stark eiweisshaltig gewesen sein. Ich habe ebensowenig wie *Richter* und *Karrer* jemals Eiweiss in ihm gefunden. Oft ist die Reflexerregbarkeit erhöht, und wiederholt habe ich Anfälle von sogenannter Rückenmarksepilepsie gesehen. In einzelnen Fällen fand ich die Reflexerregbarkeit bald nach dem Eintritte des Anfalles auf der afficirten Seite erhöht. Dann sank sie, nahm aber auf der gesunden Seite zu, um schliesslich sich wieder auf jener in erhöhtem Maasse einzufinden und auf dieser sich zu verlieren. Allmählich ging sie danach auch auf jener wieder zurück. Sie verhielt sich also ganz analog der Temperatur in den oben erwähnten Fällen.

Nach den Anfällen besteht durch längere Zeit ein mehr oder minder starker soporoser Zustand, aus dem die Kranken erst allmählich zu sich kommen. Sie hängen dann gewöhnlich nach der gesunden Seite über (Pleurothotonus), sind also halbseitig paretisch; wofür auch das Gesicht, die Zunge, der weiche Gaumen Zeugniss ablegen. Sie gehen unsicher und schleppend, nach der überhängenden Seite in Bogenlinien abweichend, zeigen stärkere Pupillendifferenzen und eine Reihe von Sprachstörungen dysarthrischer, dysphatischer und dysphrastischer Natur.

Das Stadium melancholicum secundarium ist von verschiedener Dauer und Stärke. Oft ist es, als ob der Kranke in ihm ein, wenn auch nur dunkeles Gefühl seines Zustandes erhielte, und insofern ist es thatsächlich ein melancholisches. Andererseits tritt aber auch der Stupor so oft in den Vordergrund, dass es auch mit allem Recht ein stuporoses genannt werden kann.

Im ersten Falle ist der Kranke niedergeschlagen, weint und schluchzt: „Ich bin wahnsinnig. Ich bin verloren. Ich bin im Irrenhause, bin todtkrank. Ich bin nichts mehr, gar nichts mehr.“ Er mag nicht essen, nicht trinken, auch nichts einnehmen, denn: „Ich kann nicht essen, ich kann nicht trinken. Ich habe keinen Mund mehr; ich habe keine Zunge mehr. Ich habe keinen Magen, keinen Darm mehr. Mein Schlund ist zu, ist zusammengetrocknet. Mein After ist zu, ist zusammengeschrumpft.“ Auf einiges Zureden isst er aber nichtsdestoweniger und lässt es sich auch oft über Erwarten schmecken. In anderen Fällen klagt der Kranke, dass er nicht sehen, nicht hören könne. „Ich bin blind. Ich bin taub. Ich fühle auch nichts mehr. Ich bin ganz zusammengeschrumpft. Ich bin so klein, so klein, ach so klein wie eine Maus, wie eine Fliege, wie ein Stecknadelkopf. Ich bin nur so gross wie ein Sonnenstäubchen. Ach nein, ich bin noch nicht einmal so gross, viel, viel kleiner. Ich bin gar nicht mehr.“ Dabei schwankt er, langsam dahin schleichend, unsicher hin und her; knickt leicht zusammen, fällt auch hin und bleibt, unfähig sich selbst aufzurichten, liegen; bis ihm Jemand zu Hülfe kommt.

Die Sprache ist schwer verständlich, die Stimme ist matt, klanglos, näselnd, die Articulation erschwert, undeutlich, selbst fehlerhaft. Es kommen Fälschungen von Vocalen und Consonanten vor. Die Pararthria oder Bradylalia syllabaris paretica ist zu voller Entwickelung gekommen. Dabei zittert und zuckt es alle Augenblicke im Gesicht. Es wird geschnalzt, es wird geschmatzt. Die Hände zittern. Der Druck der Hand ist kaum zu fühlen. Es ist der Druck eines

Knaben, eines Kindes. Die Aesthesis ist sehr gesunken. Es besteht eine mehr oder minder starke Hypaesthesia universalis; Kneipen, Kitzeln, stechen mit Nadeln empfindet der Kranke nur wenig. Er riecht nur sehr schwach und schmeckt kaum, sicher nicht viel. Er wird deshalb durch Gestank nicht berührt, und gleichgültig ist ihm, was er geniesst. Er fühlt auch nur wenig, was in ihm vorgeht. Er fühlt nur undeutlich den Druck der Fäces auf den Anus, den Druck des Harnes auf den Hals der Blase, und in Folge dessen verunreinigt er sich, wird er nicht gehörig überwacht, alle Augenblicke mit seinen eigenen Excrementen. Die erwähnten Aeusserungen sind deshalb hauptsächlich auf diese Hypästhesien zurückzuführen. Sie sind der Ausdruck der parästhetischen Hypästhesien, an denen der Kranke leidet. Sie sind darum auch wirkliche Wahnvorstellungen hypochondrischer Natur und als solche durchaus zu trennen von den sogenannten Grössenwahnvorstellungen der früheren Stadien, welche das Wesen der sogenannten Megalomanie ausmachen. Diese und die hypochondrischen Wahnvorstellungen, die man als ihr directes Gegentheil, ihren conträren Gegensatz und als Ausfluss einer sogenannten Mikromanie angesehen hat, haben darum auch gar nichts mit einander gemein, und können deshalb auch nicht unter ein und demselben Gesichtspunkte betrachtet werden. Die ersteren sind einfache Prahlereien eines getrübten Bewusstseins, die letzteren wirkliche Ueberzeugungen eines solchen. Die ersteren sind deswegen, wie wir schon erfahren haben, auch leicht zurückzudrängen; die letzteren dagegen trotzen allen Versuchen, sie durch Gründe zu widerlegen und zu beseitigen.

Wo wirklicher Stupor besteht, da zeigt er das Bild, das wir schon so oft von ihm kennen gelernt haben, nur dass er mit all den motorischen Schwächen und Lähmungen verbunden erscheint, welche so ganz besonders geeignet sind, die Aufmerksamkeit auf sich zu ziehen. Der Kranke kann sich oft nicht auf den Beinen halten Er vermag sich auch auf einem gewöhnlichen Stuhle mit blosser Rückenlehne nicht mehr zu halten; so zu sitzen ist ihm unmöglich. Er muss vielmehr in einen Lehnstuhl gesetzt und in diesem befestigt, oder er muss gar zu Bette gebracht werden. Er muss gefüttert, muss alle Tage ein Paar Mal gereinigt werden; weil er sich, ohne es zu wissen, fort und fort beschmutzt. Sehr leicht tritt Decubitus bei ihm ein, und überraschend schnell greift derselbe um sich, merkwürdigerweise aber den Kranken meist wenig belästigend und mitnehmend.

Nach einiger Zeit bessert sich der Zustand des Kranken. Der Decubitus heilt. Das ganze Aussehen hebt sich. Der Kranke fängt wieder an, allein zu essen. Er fängt an zuerst nur vereinzelt, dann immer öfter Nachtgeschirr und Closet aufzusuchen; endlich ist er im Stande, wieder längere Zeit ausserhalb des Bettes zu sein und sich im Freien zu ergehen. Doch bedarf er noch sehr der Unterstützung und darf nicht im Geringsten unbewacht gelassen werden. Er ist jetzt im Ganzen so weit, wie der von hypochondrischen Vorstellungen Geplagte da, wo wir denselben verlassen haben.

Auch dieser erholt sich nach einiger Zeit wieder. Die sogenannten mikromanischen Aeusserungen werden seltener, hören auf. Die paretischen Zustände und mit ihnen die Neigung zu spastischen Vorgängen bessern sich. Die Haltung wird straffer, der Gang wird sicherer, die Sprache glatter. Die Stimme gewinnt an Stärke, Klarheit und ihr früheres Timbre zurück. Die Aesthesis kehrt wieder. Der Kranke wird reinlich, hält auf ein sauberes Aeussere. Er bekommt wieder Geschmack an früheren Lieblingsgerichten; erfreut sich wieder am Dufte dieser und jener Blumen, ist empfindlich gegen unangenehme Gerüche. Das Bewusstsein wird klarer. Es giebt Stunden, Tage, in denen der Kranke ganz richtig seine Lage und die Verhältnisse, unter denen er lebt, beurtheilt. Es erwacht das Bedürfniss nach seiner Familie, nach seiner Häuslichkeit, und ab und zu greift eine wahre Sehnsucht nach ihnen Platz. Zu anderen Zeiten brütet er wieder anscheinend vor sich hin oder starrt gedankenlos in das Leere. Zu noch anderen Zeiten ist er wieder mehr verstimmt und reizbar; mikromanische und megalomanische Vorstellungen beschäftigen ihn in verstärktem Maasse und werden in bald mehr unbestimmter, bald mehr bestimmter Form geäussert. Im Ganzen indessen tritt eine grössere Gleichmässigkeit des psychischen Verhaltens, eine immer länger andauernde Klarheit des Bewusstseins ein, und nach sechs, acht Wochen, einem Vierteljahr scheint der Kranke genesen zu sein. Sein ganzes Aussehen hat sich verändert. Er ist voller geworden, hat gegen die schlechteste Zeit seines Ernährungszustandes um 20, 25, 30 Pfund und darüber an Körpergewicht zugenommen, hat frische Farben, weiche, duftige Epidermoidalgebilde bekommen. Etwa ausgefallene Haare ersetzen sich wieder, ja selbst ergraute wachsen wieder gefärbt nach. Bei dem im Cap. XII, pag. 234, schon erwähnten Arzte von etwa 40 Jahren, der mit stark ergrautem Haupt- und Barthaare in die Greifswalder Anstalt aufgenommen worden war, wuchs beides in der ursprünglichen Farbe in dem Maasse nach, dass er selbst wieder mit braunem Haar und Bart die Anstalt verlassen konnte. In gleicher Weise regeln sich die Verdauung, der Schlaf; Alles kehrt zu dem früheren normalen Verhalten zurück. Und dennoch ist der betreffende Mensch nicht ganz der alte. Ein gewisser leidender Zug geht trotzdem und alledem noch durch sein ganzes Wesen hindurch. Die alte Elasticität mangelt ihm noch. Die alte Tiefe der Empfindung, die alte Wärme des Gefühls ist nicht wieder gekommen, eine gewisse Indolenz aus den Zeiten des Stupors aber zurückgeblieben. Die Krankheit hat gleichsam das Edelste, das Beste von ihm abgestreift und ihm nur den gröberen Kern gelassen. Er ist der alte und doch auch wieder nicht der alte. Im Ganzen muss man ihn für genesen ansehen und kann ihn aus der Anstaltsbehandlung entlassen. Rafft ihn über kurz oder lang eine intercurrente Krankheit hinweg, so ist er auch psychisch genesen, beziehungsweise gesund geblieben. Anderenfalls recidivirt in einiger Zeit die Psychose, und der Unglückliche muss wieder in das Irrenhaus zurück. Doch sind einige wenige Fälle bekannt geworden, in denen wirkliche Genesung stattgefunden haben soll. *Mendel* berichtet von einem solchen Falle, in dem noch sieben Jahre nach seiner Entlassung aus der Anstalt der einstige Kranke ein durchaus normales Verhalten an den Tag legte. Es war ein älterer Wittwer, der mit 47 Jahren noch einmal eine junge Frau genommen und da des Guten wohl zu viel gethan hatte. Er erkrankte und genas binnen Jahresfrist. Von einem ähnlichen Falle erzählt auch *v. Krafft-Ebing.* Es handelte sich um einen 56jährigen Lebemann, der kurz zuvor zum zweiten Male, und zwar eine junge, erst 21jährige Frau geheirathet hatte. Nach seiner eigenen späteren Angabe ist er bloss in Folge der zu häufigen und forcirten Coitus, nach denen er zuletzt immer Hinterkopfschmerzen bekommen hätte, erkrankt. *v. Krafft-Ebing* betont die Abwesenheit aller syphilitischen Verhältnisse in diesem Falle. Auch in dem von *Mendel* ist es zweifelhaft, ob Lues mit im Spiele gewesen; wenngleich auch eine strahlige Narbe am Penis sich vorfand. Vielleicht sind die Fälle, in denen es zur Heilung kommt, solche, welche noch zu keinen entzündlichen, sondern bloss noch zu rein irritativon Vorgängen im Gehirne geführt haben. Ich selbst habe einen Fall beobachtet, in dem sich die Ves. paralytica progressiva im Anschlusse an eine vor fast zehn Jahren erlittene Kopfverletzung entwickelte. Der ganze Process verlief auch etwa in Jahresfrist und Syphilis konnte mit aller Bestimmtheit ausgeschlossen werden. Der Fall, in welchem noch nach mehreren Jahren das betreffende Individuum gesund war, ist in der „Deutschen Medicinischen Wochenschrift“ Nr. 5 und 6, Jahrg. 1881, näher mitgetheilt worden.

In den bei Weitem meisten Fällen jedoch, in denen es zu einer Genesung gekommen zu sein scheint, bricht nach etlichen Wochen oder längstens ein Paar Monaten die Krankheit wieder von Neuem aus. Der Kranke macht wieder ein längeres oder kürzeres Stadium melancholicum durch. Es kommt zu Raptus, zu Furor mit Entwickelung des ganzen alten Grössenwahns. Wieder folgt darauf ein Stadium maniacale und auf dieses ein Stadium melancholicum seu stuporosum, nach welchem abermals der Kranke eine grosse Beruhigung und ein gewisses Gleichmaass in seinem Verhalten erlangen kann.

Eingeleitet wird dieser zweite Anfall, beziehungsweise Rückfall, sehr gewöhnlich durch einen der bekannten apoplectiformen oder epileptiformen Anfälle, die sich durch die ebenso bekannten Absenzen und Schwindelzufälle öfters schon längere Zeit vorher angekündigt haben. Der Kranke kommt sehr rasch herunter. Die paretischen Zustände entwickeln sich mit einer viel grösseren Schnelligkeit als das erste Mal zu einer auch viel bedeutenderen Höhe, und die psychische Schwäche tritt von vorn herein mit einer so grossen Deutlichkeit auf, dass auch Laien sich über dieselbe keinen Täuschungen mehr hingeben. Doch wird der Kranke auch gemeiniglich erst dann der Irrenanstalt wieder zugeführt; wenn er zu Hause nicht mehr zu halten ist, und in einem meist verzweifelten Zustande, oft schon mit dem Ausdrucke tiefster Verblödung, langt er in derselben an.

Der zweite Anfall pflegt in der Regel nicht von so langer Dauer zu sein, wie der erste; aber er pflegt reicher an den schwereren Krankheitserscheinungen und namentlich den apoplectiformen und epileptiformen Anfällen zu sein. Da nach keinem derselben der Kranke wieder zu der alten Höhe des relativen Gesundheitszustandes, namentlich auch nicht der psychischen Fähigkeiten kommt, so verblödet er immer mehr, und die Beruhigung, zu welcher er nach Ablauf des ganzen zweiten Anfalles gelangt, sowie das Gleichmaass des psychischen Verhaltens, das ihm nach demselben wieder zu eigen wird, ist doch nur die Ruhe und die Gleichgiltigkeit des Schwach- oder Stumpfsinnigen. Nach dem zweiten Anfalle ist nicht bloss das Edlere, Bessere, der feinere Hauch, der von einem Menschen ausgeht, verloren gegangen; sein Ganzes hat gelitten und ist meistentheils tief geschädigt worden. Der Kranke erweist sich schwach, erweist sich blödsinnig.

Dem zweiten Anfalle folgt nach einiger Zeit ein dritter, diesem vielleicht ein vierter. Nach jedem wird der Kranke schwächer und hinfälliger und zu neuen Anfällen geneigter. Doch verlaufen dieselben von jetzt ab immer mehr unter dem Bilde intercurrenter Erregungszustände, bis nur noch ein einfacher Wechsel zwischen mehr stuporosen, mehr furibunden oder mehr maniakalischen Zuständen zur Beobachtung kommt. Daneben bilden sich immer tiefere Ernährungsstörungen aus, und auf Grund dieser erfolgt endlich der Tod, häufig ohne allen Kampf, indem, so zu sagen, das Leben einfach erlischt.

Dieses bloss in seinen allgemeinsten Zügen entworfene Bild der Ves. paralytica progressiva completa erhält nun mannigfache Besonderheiten in den einzelnen Fällen, ohne indessen dadurch in seinen wesentlichen Theilen gerade irgend welche Einbusse zu erleiden.

Die Temperatur unserer Kranken ist im Allgemeinen eine subnormale, dreht sich um 37·3—37·0—36·7° C. Dass sie in den apoplectiformen oder epileptiformen Anfällen eine Erhöhung erfährt, haben wir schon vernommen. Nach *Westphal* kann sie in denselben über 40·0° C. erreichen. Aber auch ausserdem kommen bald mehr bald weniger hoch gestiegene Temperaturen vor, solche von 38·0—38·5, und selbst solche von 40·0° C. und darüber. Sie sind oft recht flüchtiger Natur, bestehen nur einen halben oder höchstens einen ganzen Tag und sind, worauf *Mendel* ganz besonders hingewiesen hat, vorzugsweise der Ausdruck einer gesteigerten Erregbarkeit der trophischen Sphäre. Sie sind Theilerscheinungen starker Reactionsfieber gegen kleine Reize, leichte Erkältungen und daraus hervorgehenden Schnupfen, Husten, Durchfall, gegen sich entwickelnde Furunkel etc. In den späteren Stadien kommen unter denselben Einflüssen auch sehr niedrige Temperaturen vor. Ich selbst habe solche von 27·0—25·5° C. beobachtet; Andere wollen noch niedrigere Grade beobachtet haben. Doch scheint ein strenges Auseinanderhalten der Ves. paralyt. progr. und der Ves. typ. legitim. saeviens nicht immer stattgefunden zu haben.

Bei jüngeren Individuen mit noch elastischen Arterien ist der Puls in den Anfangsstadien und den Zeiten stärkerer fieberhafter Erregung häufig dikrot. In den späteren Stadien, wo das Gefässsystem seine Elasticität durch Lähmung oder durch Veränderungen seiner Wände verloren hat, erscheint er monokrot. In den ersteren ist er sehr häufig celer, in den letzteren tardus.

Ueberhaupt kommen im Gefäss-, beziehungsweise im Gebiete des vasomotorischen Nervensystemes allerlei Schwankungen vor. Bei manchen Individuen findet ein häufiges Erblassen statt, bei anderen ein auffallendes Erröthen, vornehmlich nach Genuss erregender Mittel, einer Tasse warmen Kaffees oder Thees, eines Tellers warmer Suppe. Dasselbe hält oft längere Zeit an und erinnert dann sehr an den Rash nach Chloralintoxication, den *Schüle* zuerst beschrieben hat. In den späteren Stadien ist dieses Erröthen oft einseitig, nach meinen Beobachtungen meist linksseitig. Die ganze Gesichtshälfte, das Ohr, der Hals bis zum Manubrium sterni hin ist lebhaft, in der Regel auch noch fleckig geröthet und für das Gefühl wenigstens wärmer als die andere Seite. Gleichzeitig pflegt die entsprechende Pupille enger und der Carotidenpuls voller und weicher geworden zu sein. Manchmal schwitzt auch die geröthete Seite stärker; manchmal dagegen scheint sie auch wieder trockener zu sein.

Bisweilen ist, namentlich am Kopfe, Blutschwitzen beobachtet worden, so z. B. von *Servaes* und *Schüle*, manchmal, insbesondere nach den apoplectiformen oder epileptiformen Anfällen, Ekchymosenbildung, zumal am Halse, an der Stirn, den Augen. Purpura, Hämatemesis, Epitaxis, Hämaturie, Hämorrhagia recti mit nachfolgendem tödtlichen Ausgang haben *König*, *Westphal*, *Simon*, *Knecht* gesehen.

Im Anfange der Krankheit besteht oft Hyperhidrosis, gegen das Ende der Krankheit hin meistentheils Hyphidrosis, selbst Anhidrosis. Vielfach kann eine Parhidrosis beobachtet werden, die sich unter Anderem durch einen ausgesprochenen Moschus-, oder, was viel häufiger ist, Geruch nach Mäusen kenntlich macht. In einzelnen Fällen ist der Schweiss sehr dickflüssig und steift und färbt die Wäsche. Gleichzeitig mit der Schweisssecretion ist auch die Speichelsecretion verändert. Anfänglich besteht öfters ein leichter Ptyalismus, später wird derselbe weniger beobachtet. Dagegen kommt im ganzen Verlaufe der Krankheit eine vermehrte Absonderung eines dicken, zähen Secretes vor, das zu fortwährendem Räuspern und Spucken Veranlassung wird und sowohl auf einer reichlicheren Absonderung von Sympathicus-, als auch sogenanntem paralytischen Speichel beruhen dürfte. Auch die Thränenabsonderung ist bald vermehrt, bald vermindert. Ersteres ebenfalls mehr in den Anfangsstadien der Krankheit, Letzteres mehr gegen ihr Ende hin.

Hinsichtlich der Harnsecretion haben wir schon erwähnt, dass dieselbe nach, beziehungsweise in den wenigstens länger dauernden apoplectiformen und epileptiformen Anfällen oft ganz auffällig vermehrt sei. Es kommt aber zu anderen Zeiten auch das Gegentheil vor, und namentlich sind die melancholischen Stadien, sowie das endliche Stadium der Schwäche, wo überhaupt jede Leistung nachlässt, durch eine Veränderung der Harnsecretion ausgezeichnet. Anfänglich ist die Ausscheidung der festen Bestandtheile vermehrt. Besonders werden grössere Mengen von Phosphaten ausgeschieden. Das spec. Gewicht des Harnes ist deshalb hoch: 1020—1030. Gegen das Ende der Krankheit lassen die festen Bestandtheile im Harne nach, und er ist deshalb specifisch leichter: 1010—1015. Dieser Harn reagirt nicht selten auch deutlich alkalisch; obwohl keine der gewöhnlichen Ursachen der Alkalescenz des Harnes aufzufinden sind.

Im Beginne der Ves. paral. progr. ist der Geschlechtstrieb oft erhöht und die Potenz dem entsprechend gesteigert. Ja in einzelnen Fällen herrscht Libido nimia, und kommt es alle Augenblicke zu Excessus sexuales, was die Entwickelung der Krankheit nur beschleunigt. Sehr bald jedoch lassen diese Erscheinungen nach, und noch im Stadium melancholicum primarium kommt es zu Torpor sexualis und Impotenz auf Grund von erst Hypospermatismus und demnächst wirklichem Aspermatismus. Im weiteren Verlaufe der Krankheit hat die Potenz immer abgenommen und besteht Hypospermatismus und Aspermatismus. Dessenungeachtet kann ab und zu eine sehr lebhafte, ja quälende Libido auftreten und man sieht dann die Kranken onanistische Reizungen vornehmen bei ganz schlaffem Penis, und ohne dass es jemals zu einer Ejaculatio seminis käme. In anderen Fällen verhält es sich indessen anders. Der Kranke giebt dem von Zeit zu Zeit auftretenden Geschlechtsreize nach, und Pollutionen legen Zeugniss von der noch vorhandenen Function der Geschlechtsdrüsen ab. Dass das Semen jedoch schon sehr früh kein normales ist, beweist die auffallend häufige Kinderlosigkeit der Paralytiker.

Bisweilen werden die Kranken von allerhand Leiden der Haut heimgesucht, von Acne, Ekthyma, Furunculosis, Erysipelas; bisweilen, namentlich nach den schon viel berufenen apoplectiformen und epileptiformen Anfällen, von Decubitus, der ganz ungemein rasche Fortschritte macht, aber im Ganzen ebensowenig wie die genannten Leiden schwere Folgen hat. Merkwürdig ist überhaupt, dass die Wunden der Paralytiker so überraschend gut heilen, und zwar ohne viel Eiterung trotz der zahlreichen Verunreinigungen, die sie gewöhnlich erfahren. Die Paralytiker im Allgemeinen besitzen eine gewisse Immunität gegen die Sepsis, und bei einzelnen ist dieselbe so gross, dass die Neigung zu septischen Processen gleich Null zu sein scheint, was doch sehr gegen die augenblicklich herrschende monadistische Theorie spricht. Einigen fallen die Haare und selbst die Nägel aus. Bei Einigen entwickeln sich Othämatome und zumal bei Weibern Rhinhämatome. Bei Anderen tritt Knochenschwund ein. Die Knochen werden dünn und brüchig. Die Alveolarfortsätze bilden sich bei noch verhältnissmässig jungen Leuten zurück und die Zähne fallen aus. Bei noch Anderen entwickelt sich progressive Muskelatrophie, und kommt es zu den mannigfachen hypotrophischen und atrophischen Erscheinungen der Epidermis und ihrer besonderen Gebilde, deren wir in Cap. XII, pag. 233, eingehender gedacht haben.

Bei einer Anzahl von Kranken ist im soporösen Nachstadium der apoplecti- und epileptiformen Anfälle das *Cheine-Stockes*'sche Athmungsphänomen in mannigfachen Modificationen zu beobachten. Bei einer anderen Anzahl tritt häufig ein belästigender Singultus auf. Etliche werden von kaum zu stillendem Hunger gequält. Sie leiden an Bulimie oder Kynorexie, sowie an Akorie oder Aplestie. Bei Einzelnen kommen auch Halucinationen des Gesichts und Gehörs vor. Es sind das im Ganzen seltene Fälle, doch nicht so selten, als vielfach angegeben wird.

Die meisten Kranken leiden an Paraphrasien der einen oder der anderen Art und dem entsprechend auch an Paragraphien und Paramimien. Bisweilen gesellen sich dazu auch bald mehr bald weniger entwickelte aphatische und paraphatische Zustände und in einzelnen Fällen vollkommene oder unvollkommene Alexie und Anakroasie. Die Kranken schwatzen das wunderlichste Zeug: „Ich bin Jesus Christus, der Herr der Welt. Du bist der Erzengel Michael. Du bist der Erzengel Gabriel, Du der Erzengel Hadriel, Du der Erzengel Madriel. Ihr seid alle meine Erzengel und meine Cherubim und Seraphim und Ibrahim und Malachim und Schatrian und Vatrian und Simsibal und Gimsibal und Cytrigan und Hadrian und alle Ocean, Kurian, Wischanu, Olasu, Laliputti, Damalahi, Zitawa, Jamahiti, Jamaviti, Jamaciti, Jamaha, Ohaha u. s. w.", und sind ausser Stande, sich gehörig verständlich zu machen, oder in gehöriger Weise von irgend Etwas verständigt zu werden. Wo einmal vollständige Aphasie vorhanden ist, da besteht natürlich auch vollständige Agraphie und Amimie; doch kommt das allem Anschein nach nur äusserst selten vor.

Unter den motorischen Affectionen sind noch die Combinationen von Krampf und Lähmung hervorzuheben. Namentlich gegen das Ende der Krankheit kommen dieselben gar nicht selten vor, und Personen, welche im Bette liegen und sich nicht rühren können, knirschen fast ohne Unterlass mit den Zähnen, machen Kaubewegungen, schneiden Gesichter u. dgl. m. Sehr häufig kommen Blasenlähmungen vor, und die Ischuria paradoxa ist deshalb eine sehr gewöhnliche Erscheinung. Auch Mastdarmlähmungen sind nicht selten und in Folge dessen Ektasien des Mastdarmes, welche die Defäcation unmöglich machen. Meist besteht Neigung zu Stuhlverhärtung; ab und zu bekommt man es aber auch mit hartnäckigen Diarrhöen zu thun, deren Ursache ganz dunkel bleibt.

Ein Theil der Kranken geht bis zum Skelett abgemagert zu Grunde; ein anderer Theil ist und bleibt bis zum letzten Augenblicke durchaus wohl beleibt, ja geradezu fettleibig. Es ist das indessen die Fettleibigkeit paralytischer oder paretischer Natur, deren wir bereits mehrfach gedacht haben.

Der Tod erfolgt endlich auf Grund des Marasmus, zu welchem die Krankheit geführt hat, oder auf Grund der zu grossen und tiefen Zerstörungen, die durch den Decubitus angerichtet worden, und die zuletzt bis auf die Knochen und am Kreuzbeine durch die Foramina sacralia selbst bis auf die Centralorgane des Nervensystemes gedrungen sind. Er erfolgt aber häufig auch durch eine intercurrente Krankheit, namentlich eine Pneumonie. Bisweilen tritt der Tod jedoch auch im Anschlusse an einen apoplecti- oder epileptiformen Anfall, für den sich dann als Ursache ein Haematoma durae matris, nicht selten indessen weiter nichts als ein blosses Oedem des Hirnes und seiner Häute vorfindet. Manchmal erfolgt der Tod auch, wie wir schon angeführt haben, ohne allen Kampf, manchmal unter sehr schweren Allgemeinerscheinungen, hohen Temperatursteigerungen, solchen von

42·0 und selbst 43·0° C., aber dann stets bei sehr getrübtem, ja wohl so gut als erloschenem Bewusstsein.

Die Dauer der Ves. paralyt. progr. communis ist immer eine sich sehr lang hinziehende. Nur wenige Fälle erreichen schon im ersten Jahre ihr Ende, die meisten erst im zweiten und dritten. Nach *v. Linstow* sollen nach 2 Jahren 75% der Erkrankten todt sein, nach *Mendel* innerhalb 4 Jahren gegen 80%, nach *Shankey* innerhalb 5 Jahren 90%. *Griesinger* nahm eine Krankheitsdauer von 1—3 Jahren an, *v. Krafft-Ebing, Simon, Koenig* nehmen eine solche von im Mittel rund 3 Jahren an. Es stimmt das Alles sehr gut zusammen, und wir dürfen somit in der That eine mittlere Dauer der Krankheit von $2^1/_2$ bis $3^1/_2$, also rund 3 Jahren annehmen. Fälle, die länger als 5 Jahre dauern, sind selten. *Mendel* will einen von 16jähriger, *Lunier* gar einen von 23jähriger Dauer beobachtet haben. Den langsamsten Verlauf nehmen unzweifelhaft eine Anzahl der aus Tabes dorsualis hervorgehenden Fälle. Doch kommt bei dieser Bestimmung viel darauf an, von wo ab man den Eintritt der Ves. paralytica selbst rechnet. In ein Paar Fällen, die ich zu behandeln hatte, waren die betreffenden Kranken, so weit als man ihre Lebensgeschichte zurück verfolgen konnte, wenigstens nicht gesund gewesen. Eine grell hervortretende Moral insanity hatte schon in den zwanziger Jahren ihres Lebens sich zu erkennen gegeben. Einer, Bankerottirer, Lohnschreiber, Commissionär, wieder Lohnschreiber, Bummler, Bettler ward Ende der dreissiger, Anfang der vierziger Jahre Tabiker. Aber erst nach zurückgelegtem 46. Lebensjahre zeigten sich bei ihm die ersten unzweifelhaften, der Ves. paralytica angehörigen Symptome. Nach kaum zurückgelegtem 50. Lebensjahre war er todt. Die Ves. paralytica hatte nur $3^1/_2$ Jahre gedauert. Was ihr von psychotischen Erscheinungen vorauf gegangen war, gehörte einem anderen Krankheitsprocesse an. Ein Anderer, ein verkommener Jurist, Trunkenbold, Pralhans, Krakehler wurde ebenfalls Ende der dreissiger Jahre seines Lebens tabisch. Mit 46 Jahren überstand er erst noch ein Delirium tremens und erkrankte erst danach an der Ves. paralytica nach zurückgelegtem 48. Lebensjahre. Ein Jahr darauf war auch er todt. Die Ves. paralytica hatte kaum ein Jahr angedauert und die ihr voraufgegangenen psychischen Anomalien hatten ebenfalls einem anderen Krankheitsprocesse angehört. Auch in einem dritten, nicht mit Tabes dorsualis zusammenhängenden Falle, in dem aber nachweisslich auch schon seit langer Zeit Moral insanity bestanden hatte, wo das betreffende Individuum Weib und Kind verlassen und sich durch mehrere Jahre in der Welt umhergetrieben, schliesslich nur noch in Arbeitshäusern aufgehalten hatte, dauerte die Ves. paralytica, mit welcher es endete, auch nur etwas über ein Jahr an. Es scheint somit, dass auch in solchen Fällen, wo diese sich erst aus anderen Krankheiten des Centralnervensystemes entwickelt, ihre eigentliche Dauer sich doch nicht von der ihr sonst eigenen Dauer wesentlich entferne. Und ganz dasselbe scheint auch betreffs der Ves. paralytica der Weiber Geltung zu haben. Zwar heisst es, dass diese im Allgemeinen etwas länger als die der Männer dauere und im Durchschnitt ungefähr ein Jahr später als diese zum Ende führe; allein von den Fällen, welche ich zu beobachten Gelegenheit gehabt habe, hat auch keiner viel über drei Jahre gewährt.

Uebrigens kann in einzelnen Fällen der der Ves. paralytica progressiva zu Grunde liegende Process einen Stillstand erfahren. Es tritt eine Art Heilung ein. Das psychische Organ an sich aber ist mehr oder weniger destruirt und Blödsinn ist die Folge. Will man diesen Blödsinn noch zur Ves. paralytica progressiva rechnen, dann kann sie sich allerdings über viele Jahre hinziehen. Doch sehen wir denselben als zu den psychischen Schwächezuständen und nicht mehr zur besagten Vesania gehörig an. Es ist ein Ausgang derselben, wie sonstiger Blödsinn ja auch ein solcher der Ves. typica und namentlich auch der legitima ist.

Von den incompleten Formen der Ves. paralytica heben wir zuerst die incompleta melancholica, die depressive Form der Paralyse *Mendel's* hervor. Das Stadium melancholicum initiale zieht sich sehr in die Länge, ist nur anfänglich durch stärkere Raptus und vielleicht kurz dauernde Furores ausgezeichnet; während späterhin bloss noch ganz oberflächliche Erregungszustände entsprechender Art sich bemerklich machen. Die Wahnvorstellungen haben meist einen hypochondrischen Charakter. Selten sind sie rein melancholischer Art. In einzelnen Fällen erheben sie sich nicht über die Höhe blosser Primordialdelirien, in anderen nehmen sie übertriebene, ja ganz ungeheuerliche Formen an; indem sie bald mehr in mikromanischer, bald mehr in megalomanischer Art sich äussern. Die Kranken sind vertrocknet, zu blossen Hülsen eingedörrt. Sie haben kein Gewicht mehr, sind bloss noch Schatten oder Schemen. Oder ein hundert Centner schwerer Krebs hat ihre Eingeweide aufgefressen. Eine Million Würmer nagt in ihrem Gehirne herum. Ihr Blut ist in die oberste Fäulniss übergegangen. Ihr Mark ist nichts als Jauche, Unterjauche, Ober-Unterjauche. Sie selbst sind ein grosser, stinkender Pfuhl voller Unrath und Ungeziefer. Auch Halucinationen des Gehörs, des Gesichts sind bei ihnen häufig. Im Uebrigen sind die Kranken vergesslich, zerstreut, abwesend wie in der communis completa. Paretische, paretisch-spastische Erscheinungen treten früh auf und machen sich wie in dieser bemerkbar. Insbesondere sind es Pupillendifferenzen, fibrilläre Zuckungen im Antlitze und Sprachstörungen in Form der Dysarthria oder

Pararthria syllabaris paretica, der entsprechenden Dysgraphie oder Paragraphie etc., durch welche sie sich zu erkennen geben, und durch welche sich die ganze Affection als zur Ves. paralytica progressiva gehörig von einer einfachen Melancholie, beziehungsweise der Ves. typ. legit. abortiva unterscheidet.

Das maniakalische Stadium ist sehr wenig entwickelt oder fehlt auch anscheinend ganz. Der ihm vorzugsweise entsprechende sogenannte Grössenwahn kommt deshalb nur andeutungsweise vor oder fehlt anscheinend ebenfalls. Die Kranken waren eigentlich ganz vorzügliche Menschen, die bravsten Männer, die tugendhaftesten und treuesten Frauen, die immer nur das Beste gewollt und erstrebt hatten, und denen es nun „so" gehen musste.

Apoplecti- und epileptiforme Anfälle treten gemeiniglich erst ziemlich spät auf, zuerst gewöhnlich auch nur in der Form von Schwindelanfällen, dann sich steigernd, bis sie in einzelnen Fällen die Stärke und Dauer wahrer Status epileptici erreichen. Sehr rasch entwickelt sich damit das Stadium melancholicum secundarium, das hier immer ein ziemlich ausgeprägtes Stadium stuporosum ist, und mit zahlreichen, wenn auch nur oberflächlichen Schwankungen zum Tode führt. In den weniger stuporosen Zeiten herrscht oft eine auffallende Euphorie. Der Kranke behauptet, sich ganz wohl zu fühlen und, während er Decubitus an allen Ecken und Enden hat und wegen Blasenlähmung nicht trocken zu halten ist, doch nicht im Geringsten belästigt zu sein. Der Tod erfolgt in der bei der completa geschilderten Weise; nicht selten aber auch schon im ersten Stadium der Krankheit dadurch, dass die Gequälten selbst Hand an sich legen. Die meisten Kranken kommen körperlich sehr herunter und sterben in einem elenden Zustande hochgradiger Abmagerung. Einige aber nehmen im Stadium stuporosum wieder an Körperfülle zu und können zur Zeit ihres Todes selbst feist sein. Es ist das aber wieder nichts Anderes als die paralytische Feistigkeit, deren wir schon so oft begegnet sind.

Die incompleta maniacalis entwickelt sich aus einem nur kurzen oder gleich ziemlich heftig und mit dem Charakter der Tobsucht auftretenden Stadium melancholicum initiale. Oft hat lange Zeit schon eine Folie raisonnante bestanden, die zu allerhand Verdriesslichkeiten, Reizungen und Gereiztheiten des Kranken Veranlassung gab; in Folge deren der Boden für die Ves. paralytica progressiva immer mehr vorbereitet wurde, und im Anschluss an deren einen, von etwas grösserer Stärke, sie schliesslich auch zum Ausbruch kam. Jahrmärkte, Auctionen, Pfändungen pflegen dazu besonders Veranlassung zu geben, und in den Augen der Laien scheinen diese dann nicht bloss die Gelegenheitsursache zu sein, welche die schon lange vorbereitete Krankheit zum Ausbruch brachte, sondern ihre wesentlichste Ursache überhaupt.

Die Krankheit verläuft wie die completa von ihrem maniakalischen Stadium ab. Doch kommen anscheinend bei ihr gerade häufigere und länger andauernde Remissionen vor, während deren der Kranke sogar ausserhalb der Anstalt, im Kreise der Seinigen zu leben vermag. Die Krankheit bekommt damit, worauf *Mendel* vornehmlich hinweist, den Charakter der periodischen Manie. Sie gleicht ihr auch darin, dass die einzelnen Anfälle je länger je mehr aneinander rücken, bis sie gewissermaassen zu einem Ganzen verschmelzen, aus welchem sie sich nur noch als blosse Paroxysmen abheben. Auch hier fehlen, wie die sonstigen charakteristischen Erscheinungen der Ves. progressiva paralytica, so auch die apoplecti- und epileptiformen Anfälle nicht. Doch treten dieselben meistentheils erst verhältnissmässig spät ein. Sowie das aber geschehen ist, bereitet sich das Stadium stuporosum vor und greift über lang oder kurz Platz. Der Tod erfolgt wie in der completa.

Im Zusammenhange mit epileptischen oder auch blossen Schwindelanfällen, die sich seit Jahren gezeigt, im Zusammenhange mit Tumoren, die schon seit Langem sich bemerkbar gemacht, im Zusammenhange mit Apoplexien, die vor Jahr und Tag stattgefunden haben, im Zusammenhange mit Tabes dorsualis, Entozoen, hauptsächlich jedoch mit notorischer Syphilis; aber auch des blossen Alters und arger Abhetzereien durch verfolgungssüchtige Feinde, kommt die incompleta stuporosa sive stupida zu Stande, die Form, bei welcher die beiden ersten Stadien sehr rasch zurückgelegt werden, und das Stadium stuporosum auf diese Weise gleichsam jäh hereinbricht. Die wenigsten Kranken dieser Art kommen in die Irrenanstalten. Ihre Gleichgültigkeit und Unbehülflichkeit macht ihr Verbleiben in der Häuslichkeit möglich, wo sie durch Jahr und Tag, wenn auch nur noch im Bette, zu existiren vermögen. Die auf Syphilis beruhenden Fälle sind einer Besserung fähig, indem der syphilitische Process zur Heilung gebracht wird. Allein da das Gehirn durch ihn meist in der einen oder der andern Art sehr erheblich gelitten hat, so beschränkt sich die Besserung doch nur auf ein sehr geringes Maass, und dauernder Schwach- oder Stumpfsinn ist immer das Ende dieser Affection. Ehe es soweit kommt, können allerdings zahlreiche Remissionen in der Intensität des Processes vorkommen; doch erlangen die Kranken in denselben niemals den Grad von Klarheit, welcher sonst wohl noch an ihnen zur Beobachtung kommt. Apoplectiforme und epileptiforme Anfälle sind hier besonders häufig, und öfter als sonst erfolgt in ihnen der Tod.

B. paralytica progressiva rapida.

Unter denselben Bedingungen und aus denselben Ursachen wie die typica legitima saeviens, mit welcher sie die grösste Aehnlichkeit hat, so dass sie auch vielfach mit derselben zusammengeworfen ist, entwickelt sich die paralytica progressiva rapida. Nachdem ein längeres oder kürzeres melancholisch-hypochondrisches Stadium voraufgegangen ist, eine öfters auffallende Charakterveränderung, Moral insanity und Folie raisonnante, sich entwickelt hat, nachdem alsdann sich Schwindelanfälle oder gar ein apoplectiformer oder epileptiformer Anfall eingestellt und zuweilen eine Art Betäubung hinzugesellt hat, in welcher der Kranke nicht recht weiss, was er thut, was ihm gethan wird, bricht auf einmal ein Furor höchsten Grades aus. Tag und Nacht, ohne Unterlass, wird getobt, bis die Kräfte versagen, die Stimme erstickt. Aber nur abgerissene Sätze oder gar bloss einzelne, zusammenhangslos an einander gereihte Worte kommen zur Vernehmung. Doch giebt sich der paralytische Grössenwahn in diesen recht gut zu erkennen und gestattet somit schon durch sich die Unterscheidung von der typica legitima saeviens. Das „Kaiser, König, Bismarck, Millionen, Berge von Gold, Tonnen voll Diamanten, Prinzessin heirathen, Königin X. heirathen" ist immer und immer wieder zu hören, wenn auch, was sonst noch geäussert wird, sich jedem Verständnisse entzieht. Dann hört das Toben auf. Aber Ruhe kehrt damit bei dem Kranken nicht ein. Er bleibt in steter Bewegung, rennt hin und her, schwatzt und plappert nach wie vor, ohne auch nur im Geringsten zu schlafen. Der ganze Unterschied zwischen jetzt und ehedem ist, dass das Leidenschaftliche, das Brutale fehlt, eine mehr zufriedene, frohere Stimmung, in der sich der Kranke um nichts, was um ihn herum vorgeht, kümmert, die Oberhand gewonnen hat. Das Stadium maniacale hat sich damit eingestellt, und nach wieder einiger Zeit macht dies einem Stadium stuporosum Platz, in welchem der Kranke, auf das Höchste erschöpft, stirbt.

Der Process in dieser Weise verläuft in vierzehn Tagen bis drei Wochen. In einigen Fällen indessen erhebt sich der Kranke noch einmal aus dem Stadium stuporosum und macht zum zweiten Male einen Furor und eine Art von Manie durch, um auch wieder zum zweiten Male in einen Stupor zu verfallen. Ja, es kann das sogar wohl zum dritten Male geschehen. Der Process dehnt sich dann über vier, sechs Wochen aus und endet dann erst tödtlich. In noch anderen Fällen schalten sich zwischen die einzelnen Erregungsanfälle Zustände grösserer Ruhe, eine Art von Remissionen, ein. Die Kranken erholen sich in denselben wieder ein wenig, und die Krankheit kann sich dann mehr in die Länge ziehen und ein Paar Monate, ein Vierteljahr dauern.

Von diesem Verlaufe, welcher als der der rapida completa angesehen werden kann, unterscheidet sich der der rapida incompleta, von welcher indessen bis jetzt bloss eine Form beobachtet worden zu sein scheint, dadurch, dass unmittelbar an den Furor sich das Stadium stuporosum anschliesst, in welchem der Tod aus Erschöpfung eintritt. Diese Form der Ves. paralytica progressiva geht in sechs, acht, zehn Tagen zu Ende und verdient in der That den Namen, den *Trélat* ihr gegeben, Paralysie générale galopante.

Die paralytica progressiva rapida ist immer mit stärkeren Fiebererscheinungen vergesellschaftet. Begreiflicher Weise ist von genauen Temperaturmessungen in ihr nicht wohl die Rede. Die Angaben, dass die Temperaturen, trotzdem sie hoch zu sein scheinen, doch 38·5—39·5° C. in ihr nicht leicht übersteigen, sind deshalb nur als ungefähre zu betrachten. Aber sie liefern thatsächlich den Beweis, dass stärkere Fieberbewegungen mit dieser Form der Paralyse verbunden vorkommen, und die hohen Temperaturen, welche die aufgelegte Hand fühlt, auf keinen Täuschungen beruhen. Brust, Bauch sind bisweilen der Sitz eines wahren Calor mordax. Der Puls ist im Stadium furibundum oft deutlich dikrot. Im Stadium maniacale sowie stuporosum ist er monokrot. Dort ist er voll und schwellend, hier klein und gedehnt. Die Frequenz ist sehr hoch, aber wechselnd. 120, 140 Schläge in der Minute im Stadium furibundum; 120, 140, aber auch 180 und darüber in den beiden letzten Stadien sind gewöhnliche Erscheinungen.

Die Athmung ist sehr beschleunigt, jappend. Der Mund ist trocken, Zunge, Lippen, Zähne mit fuliginösen Massen bedeckt. Ein Foetor ex ore verpestet die Nähe des Kranken. Der Appetit liegt vollständig danieder. Der Kranke rührt keine Speisen an. Die ihm gereichten werden mit der Hand zurückgeschlagen, die glücklich in den Mund gebrachten ausgespuckt. Wasser, mit dem man ihm den trockenen Gaumen netzen will, dient ihm nur zum Mundausspülen. Und doch besteht mitunter ein krampfhaftes Verlangen nach kühlen Flüssigkeiten. „Sect, Sect, Sect frappirt!" rief ein Kranker, den ich zu behandeln bekam, und als er ihn erhielt, spülte er sich damit ebenfalls den Mund aus und spuckte ihn weg, offenbar im Zusammenhange mit einer Parageusie, die ihn auch sonst jedes Nahrungsmittel von der Hand weisen liess.

Der Stuhlgang ist in der ersten Zeit angehalten, späterhin herrschen Diarrhöen. Von Schlaf ist keine Rede. Doch lehnt der Kranke ab und zu wie schlafend an der Wand; allein bloss um in ein Paar Augenblicken wieder in den alten Erregungszustand zu gerathen. Ab und zu ist Albuminurie beobachtet worden. Durch dieses Alles kommt er in kurzer Zeit, in wenigen Tagen, auf das Aeusserste herunter und bricht zusammen. Es kommt zu Blutaustritt in die Haut, zu Petechien, Vibices, Ekchymosen oder zu Blasenbildungen, namentlich an den Händen, den Füssen, um die Ellenbogen, mit bald mehr wässerigem, bald mehr blutigem Inhalte. Die Haare fallen aus. Jeder Zug der Hand durch dieselben lässt Büschel davon zwischen den Fingern sitzen. In einzelnen Fällen entwickelt sich mit überraschender Schnelligkeit ausgebreiteter, gleich in die Tiefe dringender Decubitus. In einem Falle von incompleter Form sah ich spontanen Brand des linken Mittelfingers entstehen, der rasch auf die Hand und den Unterarm übergriff und durch Lymphangitis und Phlebitis, die sich bis in die Subclavia fortsetzte, den Tod herbeiführte. In einem anderen, doch der completa angehörigem Falle, entstand spontaner Brand des Scrotum.

Die sonstigen paretischen oder paralytischen Zustände sind die der communis. Nur bilden sie sich viel schneller aus und treten darum auch frappanter in die Erscheinung. In den sehr rasch verlaufenden Fällen werden sie indessen in ihrer Eigenart durch den allgemeinen Erschöpfungszustand vielfach verdeckt und scheinen deshalb, wie namentlich in der incompleta, auch zu fehlen. Die apoplectiformen und epileptiformen Anfälle fehlen den länger dauernden Formen wohl niemals. In den rasch verlaufenden dagegen werden sie nicht immer beobachtet.

Anhang.

Wir haben schon in Cap. XIII, pag. 261, der Ves. paral. progress. divergens *Kahlbaum's* gedacht, einer Form, die dadurch von allen übrigen sich unterscheiden soll, dass ihr die paralytischen Erscheinungen im motorischen Gebiete fehlen. Wir haben schon damals unsere Zweifel darüber geäussert, ob sie wirklich jemals ganz fehlen und müssen dieselben aufrecht erhalten. Richtig indessen ist, dass es Formen der Ves. paral. progr. giebt, in denen namentlich in den beiden ersten Stadien die für die Krankheit sonst so charakteristischen Motilitätsstörungen der Art zurücktreten, dass sie nur dem Geübteren und mit der Sache Vertrauteren noch erkennbar sind, während sie der Wahrnehmung und dem Urtheile jedes Anderen sich entziehen. Im Stadium melancholicum secundarium, wie im weiteren Verlaufe der Krankheit überhaupt, pflegen sie doch auch für weniger Geübte und weniger Erfahrene sich bemerklich zu machen und gegen das Ende der Krankheit kaum zu fehlen.

Die Diagnose der Krankheit stützt sich anfänglich darum wesentlich auf ihren ganzen Entwickelungsgang, auf die eigenthümlichen Bewusstseinsstörungen, die Parästhesien des Selbstgefühls, welche denselben zu Grunde liegen, und die Parapraxien, welche aus ihnen entspringen, also auf den eigenthümlichen, renommirenden Grössenwahn und die diesem entsprechenden kritiklosen Handlungen. Auch die verhältnissmässig rasche Verblödung, welche der Paralyse eigen ist und der divergens nicht fehlt, kann zur Feststellung der Diagnose verwerthet werden. Durchaus sicher wird dieselbe aber, wenn Schwindel- oder gar apoplectiforme oder epileptiforme Anfälle sich einstellen, nach denen die Abnahme der psychischen Fähigkeiten auch hier immer stärkere Fortschritte macht.

Ebenso haben wir in dem besagten Cap. XIII, pag. 263, auch bereits sogenannter circulärer Formen der Ves. paral. progr. gedacht und in diesem vorliegenden solcher erwähnt, die einen periodischen Charakter an sich tragen. Selbst von der rapida haben wir Formen kennen gelernt, die sich theils den ersteren, theils diesen letzteren anschliessen. Allein im grossen Ganzen verlaufen die bezüglichen Krankheitsbilder in ihrer Gesammtheit doch so rasch, dass nicht gut von einer Periodicität oder einem circulären Wesen in dem sonst gebräuchlichen Sinne in ihnen die Rede sein kann. Die Bilder gleichen vielmehr dem Reconvalescenzstadium der Ves. typ. legitima, nur mit dem Unterschiede, dass sie nie den Uebergang zur Genesung vermitteln, was freilich auch bei diesen in einer Anzahl von Fällen durchaus sich nicht ereignet. Dennoch haben diese circulären, beziehungsweise periodischen Formen der Ves. paral. progressiva wenigstens in theoretischer Beziehung ihren grossen Werth. Sie beweisen uns die Einheit auch der anomalen psychischen Processe unter anscheinend ganz verschiedenartigen Umständen und gewähren uns mit diesem Beweise in der Hand auch einen Einblick in die Gesetzmässigkeit der viel verworreneren psychischen Processe, welche wir als sogenannte atypische bezeichnet haben, und zu deren Darstellung wir jetzt übergehen wollen.

Neunzehntes Capitel.

Der Verlauf der Psychosen.
(Dritter Theil.)

Die sogenannten atypischen Psychosen, die psychischen Schwächezustände.

A. Die secundären Schwächezustände.

a) Die einfachen Imbecillitätszustände, die Amentia oder Anoia.

Wenn der Sturm, der als Vesania typica oder paralytica daherfuhr, sich gelegt hat, und es stellt sich das alte psychische Gleichgewicht nicht in vollem Umfange wieder her, so bekommen wir es, wie schon in Cap. XIII ausgeführt worden ist, mit den sogenannten secundären Seelenstörungen zu thun, deren wesentlichster Charakter der der Schwäche ist.

Eine grössere gemüthliche Reizbarkeit auf Grund einer gesteigerten Erregbarkeit des in seiner Ernährung beeinträchtigt gebliebenen psychischen Organes, eine Reizbarkeit, die namentlich in dem Verkehre mit den nächsten Angehörigen stärker hervortritt, also da, wo keine besondere Rücksicht zu nehmen ist, und das bezügliche Correctiv fehlt; ferner eine gewisse Stumpfheit gegenüber höheren Interessen, welche darauf beruht, dass trotz der vorhandenen, gesteigerten Erregbarkeit das psychische Organ doch nur durch verhältnissmässig starke, darum vorzugsweise rein sinnliche Reize in Erregung versetzt wird, weil die fragliche Erregbarkeit ja keine absolute ist, sondern nur durch den Wegfall von Leitungswiderständen bedingt wird; eine grössere gemüthliche Reizbarkeit also, in Verbindung mit einer auffälligen Stumpfheit höheren Interessen gegenüber, dafür aber gepaart mit einer um so grösseren Sinnlichkeit, das ist die Art und Weise, wie diese Schwäche in ihrer leichtesten Form zu Tage tritt. Es ist, als ob die betreffenden Menschen das Beste ihrer selbst eingebüsst hätten, als ob der

Adel ihrer Persönlichkeit ihnen abhanden gekommen wäre. Sie sind durchaus im Stande, alle ihre Berufspflichten ganz so wie in den Tagen vor ihrer Erkrankung zu erfüllen. Sie sind durchaus im Stande, daneben noch eine Reihe von Geschäften, selbst der schwierigsten Art, wie sie das Leben so mit sich bringt oder der Augenblick sie auch erfordert, zu besorgen; ihre intellectuellen Kräfte, ihre praktische Befähigung, ihre geschäftliche Gewandtheit scheint auch nicht im Geringsten gelitten zu haben; ihrer manche überragen darin die Menge und selbst den besseren Mittelschlag um ein Unendliches; ja sie gehören sogar zu den bevorzugtesten, welche darin die Gesellschaft aufzuweisen hat; allein das, was einstens uns zu ihnen hinzog, was einstens sie uns besonders lieb und werth machte, was alle, die sie kannten, an sie fesselte, das ist ihnen verloren gegangen, fehlt ihnen. Ein gewisser Egoismus, eine griesgrämliche Stimmung, eine engherzige Beurtheilung, eine kleinliche, philiströse Behandelung der Verhältnisse hat Platz gegriffen. Sie sind jedes idealistischen Zuges baar, jedes opferbereiten Aufschwunges ledig. Das Materielle hat sie vollständig in Besitz genommen und, wenn sie irgend welche geistigen Genüsse noch kennen, so ist es ein oberflächliches Schwelgen in der Vergangenheit und ein unmuthiges Bemäkeln der Gegenwart. Ohne jeden Humor, immer pathisch, entwickeln sie dabei oft eine caustische Schärfe, gefallen sich in beissender Satyre und schneidenden Sarkasmen und empfinden ein unverkennbares Behagen, verletzt und wehe gethan zu haben. Eine Moral insanity, die früher nicht beobachtet worden, hat sich entwickelt, ist beziehentlich von der Krankheit zurückgeblieben, und das in Folge der Verschiebung des Verhältnisses zwischen altruistischen und egoistischen Gefühlen, von denen jene eine Schwächung erfahren und diese somit das Uebergewicht erhalten haben.

In anderen, etwas schweren Fällen, ohne dass man aber bereits von Schwachsinn in ihnen im gewöhnlichen Sinne des Wortes reden könnte, tritt diese Moral insanity noch schärfer hervor. Die betreffenden Individuen sind auch noch im Stande, eine Reihe von Geschäften zu besorgen; doch machen sie dieselben mehr mechanisch ab, als dass sie viel Selbstständigkeit und Initiative entwickelten. In kleinen Verhältnissen, bei bescheidenen Ansprüchen können sie darum, zumal wenn ihre Thätigkeit eine sehr geregelte und gleichförmige ist, noch recht Gutes leisten, und sie selbst erscheinen deshalb auch ihrer Umgebung meistentheils wieder ganz hergestellt, völlig gesund; nur haben sie etwas Eigenartiges, Absonderliches von ihrer Krankheit her beibehalten, sind still, in sich gekehrt und haben kein rechtes Interesse mehr für Dinge und Vorgänge, welche sie nicht unmittelbar berühren. Ja, auch da werden sie meist nur einmal wärmer, wenn ihnen dieselben näher auf den Leib rücken und, so zu sagen, den Pelz zu verbrennen drohen. Der Nächste kümmert sie kaum mehr, und selbst die eigenen Kinder sowie deren Wohl und Wehe lassen sie mitleiderregend kalt. Wenn sie nur nach Erfüllung ihrer leichten Tagesarbeit ihr Pfeifchen rauchen und ihr Töpfchen Bier trinken können; wenn sie nur zu rechter Zeit ihre frugale Mahlzeit einnehmen, im Sorgenstuhl ihr Stündchen verdämmern und Abends ihr Bett aufsuchen können und dabei Alles vorfinden, wie sie es gewohnt sind, so fragen sie nach nichts weiter. Sonst können sie freilich auch sehr unangenehm werden und über Kleinigkeiten ausser sich gerathen. Dass sie den Stiefelknecht nicht an der gewöhnlichen Stelle treffen, sondern einen Fuss weiter unter einen Stuhl gerückt, dass ihr Schlafrock an einem anderen Nagel hängt, ihr Pintscher unvorsichtiger Weise auf die Strasse gelassen, ihr Dompfaff nicht in die Sonne gebracht worden ist, kann sie in den lebhaftesten Zorn versetzen und zu lautem Schimpfen und Schelten, ja selbst zu Thätlichkeiten hinreissen. Sie werfen Stühle und Tische durcheinander, schmettern zu Boden, was sie gerade in den Händen haben — wäre es auch das Bauer des Lieblingsgimpels, durch welches die ganze Erregung hervorgerufen ist. Wahre Raptus melancholici, welche sie damit durchmachen! Dazu sind sie in der Regel äusserst genau und nehmen jeden kleinen Vortheil wahr, der sich ihnen darbietet. Auf Sitte, Anstand wird dabei nicht viel geachtet und selbst die Ehre hintangesetzt; wenn sie glauben, dass es unbemerkt geschehen kann. Ganz abgesehen von dem schmutzigen Handel, in den die sich gern einlassen, um ihre wenigen Bedürfnisse möglichst billig bestreiten zu können, verschmähen sie es auch nicht, in öffentlichen Localen liegen gebliebene Cigarrenstummel aufzurauchen, stehen gelassene Bierreste auszutrinken, ja wohl auch, wenn sie sich unbeachtet wähnen, einen Schnaps, ein Glas Wein einschenken oder eine Cigarre anzueignen, die sie nachher nicht bezahlen. Bei anderen bestehen andere Neigungen. Sie lassen sich gern etwas schenken, betteln oder üben auch allerhand kleine Gaunereien und Betrügereien aus, und das um Objecte, die kaum der Rede werth sind. Es hat eine Laxheit der Sitten sich bei ihnen eingeschlichen und eingenistet, die in einzelnen Fällen in jähem Contrast zu der Art und Weise steht, wie sie sich in früheren Zeiten zu haben pflegten und, was dabei höchst merkwürdig ist, ohne dass sie das Gefühl der Entwürdigung hätten, deren sie sich dadurch schuldig machen. Im Gegentheil, sie empfinden meist eine Art Genugthuung, wenn ihnen einer ihrer Streiche gelungen ist, obwohl sie das Ungehörige und Niedrige derselben durchaus einsehen. Es erscheinen dieselben somit auch als eine Art Raptus melancholici, äquivalent den Erregungszuständen, welche wir soeben näher besprochen haben.

Der eigentliche Schwachsinn, die Imbecillitas, kennzeichnet sich, wie das Wort treffend sagt, durch Schwäche des Sinnes, des Verstandes. Die fraglichen Individuen sind nicht mehr im Stande, das Durchschnittsmaass der gewöhnlichen Leistungen ihrer Berufs- und Lebenskreise auch nur annähernd zu erreichen, und bleiben deshalb unter dem Durchschnittsmaass der menschlichen Leistungen überhaupt weit zurück. Dabei ist aber wohl im Auge zu behalten, dass es sich hierbei vorzugsweise um die Gesammtleistung, die Berufs- und Lebensleistung handelt, die stetige Arbeit, durch welche der Mensch sein Dasein gewinnt, gestaltet und unterhält, und nicht um einzelne mehr oder minder rasch vorübergehende Aeusserungen, die an und für sich ganz bedeutend sein können, indessen sich nie zu einem wirkungsvollen Ganzen fügen und darum auch wirkungslos verlaufen. Die vorher erwähnten psychischen Schwächlinge waren noch im Stande, eine verhältnissmässig selbstständige Lebenstellung einzunehmen; indem sie noch diesen oder jenen Beruf auszuüben vermochten; der Schwachsinnige, wie das Wort gewöhnlich gebraucht wird, kann das nicht mehr. Ihm fehlt die Kraft, die Ausdauer, die Zähigkeit, welche auch zur geringsten psychischen Leistung, die eine gewisse Selbstständigkeit und Stetigkeit haben und die ganze Lebenszeit anhalten soll, Noth thut. Er erlahmt vorzeitig und spannt, wie das Volk sagt, alle Augenblicke aus; weil er unfähig geworden, den Strang weiter zu ziehen, vermittelst dessen er eben seine Berufs-, seine Lebensarbeit verrichten soll. Er bedarf daher der fortwährenden Stütze, der fortwährenden Nachhilfe und, wenn nicht anders, so blos um in seinem Geleise zu bleiben und das thun zu können, was ihm zur Aufgabe gestellt worden ist. Der Kraftaufwand, welcher erforderlich ist, einen Entschluss zu fassen, sich aus einem Dilemma herauszuarbeiten oder Zwang anzuthun, wenn die Schwäche uns anwandelt, und eine unliebsame Arbeit wir aus der Hand legen möchten, der bleibt ihm erspart und kann zur Verrichtung der bezüglichen Arbeit selbst verwandt werden. Bei geeigneter und gehöriger Unterstützung sind darum Schwachsinnige auch sehr wohl noch im Stande etwas zu leisten und für bescheidene Verhältnisse ihren Lebensunterhalt zu erwerben; sie werden deshalb häufig auch noch nicht für so krank gehalten, wie sie wirklich sind; allein sie vermögen nichts mehr, wenn diese Leitung und Unterstützung ihnen fehlt. Einen eigentlichen Beruf auszuüben, in welchem sie mehr auf sich gestellt sind, haben sie nicht mehr die Kraft und das aus dieser entspringende Geschick. Als unselbstständige, unmündige Personen, was Letzteres von Mund, gleich Macht, abgeleitet ist, und darum so viel wie unmächtig oder schwach heisst, als ein Spielball aller Zufälligkeiten und leicht bestimmbare Subjecte, die sich zu allem Möglichen gebrauchen lassen, gehen sie früher oder später zu Grunde, verkommend in äusserster Verwahrlosung und tiefstem Elende. So lange solche Individuen in Irrenanstalten sich befinden, wohin sie wegen der voraufgegangenen primären Erkrankung gebracht worden, erscheinen sie darum häufig als ganz gesund; aus derselben entlassen und ihrer Obhut entzogen, stellt sich jedoch sehr bald ihre Unzulänglichkeit für das Leben heraus. Sie werden dann über kurz oder lang wieder den Irrenanstalten zugeführt, und eine Reihe von Recidiven, die bei Leuten, welche einmal geisteskrank gewesen sind, überhaupt leicht eintreten sollen, sind auf nichts Anderes zurückzuführen, als den Umstand, dass schwachsinnig Gewordene für Genesene erklärt und aus den Anstalten entlassen worden sind, obwohl sie nach wie vor in ihnen noch hätten gehalten werden müssen.

Trotz dieser entschiedenen Unzulänglichkeit für das Leben, welche so recht eigentlich den Schwachsinn charakterisirt, können die ihm Anheimgefallenen doch in ihren Einzelleistungen, zumal wenn dieselben nur wenig Zeit und damit auch nur wenig Kraft in Anspruch nehmen, unter Umständen noch geradezu Ueberraschendes zu Tage fördern. Insbesondere gilt dies von gelegentlichen geistreichen Einfällen, kurzen Reden, vornehmlich Toasten, von Briefen, kleinen Gedichten. Doch darf man sich dabei nicht blenden lassen und eigenthümlich verquickte Reminiscenzen für selbstständige Productionen nehmen; was um so leichter geschehen kann, als gerade solche schwachsinnige Personen, ohne es recht zu wissen, sich gern mit fremden Federn schmücken. Manche von ihnen besitzen auch grosse Kunstfertigkeiten. Sie zeichnen, malen, bildhauern, musiciren, spielen Karten, Schach, und zuweilen mit grosser Vollkommenheit; allein ihren künstlerischen Productionen fehlt die Wärme, ihrem Spiel der Charakter. Trotz alles Geschickes, aller Gewandtheit, Leichtigkeit und Geläufigkeit, welche sie besitzen, ist doch, was sie hervorbringen, matt, ausdrucks- und farblos, einförmig, steif, pedantisch.

Sind die beiden erstgenannten Kategorien von Schwächezuständen wohl ausnahmslos melancholiseher Natur, so macht sich im Schwachsinne nicht selten auch das maniakalische Element geltend. Man kann deshalb auch, wenn letzteres länger anhält und charakterbestimmend wird, recht gut von einer m e l a n c h o l i s c h e n und einer m a n i a k a l i s c h e n F o r m des Schwachsinnes reden; wie man ja denn überhaupt in allen stärkeren psychischen Schwächezuständen dieselben Formen wohl zu unterscheiden vermag.

Die m e l a n c h o l i s c h e F o r m stellt eine Steigerung der schon besprochenen Schwächezustände dar. Die Kranken sind still, in sich gekehrt, niedergeschlagen, traurig, oder mehr ärgerlich und verdrossen, je nachdem die herrschende Melancholie einen mehr passiven oder activen Charakter besitzt. Sie mögen nicht gern etwas thun, sondern lieben es der Ruhe zu pflegen und namentlich des Morgens recht lange im Bette zu bleiben. Ihre etwaige Arbeit, zu der sie immer angehalten werden müssen, geht nur langsam von Statten, ist von zahlreichen Pausen unterbrochen und fördert deshalb auch nur wenig. Sie sind in hohem Grade reizbar und, je nachdem, zu stärkeren Verstimmungen oder explosiven Vorgängen geneigt. Doch erfolgen diese letzteren in der Regel nur sehr oberflächlicher, schwächlicher Weise, in einer Fluth von Klagen, Scheltworten und Schimpfreden, einem Strome von Thränen, begleitet von krampfhaftem Schluchzen und Schreien. In einer Anzahl von Fällen reissen sich wohl auch, namentlich weibliche Kranke, die Kleider vom Leibe, die Haare aus dem Kopfe, werfen, was ihnen in die Quere kommt, jäh bei Seite, stossen und schlagen wohl auch, wer ihnen gerade in den Weg tritt; ebenso oft, ja noch öfter kommt es aber auch vor, dass, wenn sie noch so laut und heftig toben und mit Armen und Beinen unbändig herumfahren, dass auf den Zuruf: „Schlagen Sie mich nur nicht!“ sie einfach antworten: „Nein, schlagen werde ich Sie nicht. Sie brauchen sich gar nicht zu fürchten, ich weiss, was ich thue. Aber so schlecht behandeln lasse ich mich nicht. Alle Welt ärgert und quält mich, und das lasse ich mir nicht gefallen; dagegen lehne ich mich auf, so lange ich kann.“ Sehr bezeichnend für diese Anfälle und die Schwäche, aus welcher sie entspringen, ist der Umstand, dass sie meist so rasch vorübergehen, wie sie entstanden waren, und dass nach einer Viertel-, einer halben Stunde, in welcher der Kranke sich selbst überlassen war, ja häufig schon nach ein Paar Minuten ein ganz anderer, oft der entgegengesetzte Zustand, eine weiche, sanfte, nach Versöhnung drängende Stimmung sich einstellt. Die Kranken sehen das Unrecht ein, das sie gethan haben; sie bitten um Verzeihung und suchen in tausendfacher Weise gut zu machen, was sie Uebeles angerichtet. Andere Male freilich, nachdem die herrschende melancholische Stimmung durch einige Tage eine Zunahme erfahren hatte, und die gewöhnliche Reizbarkeit eine erheblich grössere geworden war, so dass bei jeder, auch der geringsten Veranlassung, ja anscheinend selbst ohne eine solche, es zu den eben geschilderten Scenen kam, tritt keine so schnelle Beruhigung ein, sondern die Erregung hält an. Die Kranken bleiben laut und lärmend, zanken mit jedem herum, bedrohen ihn, vergreifen sich an den anderen Kranken, den Wärtern, den Aerzten, stossen das Essen von sich, werfen es als zu schlecht an die Erde, schlagen Fenster ein, sind mit einem Worte tobsüchtig geworden. Das bleiben sie nun ein, zwei, drei Tage, ab und zu wohl auch etwas länger, indessen nicht leicht in gleicher Stärke; dann beruhigen sie sich und meist sehr rasch. Eine weiche, versöhnliche Stimmung greift auch hier wieder Platz und in kurzer Zeit sind sie selbst auch wieder die alten. Es sind die besagten Erregungszustände jedoch nichts Anderes als eine Reihe von Raptus melancholici, welche sie durchgemacht, und die Tobsucht, die nach einer tieferen melancholischen Verstimmung ausbrach, nichts weiter als eine Ves. typica abortiva, welche sie überstanden haben. Bisweilen tritt nun aber statt der Ves. typica abortiva eine wahre typica completa auf. An die Tobsucht schliesst sich ein, wenn auch nur kurzes Stadium maniacale, an dieses ein Stadium melancholicum, eine tiefere melancholische Verstimmung als die gleichsam normale an, bevor diese selbst und mit ihr das gewöhnliche Verhalten sich wieder einstellt. Statt der typica completa kann aber auch jede andere Form der typica überhaupt zum Austrage kommen, die incompleta praeceps, ja wenn auch in sehr gekürzter und geschwächter Weise selbst die incompleta gravis. Und so stellt sich denn heraus, dass die melancholische Form des Schwachsinnes, wie unregelmässig und daher scheinbar atypisch auch ihr ganzer Verlauf sein mag, doch nichts weiter ist, als eine Kette der verschiedenen Formen, in denen die Ves. typica sich äussert. Innere und äussere Verhältnisse erklären, warum bald diese, bald jene Form zum Durchbruch kommt; wenn wir auch zunächst noch bloss in den seltensten Fällen im Stande sein mögen, diese Verhältnisse näher zu bestimmen.

Die maniakalische Form des Schwachsinnes ist gewissermaassen wieder als eine Steigerung der melancholischen Form desselben zu betrachten. Sie verhält sich zu dieser wie das maniakalische Stadium der Ves. typica zum initialen melancholischen Stadium derselben und ist auch oftmals nur aus ihm hervorgegangen, indem dieses ständig wurde, wie namentlich in, beziehungsweise nach der incompleta praeceps. Die maniakalische Form des Schwachsinnes ist deshalb caeteris paribus auch immer als eine schwerere Störung aufzufassen, als die melancholische, und thatsächlich wird das durch die noch ungleich geringere Leistungsfähigkeit der bezüglichen Individuen bewiesen.

Die maniakalisch Schwachsinnigen sind lebhafte, aufgeregte Menschen voller Zuversicht und Selbstvertrauen, die, wie alle Maniakalischen, gern aus sich heraustreten und in einer Polypragmosyne und einer Polyphrasie so grosse Befriedigung finden, dass, so lange diese unbehindert zur Ausübung kommen können, sie heiter und guter Dinge sind und alle nur möglichen Verhältnisse des Lebens ohne jedwede Sorge, ohne jedwede Bekümmerniss in ihren Vorstellungen sich lösen lassen, als ob sich das ganz von selbst verstünde. Diese Urtheilslosigkeit aber einerseits, die Verworrenheit, in welcher sie zu Tage tritt, andererseits, vorzugsweise indessen die Unfähigkeit, von alledem, was geäussert, was geplant, was entworfen wurde, auch nur das Geringste ausführen zu können, beweist gerade den Schwachsinn, an welchem sie leiden.

Wohl alle maniakalisch Schwachsinnigen haben entsprechend ihrer Grundstimmung das Bestreben, auch Andere an dem Wohle, an dem Behagen, das sie selbst empfinden, Theil nehmen zu lassen. Sie sind deshalb ausserordentlich entgegenkommend, höflich, verbindlich und die Aménomanie von *Rush* und *Guislain* ist, wenn auch nicht ausschliesslich, so doch vornehmlich ihnen eigen. Die Formen, welche sie dabei entwickeln, sind bisweilen, namentlich im Zusammenhange mit einer feineren Erziehung und Bildung so bestrickend, dass der Unerfahrene nur schwer an eine tiefere psychische Störung bei ihnen glauben mag, und er gern geneigt ist, von der sonst bestehenden Verwirrung abzusehen; zumal diese bei der sehr häufigen Bewegung in Gemeinplätzen, Citaten aus Dichtern und berühmten Schriftstellern, oder anderweiten Reminiscenzen recht erheblich zurücktreten kann, und ja ausserdem auch ganz gesunde Menschen nicht immer von ihr vollständig frei sind. Man veranlasse sie indessen nur wirklich etwas zu leisten und trotz alledem wird ihre geistige Unzulänglichkeit, beziehungsweise Unfähigkeit in ihrer ganzen Grassheit hervortreten.

Wie die Manie überhaupt leicht einmal in ihr Gegentheil umzuschlagen vermag, so auch die den Schwachsinn begleitende, und leicht tritt darum bei den maniakalisch Schwachsinnigen selbst ein mehr melancholischer Zustand ein, welcher, je nachdem, sich bloss in einer einfachen Betroffenheit oder stärkeren Niedergeschlagenheit oder auch in einer zornigen Erregtheit mit Neigung zu heftigen und gewaltthätigen Handlungen äussert. Zwar gehen diese Zustände in der Regel sehr rasch vorüber, im letztgenannten Falle einfache Raptus darstellend; sie können jedoch auch längere Zeit anhalten, sich dabei mehr und mehr verstärken und der Ausgangspunkt wahrer Tobsuchtsanfälle werden. An diese letzteren kann sich dann eine stärker ausgebildete Manie anschliessen und aus dieser wieder endlich durch eine mehr oder minder starke Melancholie der habituelle maniakalische Zustand zurückkehren. Wir bekommen es sonach auch im Verlaufe des maniakalischen Schwachsinnes mit dem Ausbruche von verschiedenen Formen der Ves. typica zu thun, und, was von den erwähnten derselben gilt, das gilt natürlich auch von allen übrigen. Der maniakalische Schwachsinn gleicht deshalb in seinem ganzen Wesen und Verlaufe, trotz aller Verschiedenheiten, die obzuwalten scheinen, dennoch ganz und gar dem melancholischen, und der Unterschied zwischen beiden dürfte lediglich sein, dass bei diesem eine krankhafte Steigerung des melancholischen, bei jenem eine solche des sanguinischen Temperamentes oder vielmehr der ihnen zu Grunde liegenden materiellen Ursachen herrschend geworden sind. Auch der maniakalische Schwachsinn in seinen verschiedenen Aeusserungen, wie regellos und atypisch dieselben dem Anscheine nach auch immer auftreten mögen, bildet doch nur eine Kette ganz gesetzmässig erfolgender Zuckungen oder Aequivalenten solcher, nämlich von Anfällen der Ves. typica und ihrer zahlreichen Formen.

Der Schwachsinn, sowohl in seiner melancholischen wie auch maniakalischen Form, kann Jahre lang bestehen, ohne eine wesentliche Aenderung zu erfahren, ja zumal die melancholische Form durch Jahrzehnte bis an das späte Ende der betreffenden Individuen. Sonst geht er mit der Zeit in Stumpfsinn und eigentlichen Blödsinn über.

Der Stumpfsinn wie der Blödsinn sind nur dem Grade nach von dem Schwachsinne verschieden und, wo der eine aufhört, der andere anfängt, ist ganz und gar dem Ermessen des jeweiligen Beurtheilers anheim gegeben. Doch fängt im Stumpfsinne, der Fatuitas, das stuporose Element an zu überwiegen und trotz aller Lebhaftigkeit, welche die maniakalisch Stumpfsinnigen an den Tag legen, offenbaren sie doch auch wieder eine erschreckende Gleichgültigkeit gegen die nächstliegendsten ihrer eigenen Interessen. Schwere Krankheiten der Anverwandten, der Tod der Eltern, der Tod der Kinder, der Ruin der ganzen Familie lassen sie kalt. Sie hören davon, als ob sie das Alles gar nichts angehe, und machen höchstens dazu eine nichtssagende Bemerkung, wie: „Das kann ich kaum glauben“; „das ist ja schrecklich“; „o das thut mir leid“; „nun der liebe Gott wird helfen“; ohne bei selbiger aber auch nur den geringsten Schmerz zu verrathen.

Die melancholische Form des Stumpfsinnes trägt in den schwereren Fällen vielfach den Charakter des Stadium stuporosum der Ves. typica an sich. Namentlich verbinden sich mit ihr in den einzelnen Anfällen stärkerer Erregung, welche wieder bloss Formen der typica selbst, insbesondere typicae incompletae graves darstellen, allerhand krampfhafte Vorgänge. Tetanieartige Zustände, kataleptische und ekstatische Vorgänge, statische Krämpfe, Zwangsbewegungen sonstiger Art sind hier ganz vorzugsweise häufig. Je nachdem stehen die Kranken dann statuenartig da, lassen sich in die verschiedensten Stellungen bringen, oder hocken, auf einen Haufen zusammengezogen, in irgend einem Winkel, oder machen, von innerer Unruhe getrieben, allerhand sonderbare Bewegungen, wie wir sie in Cap. XI beschrieben haben, oder jammern und klagen, heulen und schreien endlich auch, sich die Haare ausraufend, das Gesicht, die Hände zerkratzend, die Hände ringend, fortwährend von einem Bein auf das andere tretend und so als eine Art Tobsucht die Melancholia agitata darstellend, welcher wir ebenfalls schon in Cap. XI näher getreten sind. — Ebenfalls sehr häufig sind hier auch eine Reihe secretorischer und trophischer Störungen zu beobachten, doch ohne dass man immer über die Bedeutung derselben in das Klare käme. Oft sind dieselben rein kinetische Aequivalente, vor Allem das oft nicht zu behemmende Weinen, der durch Tage und Wochen anhaltende Speichel- und Nasenfluss. Auch der nach stärkeren Erregungen ausbrechende Schweiss, Fluor albus, die unter denselben Umständen ausbrechenden Emeses, Hyperämien, Ischämien und Anämien, Erytheme und Erysipele haben nur diesen Werth. Allein in anderen Fällen ist das nicht so ersichtlich und könnte nur, indem man den Verhältnissen Zwang anthäte, in den fraglichen Zusammenhang gebracht werden.

Der maniakalische Stumpfsinn tritt uns unter dem Bilde der Moria entgegen, wie wir es weiter oben zu zeichnen gesucht haben. Die Verwirrung, welche in ihm nicht mehr durch allerhand geläufig gewordene und geläufig gebliebene Reminiscenzen wie im blossen Schwachsinne verdeckt wird und darum in allen Aeusserungen sich in unzweifelhaftester Form an den Tag legt, ist für ihn ganz besonders bezeichnend und hat ihm darum auch vorzugsweise den Namen Dementia eingetragen. Wenn von Dementia schlechtweg die Rede ist, wird darunter hauptsächlich der maniakalische Stumpfsinn verstanden. Im Uebrigen verläuft derselbe wie der maniakalische Schwachsinn, nur dass alle Erregungszustände in ihm ungleich schwächer, oberflächlicher sind und deshalb rascher vorübergehen. Da in diesen Zuständen er in den melancholischen Stumpfsinn übergeht, beziehungsweise ihm gleich wird, so kommen in ihnen auch dieselben Erscheinungen zu Tage wie in jenem.

Der sonst maniakalisch Stumpfsinnige kann dann von tetanieartigen, kataleptiformen, ekstatischen Zuständen heimgesucht werden, kann von allerhand Zwangsbewegungen, und selbst von einer Melancholia agitata befallen werden. Statt derselben können indessen auch die nämlichen kinetischen Aequivalente bei ihm zur Geltung kommen, kurzum, das ganze Bild des melancholischen Stumpfsinnes, wenn auch nur für einige Zeit, zur Herrschaft gelangen.

Alle Stumpfsinnigen sind sehr widerstandslose Naturen und unterliegen Reizen von einiger Stärke, also solchen, die sie überhaupt noch afficiren, sehr leicht. Eine Menge von Reizen, welche dem Gesunden, dem mässig Schwachsinnigen schon recht unangenehm sind, gewisse Kälte-, gewisse Hitzegrade lassen sie zwar so gut wie unberührt: sie frieren nicht, sie merken nichts von der Hitze; etwas stärkere Reize dagegen, durch welche jene noch nicht sonderlich ergriffen werden, die sie noch recht gut ohne übele Folgen auszuhalten vermögen, rufen bei diesen schon tiefer greifende Störungen hervor. Alle Stumpfsinnigen erkranken sehr leicht und ihre Krankheiten werden ihnen alsbald gefährlich; weil sie sehr rasch einen adynamischen Charakter annehmen. Vorzugsweise sind sie indessen Erkrankungen der Lunge ausgesetzt, und wenn *Griesinger* sagte, wenn ein Geisteskranker plötzlich blass und verfallen aussehe, so habe man bei ihm auf eine Lungenentzündung zu fahnden, so gilt das in erster Reihe von ihnen. Die Phthisis spielt deshalb auch bei den Stumpfsinnigen eine grosse Rolle, und ein nicht unerheblicher Theil derselben wird durch sie hinweggerafft. Eine grosse Widerstandslosigkeit besitzt auch das Hautorgan, und allerhand Affectionen desselben, namentlich Erytheme der unbedeckten Partien, Furunkel, Phlegmonen, Erythriasis und Erysipelas kommen deshalb öfter vor.

Das Gefässsystem zeigt eine grosse Neigung zur Erschlaffung, das Herz arbeitet langsam und schwach. Der Aortenton ist fast immer verstärkt und in einer nicht kleinen Anzahl von Fällen in dem Masse, dass er lauter als der linke Ventrikelton geworden ist; weshalb dieser denn auch oftmals für jenen, den sogenannten zweiten Herzton gehalten wird. Der Puls ist wohl ausnahmslos ein Pulsus tardus, es sei denn, dass vorübergehende Erregungszustände ihn acceleriren. Daher wird er auch anstatt frequenter nicht selten rarer. Das Gefässsystem ist meist auffallend verlängert, und schon bei jungen Leuten von einigen zwanzig oder dreissig Jahren tritt das an den Schläfen sowie den kleineren Gesichts- und Nackenarterien deutlichst hervor. Die Respiration ist in der Regel sehr oberflächlich, die Temperatur subnormal, der Schlaf, je nachdem Erregungszustände bestehen oder nicht, leicht gestört oder fest und anhaltend. Appetit und Verdauung sind gewöhnlich als normal zu bezeichnen. Doch findet sich in einzelnen Fällen Kynorexie, in anderen Aplestie, in noch anderen ausgesprochenste Anorexie. Namentlich ist letztere öfter mit der sogenannten Melancholia agitata vergesellschaftet und dann pessimi ominis. Sie beruht da allem Anscheine nach auf lähmungsartigen Zuständen, denen auch Verdauung und Assimilation unterworfen sind, und trotz künstlicher Fütterung gehen die Kranken zu Grunde. Der Geschlechtstrieb ist gemeiniglich sehr vermindert. Regt er sich indessen einmal, so wird er auch befriedigt. Alle Stumpfsinnigen onaniren wohl gelegentlich einmal; doch ohne dass man daraus die Berechtigung erhielte, das als ein eingewurzeltes Laster anzusehen und mit ihrer psychischen Störung wohl gar in ursächlichen Zusammenhang zu bringen.

Alle Stumpfsinnigen sehen mehr oder weniger gealtert aus. Ganz junge Leute sind schon stark ergraut oder haben nur noch ein spärliches Haar. Bei Anderen sind stärkere Haare aufgetreten, wo sie erst im späteren Alter sich zu zeigen pflegen. Bei Weibern hat sich an Oberlippe und Kinn ein Bart entwickelt, der wie ein Kränzchen den Mund umgiebt. Ihre Zähne sind schlecht geworden, ausgefallen, die ganze Epidermis ist trocken, spröde, schülfrig. Die Haut ist welk, falten- und furchenreich, die Muskulatur schlaff, leistungsunfähig; woher denn auch nicht zum kleinsten Theile der Widerwille gegen alle Beschäftigung und die Liebe zu anhaltender Ruhe kommt.

Der Stumpfsinn kann Jahre, Jahrzehnte lang anhalten — die Kranken sterben in ihm —, oder er geht in den eigentlichen Blödsinn, die Amentia, über. Die Kranken werden zu psychischen Nullen und führen gewissermaassen nur noch ein vegetatives Leben. Alles, auch die geringste Kleinigkeit muss ihnen gemacht werden. Sie müssen wie kleine Kinder behandelt, besorgt und abgewartet werden, und dennoch gelingt es kaum, sie in einem nach modernen Begriffen menschenwürdigen Dasein zu erhalten. Ab und zu kommen indessen auch bei ihnen noch, wenn auch nur ganz oberflächliche Erregungszustände vor. Meistentheils sind dieselben melancholischer Natur: der Kranke weint, bringt abgerissene Klagen über sein Unglück vor, stösst oder schlägt wohl auch einmal. Zuweilen tragen diese Zustände jedoch auch einen wahren maniakalischen Charakter an sich: der Kranke lächelt, schaut sich vergnügt um, reibt sich vergnügt die Hände, macht einige plumpe Sprünge. Allein Alles dauert nur kurze Zeit und ist bald wieder vorüber. Mitunter beobachtet man an ihm auch Andeutungen von tetanieartigen oder kataleptiformen Vorgängen; ja es kann sogar zu ächt kataleptischen Zuständen bei ihm kommen; doch ist das selten und geht noch rascher vorüber als die vorhin erwähnten Zustände. Es sind das Aequivalente der stärkeren Erregungen im Stumpf- und Schwachsinne und haben die Bedeutung von Ves. typicae und ihren Formen. Im Uebrigen gilt vom eigentlichen Blödsinn, was wir vom Stumpfsinne mitgetheilt haben, namentlich auch die Widerstandslosigkeit und leichte Erkrankungsfähigkeit der betreffenden Individuen und in dieser Beziehung wieder vorzugsweise ihre grosse Neigung zu Pneumonien und Phthisis, denen sie wohl auch ihrer Mehrzahl nach erliegen.

Ueberblicken wir nun noch einmal den Verlauf der sogenannten secundären psychischen Schwächezustände, so ergiebt sich, dass trotz aller Mannigfaltigkeit und scheinbaren Unregelmässigkeit in ihren Erscheinungen, sie doch nur der Ausdruck ganz bestimmter, gesetzmässig sich abspielender Vorgänge sind, die freilich nicht immer leicht erkannt werden können; weil sie sich über sehr lange Zeiträume oft in grosser Einförmigkeit hinziehen, auch nicht einmal immer bei ein und demselben Individuum zur vollen Entwickelung kommen, sondern auf einzelne Phasen beschränkt bleiben und so in ihrer Totalität nur an verschiedenen Individuen sich erkennen lassen; die aber nichtsdestoweniger doch als solche vorhanden sind und den vielgestaltigen Verlauf der besagten Schwächezustände bedingen.

Die secundären psychischen Schwächezustände beginnen mit einer Gefühls- oder Gemüthsschwäche, einer leichten, aber anhaltenden melancholischen Verstimmung und Interesselosigkeit, beziehungsweise Einseitigkeit der Interessen. Daran schliesst sich der eigentliche melancholische Schwachsinn an nebst den leichteren Formen des melancholischen Stumpfsinnes. Als ein höherer Grad folgt dann der maniakalische Schwachsinn, der maniakalische Stumpfsinn; darauf die schwereren Formen des melancholischen Stumpfsinnes und endlich das Ganze abschliessend der eigentliche Blödsinn, der in Gemeinschaft mit den letzteren deshalb auch als terminaler Blödsinn bezeichnet wird. Die secundären psychischen Schwächezustände in ihrer Totalität verlaufen also wie die Vesania typica und folgen mithin dem Zuckungsgesetze des ermüdeten und absterbenden Nerven.

Die Vesania typica mitsammt der paralytica progressiva ist gleichsam nur eine gewaltige Zuckung des ermüdeten und absterbenden, sich dann aber entweder wieder erholenden und gesundenden oder auch wirklich dem Tode verfallenden Nervensystemes. Die psychischen Schwächezustände dagegen bestehen aus einer ganzen Reihe, einer langen Kette solcher Zuckungen, die jedoch viel schwächer und von sehr ungleichartiger Beschaffenheit sind und in einem oder auch vermittelst eines Nervensystemes entstehen, das sich zwar immer wieder erholt, aber niemals gesundet und in Folge dessen langsam aber sicher seinem Verfalle, d. i. seiner endlichen Erlahmung entgegengeht.

Die eigenthümliche Stellung, welche die circulären und periodischen Psychosen zu den sogenannten primären und secundären einnehmen, wird damit klar. Zugleich erhellt aber auch, dass die verschiedenen Formen, unter denen die letzteren sich uns darstellen, nichts Anderes sind als Formen, in denen uns auch die Ves. typica mitsammt der paralytica progressiva entgegen tritt.

b) Die Paranoia.

Wenn aus den primären psychischen Störungen sich Wahnvorstellungen in die secundären psychischen Schwächezustände hinüberschleppen, so entstehen, wie wir in Cap. XIII neben dem Früheren auch schon gehört haben, die verschiedenen Formen der Verrücktheit, der Paranoia.

Oefter, als man meint, geschieht es nun, dass sich einzelne solcher Wahnvorstellungen schon in die geringeren Schwächezustände hinüberschleppen, welche wir zu Anfang dieses Capitels, ohne sie bereits zum Schwachsinne zu zählen, besprochen haben. Doch haben diese Wahnvorstellungen meist keinen ausgesprochenen Charakter und werden von den betreffenden Individuen, die ihre Eigenartigkeit, ihre Absonderlichkeit, ihre Abwegigkeit vom Gewöhnlichen sehr wohl einsehen, zumal sie die häufige Erfahrung gemacht haben, das selbige immer und immer den Widerspruch Anderer herausfordern, die sie aber dessenungeachtet doch keinesweges für krankhaft, weil in der objectiven Welt für unbegründet erachten, sorglich zurückgehalten und nur gelegentlich einmal, wenn die Selbstbeherrschung verloren gegangen und die Besonnenheit Schiffbruch gelitten hat, geäussert. Allein auch da treten sie noch nicht in einer bestimmten Gestalt zu Tage, sondern mehr in der Form allgemeiner Ideen, als besondere Auffassungen und Beurtheilungen socialer und politischer Verhältnisse, als besondere Ansichten und Meinungen über ethische, moralische, religiöse Beziehungen, über Naturprocesse, über Kunst, Wissenschaft, Wirthschaft u. dgl. m. Es sind das Aeusserungen, mit Bezug auf welche es heisst, dass die betreffenden Personen ganz vernünftige, ja eigentlich geistig hoch bedeutende Leute seien; nur dürfe man nicht auf den und den Punkt mit ihnen zu reden kommen. Da seien sie allerdings höchst merkwürdig, halsstarrig bis zum Excess und wie verschroben. Indessen was sie äusserten, habe auch da nicht bloss noch Hand und Fuss, sondern sei sogar eminent scharfsinnig. Die Prämissen seien nur falsch, von denen sie ausgingen, und in Folge dessen müssten sie auch zu falschen Resultaten kommen. Doch sei ihnen gerade in Bezug auf jene nicht beizukommen. Da seien sie wie verbohrt, und Hopfen und Malz an ihnen verschwendet. Im Uebrigen jedoch seien sie, wie gesagt, ganz vernünftig, ja in hohem Grade geistreich und bedeutend. Warum indessen diesen Leuten gerade in dem einen Punkte nicht beizukommen, und Hopfen und Malz verschwendet sei, haben wir seiner Zeit erörtert. Wahnvorstellungen, wenn sie zunächst auch nur ganz wage und verschwommen sind, sind das Resultat subjectiver Erlebnisse, und diese haben jeweilig denselben Werth wie objective.

Noch häufiger indessen erhalten sich solche Wahnvorstellungen, und treten daneben die einen oder die anderen von bestimmterem Charakter im Schwachsinne auf. In den leichteren Formen desselben sind sie sehr vereinzelt und beeinflussen noch nicht die ganze Persönlichkeit. Dieselbe ist im Grossen und Ganzen die, welche sie war, wenn auch psychisch verarmt. Nur hier und da drängt sich ein Etwas hervor, das darauf hinweist, dass doch nicht Alles in ihr geblieben, wie es war, und das bald in diesen, bald jenen Absonderlichkeiten, Schnurren, Bizarrerien und Barockheiten zu Tage tritt. Die Kranken verhalten sich ähnlich wie die zuvor besprochenen; nur sind sie eben wirklich schwachsinnig und geben sich auch nicht die geringste Mühe ihre Absonderlichkeiten und Schnurrigkeiten zu verbergen, sondern behandeln dieselben zumeist mit grosser Rückhaltlosigkeit und Wichtigkeit, so dass sie, die letzteren, nichtsdestoweniger ihrem ganzen Thun und Treiben doch den

Stempel aufdrücken. In den schwereren Formen des Schwachsinnes sowie im Stumpfsinne hat dagegen die ganze Persönlichkeit eine Umwandlung erfahren. Sie ist eine andere geworden und hat oft nichts mehr mit der alten gemein, nicht einmal mehr das dunkele Gefühl einstiger Zusammengehörigkeit.

Die ersten, leichteren Formen bilden die Paranoia secundaria partialis, die letzten, schwereren die Paranoia secundaria universalis. Die ersteren sind immer melancholischer Natur, die letzteren melancholischer und maniakalischer. Bezeichnend für die ersteren ist der Beeinträchtigungs- oder Verfolgungswahn, der Wahn, ein Unrecht erlitten zu haben, gekränkt, geschädigt worden zu sein und immer wieder von Neuem noch gekränkt und geschädigt zu werden; sodann der Querulanten- und der Verfolgerwahn, d. i. der Wahn, sein Recht sich suchen und den vermeintlichen Verfolger oder Feind zur Rechenschaft ziehen zu müssen, auf dass er seine verdiente Strafe erleide, und so das durch ihn gekränkte Recht wieder hergestellt werde. Derartige Schwachsinnige, hauptsächlich weil sie parästhetisch sind, sehen überall nur Zurücksetzungen, überall nur Schädigungen und zumeist nur Schädigungen ihrer Interessen. Man nutzt sie aus, man will sie ruiniren, man will sie beseitigen und, wenn aus keinem weiteren Grunde, so um Anderen durch sie Platz zu machen. Sie überhäufen deshalb alle Welt mit Vorwürfen und schuldigen sie öffentlich und privatim an. Es giebt keinen Menschen, dem sie nicht das Unrecht, das ihnen widerfahren sei, klagten, keine Behörde, bei welcher sie nicht Schutz und Abhülfe zu suchen sich bemüssigt fühlten. Und wenn ihnen das nicht wird, was sie als ihr Recht in Anspruch nehmen, so werfen sie auch die Behörden zu der Masse ihrer Gegner, ihrer Feinde und Verfolger und wenden sich endlich hinauf bis an die Stufen des Thrones, Querulanten im wahren Sinne des Wortes. Häufig werden sie auch noch von einem Gefühle der Rache erfüllt und werden dann aus bloss Verfolgten selbst zu Verfolgern derjenigen, von welchen sie sich eben für verfolgt beziehungsweise beeinträchtigt halten. Es sind das äusserst gefährliche Menschen, die abgesehen davon, dass sie Andere immer und immer wieder anklagen — und semper aliquid haeret —, in ihren nicht seltenen Erregungszuständen auch selbst sich Genugthuung zu verschaffen suchen, ihren vermeintlichen Gegnern und Schädigern zu Leibe gehen und so oder so den Garaus machen. Alle solche Individuen gehören in ein Irrenhaus und dürfen nicht aus kränkelnden Humanitätsprincipien, die immer nur den Einzelnen und nicht das grosse Ganze im Auge haben, frei umherlaufen gelassen werden, wie das leider nur zu oft geschieht.

Die Paranoia universalis wird charakterisirt durch eine Anzahl der vielen Manien und Monomanien, welche wir bereits kennen gelernt haben, die melancholischen Formen z. B. durch die Melancholia metamorphosis, die Dämonomanie, die Zoanthropie, die maniakalischen Formen durch die Chäromanie, die Aménomanie, die Monomanie vaniteuse *Guislain's*. Die Kranken halten sich für ganz andere Persönlichkeiten, als sie ehemals waren. Sie sind behext; ein fremdes Wesen hat in ihnen Platz genommen; sie sind vom Teufel besessen. In ihnen haust ein grosser Wurm, eine Schlange. Sie sind Heilige geworden, die Jungfrau Maria, die Himmelskönigin, die mit dem Heilande schwanger gehe oder ihn auch schon geboren habe. Aber in anderen Fällen sind sie auch in Hexen gewandelt, sind Zauberer, sind Wölfe in Menschengestalt, sind Wölfe selbst, Wehrwölfe, die des Nachts auf Raub ausgehen und, wen sie treffen, verschlingen. In den maniakalischen Formen sind sie vornehme Leute, Prinzen und Prinzessinnen. Alte Weiber geben sich für junge, 18jährige Mädchen aus, die nächstens mit dem und dem jungen Manne Hochzeit halten werden. Sie besitzen grosse Schätze, die herrlichsten Kleinodien, und ihr Glück ist ein ewig ungetrübtes.

Alle Verrückten geben das, was sie sind, durch ihre Parapraxien, ihre Paraphrasien, namentlich die Paraphrasia grammaticalis und thematica zu erkennen. Daneben kommen bei ihnen auch sonst noch allerlei Parergasien vor, Parekkrisien, Paratrophien, Störungen und Ungleichförmigkeiten in der Schweiss-, in der Talgsecretion, in der Verdauung, ungleich, d. h. stellenweise ergrautes Haar, ungleich, d. h. stellenweise veränderte Pigmentirung der Haut. Bei keinen Kranken kommen aber auch so viel entsprechende Störungen des Schlafes, Paragrypnien, vor als bei ihnen. Fast kein secundär Verrückter schläft ordentlich. Dieser murmelt die ganze Nacht vor sich hin, unterhält sich mit unsichtbaren Wesen, ohne es recht zu wissen oder auch überhaupt nur zu wissen, wenn er aufgerüttelt und zur Ruhe verwiesen wird. Jener verlässt seine Bettstatt und wandelt umher, als ob er etwas suche, kriecht dann in ein anderes Bett, oder legt sich auch in irgend einem Winkel auf die blosse Erde nieder. Wieder Andere werden von erschreckenden Träumen geplagt und schreien, jäh aus denselben erwacht, um Hilfe; noch Andere können nicht einschlafen, weil sie, sobald sie im Einschlafen sind, durch Halucinationen, namentlich des Gehörs, wieder aufgeschreckt werden.

Das Ende fast jeder Paranoia secundaria, insbesondere der Paranoia secundaria universalis ist, wenn der Kranke nicht vorher stirbt, die Amentia. Nur ausnahmsweise tritt einmal Genesung ein, oder eine so wesentliche Besserung, dass sie dieser gleich erachtet werden kann. Indessen sie kommt vor und namentlich unter dem Einflusse des öffentlichen Lebens, also nach der Entlassung aus der Irrenanstalt, in welcher der Kranke bis dahin gehalten wurde. Geschieht das aber nicht, so werden, je mehr die Paranoia der Amentia sich nähert, je mehr der vorhandene Rest von Intellect schwindet, um so stärker die Parapraxien und mit ihnen die Paraphrasien. Die Kranken werden im hohen Maasse unreinlich, schmutzig, fangen allerhand Schmierereien an, werden selbst Koprophagen. Die schon vorhandene Paraphrasia thematica und grammaticalis wird zeitweilig zugleich zu einer Paraphrasia versificans oder consona, und allmählich stellt sich auch eine Paraphrasia vesana ein, welche in einzelnen Fällen endlich sogar die volle Herrschaft erlangt. Die Kranken sprechen dann ihre eigene Sprache, unfähig sich verständlich zu machen, unfähig auch Andere zu verstehen.

Da die Paranoia secundaria nur eine besondere Art ist, in welcher sich die secundären psychischen Schwächezustände darstellen, so ist es ganz natürlich, dass alle Eigenthümlichkeiten dieser sich auch in ihr finden. Die schwereren Formen sind darum, abgesehen von den Parapraxien und Paraphrasien, ebenso gut mit allerhand Bewegungsanomalien vergesellschaftet wie jene überhaupt. Tetanieartige, choreäforme, kataleptiforme und selbst rein kataleptische, sowie ekstatische Zustände mitsammt der ganzen Reihe von sonstigen Zwangsbewegungen, welche wir kennen gelernt haben, sind darum in ihr ebenso häufig wie in jener, ja noch häufiger. Namentlich pflegt diejenige Form, welche aus der Ves. typica katatonica hervorgeht, an ihnen reich zu sein und hat deshalb Veranlassung gegeben von einer katatonischen Verrücktheit im Besonderen zu reden.

Die Kranken sind mehr oder weniger in sich aufgegangen. Sie hören, sie sehen nicht, was um sie herum vorgeht, oder hören es nur mit halbem Ohre, sehen es nur mit halbem Auge. Sie fühlen auch nicht, was sie berührt, oder doch nur in so geringem Maasse, dass sie dadurch nicht weiter beeinflusst werden. Man kann in einzelnen Fällen sie stechen, kneipen; wenn es nicht zu arg wird, geht das spurlos an ihnen vorüber. Dagegen machen sie allerhand sonderbare Bewegungen, nehmen allerhand aussergewöhnliche Stellungen ein, stossen einförmige Laute oder Redensarten aus, oder bringen, indem sie immer einzelne Theile ihrer Rede drei- bis viermal wiederholen und meist ohne dieselbe schliesslich zu vollenden, nur mühsam heraus, was sie sagen wollen. Sehr häufig besteht neben dieser Paraphrasia repetens auch eine Angophrasia, oder auch eine Aphrasia spastica und in manchen Fällen eine Echophrasia, wie überhaupt die Neigung, alles das nachzuahmen, was vorgemacht wird. In anderen Fällen herrscht eine Aphrasia superstitialis und Aphrasia vesana vor, und das oft in Verbindung mit entsprechenden Apraxien, vornehmlich einer hartnäckigen Nahrungsverweigerung. Die Kranken essen dann nicht aus der abergläubischen Furcht, dass ihnen das Essen schaden könne, oder weil irgend welche Wahnvorstellungen, dass das Essen verunreinigt sei, dass es vergiftet sei, dass Menschenfleisch ihnen vorgesetzt, dass unappetitliche Bestandtheile, Genitalien, ihren dargereicht worden seien, Letzteres oft auf Sinnestäuschungen beruhend, sie erfüllen. Etliche dieser Kranken verzehren unter solchen Umständen alle ihnen dargebotenen Speisen nur mit dem Löffel oder mit den Fingern; weil sie sich vor Messer und Gabel fürchten. Etliche verschmähen selbst den Löffel, weil ihnen die Berührung des Mundes mit dem Metalle unangenehm ist. Wichtig für die Beurtheilung all dieser Vorkommnisse ist, dass man sie nicht für Verrücktheiten im landläufigen Sinne des Wortes ansieht, welche die Kranken lassen könnten, wenn sie nur wollten, sondern für den Ausfluss von Parästhesien, peinlichen fremdartigen Empfindungen, an denen alle einschlägigen Kranken nur zu sehr leiden.

Eine besondere Form der Paranoia universalis stellt die Paranoia paralytica, gewöhnlich Dementia paralyt. genannt, dar. Doch fällt dieselbe vollständig mit den Zuständen des dritten Stadiums der Ves. paralytica progressiva zusammen, und können wir darum auf die Schilderung dieses hinsichtlich ihrer verweisen.

B. Die primären Schwächezustände.

Die primären psychischen Schwächezustände unterscheiden sich, wie in Cap. XIII auseinandergesetzt worden ist, abgesehen von der Art und Weise, wie sie entstehen oder entstanden sind, hauptsächlich dadurch, dass caeteris paribus der Intellect in ihnen besser erhalten ist, und die Affecte mit grösserer Lebhaftigkeit und Energie sich geltend machen. Natürlich tritt das nur in den leichteren und mässig schweren Formen, also in den eigentlichen Schwachsinnsformen, hervor; während in den leichtesten, sowie in den schwereren und schwersten, dem Stumpfsinn und Blödsinn, davon nicht mehr die Rede sein kann. Auch liegt auf der Hand, dass weniger dabei die einfachen, nicht durch Wahnvorstellungen complicirten Zustände in Betracht kommen, als gerade diese letzteren, und dass somit die Hauptunterschiede zwischen secundären und primären psychischen Schwächezuständen sich vorzugsweise, wenn nicht ganz allein, auf dem Gebiete der Paranoia geltend machen.

Auch darin stimmen die primären mit den secundären psychischen Schwächezuständen überein, dass dieselben gewissermaassen nur Stadien in dem Verlaufe eines grösseren, über weite Zeitläufe sich ausbreitenden Krankheitsprocesses sind. Zwar treten sie noch weniger als jene in ein und demselben Individuum als solche charakteristische Stadien hervor, finden sich vielmehr als eine Abortiv- oder incomplete Form in den verschiedensten Individuen vertheilt. Doch giebt es auch, namentlich unter den originär sich entwickelnden Fällen, eine nicht unbeträchtliche Zahl, welche, wenn man sie nur von Anfang an verfolgt, in ihrem Verlaufe die einzelnen der fraglichen Zustände oder Störungen als deutliche Stadien erkennen lassen.

Was die einzelnen auffälligeren Erscheinungen im Verlaufe der primären Schwächezustände betrifft, so heben wir, obgleich sich das nach dem Gesagten schon von selbst versteht, doch noch besonders hervor, dass auch sie Vesaniis typicis entsprechen, vorzugsweise aber incomplete Formen derselben, insbesondere abortivae raptuosae et furibundae und praecipites darstellen.

Obwohl alle von stärkeren Erregungszuständen abhängigen oder von ihnen auch bloss beeinflussten Handlungen den Charakter des Convulsivischen an sich tragen — der Zorn mit seinen Ausbrüchen lehrt uns das alle Tage —, und obwohl alle entsprechenden Handlungen Geisteskranker diesen Charakter vorzugsweise an den Tag legen, obwohl also die Art und Weise zu handeln bei Geisteskranken ganz allgemein der convulsibelen Reactionsform *Benedikt's* und deren Folgezuständen, seiner Erschöpfungsreaction und der Entartungsreaction *Brenner's* und *Erb's* entspricht, so tritt das doch nirgend deutlicher hervor, als in den primären Schwächezuständen. Der wohl erhaltene Intellect ruft unwillkürlich in uns die Meinung hervor, dass ihm entsprechend auch die ganze Art und Weise sich zu äussern sein müsse. Wir sind überrascht, das nicht zu finden, und das convulsibele Element, das dort, wo der Intellect gestört, weil das ganze Bewusstsein gestört ist, uns nicht weiter Wunder nimmt, überrascht uns hier eben, ruft unsere Verwunderung, unser Staunen hervor und erscheint uns darum stärker, als es sogar vielleicht ist.

Nach diesen allgemeinen Bemerkungen über die primären psychischen Schwächezustände wenden wir uns zu ihrer genaueren Besprechung. Wir nehmen indessen für's Erste bloss auf die mit Wahnvorstellungen vergesellschafteten Rücksicht; weil die anderen ja den analogen secundären Zuständen gleich sind, und fangen deshalb sofort mit der Paranoia an. Dem erweiterten Begriffe gemäss, den wir ihr gegeben haben, stellen wir da aber den Gemüthswahn, die Moral insanity oder Alienatio sensuum als ihre leichteste Form, gleichsam ihren Anfang, obenan.

a) Die Paranoia primaria et originaria.

1. Die Moral insanity, die Alienatio sensuum.

Ueber das Wesen der Moral insanity haben wir uns schon wiederholt verbreitet. Es besteht in der Abwegigkeit und Fremdartigkeit der höheren Empfindungen, vornehmlich der ethisch-moralischen sowie ideellen, welche letztere ja vielfach den ersteren zugezählt werden; beruht indessen, wie uns die Capitel über die Aesthesien und Dysästhesien gelehrt haben, auf den Abwegigkeiten und Fremdartigkeiten der sinnlichen Empfindungen, zu denen Paraplasien und Paratrophien im Nervensysteme Veranlassung gegeben haben. Wir finden sie deshalb auch sehr gewöhnlich von ganz analogen Zuständen im Gebiete der intellectuellen oder logischen, sowie der ästhetischen Gefühle begleitet und ausserdem noch mit allerhand Sympathien und Antipathien, Idiosynkrasien und Picae vergesellschaftet. Der Nachweis dieser letzteren kann darum vorzugsweise zur Feststellung der Diagnose im gegebenen Falle benutzt werden.

Die Art und Weise, wie die Moral insanity sich äussert, wird durch die verschiedenen Dysbulien und Dyspraxien, vorzugsweise aber Parabulien und Parapraxien bezeichnet, welche wir namentlich in Cap. X eingehender besprochen haben. Je nachdem diese Aeusserungen sind, unterscheidet man eine active und eine passive Form der Moral insanity, und beruht jene auf einer gesteigerten, diese auf einer verminderten Erregbarkeit. Jene ist darum auch den mehr einfach melancholischen und maniakalischen, diese den schon mehr stuporosen Zuständen eigenthümlich. Doch ist Letzteres nicht wörtlich zu nehmen; weil, was wir Stupor nennen, bei den bezüglichen Individuen keinesweges angetroffen zu werden braucht. Nur eine gewisse Stumpfheit, ein gewisser Stumpfsinn lässt sich bei ihnen nachweisen, aber dieser meist auch ohne jede wirkliche Schwierigkeit.

Die Moral insanity ist in der Regel angeboren und selbst in den Fällen, wo sie erst später erworben zu sein scheint, sind die Bedingungen zu ihr, ihre Anfänge, schon von der ersten Kindheit an vorhanden gewesen. Ja, viele Umstände, durch welche sie im Laufe des Lebens entstehen soll, werden erst durch sie herbeigeführt, durch die moralische Haltlosigkeit, welche eben in dem Naturell des betreffenden Menschen begründet ist, so durch ein lüderliches Leben, den Alkoholismus, den Morphinismus, den Cannabinismus. In Folge dessen findet sie sich auch in ihren grassesten Formen in sogenannten degenerativen Zuständen — sie ist mit ein Symptom solcher — und, abgesehen von den sonstigen Nervenleiden, welche ebenfalls mit derartigen Zuständen in Verbindung stehen, wie allgemeine Nervosität oder Neurasthenie, wie Hypochondrie, Hysterie, Epilepsie, so auch im Zusammenhange mit allen nur möglichen Stigmata degenerationis. Neurasthenische sind ganz gewöhnlich mit Moral insanity behaftet, besonders aber Hypochondristen, Hysterische und vor allen Epileptiker. Man kann aus ihren scheusslichsten Aeusserungen fast mit Bestimmtheit auf die

Anwesenheit von Epilepsie oder epileptoiden Zuständen schliessen.

Die Moral insanity entwickelt sich, wenn die Degeneration des Individuums nicht von vornherein eine zu grosse ist, aus den leisesten Anfängen, aus einer anscheinend blossen einfachen Gemüthsreizbarkeit, und nimmt im Laufe des Lebens, vornehmlich unter dem Einflusse das Gemüth stärker ergreifender Schädlichkeiten mehr und mehr zu. Eine allzu nachsichtige, schwächliche Erziehung, mehr aber noch eine allzu strenge, harte oder gar lieblose Behandlung, eine unnachsichtliche Ahndung aller, auch der kleinsten Vergehen, wie selbige auch immer geartet sein mag, das trägt erfahrungsmässig am meisten zu ihrer Weiterentwickelung bei. Die Gemüthsreizbarkeit, die Hyperthymie, wird immer grösser. Sie nimmt damit immer mehr einen parästhetischen Charakter an. Endlich überwiegt derselbe; dann tritt eine Abstumpfung ein und früher oder später bildet Hypothymie und Athymie, d. i. Gemüthsstumpfheit und Gemüthskälte, Eiseskälte des Gemüthes den Beschluss. Der Intellect kann dabei verhältnissmässig gut erhalten bleiben; aber er bleibt es nicht ganz. Denn nur wo ein volles, warmes Gemüth herrscht, das Alles mit gleicher Liebe ergreift und umfasst, nur da kann auch der Verstand nach allen Richtungen hin sich gleichmässig entfalten und wirksam beweisen. Wo aber das Gemüth zusammenschrumpft, auf immer kleinere und kleinere Interessen sich beschränkt, da muss auch jener in immer engere Schranken sich zurückziehen und endlich sich gegen die ganze Welt verschliessen. Die altruistischen Gefühle erlöschen; die egoistischen bestehen allein noch fort. Eine vollständige Verschiebung des Verhältnisses von Fortune physique und Fortune morale findet statt, und Alles, was von Intellect noch vorhanden ist, dient bloss dazu, das allereigenste Ich zu befriedigen. Nichts wird mehr geachtet, nichts wird mehr geschont; wenn es den eigenen Vortheil gilt, und Mensch um Mensch wird ohne alle Scrupel abgeschlachtet, um das gerade herrschende Gelüst zu stillen. Das Londoner Verbrecherpaar Harre und Burke, das mordete, um die Leichen der Gemordeten zum Zwecke anatomischer Studien für ein Paar Schillinge zu verkaufen, liefert dafür den schlagendsten Beweis.

Alle an Moral insanity leidenden Individuen sind misstrauisch. Es ist das aber nicht das Misstrauen, das aus Klugheit und Erfahrung entspringt und nur soweit sich bethätigt, als es nicht gestattet, sich jedem ersten Besten vertrauensselig in die Arme zu werfen, das darum aber auch wieder mit grossem und vollem Vertrauen Hand in Hand gehen kann; es ist ein überall und überall, wo auch nicht die geringste Ursache dazu vorhanden ist, auftauchendes, trotz aller Gründe nicht zu beseitigendes, weil aus Parästhesien erwachsendes und darum krankhaftes Misstrauen, eine Parästhesie selbst und darum auch eine Wahnvorstellung. Es ist die Wahnvorstellung, gemissbraucht, in irgend einer Art benutzt, ausgenutzt werden zu sollen.

In dem Maasse nun, als die Moral insanity zunimmt, nimmt auch das Misstrauen zu, und der Wahn, gemissbraucht, benutzt und ausgenutzt werden zu sollen, geht über in den Wahn, bereits gemissbraucht worden zu sein, bereits benutzt und ausgenutzt zu sein. Ein Beeinträchtigungswahn, ein Verfolgungswahn tritt ein, und in nicht gar langer Zeit wird derselbe wie in der secundären Paranoia zu einem Verfolgerwahn in allen seinen Modificationen, zur Processkrämerei, zum Querulantenwahn, zum Verfolgerwahn im engsten Sinne des Wortes. Die Moral insanity ist damit schon in die eigentliche Paranoia übergegangen. Doch ist dieselbe hier nicht immer so deutlich, wie in den secundären Zuständen. Der besser erhaltene, oft sogar scharfe und schneidende Intellect, der die Wahnvorstellungen aus dem Erlebten zu begründen weiss und die Folgerichtigkeit der aus ihnen entsprungenen Handlungen darzulegen versteht, verdeckt das Krankhafte derselben in so hohem Maasse, dass oft sogar auch Sachverständige es nicht zu erkennen im Stande sind und sich täuschen lassen. Gerade für diese Fälle ist nun der Nachweis von allerhand Parästhesien, Idiosynkrasien, Immunitäten, Picae in der sinnlichen, namentlich sexuellen Sphäre zur Sicherung der Diagnose von grosser Bedeutung.

Die leichtesten Formen der Moral insanity sind von uns als Paranoia levissima oder inchoata bezeichnet worden, die schwereren, in denen das Verkommene, Ehr- und Schamlose mehr hervortritt, die Diastrephie *Parigot's*, die Vecordia diastrephia *Kahlbaum's*, als Paranoia corrupta oder depravata, diejenigen Formen, in welchen der ungetrübte, vielfach hoch entwickelte Intellect dazu benutzt wird, mit scheinbar guten Gründen, die verschiedenen Dysbulien und Dyspraxien zu erklären, und oft nicht bloss zu entschuldigen sondern sogar zu rechtfertigen, die Folie raisonnante *Esquirol's*, als Paranoia argutans. Doch stellt letztere nicht eine ganz besondere Form der Moral insanity dar, sondern jede dieser letzteren, auch die schon zur eigentlichen Verrücktheit entwickelten, können noch unter ihrem Bilde zur Erscheinung kommen. Geschmackssache ist es dann, wie der jeweilige Zustand benannt werden soll, und ohne dass dabei irgend welche Verschiedenheit in der Beurtheilung desselben stattgefunden zu haben braucht, kann er sowohl mit diesem, als auch mit jenem Namen belegt werden.

Die Paranoia inchoata ist es nun, von welcher vorzugsweise gilt, wenn wir sagten, die Moral insanity sei in der Regel angeboren. Die Paranoia corrupta oder depravata entwickelt sich gemeiniglich erst aus ihr, und die Schädlichkeiten, welche angeschuldigt werden, leicht Moral insanity im Gefolge zu haben, die sind es, welche ihre Entwickelung nur herbeiführen oder beschleunigen. Nur in Bezug auf die Paranoia inchoata, aber da auch so gut als sicher, hat Geltung das „Von Stufe zu Stufe“, während, wie das alltägliche Leben lehrt, dort, wo diese Paranoia fehlt, es kaum einmal Anwendung findet. Die Hingabe an den übermässigen Genuss von Spirituosen, an ein lüderliches, namentlich in geschlechtlicher Richtung ausschweifendes Leben, an das Spiel mit allen seinen Folgen, aber auch an einen maasslosen Ehrgeiz ist schon der Ausdruck einer Moral insanity, einer, je nachdem, schon mehr oder weniger weit gediehenen Paranoia inchoata. Was danach kommt, das lascive Libertiner-, das cynische Parasitenthum, die pflicht- und ehrvergessenen Fälschereien und Uebervortheilungen, endlich die materiellen oder moralischen Halsabschneidereien und zweifellosen Schurkereien, das ist nur eine höhere Entwickelung derselben, vermittelt durch die genannten Einflüsse und ihre übelen Wirkungen auf die Stellung des betreffenden Individuums in der Gesellschaft. Keinesweges aber ist es durch sie erzeugt worden. Der bekannte Circulus vitiosus, auf welchen wir schon so oft haben verweisen müssen, findet auch hier seine Stätte und macht sich geltend.

Die Paranoia inchoata und depravata ist immer melancholischer Natur, das gehemmte Ich ist der maassgebende Factor, und die Paranoia argutans, soweit sie in Betracht kommt, ist es natürlich auch. Ein grosser Theil der Fälle, welche *Griesinger* als Melancholie mit anhaltender Willensaufregung beschrieben hat, gehört seinen eigenen Angaben nach hierher. Die Art und Weise, wie sich die ersteren in den einzelnen Fällen äussern, hängt von dem Naturell des betreffenden Menschen ab, und namentlich sind es wieder die verschiedenen Constitutionsanomalien, deren psychischen Charakter wir im Cap. XVII, pag. 404 u. ff. näher zu bestimmen gesucht haben, welche dabei von maassgebendem Einflusse sind: die Hypochondrie, die Hysterie, die Epilepsie, der Alkoholismus, das Pellagra. Doch zeigen sich hier auch noch einige andere, ähnlich wirkende Momente von Belang, und sind als solche namentlich die hereditär-degenerativen Verhältnisse, der Morphinismus oder Opianismus, der Cannabinismus zu nennen. Als wohl sich unterscheidende Momente treten sie alle indessen erst in den mehr entwickelten Formen, den eigentlichen Verrücktheits- oder Irrseinszuständen hervor, und weniger mit Bezug auf die Moral insanity als auf diese hat man danach ein hereditär-degeneratives, ein hypochondrisches, ein hysterisches, ein epileptisches, ein alkoholisches, ein toxisches Irrsein überhaupt unterschieden. Doch hat man andererseits auch wieder die Moral insanity gerade als einen Ausfluss hereditär-degenerativer Zustände angesehen, ja in dem Sinne, wie wir sie gefasst haben, mit Einschluss der Folie raisonnante, als ein besonderes Symptom derselben beschrieben und sie den anderen, eben genannten Irrseinsformen gegenüber gestellt; aber man hat, ich möchte sagen, die einfachste Form der primären Verrücktheit, sofern dieselbe nicht erst im späteren Leben in Folge anderweiter Störungen zum Ausbruch kommt, die *Sander*'sche originäre Verrücktheit, doch ebenfalls auf sie zurückgeführt, und dann, namentlich auch mit Bezug auf die gewissermaassen einfach hereditär-degenerativen Störungen, den anderen oben genannten als eine eigenartige Gruppe primärer Schwächezustände an die Seite gestellt. Wir können einem solchen Vorgange nun nicht folgen, sondern vermögen nur ein einziges primär sich entwickelndes Irrsein anzuerkennen. Je nach dem Naturell und der nervösen Constitution des betreffenden Individuums aber kann es sich mannigfach äussern, und daraus entstehen dann all die verschiedenen Modificationen desselben, welche man als eben so viele besondere, von einander mehr oder weniger unabhängige Arten desselben beschrieben hat.

Den Uebergang von der Moral insanity zu der eigentlichen Verrücktheit, der Paranoia im vollsten Sinne des Wortes, die wir darum auch eine completa oder universalis nennen können, und die der gleichnamigen Paranoia secundaria entspricht, bilden gewisse Zwischen- oder Mittelformen, welche mehr der Paranoia secundaria partialis gleichzustellen sind, und die wir darum auch in Cap. XIII als solche bezeichnet haben. Die Wahnvorstellungen sind auf ein gewisses Gebiet beschränkt, haben auch nicht die ganze Persönlichkeit gepackt und umgewandelt. Das physiologische Ich ist im grossen Ganzen noch erhalten, nur von einzelnen pathologischen Elementen durchsetzt, und das, wie wir schon erfahren haben, in manchen Fällen in so versteckter Weise, dass es gar nicht als ein krankhaft afficirtes erkannt, beziehungsweise anerkannt wird.

Die Formen, in denen die partielle primäre Verrücktheit sich äussert, sind im grossen Ganzen dieselben, in denen es auch die secundäre thut. Doch kommen daneben noch manche Eigenthümlichkeiten vor, wenn vielleicht auch aus keinem anderen Grunde, als weil, bei dem wohlerhaltenen Intellecte in jenen, die bezüglichen Erscheinungen viel stärker hervortreten und charakteristischer wirken als in diesen, den secundären Zuständen, mit ihrer oft tiefen Abschwächung gerade der intellectuellen Fähigkeiten. Ehe wir weiter gehen, wenden wir uns deshalb erst noch zur Betrachtung dieser Zustände, welche wir eben alle unter dem Begriffe der Paranoia partialis zusammenfassen.

2. Die Paranoia partialis.

Aus der Moral insanity und dem sie begleitenden Misstrauen entwickelt sich, wie im vorigen Abschnitt gezeigt worden ist, der Verfolgungswahn, das bei Weitem häufigste Delirium, das wie die secundäre so auch die primäre partielle Verrücktheit überhaupt charakterisirt. Dieser Verfolgungswahn kann aber, wie ebenfalls schon gezeigt worden ist, die verschiedenartigsten Gestalten annehmen und hinsichtlich seiner Stärke z. B. sich von dem einfachen Beeinträchtigungswahne an, bei welchem das betreffende Individuum sich noch mehr passiv verhält, bis zu dem raffinirtesten Verfolgerwahn, in welchem es eine ruhelose Activität an den Tag legt, bewegen.

Im Beeinträchtigungswahn fühlt das betreffende Individuum, wie das Wort besagt, sich nur beeinträchtigt. Es fühlt sich gekränkt, verletzt, ohne dass Andere gerade darauf ausgingen, es zu kränken oder zu verletzen. Es wird nur nicht die gehörige Rücksicht auf dasselbe genommen und ihm daher Vieles geboten, was Anderen aus diesem oder jenem Grunde man nicht zu bieten wagen würde. Gewöhnlich wird die abhängige, die untergeordnete, die einflusslose Stellung, die Bedürftigkeit, die Armuth, in welcher sich das jeweilige Individuum befindet, sowie die Unmöglichkeit, sich Andere materiell zu verbinden, als Grund dafür angeschuldigt. Wenn dieses Alles nur nicht wäre, würden die Menschen auch gegen sie nicht so rücksichtslos sein, wie sie es sind; zumal, was sie immer gern durchblicken lassen, ihr innerer Werth sie doch hoch über so und so viele Andere erhebt. Obwohl nun diese Klagen, wie die Welt nun einmal ist, durchaus nicht immer als grundlos anzusehen sind, sondern in der That in einer Menge entsprechender Wahrnehmungen ihre Ursache haben, so beruhen sie doch der Hauptsache nach auf einer übergrossen Empfindlichkeit, einer psychischen Hyperästhesie und vornehmlich Hyperthymie. Was wir also schlechtweg eine Melancholie nennen, ist somit ihre wesentlichste Ursache, und dass mit dieser immer eine hohe Werthschätzung des eigenen Ich verbunden ist, woraus das eine Mal deutlicher, das andere Mal weniger deutlich ein Gemisch von Grössenwahn und Beeinträchtigungswahn entsteht, das haben wir gehörigen Orts bereits darzuthun gesucht. Auf einen gewissen Grössenwahn haben wir deshalb auch den Beeinträchtigungswahn in erster Reihe zurückzuführen.

Der Beeinträchtigungswahn wird zum Verfolgungswahn, wenn der Kranke glaubt, dass, was ihm nach seiner Meinung Ungebührliches, Kränkendes und Schädigendes widerfährt, absichtlich ihm zugefügt wird. Die dem Verfolgungswahne zu Grunde liegenden Hyperästhesien sind darum nicht bloss stärker als die den noch einfachen Beeinträchtigungswahn bedingenden — die betreffenden Individuen sind verwundbarer —; sondern sie sind zugleich ausgesprochene Parästhesien, was bei jenen meistentheils nur noch andeutungsweise der Fall ist.

Nach dem Charakter dieser Parästhesien ist der Charakter, beziehentlich die Gestalt verschieden, welche der Verfolgungswahn annimmt oder auch schon besitzt. Doch bevor wir weiter gehen, ist noch ein Blick auf einige Erscheinungen zu werfen, welche nicht ausschliesslich den primären Irrseinszuständen angehören, vielmehr auch in den secundären Formen psychischer Schwäche sich finden, allein, wie so viele andere Erscheinungen, wegen der Trübung des Intellectes in ihnen nicht in so auffallender und bezeichnender Weise hervortreten. Es sind das die Erscheinungen, welche wir im Cap. XIII als zur Paranoia rudimentaria gehörig oder dieselbe charakterisirend angeführt haben, und zu deren Besprechung, als einer besonderen Form der Paranoia partialis, wir uns darum zunächst zu wenden haben.

α) Die Paranoia rudimentaria.

Im Zusammenhange mit der Moral insanity, um nicht zu sagen aus ihr, so weit sie aber eine Paranoia inchoata darstellt, sicher erst, nachdem sie bereits längere Zeit bestanden hat, entwickeln sich allerhand Zwangsvorstellungen, Zwangsgedanken, Zwangshandlungen. Bei der Mehrzahl dieser Kranken haben seit ihrer Pubertätszeit, vielleicht sogar von noch früher her, neben anderen vornehmlich sexuelle Parästhesien bestanden, die zu entsprechenden Parapraxien führten, und in Folge dessen ist namentlich Onanie als Ursache dieser Vorgänge angeschuldigt worden. Bei vielen hat eine geistige Ueberreizung durch aufregende Lectüre, durch angestrengte geistige Arbeit, vorzugsweise durch Auswendiglernen stattgefunden; Andere sollen durch schwere Krankheiten, wie z. B. Typhus, noch besonders mitgenommen worden sein. Bei einer grossen Anzahl indessen kann weder von dem Ersten, noch von dem Zweiten oder Dritten sonderlich die Rede sein; die krankhaften Vorgänge sind vielmehr auf eine abnorme Reizbarkeit gewisser Hirntheile zurückzuführen, für welche uns noch die genügende Erklärung fehlt. Die Menschen, welche hierbei in Frage kommen, sind in der einen oder der anderen Art mystisch oder romantisch angehauchte Naturen, die gern dem Zuge ihrer eigenen Gedanken folgen und sich in Träumereien und dem Aufbauen von Luftschlössern gefallen, die darüber, was das Leben erfordert, vernachlässigen und nicht selten sogar das Nöthigste versäumen; weil sie nicht im Stande sind, der Gewalt, dem Zwange, mit welcher diese Neigung auftritt, Widerstand zu leisten und sich zu überwinden. Die Moral insanity aber, an welcher sie leiden, wird damit gerade bewiesen.

Bei derartigen Menschen bildet sich nun mit der Zeit eine Neigung zum Grübeln, zu Spitzfindigkeiten und

Haarspaltereien aus, die sich allerdings je nach dem Naturell der Kranken und ihrer Anlage sehr verschieden zu äussern vermag. Die Einen wollen das Wesen der Ewigkeit ergründen, das Wesen der Unendlichkeit des Raumes begreiflich machen, stellen Untersuchungen über Tugend, Gerechtigkeit, Recht und Unrecht, Glück und Unglück an; die Anderen wollen das Perpetuum mobile erfinden, wollen des Zirkels Viereck, den Stein der Weisen entdecken. Dritte reisen nach dem Monde und malen sich denselben in phantastischer Weise aus; sie fliegen nach der Sonne, um danach stundenlang zu erzählen, was sie da gefunden haben: Alles Resultate langer und vieler Ueberlegungen und Erwägungen, indessen meist auf ganz unzulänglicher Basis. Es fehlen diesen Leuten oft auch die allerelementarsten Begriffe, um sich überhaupt in solche Betrachtungen einlassen zu können. Aber sie wissen gut zu erzählen und den gemeinen Mann zu bestechen, und so kommen sie dessen ungeachtet doch gar nicht selten sogar in den Geruch, besonders intelligente Leute zu sein und namentlich viel gelernt zu haben. Dieses Grübeln, von dem die betreffenden Individuen nicht lassen können, das sie stundenlang gepackt hält und zu keinem gesunden Arbeiten kommen lässt, das immer wieder und immer wieder sie befällt, wie oft sie sich auch vornehmen mögen, es zu lassen, das also etwas ganz Zwangsmässiges ist, das ist nun bereits als ein ganz markantes Symptom der Paranoia rudimentaria anzusehen. Es wird dasselbe gewöhnlich als Grübelsucht bezeichnet und kann, da es auf eine ganz bestimmte Form der Paranoia rudimentaria hinweist, zur Bezeichnung derselben als rudimentaria indagatoria oder schlechtweg Paranoia indagatoria benutzt werden.

Die Paranoia indagatoria kann sich in mannigfaltiger Weise offenbaren. Eine Art, in welcher das ausser der erwähnten noch weiter geschieht, ist die in Cap. XI, pag. 205 schon berührte Fragesucht, die Paranoia interrogatoria, deren Ausdruck die Paraphrasia interrogatoria bildet. Unaufhörlich werden die Kranken von den zum Theil albernsten Fragen gequält, deren ungesundes Wesen sie durchaus erkennen, die sie aber doch nicht im Stande sind hintanzuhalten und zu unterdrücken, und die oft nur um so mehr sie belästigen, je energischer durch Ablenkung der psychischen Thätigkeit sie ihrer Herr zu werden suchen. Da taucht die Frage auf, wie viel Bäume wohl auf der Erde wachsen, wie viel davon Eichen sind, wie viel Buchen? Sind wohl alle Bäume auch wirklich Bäume? Ob keine Bäume in den Himmel wachsen? Wachsen im Himmel überhaupt Bäume? Wie mögen die wohl aussehen? Wachsen auch Apfelbäume daselbst? Wie viel Atome mag wohl der Aether haben? Wie viel Stäubchen fliegen in der Sonne? Wie viel Stäubchen sind auf der Erde? Giebt es auf anderen Welten auch Staub? Wie viel Welten mögen wohl existiren? Stehen sie unter einander in Zusammenhang? Giebt es wohl eine Seelenwanderung? Was ist Seele? Haben die Pflanzen auch eine Seele? Haben die Steine eine Seele? Wie reden die Steine? Reden auch Ziegelsteine? u. s. w. — Dabei wird aber nicht auf Beantwortung der Frage gedrängt, wie bei der vorher erwähnten Form des Grübelns, sondern Frage auf Frage schiesst an, ohne auch nur im Geringsten eine Antwort abzuwarten, und kaum dass die eine sich schon gehörig gestaltet hat, ist darüber die andere bereits da. Es ist das eine besondere Form der Ideenassociation oder auch schon der Ideenjagd und darum auf Mitbewegungen, choreäforme Processe zurückzuführen.

Eine dritte Art, in welcher die Paranoia indagatoria sich an den Tag legt, geschieht durch die Zählsucht, die Paranoia numerans oder dinumerans, deren Ausdruck die gleichnamige Paraphrasie ist. Die Kranken müssen Alles, was in grösserer Zahl ihnen entgegentritt, zählen. Wenn sie in ein Zimmer mit gemusterter Tapete kommen, müssen sie zählen, wie viel einzelne Muster die ganze Tapete enthält. Sie müssen zählen, wie viel Steine das Pflaster eines Marktplatzes enthält, wie viel Bäume in einer bestimmten Allee stehen, wie viel Schritte sie auf einem bestimmten Wege zurücklegen, aus wie viel Individuen der eben vorüberfliegende Sperlingsschwarm besteht, wie viel Kartoffeln in der Schüssel liegen, wie viel Aepfel an einem Baume hängen. In der Kirche während der Predigt, während der Messe müssen sie zählen, wie viel Scheiben das Fenster hat, wie viel Schwingungen der Kronleuchter macht u. s. w. — Auch sie sehen das Krankhafte dieser Vorgänge ein, sind aber ebenso wenig im Stande, sie zu unterdrücken, wie die vorher erwähnten Kranken die sich ihnen aufdrängenden Fragen. Es liegt ihnen auch gar nichts daran zu wissen, wie viel von den Einzelheiten, welche sich ihnen zum Zählen aufzwingen, gerade vorhanden sind. Gleichsam unbewusst taucht in ihnen die Frage auf: wie viel? und sofort müssen sie zählen. Und wenn sie zu Ende gezählt haben, müssen sie womöglich noch einmal zählen; weil die unbestimmte Menge, welche ihnen gegenübersteht, sie beunruhigt und sie zu näherer Bestimmung zwingt. Die betreffenden Kranken haben das entschiedene Bestreben, die fraglichen Vorgänge zu verbergen und andere nicht merken zu lassen. Deshalb gelingt es auch nicht immer, sie zu erkennen und fest zu stellen, wo der Verdacht ihres Vorhandenseins da ist. Dazu kommt, dass vielfach, wenn man die Kranken auf dem Aus- oder Abzählen gewisser Dinge ertappt zu haben glaubt, sie auch geradezu läugnen, es gethan zu haben; indem sie sich desselben als eines thörichten Thuns und Treibens, das sie aber nicht lassen können, schämen.

Eine vierte Art, wie die Paranoia indagatoria sich zu erkennen giebt, bedingt die Paranoia tentabunda, in welcher die Kranken Alles befühlen, Alles kosten, beriechen müssen. Sie können sich nicht beim blossen Besehen bescheiden. Selbst ein verglaster Kupferstich muss, soll mit Befriedigung davon gegangen werden, betastet, begriffen werden, eine Porcellanschale, eine Broncefigur muss beleckt, berochen werden, selbst ekle Dinge müssen angefasst, beschnüffelt, gekostet werden; wenn das augenblickliche Verlangen beziehentlich ihrer gestillt werden soll. Diese Kranken verbergen aber ihr Thun und Treiben gern noch mehr als die letzterwähnten, können indessen in eine ganz ausserordentliche Unruhe und Verlegenheit gesetzt werden; wenn sie aus diesem oder jenem Grunde, also auch, weil sie sich beherrschen müssen, verhindert bleiben, ihren krankhaften Trieben nachzugeben. Es kommt dann vornehmlich bei Männern zu allerhand Zuckungen. Sie grimassiren, trippeln hin und her, zappeln. Weiber bekommen einen Gähnkrampf, Weinkrampf. Männer schwitzen wohl auch, und, wie mir ein solcher einmal sagte, ordentlich vor Angst.

Die Paranoia tendabunda, schon auf eigentlichen Zwangshandlungen beruhend, bildet den Uebergang von der Paranoia indagatoria überhaupt zu der Paranoia anilis. Unter dieser nämlich verstehen wir einen hierher gehörigen Zustand, der durch Zwangshandlungen aller Art, wie sie vornehmlich bei alten, abergläubischen Weibern vorkommen, um dieses oder jenes Unheil zu verhüten, ausgezeichnet ist. Die Kranken müssen erst drei Kreuze machen, ehe sie das Brod anschneiden oder essen. Sie müssen erst dreimal an die Tischplatte geklopft haben, ehe sie ihre Mahlzeit einzunehmen anfangen. Sie müssen erst dreimal das Messer an der Gabel oder am Rande des Tellers gewetzt haben, ehe sie das Fleisch zu schneiden beginnen. Sie können das Haus nicht verlassen, ohne immer wieder noch einmal sich zu vergewissern, dass auch Alles verschlossen sei. Sie wissen, dass dieses geschehen; allein ein unbestimmtes Etwas quält und treibt sie so lange, bis sie sich immer wieder von Neuem diese Gewissheit verschaffen. Sie sind nicht im Stande, ihren Weg fortzusetzen, wenn ein Hase denselben gekreuzt hat und, sind sie Jäger, so vermögen sie nicht auf die Jagd zu gehen, wenn ihnen beim Auszuge zu derselben ein altes Weib begegnet. Sie können des Abends nicht zu Bette kommen, ohne immer und immer wieder nachzusehen, ob auch Alles in Ordnung sei und sich nicht jemand eingeschlichen habe und unter dem Bette liege, in einem Schranke stecke, hinter dem Ofen kauere. Die Furcht vor der Zahl 13 gehört auch hierher. Manche Kranke leiden so ausserordentlich darunter, dass überall, wo sie mit 13 zu thun haben, sie in Unruhe und Angst gerathen. In den höheren Graden können die Zwangshandlungen so mächtig werden, dass sie vollständig hemmend in den Ablauf aller gewollten Handlungen eingreifen und dieselben nicht zu Stande kommen lassen. Der Kranke braucht bloss etwas zu wollen und sofort tritt choroäform die hemmende Handlung auf, die am vollkommensten, so zu sagen, ihren Zweck erreicht, wenn sie mittelst der Antagonisten der absichtlich in Thätigkeit versetzten Muskeln zu Stande kommt. Die Kranken, wollen sie gehen, kommen dann nicht von der Stelle. Sie setzen immer an, vermögen aber den Schritt nicht zu thun. Mitunter giebt noch eine besondere Gelegenheit dazu Veranlassung, ein Rinnstein, eine Dielenritze, ein Strohhalm, der im Wege liegt, und es sieht dann aus, als ob diese Dinge an und für sich das Hemmniss bildeten, über das aus irgend welcher übertriebenen Vorstellung, als ob ein breiter Strom, ein tiefer Graben, ein hoher Wall im Wege wäre, die Kranken nicht hinüber könnten. Allein davon ist hierbei wenigstens noch nicht die Rede. Ein unbestimmtes Etwas greift nur hindernd in den Ablauf der gewollten Handlungen ein, und der Rinnstein als Rinnstein, die Dielenritze als Dielenritze, der Strohhalm als Strohhalm gaben dazu nur eine natürliche Veranlassung. Wollen solche Kranke, um weitere Beispiele beizubringen, unter anderen die Stubenthür aufmachen, so fassen sie die Klinke derselben erst drei, vier, ein halbes Dutzend Mal an, bevor es ihnen gelingt, ihre Absicht zur Durchführung zu bringen. Sie fassen das Glas, aus dem sie trinken wollen, erst drei, vier Mal an und führen es erst ebenso oft zum Munde, ehe es ihnen möglich wird, einen Schluck zu nehmen. Endlich kommen sie gar nicht mehr dazu, etwas anzufassen. Sie werden daran wieder durch ein unsagbares Etwas gehindert, gehemmt, und die äusserste Angst befällt sie, sollen sie gezwungen werden, es dennoch zu thun. Die ausgebildetste Form des Délire du toucher ist damit fertig.

Die Paranoia anilis ist nie frei von allerhand Zwangsvorstellungen. Denn wo Zwangshandlungen sind, da müssen auch Zwangsvorstellungen sein, und zwar eine ganze Reihe solcher, die niemals in Handlungen umgesetzt werden, ja nicht einmal zu blossen Gedanken werden; sondern die einfache verschwommene Gefühle, dunkele Empfindungen bleiben. Dazu gehören namentlich eine Anzahl von Angstanfällen. Die Hypsophobie ist eine sehr gewöhnliche Erscheinung bei den hierher gehörigen Kranken. Die Batophobie habe ich gerade bei ihnen beobachtet. Auch die Agoraphobie, die Domatophobie findet sich bei ihnen. Der ausgesprochenste Fall von Pantergophobie, den ich kennen gelernt habe, betraf einen Mann, der ganz besonders durch die Zahl 13 beeinflusst wurde, indessen seine Handlungsweise auch vom Vogelfluge, von der Begegnung eines jungen Mädchens oder alten Mütterchens u. dgl. m. abhängig machte. Sonst lehnen sich viele dieser Vorstellungen an die die Paranoia indagatoria kennzeichnenden vollständig an und kommen häufig in Frageform, also mittelst einer Paraphrasia interrogatoria zur Wahrnehmung. Wird das wohl auch gut sein? Kann das auch nichts schaden? Das Haltlose, das Unsichere, der Zweifel, der in dem Individuum herrscht, kommt damit zum Vorschein. Mit Bezug hierauf hat *Le Grand du Saulle*, weil er von diesem Zustande des Individuums die Scheu, die Furcht vor Berührung dieser und jener Gegenstände ableitete, den ganzen entsprechenden Krankheitszustand als Maladie du doute avec le délire du toucher bezeichnet. Doch liegt die Sache nach unserer Auffassung, die wir dargelegt haben, zum grossen Theile ganz anders, ja gerade umgekehrt.

Von anderen hierher gehörigen Zwangsvorstellungen sind insbesondere noch die sogenannten Contrastvorstellungen zu erwähnen, analog der durch die Antagonisten der absichtlich innervirten Muskeln zu Wege gekommenen Zwangshandlungen. Namentlich in gehobenen Stimmungen, bei feierlichen Gelegenheiten stellen sie sich ein und auffallend gern in frivoler, obscöner Form. Im Gebete kommen sie besonders häufig, und kaum dass ein ehrfurchtsvoller Ausdruck gebraucht worden ist, sofort ist auch sein blasphemirendes Gegentheil da. Das Lachen, das bisweilen solche Personen bei gleichen Gelegenheiten befällt, ist auch nur dazu zu rechnen und der Ausdruck einer entsprechenden Contraststimmung. Eigenthümlich sind auch die Vorstellungen schmutzig zu sein und sich alle Augenblicke reinigen und waschen zu müssen, Dinge, welche die Rupophobie *Verga's* und Mysophobie *Hammond's* in das Leben gerufen haben.

Der Intellect ist selbst bei den schwereren Formen der Paranoia anilis oft wunderbar erhalten. Doch darf man sich durch die Wohlberedtheit und logische Consequenz in den Ausführungen nicht gar zu leicht irre machen lassen. Der Intellect ist eingeengt. Er bewegt sich mit Vorliebe in den kleinen Kreisen, welche die Zwangsvorstellungen, die Zwangshandlungen zum Mittelpunkte haben, und alles Andere lässt ihn mehr oder minder kalt. Immer und immer wieder kommt der Kranke auf das, was ihn bewegt, zurück, so oft und viel man ihn auch davon abzuziehen gesucht hat, und alle seine Logik, alle seine Wohlberedtheit erstreckt sich darum gewöhnlich nur auf dieses; während den übrigen Dingen und Gesprächsthematen gegenüber er sich theilnahmslos und ablehnend verhält, wortkarg ist oder auch selbst eine gewisse Verworrenheit an den Tag legt. Wenn durch nichts Anderes, so ist selbige dadurch bedingt, dass sich in den Ablauf der nicht geläufigen Vorstellungen fortwährend die vorhandenen oder neu auftauchenden Zwangsvorstellungen, oder die aus ihnen hervorgegangenen und inzwischen geläufig gewordenen weiteren Vorstellungen einmischen. Bei vielen Kranken macht sich auch eine oft höchst auffällige Unfähigkeit dem Gedankengange Anderer zu folgen bemerkbar. Sie verstehen diese letzteren nicht, obwohl sie klar und bündig reden, klar und bündig schreiben. Alle ihre logische Consequenz und conciliante Ausdrucksweise, die oft in hohem Grade bestechend wirkt, beschränkt sich darum mehr auf die Aeusserung dessen, was in ihnen vorgeht, als dass sie sich auch auf die Auffassung dessen, was von Anderen geäussert wird, erstreckte. Zum Theil ist wohl die Unfähigkeit, aufmerken zu können, daran Schuld, die wieder durch eine gewisse psychische Schwäche oder auch die herrschenden Zwangsvorstellungen herbeigeführt werden kann; zum Theil decken sich aber auch die Begriffe der Kranken nicht mit den Begriffen der übrigen Menschen. Es sind Parästhesien, mit denen sie arbeiten, und begründet sind dieselben in der illusorischen Auffassung, zu welcher sie überhaupt hinneigen. Sie fassen Alles in einem ihnen feindlichen Sinne auf und sehen vor allen Dingen überall nur Unheil, wo der Unbefangene davon auch nicht eine Spur zu entdecken im Stande ist. Die Moral insanity, an der sie alle leiden, und ihre oft ganz gewissenlos egoistischen Strebungen wissen sie sehr geschickt zu verbergen, ja sogar mit einem altruistischen Mäntelchen zu umgeben. Viele erscheinen darum als Wohlthäter der Menschheit, werden von dieser selbst als solche gefeiert; bis dann auf einmal sich herausstellt, dass sie nur eine Art raffinirter Halsabschneider waren.

Die Paranoia rudimentaria kann zeitlebens bestehen, ohne in eine schwerere Irrseinsform überzugehen. Die betreffenden Menschen erscheinen dann als blosse Sonderlinge, als solche, die einen Sparren zu viel haben, bei denen sich eine oder ein Paar Schrauben gelockert haben, die nicht recht gescheut sind u. s. w., die im Uebrigen aber allen Anforderungen des Lebens zu genügen im Stande sind. Doch ist Letzteres nicht immer der Fall, und eine grosse Anzahl von ihnen geht früher oder später materiell zu Grunde, was eben dafür spricht, dass sie doch tiefer ergriffen und insufficienter sind, als man gemeiniglich glaubt.

Ihrem sonstigen Wesen nach ist die Paranoia rudimentaria immer melancholischer Art, und die fragliche Melancholie ist manchmal so stark, dass es zu argen Raptus kommt. Das Suicidium spielt unter diesen eine Hauptrolle; wenn es in Anbetracht der Anzahl der Leidenden auch nicht gerade häufig ist. Viele Formen, die als einfache Melancholie schlechtweg bezeichnet werden, eine Ves. typica abortiva darstellen, stehen offenbar mit einer Paranoia rudimentaria in Verbindung; indessen a potiore fit denominatio.

Sehr häufig gehen die Elemente der Paranoia rudimentaria in andere, schwerere Krankheitsformen über; indem sie im Verlaufe dieser letzteren als Symptome noch leichterer Zustände derselben auftreten und dann sich mit der bezüglichen Krankheit selbst weiter entwickeln und ausbilden. Viele schwerere Krankheitsformen bekommen dadurch eine ganz besondere Färbung, und gar manche lassen sich in ihrer Eigenart nur daraus erklären, dass sie gleichsam mit rudimentären Verrücktheitsformen durchsetzt sind.

Wir mussten deshalb die Besprechung der Paranoia rudimentaria auch der der entwickelteren Formen der Paranoia voraufschicken und können, nachdem solches geschehen, uns wieder zu diesen selbst wenden. Wir nehmen unsere Darstellung auf, wo wir sie abgebrochen haben, und gehen zu der des Verfolgungswahnes, der Paranoia persecutionis et persecutoria über.

β) Die Paranoia persecutionis et persecutoria.

Aus dem einfachen Beeinträchtigungswahne entwickelt sich also, wie wir dargestellt haben, der Verfolgungswahn; indem die Kranken zu wähnen anfangen, dass, was ihnen Unangenehmes und Widerwärtiges zustösst, absichtlich ihnen zugefügt werde. Ihre Neider, ihre Widersacher suchen sie zu übervortheilen, zu betrügen, sie in aller Art zu schädigen, um sich unrechtmässige Vortheile zu verschaffen, und alle ihre Beschwerden, Einwendungen und Maassnahmen bleiben erfolglos. Die Kranken, sind sie mehr zage, schlaffe Naturen, tragen nun ihr Geschick, ohne viel dagegen zu reagiren. Sie würgen ihren Aerger, ihren Groll hinunter, um ihm höchstens in einsamen Thränen und Klagen gegen gute Freunde Luft zu machen. Dabei werden sie aber immer eingenommener und verbitterter gegen ihre vermeintlichen Widersacher und Feinde; werden es, wenn ihre Klagen nicht unbedingtes Gehör finden, auch gegen ihre bisherigen Freunde und so schliesslich verbittert gegen alle Welt, wahre Menschenfeinde. Um ihrem unerträglichen Dasein ein Ende zu machen, vergreifen einzelne sich an sich selbst und setzen ihrem Leben gewaltsam ein Ziel.

Sind sie, die Kranken, dagegen energischere Naturen, so reagiren sie gegen das, was ihnen nach ihrer Meinung unrecht geschehen ist. Sie gehen dem vermeintlichen Uebelthäter zu Leibe, stellen ihn zur Rede und werden so zunächst rücksichtslose Zänker, unverträgliche Störenfriede. Sodann suchen sie Gleiches mit Gleichem zu vergelten und suchen, wo sie nur können, durch allerhaud Schabernack Rache zu nehmen für das, was ihnen angethan worden sein soll. Endlich wenden sie sich an die Gerichte und werden die reinen Rabulisten und Processkrämer. Mit grosser Schärfe und vieler Gewandtheit wissen sie das vorzubringen, worum es sich handelt. Allein, da das vermeintliche Unrecht, was ihnen widerfahren ist, auf Parästhesien beruht, da ihre Rechtsbegriffe aus eben solchen hervorgegangen und meist ganz verschrobene sind und sich in allerhand Haarspaltereien und

Spitzfindigkeiten verlieren, da ihnen andere nicht beizubringen sind, weil sie als überhaupt parästhetische Naturen nicht empfinden, fühlen und denken können wie andere Menschen, so ist ihnen auch kaum einmal zu rathen und zu helfen. Sie verlieren ihre Processe und zu dem schon vielfach erlittenen Unrecht erleiden sie nun noch ein neues. Aber unfähig einzusehen, dass das nur nach ihrer subjectiven Meinung sei, strengen sie sofort einen neuen Process an, nach diesem, den sie natürlich wieder verlieren, einen dritten. Und wenn sie ihre Sache in allen Instanzen verloren haben, so verklagen sie die Behörden wegen ihres ungerechten Verhaltens wider sie, schmähen sie an öffentlichen Orten, in öffentlichen Blättern und werden so zu den Querulanten, wie wir sie bereits geschildert haben. Die Welt indessen sieht sie nur in den seltensten Fällen als das an, was sie sind, als Kranke. Ihre klare, verständige Sprache, selbst ihr düftelnder Scharfsinn gelten ihr nur als Beweise für ihre Gesundheit, und so bleibt ihnen denn in der Regel auf lange Zeit hin freier Spielraum genug, um ihr Geld, ihr Vermögen in Processen zu verlieren und eine Anzahl von Menschen zu verunglimpfen und um Ehre und Reputation zu bringen; bis bei irgend einer Gelegenheit von sachverständiger Seite festgestellt wird, wess Geistes Kind sie sind, und sie dann Unterkunft in einer Irrenanstalt finden. Manch einer von ihnen verschafft sich aber das ihm oft vorenthaltene Recht schliesslich gewaltsam oder nimmt wenigstens blutige Rache an denen, die ihm es vorenthalten haben sollen. Guiteau, der Mörder des Präsidenten Garfield, ist offenbar ein solcher Mensch, und wenn wir uns in der Geschichte umsehen, werden wir finden, dass ähnliche Handlungen immer nur von ähnlichen Menschen ausgeführt worden sind.

Wichtig ist, dass derartige Menschen leicht einen Meineid schwören, und dass derselbe, wie mich ein Fall gelehrt hat, von ihrem Standpunkte aus doch nicht als ein solcher betrachtet werden kann. Die eigenthümliche Auffassung, welche sie von dem betreffenden Falle haben, die eigenthümlichen Rechtsgefühle und Rechtsanschauungen, welche sie ausserdem besitzen, und die sie sich noch für den Fall, aber ohne ihr parästhetisches Gewissen irgendwie zu beschweren, zurecht stutzen, die Unmöglichkeit, sie von dem Falschen ihrer Ansichten und Meinungen zu überzeugen, das Alles bringt es mit sich, dass sie mit gutem Gewissen etwas beschwören, was, wie die Sache von allen anderen Seiten beurtheilt wird, nur falsch sein kann. Solche Menschen werden bestraft, verbüssen ihre Strafe und kommen sich danach als Märtyrer vor. Mit Gleichgesinnten können sie alsdann „eine Art Liga zum Schutze Unterdrückter“, d. h. solcher, die nicht zu ihrem vermeintlichen Rechte gekommen sind, gründen, und wenn ihnen die Verrücktheit nicht bereits einen zu argen Streich spielt, so recht viel Unheil stiften. Es giebt überall sehr viele unreife, befangene und leicht zu verführende Menschen. Diese sind ihre Opfer und büssen in der einen oder der anderen Art meist sehr schwer, was jene eigentlich verbrochen haben.

Ganz anders macht sich der Verfolgungswahn, wenn statt der Verschrobenheit der intellectuellen wie der höheren Gefühle überhaupt, und der daraus hervorgegangenen ganz schiefen Welt- und Rechtsauffassung als ursächliches Moment eine Anomalie oder gar Perversität der sinnlichen Gefühle maassgebend wird. Es entwickelt sich dann der Vergiftungswahn, der Wahn, von seinen Feinden mittelst geheimer Kräfte gepeinigt zu werden, von finsteren Mächten besessen zu sein, eine ganz andere Persönlichkeit geworden oder auch von vornherein gewesen zu sein, als welche man bis dahin gegolten. Doch gehören die meisten dieser Fälle schon in das Bereich der Paranoia completa oder universalis, und nur eine Anzahl der durch Vergiftungswahn sich kennzeichnenden tragen noch deutlich den Charakter der Paranoia partialis an sich.

Der Vergiftungswahn schiesst plötzlich an in Form eines Primordialdeliriums, und zwar nach den Vorgängen, welche der Intuition zu Grunde liegen. Mit einem Male ist die Vorstellung „Gift“ da, und verlässt nun auch den Kranken nicht mehr; es sei denn, dass die Ursachen, welche in der Regel vom Darmkanale ausgeben, wegfallen. Mit Sorgfalt wird Alles beobachtet, was dem Wahne nur irgendwie Nahrung geben kann und begierig wird assimilirt, was ihm entspricht; während kalt und ungeprüft von der Hand gewiesen wird, was ihm entgegen zu stehen, ihm zu widerstreiten scheint. Der Wahn richtet sich gegen die ganze jeweilige menschliche Umgebung, gegen den Gatten, die Gattin, gegen Eltern und Grosseltern, gegen die Geschwister, die eigenen Kinder, bis dahin geliebte und hochgeehrte Freunde; wenn auch diese und jene Persönlichkeit gerade in vorzugsweisem Verdachte stehen mag. Fernstehende Personen geniessen noch das meiste Vertrauen, aber auch nur so lange, als sie fernstehende sind. Sowie eine nähere Bekanntschaft eingetreten ist, und wäre sie auch erst ein Paar kurze Tage alt, werden sie mit in den Wahn hinein verflochten und als zu den Widersachern gehörig angesehen, die mit Gift nach dem Leben trachten. Nach und nach gesellt sich zu dieser Furcht vor Gift auch noch die Furcht vor anderen Fährlichkeiten durch die Widersacher und Feinde, und so befinden sich denn diese Unglücklichen in der fortwährenden, peinlichen Aufregung, überall bedroht und nirgend ihres Lebens sicher zu sein. Sie halten deshalb auch nicht leicht an einem Orte aus, sondern suchen so viel als möglich ihren Aufenthalt zu wechseln. Sie sind deshalb bald hier bald da und führen unter Umständen, obwohl den besten Familien des Landes angehörend, eine Art landstreicherisches Leben. In einem einschlägigen Falle, den ich kennen gelernt habe, zog der betreffende, fast 50jährige, einer wohlhabenden Familie angehörige Mann von einer Dorfschenke zur anderen, von einem Bauernhofe zum anderen, um nach ein Paar Tagen, wenn er sich erkannt glaubte, wieder eine neue, möglichst abgelegene Schenke, einen neuen, möglichst abgelegenen Hof aufzusuchen, dabei häufig um Almosen bettelnd, bloss um nicht mit seinen Verwandten oder deren Helfershelfern zusammen zu kommen, von denen er glaubte, dass sie ihm nachstellten und vornehmlich mit Gift beizukommen suchten. In Wirklichkeit sorgten dieselben aber für ihn, trotzdem er ihnen viel Kummer und Sorge bereitet hatte, doch auf das Beste. Endlich suchen solche Kranke auch Schutz und Hülfe bei den Behörden und werden zu den lästigsten Querulanten, bis sie in eine Irrenanstalt gebracht werden. Nicht selten suchen sie sich jedoch auch gewaltsam ihrer Verfolger zu entledigen, oder richten sich wohl auch gegen sich selbst, um ihren Qualen so ein Ziel zu setzen. Dabei gehen sie oft mit der grössten Schlauheit zu Werke, und wenn es auch richtig ist, dass, ist die betreffende That erst beschlossen, sie dieselbe auch meist ohne alle Rücksicht auf Zeit und Ort und Menschen verüben, so kommt es andererseits doch auch vor, dass sie, um ihre Absicht zu erreichen, Alles vorher auf das Genaueste überlegen und berechnen, damit auch sie dabei möglichst ohne Schaden wegkommen. Je partieller der Wahn ist, je mehr von Selbstbeherrschung und Besonnenheit noch erhalten ist, um so eher geschieht dieses. Vollständig rücksichtslos geht eigentlich erst der der Paranoia universalis Verfallene vor und zwar auch noch nicht immer; der bloss mit einer Paranoia partialis Behaftete achtet dagegen sehr darauf, wie er wohl seinen Zweck, ohne Aufsehen zu erregen und Schaden zu nehmen, zu erreichen vermag. Freilich verrechnet er sich meist dabei; weil trotz aller Ueberlegung und Berechnung er doch nicht umsichtig genug war, alle etwaigen Umstände in Betracht zu ziehen; aber er überlegt und rechnet doch in der angegebenen Richtung.

Eine eigenthümliche Art, in welcher sich der Verfolgungswahn an den Tag legt, ist gegeben durch besondere Formen des politischen wie des religiösen Zelotismus und Fanatismus. In der Regel ist dieser Verfolgungswahn eine Paranoia persecutoria, und zwar vornehmlich bloss darum, weil die P. persecutionis wegen ihres unbestimmten, verwaschenen Charakters nicht gehörig hervortritt. Die bezüglichen Leute pflegen nicht gerade über Beeinträchtigung oder gar Verfolgung zu klagen; indessen sie klagen darüber, dass die Welt lieblos wäre und namentlich ihnen gegenüber, die sie es doch so gut mit allen meinten, sich lieblos benehme. Sie besitzen vielleicht ein gewisses, ganz allgemeines Wohlwollen, verlangen dafür aber Unterwerfung unter ihre Autorität und die gewöhnlich sehr beschränkten Ansichten, welche sie auf diesem oder jenem Gebiete mit besonderer Wärme vertreten. Wird diese versagt, so werden sie zu erbitterten Gegnern, wüthenden Feinden, die, wie die Geschichte gelehrt hat, kein Mittel scheuen, um ihren Zweck, die Bestrafung, die etwaige Vernichtung ihres Opfers, zu erlangen. Meist prahlen derartige Menschen damit, dass ihr Sittlichkeitsgefühl das verlange. Es ist wahr; aber nicht das positive, sondern das negative Sittlichkeitsgefühl verlangt das. Ihr Egoismus ist es, der das thut; weil ihr Altruismus selbigen nicht in Schranken zu halten vermag; da er nur jämmerlich klein, ja blos rudimentär vorhanden ist. Die bezüglichen Leute erwärmen sich deshalb, wie gesagt, auch nur im Allgemeinen und sehr oberflächlich für Andere. Wo es einmal so aussieht, als ob sie tieferen Antheil nehmen, geschieht es bloss, weil ihr liebes Ich dabei eine besondere Befriedigung erfährt. Gerade bei diesen Leuten kommt es oft vor, dass sie bis zu einem gewissen Grade mit ihren nächsten Angehörigen, ihren Blutsverwandten, doch ohne dass sie dabei selbige besonders lieben und werthschätzen, sich identificiren und darum für diese auch alles Mögliche thun, sie fördern, sie schützen und schirmen; während das Wohl und Wehe aller ferner stehenden Personen ihnen gleichgiltig ist. Eines der überzeugendsten Beispiele der Art ist Napoleon I., der, abgesehen von den Hunderttausenden, die er dem Schlachtengotte opferte, Millionen und abermals Millionen materiell ruinirte, um seine Ehrbegierde zu befriedigen, für die Glieder seiner Familie, die dabei allerdings auch thun mussten, was er wollte, doch anscheinend warm empfand und für sie auf das Glänzendste sorgte.

In einigen Fällen zeigt der Verfolgungswahn entschiedene Remissionen und Exacerbationen. Die ersteren können sich über viele Monate, selbst Jahre, wenn auch mit manchen Intensitätsschwankungen hinziehen. Die Kranken erscheinen dann dem oberflächlichen Beobachter meist völlig gesund, nur dass sie ihre Absonderlichkeiten, eine gewisse Unthätigkeit und vor Allem ein gewisses Misstrauen gerade gegen ihre nächsten Verwandten und Bekannten hegen; wofür sie aber in der Regel sehr viele und einleuchtende Gründe beizubringen wissen. Die Exacerbationen erscheinen dann ziemlich unvermittelt aufzutreten und ebenso viele relativ selbstständige oder periodische Erkrankungen darzustellen. Manche Formen des periodischen Irrseins sind darum auch als nichts Anderes denn Exacerbationen einer Paranoia partialis aufzufassen, die im Allgemeinen aber so schwach ist, dass sie den Blicken des Unkundigen geradezu sich entzieht. Warum das periodische

Irrsein nur eine so ungünstige Prognose zulässt, wie wir sie von ihm kennen gelernt haben, wird hiernach noch klarer. Es ist eben nur die periodische Steigerung eines chronischen, beziehungsweise habituellen Krankheitszustandes, wie das ja ganz allgemein auch angenommen wird, dem gegenüber wir ohnmächtig sind.

3. Die Paranoia universalis.

Wenn die Zustände, aus denen die Paranoia partialis hervorgeht, zunehmen und namentlich allgemeiner werden, so entwickelt sich die Paranoia universalis oder completa, und zwar in dem Maasse, wie jenes geschieht. Das Ich wird immer mehr von den gesunden Bedingungen seiner Existenz losgelöst, immer mehr in den Bann der krankhaften Processe hineingezogen und, wenn diese, die unzähligen Parästhesien, die noch vorhandenen Euästhesien überwuchert haben, so auch von diesen so gut als allein abhängig. Dennoch wird es dabei ungleich seltener so umgewandelt, wie in den entsprechenden secundären Zuständen. Sein Kern wenigstens bleibt in der Mehrzahl der Fälle erhalten. Der Kranke bleibt, was er war; aber seine Beziehungen zur Aussenwelt sind verändert und er somit auch. Da indessen sein Intellect auch jetzt noch ganz vortrefflich sein, ja bei den vom Hause aus sonst gut Beanlagten sogar in reichem Maasse und grosser Schärfe zur Erscheinung kommen kann und ganz besonders gebraucht wird, um die bezüglichen Wahnvorstellungen als durchaus correcte, mit der Wirklichkeit in Einklang stehende zur Darstellung zu bringen, so erscheinen diese Leute vielfach gar nicht so krank, wie sie thatsächlich sind. Ihre Dialektik ist oft wunderbar, der Fluss ihrer Rede, die Eleganz ihres Ausdruckes, die Wucht ihrer Logik staunenerregend. Aber die Prämissen! Und da diese nicht immer leicht als das zu erkennen sind, was sie in Wirklichkeit sind, so kommt es vor, dass derartige Leute sogar als vollkommen gesund gelten können, und dass sie sich nur mit allem Fug und Recht darüber beklagen, worüber sie eben Klage führen. Die Paranoia completa, selbst nachdem sie als solche erkannt ist, kann alsdann doch noch immer den Eindruck einer blossen Paranoia partialis machen und namentlich das Bild einer Paranoia argutans, einer Folie raisonnante an den Tag legen.

Entwickelt sich der Verfolgungswahn, soweit ihm intellectuelle Parästhesien zu Grunde liegen, und er darauf hin zum Querulantenwahn ward, weiter, so entsteht, und zwar wieder nach dem Vorgange, welcher der Intuition zu Grunde liegt, der gar nicht so seltene Wahn, eine andere Persönlichkeit zu sein, als wofür man bis dahin gegolten hat. Ein Sohn, eine Tochter erklärt sich auf einmal für ein untergeschobenes Kind. Die Eltern, denen sie angehören sollen, seien eigentlich nicht ihre Eltern. Es seien nur ihre Pflegeeltern, denen man sie übergeben; weil ungünstige Umstände ihre wahren Eltern zwangen, sie von sich zu geben; weil Verwandte die einmal vorgekommene längere Abwesenheit ihrer wahren Eltern benutzten, um sie zu entfernen und ein anderes Kind an ihre Stelle zu bringen. Oder sie erklären auch, dass ihre wirkliche Mutter, ihr wirklicher Vater längst gestorben seien, und ihre angebliche Mutter, ihr angeblicher Vater nur ihre Stiefmutter, ihr Stiefvater seien und ein Interesse daran haben, sie für ihr eigenes Kind auszugeben; damit sie ihr Erbe zu Gunsten ihrer jüngeren, aber doch bloss ihrer Stiefgeschwister, die auf dasselbe gar kein Anrecht haben, schmälern u. s. w. Natürlich sind sie eigentlich mehr oder minder vornehme, mehr oder minder reiche Persönlichkeiten, in der Regel indessen nur den höchsten Familien des Landes angehörig, Grafensöhne, Prinzessinnen; aber sie verschmähen es auch nicht bloss Bastarde zu sein, wenn der Vater nur möglichst hoch stand. Dabei sind sie in Bezug auf Zeit und sonstige Möglichkeit nicht schwierig, und so kommen denn in Neu-Vorpommern, das fast zweihundert Jahre unter schwedischer Herrschaft gestanden, noch ab und zu Wasa's vor. Auch finden sich Bonaparte's hin und wieder. Ja selbst Nachkommen von Gottfried von Bouillon und den Hohenstaufen sind mir begegnet.

Entwickelt sich der Verfolgungswahn auf hypochondrischer Grundlage, deren Wesen, wie wir wissen, das kranke Ich ist, weiter, so nimmt er, je nach den Gebieten der sensibelen Sphäre, welche besonders ergriffen sind, einen verschiedenen Charakter an. Bei vorzugsweiser Hyperästhesie, beziehungsweise Parästhesie des Tractus intestinalis, entwickelt sich, wie wir schon erwähnt haben, zunächst der Vergiftungswahn, dem indessen über kurz oder lang sich der Wahn, überhaupt beseitigt werden zu sollen, hinzugesellt. Dieselbe Wirkung haben in der Regel auch Parästhesien des Geruchs- und Geschmacksorganes. Parästhesien des Hautorganes, des Muskel- oder Kraftsinnes führen zu dem Wahne, mittelst geheimer Kräfte, namentlich der Elektricität, gepeinigt zu werden, wofür insbesondere die Freimaurer, die Jesuiten, die Juden, anderen Orts wohl auch die Christen verantwortlich gemacht werden. Er führt aber auch, namentlich in Verbindung mit gewissen Zwangsvorstellungen und Zwangshandlungen, wie sie in den verschiedenen Formen der Paranoia rudimentaria vorkommen, zu dem Wahne, in der Hand des Bösen zu sein, besessen zu sein oder überhaupt gar kein Mensch mehr zu sein, ein Teufel, ein Thier geworden zu sein, oder auch eine Leiche, ein Gespenst, ein blosser Schatten, eine blosse Idee noch zu sein. Dabei fühlen sich die betreffenden Individuen immer sehr krank und leiden in ihren Vorstellungen an allen möglichen schweren und unheilbaren Uebeln, von denen sie gerade hören, die sie gerade sehen. Sie fühlen, wie diese ihnen übermittelt werden. Ein Mensch, der zufällig hustet, indem er an ihnen vorübergeht, hat ihnen die Schwindsucht übertragen, ein anderer, der über Halsschmerzen klagte, als er an ihnen vorbeikam, hat sie mit der Diphtheritis angesteckt. Ein dritter, der sich einmal in ihrer Gegenwart gescheuert oder gekratzt hat, hat ihnen die Krätze oder ein sonstiges schweres Hautleiden zugefügt, ein vierter sie scorbutisch, syphilitisch, tabisch, aussätzig u. s. w. gemacht. Sie suchen deshalb zu Zeiten, wo sie sich besonders schlecht befinden, allen Menschen so weit aus dem Wege zu gehen, wie sie nur können, und sind sehr ungehalten und zu Allem, selbst dem Aeussersten fähig, wenn man sich ihnen mit Gewalt zu nähern sucht. Die meisten von diesen Kranken controliren mit grosser Sorgfalt ihre Se- und Excremente, ja wühlen mit grossem Behagen in ihnen herum, nur, um sozusagen, nichts zu finden, was ihren Verdacht an der und der Krankheit zu leiden, bestätigen könnte. Sie controliren so aber auch Alles, was sie geniessen, und sind, je nachdem ihnen zu Muthe ist, bald mehr bald weniger geneigt, darin etwas zu finden, was ihnen schädlich ist. Unter Umständen verweigern sie denn auch hartnäckig die Nahrung, und es bleibt nichts übrig, als sie der Zwangsfütterung zu unterwerfen; sollen sie nicht gar zu sehr herunterkommen und ihren Zustand dadurch nur verschlimmern. Dagegen sind sie sehr geneigt, allerhand absonderliche Mittel einzunehmen, um sich Ruhe vor ihren Leiden zu verschaffen, und vom alten, verschimmelten Brote angefangen, das sie Tage und Wochen lang bei sich getragen haben, giebt es nichts, was sie Zwecks dessen nicht gelegentlich verschlingen. Blumen, Blätter, Erde, Fliegen, Spinnen, Regenwürmer, Raupen und zuletzt ihre eigenen Excremente müssen dazu herhalten. Auch schmieren sie sich gern ihren Körper mit allerhand heilkräftigen und die Einflüsse des Bösen abhaltenden Substanzen ein und nichts ist ihnen auch dazu schlecht und ekel genug. Seife, Oel, allerhand Salben und Essenzen dienen anfangs dazu. Später werden aber auch die mannigfachsten unheimlichen Mittel: Pflanzensäfte, aufgeweichte Erde, zerquetschtes Gewürm, endlich aber auch wieder die eigenen Excremente nebst dem Inhalte der Spucknäpfe, der Nachtgeschirre und selbst Abtritte dazu benutzt. Gleichzeitig werden allerhand zauberhafte Bewegungen gemacht und Zauberformeln gemurmelt oder auch laut geäussert, und die Paranoia anilis kommt so daneben in ihrer grassesten Form zur Erscheinung. Das Ganze aber ist dann das, was man als hypochondrische Verrücktheit bezeichnet hat.

In schwereren Fällen verbinden sich mit der hypochondrischen Verrücktheit auch Halucinationen des Gehörs und Gesichts. Die Kranken hören und sehen dann auf ihren Zustand bezügliche Dinge, unter Anderem, wie wir das Cap. IX, pag. 134, von dem Stud. rer. nat. erzählt haben. Sie verkehren aber auch mit allerhand finsteren Mächten, mit Spirits, Kobolden und der Hölle selbst, deren Insassen sich ihnen unter verschiedenen Gestalten und Namen nahen und ihnen Aufschluss geben über die Ursachen ihrer Krankheit, sowie Rath ertheilen, wie dieselbe zu beseitigen sei. Sie nennen ihnen die Namen ihrer Feinde und geben ihnen an die Hand, wie sie sich am besten aus ihrer Macht befreien, beziehungsweise sich derselben entledigen können. Ein unter Umständen lange geplanter und in seiner Ausführung wohl überlegter Mord ist die nicht seltene Folge davon.

Sind hysterische Zustände bei der weiteren Entwickelung der Paranoia im Spiele, so macht sich das für dieselbe characteristische, leicht gekränkte, leicht beleidigte Ich, die ausserordentliche Vulnerabilität desselben mit der Neigung, ihm in sentimental-phantastischer Weise Genugthuung zu verschaffen, ganz besonders bemerkbar. Die Kranken fühlen sich alle Augenblicke verletzt, nie in der ihnen gebührenden Weise behandelt. Sie werden vernachlässigt, zurückgesetzt, absichtlich mit Geringschätzung umgangen und links liegen gelassen. Indem sie durch bittere Klagen das zu erkennen geben, wobei sie weder ihre Eltern, noch Geschwister, noch ihre besten Freunde verschonen, verfehlen sie nie auf ihren bedeutenden Werth hinzuweisen und ihre Vorzüge, ihr gutes, edles Herz, ihr Wohlwollen, ihre Liebe, ihre edlen und erhabenen Gesinnungen in das hellste Licht zu setzen; wiewohl die Wirklichkeit meist das Gegentheil davon lehrt. Aus demselben Grunde prahlen sie auch gern mit ihren Beziehungen zu vornehmen und einflussreichen Leuten, mögen dieselben auch noch so oberflächlich und locker sein oder bloss in ihrer Einbildung bestehen, und suchen alledem durch ein auffälliges, gespreiztes Wesen, absonderliche Toilette, absonderliche Sprech- und Handlungsweise Ausdruck zu geben. Meist ist ein stark erotischer Zug vorhanden, der bald mehr bald weniger in das Nymphomanische übergeht; doch tritt letzteres nur selten in aller Nacktheit hervor. Die Kranken drängen sich bloss gern an Männer heran, suchen ihre Aufmerksamkeit zu erregen, mit ihnen sich zu unterhalten, zu schäkern; sind aber oft äusserst prüde und gestatten keine Vertraulichkeiten, geschweige denn Aeusserungen grösserer Zärtlichkeit. Andere Male freilich können sie denn auch alle Rücksichten ausser Acht setzen und in zudringlichster Weise, sich die Kleider vom Leibe reissend, in voller Blösse zum Liebesgenusse auffordern. Für die ihnen angeblich widerfahrenen Unbillen machen sie gern eine Reihe von Widersachern, vorzüglich aber Nebenbuhlerinnen verantwortlich und das, was sie selbst Niedriges noch nicht gethan haben, wozu sie bis dahin in dieser Beziehung unfähig gewesen sind, werfen sie jenen in der rücksichtslosesten Weise und den gemeinsten Ausdrücken vor.

Viele von ihnen lieben ganz auffallender Weise, sich häufig zu waschen, zu kämmen und allerhand eigenartige, meist sehr gekünstelte Frisuren zu machen; Andere lassen sich allerdings auch sehr gehen und geben, in Träumereien versunken, auf ihr Aeusseres so gut als gar nicht Acht. Das Träumen ist überhaupt eine Lieblingsbeschäftigung aller Hysterischen, für die aber zur Paranoia hinneigenden, mit ihr bereits behafteten wird es wegen der mehr und mehr auftauchenden oder bereits herrschenden stärkeren Parästhesien, der Halbheit aller sonstigen Perceptionen und Apperceptionen zur Quelle einer unzähligen Menge von Wahnvorstellungen. Sie werden da zu Geliebten von Grafen und Fürsten. Sie werden selbst Gräfinnen, Prinzessinnen, Königinnen und Kaiserinnen und wissen in einzelnen Fällen mit vielem Geschick und Anstande diese ihre behaupteten Würden aufrecht zu erhalten. Andere freilich machen dann auch die albernsten Ansprüche, verlangen Sammetkleider, Purpurmäntel und goldene Kronen, sind aber schon zufrieden, wenn sie mit bunten Bändchen, glänzenden Blechstückchen u. dgl. m. sich aufputzen können.

Wie viele hysterische Verrückte sich für die Geliebten und Gattinnen von Grossen dieser Erde halten, so halten sich nicht wenige für Gattinnen des Heilandes und erklären auf ihre sexuellen Parästhesien hin, von ihm schwanger zu sein und noch einmal einen Heiland gebären zu sollen. Wieder Andere dagegen haben mit dem Bösen und seinen Geistern Umgang gepflogen und behaupten mit Dämonen irgend welcher Art schwanger zu gehen, und noch Andere, bei denen auch Halucinationen des Gehörs und des Gesichts vorhanden sind, bezüchtigen gewöhnliche Sterbliche und namentlich Männer ihrer Umgebung, welche sie nach Stimme und Aussehen näher kennen, sie vergewaltigt und genothzüchtigt zu haben. Des Nachts wären sie zu ihnen gekommen durch heimliche Thüren, nachdem sie wie in dem in Cap. IX, pag. 134, angeführten Falle in unbegreiflicher Weise, z. B. durch den Rücken zu ihnen gesprochen hätten.

Die meisten eben dieser Kranken, wie sie eine Neigung zu Träumereien haben, besitzen auch eine solche zum Nichtsthun. Den ganzen lieben, langen Tag können sie da sitzen ohne auch nur eine Hand zu rühren. Ja, manche können Tage und Wochen lang im Bette liegen, ohne es auch nur eine Stunde zu verlassen, und die ausgebildetsten Formen von *Griesinger's* Bettsucht kommen gerade bei ihnen vor. Mit dieser Neigung zu Träumereien und Unaufmerksamkeit auf die Umgebung steht auch zum grossen Theile das mangelhafte Erinnerungsvermögen in Zusammenhang, an welchem Hysterische leiden, und damit auch die ungenaue Reproduction des Erlebten, welche in Verbindung mit allerhand parästhetischen Auffassungen zu der sogenannten Verlogenheit führt, deren solche Kranke häufig bezüchtigt werden. Doch lügen sie meistens bloss bona fide, wie *Schüle* das sehr gut bezeichnet hat; es sei denn, dass sie sich aus Verlegenheiten herauslügen wollen, in welche sie sich durch ihr sonstiges Thun und Treiben, ihre vielen Unterlassungs- und Begehungssünden auf Grund ihrer Moral insanity gebracht haben.

Da es auch hysterische Männer giebt, so bildet die hysterische Verrücktheit dann und wann auch bei ihnen sich aus. Wenigstens glaube ich ein Paar Fälle, in denen hysteriforme Zufälle, Neigung zu Meteorismus und Oppression, allerhand Tics und Launen, Sympathien und Antipathien, Idiosynkrasien und Picae, Neigung zu Selbstmord, der wiederholt unternommen und nie ausgeführt wurde, bestanden, von denen in dem einen Falle ausserdem alle Augenblicke Krämpfe in den Gesichts- und Augenmuskeln, in den Muskeln der Zunge, des Kehlkopfes vorkamen, so dass die Augen, der Mund zeitweise nicht geöffnet werden konnten, die Sprache entweder vollständig versagte, oder Alles nur sehr erschwert und mit heiserer Stimme vorgebracht werden konnte; von denen in dem zweiten Falle häufige Weinkrämpfe mit anhaltendem Singultus, ab und zu aber auch mehr allgemeine Krämpfe ausbrachen, und im dritten Falle eine über viele Monate sich hinziehende Bettsucht bestand, nur für eine solche ansehen zu können.

Obwohl ausgebreitete Krämpfe, Convulsionen, sonst zu den gewöhnlicheren Symptomen der Hysterie gehören, ja vielen Autoren für Cardinalsymptome derselben gelten, so sind sie doch gerade in der hysterischen Verrücktheit und ihren Folgezuständen nicht häufig. Selbst in den Fällen, in denen sie bis zur Entwickelung dieser letzteren bestanden, so dass der Anschein erwuchs, als ob selbige erst aus der einfachen Hysterie hervorgegangen wäre, pflegen sie seltener und seltener zu werden und endlich zu verschwinden. Wo sich allgemeinere hysterische Krämpfe vorfinden, da pflegt die Paranoia an sich noch eine mässige zu sein, noch mehr den Charakter einer partialis an sich zu tragen. Je mehr sie zunimmt, je schwerer sie wird, um so mehr nehmen jene ab und bleiben schliesslich ganz weg. Dagegen machen sich an ihrer Statt kataleptische und ekstatische Zustände, vor Allem aber eine Reihe von partiellen Krämpfen, namentlich in der intestinalen Sphäre, eine Anzahl von secretorischen und trophischen Anomalien als kinetische Aequivalente, sowie endlich die verschiedensten lähmungsartigen Zustände geltend. Und da nebenher auch noch eine Menge von Sensibilitätsstörungen vorzukommen pflegen, sowohl in Form von einfachen Hyperästhesien, Hyp- und Anästhesien, als auch Parästhesien, so werden alle diese Zustände zu ebenso vielen Quellen von Wahnvorstellungen, und nehmen diese selbst somit mehr und mehr zu. Die Kranken werden ebenfalls zu Besessenen, sie werden zu Hexen, Zauberern und wissen zu erzählen in der mannigfaltigsten Weise, was sie als solche erlebt haben.

Entsteht die Paranoia im Zusammenhange mit Epilepsie oder epileptoiden Zuständen, so bekommt sie nicht bloss dadurch einen bestimmten Habitus, dass der epileptische Charakter, wie wir ihn in Cap. XVII, pag. 405 u. ff., darzustellen gesucht haben, dabei von maassgebendem Einflusse ist, sondern dass in ihr auch die mannigfachen Bewusstseinsstörungen, welche das eigentliche Kriterium der Epilepsie bilden, sowie die verschiedenartigen Krämpfe und deren Aequivalente, welche sie sonst noch zu kennzeichnen pflegen, zum Vorschein kommen. Die Paranoia der Epileptiker kann darum so vielgestaltig sein, wie die Epilepsie selbst, und das nicht bloss in den verschiedenen Fällen, in denen sie uns entgegen tritt, sondern in ein und demselben.

Was zunächst die Bewusstseinsstörungen anbelangt, so können dieselben von nur einigen Secunden bis zu mehreren Tagen, selbst Wochen andauern und in ihrer Intensität von einer nur ganz leichten, oberflächlichen Trübung des Bewusstseins bis zu einem vollständigen Erloschensein desselben wechseln. Namentlich kurz vor und unmittelbar nach stärkeren Krampfanfällen, zumal wenn dieselben längere Zeit ausgeblieben sind, pflegen sie lang und tief zu sein. Doch sind die den Krämpfen voraufgehenden Störungen in der Regel weniger tief, als die ihnen nachfolgenden, welche mitunter einen wahren Stupor darstellen. Dafür aber halten jene auch in der Regel um so länger an und können sich in verschiedenen Schwankungen hinsichtlich ihrer Intensität über Tage und selbst Wochen hinziehen. Man hat die fraglichen Störungen vielfach als anti- und postepileptische bezeichnet, indem man bloss den Krampfanfall als das epileptische Moment ansah. Zum Zwecke leichterer Verständigung mag das auch ganz gut sein. In Wirklichkeit aber hat man den epileptischen Anfall vom Beginne der ersten Bewusstseinsstörung bis zum völligen Verschwinden derselben zu rechnen und den Krampfanfall selbst nur als das Höhestadium desselben zu betrachten.

Was sodann die Krämpfe anlangt, so können dieselben alle nur möglichen Schattirungen, von dem leichtesten Schielen oder flüchtigsten Erstarren des Auges an bis zu dem gewaltigsten Tetanus zeigen, oder auch in allerhand statischen Krämpfen, sowie in den heftigsten Tobsuchtsanfällen zum Ausdruck kommen. Bisweilen äussert sich der Krampf nur in einem bestimmten Laute oder in dem Pfeifen bestimmter Töne. Dabei können sich die Kranken einmal auf dem Absatze umdrehen oder in die Hände klatschen, einen Knix oder sonst dergleichen machen, was namentlich dann, wenn man mit ihnen plaudernd einherhergeht, besonders auffällig wird. Einer meiner Kranken krähte wie ein Hahn; dann stiess er rauhe Laute aus, die dem Bellen eines Hundes glichen. Auch kroch er wohl wie ein Hund auf allen Vieren umher. Erst später gesellten sich wahre epileptische Anfälle dazu und erwiesen damit jene Vorkommnisse als ihnen zugehörig, beziehentlich als Aequivalente ihrer selbst.

Wegen der häufigen Bewusstseinstrübungen sind eine grosse Anzahl von Wahrnehmungen der Kranken sehr ungenau, und ihre Erinnerungen, gerade so wie die der Hysterischen, deshalb auch höchst mangelhaft, ja oft dem wirklichen Vorgange ganz entgegengesetzt, was in Verbindung mit ihrem Verfolgungswahne unter Umständen von grosser Bedeutung werden kann. So klagte einer meiner Kranken, dass die beiden Wärter, welche ihn zu baden beauftragt gewesen wären, ihn haben todtschlagen wollen und wies dess zum Zeugniss auf die mächtigen Blutunterlaufungen hin, welche sich auf seiner rechten Gesichtsseite befanden. Der Mann hatte im Bade einen epileptischen Anfall bekommen und, ehe die Wärter ihn aus der kupfernen Wanne, in der er zu versinken drohte, heraus hatten, war er in seinen Krämpfen mehrmals mit der rechten Gesichtshälfte auf den Rand derselben aufgeschlagen. Er hatte die Folgen davon den Wärtern als ihm absichtlich zugefügte Misshandlungen aufgefasst und klagte so seine Lebensretter an, dass sie ihn haben mit Gewalt umbringen wollen.

Wie die Epileptiker überhaupt sehr zu Gewaltthätigkeiten geneigt sind, so sind sie es ganz besonders, wenn ihr Zustand sich verschlimmert hat, also in dem ihnen eigenen Anfalle selbst, beziehungsweise in den Zuständen getrübten Bewusstseins, mit denen diese letzteren anfangen und endigen, aus denen sie überhaupt in einer grossen Anzahl von Fällen der Hauptsache nach bestehen. Die brutalen, impulsiven Handlungen, deren wir im Cap. XVII, pag. 411, hinsichtlich der Epileptiker gedacht haben, kommen vornehmlich in ihnen zum Vollzuge.

Oft werden die Kranken von Angstanfällen heimgesucht, die zu raptus- und furorartigen Ausbrüchen Veranlassung geben, in denen sie aber im Ganzen sehr wohl wissen, was geschieht, und die darum von den ganz analogen Zuständen, welche als Aequivalente eigentlich epileptischer Anfälle eintreten, sehr zu unterscheiden sind. Denn in diesen ist das Bewusstsein immer stärker getrübt, zum Theil parästhetisch, und der Kranke weiss, wenigstens von seinen relativ gesunden Zuständen aus aufgefasst, nicht, was vorgeht. Er befindet sich in einer ganz anderen Welt, sieht Alles mit anderen Augen an. Fremdartige Gestalten umgaukeln ihn, wunderbare Stimmen hallen in sein Ohr. Er selbst ist ein ganz Anderer. Vielfach verbinden sich diese Zustände mit den Angstanfällen, und der Furor epilepticus, in welchem sich die Kranken von allerhand schreckhaften Wesen, ungeheueren Mengen, die auf sie eindringen, bedroht fühlen, und gegen die sie sich zur verzweifelten Wehr setzen, kommt zum Ausbruch. An die einfachen Angstanfälle und die aus ihnen entsprungenen raptus- oder furorartigen Ausbrüche mit alledem, was in ihnen vorgekommen, pflegt in der Regel eine leidlich gute Erinnerung vorhanden zu sein; an die letztgenannten Zustände und die in ihnen zum Ablauf gekommenen Ereignisse nicht. Die Erinnerung an dieselben fehlt manchmal ganz und gar. Manchmal ist sie nur sehr dunkel und ertreckt sich auf blosse Einzelheiten. Wo sie deutlicher vorhanden ist, ist sie doch nur ganz oberflächlich, eine ganz allgemeine, sogenannte summarische.

Unter den Parästhesien spielen die des Gemeingefühles, beziehungsweise der Selbstempfindung, sowie die des Gehörs-, und Gesichtssinnes eine hervorragende Rolle. Sehr häufig herrscht eine ganz auffallende Euphorie. Die Kranken erklären sich für gesund, wollen, sind sie in Irrenanstalten, entlassen werden. Die Krämpfe hätten nichts zu bedeuten. Ihr Geist sei vollständig frei, und sie selbst so zu nützlichem Thun geschickt, dass es nicht zu verantworten sei, sie noch länger zurück zu halten. Andere Male fühlen sie sich gedrückt. Sie haben keine Hoffnung mehr zu genesen. Das Beste wäre, man gäbe ihnen den Tod. In jeder Art sei ihnen derselbe willkommen, nur je eher, je lieber. Durch ein Suicidium, häufig in der grausamsten Art versucht oder ausgeführt, erfüllen sie sich diesen Wunsch und machen allen ihren sonstigen Qualen ein Ende.

Sehr häufig halten sich die Epileptiker für Individuen, welche mit einer besonderen, einer hohen Mission betraut sind. Schon bei solchen, die noch nicht als psychisch Gestörte im engsten Sinne des Wortes anzusehen sind, tritt das oft in grellster Weise zu Tage, und merkwürdiger Weise, eine grosse Anzahl von Menschen, welche eine hohe Mission thatsächlich erfüllt haben, sind Epileptiker gewesen. Wir heben von ihnen nur Cäsar, Carl V., Peter den Grossen, Napoleon I., Muhammed, Gregor VII., Pius IX., J. J. Rousseau, Katharina II. (?), sowie den Apostel Paulus, der ebenfalls Epileptiker gewesen sein soll, hervor. Bei den an Paranoia leidenden Epileptikern zeigt sich aber das in allerhand Wahnvorstellungen, die sie mehr oder minder rücksichtslos äussern. Sie sind berufen worden durch eine Stimme vom Himmel, die Welt von Neuem zu bekehren. Der Herr sei ihnen persönlich erschienen und habe sie mit ungewöhnlichen Kräften ausgestattet, um sie zu diesem Berufe geschickt zu machen. Sie seien einer der alten Propheten in anderer Person. Sie seien Elias, Daniel, Samuel, welche in sie hinein gefahren. Sie seien, wenn auch nicht der Herr selber, so doch ein Theil von ihm; da er ihnen von seinem Geiste mitgetheilt habe. Dabei predigen sie ab und zu mit grossem Pathos, Bibelstelle auf Bibelstelle aneinander reihend, oder singen in feierlicher Weise Bruchstücke von Chorälen, Hymnen, Oratorien, manch Einen, der sie hört, bestrickend. Zwischendurch aber schleudern sie auch Flüche gegen Alle, welche nicht an sie glauben, und verdammen kraft der Macht, die ihnen dazu verliehen worden ist, einen Jeden, der ihnen entgegentritt. Ja sie können selbst thätlich werden und mit irgend einem wuchtigen Gegenstande, der ihnen gerade zur Hand ist, das Otterngezücht vernichten, das wider sie zischt.

Um so greller ist der Gegensatz, in welchem die hochgradige Moral insanity, zumeist eine active, zu dem Allen steht, die derartigen Kranken eigen. Kein Mittel ist ihnen zu schlecht, um ihrem Egoismus Genüge zu leisten. Sie klatschen und klagen hinterrücks an; indem sie aus einer Mücke einen Elephanten machen und, indem sie einem gleichen Kranken beispringen, um ihn in seinen Krämpfen zu unterstützen, räumen sie ihm die Taschen aus und bringen ihn um Hab und Gut. Ja, um ihre perverse Wollust zu befriedigen, kommt es ihnen auch nicht darauf an, ihrem unglücklichen Opfer, damit ihr Verbrechen geheim bleibe, das Leben zu nehmen, und, um aus unliebsamen Verhältnissen wegzukommen, Haus und Hof in Brand zu stecken, unbekümmert darum, ob dabei Dutzende von Menschen zu Grunde gehen oder nicht. Die Geschichte der Greifswalder Irrenanstalt liefert dafür schlagende Beweise.

Entwickelt sich die Paranoia vornehmlich auf toxischer Grundlage, in Folge von Alkoholismus, Opianismus, Cannabinismus, auf Grund von Pellagra, so tritt insbesondere das moralische Deficit, die Charakterlosigkeit, die Abhängigkeit von der Umgebung, von einzelnen Personen, die einen geradezu bestimmenden Einfluss auszuüben vermögen, hervor. Parästhesien, Halucinationen, meist sehr quälender Art, wenn nicht durch den Genuss des bezüglichen toxischen Mittels eine vorübergehende Veränderung herbeigeführt wird, Gefühle von Unruhe, Angst, Beklommenheit machen den Kranken oft ihr Leben zur Qual. Es entwickelt sich ein wahres Taedium vitae und die eigene Hand setzt nicht selten ihrem Sein ein schnelles Ziel. Es geschieht das gewöhnlich in Zuständen grösserer Ergriffenheit, wie sie stärkeren Debauchen zu folgen pflegen, und die frühen Morgenstunden sind deshalb diesen Leuten ganz besonders gefährlich.

Für die Paranoia der Alkoholischen sind sehr charakteristisch die sexuellen Delirien, die, wie wir das schon in Cap. XVII, pag. 410, betont haben, wesentlich um ihre Impotenz sich drehen. Sie quält die Untreue ihrer Frauen, die Missachtung ihrer Umgebung, die ihnen in Worten und Handlungen ihre sexuellen Ausschreitungen und Vergehungen vorwerfen. Kein Mensch geht an ihnen vorüber, ohne sie scheel und höhnend anzusehen, und selbst junge Bursche scheuen sich nicht, ihnen laut oder verstohlen ein „Hahnrei", „Onanist", „Päderast", oder wie sonst die volksthümlichen Ausdrücke dafür sind, zuzurufen und durch Mienen und Gesten zu verdeutlichen.

In vielen Fällen entwickelt sich auf Grund des Alkoholismus eine Art Epilepsie, die sogenannte Alkoholepilepsie. Ungefähr 10% aller Alkoholisten sollen an ihr in bald höherem, bald geringerem Grade leiden. Die Paranoia in solchen Fällen bekommt dann etwas der Paranoia der Epileptiker Aehnliches, ja geht geradezu in dieselbe über. Man braucht nur daran zu denken, dass Epileptiker sehr stark zum Alkoholgenuss hinneigen, und wird das ohne viele Auseinandersetzungen begreiflich finden.

Beziehentlich der etwaigen charakteristischen Eigenthümlichkeiten der Paranoia der Opiophagen und Morphinisten sind wir noch sehr wenig unterrichtet. Hinsichtlich der Canabinisten, der Haschischesser wissen wir, dass durch einen glühenden Fanatismus sie sich auszeichnet, der im Vereine mit der entsetzlichsten moralischen Depravation die mit ihr Behafteten zu den schrecklichsten der Schrecken der Menschheit machen kann. Betreffs der Paranoia und ihrer Besonderheiten auf Grund von Pellagra, verweisen wir auf das in Cap. XVII, pag. 407 u. ff. darüber Gesagte.

Bis hierher hat die Paranoia in ihrem Verlaufe einen durchaus melancholischen Charakter. Jeder primär oder originär Verrückte, so lange sein Intellect wohl erhalten ist, ist ein Melancholiker; mag auch immerhin einmal auf kurze Zeit, auf eine oder auch ein Paar Stunden eine mehr maniakalische Stimmung zum Durchbruch kommen und ihre Herrschaft ausüben. Aber die Melancholie ist je nach dem Naturell, dem Temperamente verschieden und in dem einen Falle mehr eine simplex, in dem anderen mehr eine activa. Die melancholische Form unserer Paranoia ist die von *Kahlbaum* so genannte Paranoia descensa und, je nachdem nun die Melancholie in ihr sich zeigt, erscheint sie hier als eine descensa simplex, dort als eine descensa raptuosa.

Entwickelt sich die Paranoia weiter, so schlägt leicht die melancholische Stimmung um, und eine maniakalische greift Platz. Der Intellect hat dann aber regelmässig bedeutende Einbusse erlitten, und sich ein bereits mehr oder minder grosser Schwachsinn entwickelt. Ein moriaartiges Wesen macht sich breit und die Paranoia ascensa *Kahlbaum's*, die damit zu Platze kommt, unterscheidet sich, ausser ihrer Entstehung nach, in nichts mehr von der maniakalischen Form der Paranoia secundaria. Schreitet der bezügliche Process noch weiter vor, so kommt es zu Stumpfsinn, Blödsinn, und dieser ist unter allen Umständen sich gleich.

Nicht immer nimmt die Paranoia den stetigen Verlauf, wie wir ihn geschildert haben. In der grössten Mehrzahl der Fälle, und namentlich der auf originärer Veranlagung beruhenden, bleibt sie auf die ersten Stadien beschränkt und Zeitlebens, bis in das höchste Alter hinein, eine inchoata, corrupta oder argutans, oder auch eine rudimentaria, selbst eine persecutionis et persecutoria. Namentlich die Fälle der letzteren auf Grund intellectueller Parästhesien, die den sogenannten Querulantenwahn bedingen, pflegen keine weitere Entwickelung zu erfahren und vornehmlich nicht in die ausgesprochenen Schwächezustände überzugehen. Dagegen nehmen die auf hypochondrischer, hysterischer, epileptischer Grundlage beruhenden Fälle sehr gern diesen Ausgang und schreiten allmählich einem immer tieferen Verfalle zu. Einen ähnlichen Ausgang nehmen auch die im Zusammenhange mit Intoxicationen stehenden hierher gehörigen Zustände; es sei denn, dass den bezüglichen Mitteln entsagt oder ihnen entflohen wird. Eine mehr oder minder grosse Schwäche, Imbecillität oder Fatuität, bleibt indessen nur zu oft zurück.

In anderen Fällen werden die Anfangsstadien gewissermaassen im Fluge durchgemacht oder scheinbar auch übersprungen, und die Paranoia universalis kommt in ganz kurzer Zeit, in wenigen Tagen, bisweilen anscheinend plötzlich und ganz wie unvermittelt zum Ausbruch. Es liegen derselben dann immer Halucinationen zu Grunde. Die Kranken geben mit aller Bestimmtheit Tag und Stunde an, da sie zum ersten Male eine gewisse Erscheinung, eine gewisse Vernehmung hatten. „Es war am 13. Mai im indischen Ocean, auf der Fahrt von Singapore nach Point de Galle, wo ich zuerst die Spirits vernahm," erklärte mir immer und immer wieder ein etliche dreissig Jahre alter Matrose. „Es war am 16. März, Abends gegen 7 Uhr, nachdem ich von der Arbeit heimgekehrt war, dass mir zum ersten Male der Heiland erschien und zu mir redete," wiederholte, so oft er danach gefragt wurde, ein ungefähr 40 Jahre alter Torfstecher. „Es war zu St. am 9. September in der Mittagsstunde, draussen vor dem Thore, dass mir zum ersten Male diese beleidigenden Schamlosigkeiten zugerufen wurden," war die stete Antwort eines Landwirthes in mittleren Jahren, wenn er nach dem ersten Auftreten seiner Gehörshalucinationen gefragt wurde. Indessen, wenn man genauer nachforscht, wird man immer finden, dass es sich in solchen Fällen um stark psychopathische Naturen handelt, bei welchen schon lange eine Reihe paranoetischer Zustände vorhanden waren, die aber nicht weiter beachtet oder auch ganz übersehen wurden. Unter dem Einflusse irgend einer Schädlichkeit, am häufigsten dem gastro-intestinaler Katarrhe, akuter sexueller Erkrankungen, welche die Psychopathie steigern, die paranoetischen Zustände oder auch bloss deren Elemente verstärken und vermehren, brechen dann auf einmal die Halucinationen aus.

Man hat diese Form von Paranoia, bei der eben die Halucinationen des Gehörs und Gesichts die Hauptrolle spielen, als halucinatorische Verrücktheit bezeichnet. *Samt* hat in derselben zwei Formen unterschieden: eine deprimirte und eine exaltirte. Jene soll sich in Verbindung mit blossen Gehörshalucinationen finden, diese in Verbindung mit solchen des Gesichts. Auch nach meinen Beobachtungen ist das im Ganzen richtig. Doch habe ich eine unzweifelhaft exaltirte Form auch einmal mit blossen Gehörshalucinationen vergesellschaftet gefunden. Exaltirt ist indessen, namentlich hier, nicht gleichbedeutend mit maniakalisch. Auch die exaltirt Verrückten sind melancholisch. Das gehemmte Ich ist das in ihnen herrschende. Allein sie sind nicht pathisch; sie sind pathetisch. Ihr Ich liegt nicht kraftlos darnieder. Es drängt nach Entfesselung, nach Befreiung, Erlösung. Es ist eine active Melancholie, in welcher es sich äussert.

Dagegen kommt unter anderen Verhältnissen auch wirklich eine maniakalische Form der Paranoia so rasch zur Entwickelung, dass sie allein für das ganze Krankheitsbild bestimmend wird. Da indessen ihr meistentheils stärkere melancholische, raptus- und furorartige Zustände, wenn sie auch nur von kurzer Dauer waren, voraufgegangen sind, so sind sie von den entsprechenden secundären Formen, der Moria in ihrer mannigfachen Gestaltung, nicht wohl zu unterscheiden. Sie haben darum auch nur ein mehr theoretisches Interesse, als dass sie von irgend welcher anderen Bedeutung wären.

Die Paranoia primaria et originaria verhält sich somit in ihrem Verlaufe thatsächlich ganz und gar wie die Paranoia secundaria, und da diese wieder analog der Ves. typica verläuft, so verläuft auch sie analog dieser und damit wieder dem Zuckungsgesetze des ermüdeten und absterbenden Nerven gemäss.

Wenn wir uns das ganze Leben als eine Curve vorstellen, gebildet aus Zuckungen in Folge der einwirkenden Reize, so ist die Curve der zu psychischen Erkrankungen Disponirten und unter dem Drucke einer bezüglichen erblichen Belastung Stehenden besonders reich an lebhaften Zuckungen. Die Ves. typica erscheint oft nur als eine besonders hohe, eine alle anderen weit überragende, gewaltige Zuckung, meist in Mitten der übrigen, die paralytica als eine solche am Ende derselben. Die übrigen, Zustände stärkerer Reizbarkeit bezeichnenden Zuckungen treten vor ihnen beiden so sehr zurück, dass sie sich gewissermaassen vor ihnen verlieren und sie als ganz isolirte erscheinen lassen — ein einmaliges Erkranken, was sie aber in Wirklichkeit häufig wenigstens nicht sind. Die Curve der gesunden, ihr Leben normal vollendenden Menschen ist dagegen eine sanfte Wellenlinie mit nur hin und wieder etwas stärkeren Erhebungen und Kräuselungen.

Je nach dem Lebensalter, in welchem die Paranoia universalis zur Entwickelung kommt, erhält sie, unbeschadet all der sonstigen Umstände, welche ihr Wesen beeinflussen und ihr einen eigenartigen Ausdruck verleihen, doch noch einen ganz besonderen Charakter. Da sie überhaupt nur darauf beruht, dass das Nervensystem und vornehmlich das psychische Organ an Energie Einbusse erlitten hat, weil es in seiner Ernährung eine tiefgreifende und darum meist nicht nur andauernde, sondern mit der Zeit noch zunehmende Schädigung erfahren hat, die über kurz oder lang mit der Functionseinstellung endet, und da sie somit gleich jeder anderen Psychose nur der Ausdruck der Involution, des Absterbens des Nervensystemes, vornehmlich aber des psychischen Organes darstellt; so bringt jede Paranoia es mit sich, und je früher sie auftritt und je rascher sie sich entwickelt, um so sicherer, dass die Weiterentwickelung der Psyche an sich gehemmt und aufgehoben wird. Die bezüglichen Individuen verharren deshalb zeitlebens auf der Stufe psychischer Entwickelung, auf welcher sie, so zu sagen, von der Paranoia befallen wurden. Sie bleiben Kinder, Knaben, unreife Jünglinge, alberne Mädchen, Männer, Frauen die einer ganz anderen Zeit angehören, als in welcher sie leben.

Je nachdem nun letzteres geschehen ist, unterscheiden wir, wie schon im Cap. XIII ausgeführt worden, eine Paranoia puerilis, puberum oder adolescentians, mediae aetatis, climacterica, senilis.

Von der Paranoia puerilis, deren Wesen also das Kindische ist, haben wir schon gesagt, dass sie nur schwer vom eigentlichen Idiotismus zu unterscheiden sei, in der grossen Mehrzahl der Fälle sogar mit ihm zusammenfalle. Die bezüglichen Kranken werden darum auch in der Regel schlechtweg als Idioten bezeichnet. Es sind meistentheils Individuen mit sehr verkümmerter Intelligenz und darum so gut als bildungsunfähig. Zwar kann man sie lesen, schreiben und rechnen lehren; allein das Lesen erhebt sich nicht leicht über ein unverstandenes Aussprechen gedruckter oder auch einmal geschriebener Worte, bleibt gewöhnlich nur eine höhere Art von Buchstabiren. Das Schreiben beschränkt sich auf das Gekritzel des eigenen Namens, und das Rechnen auf das Auswendigwissen einzelner Sätze aus dem Einmaleins. Die Moral insanity dieser Kranken pflegt eine sehr bedeutende zu sein und ihre Geschmacksrichtung eine durchaus verkehrte. Abgesehen von ihren kindischen Neigungen und Liebhabereien, die sich unter Anderem auch in einer häufig zu Tage tretenden Paraphrasia infantaria zu erkennen geben, ist vornehmlich das moriaartige Gebahren dafür bezeichnend. Die Paranoia puerilis bietet meistentheils, wenn nicht immer, das Bild einer Moria dar, und es wirkt dasselbe um so komischer, als die Kranken sich gewöhnlich für ganz bedeutende Persönlichkeiten, namentlich für wahre Ausbunde von Klugheit ausgeben, überzeugt, dass Jedermann, dem sie es sagen, auch glaubt.

Die Paranoia puberum oder adolescentians, die Hebephrenie *Kahlbaum's*, ist, wie dieser selbst angegeben hat, in ihrer Eigenart durch das Stehenbleiben auf der Stufe der Flegeljahre bestimmt. Das Ungeschlachte, das Ungelenke, das Vorlaute und Naseweise, das seinen Grund in der Sucht, sich geltend zu machen hat, ist das Charakteristicum der letzteren. Meistentheils spielt das hypochondrische Element in ihr eine Hauptrolle und in der Regel im Zusammenhange mit sexuellen Ausschreitungen und Verirrungen gröbster Art. Die Wahnvorstellungen drehen sich deshalb vorzugsweise um den eigenen Gesundheitszustand, beziehungsweise die mannigfachsten Erkrankungen, die sich ausgebildet haben sollen; sodann um allerhand geschlechtliche Excesse, zu denen die Kranken auf Grund entsprechender Parästhesien benutzt werden, endlich um religiöse und kirchliche Dinge, von denen wir wissen, dass sie gerade bei sexuell sich krankhaft verhaltenden Menschen einen grossen Theil ihres gesammten psychischen Lebens ausmachen.

Nachdem die Paranoia puberum oder adolescentians lange Zeit einen melancholischen Charakter an sich getragen hat, auf Grund dessen eine Menge von raptus- und furorartigen Zuständen zum Ausbruch kamen, nimmt sie ein mehr maniakalisches Wesen an und wird zu einer Moria. Nach und nach geht sie indessen aus dieser in einen mehr stuporosen Zustand über, in welchem eine Reihe von katatonischen Vorgängen zur Erscheinung kommen und wird damit zu einer katatonischen Verrücktheit selbst. In dem Uebergange dieser zum eigentlichen, dem apathischen Blödsinne, kommt, wenigsten nach meinen Beobachtungen, die Parapraxia und Paraphrasia imitatoria, das Echo *Romberg's*, am häufigsten vor.

Die Paranoia mediae aetatis wird insonders durch das Bild charakterisirt, das wir von der Paranoia im Allgemeinen zu entwerfen gesucht haben. Die Paranoia climacterica trägt vorzugsweise die Charaktere der auf hysterischer Grundlage beruhenden an sich. Doch walten die sexuellen Wahnvorstellungen vor und namentlich das Begnadigtsein, noch einmal den Heiland gebären zu sollen oder ihn auch schon noch einmal geboren zu haben. Die Kranken wollen von ihren Männern nichts mehr wissen. Sie sagen sich los von ihnen, werden gleichgültig gegen ihre Kinder, stossen sie von sich. Eine wahre Misopädie greift Platz. Dabei aber hängen sie mit Inbrunst an dem Kinde, das sie unter ihrem Herzen zu tragen wähnen. Die menstrualen Vorgänge sind ihnen Quellen unendlichen Schmerzes. Sie sehen sie als die Folgen von Abortus an und werfen ihrer Umgebung vor, diese letzteren absichtlich herbeigeführt zu haben, ja wohl auch ihnen das Kind mit

Gewalt aus dem Leibe gerissen zu haben. Nach vollständiger Involution des Geschlechtsleben bildet auch hier sich ein moriaartiger Zustand aus, in dem die Kranken Jahre lang als Mutter des Heilandes, als Himmelskönigin u. dgl. m. existiren können, oder eine grössere Apathie wird herrschend, die endlich in vollständigen apathischen Blödsinn überzugehen vermag.

Die Paranoia senilis ist hauptsächlich durch die Gebrechen des Alters, den Nachlass der geistigen Kräfte und die daraus entspringenden übelen Folgen näher bestimmt. Die Kranken fühlen sich verändert, gebrechlich, hinfällig. Der Schlaf lässt nach, so dass sie die halbe Nacht und noch mehr wach verbringen, und dennoch sind sie nicht frisch genug, um etwas zu thun und sich die Zeit vertreiben zu können. Am Tage ermüden sie leicht, werden schläfrig, schlafen wohl auch ein, indessen um nach kurzer Zeit zu erwachen, ohne das erquickende Gefühl, wirklich geschlafen und ausgeschlafen zu haben. Ihr Bewusstsein ist deshalb auch nur selten ein ganz klares. Eine leichte Umflorung, eine mässige Trübung desselben ist fast immer herrschend. Die Folge davon ist, dass die Umgebung nur mangelhaft und illusorisch aufgefasst wird, und die Erinnerung an das Erlebte schwach und undeutlich, das Gedächtniss somit selbst schwach, ungenau und trügerisch ist. Eine weitere Folge davon wieder ist, dass die Kranken sehr häufig nicht finden, was sie suchen; weil sie nicht wissen, wo sie es hingelegt haben, und dass nun der Wahn bestohlen worden zu sein und fortwährend bestohlen zu werden, sich einstellt und allmählich einnistet. Die Kranken halten sich von Dieben umgeben. Auf Grund von Gehörstäuschungen fühlen sie sich namentlich Nachts von Einbrechern, Räubern, Mördern bedroht. Grosse Angst bricht aus und im Gefühle ihrer Ohnmacht — sie sind nichts mehr; sie können nichts mehr; sie sind ganz und gar in die Hände Anderer gegeben, ein Spielball ihrer Launen, den man hinwirft, wohin man gerade will — verbarrikadiren sie Thür und Fenster, rufen sie laut um Hülfe und kommen nicht eher zur Ruhe, als bis ihnen solche wird. Sie erkennen die Leute, die ihnen nahen, erzählen ihnen treuherzig, was sie bedroht hat, und dadurch unterscheidet sich wesentlich diese Form der Paranoia in gewissen ihrer Paroxysmen von denen durch Epilepsie, Alkoholismus u. dgl. m. beeinflussten; da ja in diesen gerade die Hülfe leistenden Nächsten auf Grund illusorischer Auffassungen als die ärgsten Feinde mit angesehen werden. Im Zusammenhange mit dem Wahne bestohlen und um das Seinige gebracht zu werden, steht auch der, Nichts mehr zu besitzen, nicht mehr zu haben, wovon leben können, verhungern zu müssen. Die Kranken weigern sich noch etwas zu geniessen, weil sie es nicht mehr bezahlen können, und lassen selbst bei grossem Hunger die ihnen sonst liebsten

Speisen, welche man ihnen, um sie zum Essen zu reizen, vorgesetzt hat, unberührt stehen.

Sehr bezeichnend für die Paranoia senilis ist auch die Neigung der Kranken sich selbst schlecht zu machen und zu beschimpfen. Sie seien nichts mehr werth. Sie seien alte, unbrauchbare Kerle, zu nichts mehr nütze, als begraben zu werden. Solche alten Rosse, solche alten Esel, wie sie, gehörten auf den Schindanger u. s. w. Doch halten sie weder dafür, dass sie das Eine seien, noch, dass das Andere zu geschehen habe. Es sind vielmehr blosse Paraphrasien, durch welche gewissen Parathymien Luft gemacht wird, ohne dass diese schon das ganze Selbst betroffen und thatsächlich auch schon umgewandelt hätten. Späterhin können allerdings solche Delirien zum Ausbruch kommen. Die Kranken erklären dann unter Heulen und Wehklagen, dass sie ganz verkommen seien, dass sie seit Langem schon verstorben, dass sie schon verfault seien, oder auch, dass sie gar nichts mehr seien, nur noch Schatten, Schemen u. dgl. m. Andere Male drängen sich ihnen Vorstellungen von lebendig zerhackt, begraben, gepfählt zu werden auf, dass ihnen der Kopf abgeschnitten, die Augen ausgestochen, die Ohren ausgebohrt werden sollen. Doch gehören dieselben schon dem Stadium stärkerer Verblödung an. Den Uebergang zu demselben bildet auch hier ein moriaartiger Zustand, der sich in Nichts von dem in anderen Formen der Paranoia unterscheidet, aber bei dem gebrochenen Körper, dem kahlen oder ergrauten Haupte, dem zahnlosen Munde unheimlicher als sonst hervortritt.

In nicht seltenen Fällen hat die Paranoia senilis in ihrem Verlaufe eine grosse Aehnlichkeit mit der Ves. paralytica progressiva. Die Kranken sind unternehmungslustig, richten sich neu ein, wollen heirathen, heirathen wohl auch wirklich noch einmal, debauchiren auch sonst in Venere, vergreifen sich selbst an ihrem eigenen Geschlechte, an Kindern. Sie erklären sich für unendlich reich, mächtig, vornehm, sind Millionäre, Excellenzen, beherrschen grosse Strecken Landes. Schliesslich gehen sie, verworrener und verworrener geworden, an allerhand trophischen Störungen, unter denen auch die verschiedenen Hämatome eine Rolle spielen, zu Grunde.

Das Ende jeder Paranoia senilis ist überhaupt vollständiger Zerfall und in psychischer Beziehung somit Blödsinn, in rein somatischer allgemeine Lähmung, wozu mehr oder weniger zahlreiche, aber selten fehlende apoplectiforme, oft nur als Schwindel sich bemerkbar machende Anfälle noch das Ihrige beitragen.

b) Der Idiotismus und Cretinismus.

Wenn die angeborene oder auch in den allerersten Lebensjahren erworbene psychische Schwäche, zumal des Intellectes so gross ist, dass die betreffenden Individuen in ihren Leistungen weit unter dem Durchschnittsmaasse der menschlichen Leistungen überhaupt zurückbleiben, so bekommen wir es, wie uns ebenfalls Cap. XIII bereits gelehrt hat, mit dem Idiotismus, beziehungsweise dem Cretinismus zu thun. Der Idiotismus und Cretinismus unterscheidet sich also von den soeben besprochenen Formen psychischer Schwäche dadurch, dass von vornherein in ihnen der Intellect ergriffen ist, während in diesen er lange Zeit recht gut erhalten bleibt und erst verhältnissmässig spät allmählich abnimmt. Der Idiotismus und Cretinismus beruht darum auch nicht sowohl auf einem erlahmenden und absterbenden psychischen Organe, als vielmehr auf einem bereits lahmen, in einzelnen seiner Theile gewissermaassen schon abgestorbenen, darum nicht gehörig oder auch gar nicht entwickelten und darum wieder defecten psychischen Organe. Es kann deshalb auch nicht gut von einem besonderen Verlaufe des Idiotismus und Cretinismus die Rede sein, insofern dabei die Evolution und Involution eines bestimmten Krankheitsprocesses oder Krankheitsbildes in Betracht kommen; sondern es kann sich die Schilderung derselben bloss auf die Erscheinungsweisen erstrecken, unter denen sie in den einzelnen Fällen auftreten.

Entsprechend den drei Graden des einfachen Blödsinnes, welche wir angenommen haben, unterscheidet man Idioten oder auch völlige Idioten, Halbidioten und einfach Schwachsinnige. Doch hat man die letzten beiden Gruppen auch vielfach zu einer einzigen zusammengezogen und ihre Glieder mit dem gemeinsamen Namen Imbecille belegt. Allein praktisch ist das nicht unbedenklich und führt leicht zu Irrthümern und Verwirrung. In Foro ist nämlich, wie das nicht anders sein kann, der einfach Schwachsinnige, den wir unserer Eintheilung gemäss als imbecill bezeichnen wollen, durchaus von dem Halbidioten, der unseren Fatuis, Stumpfsinnigen, entspricht, zu trennen. Die Imbecillen sind im grossen Ganzen den Unmündigen, nach den verschiedenen Gesetzbüchern und gerichtlichen Processen also den Leuten unter 16, 18, 21 Jahren, die Halbidioten den älteren Kindern, also Individuen von ungefähr 6 bis 12 und 14 Jahren gleichzustellen; während die völligen Idioten etwa den Säuglingen oder Kindern in den ersten Lebensjahren gleich zu achten sein dürften. Die völligen Idioten sind eben Blödsinnige im allerengsten Sinne des Wortes, und ihre psychischen Thätigkeiten erheben sich thatsächlich nicht über das Niveau derer kleiner Kinder, ja in vielen Fällen nicht über das eines Säuglings, eines Neugebornen. *Kraus* hat deshalb auch zwei Arten von ihnen unterschieden und die einen **sinnlose**, die anderen **blödsinnige** genannt, zu denen dann auch nach ihm noch die **stumpfsinnigen** und **schwachsinnigen** hinzutreten.

Die sinnlosen Idioten stellen die allerschwersten Formen des Idiotismus dar. Die Sprache mangelt ihnen ganz. Nur unarticulirte, thierische Laute, ein Lallen und Kreischen ist es, was sie, um ihren jeweiligen Gefühlen Ausdruck zu geben, hören lassen. Sie sind **Alali** in des Wortes vollster Bedeutung.

Die blödsinnigen Idioten fangen gleichsam an zu sprechen. Sie gebieten über eine Anzahl von Worten zur Bezeichnung der allergewöhnlichsten, zugleich aber nur niedrigsten Lebensbedürfnisse. Doch sprechen sie diese Worte nur sehr mangelhaft aus und reihen sie einfach an einander, ohne sie auch bloss im Entferntesten syntaktisch zu verbinden und zu gliedern. Die Halbidioten dagegen besitzen schon einen grösseren Sprachschatz und wissen denselben auch bereits in einer höheren Weise zu verwerthen. Allein im Allgemeinen ist dieser Sprachschatz doch nur auf Bezeichnungen ganz concreter Dinge beschränkt und die Verwendung desselben die möglichst einfache. Natürlich kommen dabei eine grosse Anzahl von Abstufungen vor, entsprechend den Entwicklungszuständen des späteren Kindesalters, das wir von etwa 6 bis zu 10 oder 12 Jahren gerechnet, und dessen geistige Potenz wir der der Halbidioten ungefähr gleichgestellt haben. Im grossen Ganzen indessen fehlen noch die Worte zur Bezeichnung mehr abstracter, sogenannter übersinnlicher Vorstellungen oder Begriffe; weil diese selbst noch fehlen und nicht erfasst zu werden vermögen. Die bezüglichen Worte sind ein leerer Schall, der, wie er vernommen wird, so auch wieder vergeht, und das immer in um so höherem Grade, je tiefer die Stufe ist, auf welcher das betreffende Individuum steht. Die Imbecillen nähern sich den Menschen von einer Durchschnittsbegabung. Für das Abstracte haben jedoch auch sie nur ein sehr mangelhaftes Verständniss, und das tritt ebenfalls um so schärfer hervor, je weiter sie in der Entwicklung zurückgeblieben sind. Die gelindesten Formen des Schwachsinnes, beziehungsweise die Uebergangsformen von ihm zu der Durchschnittsbegabung bilden die Beschränktheit, welche in der verschiedensten Art und Weise sich zu äussern vermag, unter Anderem selbst unter dem Bilde einer reichen und glänzenden Begabung auftritt, mittelst welcher indessen Nichts oder wenigstens nichts Ordentliches geleistet wird.

Das ganze Leben der völligen Idioten dreht sich nur um die Befriedigung des Nahrungsbedürfnisses. Sind sie satt, so haben sie kein Verlangen mehr. Sie sind unerregbare, torpide Naturen und selbst in geschlechtlicher Beziehung legen die tiefst stehenden eine vollständige Gleichgiltigkeit an den Tag; während die etwas weiter entwickelten zwar hie und da

Andeutungen von geschlechtlichen Empfindungen zeigen, aber einen eigentlichen Geschlechtstrieb auch nicht besitzen. Alle völligen Idioten sind zeugungsunfähig, im vollsten Sinne des Wortes impotent, wenngleich auch hie und da etwas von Wollust bei ihnen zu Tage tritt und eine Art Befriedigung derselben gesucht wird.

Die Halbidioten haben im Durchschnitt auch noch kein viel grösseres Verlangen. Auch bei ihnen dreht sich noch das ganze Sein um die allerniedrigsten Bedürfnisse und ihre Befriedigung; doch sind dieselben schon mannigfaltiger und legen Zeugniss für ein grösseres Unterscheidungsvermögen ab. Der Halbidiot ist schon wählerisch in seiner Nahrung, freilich der eine mehr als der andere, je nach dem Grade seiner Entwickelung; er ist schon leckerig. naschhaft, verräth indessen noch wenig Geschmack. Auch bei ihm ist der Geschlechtstrieb nur noch wenig ausgebildet. Er ist schwach, ohne bestimmtes Ziel und wird daher in jeder Weise, wie sich gerade die Gelegenheit dazu bietet, befriedigt. Das idiotische Frauenzimmer giebt sich jedwedem Manne hin, auch ohne dass es besonders erregt oder ihm gar Gewalt angethan würde; der idiotische Mann lässt sich verführen und missbrauchen, auch ohne dass besondere Künste dazu in Anwendung kämen. Wenn der Trieb, der nur selten sich regt, einmal wirklich erwacht, was immer auch dazu beigetragen haben mag, so wird ihm nachgegeben; weil kein bestimmtes Verlangen da ist, das als Correctiv wirkend das Individuum befähigte, auch nur den geringsten Widerstand ihm entgegen zu setzen. Der Halbidiot zeigt auch schon ein gewisses Gefühl für seine Stellung in der Welt und legt dieses durch das Verlangen, die Aufmerksamkeit Anderer auf sich zu ziehen und sich vor ihnen hervorzuthun, an den Tag. Er achtet darum auch auf sein Aeusseres und sucht dieses durch allerhand Firlefanz herauszustreichen. Doch kommt es ihm dabei auf Reinlichkeit, Sauberkeit auch nicht im Mindesten an, und allerhand wirklichen oder eingebildeten Putz findet man bei ihm mit dem tiefsten Schmutze ganz regelmässig vergesellschaftet. Die entwickelteren Halbidioten sind auch bereits im Stande, mancherlei ganz nützliche Thätigkeit zu entfalten. Nur darf man nicht mehr als die einfachste mechanische Arbeit von ihnen verlangen und an Selbstständigkeit auch nicht die geringsten Ansprüche stellen. Manche zeigen schon ein ganz besonderes Geschick zu mechanischen Fertigkeiten. Doch erheben sich ihre Leistungen niemals über das Niveau entsprechender Leistungen aus dem Kindesalter. Sie erscheinen nur unter den obwaltenden Umständen bedeutender als sie sind; weil sie in einem grellen Gegensatze zu den übrigen Leistungen desselben Individuums stehen und wenigstens etwas sind, während diese darauf eigentlich noch keinen Anspruch erheben können.

Auch die Imbecillen haben nur noch rein materielle Interessen. Um des Leibes Nahrung und Nothdurft, um das Geschlechtsleben und, was den Sinnen sonst Lust und Freude macht, bewegt sich ihr ganzes Dichten und Trachten. Es sind durch und durch materielle Naturen ohne all und jeden Zug idealen Lebens und Strebens. Aus einem Mangel an letzterem können wir darum auch immer auf eine gewisse geistige Schwäche schliessen; mag dieselbe auch sonst hinter allerhand kleinen Tüchtigkeiten zurücktreten und sich verbergen. Die bei Weitem grösste Mehrzahl der Imbecillen, wenn nicht sonst noch störende Einflüsse obwalten, können durchaus brauchbare Menschen und selbst hervorragend nützliche Mitglieder der Gesellschaft werden. Doch bedürfen auch sie noch immer der Leitung, und wo dieselbe einmal nicht nothwendig erscheint, da handelt es sich um eine bloss mechanische, rein maschinenmässige Arbeit, aber um Nichts, was wirkliche Selbstständigkeit, weitergehendes Urtheil und Entschluss verlangte. Bei vielen Imbecillen finden sich stärker hervortretende, einseitige Fähigkeiten, zur Technik, zum Zeichnen, zum Malen, zur Musik; doch erheben auch sie sich niemals zu einer gewissen Höhe durch dieselben, sondern erlangen höchstens ein niederes Virtuosenthum in ihnen, das, so lang sie jung sind, besticht, nachher aber durchaus kalt lässt oder sogar Mitleiden erweckt. Manche von ihnen haben ein höchst merkwürdiges Gedächtniss. Namen und Zahlen, die sie einmal gehört, behalten sie für alle Zeiten. Das Gerippe der Geschichte in seinen Einzelnheiten ist ihnen zu eigen, wie kaum einem Zweiten; allein was mit diesen Namen und Zahlen anfangen, wie das fragliche Gerippe zu einem Ganzen zu formen und durch die Thatsachen zu beleben, das wissen sie nicht, begreifen sie auch nicht. Wirklich zu rechnen, wirklich zu construiren ist kein Imbeciller im Stande, und zum Erstaunen ist, wie weit da mitunter diese Unfähigkeit geht. Leute, die den gewöhnlichsten Ansprüchen des Lebens noch genügen, soweit dabei die mehr mechanischen Thätigkeiten, das so schlechthin Praktische, in Betracht kommt, sind Nullen, sobald das kleinste Handelsgeschäft in Frage kommt. Wenn sie allenfalls auch noch mit dem kleinen Einmaleins fertig werden, die Brüche, die Regeldetri machen ihnen unüberwindliche Schwierigkeiten, und sie sind so vollständig in die Hand eines jeden gegeben, mit dem sie irgend ein Geschäft zu machen haben.

Wir haben schon erwähnt, dass es auch Imbecille giebt, welche vielfach gerade das Gegentheil zu sein scheinen, den Eindruck besonderer, ja glänzender Begabung machen; allein nur so lange als man ihnen nicht näher rückt und ihre Leistungen ohne alle Voreingenommenheit nach ihrem wahren Werthe wägt und prüft. Es handelt sich bei ihnen meist um lebhafte Naturen, die eine hohe Meinung von sich haben und gern aus sich etwas machen möchten. Sie drängen sich deshalb auch immer sehr hervor und lieben es, wo es auch sei, das grosse Wort zu führen und sich hören zu lassen. Allein es ist in der Regel nur höchst einseitig, was sie vorbringen, dazu durch und durch trivial, was namentlich die Gemeinplätze beweisen, in denen sie sich bewegen, und die Schlagwörter, durch welche sie zu wirken suchen. Ist es aber wirklich einmal etwas Anderes, ist es mehr was sie geben, so ist es sicherlich auch nicht ihr Erzeugniss, sondern eine fremde Feder, mit der sie sich schmücken. Manche von diesen Leuten gehen geradezu darauf aus, um auf letztere Weise zu prunken und sich Ansehen zu verschaffen. Sie präpariren sich förmlich, ehe sie aus und in Gesellschaft gehen und, was dabei das unzweifelhaft Schwachsinnige beweist, ohne sich darüber klar zu werden, was sie damit begehen, wie sie sich auf diese Weise doch nur zu Plagiatoren machen und mit gestohlenem Gute brüsten.

Ueberhaupt ist das Urtheil dieser Leute ein sehr befangenes und, trotzdem sie sich meistentheils für Ausbunde von Klugheit, für grosse Talente, für Genies halten, sind sie doch ganz ausserordentlich geneigt, sich von Autoritäten beeinflussen und von ihnen imponirenden Persönlichkeiten leiten zu lassen. Aus diesem Grunde lassen sie sich auch leicht missbrauchen und von Jedem, der ihrer Eitelkeit schmeichelt, ausnutzen. Wer es versteht, macht sie sich ohne Weiteres zu Handlangern und, während sie ihm dienen und sich für ihn aufopfern, bilden sie sich ein, die wahren Macher und Herren der jeweiligen Situation zu sein. Es sind Leute, welche sich im kleinen Dienste und der Pünktlichkeit in der Ausführung desselben gefallen, indessen wähnen, die Welt zu regieren. Sie bilden so recht den Uebergang das eine Mal zu den wirklich tüchtigen, wahrhaft leistungsfähigen Menschen, das andere Mal zu den Unglücklichen, welche die Keime zur Paranoia in sich tragen und dieser über kurz oder lang verfallen. Es sind eben trotz mannigfachen Scheines doch nur unzulängliche Naturen, die in kleinen Kreisen wirklich etwas ganz Brauchbares leisten können, aber in grössere hineingestellt sofort ihre Unzulänglichkeit verrathen. Es entgeht ihnen das eigentliche Wesen der Dinge, und für die feineren Beziehungen derselben untereinander haben sie kein Auge. Sie nehmen und können dieselben nur nehmen, wie sie sich ihnen gerade darbieten, zunächst also auch nur ein jedes für sich. Der Zusammenhang, in welchem sie untereinander stehen, das sie zu einer Einheit verbindende und beherrschende Gesetz bleibt ihnen verborgen. Der Ueberblick über ein grösseres Ganze und seine Organisation mangelt ihnen deshalb auch immer, und nothwendiger Weise müssen sie Schiffbruch leiden, haben sie ein solches zu leiten und zu ordnen. Sie kommen deshalb auch nur selten zu etwas Ordentlichem im Leben, und was sie, abgesehen von Zufälligkeiten, in der Regel erreichen, steht in keinem Verhältnisse zu der aufgewandten Mühe und dem, was sie wenigstens eine Zeit lang versprachen. Die meisten enden trotz des hohen Fluges, zu dem sie sich aufschwingen wollten, doch in ganz subalternen Verhältnissen oder gehen auch vollständig unter. Einzelne gelangen zwar durch ihre persönlichen Beziehungen und die Gunst sonstiger Umstände auch einmal in äusserlich glänzende Stellungen; ausfüllen sie jedoch dieselben in keiner Weise, wirken aber durch ihre kümmerlichen Auffassungen und Anschauungen der gesammten Lebensverhältnisse oft schädigend auf lange, lange Zeit. Der augenblickliche Nutzen ist das sie leitende Princip. Mit grosser Schlauheit wissen sie ihn sich zu verschaffen; allein sie begeben sich dabei häufig aller grösseren, erst in längerer Zeit zu erreichenden Vortheile; weil sie nicht die Klugheit besitzen, selbige zu erkennen und auf ihre Erreichung durch die vielleicht ziemlich verwickelten Verhältnisse hinzuarbeiten. Ihre höheren Gefühle sind dem entsprechend auch nur mangelhaft entwickelt, ohne aber gerade einen parästhetischen Charakter zu besitzen. Der Egoismus überwiegt deshalb den Altruismus um ein ganz Erhebliches, und nicht leicht erhebt sich dieser letztere über ganz allgemeine dunkele Regungen und erstreckt sich höchstens auf die allernächsten Verwandten. Ja, oft ist ihr Altruismus nur eine besondere Form, unter welcher sich der Egoismus offenbart; indem dieser von etwaigen Opfern, die allerdings manchmal sehr gross sein können, das Seinige haben will. Der Schönheitssinn ist häufig nur sehr rudimentär vorhanden. Ohne dass grosse Verschrobenheiten zu Tage treten, stösst doch die übergrosse Einfachheit ab, auf welche sich die Betreffenden in der Regel noch etwas ganz Besonderes zu Gute thun.

Die völligen Idioten sind mehr oder weniger stuporos, apathisch. Die Halbidioten, welche sich ihnen nähern, legen ein gleiches oder doch ähnliches Wesen an den Tag, jedoch mit einer Neigung zum Trübsinn, zur Melancholie. Diejenigen, welche den Imbecillen verwandter sind, besitzen vielfach, gerade so wie die stärker afficirten unter diesen, ein mehr heiteres Wesen, sind maniakalisch. Alle Imbecillen leichteren Grades sind dagegen melancholisch, und die zuletzt erwähnten oft in dem Maasse, dass sie nicht selten schwerere melancholische Anfälle, Ves. typicae abortivae, durchmachen. Diese letzteren können bisweilen auch zu einer completa werden, indem die Melancholie in eine Manie und diese wieder in eine Melancholie übergeht: sie können aber auch in jeder anderen Form der typica sich zeigen. Manche Formen der periodischen, manche Formen der circulären Psychosen sind darum auch kaum als etwas Anderes anzusehen, denn als Exacerbationen der Imbecillität. Da wir etwas Gleiches schon hinsichtlich der Paranoia ausgesagt haben, die Paranoia aber nach Allem nur eine durch allerhand Parästhesien besonders gefärbte Imbecillität, meist geringeren Grades ist, so ist die Imbecillität an und für sich so recht eigentlich der Boden, aus welchem die bei Weitem grösste Mehrzahl aller Psychosen ihren Ursprung nimmt. Sie ist das Etwas, was die besondere Disposition zu psychischen Erkrankungen, oder die psychopathische Diathese, so weit sie angeboren oder ererbt ist, ausmacht.

Wenn wir das festhalten, so liegt allem psychischen Erkranken, das nicht in besonderen Zufälligkeiten seine ganz bestimmten Ursachen hat, ein gewisser Idiotismus zu Grunde. Die völligen Idioten bilden den Anfang zu einer Reihe von Individuen, welche eine besondere Anlage dazu haben. Die Halbidioten, die tiefer stehenden Imbecillen, führen von jenen zu diesen hinüber. Sie selbst vermitteln den Uebergang von den Imbecillen zu den Gesunden, den psychisch kräftigen Menschen. Wie das Erkranken selbst erfolgt und vor sich geht, haben wir in den verschiedenen Capiteln darzulegen gesucht.

Wenn sich der Idiotismus mit allerhand äusseren Schäden und Gebrechen verbindet, die so wie er ihren Grund in Entwickelungshemmungen haben, so entsteht der Cretinismus. Schon beim gewöhnlichen Idioten finden sich mannigfache Anomalien der äusseren Formen, und um so zahlreicher und auffälliger, je tiefer er steht; doch sind dieselben noch nicht gerade Schäden oder Gebrechen zu nennen. Alle völligen oder Halbidioten haben einen zu grossen oder zu kleinen Kopf, indessen ohne gerade schon makrokephal oder mikrokephal zu sein. Im ersteren Falle pflegt auch ihr Antlitz gross und plump zu sein, mit stark entwickelten Kauwerkzeugen, dicken wulstigen Lippen, von denen besonders die untere stark hervortritt. Im letzteren Falle ist es öfters, doch keineswegs immer klein, und besonders sind es seine unteren Partien, weil die Kauwerkzeuge in der Entwickelung zurück, namentlich aber der Unterkiefer zu kurz und schmal geblieben sind, und das Kinn fast fehlt, welche das bedingen. Die Nase der Idioten ist meist sehr flach, mehr oder minder aufgestülpt. In einzelnen Fällen, vornehmlich wenn der Kopf klein und der Unterkiefer sammt dem Kinne zurücktritt, springt sie doch auch stärker hervor. Die meisten völligen und Halbidioten sind von kleinem Wuchs und plumpem Körperbau, von in der Regel blassem, schmutzigem Aussehen. Sie sind mehr oder minder chlorämisch und lassen eine deutliche Verstärkung des Aortentones wahrnehmen. Nach *Kind* sollen sie das Maass ihrer Ausbildung später als normale Individuen erreichen, was indessen zahlreiche Ausnahmen zu erleiden scheint. Ihre Beine sind in der Regel unverhältnissmässig kurz, die Hände, die Füsse breit mit unförmig dicken Fingern und Zehen, deren Nagelglieder oft wie abgehackt aussehen. Häufig sind Pedes valgi vorhanden und eine denselben entsprechende Stellung der Hände.

Die kleinen und Ringfinger sind unverhältnissmässig oft in halber Beugestellung, in Folge permanenter Contractur oder auch Kürze der bezüglichen Sehnen. Seltener sind Pedes und Manus varae, sowie Caput obstipum und andere Verkrümmungen des Rumpfes und der Gliedmaassen vorhanden. Die Haltung, der Gang aller Idioten hat etwas Schwerfälliges, Schleppendes und das vornehmlich, weil die Flexoren bei ihnen das entschiedene Uebergewicht über die Extensoren besitzen. Die Sexualorgane sind meistentheils klein und rudimentär, manchmal indessen auch, zumal die männlichen, gerade umgekehrt unförmig gross. Die Pubes reichen in vielen Fällen bei den männlichen Individuen nicht über den Mons veneris hinaus, bei den Weibern dagegen die Linea alba entlang bis zum Nabel. Ueberhaupt ist abnorme Behaarung bei Idioten etwas sehr Gewöhnliches, und das sowohl in Form einer Hypotrichosis, z. B Mangel des Bartes bei Männern, als auch einer Hypertrichosis, thierähnlichen Behaarung des ganzen Körpers. Die Sinnesthätigkeit ist meistens mangelhaft. Bei den völligen Idioten und den Halbidioten besteht gewöhnlich Hypästhesie und partielle Anästhesie: Hebetudo visus, Surditas, Anosmie, Ageusie, bei den Imbecillen leichteren und leichtesten Grades Hyperästhesie: Hyperaesthesia optica, Photophobie, Hyperakusie, Hyperosmie und Hypergeusie. Die Hyperästhesie ist eben nicht der Gegensatz der Hyp- und Anästhesie; sondern sie ist nur der Anfang der Aesthesisveränderung, welche mit den letzteren, der Hyp- und Anästhesie endigt. Entsprechend der defecten Sinnesthätigkeit sind auch die Sinnesorgane meistens mangelhaft entwickelt, und sowohl an Augen und Ohren, als auch an Mund und Nase, in Hasenscharte, Wolfsrachen, zu schmalem, zu breitem Gaumen tritt das deutlich hervor.

Wie wir sehen, erstrecken sich die Abnormitäten der Idioten vorzugsweise auf die sogenannten Stigmata degenerationis und allenfalls eine stärkere Ausbildung derselben. Die Bedeutung dieser Stigmata bei bloss Imbecillen und unter diesen selbst wieder bei den zu psychischen Erkrankungen mehr oder weniger disponirten bekommt damit, ganz abgesehen von dem darüber bereits in Cap. XII Gesagten, ihre hinlängliche Erklärung. Die Stigmata degenerationis weisen eben den jeweiligen Zusammenhang mit dem Idiotismus nach, zu dem gewissermaassen alle Psychosen hinstreben.

Im Cretinismus sind nun alle diese Anomalien, unter welchen die degenerative Stigmatisation sich zum Ausdruck bringt, auf das Höchste entwickelt, und eine Missgestalt nach allen Richtungen hin, eine durch und durch paraplastische Individualität ist die letzte Folge davon. Doch darf man nicht meinen, dass alle Cretins als solche erscheinen. Nur die am meisten ergriffenen, die am meisten geschädigten, die blödsinnigsten, sonst sinnlose Idioten darstellenden sind es, denen wir als solchen begegnen. Bei den psychisch weniger mitgenommenen, bloss Halbidioten oder auch nur Imbecillen treten die fraglichen Missbildungen und die durch sie verursachten Gebrechen mehr zurück, und so kann es kommen, dass der Cretinismus von dem gewöhnlichen Idiotismus gar nicht mehr zu unterscheiden ist; weil einer in den anderen übergeht.

Dieser verschiedenen Entwickelung des Cretinismus gemäss hat man denn auch verschiedene Grade desselben aufgestellt, welche ganz und gar denen des Idiotismus entsprechen, und unterscheidet Vollcretins oder auch bloss Cretins, Halbcretins und cretinoide Individuen. Die letzten sind bloss mehr oder weniger imbecill, mit nur wenigen und schwach entwickelten Stigmata degenerationis behaftet, und vermitteln den Uebergang wie die einfach Imbecillen zu den gesunden, normalen Menschen.

Die Ursachen des Cretinismus sind, worauf wir bereits in Cap. XII, pag. 245 hingewiesen haben, in einer anhaltenden und darum fort und fort wirkenden Störung der allernothwendigsten Lebensbedingungen zu suchen. Sind diese Störungen mehr zufällig und erstrecken sie sich nur auf einzelne Individuen, so entsteht der sporadische Cretinismus. Sind dieselben aber abhängig von topischen und klimatischen Verhältnissen, entspringen sie aus der Armuth und dem Elende einer ganzen Bevölkerung und den Uebelständen, welche mit den beiden letzteren immer Hand in Hand gehen, Ueberfüllung der Wohnungen, Unreinlichkeit, Trunk, Lüderlichkeit, Aberglauben, so entsteht der endemische Cretinismus. In diesem hat man als eine besondere Form den alpinen unterschieden, welcher seinen Hauptsitz in den Thälern der grossen Gebirgsstöcke hat, in den Alpen, den Pyrenäen, den Karpathen, dem Himalaya, den Cordilleren, aber auch in Mittelgebirgen und blossem Berglande vorkommt, wie z. B. in Franken, in Böhmen. Der alpine Cretinismus ist vorzugsweise Gegenstand eingehender Untersuchungen gewesen und, was wir von dem Cretinismus überhaupt Genaueres wissen, verdanken wir besonders dem, was jene gelehrt haben.

Alle Cretins weisen sehr bedeutende Anomalien der Schädelentwickelung auf, die durch die mannigfaltigsten Ursachen veranlasst sein können. Eine Makrokephalie entsteht in Folge von Hydrokephalus, in Folge von falscher Hypertrophie des Gehirnes (Pseudokephalonen), eine Mikrokephalie in Folge von Entwickelungshemmungen im Gehirne selbst. Dabei kann das Gehirn im Ganzen auf einer früheren Entwickelungsstufe stehen und klein bleiben; oder es ist nur in einzelnen seiner Theile schwach und unentwickelt, oder diese letzteren fehlen auch ganz. Namentlich ist das vom kleinen Gehirne, der Zirbel, dem Balken beobachtet worden. Die Mikrokephalie ist um so erheblicher, je früher der Stillstand in der Entwickelung des Gehirnes eintritt und je mehr das ganze Gehirn dabei betheiligt ist.

Der alpine Cretinismus hat indessen seinen hauptsächlichsten Grund in Erkrankungen des Schädels selbst, und zwar, wie es scheint, sowohl in atrophischen Processen, welche die einzelnen Knochen befallen können (*Gudden, Klebs*), als auch in mehr hypertrophischen, beziehungsweise paratrophischen oder entzündlichen Vorgängen, die namentlich an den Nähten sich vollziehen und zu frühzeitigen Verknöcherungen derselben, sowie einem davon abhängigen Stillstande des Knochenwachsthumes an diesen Stellen führen (*Virchow, Welker*).

Bleiben alle Schädelknochen in ihrem Wachsthume zurück, so bleibt der Schädel natürlich klein, und um so kleiner, je früher Ersteres eintritt. Eine Mikrokephalie ist auch hiervon die Folge und, weil das Gehirn in seiner Entwickelung wesentlich von dem Raume, welchen der Schädel ihm gewährt, abhängig ist, so bleibt es auch klein. Es treten dieselben Verhältnisse ein, wie bei einer Mikrokephalie auf Grund eines primären Stillstandes in der Entwickelung des Gehirnes, und, welche Form der Mikrokephalie gerade vorliegt, ist gewiss sehr schwer zu entscheiden.

Bleiben nur einzelne Knochen des Schädels in ihrem Wachsthume zurück, so entstehen, sind es symmetrische Knochen, die symmetrischen Schädeldifformitäten, sind es unsymmetrische Knochen, so die eigentlichen Schiefheiten des Schädels, welche beide um so grösser werden, je mehr das wachsende Gehirn auf andere sich weiter entwickelnde Knochen drückt und diese zu energischerem Wachsthum drängt. Am häufigsten bleibt das Grundbein, das Os tribasilare, wie *Virchow* es genannt hat, im Wachsthume zurück und zwar, weil seine beiden Synchondrosen zu früh verknöchern. Die Schädelbasis bleibt in Folge dessen kurz, und das Gehirn kann sich an derselben nicht gehörig entwickeln. Dafür entwickelt es sich desto stärker, aber doch immer nur in beschränktem Maasse, nach der Schädeldecke hin und treibt dieselbe mehr und mehr hervor, was namentlich an der Stirn stärker in die Augen fällt. Da aber die Gesichtsknochen, soweit sie mit der Schädelbasis in Verbindung stehen, durch das Zurückbleiben dieser auch zurück bleiben müssen, und sich mehr normal bloss in ihren vorderen, freien Partien entwickeln können, so kommt es, dass sie in diesen stärker hervorspringen, und dass in Folge dessen das Gesicht selbst in seinen oberen Theilen wie eingesunken erscheint. Ein solcher Kopf ist darum durch eine sehr stark gewölbte, wie man wohl auch sagt überwölbte Stirn, sehr tief liegende, breite Nasenwurzel, eine hervorragende Nasenspitze — aufgeworfene oder Stumpfnase — und hervorragende Kauwerkzeuge mit nach vorn schief stehenden Zähnen im Oberkiefer (Prognatismus) ausgezeichnet und repräsentirt den Haupttypus der Schädeldifformitäten, welche dem alpinen Cretinismus eigen sind.

Bleiben die Deckknochen des Schädels in der Entwickelung zurück, und entwickeln sich die Basalknochen stärker, so entstehen je nach den Knochen, die Ersteres thun, die verschiedenen Formen der Spitzköpfe, die wir schon in Cap. XII, pag. 240 kennen gelernt haben, vornehmlich die Oxykephalie, die Sphenokephalie. Die Oxykephalie mit stark fliehender Stirn, hochliegender Nasenwurzel, stark vorspringender, hakenförmiger Nase, aber oft auffallend zurücktretendem Kinn bildet den sogenannten Aztekentypus, der auf diese Weise gerade das Gegentheil von dem Typus ist, den wir soeben erst näher zu kennzeichnen gesucht haben.

Es liegt auf der Hand, dass durch diese Schädelanomalien und die durch sie bedingten Raumbeschränkungen im Schädel selbst, wie wir das schon hervorgehoben haben, allerhand Entwickelungshemmungen im Gehirne stattfinden müssen. Da nun von der Art und Weise, wie das Gehirn, als Durchgangspunkt aller Reize, geworden ist, es abhängt, wie diese Reize selbst wieder zum Vorschein kommen, so liegt auf der Hand, dass mässige Entwickelungshemmungen, weil sie auf nur mässigen Ernährungsstörungen beruhen, auch die Ernährung der bezüglichen Nerven nur wenig beeinträchtigt haben können und auch fernerhin nur wenig beeinträchtigen werden. Die Erregbarkeit derselben wird darum auch nur eine wenig erhöhte sein, ihre Thätigkeit aber darum eine vermehrte. Stärkere Entwickelungshemmungen werden dagegen zunächst auch eine stärkere Erregbarkeit der betheiligten Nerven und damit Hemmungen der bezüglichen Organthätigkeiten zur Folge haben, und endlich wird verminderte Erregbarkeit mit ihren Folgen, Lähmung, eintreten. Die mannigfachen Verbildungen der Cretins, die bald hyperplastischer, bald hypoplastischer Natur sind, erklären sich damit in ihrer Verschiedenheit wie von selbst.

Die wirklichen Cretins, und besonders die in Folge allzu früher Verknöcherung der Synostosis tribasilaris, sind stuporos oder auch apathisch-blödsinnig. Sie sind ja völlige Idioten! Die Halbcretins sind oft muntere, ausgelassene Wesen. Die mit dem Aztekentypus pflegen als solche aufzufallen. Sie sind Maniaci. Die cretinoiden Individuen sind wie alle bloss Imbecillen melancholisch. Vorzugsweise die Vollcretins zeigen nun all die Verbildungen und Missgestaltungen, von denen die Stigmata degenerationis gleichsam nur noch Ueberbleibsel sind. Es sind durchaus chlorämische Individuen und oft so bleich und farblos, dass ihr Name Cretins, der mit Creta, Kreide, in Zusammenhang stehen soll, nur zu gerechtfertigt erscheint. Die chlorämische oder chlorotische Constitution der Imbecillen und mit ihnen der Psychopathischen und Neuropathischen überhaupt ist lediglich als der letzte Ausfluss derselben anzusehen. Alle Vollcretins sind meist auffallend klein, zwerghaft, haben in Folge dessen ganz gewöhnlich, vielleicht sogar trotz wirklicher Mikrokephalie, einen auffallend grossen Kopf und in der Regel verkrümmte, an den Gelenken dick aufgetriebene Gliedmaassen. Häufig sind auch Pedes valgi und vari vorhanden, und das mitunter in dem Maasse, dass selbige auch nicht im Geringsten zum Gehen zu gebrauchen sind und einfach nachgeschleppt werden; wenn eine Fortbewegung, die nur mittelst der Hände erfolgen kann, stattfindet. Viele Cretins sind ganz ausserordentlich fettleibig, und an ihnen gerade hat *Virchow* dargethan, dass die excessive Fettbildung oder Fettablagerung, welche die Feistigkeit ausmacht, paretischer Natur ist. Mit derselben steht wohl auch die zahlreiche Faltenbildung in der Haut in Zusammenhang, welche man so oft bei Cretins antrifft. Es sind wahre Hautlappen, die an den verschiedenen Körpertheilen, vorzugsweise aber an dem kurzen dicken Halse und zu beiden Seiten des unförmig aufgetriebenen Bauches herabhängen. Die Epidermis sowie die Epidermoidalgebilde sind dick, derb, aber trocken und spröde. Das Haar insbesondere ist struppig, borstig; die Zähne sind ungleichmässig, kurz, quer gerillt. Eine sehr gewöhnliche Erscheinung bei den Cretins ist ein grosser, mächtiger Kropf. Der Gebirgshals, der vorzugsweise, wenn nicht allein, bei psychopathischen sowie neuropathischen Individuen vorkommt, ist als eine letzte Ausstrahlung des Cretinismus nach dieser Richtung hin, als ein Symptom einer, wenn auch nur ganz leicht cretinoiden Natur anzusehen. Als ein anderes Symptom einer solchen Natur hat in der neuesten Zeit *Charcot* das Myxödem betrachtet wissen wollen, das sich in leichteren Graden, wenigstens meinen Beobachtungen nach, ziemlich häufig in Verbindung mit einer stärkeren psychopathischen Diathese überhaupt findet und ausbildet.

Schwere Neurosen sind bei Cretins häufig, und namentlich leiden viele von ihnen an den schwersten Formen der Epilepsie. Als Ausdruck einer trophischen Neurose ist wohl die Arthritis deformans anzusehen, zu welcher bei Cretins ebenfalls eine grosse Neigung besteht, und die sonst überaus gern auch nur bei neuropathischen Individuen vorkommt. Vollcretins sind fortpflanzungsunfähig. Die Männer sind impotent auf Grund von Aspermatismus, die Weiber steril in Folge mangelnder Ovulation. Der Cretinismus führt somit, wo sonst die Bedingungen dazu gegeben sind, zum Aussterben der Geschlechter, in die er sich eingenistet hat; indem er von Generation zu Generation sich verstärkend diese mehr und mehr entarten macht. Dem endemischen Cretinismus fallen deshalb über kurz oder lang, nach vier, sechs Generationen alle Familien zum Opfer, die gezwungen sind zu wohnen, wo er herrscht. Auf der anderen Seite kann er durch Blutauffrischung allmählich wieder getilgt werden; indem die Constitutionen von Geschlecht zu Geschlecht wieder kräftiger und normaler werden. Allein es geschieht das erfahrungsmässig niemals, so lange die bezüglichen Familien in den Gegenden bleiben, wo der Cretinismus seinen Sitz hat, oder so lange er nicht in ihnen vertilgt worden ist.

Der Cretinismus ist somit das Endglied in einer Reihe von Entartungszuständen, welche mit einfachen Hypoplasien des Blut- und Nervenkörpers beginnen, zunächst in der chlorotischen und neuro- beziehungsweise psychopathischen Constitution ihren Ausdruck finden und mit dem Untergange der Geschlechter endigen; weil sie durch ihre Constitutionsveränderungen, die von Generation zu Generation zunehmen, unfähig geworden sind, sich zu erhalten und fortzupflanzen. Die Psychosen an sich aber sind nichts Anderes als der psychische Ausdruck der verschiedenen dieser Entartungszustände, und wie im Einzelnen, so auch in ihrer Gesammtheit folgen sie damit nothwendiger Weise dem Zuckungsgesetze des ermüdeten und absterbenden Nerven, das alle Aeusserungen jener Entartungszustände, zumal soweit sie durch das Nervensystem vermittelt werden, beherrscht. Es ist so auch kein undurchdringliches Dunkel mehr, das über den Psychosen lagert und ihre Erkenntniss verschliesst; ein helles Licht ist es vielmehr, das sie bereits bestrahlt, und das in ihrer Erkenntniss uns darum auch schon entschieden weiter geführt hat, als wir in anderen Gebieten anthropologischen Geschehens bis jetzt gekommen sind; obwohl dieselben vor unseren Blicken viel offener dazuliegen schienen.

Zwanzigstes Capitel.

Die Behandlung der Psychosen.

Die Behandlung der Psychosen hat vor Allem in das Auge zu fassen und im Auge zu behalten, dass dieselben der Ausdruck eines in seiner Ernährung beeinträchtigten und selbst tief geschädigten Nervensystemes, beziehungsweise psychischen Organes, und damit nichts Anderes als Zuckungen oder Zuckungsreihen eines ermüdeten oder auch bereits absterbenden Nervensystemes, beziehungsweise psychischen Organes sind. Wie der ermüdete oder absterbende Nerv des Froschschenkelpräparates sich durch Ruhe aber erholt und aus dem asthenischen, dem Zustande der Ermüdung, des Absterbens, in den sthenischen, den Zustand vollkräftiger Leistung wieder zurück zu kehren vermag, während fortgesetzte Reizung ihn immer tiefer schädigt und endlich lähmt, so auch ein ganzes analoges Nervensystem, ein sich entsprechend verhaltendes psychisches Organ. Ruhe dem erkrankten Nervensysteme, dem erkrankten psychischen Organe zu verschaffen, ist darum die erste Bedingung, welche man zu erfüllen hat, will man Psychosen mit Erfolg behandeln. Alle Reize, welche das aufgeregte und darum leicht noch weiter erregbare oder gar schon zur Erlahmung stark hinneigende Organ treffen können, und die, von welcher Art sie auch immer sein mögen, ebenso viele Schädlichkeiten darstellen, sind deshalb sorglichst hintanzuhalten. Alle Zerstreuungen, die dem Kranken aber in der Regel ein Gräuel sind, Gesellschaften, Theater, Concerte, Bälle, Reisen sind zu vermeiden; ebenso ist aber auch von allen eingreifenden Curverfahren, von der Anwendung stark reizender Bäder, Kaltwassercuren, Seebädern, Abstand zu nehmen; der direct schwächenden Verfahren, insbesondere der Entziehungs-, der Laxircuren, gar nicht zu gedenken. Kurz, Alles, Alles ist sorglichst zu unterlassen, was irgendwie durch Beunruhigung die Erholung des erkrankten Organes stören und seine Erlahmung herbeizuführen vermag. Und, wie ferner die Zufuhr gewisser Agentien, Feuchtigkeit, Kochsalz, Wärme, zum Froschschenkelpräparate die Rückkehr des sthenischen Zustandes des bezüglichen Nerven beschleunigt, so vermögen das auch eine Reihe von ähnlichen Einflüssen beziehentlich eines ganzen Nervensystemes, eines ganzen psychischen Organes. Das, woran dieses durch zu grossen Verbrauch Einbusse erlitten hat, ist ihm darum vor Allem zuzuführen, und nächst der Ruhe, die ihm zu verschaffen, ist somit vornehmlich für seine Wiederherstellung durch gute, d. h. zweckmässige Ernährung Sorge zu tragen.

Um die erste Bedingung zu erfüllen, ist demgemäss geboten, den Kranken so bald als möglich aus den Verhältnissen zu entfernen, in denen er krank geworden ist; weil so nur die Fortwirkung der Reize in Wegfall kommen kann, welche die jeweilige Erkrankung durch Ueberreizung hervorgerufen haben und unterhalten. Selbst der Umgang mit der eigenen Familie, mit Frau und Kind, mit Mann und Kind, mit den Geschwistern erweist sich da schädlich. Die Liebkosungen derselben, ihre noch so rücksichtsvollen Bemühungen den Kranken gemüthlich zu beruhigen, seine schwarzen Gedanken zu verscheuchen, ihn von seinen Wahnvorstellungen zu befreien, ihm das Grundlose seines Misstrauens, seines Verfolgungs-, das Ungeheuerliche, das Unmögliche seines Grössenwahnes darzuthun, wovon Laien sich so Vieles, ja Alles versprechen, vermehren und verstärken als eben so viele Reize nur seine Unlustgefühle, indem sie die psychischen Spannungen in ihm vervielfältigen und vergrössern, und leisten einer Explosion derselben, wodurch wieder nur die schon gesteigerte Erregbarkeit noch weiter gesteigert wird, Vorschub. Weil ein vollständiges Heraustreten aus den gegebenen Verhältnissen in der eigenen Häuslichkeit für gewöhnlich sich nicht machen lässt — nur wo eine behäbige Isolirung und Umgebung des Kranken mit der geeigneten Pflege und Wartung kundigen Personen möglich ist, also nur in sehr wohlhabenden, intelligenten und höher gebildeten Kreisen, weil die mittelmässig und halbgebildeten es gemeiniglich für eine ganz unfassbare Kränkung ihrer Rechte halten, wenn man sie von ihren nächsten Angehörigen entfernt zu halten sucht, ist das durchzuführen —, so ist in der Regel die Entfernung aus denselben anzuordnen und der Kranke möglichst schleunig wo anders unterzubringen. Da indessen er sich, vielleicht mit Ausnahme der leichtesten Fälle, kaum einmal selbst überlassen bleiben kann, sondern immer unter einer gewissen, wenn auch nur ganz leichten Obhut gehalten werden muss, durch welche mit Verständniss und Geschick alle seine Angelegenheiten geordnet und alle stärkeren Reizeinwirkungen gemildert oder auch, so viel es angeht, von ihm abgehalten werden, so ist es geboten, ihn einer zweckmässig eingerichteten Anstalt zu übergeben. Für die leichteren Fälle, blosse hypochondrische, blosse melancholische Verstimmungen, genügen da die vom ärztlichen Standpunkte aus rationell geleiteten Kaltwasserheilanstalten: Alexandersbad, Nassau, Graefenberg. Alle auch nur einigermaassen schweren Fälle, tiefere hypochondrische, tiefere melancholische Verstimmungen mit Neigung zu stärkerem Raptus, von den weiter entwickelten Fällen gar nicht zu reden, gehören in eine Irrenanstalt. Denn nur da wird ihnen vermöge der ganzen Einrichtung derselben alles das geboten, worauf es ankommt. Die Irrenanstalt ist darum, wie *Schüle* sehr richtig sagt, schon an und für sich ein Heilmittel, und zwar, worin ich ihm vollständig beistimme, das grösste.

Leider bestehen noch immer grosse Vorurtheile gegen die Irrenanstalten, und das nicht bloss bei den Laien, sondern auch bei den Aerzten. Die sonderbaren Auffassungen, welche noch immer in Bezug auf die psychischen Störungen herrschen, die Veränderungen der persönlichen Rechtsverhältnisse, welche sie den bestehenden, mehr oder weniger von den römischen Rechtsanschauungen getragenen Gesetzgebungen nach zur Folge haben, die vielen Proceduren, welche mit der Unterbringung eines Kranken in eine Irrenanstalt verbunden sind, und die man einestheils vor vielen Jahrzehnten geschaffen hat, um ja nicht einen psychisch Gesunden in ein Irrenhaus einsperren zu können, anderentheils eingerichtet hat, um den maassgebenden Verwaltungsgrundsätzen gerecht zu werden, das Alles ist nicht ohne Schuld daran. Die Irrenanstalten, die im Verhältnisse zu den vergangenen Zeiten schon so vieles Gute geleistet haben, werden doch erst wahrhaft segensreich wirken, wenn sie wie alle übrigen Krankenhäuser werden behandelt werden, und der Eintritt in sie, wenigstens in die Heilanstalten so erleichtert sein wird, dass er auch ohne all die belästigenden und zum Theil selbst tief bedrückenden Formalitäten erfolgen können wird, die noch heutigen Tages vielfach im Gange sind.

Wohlhabende Kranke werden am besten in guten Privat-Anstalten untergebracht, in denen, was von grossem Belange ist, auf die Lebensgewohnheiten und die kleinen Bequemlichkeiten, welche das Leben angenehm machen, viel mehr Rücksicht genommen wird, als in den öffentlichen Anstalten, welche meistens nur mit dem gerade Nothwendigsten ausgestattet sind. Doch leisten damit die öffentlichen Anstalten, wenn sie in ihren Einrichtungen sich sonst nur dem, was der Bevölkerung, für welche sie errichtet sind, genehm ist, anschmiegen, ihrem Zwecke vollkommen Genüge. Es ergiebt sich daraus auch zugleich, dass Irrenanstalten nicht nach ein und derselben Schablone eingerichtet werden dürfen, sondern immer mit Rücksicht auf den Charakter und die Lebensweise der Bevölkerung, deren Kranke in ihnen Unterkunft und namentlich Heilung finden sollen. Sie sollen ihnen, den Letzteren, ja ein

Heim bieten, und in dieses sollen sich die Kranken nicht erst wieder mühsam einleben müssen, was nur so und so viele schädliche Reizungen für sie mit sich bringt; sondern sie sollen in ihnen vorfinden, was sie verlassen haben, womöglich in noch besserer Form. Und das ist für die ärmere, nicht verwöhnte Klasse der Bevölkerung gar leicht zu erreichen; wenn man nur auf das, was ihr lieb und gewissermaassen zur zweiten Natur geworden ist, eingeht und nicht aus einer höheren Einsicht und der mit einer solchen fast immer verbundenen Rechthaberei sie zu einem zweifelhaft Besseren zwingen will, was sie zunächst wenigstens nur feindlich berührt und darum schädigt.

Der Geist, der in einer Irrenanstalt zu herrschen hat, ist nach den Ansichten Derer, die darüber zu urtheilen haben, so verschieden, wie ihre Individualitäten es sind. Dass es nur der Geist echter Humanität, des Wohlwollens, der Liebe sein kann, darüber sind Alle einig; aber wie derselbe zum Ausdruck gebracht werden soll, darüber gehen die Ansichten sehr auseinander. Wir schliessen uns unbedingt *Griesinger* an, der da sagt, in einer Irrenanstalt müsse ein etwas angezogener, eine Art militärisch-straffer Ton herrschen. Denn nur durch diesen lässt sich jene Ordnung aller Verhältnisse herbeiführen und erhalten, durch welche es möglich wird, bei der grossen Anzahl von störenden Elementen, die doch alle psychisch Kranken, welche in einer Irrenanstalt untergebracht werden mussten, sind, die möglichste Abhaltung aller Schädlichkeiten durchzusetzen, auf die es bei der Behandlung der Psychosen in erster Reihe ja ankommt. Im Uebrigen lieben wir einen frischen, freien, von einer gewissen Bonhommie getragenen und darum auch bis zu einem gewissen Grade cordialen Ton, durch den eine anmuthende Wärme im Verkehre und damit denn auch jene Behaglichkeit des ganzen Aufenthaltsortes geschaffen wird, welche denselben allein traulich, heimisch und angenehm macht.

Es gehört dazu, dass dieser Verkehrston sich namentlich auch auf das Wartepersonal erstreckt — es lässt sich sehr wohl eine gewisse Gemessenheit, die den Respect herausfordert, und ein wohlwollendes Entgegenkommen, das Vertrauen und Zutrauen erweckt, mit einander vereinigen —; denn wie der Wärter behandelt wird, so behandelt er auch den Kranken, und leider müssen wir ja diesen Letzteren viel mehr in seinen Händen lassen, als es uns von vornherein lieb ist. Es ist bekannt, wie viel bei der Behandlung psychisch Gestörter, namentlich in Anstalten, auf ein geschultes Wärterpersonal ankommt. Die wesentlichste Schulung, die dabei in Betracht kommt, ist aber die des Gemüthes, und wie soll diese anders bewirkt und gewonnen werden, als dass die leitenden Persönlichkeiten, der dirigirende Arzt, der Director einer Anstalt, auch im geringsten Wärter den Menschen anerkennt und wohlwollend behandelt, auf den er in sich selbst gewöhnlich recht viel hält.

Also in den Irrenanstalten soll eine stramme Zucht und Disciplin herrschen, die aus der Erkenntniss, dass nur so das Ganze gedeihen und seinen Zweck erfüllen kann, erwächst, die im Uebrigen aber mit all' dem Wohlwollen gepaart ist, das jeder Einzelne dem Nächsten nur darzubringen vermag. Unfühlbar gewissermaassen überträgt sich dann diese Zucht und Disciplin, der sich jeder zur Pflege der Kranken Angestellte aus der besagten Erkenntniss von selbst unterwirft, auch auf die Kranken, und ohne rigorose Strenge, ohne eigentlichen Zwang wird von diesen erreicht, was man will. Nur vorübergehend und ausnahmsweise ist dies nicht möglich; weil der Kranke auf Grund seiner Krankheit von zu starken Erregungszuständen beherrscht wird und in Raptus oder tobsuchtsartigen Ausbrüchen, in denen er störend und der Umgebung gefährlich werden kann, diesen Erregungszuständen Luft macht. Aber dann giebt man ihm einfach nach, lässt ihn gewähren und schützt ihn und die Umgebung nur vor dem Unheile, das er etwa anrichten könnte. In jeder Irrenanstalt müssen zu diesem Zwecke eine Anzahl von Isolirräumen vorhanden sein, einfache, am besten mit Oberlicht versehene Zimmer oder Kammern, sogenannte Zellen, die unruhige, durch lautes Lärmen störende, oder durch ihre Neigung zu Gewaltthätigkeiten gefährliche Kranke aufnehmen und in sich bergen können, bis selbige sich beruhigt haben; was meistentheils viel rascher erreicht wird, als man glaubt, oft schon in einer halben oder höchstens ein Paar Stunden geschehen ist, häufig aber auch erst nach einigen Tagen eintritt und bisweilen freilich auch erst nach Wochen und Monaten erfolgt. Hat sich der Kranke beruhigt, so wird er aus dem Isolirraume wieder herausgelassen und behandelt, als ob nichts Besonderes vorgefallen wäre. Unter zehn Fällen hat er neun Mal das Gefühl, die Ueberzeugung, dass seine Isolirung das Beste gewesen, was ihm hätte widerfahren können. Hat er dieses Gefühl nicht, so ist er eine stark parästhetische Natur und lässt für seine etwaige Genesung nur eine sehr übele Prognose zu. Er ist ein Verrückter und wird es aller Wahrscheinlichkeit nach bleiben.

Aber auch diejenigen, welche nicht alsbald beruhigt den Isolirraum wieder verlassen können, müssen, sobald es ihr Zustand nur irgendwie erlaubt, aus demselben heraus in die Gesellschaft der übrigen Kranken und namentlich in das Freie kommen; weil sonst in ihrer Abgeschlossenheit, immerhin einer Einzelhaft vergleichbar, bei ungenügender Bewegung, bei ungenügendem Luftwechsel, bei ungenügender Lichteinwirkung ihr Zustand noch mehr Schaden leidet und in Folge dessen, unter stärkerer Ausbildung der schon vorhandenen Parästhesien, es zu Parapraxien kommt, welche den Kranken immer mehr verkommen und zuletzt im höchsten Grade ekelhaft machen. Die Neigung, mit den eigenen Excrementen herumzuschmieren, sich zu entkleiden und sich mit den Excrementen zu beschmieren, entwickelt sich vorzugsweise in einer zu lang ausgedehnten und nicht gehörig unterbrochenen Isolirung.

Wenn der Versuch, derartige Kranke aus dem Isolirraume herauszunehmen und in die Gesellschaft der übrigen Kranken zurückzubringen, so ohne Weiteres nicht gelingen will; weil sie, die Kranken, noch immer zu Gewaltthätigkeiten geneigt, diese Letzteren belästigen und selbst mit Gefahren für Leib und Leben bedrohen; so bleibt nichts übrig, als sie in ihrer Bewegungsfähigkeit zu beschränken und sie so ungefährlich zu machen. Zu dem Zwecke dienen einestheils Handschuhe, anderentheils die sogenannte Zwangsjacke. Die Handschuhe sind bestimmt, das Zufassen, das Zupacken zu verhindern, und sind deshalb zur Aufnahme der ganzen Hand eingerichtet. Sie bestehen aus einer Sohle steifen Leders, auf das die Flachhand zu liegen kommt, und einem Rücken aus Kalbleder, der mit zahlreichen Löchern versehen ist, um die Ausdünstung, beziehungsweise den Luftzutritt zur Hand zu erleichtern. Sie werden mittels eines Schraubenschlosses am Handgelenke befestigt und müssen so weit sein, dass die Hand in ihnen bewegt, selbst zur Faust geballt werden kann. Für den Fall, dass der Kranke gern stösst, schlägt, werden die Handschuhe zweckmässig durch einen ungefähr einen halben Meter langen Riemen verbunden; wodurch die Wucht des etwaigen Stosses oder Schlages, weil die andere Hand hindernd einwirkt, ganz erheblich abgeschwächt wird. Die Zwangsjacke ist bestimmt, die Bewegungsfähigkeit der ganzen oberen Extremitäten zu beschränken oder aufzuheben. Sie besteht aus einer enganschliessenden Jacke aus derbem Drillig, die hinten auf dem Rücken zuzuschnüren ist und Aermel besitzt, welche in lange Zipfel auslaufen, um ebenfalls auf dem Rücken zugebunden und befestigt werden zu können. Die Arme werden dadurch über die Brust gekreuzt gehalten und können vermittelst Schleifen, welche an der Jacke befestigt und durch welche die Aermelenden hindurch zu ziehen sind, so fest an den Körper angepresst werden, dass sie nur noch in ganz kleinen Winkeln zu bewegen sind. Sie sind so als ziemlich festgestellt zu betrachten und die Kranken dadurch als fast absolut ungefährlich. Ausserdem hat man wohl auch noch sogenannte Zwangsstühle, starke, feste Lehnstühle mit und ohne Polster und einem tischförmigen Vorsteckbrett nach Art des an Kinderstühlen angebrachten, wodurch das Hinausfallen, hier also das Aufstehen und Fortlaufen der Insassen verhindert werden soll. Diese Stühle haben den Zweck, unruhig hin- und herrennende, deshalb schwer zu überwachende und darum wieder vor allerhand Thorheiten und Fährlichkeiten zu schützende Kranke, die man nicht isoliren will, an einen bestimmten Platz zu bannen und ihr lästiges oder gar schädliches Thun und Treiben zu beschränken, zu verhindern.

Man hat alle Vorrichtungen, welche darauf abzielen, die Kranken in dem Missbrauch ihrer Freiheit zu beschränken, wie das auch schon der Name der beiden letzten von uns angeführten besagt, Zwangsmittel genannt; allein wenigstens in der Neuzeit führen sie diesen Namen mit Unrecht. Ehemals war es freilich anders. Da wurde von den Beschränkungsmitteln der ausgiebigste Gebrauch gemacht und Alles, was einer vorgefassten Meinung nach dazu beitragen konnte, den Kranken zu zwingen, seine krankhaften Regungen, Neigungen und Strebungen zurückzudrängen und sich zu beherrschen, herbeigeholt. In den Händen ungebildeter Aerzte sind sie dann auch wohl als wirkliche Zwangs- und damit natürlich gelegentlich auch als Strafmittel benutzt worden, wozu am Ende auch noch so manches Andere in Anwendung kam; indessen von alledem ist jetzt seit Langem nicht mehr die Rede, und wenn sie, die Beschränkungsmittel, noch irgendwie in Gebrauch kommen, so geschieht es lediglich, um den Missbrauch zu verhindern, welchen der Kranke mit seiner Ungebundenheit treibt.

Den Anstoss zur Abschaffung der mannigfachen Zwangs- und Strafmittel, deren Anwendung zu einem gewissen Systeme, dem Système moral oder d'intimidation insbesondere *Leuret* ausgebildet hatte, gab im Jahre 1838 *Gardiner Hill.* Zu ihrer dauernden Beseitigung trug jedoch das Meiste und Wesentlichste *Conolly* bei, der seit 1839 unverdrossen daran arbeitete, sie aus der Irrenbehandlung zu entfernen und das, was sie leisten sollten, auf anderem Wege zu erreichen. Dieser andere Weg war aber der der möglichst humanen Behandlung und der Abhaltung alles dessen, was die Anwendung jener Mittel nach sich gezogen hatte, also die Abhaltung aller Reize, die Vermeidung aller Schädlichkeiten, welche die vorhandenen Unlustgefühle zu steigern und in Raptus explodiren zu lassen vermochten. Es war der Weg, den wir jetzt bei der Behandlung der Psychosen wandeln, und den wir als denjenigen bezeichnet haben, welcher von vorneherein einzuschlagen, der vor allem Anderen zu erreichen gesucht werden müsste, wollten wir mit Berechtigung hoffen, zum Ziele zu gelangen. Seit *Gardiner Hill* und namentlich seit *Conolly* herrscht somit ein neuer Zeitabschnitt in der Geschichte der Psychiatrie, datirt gewissermaassen die neuere Psychiatrie, die, zunächst nur langsam vorwärts schreitend und mühsam sich Bahn brechend, endlich doch zum Siege gelangte und vornehmlich in den letzten beiden Decennien einen Aufschwung nahm, in Folge dessen sie sich heute ebenbürtig jeder anderen Disciplin aus dem Gebiete der Pathologie und Therapie an die Seite zu stellen im Stande ist.

Die von *Conolly* zur Geltung gebrachte Behandlungsmethode der Psychosen ist die des No-restraint genannt worden, die gegentheilige, alte, die des Restraint. Bald aber verstand man unter Restraint die Anwendung von blossen einfachen Beschränkungsmitteln überhaupt, die, richtig gewählt, selbst *Conolly* zugelassen wissen wollte, und unter No-restraint allein die Behandlung der Kranken ohne jedwede äussere, sogenannte mechanische Beschränkung; wobei ihre Beruhigung und Zurückhaltung von etwaigen Gewaltthätigkeiten lediglich durch medicamentöse Behandlung, namentlich durch Morphium, Chloroform und, als das Choral aufkam, durch dieses bewirkt werden sollte. Die extremsten Anhänger und Verfechter des No-restraint gingen so weit, den Kranken in Allem gewähren zu lassen. Wenn seine Krankheit sich gegeben haben würde, würden auch seine von ihr abhängigen Ausschreitungen sich geben. Der Kranke dürfe nicht unruhig, dürfe nicht tobsüchtig werden; geschehe es dennoch, so sei die Umgebung dafür verantwortlich zu machen, die ihn bloss so weit gereizt habe. Ja, sie verlangten sogar, dass man sich von einem solchen Kranken womöglich todtschlagen lassen sollte, und allen Ernstes erklärte mir einer derselben, als ich ihm erwiderte, ich für meine Person würde das nicht thun lassen, sondern gegebenen Falles das Prävenire spielen: „Dann sind sie nicht zum Irrenarzte geschaffen."

Nun, das waren Uebertreibungen, und heute denkt wenigstens kein ruhiger, besonnener Arzt mehr daran, das No-restraint bis zu diesem Grade auszudehnen und gleichsam nur um des Principes Willen, was in der Praxis immer verfehlt ist, zur Geltung zu bringen. Ja manchenorts, und das vorwiegend in England, der Wiege des No-restraint, hat sich sogar eine Art Reaction dagegen geltend gemacht, und fängt man selbst an, mit dem Restraint wieder zu liebäugeln. Dazu aber, dass dieses wieder in irgend einem beträchtlichen Umfange eingeführt werde, darf es nicht kommen, wird es auch nicht kommen. Das No-restraint, die Nicht-Vergewaltigung, muss das leitende Princip bleiben; aber um des Principes Willen jedwedes Mittel ausschliessen, das nach Vergewaltigung, nach Zwang aussieht, wäre falsch. Denn es ist doch nicht Alles eine Vergewaltigung, ein Zwang, bloss weil es danach aussieht. Man müsste sonst auch die Anlegung eines Gypsverbandes, eines Extensionsverbandes, die Cauterisation, die Verminderung und Vereinfachung der Diät für solche Vergewaltigung und ein Zwangsverfahren halten! Sehr richtig sagt daher *Mendel*, dass die Isolirung, in welcher Viele ein Zwangsmittel sehen, für ihn nicht ein solches, sondern lediglich ein diätetisches

Mittel sei. Aber nichts weiter als ein solches ist auch der Zwangsstuhl, sind auch die Handschuhe, ist auch die Zwangsjacke, wenn sie das bezwecken sollen, was wir voraussetzten: den Aufenthalt unruhiger, störender und selbst gefährlicher Kranken in der Gesellschaft der übrigen möglich zu machen.

Der Zwangsstuhl belästigt wenig, n. b. wie wir ihn definirt haben, indem der Kranke nur durch den Vorstecker zurückgehalten, aber nicht etwa noch eingeschnürt wird. Noch weniger belästigen die Handschuhe. Die Zwangsjacke dagegen belästigt in hohem Maasse und um so mehr, je fester sie angelegt, d. h. je fester die Arme an den Leib gepresst werden. Sie darf deshalb nur im äussersten Nothfalle in Gebrauch kommen; wenn alle anderen Mittel im Stiche lassen, und Alles dem Kranken gegenüber, oder gar er selbst vor sich geschützt werden muss. Nie aber ist sie ihm etwa als Strafmittel anzulegen; wie überhaupt bei Anwendung aller Beschränkungsmittel, auch der blossen Isolirung, der Verdacht vermieden werden muss, es komme dabei eine Bestrafung zum Austrag. Es muss in dem Kranken immer das Gefühl zu erwecken gesucht werden, aus seinen Handlungen heraus erwachse seine Beschränkung als eine unmittelbare und nothwendige Folge. Im Uebrigen ist immer und immer wieder der Versuch zu machen, ob es nicht ohne Beschränkungsmittel geht, und jede Minute ist zu benutzen, welche dem Kranken die unbehinderte Bewegung, namentlich im Freien, gestattet. Man muss sich immer vergegenwärtigen, dass auch die gelindesten Beschränkungsmittel dennoch Reize sind, und dass es doch gerade darauf ankommt, alle Reize abzuhalten, um dem Nervensysteme die Ruhe zu verschaffen, welche zu seiner Erholung nothwendig ist. Andererseits darf man freilich auch wieder nicht zurückschrecken, die energischsten Beschränkungsmittel und selbst Binden und Bandagen auch noch im Isolirraume anzuwenden, wenn der Zustand des Kranken es einmal um seiner selbst Willen erforderlich macht, z. B. durch fortgesetzte Conamina suicidii, das andere Mal Gesundheit und Leben der Bediensteten durch ihn in Frage kommen. Alles schon da gewesen, erst vor Kurzem auch in der Greifswalder Anstalt! Der Tact des behandelnden Arztes und sein nicht einseitig cultivirtes Humanitätsgefühl muss da entscheiden und wird in den meisten Fällen wohl auch das Richtige treffen; wenn nur im Auge behalten wird, dass ein Leben so viel werth ist als das andere, und dass blosse Furcht vor Menschen und dem: „Was wird die Welt dazu sagen," nicht unser Handeln bestimmen darf. Es ergiebt sich aber daraus, dass die Behandlung Geisteskranker keinesweges leicht ist und eine Menge von Eigenschaften erfordert, welche nicht in jedem Einzelnen sich vereinigt finden. Daher denn auch der alte Satz durchaus richtig ist: Der Irrenarzt m u s s g e b o r e n, k a n n n i c h t b l o s s g e b i l d e t u n d h e r a n g e z o g e n w e r d e n.

Neben der Sorge für Ruhe, als der ersten Bedingung, welche zu erfüllen ist, wenn das erkrankte Nervensystem sich erholen und damit der Kranke selbst sich beruhigen soll, ist als zweite Hauptbedingung, unter der das erstrebte Ziel nur zu erreichen ist, die Ernährung in gehöriger Weise zu berücksichtigen. Alle psychisch Kranken sind, wie wir in einem der früheren Capitel erfahren haben, schlecht ernährte Individuen. D i e m e i s t e n P s y c h o s e n s i n d I n a n i t i o n s p s y c h o s e n, gleichviel wodurch die Inanition gerade bewirkt worden ist. Um die Ernährung zu verbessern, ist indessen nicht bloss die eigentliche Nahrung in Betracht zu ziehen — der Mensch lebt nicht vom Brote allein —; das übermässige Füttern, das Stopfen kann ihm sogar schädlich sein; die g e s a m m t e n L e b e n s b e d i n g u n g e n m ü s s e n i h r e B e r ü c k s i c h t i g u n g f i n d e n.

In erster Reihe ist da auf eine g u t e, g e s u n d e L u f t zu halten. Die Kranken können gar nicht genug im Freien sein und, sowie es nur angeht, sind sie darum hinaus in dasselbe zu schicken. Die Stubenluft, wenn sie durch gute Ventilation auch noch so viel erneuert, und wenn dabei gleichzeitig auf die scrupulöseste Reinlichkeit gesehen wird, ersetzt die freie Luft doch niemals. Woher das kommt, vermag ich nicht zu sagen. Aber das habe ich viel hundert Male erfahren, dass Kranke, welche unter den vortheilhaftesten Verhältnissen, in sauberen, sonnigen Zimmern, bei meistens offenem Fenster zu Bette gelegen hatten, ein ganz anderes, vornehmlich rothwangiges Aussehen gewannen, sowie sie nur erst ein Paar Tage hinaus in das Freie gekommen waren. Im Felde habe ich wiederholt Gelegenheit gehabt zu sehen, dass auch der nur vorübergehende, täglich auf ein Paar Stunden beschränkte Aufenthalt der Kranken in Zelten einen ganz ausserordentlich wohlthätigen Einfluss auf ihren Gesammtzustand und damit auf ihre Wunden oder sonstigen Leiden, z. B. den Typhus, hatte. Ich bin deshalb zu der Ueberzeugung gekommen, dass die freie Luft durch nichts, auch nicht die beste Ventilation der Aufenthaltsräume vollständig zu ersetzen sei, und dass es darum geboten ist, so oft und viel sie zu geniessen, wie es nur angeht. Worauf das beruht, weiss ich, wie gesagt, nicht anzugeben; aber ich habe es seit vielen Jahren so oft wahrnehmen und auch Anderen zeigen können, dass ich es als feststehend betrachte. Unsere Kranken sind deshalb auch in das Freie zu schicken, so oft und viel die Umstände es nur gestatten. Dabei aber müssen sie natürlich möglichst vor Erkältung geschützt werden; da sie, wie wir ebenfalls schon erfahren haben, gerade eine grosse Neigung, sich zu erkälten, besitzen. Es ist das dadurch zu erreichen, dass an kühleren

Tagen man sie sowohl wärmere Kleider anziehen lässt, als auch ihren Aufenthalt im Freien abkürzt, oder wenigstens von Zeit zu Zeit unterbricht, um sich in dem geheizten Zimmer inzwischen wieder erwärmen zu können. Man vergesse nicht, die Widerstandskraft der Geisteskranken ist im Allgemeinen drei-, fünfmal geringer als die geistesgesunder Menschen, und alle Erkältungen sind deshalb auch eben so vielmal gefährlicher als bei diesen. (Siehe Cap. XVI, pag. 387). So sehr wir dem Allen nach den Aufenthalt in freier Luft auch schätzen, ein rücksichtsloses Hinausjagen in das Freie halten wir darum doch nicht für angebracht.

Aus demselben Grunde sind auch die Aufenthaltsräume der Kranken in gehöriger Temperatur, d. i. auf rund 18° C. zu erhalten und die Lagerstätten warm herzurichten. Die Lagerräume müssen wenigstens 14—15° C. haben und die Betten aus Rosshaarmatratzen als Unterlage und doppelten wollenen Decken als Zudecke bestehen. Die Kranken müssen sich in ihren Betten behaglich fühlen, und jede ihrer Klagen, dass sie zu kalt liegen oder gar frieren, muss unbedingt Berücksichtigung finden. Bei chronisch Kranken, Schwach- und Blödsinnigen und vor Allen bei unreinlichen kann und muss man wohl davon abgehen, weil der Verbrauch des Materials ein zu grosser und kostspieliger sein würde; die Matratzen sind dann ganz oder auch bloss theilweise durch Strohsäcke zu ersetzen; aber dafür ist dann zugleich auch das Zimmer mehr zu erwärmen, weil ein Strohsack nicht so warm hält wie eine Rosshaarmatratze. Bei allen mehr acuten und voraussichtlich heilbaren Kranken ist, wenn die Frage der Unreinlichkeit wegfällt, schon darum die Rosshaarmatratze anzuwenden, weil der Strohsack, gerade so wie auch die Seegrasmatratze, ein zu hartes Lager abgiebt, das überall da, wo in der Bevölkerung Federbetten im Gebrauch sind, als ein übeler Reiz wirkt, der Unbequemlichkeiten und damit Unbehagen und Unzufriedenheit hervorruft und so gerade den allerersten Erfordernissen, auf die es bei einer erfolgreichen Behandlung ankommt, entgegenwirkt.

Sodann ist auf peinlichste Reinlichkeit zu halten. Nichts ist in dieser Beziehung gleichgiltig. Das carbolisirte Scheuertuch mit immer erneutem Wasser hat alle Tage die Fussböden zu bearbeiten und jeden Winkel zu säubern. Jeder Fleck an den Wänden, die zweckmässig bis zu einer gewissen Höhe mit einem Oelanstrich zu versehen sind, ist sofort zu entfernen, jedes verunreinigte Stück Wäsche alsbald durch ein reines zu ersetzen. Eine gräuliche Unsitte ist, die durchnässten Bettstücke von Bettnässern einfach zu trocknen, wozu man hier und da sogar besondere Oefen eingerichtet hat. Es wird dadurch bald ein pestilenzialischer Gestank erzeugt, und hat sich derselbe erst einmal eingenistet, so ist er in Jahr und Tag nicht wieder zu entfernen. Dagegen ist fleissig zu desinficiren. Alle Dejecta sind mit Carbolsäure oder carbolsauren Präparaten zu behandeln und Orte, wo die Luft leicht stagnirt, mit Carbolsäure zu räuchern. Geschieht das Alles nicht, so entwickelt sich ganz unversehens ein Zustand, den man noch nicht gerade als schmutzig bezeichnen kann, der aber sowohl das Auge als auch die Nase eines nicht daran Gewöhnten bereits höchst unangenehm berührt und je länger je mehr Träger einer Schädlichkeit wird, unter deren Einfluss die Kranken anfangen zu siechen, immer mehr von ihrer Widerstandsfähigkeit zu verlieren und der Furunculosis, dem Erysipelas, ausgedehnten Phlegmonen, endlich, ohne dass man eine bestimmte Ursache anzugeben wüsste, der Phthisis zum Opfer zu fallen. Die kleine, leicht zu controlirende und darum in ihren Mängeln auch leicht zu corrigirende Greifswalder Anstalt hat mich da Vieles gelehrt. Die Verringerung der Sterblichkeit von 15% auf 12,73%, deren wir schon in Cap. XVI, pag. 391, gedacht haben, ist, trotzdem die Anstalt immer mehr reine Heilanstalt geworden, vornehmlich, wenn nicht ganz allein, darauf zurückzuführen, dass es gelungen, sowohl die Phthisis als auch die Erysipele und phlegmonösen Entzündungen, welche früher in ihr herrschten, zu bannen.

Was nun die Nahrung selbst anlangt, die den Kranken zu reichen ist, so hat sich dieselbe, wie die ganze Einrichtung des Aufenthaltsortes, also speciell die Irrenanstalt, an das, was der Kranke früher gewohnt war, also so viel als möglich an die gewohnte Ernährungsweise anzuschliessen, und ganz besonders ist da auf die niederen, weniger gebildeten Gesellschaftsklassen Rücksicht zu nehmen, da diese hinsichtlich des Essens viel schwieriger zu behandeln sind als die höheren und gebildeten. „Wat de Buer nich kennt, dat ätt he nich," sagt ein plattdeutsches Sprichwort, und ich habe einmal in einer norddeutschen Anstalt einen grossen Spectakel erlebt, weil es zu Mittag Rindsbraten mit kaltem Kartoffelsalat gab, eine Zusammenstellung, die anderwärts sehr beliebt ist, aber in manchen Theilen Norddeutschlands als gräulich empfunden wird, weil man es für unangänglich hält, kalte Kartoffeln überhaupt, und nun gar erst zu Mittag zu essen. Dagegen isst man wohl kaltes Fleisch, aber dazu warme Kartoffeln mit erwärmter Sauce. Ein Küchenzettel, der für den Bayern passt, passt darum noch nicht für den Schleswig-Holsteiner, und was am Rhein für lecker gilt, ist es darum noch keinesweges an der blauen Donau.

Sodann ist festzuhalten, dass die Nahrung, welche hier in Frage kommt, eine für Kranke bestimmte ist, und zwar für Kranke, deren Blutleben anomal, deren Secretionen, Speichel, Magensaft, Galle u. s. w., davon abhängig, es auch sind, und deren Tractus intestinalis sich ausserdem nachweislich überaus häufig in Unordnung befindet, so dass Flatulenz und Koprostase bei ihnen zu den allerregelmässigsten Vorkommnissen gehören. Die Nahrung, die unseren Kranken zu verabreichen ist, muss darum möglichst leicht verdaulich und so beschaffen sein, dass sie die vorhandenen Uebelstände wenigstens nicht noch vermehrt. Ein grosser Unterschied ist darum auch zu machen zwischen der Beköstigung acuter und chronischer Kranken, beziehentlich, handelt es sich um die Geltendmachung eines Princips, die Aufstellung eines Regulativs, zwischen dem, was für eine Pflegeanstalt passt und dem, was eine Heilanstalt erfordert.

Man hat gegenwärtig zwar nur noch vereinzelte Anstalten, die reine Heil- oder reine Pflegeanstalten sind. Die Greifswalder Anstalt, die Irrenabtheilung in der kgl. Charité zu Berlin sind solche reine Heilanstalten. Die bei Weitem grösste Mehrzahl der Anstalten sind indessen gemischte, sind Heil- und Pflegeanstalten zugleich. Da in der Natur der Sache es liegt, dass mit jedem Jahre die Anzahl der ungeheilten, beziehungsweise unheilbaren Pfleglinge in ihnen sich mehrt, während sie aus den Heilanstalten je nach Bedürfniss abgeführt und zum Theil diesen gemischten Heil- und Pflegeanstalten zugeführt werden, so bekommen sie, die letzteren, auch über kurz oder lang den Charakter reiner Pflegeanstalten. Sie werden immer mehr Invalidenhäuser, Stätten des Schwach- und Blödsinnes, in denen es nicht mehr Aufgabe ist, zu heilen, sondern bloss noch zu erhalten, zu nutzen, zu verwerthen. Auch das ist eine würdige Thätigkeit, von hoher moralischer und civilisatorischer Bedeutung; doch hat sie mit der Psychiatrie an und für sich nicht mehr viel zu thun, schlägt überhaupt mehr in das Gebiet der Nationalökonomie, als dass sie noch dem der Medicin angehörte. In diesen gemischten Heil- und Pflegeanstalten mit 400, 600, 800, 1000 Kranken, unter welchen indessen zur Zeit immer nur ein kleiner, und zwar um so kleinerer Bruchtheil heilbarer sich befindet, je grösser die Anstalt ist; in diesen Anstalten also mit im Augenblicke selten mehr als 10, meist nur 8 bis 5 oder noch weniger Procent heilbarer Individuen, kann eine ganz andere Ernährungsweise herrschen als in den reinen Heilanstalten, und das etwaige Beköstigungsregulativ braucht nicht mit so peinlicher Rücksichtnahme auf die oben erwähnten Momente aufgestellt zu sein, wie in diesen. Die relativ wenigen heilbaren oder sonst mehr acuten Kranken können, wenn der Küchenzettel für die ganze Masse es mit sich bringt, eine Extradiät erhalten, und allen Anforderungen ist genügt. Für eine Heilanstalt indessen und die in ihr befindlichen Kranken, die uns ja besonders zu interessiren haben, ist das nicht wohl angänglich. Man könnte sonst in die Lage kommen, einmal lauter Extradiät verordnen zu müssen. Das Beköstigungsregulativ einer gemischten Anstalt ohne Weiteres auf eine reine Heilanstalt übertragen zu wollen, ist darum auch ein Unding. Es wäre gleich der Uebertragung des Beköstigungsregulativs eines Invalidenhauses, eines Blindeninstitutes auf ein Feldlazareth oder eine chirurgische, eine ophthalmiatrische Klinik. Von dem, was in sogenannten gemischten, indessen ungleich mehr Pflege- als Heilanstalten sich hinsichtlich der Beköstigung als durchaus gut und zweckmässig erwiesen hat, sehen wir darum hierorts ab. Wir haben hier nur mit der Therapie der Psychosen und deshalb auch bloss mit heilbaren oder doch wenigstens präsumtiv heilbaren Kranken zu thun, und was für diese erforderlich, das ist es, was wir zu erörtern haben.

Die Nahrung, welche unseren Kranken zu verabreichen ist, sei also eine möglichst leicht verdauliche und von der Art, dass sie die bereits vorhandenen Uebelstände wenigstens nicht noch vermehre. Darum sind alle Hülsenfrüchte, Erbsen, Bohnen, Linsen, in mehr compacter Form auszuschliessen und höchstens als Suppe und frei von ihren Hülsen, also durchgerieben und durchgeschlagen zu geben. Das Volk pflegt diese Gerichte mit allerhand würzigen Kräutern zuzubereiten, mit Thymian, Majoran, Zwiebeln; in der feineren Küche pflegen dieselben wegzubleiben; allein mit Unrecht. Jene Kräuter sind Digestiva und Carminativa, und als solche beziehentlich der Verdauung jener, unter allen Umständen immer sehr schweren Gerichte von grosser Bedeutung. Freilich können die fraglichen Digestiva und Carminativa auch durch etwas Anderes ersetzt werden, einen magenstärkenden Liqueur; aber gerade für unsere Kranken dürften jene vortheilhafter sein. Gleich den Hülsenfrüchten sind auch alle Kohl- und Kohlrübenarten zu vermeiden oder höchstens die zarteren von ihnen, Wirsigkohl, Rosenkohl, Kohlrabi in leicht verdaulicher Form — vorher abgebrüht und mit etwas Pfeffer bereitet — zu geben.

Dagegen empfehlen sich die meisten anderen frischen Gemüse, Mohrrüben, Schoten, grüne Bohnen, Spinat, Melden und ihre in manchen Gegenden beliebten Surrogate; desgleichen gekochtes Obst und das gleichviel, ob es frisch oder getrocknet, sogenanntes Backobst ist. Auch die Beerenfrüchte sind zu empfehlen und insbesondere die Stachelbeeren, Johannisbeeren, Preisselbeeren; während die Blaubeeren wegen ihres grossen Gehaltes an Gerbsäure und ihrer damit in Zusammenhang stehenden obstruirenden Wirkung mehr Vorsicht gebieten. Alle diuretisch und damit gewöhnlich auch auf die Geschlechtssphäre erregend wirkenden Gerichte, wie Spargel, Sellerie, sind wieder zum wenigstens nicht auf den allgemeinen Küchenzettel zu setzen, Salate hingegen, vernehmlich die bitteren, Löwenzahn, Endivien, doch auch der gewöhnliche Latich und selbst der Feldsalat, die Rapunze, allgemeiner anzuwenden. Nur müssen sie nach französischer Sitte zubereitet sein, mit viel Salz, etwas Pfeffer, wenig Essig und gutem Oel. Sie wirken dann verdauungsbefördernd; während sie mit viel Essig, mit saurer, meist ranziger Sahne, mit altem, gebratenem Speck, mit Zucker oder Syrup hergerichtet, nur von einem kräftigen Verdauungsapparate ohne grössere Beschwerden ertragen werden.

Im Uebrigen empfehlen sich die verschiedenen Sorten von Graupen, Gries, der Reis, der heutigen Tages wieder ein besseres Nahrungsmittel ist als vor einigen Jahrzehnten, wo die *Liebig*'sche Ernährungstheorie oben auf war. Von den Kartoffeln ist kein übermässiger Gebrauch zu machen. Jedenfalls ist vor Mahlzeiten, die nur oder doch der Hauptsache nach aus ihnen bestehen, zu warnen. Reichlich sind Milch und Eier in Anwendung zu ziehen. Sie sind die am meisten nährenden und zugleich die am meisten bekommenden Nahrungsmittel, welche wir haben. Jeden Tag wenigstens ein Ei, ein Liter Milch ist ausser der sonstigen Diät jedem herauf zu fütternden Kranken zu verordnen. Alle Tage ist den Kranken Fleisch zu geben, das sehr zweckmässig auch durch Fisch ersetzt werden kann. Fisch ist mit die leichteste und nahrhafteste Fleischkost, die es giebt. Etwa 180·0 Gr. von diesem oder jenem genügen. Ist mehr erforderlich, so kann man mehr verordnen; indessen so allgemein hin ist mit 180·0 Gr. auszukommen. Aber das Fleisch muss frisch sein; der Fisch muss frisch sein. Höchstens dürfen beide ganz leicht gepöckelt und ganz schwach angeräuchert sein; da stark gepöckeltes und stark geräuchertes Fleisch nur sehr schwer, von schwachen Verdauungsapparaten gar nicht verdaut werden können. Sie gehen ab, wie sie aufgenommen worden sind, und nur ihrer Mumification, durch welche sie überhaupt dem Zahne der Zeit zu trotzen im Stande sind, ist es zu danken, dass sie dabei kein grösseres Unheil anrichten.

Zu dem Allen ist ein gutes, ausgebackenes Brot zu liefern. Am besten ist Weizenbrot, Semmel; indessen auch ein nicht zu stark gesäuertes Roggenbrot, unter Umständen sogar aus noch kleienhaltigem Mehl gebacken, kann sehr empfehlenswerth sein. Bei den Stuhlverstopfungen aus stärkerer nervöser Reizung, namentlich vom Sexualapparate aus, erweist es sich oftmals als ein höchst zweckmässiges Mittel. Zu dem Brote aber muss Butter verabfolgt werden, und mit aller Macht ist dahin zu streben, dass, wo aus diesem oder jenem Grunde den Kranken selbige noch nicht zu Theil wird, ihnen sie nicht mehr vorenthalten werde. Roggenbrot und zumal kleienhaltiges ist ohne Butter, Fettzusatz überhaupt ziemlich schwer zu verdauen, was die Erfahrung bei Leuten, die es ohne solche zu essen gezwungen sind, alltäglich lehrt. Wir dürfen es daher ohne solche unseren Kranken gar nicht reichen. Zudem wird durch die Butter auch noch der Ernährung unmittelbar Vorschub geleistet; da feststeht, dass zu derselben, soll sie gedeihlich sein, die Zufuhr einer gewissen Menge von Fetten nothwendig ist. Die meisten unserer Kranken lieben auch die Fette in ganz auffallender Weise: ein instinctives Verlangen nach dem, was ihnen gut und förderlich ist. 20 bis 25 Gr. Butter auf den Tag ist indessen die Menge, mit welcher sie so ziemlich auskommen können.

Der Genuss von Kaffee und Thee ist sehr zu beschränken. Nur wenn beide Getränke recht dünn und schwach sind, sind sie vielleicht zu empfehlen; sonst geradezu zu untersagen. Starker Kaffee, vornehmlich unmittelbar nach Tisch genossen, ruft leicht Herzklopfen und Unregelmässigkeiten in der Herzthätigkeit hervor, führt zu Congestionen nach dem Kopfe, zu starken Hitzegefühlen und lebhafter Gasentwickelung im Leibe. Starker Thee, des Abends genossen, raubt den Schlaf, der gerade so ausserordentlich nothwendig ist. Auch Wein und Bier sind nur sehr mässig zu geniessen, und in allen den Fällen, wo sie stärker erregend wirken, ganz fortzulassen. Das beste Getränk für unsere Kranken ist und bleibt immer ein gutes Wasser, dem, wenn es zu Beschwerden im Magen führt, was öfter vorkommt, etwas Salzsäure zugesetzt werden kann. Schwache Salzsäure-Limonade ist ein sehr angenehmes Getränk und ganz zweckmässig auch während des Essens zu geniessen. Gerade für unsere Kranken, bei denen die Verdauung vielfach beeinträchtigt ist wegen eines mangelhaft gebildeten und vornehmlich zu wenig salzsäurereichen Magensaftes, dürfte es kaum ein besseres Stomachicum geben als eben die Salzsäure.

Das Tabakrauchen ist ganz zu verbieten. Es bekommt keinem nervösen Menschen. Wenn es auch nicht gerade eine erhebliche Nausea hervorruft, Unruhe des Herzens, Tremor, Schweissausbruch sind dagegen ganz gewöhnliche Folgen bei ihnen. Viele macht es mehr oder minder impotent. Es ist also von entschieden reizendem, beziehungsweise überreizendem, lähmendem Einflusse.

Die einzelnen Mahlzeiten seien nicht zu reichlich. Man lasse lieber öfter essen als zu viel auf einmal. Das Frühstück bestehe aus Kaffee, Thee, Milch und Semmel oder Brot; das zweite Frühstück aus Milch, Bouillon, Chocolade, einem Ei und Butterbrote, keinen alkoholhaltigen Getränken, weder Bier noch Wein; da selbige zu dieser Zeit fast ausnahmslos schlecht vertragen werden. Das Mittagessen sei nach Landessitte zubereitet — Suppe, Gemüse, Fleisch, oder statt dessen auch einmal eine Mehlspeise —, nie aber von dinerartigem Charakter. Das bei den niederen Bevölkerungsklassen in Norddeutschland sehr beliebte, sogenannte zusammengekochte Essen, Fleisch, Gemüse,

Kartoffeln, Alles in einem Topfe, giebt ein vortreffliches Mittagessen ab, und es ist gar nicht einzusehen, aus welchem Grunde jetzt vielerorts ein so lebhafter Kampf dagegen geführt wird. Allen Einwendungen vom theoretischen Standpunkte aus halte ich entgegen: Die Bevölkerung Westphalens, Hannovers, Mecklenburgs, Pommerns, eines grossen Theiles der Mark Brandenburg ist geworden, was sie ist, bei zusammengekochtem Essen. Der subjective Geschmack, der subjective Widerwille kann doch in einer solchen Frage nicht entscheidend sein. Im Laufe des Nachmittags wird sehr zweckmässig ein sogenanntes Vesperbrot verabreicht: Kaffee, Chocolade, Milch mit einem kleinen Imbiss. Als Abendbrot, das vor 8 Uhr beendet sein muss, dient am besten eine Suppe, Biersuppe, Milchsuppe, eine sogenannte Fastensuppe überhaupt, dazu ein Ei. Hier ist auch ein Glas Bier, ein Glas Wein ganz dienlich, aber unserer Meinung nach im Allgemeinen auch auf diese Zeit zu beschränken; wenn sonst nicht besondere Indicationen vorliegen.

Für schwerer Kranke, für Reconvalescenten muss natürlich von diesem Schema abgewichen werden, und wie das zu geschehen hat, braucht wohl nicht erst weiter auseinander gesetzt zu werden. Die Principien, welche sonst in dieser Beziehnng Geltung haben, sind auch hier maassgebend.

Mit grosser Sorgfalt ist die Leibesöffnung und der Schlaf zu überwachen. Die meisten Kranken neigen zur Obstruction und in einzelnen Fällen ist dieselbe äusserst hartnäckig. Carlsbader Salz, ein Esslöffel voll auf $^1/_2$ Liter lauen Wassers in solchen Quantitäten genommen, dass eine leichte Eröffnung stattfindet, ist eines der besten Mittel. Genügend lange fortgebraucht regelt sich unter seinem Einflusse der Stuhlgang meistens dauernd. Etwaige Magen- und Darmkatarrhe werden durch dasselbe beseitigt und auch, wo sie nicht bestanden, der Appetit in der Regel gehoben. Es ist nicht unbedingt richtig, dass Carlsbader Salz, in kleinen, nur leicht eröffnenden Dosen gebraucht, ihn beeinträchtige; wo das geschieht, liegen noch besondere Verhältnisse vor. In der Regel, wie gesagt, wird er dadurch gesteigert und wahrscheinlich durch Beseitigung der Uebel, welche seine Schwächung zur Folge hatten.

Ein anderes vortreffliches Mittel sind die *Schroeder van der Kolk*'schen Pillen aus kleinen Dosen Extr. Aloes aquosum mit Tart. stibiat. Da man es bei ihnen ebenfalls in der Hand hat, nur einen ganz leichten Stuhlgang herbeizuführen, jeden eigentlichen Durchfall zu vermeiden, so können sie ebenfalls sehr lange fortgebraucht werden, ohne auch nur den geringsten Schaden nach sich zu ziehen. Im Gegentheil, auch sie haben gewöhnlich eine dauernde Regulirung der Darmentleerung zur Folge und im Zusammenhange damit eine Verbesserung der Ernährung, die oft tief gelitten hat.

Sie passen vorzugsweise für die Fälle, in denen man Grund hat anzunehmen, dass die Stuhlverstopfung nervösen Ursprunges sei und von der Aufhebung der Peristaltik des Darmes abhänge. Am zweckmässigsten enthält jede Pille 0·015 Extract. Aloes aquos. und 0·0025 — 0·003 Tart. stibiat., und sind gleich so viele zu nehmen, als nothwendig, um einen ein- oder zweimaligen breiigen Stuhlgang zur Folge zu haben. In vielen Fällen wirken die Pillen anfänglich erst in grösserer Zahl zu 10, selbst 15 dreimal täglich genommen; allmählich aber wird ihre Wirkung eine stärkere, und schon 2 bis 3, dreimal täglich genommen, haben den gewünschten Erfolg. In dieser kleinen Zahl können sie nun lange fortgebraucht werden und äussern da die günstige Wirkung, welche wir bereits hervorgehoben haben. Auch der Schwefel in Verbindung mit pflanzensaueren Salzen oder in der Form des Pulvis Liquiritiae compositus wirkt günstig und ist, was dagegen auch gesagt worden sein mag, namentlich da ganz angebracht, wo gleichzeitig Hämorrhoiden vorhanden sind.

Zu vermeiden dagegen sind alle stärker abführenden Mittel, namentlich die eigentlichen Drastica, welche immer eine unangenehme Reizung des Darmes nach sich ziehen. Es kommt ja nicht bloss darauf an, den Darm zu entleeren — das kann allerdings auch einmal die Hauptaufgabe sein — als vielmehr die Uebelstände zu beseitigen, in Folge deren er sich immer und immer wieder verstopft. Will man bloss eine Entleerung herbeischaffen, ohne zugleich eine anderweitige nachhaltige Wirkung zu haben, so ist Ricinusöl oder ein Klystier ein viel besseres Mittel.

Beziehentlich des Schlafes ist ebenfalls festzuhalten, dass es gemeiniglich nicht sowohl darauf ankommt, bloss Schlaf zu erzielen, als vielmehr die Bedingungen wegzuschaffen, aus denen er nicht aufkommen kann. Da eine gesteigerte Erregbarkeit des Nervensystemes, in Folge deren jedweder Reiz gleich stark erregend und darum störend einwirkt, die häufigste Ursache davon ist, so liegt auf der Hand, dass es zunächst darauf ankommen wird, alle Störungen abzuhalten, die möglichste Ruhe und Stille und Alles, was die Zufriedenheit, die Behaglichkeit des Kranken fördert, herbeizuführen. Wer gewöhnt ist, bei einer Nachtlampe zu schlafen, den lasse man bei einer solchen schlafen; wer die absolute Dunkelheit im Schlafzimmer liebt, dem gewähre man sein Verlangen. Manche mögen nicht mit Anderen, oder wenigstens nicht mit einer grösseren Anzahl Anderer zusammen schlafen; Manche dagegen mögen wieder nicht in einem Zimmer allein liegen; sie wollen sich unter der Obhut des Wärters, der Wärterin wissen. Soweit als es geht, berücksichtige man derartige Neigungen und Wünsche. Ihre Befriedigung trägt zur Beruhigung des

Gemüthes bei, und dem Eintreten des Schlafes wird damit wesentlich Vorschub geleistet.

Einen grossen Einfluss auf das Eintreten des Schlafes schreibt man einer gewissen Ermüdung zu und verlangt daher, dass unsere Kranken gehörig beschäftigt, namentlich zu Arbeiten im Freien und insbesondere zu Gartenarbeit angehalten werden. Auch sollen sie mit dem Schlafe haushälterisch umgehen und nicht etwa durch Schlaf am Tage den Schlaf in der Nacht verscheuchen. Indessen die Kranken, welche hier in Frage kommen, sind gewöhnlich so wenig arbeitsfähig, dass sie am besten mit Allem, was nach Arbeit aussieht, verschont bleiben. Es ist thöricht, sie noch ermüden zu wollen; sie sind übermüdet, erschöpft und schlafen eben darum nicht. Ist es doch bekannt, dass auch ein ganz gesunder Mensch in Folge von Ueberanstrengung und mehr oder minder grosser Erschöpfung nicht zu schlafen vermag, und dass Schlaf bei ihm sich erst einstellt, nachdem er sich durch Speise und Trank gestärkt und eine Zeit lang der Ruhe überlassen hat. Man quäle die betreffenden Kranken darum nicht mit allerhand Anforderungen, sich zu beschäftigen; es würde sie das nur noch mehr erschöpfen. Man verbiete ihnen auch den kurzen Tagesschlaf nicht, der sich etwa einstellt. Er verscheucht nicht den Nachtschlaf; er verkürzt ihn nicht einmal. Wohl aber dient er dazu, die Erholung und damit auch die Beruhigung des gesammten Nervensystemes zu beschleunigen, und anstatt ihn zu verhindern, soll man ihn deshalb geradezu zu fördern suchen. Wenn die Kranken überhaupt nur erst zu schlafen anfangen, gleichviel zu welcher Zeit, so ist schon viel gewonnen. Sie schlafen von Tag zu Tage, von Woche zu Woche mehr und, wenn auch etliche dieser letzteren darüber hingehen, bevor sie fester und anhaltender schlafen, in dem Maasse als sie sich erholen, sich beruhigen, thun sie es mit der Zeit doch. Und damit bildet sich denn ganz von selbst auch wieder eine gewisse Regelmässigkeit in dem Eintritte des Schlafes und mit ihr auch in dem des Nachtschlafes aus. Alles, was durch eine Verbesserung der Ernährung zur Beruhigung des Nervensystemes, des psychischen Organes, beizutragen vermag, ist darum auch zur Erzeugung von Schlaf förderlich, und demgemäss ist hierauf in allererster Reihe zu achten, will man ihn bewirken. Der fleissige Gebrauch der frischen freien Luft, ein bequemes, warmes Bett und, was sonst dem Kranken erwünscht und angenehm ist, ist darum ernstlich zu berücksichtigen.

In besonderem Geruche, den Eintritt von Schlaf zur Folge zu haben, stehen von den gewöhnlichen, rein hygieinischen Mitteln die Bäder, und nicht zu leugnen ist, dass lauwarme, hinsichtlich ihrer Temperatur dem Kranken gerade angenehme Bäder in dieser Beziehung höchst wohlthätig wirken. Die Temperaturgrade können dabei hinsichtlich der einzelnen Kranken sehr schwankend sein. Denn was dem Einen angenehm, ist dem Anderen bereits unangenehm. Vollkommen verkehrt aber ist, da schablonenmässig zu verfahren und, was dem Einen unangenehm ist, während es dem Anderen gerade behagt, einfach auf Einbildung oder Launenhaftigkeit zurückführen zu wollen. Sehr gut werden die lauwarmen Bäder durch allgemeine Einpackungen in nasse Laken ersetzt. Es werden durch dieselben eben lauwarme Bäder hergestellt, welche der Körper sich gewissermaassen selbst so temperirt, wie es ihm angenehm ist. Nur müssen die Kranken nicht gar zu fest in ihre Laken und Decken eingehüllt sein; weil sonst eine Reihe von Unbequemlichkeiten erwachsen, und namentlich die Respiration leidet. Sonst haben die nassen Einpackungen vor den Bädern noch den Vorzug, dass wegen des Mangels an Wasserdampf, der die letzteren immer begleitet, durch sie nicht so leicht Congestionen nach den Lungen und alle die Folgezustände davon herbeigeführt werden, welche jene so oft beschwerlich und geradezu unerträglich machen.

Ob kalte Bäder einen ähnlichen Einfluss ausüben, muss dahin gestellt bleiben. Sie werden ja auch vielfach empfohlen, ob aber auf Grund von Erfahrung oder nicht vielmehr von blossen allgemeinen Betrachtungen aus, ist fraglich. Jedenfalls passen sie nur für kräftige Naturen und sind, wie *v. Krafft-Ebing* sehr richtig angiebt, in allen Fällen von Olichämie, von Inanitionszuständen und da, wo subnormale Temperaturen obwalten, wegzulassen. Für unsere Kranken würden sie darum überhaupt nur ganz ausnahmsweise in Anwendung kommen, also nicht als eigentlich diätetisches oder bloss hygieinisches, sondern als Heilmittel im engsten Sinne des Wortes. Ich habe von ihnen noch niemals Anwendung gemacht.

Als ein sehr kräftigendes, beziehungsweise nervenstärkendes Mittel gilt die Douche. Wir können vor ihrer Anwendung in Uebereinstimmung mit anderen Beobachtern nicht genugsam warnen. Sie ist ein Reizmittel ersten Ranges und mehr als viele andere geeignet, eine rasche Ueberreizung herbeizuführen und damit den Uebergang in Lähmung, der psychischen Exaltation in Stupor, in Blödsinn zu vermitteln.

Vor warmen oder gar heissen Bädern, also solchen über 32° C., als blossen diätetischen Mitteln wird ganz allgemein gewarnt. Sie führen eine zu grosse Erschlaffung, namentlich des Gefässsystemes herbei, erhöhen damit die Arbeit des Herzens und bringen so, wo dieses zur Erlahmung geneigt ist, also vornehmlich wo es atrophisch oder gar fettig entartet ist, das Leben in unmittelbare Gefahr. Im Uebrigen können sie gelegentlich sehr wohl indicirt sein und sich durchaus wohlthätig erweisen; jedoch haben sie alsdann eine andere Bedeutung, auf welche hier nicht näher eingegangen werden soll.

Unter dem angegebenen Regime nun erfahren die meisten Psychosen, wenn sie nicht schon zu lange bestanden haben, und die Bedingungen sonst zu ungünstig sind, eine wesentliche Besserung. Eine grosse Anzahl derselben geht sogar in Genesung über. Gar manchen Orts beschränkt man sich darum auch so ziemlich auf Anwendung dieses Regimes, und ist nur geneigt, etwaigen intercurrenten Zuständen noch eine besondere Beachtung zu zollen; anderen Orts freilich ist man auch wieder nicht so geneigt, ihm die ganze Bedeutung zuzuerkennen, welche wir ihm beigelegt haben, und verlässt sich mehr auf noch besondere Einwirkungen, die je nach dem einzelnen Falle bemessen werden; allein das ist, weder das Eine noch das Andere, richtig. Das fragliche Regime ist unseres Erachtens allerdings die Grundlage aller zweckmässigen psychischen Behandlung und darum mit peinlicher Sorgfalt zur Geltung zu bringen; indessen es ist dasselbe nicht als unbedingt genügend zu erachten, sondern ihm ist noch in mannigfacher Art zu Hilfe zu kommen; je nachdem der einzelne Fall es verlangt. Wir nähern uns damit dem Gebiete der speciellen, besonders der medicamentösen Behandlung der Psychosen, das namentlich in neuerer Zeit wieder an Ausdehnung zu gewinnen sucht. Bevor wir jedoch in dasselbe eintreten, wollen wir uns noch einmal klar zu machen suchen, was wir eigentlich anzustreben, was wir von aller einschlägigen Behandlung zu erwarten haben.

Immer und immer haben wir uns zu vergegenwärtigen, dass wir in den Psychosen es mit den Erscheinungen eines erkrankten und zumeist durch mangelhafte Ernährung zu stark mitgenommenen Nervensystemes, besonders psychischen Organes zu thun haben. Wir haben immer fest im Auge behalten, dass dieses letztere als solches gelitten, in seinen eigensten Bestandtheilen Verluste erfahren hat, dass die bezüglichen reiz- oder lähmungsartigen Zustände nur hiervon abhängig sind, und nicht etwa von zwar sehr wesentlichen, aber doch immer mehr als eine Art Begleiterscheinungen aufzufassenden, anderweitigen Vorgängen und Zuständen. Namentlich gilt das von den hämostatischen, beziehungsweise hämodynamischen Processen, und auf die etwaigen Gehirn-Hyperämien und Anämien an und für sich ist, wie wir schon im Cap. XIV, pag. 309 u. ff., nachzuweisen gesucht haben, nicht das Gewicht zu legen, was ihnen so alltäglich zuerkannt wird. Dem Verhalten des ganzen Blutkörpers, als des Vermittlers der gesammten Ernährung, ist dagegen alle Sorgfalt zu widmen und der so gewöhnlich vorhandenen Olichämie, Hydrämie oder Chlorämie mit aller Entschiedenheit entgegenzuarbeiten.

Wir kommen also dahin, dass der Aufbesserung der Ernährung und insbesondere der des Nervensystemes, des psychischen Organes, welche das besprochene Regime zum Zwecke hat, noch so weit, als es mit anderen als den gewöhnlichen Ernährungsmitteln möglich ist, Vorschub geleistet wird, dass einestheils das seine Ernährung vermittelnde Blut durch die Zufuhr geeigneter Stoffe verbessert, anderentheils es selbst aber auch noch durch passende Mittel in passender Weise beeinflusst wird.

Der ersten dieser beiden Anforderungen genügen wir durch die Darreichung von Eisen, der letzteren durch Anwendung von Dingen, von denen wir wissen, dass sie die Erregtheit des Nervensystemes und damit auch seine Erregbarkeit und Thätigkeit herabsetzen und so den unnützen Verbrauch von Bestandtheilen desselben verringern oder auch ganz aufheben. Von allen in Betracht kommenden Dingen, die wir kennen, bewirken dieses Letztere aber am zuverlässigsten und besten, weil bei einiger Vorsicht ohne alle übelen Folgen, das Chinin und eine Anzahl der sogenannten Nervina. Eisen mit Chinin in kleinen Dosen, zu 0·1—0·5 pro die, sowie Baldrian, Asa foetida, Castoreum sind darum als die vornehmsten Mittel anzusehen, auf welche sich in der fraglichen Beziehung unser Augenmerk zu richten hat. Wie gegen alle sogenannten functionellen Nervenkrankheiten, so leisten sie auch gegen die Psychosen mit das Meiste; wenn auch das Wie dabei noch sehr wenig, zum Theil so gut als gar nicht aufgeklärt ist.

Das Eisen gebe ich am liebsten in der Form des Ferrum reductum. Es wird fast immer gut vertragen, und wenn es etwaige Beschwerden macht, so werden dieselben durch Acid. muriaticum in der Regel leicht beseitigt. Natürlich kann auch jedes andere Eisenpräparat in Anwendung gezogen werden; doch ist mir jenes immer am vortheilhaftesten erschienen, und trotz aller an ihm gerügten Mängel bedauere ich, dass es künftighin aus dem officinellen Arzneischatze des deutschen Reiches wegfallen soll. Die Valeriana reicht man am besten in einem Aufgusse, der kalt zubereitet worden ist. Soll sie wirken, so darf sie nicht in zu kleinen Mengen genommen werden. Rad. Valerianae 15·0—20·0, mit einem halben oder auch ganzen Liter Wasser übergossen und 24 Stunden bei Zimmertemperatur gut zugedeckt stehen gelassen, liefern ungefähr das Maass, das von ihr im Laufe eines Tages zu verbrauchen ist. Die Asa foetida, das Castoreum werden am besten als Tincturen gegeben. Ich verbinde gern beide Mittel mit einander und lasse von dem aus gleichen Theilen bestehenden Gemische 25—30—35 Tropfen in Baldrianthee mehrmals täglich nehmen. Die Beruhigung, welche danach eintritt, ist oft eine ganz überraschende.

Ein Arzneikörper, der ebenfalls hierher gehört, dessen Wirkungsweise indessen ebenfalls noch nicht erklärt ist, ist der Leberthran. Zu drei, vier und mehr Esslöffel genommen, nur nicht gerade in den heissen Sommermonaten, wo er den Kranken alsbald widerlich wird, leistet er mitunter Erstaunliches. Dass er bloss als Fett wirke, muss von der Hand gewiesen werden. Butter, Sahne, Oel, Gänse- und Schweinefett sammt Hunde- und Dachsfett in gleichen, oder noch grösseren Quantitäten, die aber von den Verdauungsorganen noch gut vertragen werden, haben nicht den nämlichen günstigen Erfolg. Auch auf den geringen Gehalt von Jod und Brom, der ihm eigen, ist diese specifische Wirkung, sowie auch noch so manche andere, die er entfaltet, nicht zu beziehen. Darüber sind sich alle Beobachter und Experimentatoren jetzt einig. Ebensowenig ist diese Wirkung von dem wohlthätigem Einflusse auf die Verdauung und die Regulirung ihrer Störungen abzuleiten, welche er ausübt. Denn auch wo die letztere ganz in Ordnung ist, gar nichts zu wünschen übrig lässt, wird jene erstere nicht vermisst. Dem Leberthran kommt somit etwas Specifisches in Bezug auf die Ernährung des Nervensystemes zu. Woran liegt das? Im Leberthran ist Trimethylamin enthalten. Trimethylamin ist aber in neuerer Zeit als ein höchst energisches Nervenmittel erkannt worden. Liegt es etwa an diesem, dass er so ganz besonders wirkt?

Als weitere Mittel, welche in der fraglichen Beziehung einen sehr grossen Einfluss ausüben, sind noch einige Bäder und die Elektricität zu nennen. Von den ersteren sind besonders wieder die Sool-, die Schwefel- und Seifenbäder hervorzuheben, welche in zahlreichen Fällen, wo die einfachen Bäder nicht die gewünschte Wirkung haben, noch von günstigem Erfolge sind. Auf welche Weise selbiger indessen zu Stande kommt, ist schwer zu sagen, dessenungeachtet vielleicht damit zu erklären, dass das Chlornatrium, das Schwefelkalium, beziehungsweise der Schwefelwasserstoff, das fettsauere Kali auf die Anfänge der sensibelen Hautnerven herabstimmend einwirkt; wofür namentlich auch die so häufige Hypopselaphesie und Hypalgesie an den Händen der Wäscherinnen spricht. Es würden diese Bäder damit aber die Erregbarkeit der Hautnerven herabsetzen, die Schwellenwerthe für dieselben erhöhen und auf diese Weise den gesammten Erethismus, von dem die Psychose gerade so wie die mit demselben so häufig verbundene Magerkeit nur eine Theilerscheinung ist, verringern. Für alle Fälle von hochgradiger cutaner Hyperästhesie, selbst etlichen derer Folgezustände, partieller Hyp- und Anästhesie, da letztere verschwinden, wenn die Gesammternährung sich bessert, würden sie somit besonders angezeigt sein. Und in der That haben sie mir auch da ganz Ausgezeichnetes geleistet. Auf der anderen Seite erweisen sie sich aber auch nützlich in stuporosen Zuständen mit hypotrophischer, schmutzig-schülferiger, rissiger Epidermis. Sie lösen hier offenbar und spülen die letztere fort, die bis zu einem gewissen Grade die sensibelen Nerven umpanzerte und für die Einwirkungen der Aussenwelt unzugänglich machte. In mässiger Stärke angewandt, reizen sie dann aber auch diese Nerven, machen sie erregbarer und beheben so allmählich den Torpor, welchem der ganze Organismus verfallen. Die Ansichten darüber, ob die fraglichen Bäder stark oder schwach, lang oder kurz dauernd sein sollen, gehen sehr auseinander. Wahrscheinlich beruht das auf den Erfahrungen, die der Einzelne mit ihnen gemacht hat, und ob er sie mehr an erethischen oder an torpiden Individuen zu sammeln hatte. Für die ersteren passen allem Anscheine nach mehr die starken, länger dauernden Bäder, für die letzteren die schwachen, nur über einige Minuten ausgedehnten.

Was die Elektricität betrifft, so kommt dieselbe vornehmlich als Galvanismus und Faradayismus zur Verwendung, d. i. in Form des continuirlichen, beziehungsweise constanten, und in Form des unterbrochenen, beziehungsweise inducirten Stromes. Man galvanisirt und faradayisirt die Kranken.

Der Faradayische Strom ist ein sehr energisches Reizmittel. Er ist deshalb nur da in Anwendung zu bringen, wo man reizen, d. i. die Erregbarkeit des Nervensystemes, des psychischen Organes steigern will, also in allen Zuständen verminderter Erregbarkeit und, in Bezug auf die Psyche, in Fällen echten Stupors. Der Galvanische Strom hingegen verhält sich bald wie ein Reiz-, bald wie ein Beruhigungsmittel; je nachdem man ihn anwendet und ihn aufsteigend oder absteigend fliessen lässt. Im ersteren Falle sucht man namentlich in Bezug auf das Gehirn und psychische Organ im engeren Sinne die Kathode zur Geltung zu bringen, im letzteren die Anode. Nur da also wieder, wo wir reizen wollen, in lähmungsartigen, in paretischen Zuständen, in Zuständen wahren Stupors ist der aufsteigende Strom angezeigt; in allen Fällen gesteigerter Erregbarkeit, allen Fällen von Melancholie, Manie und Stupor aus Hemmung, also den im Ganzen leichteren Formen des Stupors, ist dagegen der absteigende Strom in Gebrauch zu ziehen. Entsprechend den in Cap. VII, pag 90, und Cap. VIII, pag. 97 u. ff. angeführten Thatsachen ist der aufsteigende Strom nur als schwacher oder höchstens mittelstarker, und zwar labil anzuwenden, häufig zu unterbrechen, überhaupt nur durch kurze Zeit, einige wenige Minuten, wirken zu lassen. Der absteigende Strom hinwiederum muss eine gewisse Stärke haben, zum Wenigsten ein mittelstarker sein, muss zudem Stetigkeit und Dauer haben, also stabil und durch längere Zeit angewandt werden. Denn nur so kann einestheils der katelektrotonische, beziehungsweise bloss kathodische Reiz, wie anderentheils die anelektrotonische, beziehungsweise bloss anodische Hemmung zur Wirksamkeit gelangen, worauf es bei der ganzen Angelegenheit in erster Reihe ja ankommt.

Die Elektricität ist ein ganz hervorragendes Glied in dem psychotherapeutischen Schatze. Allein es will gehandhabt sein, und schwerlich dürften grosse Erfolge mittelst desselben da erzielt werden, wo die Melancholie ein Depressionszustand auch in rein neurophysiologischem Sinne, wo die Tobsucht und Manie noch keine Trennung erfahren haben, und der Stupor aus Hemmung von dem Stupor aus Lähmung, die Anenergie von der Abulie noch nicht unterschieden werden. Wenn darum vielfach behauptet wird, es hänge noch mehr vom Zufall als unserer umsichtigen Verwendung des elektrischen Stromes ab, ob er in Bezug auf die Psychosen einen günstigen Erfolg habe oder nicht, weil wir noch keine rechten Indicationen für seine Anwendung hätten, so ist weniger dieses Letztere der Fall, als der mangelhafte Einblick in das Wesen der Psychosen, der noch immer viel allgemeiner ist, als man so schlechthin glaubt.

Im Uebrigen haben wir jeden Fall für sich zu behandeln und den verschiedenen Indicationen zu genügen, welche auch sonst jede Therapie in gehöriger Weise zu berücksichtigen hat, will sie auf Erfolge rechnen.

Die Indicatio causalis verlangt, dass man die Ursachen beseitige, aus denen die jeweilige Psychose entstanden ist. Liegen Ueberanstrengungen des Nervensystemes, des Gehirnes zu Grunde, wie in vielen Fällen der Ves. paralytic. progr., so ist unbedingte Ruhe, Enthaltung aller, auch nur die geringsten Beschwerden verursachenden geistigen Thätigkeit, namentlich aber die Vermeidung jeder gemüthlichen Erregung dringendst geboten. Der Kranke ist so früh als möglich aus seinen gewöhnlichen Verhältnissen zu entfernen, und das dolce far niente für ihn als Lebensregel aufzustellen. Wir wiederholen es: Nur keine gewaltsamen Ablenkungen, keine Zerstreuungen, auch keine Reisen, von eingreifenderen Curverfahren ganz abgesehen! Es passen diese Dinge, und zwar auch noch bloss mit Ausnahme der letzteren, allenfalls für beginnende Verrücktheitszustände, für eine sich entwickelnde Paranoia partialis, für die Paranoiae rudimentariae, und das ebenfalls nur, wenn sie mit Vorsicht und Sachkenntniss angewandt werden und nicht auf das Gerathewohl; für alle anderen Psychosen sind sie, und das kann nicht genug betont, wiederholt und angerathen werden, ganz unbedingt von der Hand zu weisen.

Liegen dyskrasische Momente vor, so ist diesen gemäss zu verfahren. Die auf syphilitischer Grundlage entstandenen Psychosen verlangen eine antisyphilitische Behandlung. Sie gehören wohl ausnahmslos in das Gebiet der Ves. paralytic. progr. und beruhen auf entzündlichen Processen, die das Gehirn ergriffen haben. Es ist nicht zu empfehlen, sich bei der Darreichung von Jodkali aufzuhalten; sondern von vornherein ist auf eine energische, immer zu wiederholende und so durch längere Zeit fortzusetzende Schmiercur Bedacht zu nehmen. Nach derselben kann sodann Jodkali von grossem Nutzen sein. Es gelingt sogar manche Heilung herbeizuführen; allein es ist, wie wir das schon früher einmal hervorgehoben haben, eine sogenannte Heilung mit Defect. Der syphilitische Process ist zum Stillstande gebracht, vielleicht auch vollständig geheilt; aber die Veränderungen, zu denen er inzwischen geführt hat, sind geblieben und davon abhängig auch ein mehr oder minder hoher Grad von psychischer Schwäche, die hinfort den betreffenden Individuen eigen. Liegt Rheumatismus vor, so ist eine antirheumatische Behandlung einzuschlagen, warme Bäder, Schwitzcuren, Elektricität in Anwendung zu ziehen. Liegt Gicht, Scorbut zu Grunde, so ist dem entsprechend zu verfahren. Die verschiedenen Intoxicationszustände erfordern einen vollständigen Bruch mit den bezüglichen Intoxicationen. Man kann denselben ganz jäh ausführen, muss nur mit Rücksicht darauf, dass bei einzelnen dieser Zustände z. B. Alkoholismus, Opianismus, Morphinismus sehr leicht als Reaction darauf sich eine mehr oder minder heftige Tobsucht einstellt, von vornherein auf eine genügende Ernährung Bedacht nehmen und allenfalls zur Zwangsfütterung schreiten. Die Kranken müssen ein genügendes Material in der Tobsucht zuzusetzen haben; da sie sonst sehr leicht zusammenbrechen und zu Grunde gehen. Namentlich sind an Jahren ältere Alkoholisten in solcher Gefahr; aber sie gerade lassen sich auch wieder leicht bereden, Nahrung in der einen oder anderen Weise aufzunehmen, so dass diese Gefahr wenigstens sehr verringert, wenn auch nicht vollständig hinweggeschafft werden kann. Im Uebrigen ist gegen die Intoxicationszustände nach den Regeln der Kunst zu verfahren und, soweit wir bestimmte Heilmittel haben, wie das Chinin gegen die Malariaintoxication, von diesen Gebrauch zu machen. Doch ist nicht jede intermittirende Psychose für eine Malariapsychose anzusehen und für die Behandlung mit Chinin in grossen Dosen geeignet. Manche intermittirenden Psychosen sind einfache circuläre Psychosen, und bei diesen kann Chinin in grossen Dosen, indem es die Ernährung beeinträchtigt, nur schaden. Gegen die auf Alkoholismus beruhenden Psychosen, namentlich die Raptus und Furores ist Chloral empfohlen worden, und soll dasselbe, frühzeitig zu 4·0—5·0—6·0 auf einmal gereicht, mitunter selbst coupirend wirken. Doch muss man sich zuvor vergewissern, dass das Herz gesund ist. Bei weiterer Entwickelung der Krankheit lässt dagegen das Chloral häufig im Stich. Auch Opium, Morphium sieht man bis zu einem gewissen Grade als Antidota gegen Alkoholismus an, und beide sind deshalb auch als der Indicatio causalis entsprechende Medicamente zu betrachten. Gegen Morphium-, alias Opiumpsychosen würde Atropin wie überhaupt Belladonna zu versuchen sein; da nach *Johnson* und *Wood* sie als entschiedene Gegengifte gegen jene anzusehen sind.

Bei den Reflexpsychosen hat man den ursächlichen, beziehungsweise auslösenden Localerkrankungen die gehörige Aufmerksamkeit zuzuwenden und durch ihre Beseitigung den Reiz zu beseitigen zu suchen, der sie hervorgerufen hat und unterhält. Namentlich sind in dieser Beziehung die specifischen Frauenkrankheiten in das Auge zu fassen, und überall ist eine genaue Ocularinspection vorzunehmen; da sehr häufig sich erst bei dieser herausstellt, was vorliegt, während das blosse Touchiren im Stiche lässt. Es versteht sich ganz von selbst, dass man dabei rücksichtslose Gewalt zu vermeiden hat; aber gar zu zimperlich darf man sich auch nicht verhalten. Man wird wohlthun, alle bezüglichen Untersuchungen und Vornahmen zu Heilzwecken in Gemeinschaft mit seinem Assistenten und in Gegenwart einer älteren Wärterin zu vollführen. Für alle Fälle wird damit dem Uebelwollen, wie und woher es auch immer kommen mag, der Boden entzogen. Ferner ist auf alle schmerzhaften Narben, namentlich am Kopfe und in der Nähe des Kopfes zu achten, sodann aber auch allen anscheinend unbedeutenden Vorgängen, wie z. B. einer Parulis Beachtung zu schenken und gegen diese einzuschreiten. Dessenungeachtet erwarte man aber doch nicht von der Beseitigung des fraglichen Reizes auch das sofortige Verschwinden der Psychose. Immer ist dabei der Gesammtzustand des Kranken in Betracht zu ziehen, seine hochgradige Psychopathie, und diese, wie wir anderen Orts schon betont haben, vornehmlichst zu bekämpfen; weil sonst sehr leicht, was der ursprüngliche Reiz that, jeder neue andere auch zu thun vermag, und dann sich eine chronische Störung ausbildet, gegen welche wir vollständig machtlos sind.

Gegen die aus Enkephalopathien entsprungenen Psychosen sind wir ausser Stande, irgend etwas Erfolgreiches vorzunehmen. Sie kommen in der Regel viel zu spät in Behandlung. Ueber die auf Syphilis beruhenden haben wir uns schon geäussert. Aehnlich liegt es auch bei einer Reihe anderer, z. B. den aus Insolation, Hyperthermosie, Commotion entstandenen. Sie sind wohl einer Heilung fähig; aber die Heilung erfolgt in der Regel nur mit Defect. Dass die in Folge von Entozoen, von Neubildungen, von Apoplexien, von Gefässdegenerationen irgend welcher Art entstandenen Enkephalopathien und die von ihnen abhängigen Psychosen keiner Heilung fähig sind, liegt auf der Hand. Wir sind also auch ausser Stande gegen sie irgendwie erfolgreich einzuschreiten.

Man hat früher gerade gegen die aus Enkephalopathien entsprungenen Psychosen ein sehr energisches Vorgehen beliebt und namentlich gegen die dieselben verursachenden, sie begleitenden oder ihnen auch folgenden Hyperämien den Kampf gerichtet. Die derivatorische Behandlungsmethode der psychischen Störungen, die einstmals eine sehr grosse Rolle spielte und auch jetzt noch hie und da in Anwendung gezogen wird, hat eben in dieser Absicht, den fraglichen Hyperämien zu Leibe zu gehen, ihren Grund. Zu dem Zwecke machte man häufig von Blutentziehungen Gebrauch, allgemeinen wie örtlichen, wandte zahlreiche Exutorien an, suchte ableitend auf andere Organe, namentlich den Darm, die Haut im Allgemeinen, die Nasenschleimhaut, die Extremitäten, insbesondere die unteren, zu wirken. Von den allgemeinen Blutentziehungen kam man indessen bald zurück. Der Collaps, der sich danach einstellte, war doch eine zu arge Demonstratio ad oculos, als dass man sie noch hätte beibehalten sollen. Dagegen haben die örtlichen Blutentziehungen sich bis in die neueste Zeit erhalten und werden, je nach den sonstigen herrschenden Ansichten, bald mehr, bald weniger vorgenommen. Früher benutzte man fast ausnahmslos Blutegel dazu, jetzt fast nur Instrumente, Schröpfköpfe, und unter ihnen besonders die künstlichen Blutegel *Heurteloup's*. Der Ort, wo man die Blutentziehungen vornimmt, sind die Stirn, der Nacken, die Schläfen und die Gegend der Processus mastoides Bei maniakalischen Zuständen, von denen *Schroeder van der Kolk* annahm, dass sie auf Hyperämien des Vorderhirns beruhten, sollten Blutegel an die Nasenscheidewand gesetzt werden, um durch Entleerung der Aa. nasales auf die Aa. ethmoidales, und durch diese wieder auf die Aa. ophthalmicae und die Carotides internae mit ihren weiteren Verzweigungen zu wirken; allein er glaubte selbst nicht recht an die Durchführbarkeit dieser Operation. Und in der That, wer nur einmal versucht hat, sie auszuführen oder gar an sich ausführen zu lassen, wird über das Unerträgliche derselben keinen Augenblick in Zweifel sein. Deshalb räth er auch vielmehr, die etwaigen Blutegel an die Stirn zu setzen, wo sie durch Entleerung im Gebiete der Aa. frontales sich fast in gleicher Weise wirksam erweisen sollen. Die Blutentziehungen im Nacken sollen zur Entleerung der Muskeläste der Aa. vertebrales und dadurch zur Abnahme der Blutfülle im Gebiete der A. basilaris beitragen, die Blutentziehungen an den Processus mastoides eine gesteigerte Blutabfuhr durch die Foramina mastoidea und damit aus den Sinus transversi durae matris, und durch diese aus den Venen der Pia mater herbeiführen, eventuell die Zufuhr durch die Aa. meningeae posteriores externae beschränken. Es ist übrig, das Illusorische dieser Absichten und Maassnahmen zu erweisen. Die localen Blutentziehungen wirken in diesen Fällen wohl immer nur als allgemeine, und daher denn auch die Erfahrung, dass sie Nutzen nur dann haben, wenn sie reichlich sind, und die Nachblutung durch Schröpfköpfe längere Zeiten unterhalten wird. Sie unterscheiden sich aber nichtsdestoweniger von den allgemeinen doch dadurch, dass sie nicht so jäh erfolgen, und darum auch nicht so leicht einen Collaps nach sich ziehen.

Ganz gleich liegt es nun auch mit den Exutorien, die eigentlich ganz denselben Zweck, wenn auch in anderer Form, verfolgen. Dieselben wurden daher auch wieder vornehmlich in den Nacken, hinter die Ohren, oder auch direct auf den Scheitel gelegt. Man bediente sich dazu des spanischen Fliegenpflasters, ferner der Moxen, der Haarseile. Die excoriirten Stellen verband man dann, je nach Belieben, mit einer Reizsalbe, um sie länger offen zu halten, oder stellte sie sofort in der alten Weise wieder her, sobald sie verheilt waren. Als Reizmittel wählte man mit Vorliebe das Ung. Tartari stibiati, das namentlich in den Händen *Jacobi's*, der es auf der Höhe des Scheitels einreiben liess, zu einer Art Panacee wurde. Es sollte noch kein Geisteskranker als verloren betrachtet werden dürfen, der nicht durch längere Zeit hindurch Einreibungen mit Ung. Tartari stibiat. auf die Scheitelhöhe erhalten hätte, und thatsächlich scheinen sie in manchen Fällen noch ganz Unglaubliches geleistet zu haben. *Schroeder van der Kolk* redet ihnen deshalb auch noch das Wort, fügt aber hinzu, dass er von ihnen wiederholt den Eindruck erhalten habe, als ob sie nicht als Derivantia, sondern als blosse Irritantia gewirkt hätten, und darin scheint auch mir ihre, wie der Exutorien wahre Bedeutung überhaupt zu liegen. In der neueren Zeit hat *Ludwig Meyer* die Einreibungen mit Ung. Tartar. stibiat. auf den Kopf in die Gegend der grossen Fontanellen als ein Hauptmittel gegen die Ves. paralyt. progr., beziehungsweise den ihr zu Grunde liegenden entzündlichen, intracraniellen Process gepriesen; indessen es scheint sich auch dabei nur um eine gewisse Aufrüttelung aus dem Blödsinne gehandelt zu haben, dem die Kranken bereits verfallen gewesen, und das ist ebenfalls mehr auf eine blosse Irritation als eine Derivation zu beziehen. Um bloss zu irritiren, haben wir aber ganz andere, lange nicht so grausame und doch nicht minder wirksame Mittel, vor allen die Elektricität. Und so können wir die genannten getrost der Vergessenheit überlassen, aus der sie allenfalls nur wieder hervorzuholen sind, um vor ihnen zu warnen.

Was endlich nun die Derivationen auf den Darm, die Haut im Allgemeinen, die Nase, die Extremitäten anlangt, so verhält sich die Sache, wenn auch nicht ganz gleich, so doch analog. Es handelt sich indessen hierbei nur nicht immer um die Erzeugung von Irritationszuständen, sondern öfter gerade um das Gegentheil, um die Beseitigung solcher. An den Anus setzte man Blutegel, um durch die Blutentziehungen daselbst befreiend von den angenommenen Gehirnhyperämien zu wirken. Was man that, hatte indessen nur die Befreiung von dem lästigen Darmreize zur Folge, der durch eine Hyperämie der Darmgefässe, namentlich der Venen, hervorgerufen wurde, und von dem wir wissen, dass er auf die Psyche seinen oft ganz gewaltigen Einfluss ausübt. Desgleichen schaffte man nicht durch Purganzen, zu denen man griff, Raum beengende und dadurch den Blutlauf beeinträchtigende und Stauungshyperämien in anderen Organen, also besonders auch im Gehirne, bedingende Kothmassen hinweg; sondern man beseitigte durch sie einfach bloss den Reiz, welchen sie auf die Darmwand ausübten, und von dem wir ebenfalls wissen, dass er so erheblich werden kann, um selbst eine Entzündung in derselben hervorzurufen. Die Ableitungen auf die Haut im Allgemeinen, welche durch warme Bäder, durch Sudorifica bewerkstelligt wurden, hatten, wie das auch sonst jeder künstlich hervorgerufene Schweiss beweist, eine Beschwichtigung der sehr erregten sensibelen Hautnerven zur Folge. Die Schweisse kamen dabei sicher auch noch als kinetische Aequivalente mit zur Geltung, wie ebenfalls jeder künstlich hervorgerufene Schweiss, z. B. jede Schwitzcur auf Grund einer Erkältung lehrt, indem alle kinetischen Processe, das Zittern, Zähneklappern nachlassen und verschwinden, sowie der Schweiss ausbricht, und etwas Aehnliches erfolgte auch bei den Ableitungen auf die Nase sowie durch die Erzeugung einer heftigen Coryza mittelst Niesepulvers; wenn dabei andererseits vielleicht auch wieder die mehr irritative Wirkung der Exutorien von Belang wurde. Die Ableitungen auf die Extremitäten aber, namentlich die unteren, herbeigeführt hauptsächlich durch heisse Bäder, wirkten nicht selten unter so eigenthümlichen Verhältnissen, dass sie gar nicht hier, sondern erst später ihren Platz zur Besprechung finden.

In Anbetracht alles Dessen hat es mit den Derivationen vom Gehirne auch nicht viel auf sich. Man hat sich in Betreff derselben argen Täuschungen hingegeben. Und wenn nichtsdestoweniger unter dem Einflusse der Vornahmen, welche sie den herrschenden Ansichten nach bewerkstelligen sollten, sie dennoch anscheinend den beabsichtigten Erfolg hatten, so liegt das nicht daran, dass sie trotzdem und alledem dennoch derivatorisch wirkten; sondern dass sie, je nachdem, das eine Mal reizend, das andere Mal reizmildernd sich geltend machten. Wir können somit alle Derivationen, wie das auch im grossen Ganzen schon geschehen ist, so gut als ganz aus der Psychotherapie ausmerzen. Denn wir sind ohnmächtig durch sie, ausgenommen starke Blutentziehungen, auf den Blutgehalt und die Säftemasse des Gehirnes einzuwirken. Stärkere Blutentziehungen jedoch wegen psychischer Störungen zu machen, verbietet sich wegen der Natur der Psychosen, als Symptomen von Inanitionszuständen, gewissermaassen schon von vornherein. Die Erfahrung hat aber ihre schädliche Wirkung ausserdem noch zur Genüge bestätigt.

Von vielen Seiten hat man auch gerade mit Berücksichtigung der besprochenen Zustände und insbesondere der fraglichen Hyperämien der Indicatio causalis, die man hier wohl auch der Indicatio morbi anderer Krankheiten gleichstellte, Genüge leisten zu können gemeint, indem man die Kälte in Form von kalten Umschlägen, namentlich aber von Eisbeuteln zur Geltung brachte. Die zu diesem Zwecke construirten Apparate, hauptsächlich die verschiedenen Gummibeutel *Chapmann's* und Anderer, die man auf dem Kopfe, im Nacken, längs des Rückens Stunden und Tage lang tragen liess und noch tragen lässt, um der behaupteten Hirn- oder Rückenmarkshyperämie entgegen zu wirken, liefern dafür hinlängliche Beweise. Allein schwer verständlich ist, wie man sich ihre Wirkung dachte oder auch noch denkt. Denn dass die Kälte der gekühlten Compressen und aufgebundenen Eisstücke wohl nicht durch Haare, etwaige Unterlagen, Weichtheile, Knochenkapsel, Dura mater, welchen letzteren immer und immer wieder mit jedem Pulsschlage neues, warmes Blut zugeführt wird, bis auf das Gehirn und noch weniger das Rückenmark durchdringen kann, liegt auf der Hand. Zudem ist auf die Gefässe, welche direct von der Schädelbasis aus in das Gehirn eintreten, und das ist keine kleine Anzahl, in der angedeuteten Weise, auch wenn sie möglich wäre, nicht im Geringsten einzuwirken. Dennoch ist die günstige Wirkung der Kälte auf gewisse cerebrale Vorgänge nicht hinwegzuleugnen. Wie ist das nun zu erklären? Einmal indem sie in fieberhaften Zuständen zur Abkühlung der äusseren Haut beiträgt und damit zur Beruhigung der durch die Fieberhitze erregten sensibelen Nervenanfänge in derselben — das Verschwinden des bezüglichen Kopfschmerzes unter der aufgelegten kalten Hand beruht darauf —; das andere Mal, indem sie reflectorisch eine Contraction wie aller anderen, so auch der Hirngefässe bewerkstelligt und so allerdings der etwaigen Hyperämie entgegen wirkt. Sie bewirkt im letzteren Falle aber nichts Anderes wie jeder sonstige Reiz und hat natürlich auch dieselben Folgen. Mit der Zeit, dass ein solcher einwirkt, tritt erst Hemmung, dann Lähmung der bezüglichen Functionen ein — in Betreff der Kälte beweisen das z. B. die krebsrothen Hände in Winterszeit —, und statt der beabsichtigten Wirkung auf die Gefässe hat die Kälte bei zu langer Anwendung gerade das Gegentheil zur Folge. Die Kälte, gar zu lange oder mittelst der verschiedenen Gummi-Eisbeutel gar dauernd in Anwendung gezogen, kann also nur schaden. Thut sie es nicht, wie die Erfahrung so oft gelehrt hat, so hat sie überhaupt nicht gewirkt, und man ist gegebenen Falles um wenigstens eine Täuschung reicher geworden. Obwohl nun dem Gesagten nach der Kälte hinsichtlich einer Reihe mehr acuter Enkephalopathien gewiss eine grosse Bedeutung zuzuschreiben ist, so können wir doch nicht umhin, dieselbe für die mehr chronischen Enkephalopathien, und um diese handelt es sich ja gerade hier, in Abrede zu stellen. Auf die chronischen Enkephalopathien, die entsprechenden Hyperämien und Entzündungen, sowie die von ihnen abhängigen Psychosen übt die Kälte durchaus nicht den vielfach angenommenen günstigen Einfluss aus, wirkt im Gegentheile eher schädigend und entspricht somit auch nicht im Geringsten den Anforderungen, welche man, um der Indicatio causalis zu genügen, zu machen hat. Dagegen kann sie, die Kälte, der Indicatio symptomatica, der wir uns jetzt zuwenden, gegebenen Falles mehr und besser als alles Andere gerecht werden.

Die Indicatio symptomatica verlangt die Milderung lästiger oder gar quälender Symptome. Wir genügen ihr, indem wir die für dieselben nächstliegenden Ursachen hinwegzuschaffen suchen, wo es nicht möglich ist, der Indicatio causalis gemäss den letzten, die ganze Krankheit bedingenden, beizukommen. Sie ist darum auch immer auf die Entfernung gewisser Schädlichkeiten, sowie die Beförderung gewisser Nützlichkeiten gerichtet, und aus diesem Grunde bis zu einem gewissen Grade auch wieder nichts Anderes als eine Indicatio causalis. Allein sie fasst eben nur die allernächst liegenden Ursachen in das Auge und lässt die entfernteren, aber eigentlichen ausser Acht; weil, wie gesagt, diesen nicht beizukommen ist, sei es, dass dies überhaupt unmöglich, sei es dass es erst auf Umwegen und in langer Zeit zu erreichen ist. Ohne alle Berücksichtigung der vorliegenden Verhältnisse und namentlich der die fraglichen Symptome bedingenden ist ihr indessen nicht zu entsprechen. Denn man kann die Symptomen wohl angreifen, kann ihre Beschwerden, ihre Qualen wohl mässigen, ja selbst aufheben; allein es geschieht das nicht, weil sie selbst auch thatsächlich aufgehoben würden; sie werden nur auf Zeit zurückgedrängt, auf Kosten anderer Functionen und unter Erzeugung von Störungen, die für die Dauer viel erheblicher und folgenschwerer sein können, als sie es selbst waren. Ich habe dabei namentlich die Narcotica und eine Reihe hydrotherapeutischer Vornahmen im Auge, mit welchen noch immer ein Missbrauch getrieben wird, wie er zu den vielfachen Warnungen, die von Zeit zu Zeit gerade von den dazu berufensten Stimmen erhoben werden, in grellem Widerspruch steht. Morphium beruhigt; man giebt Morphium. Chloral ruft Schlaf hervor;

man giebt Chloral. Kalte Abreibungen, kalte Uebergiessungen wirken erfrischend, belebend; man lässt kalt abreiben, kalt übergiessen und, um den Reiz des letzteren zu erhöhen, douchen. Nun, unter den gewöhnlichen Verhältnissen, wo man mehr acuten Zuständen gegenüber steht, ist das auch ganz gut. Was sollte der Chirurg, was sollte der Kliniker überhaupt machen, wenn ihm nicht die Narcotica, die kalten Abreibungen und namentlich die kalten Uebergiessungen, zumal im warmen Bade, zu Gebote ständen? Auch wir können weder der ersteren, noch der letzteren vollständig entrathen; aber es ist ein Unterschied, ob wir nur einen ganz vorübergehenden Gebrauch von ihnen machen oder sie gleichsam habituell anwenden, was eben gar nicht so selten geschieht, um gewisse Symptome, insbesondere die peinliche und störende Unruhe hinwegzuschaffen. Man scheut sich vor der Beschränkung, schämt und fürchtet sich vor der Isolirung; aber man findet nichts dabei, alle Tage eine Menge von Opium, Morphium, Chloral zu incorporiren, kalte Uebergiessungen, kalte Douchen anzuwenden, das mangel- oder gar fehlerhaft, jedenfalls anomal ernährte Nervensystem durch jene ersteren immer anomaler in seiner Zusammensetzung zu machen, und durch diese letzteren immer mehr und immer mehr zu reizen; bis es endlich erlahmt. Eine fortgesetzte Behandlung mit Narcoticis, mit kalten Abreibungen, kalten Uebergiessungen hat bei psychisch Gestörten gar leicht Blödsinn im Gefolge, und die Ruhe, die Befriedigung, welche man so leicht, vorzugsweise durch die ersteren erzielt, wird mit nichts Geringerem als dem Verluste der geistigen Leistungsfähigkeit bezahlt, um deren Erhaltung uns die Kranken direct oder indirect gerade anflehten. Von den Narcoticis ist nur ein sparsamer und vorübergehender Gebrauch zu machen. Ebenso sind auch die Kaltwasserproceduren nur ausnahmsweise und höchst vorsichtig in Anwendung zu ziehen. Die Narcotica und von ihnen ganz besonders das Opium, das Morphium sind wegzulassen; wenn sie nicht alsbald, in acht, längstens vierzehn Tagen ihre günstige Wirkung entfalten.

Zwar hat man ganze eigentliche Opium- oder Morphiumcuren gegen Zustände grosser Unruhe, hauptsächlich melancholischer Natur, empfohlen, und Namen wie *Chiarugi, Guislain, Le Grand du Saulle, Renaudin, Schroeder van der Kolk, Griesinger, Schüle, Mendel* etc. stehen dem zur Seite. Man sollte gleich mit grossen Dosen, zwei bis drei Mal täglich etwa 0·05 Opium als Tinctur, Extract oder rein anfangen, dann rasch auf 0·2—0·3 Opium, ebenso oft des Tages gereicht, ansteigen und nun durch mehrere Wochen damit fortfahren. Der Hirnreiz soll sich dann legen, die Halucinationen, die Angstzustände sollen verschwinden, die Ernährung sich heben, und zwar ohne dass es inzwischen zu Betäubungen und erheblichen Verdauungsstörungen komme. Eine Neigung zu Diarrhöen, die sich entwickelte, wäre Alles, was in dieser Beziehung auffällig würde. Vom Morphium sollte man zwei bis drei Mal täglich subcutane Injectionen machen und bei diesen gleich mit 0·015 pro injectione anfangen und dann ebenfalls rasch bis zu 0·03—0·04—0·06 für eine solche steigen. Doch bin ich selbst ebenso wenig wie auch Andere bis jetzt in der Lage gewesen, davon dieselben günstigen Erfolge zu beobachten, welche ihnen von den genannten Autoren nachgerühmt werden, und auch *Mendel* giebt an, dass gar mancher Fall im Stiche lasse und, wenn binnen vierzehn Tagen er z. B. auf die Morphiumcur sich nicht bessere, er überhaupt für eine solche nicht passe. Aber dann ist es sehr fraglich, ob die bezügliche Besserung gerade durch das Morphium, das Opium und seine fortgesetzte Anwendung erzielt worden ist, oder ob sie nicht auch ohne dieselben eingetreten wäre, beziehungsweise trotz derselben eingetreten ist. Nach unserer Auffassung sind die Narcotica Gifte, die durch längere Zeit und besonders in grösseren Mengen angewandt, vergiftend wirken und dyskrasische Zustände schaffen. Die Opium-, die Morphium-, die Haschisch-, die Alkohol-, die Tabaksdyskrasie sind die Beweise dafür. Sie, die Narcotica, können sehr wohlthätig wirken, wenn sie nur kurze Zeit angewandt werden; aber sie müssen schaden, werden sie durch längere Zeit in Gebrauch erhalten. Gar manche Besserung, welche durch sie erzielt worden sein soll, dürfte in nichts Anderem als einer Abstumpfung zu suchen sein, zu welcher sie geführt haben. Unter allen Umständen ist darum Vorsicht in ihrer Anwendung geboten, und ist es möglich, ohne sie auszukommen, wird es weise sein, sie bei Seite zu lassen. Zum Glücke stehen uns auch eine Menge von Mitteln zu Gebote, durch welche wir ganz dasselbe erreichen, wie durch jene, wenn auch in anderer Weise und minder eclatant.

Was nun die Symptome selbst anlangt, gegen die als bloss solche wir zu Felde zu ziehen haben, so kommen vor allen anderen die psychischen, und da wieder in erster Reihe die melancholischen Verstimmungen, die aus ihnen entspringenden Angstanfälle, die Raptus und die Furores in Betracht; weil sie am meisten zu einem energischen Eingreifen auffordern.

Ein sehr wesentliches Mittel gegen dieselben und ganz besonders gegen die letzteren, insofern es deren Ausbruch geradezu zu verhindern im Stande ist, ist die Bettruhe. Alles, was einen Kraftverbrauch herbeiführt, ist geeignet, die melancholische Verstimmung, die melancholische Unruhe zu vermehren und damit den Uebergang derselben in melancholische Angst, in Raptus, in Tobsucht zu befördern. Das Ausser-Bett-sein, das Gezwungensein sich aufrecht zu halten, sich zu bewegen, erfordert eine viel grössere Kraftanstrengung, als man gemeinhin glaubt. Schon in gesunden Tagen, wenn wir uns angestrengt haben, wenn wir erschöpft, abgespannt sind, empfinden wir, wie wohlthätig und beruhigend auf unser ganzes Nervensystem es einwirkt, wenn wir uns hinlegen und mit dem ganzen Körper, ohne irgend welchen Kraftaufwand nöthig zu haben, ruhen können; wie umgekehrt dagegen das Unbehagen zunimmt, sich bei dem Einen früher, bei dem Anderen später eine Verdrossenheit, Aergerlichkeit und Neigung zu Ausbrüchen von Heftigkeit einstellt, wenn jene Ruhe versagt oder unterbrochen wird. Bei Melancholischen und namentlich solchen, die an Melancholia activa leiden, ist das nun in viel höherem Maasse der Fall. Ist Ruhe überhaupt ihnen zu gönnen, so auch, um ihre Verstimmungen zu mässigen, den Ausbruch von Raptus und Furores hintanzuhalten, die Bettruhe, und das ganz besonders dann, wenn sie selbst ein Verlangen nach derselben haben. Ich habe eine Kranke kennen gelernt, welche tobsüchtig wurde und tobsüchtig geblieben ist; weil man sie zur Unzeit aus dem Bette jagte, das sie zeitweise Wochen lang nicht verlassen mochte, aber von selbst verliess, sowie sie sich, ohne Beschwerden davon zu haben, dazu fähig fühlte. Solche Fälle, wenn auch selten, können zur Richtschnur, müssen jedenfalls zur Warnung dienen. Uebrigens haben schon ältere Psychiater, und unter ihnen z. B. auch *Griesinger*, die Bettruhe für manche Melancholiker empfohlen, und in der neueren Zeit habe ich sie in gut geleiteten Irrenanstalten als ein gar häufig angewandtes Mittel, namentlich gegen die mehr activen Melancholien wiederholt rühmen hören. Sie ist also dringendst zu empfehlen.

Vortrefflich wirkt gegen die melancholischen Verstimmungen der Schlaf, und zwar aus Gründen, die wir schon in Cap. XII, p. 248, auseinander gesetzt haben. Man soll deshalb auch Melancholische schlafen lassen, wann sie wollen und so viel sie wollen, und ihren Schlaf noch mit allen, einen gesunden Schlaf überhaupt erzeugenden oder verlängernden Mitteln befördern. Im Uebrigen verweisen wir auf das, was wir bereits bezüglich des Schlafes im Allgemeinen angeführt haben, heben aber noch ausdrücklich hervor, dass alle sogenannten Schlafmittel, also die Narcotica schlechtweg, nur eine Paragrypnie erzeugen, dass diese für den Augenblick wohl recht angenehm sein kann, dass in letzter Reihe es indessen doch nicht gerade auf sie ankommt. Als Schlaf erzeugende, Schlaf befördernde Mittel kennen wir noch so manche andere, bessere und werden wir darum auf sie noch besonders eingehen.

Gegen stärkere melancholische Verstimmungen, gegen sich entwickelnde Angstgefühle, zumal wenn dieselben mit Anomalien der Blutvertheilung, kalten Extremitäten, heissem Kopfe vergesellschaftet sind, also Symptome einer Angina pectoris vasomotoria darstellen, empfehlen sich die Nervina, beziehungsweise die Antispasmodica. Die weiter oben schon erwähnten Tropfen, bestehend aus Tinct. Asae foetidae und Castorei, in Baldrianthee gegeben, sind hier oft von einer überraschenden Wirkung. In zehn Minuten sind die gequälten Kranken ihre Angst, ihre Pein los, wie neugeboren. In diesen Fällen thun auch warme, oder sogar heisse Hand- und Fussbäder, Priessnitz'sche Umschläge — Leibgürtel, Wadenbinden — stärkeres Reiben der Extremitäten, wo möglich mit reizenden Substanzen, Franzbranntwein, Rum, Ameisenspiritus, ferner Senf- oder Meerrettigpflaster, beziehungsweise Ueberschläge mit Senfspiritus auf die Waden, die Unterarme, in die Präcordien recht gute Dienste, besonders wenn sie noch durch eine Tasse warmen Thees, Kaffees, oder ein Glas starken Weins, Madeira, Sherry, Portwein, unterstützt werden. Doch ist höchst individuell, was gerade wirkt. Während bei dem Einen eine Tasse schwarzen Kaffees Wunder thut, lässt sie bei dem Anderen in Stich oder steigert gar noch das Uebel; indem sie zu stärkerer Gasentwickelung im Magen Veranlassung wird. Sind hypochondrische Zustände mit im Spiele, besonders solche, die auf Hyperästhesien und Parästhesien des Hautorganes beruhen, so leistet Bromkalium zu 8·0—10·0 pro die öfters recht gute Dienste. Dasselbe thut es auch in vielen Fällen auf hysterischer Grundlage. Ganz besonders indessen erweist es sich wohlthätig, handelt es sich gleichzeitig um epileptische Zustände, namentlich ausgesprochene Epilepsie. Doch muss es alsdann nicht selten auch noch in grösseren Dosen und selbst bis zu 15·0 pro die verabfolgt werden. Steht die Epilepsie mit dem sexuellen Leben in näherer Beziehung, wie das so häufig der Fall ist, so ist oftmals eine Verbindung des Bromkalium mit Belladonna angezeigt; da letztere ebenso wie jenes die geschlechtliche Erregbarkeit herabsetzt und die bezügliche Erregtheit wesentlich mindert. Dass man das Bromkalium nicht zu lange fortgeben kann, ist bekannt. Stellen sich Hautaffectionen, Acnepusteln, eczematöse Ausschläge, Hypästhesien und Verlust der Reflexerregbarkeit des Rachens ein, so muss es ausgesetzt werden. Bis zum Eintritt schwererer Affectionen darf man nicht warten. Im Ganzen dem Bromkalium gleich, angeblich aber weniger das Herz beeinflussend, wirkt auch das Bromnatrium; nur ist dasselbe ungleich theurer. Doch wäre es immerhin vielleicht in Anwendung zu ziehen, wo jenes auffallend rasch die Herzthätigkeit schwächt und unregelmässig macht. Von anderen Brompräparaten hat man noch besonders das Bromchinium empfohlen; doch ist dasselbe durchaus entbehrlich.

Gegen die heftigeren melancholischen Erregungszustände, die leichteren Formen der Tobsucht, wie gegen diese überhaupt kann man, wenn der Fall frisch und Patient jung und gut bei Kräften ist, eine mehr plethorische Constitution hat, den Tart. stibiat. stündlich oder halbstündlich zu 0,03 versuchen und so lange fortgeben, bis das durch ihn erregte Erbrechen aufhört. Der Collaps, der entsteht, ist mässig; aber mit ihm ist nichtsdestoweniger die Tobsucht gebrochen und kehrt auch in einer Anzahl von Fällen nicht wieder zurück. In anderen dagegen stellt sie sich mit Rückkehr der Kräfte auch wieder ein und verläuft alsdann, als ob sie gar nicht beeinflusst gewesen wäre. Der Tart. stibiat. ist somit allerdings nur ein sehr unsicheres Mittel; allein in einzelnen Fällen doch von geradezu coupirender Wirkung. Aehnlich verhält sich auch das Apomorphin. Zu 0,005 bis 0,01 pro dosi und 0,036 pro die subcutan injicirt, hat es in *v. Gellhorn, Challand, Rabow* seine Lobredner gefunden. Allein ausser vorübergehender Beruhigung und kurzem Schlaf habe ich ebenso wenig wie Andere besondere Vortheile von ihm gesehen. Dagegen habe ich ein Paar Male schon bei 0,007—0,008 so unheimliche Collapserscheinungen, und zwar bei noch leidlich kräftigen Individuen beobachtet, dass ich von seiner ausgedehnteren Anwendung seitdem Abstand genommen habe. Das Apomorphin wirkt wie der Tart. stibiat. durch die entsetzliche Nausea, welche wie auch immer begründet, der durch Tabakrauchen entstandenen ungemein ähnlich ist. Das Herz ist tief ergriffen, und schon dieser Umstand verbietet, von ihm mehr als vorübergebend Gebrauch zu machen.

Von anderen Seiten sind gegen derartige Zustände, namentlich im Verlaufe der allgemeinen progressiven Paralyse, unter Anderem auch noch Papaverin, Narcein, Hyoscyamin empfohlen worden; indessen es haben diese Empfehlungen nicht allseitig ihre Bestätigung gefunden. Namentlich haben Narcein und Papaverin häufig im Stich gelassen. Das Hyoscyamin, dessen Mutterpflanze, den Hyoscyamus, schon *Schroeder van der Kolk* für gewisse Erregungszustände empfohlen hatte, hat neuerdings vornehmlich in *Mendel* einen warmen Fürsprecher gefunden. Mir hat indessen das Mittel, obwohl selbst zu 0,005 mehrmals im Laufe eines Tages subcutan injicirt, nicht die gewünschten Dienste geleistet. Die Kranken beruhigten sich höchstens vorübergehend und klagten dazu über eine Menge von Belästigungen: Kopfschmerzen, Schwindel, Uebelkeit, die Unfähigkeit, sich auf den Beinen halten zu können (Coordinationsstörung), sowie ein quälendes Uebelbefinden, das selbst ein bis zwei Tage danach noch vorhanden war.

Auch Digitalis und Atropin, letzteres auch in Verbindung mit Morphium(!) ist empfohlen worden. Von der Digitalis haben indessen die Wenigsten eine besondere Wirkung gesehen und Atropin in Verbindung mit Morphium legt nur dafür Zeugniss ab, wohin unter Umständen ein übergrosser Eifer zu führen vermag. Dass Morphium für sich aber keine blosse Beruhigung herbeiführt, kann als ausgemacht gelten. Es ist ein Narcoticum und wirkt, wenn das geschieht, nur durch die Betäubung mit allen den übelen Folgen, welche diese nach sich zieht. In zu kleinen Dosen, welche indessen individuell sind, wirkt es nicht selten stark erregend und ruft selbst Convulsionen hervor. Vornehmlich kommt das bei hysterischen Constitutionen vor und beruht aller Wahrscheinlichkeit nach auf einer Paratrophie.

Gegen diejenigen heftigeren melancholischen Erregungszustände, welche auf schwächlicher Grundlage beruhen und das Gebiet der Melancholia agitata ausmachen, bei denen die Herzensangst oft in Veränderungen des Herzens und seiner Gefässe begründet ist, erweist sich häufig vortheilhaft die Aqua Amygdal. amar. zu 40–50 Tropfen drei, vier Mal des Tages. Auch kleine Dosen Chloral, 1,0 zwei bis drei Mal des Tages, thun da mitunter gut. Doch lässt sich bis jetzt auch noch nicht annäherungsweise feststellen, unter welchen ganz besonderen Umständen. Uebrigens ist das Chloral aber auch in diesen ganz kleinen Gaben und namentlich bei den in Rede stehenden, in der Regel sehr heruntergekommenen Kranken nur durch ganz kurze Zeit zu verabreichen; da sich sehr bald, oft schon in den ersten acht Tagen die Ernährungsanomalien ausbilden, welche es so leicht mit sich bringt: Anomalien der Gefässinnervation, Neigung zu Congestionen nach dem Kopfe, zumal unter dem Einflusse reizender Medien, z. B. nach dem Genusse von Spirituosen, aber auch schon von warmen Speisen und Getränken, ferner Neigung zu Exanthemen, zur Bildung von Extravasaten und damit auch zu Apoplexien, ebenso Neigung zu gastro-intestinalen Störungen u. dgl. m.

Im Uebrigen ist auch gegen diese stärkeren melancholischen Erregungszustände, die leichteren Formen der Tobsucht, in denen noch immer eine Behandlung im engeren Sinne des Wortes möglich ist, von all den Mitteln Gebrauch zu machen, die an und für sich beruhigend einwirken. Es sind die lauwarmen Bäder, die feuchten Einpackungen, sowohl die totalen als auch die partialen heranzuziehen und, wenn der Kranke es zulässt, der absteigende constante Strom zu versuchen. Die Wirkung des letzteren ist mitunter eine unmittelbare, wenn vielleicht auch in den meisten Fällen bald wieder vorübergehende. Aber wie die Erfahrung gelehrt hat, dehnt sie sich auf immer längere Zeiten aus und schafft so nach und nach anhaltende Ruhe.

Endlich ist noch darauf aufmerksam zu machen, dass alle Melancholischen, wie sie überhaupt zu Gewaltthätigkeiten disponiren, so auch zu solchen gegen sich selbst. Jeder Melancholische ist darum sorglich zu bewachen, damit er sich nicht unvermuthet ein Leid anthue. Man glaubt nicht, mit welchem Raffinement dazu geschritten wird, und wie rasch ein solches vollbracht ist. Ganz besonders ist diese Obhut zu verschärfen, wenn ein Selbstmord gerade vorgekommen ist; weil er alle gleichgearteten Individuen mit wahrer Sucht erfüllt, ihn an sich zu wiederholen.

Gegen die eigentliche, die Tobsucht höheren Grades, wie sie vornehmlich bei Alkoholisten, bei Epileptikern, bei Paralytikern vorkommt, der Ves. typic. legit. saeviens, der paralytica rapida eigen ist, ist nichts weiter zu machen, als den Kranken zu beschränken, zunächst bloss durch einfache Isolirung. In dieser lasse man ihn sich einfach austoben, sorge nur dafür, dass er möglichst Nahrung zu sich nehme, dass er immer und immer wieder trinke, wenn er mit dem Getränke sich auch bloss den Mund feucht macht und es sonst ausspuckt. In den Isolirraum gebe man ihm nichts weiter hinein, als was zur möglichst bequemen Lagerung erforderlich ist, einen Strohsack mit Matratze und Kopfkissen, eine warme, feste Decke. Zerstört der Kranke die Lagerstücke, oder hat man auch bloss die Ueberzeugung gewonnen, dass er sie zerstören werde, so gebe man ihm genügend weiches Stroh, oder noch besser so viel Seegras in seine Zelle hinein, dass er sich bequem darin bergen kann. Ausserdem sorge man dafür, dass der Raum gut erwärmt sei. Entkleidet sich der Kranke und hat er den Drang nackt zu gehen, so lasse man ihn, auch wenn es eine junge Dame ist. Man muss sich immer vergegenwärtigen, dass das auf Grund von Parästhesien geschieht, von denen er sich gewissermaassen befreit, wenn er ihnen nachgeben kann, die dagegen zunehmen und ihn mehr und mehr quälen, wenn sie, sich zu äussern, verhindert werden. Alle unzerreisslichen Kleider oder was sonst man erfunden hat, um das Sich-entkleiden und Nackt-gehen zu verhindern, sind nur modificirte Zwangsjacken. Die dicken, steifen Stoffe, aus denen sie gemacht, die rohe, unbequeme Art, in der sie angefertigt sind und sitzen, belästigen sehr und fordern den Kranken nur auf, sich ihrer zu entledigen und an ihnen abzuarbeiten. Trotz aller Unzerreisslichkeit werden sie darum auch nur zu oft noch vollständig zerrissen. Und was hat es denn auf sich, wenn ein Geisteskranker nackt in seiner Zelle einhergeht? Er soll sich dadurch entwürdigen, wird behauptet, und das muss verhütet werden. Nun ist es aber bloss sein Arzt, sein Wärter, der ihn zu sehen bekommt, und wenn er sonst nicht entwürdigend behandelt wird, so ist nicht recht einzusehen, wie er, ein psychisch tief Gestörter, sich selbst entwürdigen soll. Es ist mir immer vorgekommen, als ob bei dem Allen die Gesunden auf sich und ihr Gefühl mehr Rücksicht genommen hätten, als auf den Kranken und das, was ihm gerade gut und förderlich wäre. Und doch soll Letzteres allein maassgebend sein, wenn es dem Arzte vielleicht auch nicht zusagt. Ich halte das für einen der grössten Vortheile, den die Irrenanstalten zu bieten vermögen, dass sie Einrichtungen besitzen, um die Kranken, wenn es sein muss, sich austoben, ihre psychischen Spannungen so viel als möglich sich in blosse Muskelactionen umsetzen zu lassen, ohne durch unnütze Hemmung derselben gleichzeitig eine solche Hyperthermosie zu erzeugen, dass sie darüber zu Grunde gehen. Alle alkoholistischen Tobsuchtszustände, das Delirium tremens, verlaufen ungleich besser in der sogenannten Tobzelle auf Stroh und Seegras, als in geräumigen Krankensälen auf weichem Bett, an das der Kranke aber mit Binden und Bandagen und die Arme der Wärter gefesselt wird. Im Uebrigen ist den Umständen gemäss zu verfahren und, je nachdem, wie wir das schon weiter oben auseinandergesetzt haben, auch einmal von der Zwangsjacke und den Narcoticis Gebrauch zu machen, sowie die Isolirung, wenn auch nur ganz vorübergehend, so oft als es angeht, aufzuheben. Von *Ponza* ist behauptet worden, dass das Licht auf die Stimmung des Kranken und seine etwaige Beruhigung einen grossen Einfluss ausübe. Blaues und violettes Licht solle beruhigend wirken, rothes und gelbes aufregend. Mit Bezug auf das, was wir über den Einfluss der Farben auf einzelne Individuen in Cap. IX, pag. 123, mitgetheilt haben, ist das nicht ganz von der Hand zu weisen; es aber zu verallgemeinern und zur Grundlage therapeutischen Handelns zu machen, ist zu weit gegangen. *Davies, Taquet, Mendel* haben auch keinen Einfluss farbiger Zimmer auf die Beruhigung von Kranken wahrnehmen können.

Gegen die Manie können wir nichts Anderes machen als gegen die melancholischen Erregungszustände. Leichtere Formen, die Chäromanie und ihre Verwandten, erfordern gar keine besondere Behandlung. Etwas schwerere Formen bessern sich auch in der Bettruhe. Die wirklich störenden Formen gehören in den Isolirraum. Sonstige Beschränkungsmittel sind indessen noch weniger als in der Tobsucht anzuwenden; es sei denn, dass man den Kranken wieder mit Anderen namentlich im Freien zusammenbringen will, und er unter diesen sonst nicht zu halten ist.

Der Stupor verlangt, will man gegen ihn einschreiten, seiner Natur gemäss ein zweifaches Verhalten. Der Stupor aus Hemmung, bei dem also die melancholischen Gefühle noch ihre Herrschaft ausüben und, wie wir gesehen haben, zuweilen noch mit grosser Macht, dieser verlangt die Behandlung der melancholischen Zustände. Namentlich hüte man sich vor jeder stärkeren Reizung. Sie kann den Stupor aus Lähmung zur unmittelbaren Folge haben. Gegen diesen dagegen ist, wenn er bereits einige Zeit bestanden hat und der Ernährungszustand des Kranken ein guter ist, eine reizende Behandlung einzuschlagen. Es ist manchmal, als ob bloss der Anstoss zu der psychischen Bethätigung gegeben zu werden brauche, um sie alsbald auch wieder in Gang zu bringen. Andere Male freilich dauert es auch wieder länger, ehe es so weit kommt. Hier können nun kalte Abreibungen, mit Vorsicht angewandt und nicht übertrieben, ihre guten Früchte tragen. Auch kühle und selbst kalte Bäder, aber nur von Minuten langer Dauer und nicht zu oft, einen Tag um den anderen verabfolgt, können sich günstig erweisen. In diesen Fällen mag auch die Douche und das Regenbad, unter gehöriger Obhut angewandt, einen wohlthätigen Einfluss ausüben. Immerhin werden alle diese Vornahmen doch mehr noch für die erstgedachten Fälle passen, als für die zuletzt erwähnten. Sie sind in Anwendung zu ziehen und beizubehalten, wo man alsbald Erfolg sieht, in den ersten acht bis zehn Tagen. Man lasse sie weg, wo das nicht der Fall ist. Sie können da nur schaden, wo sie in keiner Weise zu nützen vermögen.

Als das wirksamste Mittel gegen den Stupor aus Lähmung, also den wirklichen, wahren Stupor ist der elektrische Strom zu betrachten, und zwar sowohl der inducirte, wie der constante aufsteigende. Ist der Stupor aus cutaner Anästhesie entstanden, so ist ganz besonders der elektrische Pinsel zu empfehlen.

Von innerlich gereichten Mitteln ist nicht viel zu erwarten. Ueber die Aussichtslosigkeit, durch die Zufuhr von Phosphor etwas zu nützen, hat sich schon *Griesinger* ausgesprochen. Mit Rücksicht auf die neueren Beobachtungen, dass Thiere, bei denen Gehirnversuche, Gehirnverletzungen gemacht worden waren, sich rascher erholten, wenn ihnen kleine Dosen Phosphor gegeben wurden, ferner auf die Empfehlungen von *Williams* und *Ford* hin habe ich solche auch stuporosen Kranken verabreicht. Allein ich habe keinen Erfolg davon gesehen. Ebenso wenig leistete mir bei ihnen auch die Phosphorsäure, die in anderer Beziehung dann und wann vortrefflich wirkte. *Schroeder van der Kolk* empfahl seiner Zeit die Arnica gegen die stuporosen Zustände. Die Empfehlung hat indessen keine Bestätigung erfahren. In der neueren Zeit hat man die Aufmerksamkeit auf das Strychnin gelenkt. Ausser ganz vorübergehenden leichten Besserungen habe ich nichts von den in Aussicht gestellten Wirkungen gesehen. Auch das Ergotin, das man gegen Gefässerweiterungen nützlich befunden hat und darum gegen alle stuporosen Zustände empfahl, welche auf einer Gefässlähmung beruhen könnten, hat mir nichts genutzt. Wohl aber musste ich es mehrmals aussetzen lassen, weil sich allerhand sonderbare Gefühle im Kopfe entwickelten, über welche besinnlichere Kranke zeitweise recht lebhafte Klage führten.

Gegen die perversen Gefühle, gegen die Halucinationen und die aus ihnen hervorgegangenen Wahnvorstellungen lässt sich nichts machen. Als Parästhesien beruhen sie auf Paratrophien, und diese lassen sich nur mit der Zeit umgestalten, indem man die ganze Ernährung umzugestalten trachtet. In einzelnen Fällen leistet da das Arsenik, zumal in Verbindung mit Eisen, Merkwürdiges. Die heruntergekommenen Kranken erholen sich zusehends, und in dem Maasse, als sie sich erholen, schwinden ihre perversen Gefühle, ihre Halucinationen, ihre Wahnvorstellungen. In einzelnen Fällen hypochondrischer Natur wirkt gegen die perversen cutanen Gefühle, wie wir schon hervorgehoben haben, das Bromkalium; in anderen Fällen versagt es jeden Dienst. Von *Moreau* und *Billod* ist die Datura vorzugsweise gegen Gehörshalucinationen, doch auch gegen solche des Gesichts empfohlen worden. Andererseits steht gegen diese letzteren seit Alters her die Belladonna in besonders gutem Rufe. Die Neuzeit hat beide Mittel verlassen, weil sie sich als ganz illusorisch erwiesen haben. Auch das Chinin, das auf *Charcot's* Anregung gegen Gehörshalucinationen in Gebrauch gezogen worden ist, hat sich nicht bewährt; kurzum, wir haben kein eigentliches Arzneimittel, durch das ihnen beizukommen wäre. Man denke auch nur an die Auffassung, welche wir hinsichtlich ihrer Entstehung uns haben bilden müssen, und man wird das begreiflich finden. Anders dagegen liegt die Sache vornehmlich betreffs der Gehörshalucinationen, die aus peripherischen Ursachen entstehen und directe Angriffspunkte darbieten. Diese sucht man zu entfernen, sei es aus dem Gehörgange, sei es aus der Tuba Eustachii und der Paukenhöhle, sei es aus dem Unterleibe (siehe Cap. IX, p. 132) oder aus dem Rücken (siehe Cap. IX, p. 134). Etwaige Points douloureux werden galvanisirt und zwar, indem man die Anode auf sie zur Wirkung zu bringen sucht.

Dass man gegen die Wahnvorstellungen nichts durch Vernunftgründe vermag, und darum nicht auf sie einreden soll, haben wir schon hervorgehoben. Man lasse sie darum möglichst unberührt. Sie fallen von selbst weg, wenn ihre Ursachen wegfallen.

Nächst den psychischen Symptomen nimmt hauptsächlich der Schlaf unsere Aufmerksamkeit in Anspruch. Ganz abgesehen von dem, wie wir uns darüber schon geäussert haben, ist er unter Umständen mit allen Mitteln, die uns zu Gebote stehen, zu erzielen. Am häufigsten kommt das bei Paralytikern in ihren Erregungszuständen vor; doch kann natürlich jedwede Form psychischer Störung dazu Veranlassung geben, wenn sie in anhaltende längere Tobsucht übergegangen ist, und der Kranke Tag und Nacht in ununterbrochener, aufreibender Thätigkeit sich abarbeitet. Wo das der Fall, da sind nun die

Narcotica vollständig am Platze, und man erreicht mit ihnen, was durch nichts Anderes erreicht werden kann. Sie haben sich darum eben auch den besonderen Ruf als Beruhigungsmittel erworben, und werden als solche häufig nur zu oft angewandt; während sie doch eigentlich bloss Betäubungsmittel sind, als solche vornehmlich auf das psychische Organ wirken, und zwar nicht etwa dadurch, dass sie lediglich die gerade vorhandene Erregbarkeit steigern oder vermindern, wie etwa die Derivantien, mehr noch die Bäder und vor Allem der elektrische Strom, sondern dass sie, worauf wir schon wiederholt hingewiesen haben, als fremdartige, die molekuläre Zusammensetzung des Nervensystemes verändernde, seinen vitalen Chemismus und damit seine ganze Ernährung beeinträchtigende, beziehungsweise aufhebende Körper in seine kleinsten Bestandtheile eintreten und als solche in ihrer Eigenart vernichten. Wir wiederholen darum: sollen die Narcotica günstig wirken, so dürfen sie nur vorübergehend angewandt werden. Sonst stiften sie bloss Schaden; denn sie sind Gifte. Zweckmässig kann man mit ihnen wechseln, da bekanntlich sie alle, wenn sie auch betäuben, dies zuletzt doch aus ganz verschiedenen Ursachen thun, und viele eine geradezu antagonistische Wirkung auf einander ausüben. Die von den Papaveraceen abstammenden sind ja darum vielfach auch als Gegengifte gegen die von den Solaneen herrührenden in Gebrauch, und diese wieder zum Theil gegen jene, zum Theil gegen andere, wie namentlich das Atropin gegen Choralhydrat, Pilocarpin, Physostygmin, Muscarin u. s. w. in Anwendung.

Die Narcotica, welche für jetzt hauptsächlich in Frage kommen, sind die Opiate, und unter diesen wieder das Opium selbst, das Morphium, das Papaverin, das Narcein; ferner das Chloralhydrat und seine Verwandten, einige Bromsalze und sonstige Bromverbindungen, der Haschisch, das Hyoscyamin.

Die Wirkungen des Opium, des Morphium, namentlich die des letzteren als Hypnotica, sind im Allgemeinen sehr bestimmt. Nur müssen sie bisweilen in grossen Dosen und zu diesem Zwecke wiederholt gereicht werden. Es giebt Fälle, in denen Morphium erst nach der subcutanen Einfuhr von 0,1 Schlaf erzeugt. Es ist alsdann nothwendig, selbiges in refracta dosi beizubringen und, nachdem in Pausen von einer bis anderthalb Stunden immer 0·03, im Ganzen also 0,06 injicirt worden sind, in eben solchen Pausen 0·015 oder auch bloss 0·01 zu injiciren, bis die erwünschte Wirkung eingetreten ist. Es ist mir nämlich erschienen, als ob ungefähr anderthalb Stunden nach der subcutanen Injection eines Narcoticum dieses seine stärkste Wirkung entfaltet. Hat also in anderthalb Stunden die letzte Morphiuminjection noch nicht den gewünschten

Erfolg gehabt, so kann man getrost eine neue, allerdings nicht zu grosse Injection machen, ohne von der cumulativen Wirkung desselben viel zu fürchten zu haben. Ganz im Gegensatze zum Opium und insbesondere Morphium sind sehr unsicher in ihrer Wirkung das Papaverin und Narcein, und ist deshalb jedenfalls dort, wo es auf eine prompte Wirkung derselben ankommt, von ihnen Abstand zu nehmen. Dasselbe gilt auch vom Haschisch.

Sehr zuverlässig ist dagegen wieder das Chloralhydrat zu 3,0—4,0 höchstens 5,0 in einer Solution gegeben, von der jeder Esslöffel 1,0 enthält. Ich lasse gewöhnlich als erste Dosis zwei Löffel auf einmal einnehmen. Oft wirken dieselben schon. Wenn nicht, so wird nach drei Viertelstunden der dritte, nach anderthalb bis zwei Stunden der vierte Löffel voll gegeben. In der Regel kommt man aber mit drei Löffeln aus. Ein sehr empfehlenswerthes Corrigens des Chloralhydrates ist der Succus Liquiritiae. Es lässt sich mit demselben wirklich sehr gut nehmen, und das ist ja namentlich unseren Kranken gegenüber nicht ohne Belang. Die Wirkung des Chloralhydrates wird bedeutend erhöht durch einen Zusatz von Morphium, 0,01 auf 1,0 des ersteren. Man kommt dann oft schon mit einem Esslöffel der genannten Solution aus. Allein mit der erwünschten schlafmachenden Wirkung werden auch die unerwünschten weiteren Wirkungen des Chloralhydrates, und namentlich sein Einfluss auf das Gefässsystem, wie die gesammte Ernährung, vermehrt. Schneller als sonst kommt es zu den schon früher erwähnten Störungen und schneller als sonst entwickeln sie sich weiter, besonders wenn ihnen noch durch die ganze Constitution, wie bei den Paralytikern, Vorschub geleistet wird. Es entstehen Blasen auf der äusseren Haut; es entsteht Decubitus, der rasch um sich greift und in die Tiefe dringt. Es entstehen Diarrhöen, Blasenlähmung, Icterus, Herzschwäche, Herzlähmung. In den Leichen findet man das Herz, die Leber, die Epithelien des Magens, des Darmes verfettet, die letzteren abgestossen, die Schleimhaut des Magens, des Darmes, die stark hyperämisch und oft von Ecchymosen durchsetzt ist, arrodirt, ulcerirt, selbst perforirt. Das Chloralhydrat ist also höchst vorsichtig zu gebrauchen und namentlich in grösseren Gaben bei heruntergekommenen und insbesondere paralytischen Persönlichkeiten nicht zu lange fortzugeben. Bei letzteren tritt auch wohl im Zusammenhange mit der Herzverfettung leicht eine Apoplexie ein, der sie unversehens erliegen. In Folge dessen hat man als Ersatz für das Chloralhydrat das Croton- oder Butylchloralhydrat empfohlen, welches nicht so leicht diese übelen Folgen nach sich zu ziehen scheint. Allein es hat auch nicht die hypnotische Wirkung jenes und ersetzt es darum nicht.

Wo weder Morphium noch Chloral die gewünschte Wirkung ausüben, soll nach *Mendel* das Hyoscyamin indicirt sein und in der oben angegebenen Form dann vorzügliche Dienste leisten, natürlich mit all den Unbequemlichkeiten, die nebenher gehen.

In manchen Fällen, insbesondere, wie es scheint, bei hysterischen, hystero-epileptischen, epileptischen und etlichen hypochondrischen Individuen sind auch die Brompräparate von entschieden hypnotischem Einflusse und das Bromkalium, das Bromnatrium, zu 3,0—4,0 im Laufe des Abends abgegeben, von ausgezeichneter Wirkung. Allein in anderen, ungleich zahlreicheren Fällen leisten sie als Hypnotica nichts; sie sind als solche somit durchaus unzuverlässig und jedenfalls, wo es auf einen durchschlagenden Erfolg ankommt, nicht zu benutzen.

Obwohl wir uns wiederholt gegen die Narcotica und ihre allzu häufige Anwendung ausgesprochen haben und sie eigentlich nur für den Nothfall angewandt wissen wollen, so können wir doch nicht umhin anzuerkennen, dass sie in einer Anzahl von Fällen, die indessen nicht näher zu bezeichnen sind, die ausserordentliche Wirkung besitzen, einen gesunden, regelmässig wiederkehrenden Schlaf herbeizuführen, nachdem durch sie zunächst nur ein künstlicher und ganz vorübergehender herbeigeführt worden war. Es giebt Kranke, welche wieder ganz von selbst schlafen, nachdem sie erst drei, vier Mal auf Morphium und Chloral geschlafen haben. Andererseits aber, wenn sie nicht nach drei-, viermaligem Morphium- oder Chloralschlaf wieder von selbst schlafen, ist nicht darauf zu rechnen, dass das überhaupt so bald geschehen werde und, was wir von dem Fortgebrauche der Narcotica gesagt haben, kommt dann wieder zur Geltung.

Sonst erweisen sich als Hypnotica noch günstig von inneren Mitteln das Chinin, zu 0,1 des Abends in Baldrianthee gegeben, ferner das Acidum phosphoricum und Acidum lacticum. Doch sind sie sammt und sonders unsicher und nur da, wo es nicht auf eine ausgesprochene Wirkung ankommt, zu versuchen. Von äusseren Mitteln erfreuen sich eines gewissen Rufes die lauwarmen und unter ihnen wieder die von *Brierre de Boismont* empfohlenen protrahirten Bäder, die sie gleichsam ersetzenden feuchten Einpackungen, sodann abendliche Fussbäder, angeblich auch ausgiebige Senfteige. *Newington, Laurent* u. A. haben auch ganze Senfbäder empfohlen (90,0 Gramm Senfmehl auf das Anfangsbad, und dann um je 30,0 Gramm steigend, bis das Bad 300,0 davon enthält); allein dieselben haben nicht das geleistet, was von ihnen versprochen worden. Zudem sind sie mit Bezug auf die Augen gerade bei unseren Kranken nicht ungefährlich. *v. Krafft-Ebing* hat als schlaferzeugend blosse

Frottirungen empfohlen und, wenn man an die günstigen Erfolge derselben in der nämlichen Beziehung bei Kindern denkt, so gewiss nicht mit Unrecht. Sie beruhigen die Hautnerven. Als ein Hauptmittel ist endlich noch der absteigende galvanische Strom zu nennen, bei dessen Anwendung man die Anode möglichst direct auf das Gehirn wirken lässt. In einzelnen Fällen tritt Schlaf, der Wochen lang gemangelt hat, unmittelbar nach der Galvanisirung ein und, was dabei von höchster Bedeutung ist, dieser Schlaf ist eine Eugrypnie.

Gegen Gehirnhyperämien, die auf einer Gefässrelaxation beruhen sollen, ist Ergotin und, wenn es sich dabei um Wallungen handelt, Digitalis empfohlen worden; gegen Gehirnanämie aus angenommener Gefässreizung Amylnitrit. Wir haben weder von der ersteren, noch von dem letzteren etwas zur Nachahmung Aufforderndes gesehen. Gehen die Wallungen mit fieberhaften Zuständen Hand in Hand, so sind jetzt ganz passend kalte Ueberschläge, beziehungsweise Eisbeutel auf den Kopf angebracht.

Gegen die epileptiformen und apoplectiformen Anfälle der Paralytiker, beziehungsweise ihre Folgezustände ist nichts zu machen. Sie erfordern ein ruhiges Abwarten, das meistens auch von bestem Erfolge gekrönt wird. Da sie so häufig reflectorisch, insbesondere durch Reizung harter Skybala vom Darme aus eingeleitet werden, ist vor Allem auf eine regelmässige Leibesöffnung zu achten.

Gegen die Schmierereien mit den eigenen Fäces wirken am meisten die sogenannten prophylaktischen Klystiere, die zu einer bestimmten Tageszeit in einer so grossen Menge gegeben werden, dass unmittelbar hinterher Stuhlgang erfolgt. Dem betreffenden Kranken wird damit das Material zu seinen bezüglichen Parapraxien entzogen.

Eine besondere Behandlung verdient die Nahrungsverweigerung, von der wir wissen, dass sie aus mannigfachen Ursachen hervorgehen kann. Zunächst bietet man dem Kranken immer und immer wieder Nahrung an, reicht sie ihm löffel-, gabelweise. Man glaubt nicht, wie häufig man damit seinen Zweck erreicht; aber es ist langweilig und erheischt viel Geduld. Manchmal isst der Kranke, wenn er allein ist. Man setze ihm dann wo möglich von seinen Lieblingsspeisen vor; er isst von ihnen zeitweise und am Ende wohl auch so viel, dass man damit zufrieden sein kann. Nur glaube man nicht, dass man damit immer auskomme. Ab und zu finden sich Kranke, welche durchaus nichts zu sich nehmen, man mag anfangen, was man wolle, und die verhungern würden, schritte man nicht gegen sie ein. Da muss schliesslich Gewalt gebraucht und ihnen die Nahrung selbst gegen ihren heftigsten Widerstand, wenn es Noth thut, sogar nachdem man ihnen die Zwangsjacke angezogen hat, eingeflösst werden. Am besten bedient man sich dazu der Schlundsonden, die durch den Mund oder die Nase eingeführt werden. In letzterem Falle muss man nur darauf achten, dass man nicht in die Trachea, beziehungsweise die Lungen gerathe. Der Umstand, dass die Sonde nur bis zur Bifurcation der Trachea eingeführt werden kann und dann festsitzt, während sie bei ihrer Biegsamkeit, ist sie in den Magen gelangt, immer tiefer und tiefer zu dringen vermag, sichert die Diagnose über den Ort, wo man mit derselben ist. Alle anderen Merkmale betreffs desselben, auch die Aspiration und Exspiration von Luft, lassen vollständig im Stich. Eine sehr gute Methode die Nahrung einzuflössen — doch darf dieselbe dann nur aus Milch, allenfalls Milch und Eigelb bestehen, und der Kranke muss ruhig sein — ist, sie ihm in der Rückenlage durch ein Nasenloch zu giessen. Ein in letzteres eingesetzter Ohrtrichter leistet dabei gute Dienste. Diese Methode ist besonders bei Trismus angebracht, verlangt aber sehr viel Zeit und Geduld; da das Einflössen der Nahrung nur tropfenweise erfolgen kann und so sehr lange dauert.

Sonst kann man versuchen, liegt Anorexie der Nahrungsverweigerung zu Grunde, diese durch innere Mittel zu bekämpfen. Doch dürfte man auf den Rath, dazu Amylnitrit zu benutzen, um durch Beseitigung der Gehirnanämie, welche die Ursache der Anorexie sein soll, auch diese zu beseitigen, sich kaum mit vollem Vertrauen verlassen dürfen.

Den psychischen Schwächezuständen gegenüber, in denen wir es vorzugsweise mit einer Beeinträchtigung des Intellectes zu thun haben, sind wir, um der Indicatio symptomatica zu genügen, vom medicinischen Standpunkte aus kaum etwas zu thun im Stande. Die Pädagogik und deren Anwendung auf Erwachsene greift Platz, und die Regeln, welche sie aufstellt, werden maassgebend. Die geistige Ausbildung, die Entwickelung und Erhaltung der noch vorhandenen moralischen und intellectuellen Kräfte wird die Hauptaufgabe, Unterricht und methodische Arbeit das Mittel, welches zu ihrer Lösung führt. Deshalb sehen wir Lehrer und Geistliche auch ganz passend an die Seite des Arztes treten und mit ihm gemeinsam das Wohl der Kranken besorgen — so in der Mehrzahl der Irren-Pflegeanstalten — oder auch ganz und gar seine Stelle einnehmen und für ihn wirken — so in den meisten Idiotenanstalten. Obwohl, wie wir schon Eingangs dieses Capitels sagten, auch diese Thätigkeit nicht minder wie die eigentlich irrenärztliche ihre hohe moralische und civilisatorische Bedeutung hat, so hat sie doch kaum mehr etwas mit der Psychiatrie als solcher gemein. Sie schlägt in das Gebiet der Pädagogik, der Cameralistik. Erziehung, Beschäftigung, Nutzbarmachung der noch vorhandenen Kräfte tritt in den Vordergrund, die eigentlich ärztliche Thätigkeit tritt zurück und beschränkt sich auf Zufälligkeiten, auf die Behandlung intercurrenter Krankheiten. Wir übergehen deshalb die eigentliche Irrenpflege als etwas, das mit der Irrenheilkunde an sich nur noch ganz locker, bloss durch Aeusserlichkeiten zusammenhängt, dem innersten Wesen nach, aber mit ihr nicht mehr, vielleicht sogar noch weniger als mit der ganzen übrigen Medicin, zu thun hat. Denn die Irrenheilkunde, die Psychiatrie, ist die Lehre von der Kunst, die psychischen Krankheiten ärztlich zu behandeln, und die Art und Weise, wie das zu geschehen hat, sowie der Weg, auf dem man dazu gelangt, ist von uns im Voraufgehenden näher zu bestimmen gesucht worden.

Alphabetisches Sachregister.

A.

Abortus 314.
Abulie 173, 174, 250.
Abwehr 69; siehe Begehr und Abwehr.
Achromata 234.
Achsencylinder 18; Wesen und Organisation derselben 18.
Acne 235, 418.
Adakryosie 227.
Adenome der Haut 235.
Aequivalente der Tobsucht 414; motorische oder kinetische 418.
Aerger 119.
Aesthesie 42, 43.
Affecte 68.
Ageusie 122.
Agoraphobie 117.
Agrammatismus 207.
Agraphia 203, verbalis 203, literalis 203.
Agrypnie 248.
Ahnen, Das 93.
Akamathesia acustica 63, optica 63.
Akataphasie 207.
Akinesie, 103, 176, 191, der Arterien 210, der Blase 215, der Venen 215, des Darmes 214, partielle 110.
Akinesis unilateralis 111.
Akroästhesie 105.
Akroemphysie 244.
Akrogrypnie 248.
Akrokinesie 105.
Alalie 201.
Alexie 63, 138, 202.
Algesien, Algien 114.
Alienatio sensuum 274, 527.
Alkoholismus, Einfluss desselben auf die Entwickelung und den Verlauf der Psychosen 406, 409, 410, 555.
Alogie 203.
Aménomanie, Aménomonomanie 259.
Amennorrhoe 227.
Amentia 265, 266, 509, 520.
Amimie 203.
Amyloide Körperchen im Gehirne 363.
Amyloid- und Kalkinfiltration 238, 363.
Anämie 348.
Anästhesia optica 123.
Anästhesia unilateralis 111.
Anästhesie 105, 315, ästhetische 139, des Selbst 143, ethisch-moralische 141, ideale 111, intellectuelle 140, musculäre 119, partielle 110, viscerale 115, von Raum und Zeit 138.
Anakroasie 63, 138, 202.
Anakusie 125.
Analgesien, Analgien 114.
Anarthrie 201.
Anatomie d. psychischen Organes 20.
Anekkrisie 175, 227; von Ohrenschmalz 227.
Anelectrotonus 90.
Anenergie 174.
Aneurysma der Arterien des Gehirns 358, miliares 358.
Angophrasie 206.
Angst 116, melancholische 145.
Anhidrosis 227.
Anlage erbliche, zu psychischen Störungen 292; siehe auch Diathese, Disposition.
Anoia 266, 509.
Anosmie 122.
Anschauung 59.
Antipathie 144.
Antiperistaltik 214.
Anwandlung 68.
Anxietas tibiarum 155.
Apathie 148.
Aphasia 201, motoria sive atactiva 202, sensoria sive amnestica 202.
Aphrasia 201, paranoica 208, spastica 206, 208, 444, 446; superstitialis 208; vera sive paralytica 206, 208, 446; voluntaria 208.

Aphthongia 179.
Aplasie 176.
Apoplexia intermeningea 343, corticalis 363.
Apperception u. Perception 48.
Apraxie 200.
Aptyalismus 227.
Arachnoides, pathologisch-anatomische Veränderungen derselben 343.
Arthralgien 118.
Association der Vorstellungen 62.
Aspermatismus 227.
Ataxien 190.
Athermosie 247.
Athetose 185, Pseudo- 196.
Athymie 143.
Atrophie 176, 233, Aequivalent akinetischer Vorgänge 235, beziehungsweise hypokinetischer Vorgänge 234; der Eingeweide, des Magens, des Darmes, der Leber und Lungen 237; der Epidermoidalgebilde 234; des Gehirnes 352; der Geschlechtsorgane 237; der Knochen 236; der Knorpel 237; des Herzens und Gefässsystemes 237, 238, des subcutanen Zellgewebes 235; progressive der Muskel 369.
Aufmerksamkeit 58.
Ausbruch der Psychosen 307; Einfluss des Geschlechts, des Lebensalters, der Constitution, der Nationalität, der Religion, der Ehelosigkeit, des Klimas etc auf denselben 320 u. f.; Ursachen desselben 307 u. f. siehe Ursachen.
Aztekentypus 573.

B.

Bäder 594, 598, 611, 613, 616.
Batophobie 117.
Bayle'sche oder Mayer'sche Granulationen 343.
Beeinträchtigungswahn 159,523.
Begabung, höhere 296.
Begehr und Abwehr der sensoriellen Gebiete 156, des Selbstgefühls 160, in ästhetischer Beziehung 157, in Bezug auf Raum und Zeit 157, in dem idealen Gebiete 169, in der ethisch-moralischen Sphäre 159, in intellectueller Beziehung 158, in der cutanen Sphäre 153, 154, in der musculären Sphäre 155, in der sexuellen Sphäre 155, in der visceralen Sphäre 154.
Begriffe 63.
Behandlung der Psychosen 576, auf Grund von Dyskrasien 600, schwerer Enkephalopathien 600, der Reflexpsychosen 602; diätetische 577, Bäder 594, Ernährung 585, Irrenanstalt 578, Isolirung 580, Leibesöffnung 592, Schlaf 592, 593, Wohnung etc. 585, Zwangsmittel 581, derivatorische 603, der Manie 615, medicamentöse 596, der Melancholie 609, 613, der Nahrungsverweigerung 621, der Parästhesien, Halucinationen, Wahnvorstellungen 617, des Stupors 615, 616, der Schwächezustände 621, der Tobsucht 614.
Belastung, erbliche 292, 338.
Beobachtung 59.
Besonnenheit 84.
Bettruhe 609.
Bettsucht 155.
Bewegungen, statische 87, zusammengesetzte oder combinirte 86, zweckmässige 86.
Bewegungsnerven 6.
Bewusstlosigkeit 71.
Bewusstsein 44, alternirendes oder mehrfaches 150, temporärer Zustand 45.
Bildungen, abnorme 239.
Blödsinn 265, 266, 520, angeborener 272, 562, apathischer 268, aufgeregter oder versatiler 200, 269, paralytischer 269, terminaler 268.
Blutdruck 211, 212.
Blutentziehung 603.
Blutgefässe der Hirnrinde 330, Bau derselben 331.
Borborygmen 214.
Bradyarthria 202, interrupta 202, syllabaris paretica 202.
Bradylalia 202, interrupta 202.
Bradyphrasia 206.
Brenner's Normalformel der Acusticusreaction 79.
Briefe der Geisteskranken 385.
Bromhidrosis 216.

C.

Cachexie pachydermique 236.
Cancroide 235.
Canities 234.
Cäsarenwahnsinn 276.
Centralnervensystem 5, 6; Entwickelung desselben 6; Verschiedenheiten in demselben 17; Wesen desselben 6, 9, 11.
Chaeromanie 147, 254, 255, 259, 615.
Charakter 83.
Charakterveränderung 84.
Cheyne-Stokes'sches Athmungsphänomen 188.

Chloasmata 229.
Chlorose 212.
Chondromalacie 237, 369.
Chorea 185, cordis 209.
Choreomanie 257.
Circulation der Säfte im Gehirn 332.
Coitus 314.
Colik 214.
Collapserscheinungen, hyperergastische 216.
Collapsschweisse 216.
Collapstemperaturen 246.
Constitution, biliöse 323, chlorotische 212, 323, plethorische 228, 246, 323, starke 228, 323, lipomatöse 323, lymphatische 246, 323, venöse 323; Einfluss derselben auf die Entstehung und den Ausbruch der Psychosen 322.
Contracturen 178.
Convulsionen 176.
Coordinationsstörungen 190.
Cornua humana 235.
Corti'sches Organ 11.
Crampus 110, 176.
Cranium progenaeum 239.
Cretin 242, 246, 272, 571.
Cretinismus 242, 246, 272, 562, 569, 571.
Cystitiden 314.

D.

Daemono-Mania, Daemono-Melancholia 150, 257.
Dakryalloeosis 218.
Dakryolithen 218.
Dakryorrhoe 217.
Darvin'sches Spitzohr 239, 240.
Decursus continuus und interruptus 433.
Dégéneressence de l'espèce humaine 245.
Degeneration, kystoide 351.
Délire aigue 264, des actes oder émotif 277, du toucher 278, 538.
Delirien 150.
Delirium actuum 277, acutum 264, acutum maniacale 453, circa unam rem 270, negationis 409, persecutionis 409.
Démence aigue 264, paralytique primitive 261.
Dementia 200, 254, 265, 266, 269, 273, acuta 264, katatonica 269, 441, paralytica 261, 269, 526, paranoica 267, primäre progressive 261, senilis 274.
Diagnose der Psychosen 372, 376, 379, der allgemeinen progressiven Paralyse 377, der Vesania typica 378.
Diastrephie 275, 530.
Diathese, neuropathische und psychopathische 281, die ererbte oder erbliche 281, 282, 292, 338, die einfach angeborene, durch Krankheiten des Embryos und der Mutter erworbene 298, 338; die im späteren Lebensalter erworbene 581, 299; Entstehung und Entwickelung derselben durch anhaltende neuralgische Affectionen 300, durch den Beruf und die Lebensstellung 304, durch die Phthisis pulmonum 303, durch Gravidität, das Puerperium und die Lactation 301, durch Kopfverletzungen 300, durch Krankheiten 299, durch psychische Ursache 306, durch Schädlichkeiten des täglichen Lebens 299, durch sexuelle Excesse 301, durch Ueberbürdung der geistigen Kräfte in der Schule 305.
Dipsomanie 257, 463.
Diskokephalie 339.
Dissimulation 381.
Disposition zu psychischen Störungen, siehe Diathese.
Doppelleben, geistiges 150.
Doppelwahrnehmung 65.
Drainagezellen im Gehirn 331, 332.
Drucksinn 50.
Dura mater, pathologisch-anatomische Veränderungen derselben 341.
Dysästhesie 113, 115.
Dysarthrie 201, 203, 206.
Dysergasie 176.
Dyslalie 201.
Dyslogie 201.
Dysphasie 201.
Dysphrasie 201, 203, 206.
Dysphrenia neuralgica 439, sexualis 439, verminosa 439.
Dysplasie 239.
Dyspraxie 204.
Dysthymia 254, 419, atra 254, 255, candida 255, frontalis 439, hypogastrica 439, melaena simplex 254, neuralgica 439.
Dysuria spastica 215.

E.

Ecchondrosen 237.
Echo, Romberg's 207.
Echophrasie 207.
Eczema 235.
Ehelosigkeit, Einfluss derselben auf die Entstehung und den Ausbruch der Psychosen 326.
Eisen 597.
Ekelgefühl 119.
Eklampsie 182.
Ekstase 149, 188.

Ektasie der Blase 215, der Talgdrüsen 418.
Elektricität 598, 599, 604, 613, 616, 617.
Empfinden, Das 55.
Empfindung 33, 44, 48, complexe 58, Verhältniss derselben zur Nerventhätigkeit 38.
Empfindung und Wahrnehmung, Unterschied derselben 49.
Empfindungen, consensuelle 109, cutane 56, extensive 56, intensive 56, irradiirte 109, musculäre 56, negative 56, objective 50, positive 56, Qualität derselben 49, sensorielle 56, subjective 50, viscerale 56.
Empfindungslähmungen, partielle 115.
Empfindungsmaximum und -minimum 75.
Endarteriitis chronica deformans 238.
Endocarditis, chronische 238.
Enkephalitis, parenchymatöse und interstitielle 352, pigmentosa 356.
Entartung der Hirnrinde, kystoide 351.
Entartungsirrsein, erblich-degeneratives 293.
Entartungsreaction nach Brenner und Erb 100, 427.
Entwickelung, individuelle 14.
Ependymitis 354.
Epilepsie 182, Einfluss derselben auf die Entwickelung und den Verlauf der Psychosen 405, 406, 410, 552.
Epileptiforme Anfälle 182.
Epileptoide Zustände 183.
Epiphora 217.
Erblichkeitsverhältnisse 243.
Ergasie 42, 43, 85, 97.
Erinnerung 60.
Erinnerungsbilder 63.
Erotomanie 257.
Erregbarkeit 79, des Nervensystems 74.
Erregungen, stärkere psychische 310.
Erysipelas 235.
Erythema 235.
Etat criblé 347, 351.
Esquirol'sche Schlinge 24.
Eugrypnie 248.
Euthermosie 246.
Exaltation und Depression 72.
Exutorien 604.

F.

Facialisspeichel 219.
Farbenblindheit 123.
Fatuitas 266, 563, paranoica 266.
Fibrilläre Zuckungen 178.
Fiebertemperaturen 246.
Finger'sche Wollustkörperchen 11, 50.
Flachköpfigkeit 240, 339.
Folie à double forme 262, aigue 264, à triple phase 263, circulaire 263, héréditaire 279, paralytique circulaire 263, raisonnante 277, 530.
Fortune morale et Fortune physique 143.
Fragesucht 207.
Functionscentra 25, 26, 27, Bedeutung derselben 27.
Furcht 119.
Furiosi 199.
Furor 199, 200, 250, poeticus 258, transitorius 264, uterinus 258, epilepticus 553.
Furunculosis 418.

G.

Galaktorrhoe 220.
Ganglien 13.
Ganglienkörper 13, 329, Bedeutung derselben 37, Organisation und Wesen derselben 18, unentwickelte 17; — des Gehirnes, anatomisch-pathologisch veränderte 360, ödematöse 360 und geschwollene 361; rückgängige Metamorphose entzündeter Ganglienkörper 362, uninucleoläre und multinucleoläre Kerne derselben 362.
Ganglienzellen, Bedeutung derselben 37, 329.
Gedächtniss 59, 60.
Gefässe der Hirnrinde 330, zellige Anhänge derselben 331, pathologisch-anatomische Veränderungen derselben 345.
Gefässe des Gehirnes, pathologisch-anatomische Veränderungen derselben 357, fettige Entartung derselben 357, amyloide, hyaloide und kalkige Infiltration derselben 357, Veränderungen des Blutes in denselben 358, Neubildung derselben 358.
Gefässhemmung 211.
Gefühl 33, Verhältniss zum Stoffwechsel 39.
Gefühle 68, altruistische 72, ästhetische 68, 94, egoistische 72, egoistische und altruistische, Verschiebung derselben 144, ethische und moralische 68, 69, 94; gemischte 68; ideale 68, 69, 94; intellectuelle oder logische 68, 94; sinnliche 68, 94; statische 120, subjective 110.
Gehirn, Perceptions- und Reactionsorgan 23, entzündliche Processe des-

selben und seiner Häute 309; Circulation der Säfte in demselben 332; verschiedene individuelle Entwickelung und Ausbildung der Hüllen und Gefässe desselben 334; Hypoplasien des Gefässsystemes in demselben 334; Hypoplasien der Nerven und Ganglienkörper desselben 335; Bau entwickelter alter Ganglienkörper und Nervenfasern desselben 336; Räume um die Gefässe in demselben: His'sche oder perivasculäre 333, dieselben erweitert 359, interstitielle, pericelluläre und periganglionäre 333; Bedeutung des Baues hoch entwickelter Nervenfasern und Ganglienkörper 338; Bedeutung des Baues unentwickelter, hypoplastischer Nervenfasern und Ganglienkörper 338; pathologisch-anatomische Veränderungen desselben 346, 348; hypertrophisches und hyperplastisches 349; hypotrophisches und atrophisches 351; Entzündungen desselben 352, 353; pathologisch-anatomische Veränderungen der weichen Häute desselben 343; Drainage- oder Saftzellen in demselben 357; pathologisch-anatomische Veränderungen der Gefässe desselben 357; Neubildungen in demselben 363.
Gehörzellen 11.
Geistesstörungen, periodische 263.
Gemeingefühl 50.
Gemeingefühlsempfindungen 50.
Gemüth 81.
Gemüthswahn 274.
Genialität 296.
Genie 94, 296.
Geschlecht, Einfluss desselben auf die Entstehung und den Ausbruch der Psychosen 320.
Geschlechtsleben, abnormes und Askese 172, anomales und Frömmigkeit, Unduldsamkeit und Grausamkeit gegen Mitmenschen 175; — und Religion 170.
Gifte 318.
Globus hystericus 213.
Glossoplegie 192.
Gradiloquentia 207.
Groll 119.
Grössenwahn 150.
Grübelei 205.

H.

Haar, rothes, struppiges 235.
Haarspaltereien 205.
Halucinationen 110, 127, 136, 314, 317, 617, der cutanen, muskulären und visceralen Sphäre 128, des Gehörs 126, 129, des Gemeingefühles 115, des Geruchsinnes 122, 129, des Geschmacks 129, des Tastsinnes 114, des Gesichtssinnes 123, 129; Wesen derselben 136.
Hämathidrosis 217.
Haematoma durae matris 341.
Handlungen 86, automatische 88, beabsichtigte oder gewollte 86, 88, bewusste 86, explosive 194, gewohnheitsmässige 88, 196, impulsive 194, mechanische, stereotype, maschinenmässige 88, reflectirte 87, 88, reflectorische 87, 88, triebartige 86, überlegte 87, unbewusste 87, unwillkürliche oder spontane 88, Zwangs- 195, 196.
Hebephrenia 273.
Hemianaesthesia cutanea 119.
Hemianaesthesia completa et incompleta 111.
Hemianhidrosis 227.
Hemianopsie 123.
Hemihyperhidrosis 218, 227.
Hemihyphidrosis 227.
Hemiplegia completa et incompleta 111.
Herdsclerose 354.
Hernien 314.
Herztöne 211.
Heterotopie der grauen Substanz 350.
Hirngefässe, pathologisch-anatomische Veränderungen derselben 365.
Hirnhyperämie 348, 621.
Hirnrinde 24, Bau derselben 328, Gefässe derselben 330.
Hirnwindungen 26.
Histiogenose des Nervensystemes 5.
Höflichkeitsmanie 259.
Höhenangst 150.
Höhenschwindel 117.
Höhenwahn 150.
Hydrokephalus externus 342, internus 339, 352, meningeus 344, pachymeningiticus 342.
Hydrophobie, spontane 184.
Hygroma durae matris Duncan's 343.
Hypaesthesia optica 123.
Hypaesthesia unilateralis 111.
Hypästhesie 105, 107, partielle 110, des Selbst 143.
Hypalgesien, Hypalgien 114.
Hypekkrisie 176, von Ohrenschmalz 227.
Hypemphysie 244, 245.
Hyperaesthesia acustica 125, libidinosa 116, optica 123, voluptaria 116.

Hyperaesthesia unilateralis 111.
Hyperästhesie 104, 107, 315; absolute 103, der ästhetischen Gefühle 139, der Gefässnerven 118, der Nerven des Respirationsapparates 118, der Selbstempfindung 143, des Gemeingefühls 114, des Herzens 116, des Tastsinnes 113, des Uro-genitalapparates 115, des Verdauungsapparates 115, ethisch-moralische 140, ideale 141, muskuläre 118, partielle 110, relative 103, von Raum und Zeit 138.
Hyperakusie 125.
Hyperbulie 222.
Hypercholesie 217, 418.
Hyperdakryosie 217, 418.
Hyperekkrisie 176, 276, der Bronchien 223, des Verdauungsapparates 221, von Galle, ein Aequivalent hyperkinetischer Vorgänge 222, von Magensaft 221, von Ohrenschmalz 217, von Pankreassaft 222, von Seiten der Darmwand, ein Aequivalent hyperkinetischer Vorgänge 223, von Seiten der Geschlechtsorgane 224, von Seiten der Nasenschleimhaut, ein Aequivalent hyperkinetischer Vorgänge, von Tobsucht und Raptus 223, von Thränen, vicariirend für Hyperkinesien 218.
Hyperemphysie 244.
Hypergalaktosie 220.
Hypergeusie 122.
Hypergrypnie 248.
Hyperhidrosis 215, 418.
Hyperhedonie 147.
Hyperkinesie 103, 176, der Arterien 210, der Blase 215, des Circulationsapparates 109, des Darmes 214, des Respirationsapparates 213, des Verdauungapparates 213, partielle 110.
Hyperkinesis unilateralis 111.
Hyperlogie 203, 205.
Hypermetamorphose 147.
Hyperosmie 122.
Hyperphrasie 201, 206.
Hyperphrenie 254.
Hyperplasie 176, 239, der Genitalien 242.
Hyperplexie 255.
Hyperpraxie 193, 198.
Hypersteatosie 220.
Hyperthermosie 246.
Hyperthymie 107, 143.
Hypertrophie 176, allgemeine 228, der Cutis 228, der Epidermis und Epidermoidalgebilde, des Haares und der Zähne 229, des Darmes 231, des Gefässsystemes 231, des Herzens 230, des Unterhautzellgewebes 230, Aequivalent für Hyperergasien, namentlich der Hyperkinesien 232.
Hyperuresis 219, Aequivalent der Hyperkinesie 220.
Hypnotismus 248.
Hypobulie 173.
Hypochondrie, Einfluss derselben auf die Entwickelung und den Verlauf der Psychosen 404, 408, 547.
Hypodakryosie 227.
Hypogeusie 122.
Hypogrypnie 248.
Hypokinesie 103, 176, 191, der Arterien 210, der Blase 215, des Herzens 210, des Respirationsapparates 213, partielle 110.
Hypokinesis unilateralis 111.
Hypologie 203, 205.
Hypophrasie 201.
Hypoplasie 176, 239, der Genitalien 243.
Hypopraxie 200.
Hypoptyalismus 227.
Hyposmie 122.
Hypothermosie 246.
Hypothymie 143.
Hypotrophie 176, 233, 234, der Epidermis 233, des Haares, der Zähne, der Nägel 233, des subcutanen Zellgewebes, Aequivalent hypokinetischer Vorgänge 234, 235.
Hypsophobie 117.
Hysterie, Einfluss derselben auf die Entwickelung und den Verlauf der Psychosen 404, 408, 549.

I.

Ich, das 72, maniakalisches 149, mehrfaches 149, melancholisches 148; stuperoses 149.
Ichbewusstsein, das 72, in der Melancholie 148, in der Manie 148, im Stupor 149.
Ichempfindung, die 72.
Ichthyosis 235.
Idee 63, 93, fixe 151.
Ideenassociation 62.
Ideenflucht, Ideenjagd 204.
Idiosynkrasie 110, des Gehörs 126, des Geruchsinnes 122, des Geschmacks 122, optische 123, statische 122.
Idiot 272, Idiotismus 272, 562.
Illusionen 110, des Gehörs 126, des Gemeingefühles 115, des Geruchssinnes 122, des Geschmacks 122, des Gesichtssinnes 123, des Herzens 117, des Tastsinnes 114.

Imbecillitas 256, 563, paranoica 266.
Immoralität 162.
Immunität 110.
Impetigo 235.
Impressionabilität 80.
Individualität, die, und das Individuelle des Menschen 19.
Indolenz 167.
Instinct 94.
Intellect 81.
Intervalla lucida 262.
Intuition 93.
Involution 253.
Inzucht 246, Gefahren derselben: Taubstummheit, Schwäche des Rückenmarks, des Hirnstockes, des psychischen Organes, Albinismus, Sterilität.
Irrenanstalt 578.
Irrsein, alkoholisches 279, 531, 555, Entartungs-oder erblich-degeneratives 293, 531, erbliches oder ererbtes 279, epileptisches 531, hypochondrisches 279, 531, 547, hysterisches 279, 531, 549, instinctives oder impulsives 277, moralisches 275, 338, pellagröses, durch Opianismus, Morphinismus, Mercurialismus, Saturnismus 279, 531, 555; Spannungs- 260.
Ischuria paralytica sive paradoxa 215.
Isolirräume 580.

K.

Kälte, kalte Umschläge 606, 616, 621.
Katalepsie 186, 446
Katatonie 260, 438, 441, periodische 263.
Katelectrotonus 90.
Keilköpfigkeit 240, 339.
Kephalonie, Kephalonen 349.
Kleptomanie 257.
Klonus 101.
Klumpfüsse u. Klumphände 242.
Knochenschwund 236.
Kopfhängen, das 180.
Kopfverletzungen 311.
Koprophagie 155.
Koprostase 215, —, Esquirol'sche Schlinge und Katarrh des Dickdarmes 232.
Kraftsinn 50.
Krämpfe 177, choreatische 185, hydrophobische 184, hysterische 184, kataleptische 186, klonische 177, oscillatorische 177, saltatorische 188, statische 188, tetanische 187, tetanoide 187, tonische 177, vorzugsweise auf der linken Seite 180.
Krankheiten, psychische, Seelen-, Geistes- 2, 3.
Krätze 316.
Krause'sche Endkolben 11, 50; Verschiedenheiten derselben 16.
Kynanthropie 257.

L.

Lalopathie 201.
Larynchämatom 237.
Laster und Tugend 164.
Leberkrankheiten 314.
Leberthran 598.
Lebensalter, Einfluss desselben auf die Entstehung und den Ausbruch der Psychosen 321, 559.
Leibesöffnung 592, 621.
Leitung, Verlangsamung derselben in den Nerven 101.
Leitungsfähigkeit der Nerven 76.
Leukorrhoe 224, 225, vicariirend für Hyperkinesien 225, 227.
Lichen 235.
Liebenswürdigkeitsmanie 259.
Logodiarrhoe 259.
Logomanie, Logomonomanie 259.
Logoneurose 201.
Logopathie 201.
Logorrhoe 206, 259.
Lückenreaction 100, 426.
Lustgefühle 66, 67.
Lycanthropie 257.
Lymphgefässe der Hirnrinde 331.
Lymphräume 331,
Lypémanie 254, 255, 256.
Lypérophrenie 254.

M.

Mangel, Noth, Entbehrungen wichtiger Lebensbedürfnisse 317.
Makrokephalie 339, 349.
Maladie du doute avec le délire du toucher 539
Mania 254, 615, ambitionis 258, 269, crapulosa 257, ebriosa 257, errabunda 257, 463, furibunda 258, furiosa 199, gravis 264, 453, melancholica 257, religiosa 150, saltans 257, sine delirio 277, superbiens sive grandescens 258, 260, sylvestris 257, transitoria 264.
Maniacus 199.
Manie 108, 147, 199, 240, 250, 252, 254, 255, des dépenses 258, 260, joyeuse 250, Narcisse 259, periodische 263, protrahirte der Weiber 437, systematisée 270, vaniteuse 259, Wesen derselben 147.
Manie und Melancholie im Gegensatz 199.
Megalomanie 258.

Meissner-Wagner'sche Tastkörperchen 11, 50, Verschiedenheiten derselben 16.
Melaena silens 254, simplex 255.
Melancholia 199, 254, 609, activa 255, agitata 255, 269, agitata (sensu strictiore) 200, ambitionis 258, attonita 255, cum stupore 255, cynanthropica 257, daemonica 257, erotica 257, errabunda 257, furens 257, hilaris 254, melaena 254, metamorphosis 257, misanthropica 257, nostalgica 257, passiva 255, religiosa 257, saltans 257, secundäre 252, simplex 255, stupida 255, superstitialis 257, sylvestris 257, 463, tranquilla oder silens 256, 257, zoanthropica 257.
Melancholie 107, 145, 147, 249, 250, mit anhaltender Willensaufregung 435, mit Stumpfsinn 255, secundäre 252, periodische 263, primäre oder initiale 252; Wesen derselben 147.
Menstruatio difficilis 226 und nimia 224, 226, Aequivalent der Tobsucht 224, 226.
Metromanie 258.
Mikrokephalie 339.
Mikromanie 493.
Misanthropie 257, 258.
Misogynie 257.
Misopaedie 257.
Mitbewegungen 102.
Mitempfindungen 109.
Mitfreude 72.
Mitgefühl 72.
Mitleid 72.
Mnemotechnik 62.
Mobilität 103.
Monomania homicidii, suicidii 258.
Monomanie 256, d'ambition 258, des dépenses 258, 260, 463, de loquacité 259, des richesses et des grandeurs 258, 260, 269, gaie 259, intellectuelle 270, vaniteuse 259.
Monophobie 258.
Moral 162.
Moral insanity 275, 338, 527.
Mordmonomanie 258.
Morel'sches Ohr 239, 240.
Moria 200, 254, 269, 518, 556, 559, 560, 562.
Motilität 103.
Motorische Sphäre 6.
Muskelatrophie, progressive 236.
Muskelnerven, sensibele 50.
Muskelsinn 50.
Muskelzuckungsgesetz nach Brenner 89, nach Lister 90, nach Pflüger 89, nach Wundt 89.
Mutacismus 444.
Myocarditis, subacute 237.
Myodinien 119.
Mysophobie 539.
Myxoedem 236.

N.

Narcotica 608, 611, 612, 618, 619.
Narrheit 254, 269, vernünftelnde 277.
Nationalität und Nationalcharakter, Einfluss derselben auf die Entstehung und den Ausbruch der Psychosen 324.
Neophrenia 273, innata cretinica 273, innata simplex 273.
Nerv, gemischter 21.
Nerven 8, centrifugale und centripetale und Ursprung dieser 5, 6; cerebrospinale 8; Endigung derselben 10; Entstehung derselben 20; Erregbarkeit, Steigerung und Verminderung derselben 77; freie Enden derselben 12, Functionscentra derselben 24; Leitungsfähigkeit derselben 76; motorische 6, secretorische 6, sensibele 5, 50, sympathische 8, trophische 6; Reizbarkeit derselben 79, Reizhöhe und Reizschwelle derselben 75; Ursprung derselben 10; Ursprungscentra und Ursprungskerne derselben 24, 25; Verlangsamung der Leitung in denselben 101; Verletzung und anhaltende Irritation derselben 311.
Nervenarbeit 35.
Nervenelemente, Euplasie derselben 17.
Nervenfasern, unentwickelte 17, ganglioforme Entartung derselben 361, Hypertrophie und Hyperplasie derselben 361, ödematöse und geschwollene 360, 361; rückgängige Metamorphose entzündeter 362.
Nervenkerne 25.
Nervenleitung, Geschwindigkeit derselben in dem Axencylinder, in der grauen Substanz und der Hirnrinde 37.
Nervenzellen 329.
Nervina 597, 611.
Neuroglia 329, Entartung derselben 362, pathologisch-anatomische Veränderungen derselben 359.
Nervensystem, Hyper-, Hypo- und Paraplasie desselben 15, peripherisches 5.
Neuralgien 114, 315, der sensibelen Gefässnerven 118.
Neuritiden 315.
Nigrities 229.

Nosophobie 404.
Nostalgie 257.
Nymphomanie 257, 463.

O.

Oedem des Gehirnes 346.
Olichaemie 348.
Oligomenorrhoe 227.
Oligospermatismus 227.
Ortssinn 50.
Osteomalacie 236, 369.
Osteoporose 236, 369.
Othämatom 237.
Oxyästhesie 105.
Oxyemphysie 244.
Oxygrypnie 248.
Oxykephalie 339.
Oxykinesie 105.

P.

Pacchionische Granulationen 341, 343.
Pachymeningitis, externa und interna 341, interna haemorrhagica 341.
Pantergophobie 118.
Panophobie, Pantophobie 258.
Parabulie 174, 198.
Paracholie 222.
Paradakryosie 218.
Paragalaktosie 220.
Paragraphia 203, literalis et verbalis 203.
Paragrypnie 248.
Parakinesie 103, 176, des Herzens 210, des Pulses 210, des Verdauungsapparates 214.
Parakroasie 138, 202.
Paralalie 201.
Paralexie 138, 202.
Paralogie 203, 205.
Paralyse, allgemeine progressive der Irren 261, agitirte Form derselben 261, depressive Form derselben 261, demente Form derselben 261, galoppirende Form derselben 264, maniakalische und monomaniakalische 261, melancholische 261.
Paralytische Fettbildung 368.
Paralysie générale galopante 263, 264.
Paralysis agitans 188.
Paramimie 203.
Paranoia 254, 265, 266, 273, 388, 521, 532, anilis 278, 537, argutans 277, 530, ascensa 271, 556, climacterica 274, corrupta oder depravata 275, 530, descensa 271, 556, katatonica 441, indagatoria 535, interrogatoria 535, levissima oder inchoata 275, 338, 530, maniacalis 270, mediae aestatis 274, 560, melancholica 270, numerans oder dinumerans 278, 536, originaria 271, 338, 527, paralytica 526, partialis 270, 278, 532, 533, persecutionis et persecutoria 541, primaria 271, 527, primaria partialis 532, 533, puberum sive adolescentians 274, 560, puerilis 274, 559, rudimentaria 278, 534, secundaria universalis 523, senilis 561, tentabunda 537, universalis 277, 532, 516, der Hysterischen 549, der Epileptischen 553, der Alkoholisten 555, auf toxischer Grundlage 555.
Paraphasia 202, motoria sive attactica 202, sensoria sive amnestica 202.
Paraphrasia 201, consona 207, glorificans sive exagerans 207, grammaticalis 207, imitatoria 207, infantaria 207, interrogatoria 207, numerans 207, praeceps 207, repetens 207, tarda 207, thematica 207, verbalis 207, versificans 207, vesana 207.
Paraphrenie 255.
Paraphrenia hebetica 273, senilis 273.
Paraplasie 176, 239, 245.
Parapraxie 197, 198.
Pararthria 201, syllabaris paretica 202, syllabaris spastica 202, tarda 202.
Parasteatosie 220.
Parästhesie 106, 107, 113, 155, 315, 617, ästhetische 140, des Drucksinnes 113, des Gehörs 126, des Gemeingefühls 114, des Geschlechtstriebes 155, des Ich's 149, des Raumsinnes 144, des Respirationsapparates 118, des Selbst 143, des Temperatursinnes 114, des Verdauungsapparates 115, ethisch-moralische 141, ideale 141, intellectuelle 140, 158, muskuläre 119, 316, optische 123, sensorielle 316, statische 121, 156, viscerale 316.
Parathymie 143.
Paratrophie 176, der Gefässe 238, der Geschlechtsorgane 237, der Knorpel 237, der Leber und Lungen 237, des Hautorganes, Aequivalent entsprechender Kinesien 235, 236, des Herzens und Gefässsystemes 237.
Parekkrisie 176, 227, seitens des Verdauungsapparates 221; paralytischer Speichel und Pankreassaft 222, von Seiten der Geschlechtsorgane 244.
Paremphysie 244, 245.
Parhidrosis 216.
Parathermosie 247.
Paruresis 219.

Pathologisch-anatomische Veränderungen bei Psychosen 328 u. f.; des Schädels 340, der Dura mater 341, der weichen Häute 343, der Pia mater 345, des Gehirnes 348, 352, der grauen Substanz 350, der Ganglienkörper 360, des Ganglion Gasseri 365, der Hirngefässe 355, 357, des Blutes 358, der Neuroglia 359, der Nervenfasern 361, des Nervus opticus 365, der Augenmuskelnerven 365, des Nervus trigeminus 365, des N. ischiadicus 365, des Nervus radialis et ulnaris 366, des Nervus sympathicus 366, der Retina 367, der Pacini'schen Körperchen 367, der Epidermis und der Epithelialschicht des Darmkanals 368, des Herzens 369, des Gefässsystemes 369, der Lungen 370, des Darmes, der Leber, der Nieren, der Geschlechtsorgane 371; Verhältniss derselben zu den Psychosen 363.
Pathophobie 404.
Pellagra, Einfluss desselben auf die Entwickelung und den Verlauf der Psychosen 407, 409, 410, 555.
Pemphigus 235.
Perception und Apperception 42, 48.
Periodische Manien, Melancholien, Tobsuchten etc. 263.
Perienkephalitis 355.
Perturbatio cogitationum 204.
Pflüger'sches Zuckungsgesetz für den sensibelen Nerven 78.
Phantasie 94.
Phobien 258.
Phrasiopathie 201, 213.
Pia mater, pathologisch-anatomische Veränderungen derselben 345.
Pigmentarmuth, Pigmentmangel 234.
Pigmentbildung, Pigmentirung 229.
Pityriasis 235, farinosa 229, mit Angstzuständen 236, tabescentium, senum 233.
Plagiokephalie 240, 339.
Platzangst 117.
Platzschwindel 117.
Plica polonica 235.
Pneumonien u. Pleuritiden 314.
Pollutionen 224, 225, Aequivalent epileptischer Anfälle 226.
Polyarthritis 369, deformans 237.
Polycholie 222.
Polyphagie 221.
Polyphrasie 206.
Polypragmosyne 193, 206.
Presbyophrenia 273.
Primordial-Delirien 150.
Processe, atheromatöse 238.
Processkrämerei 530, 541.
Prognose der Psychosen 372, mit Rücksicht auf die vorhandene Disposition 388, auf die besonderen Ursachen 389, auf das Lebensalter und die Lebensphasen 390, auf den Eintritt der Behandlung 390, und beziehentlich der einzelnen Symptome 391.
Prurigo 235.
Pruritus 316.
Pseudokephalonie, Pseudokephalonen 349, 571.
Psoriasis 235, 418, mit Angstzuständen 236.
Psyche 1, 2.
Psychiatrie 1.
Psychogenesis 28.
Psychische Schwächezustände 264, maniakalische, melancholische, stuporose 266; 509, 526.
Psychische Störung, Begriffsbestimmung 373, 379.
Psychophysik 78.
Psychophysisches Grundgesetz 78.
Psychosen 1, 249, Arten derselben sieh. Vesania, Paranoia, Dementia etc. Ausbruch derselben 307 u. f. Heilbarkeit derselben 391, pathologisch-anatomische Veränderungen bei denselben 328 u. f., Sterblichkeit in Folge derselben 391, Ursachen derselben 280 u. f., Ursachen des Ausbruches derselben 309 u. f. Verlauf derselben 395.
Ptyalismus 218, Aequivalent hyperkinetischer Vorgänge und der Tobsucht 218, 418.
Puerperium 314.
Pyromanie 208.

Q.

Quartalssäufer 463.
Querulantenwahn 523, 530, 542.

R.

Rabulisten 541.
Raum 63.
Raumsinn 50.
Raptus 193, 194.
Rasende 42, Raserei 199.
Reaction, verspätete 100.
Reflectiren, das 70.
Reflexapparat 21.
Reflexe, gekreuzte 102.
Reflexpsychosen 313.

Religion und Religionsbekenntniss, Einfluss derselben auf die Entstehung und den Ausbruch der Psychosen 325.
Reizbarkeit der Nerven 79.
Reize, Supplirung derselben 80.
Reizhöhe der Nerven 75.
Reizschwelle der Nerven 75.
Restraint, No-Restraint, 583.
Rhinhämatom 237.
Richarz'sches Gesetz 294.
Riechzellen 11.
Risus sardonicus 187.
Ritter-Valli'sches Gesetz 316.
Roseola 235.
Rückenmark, Hinterhörner desselben Perceptionsorgan 23, Vorderhörner desselben Reactionsorgan 23, Degeneration der hinteren und Seitenstränge desselben 364, strangförmige Degeneration in demselben 364.
Ructus 214.
Rundköpfigkeit 339.
Ruminatio 214.
Rupophobie 278, 539.

S.

Satyriasis 257, 463.
Schädel, pathologisch-anatomische Veränderungen desselben 340.
Schiefköpfigkeit 339.
Schlaf 246, 592, 593, 610, 617; Aequivalent der Tobsucht 419.
Schlafwandeln 248.
Schlängelung der Arterien 231.
Schrift der Geisteskranken 385.
Schwächezustände, psychische 264, melancholische, maniakalische, stuporose, 266, primäre 526, secundäre 509.
Schwachsinn 26, melancholische u. maniakalische Form desselben 513, 515.
Schwalbe-Lowén'schen Geschmacksbecher 11.
Schwärmerei 157.
Schweisse epileptische 216, vicariirende 216.
Schwellenwerthe, motorische 75, secretorische 76, sensibele 75.
Schwerhörigkeit, partielle 125.
Schwindel 118, 121.
Schwindsucht 418.
Seborrhagie 220.
Seelenblindheit 63.
Seelentaubheit 63.
Seelenstörungen, secundäre 264.
Selbstbeherrschung 84.
Selbstberäucherungsmanie 259.
Selbstbewusstsein 47, 71, maniakalisches 148, melancholisches 148, stuporoses 149, temporärer Zustand 45.
Selbstempfindung 44, 71, anomale 141.
Selbstgefälligkeitsmanie 259.
Selbstgefühl, anomales 141, gefördertes 147, gehemmtes 145, stuporoses 149.
Selbstmordmonomanie 258.
Selbstwahrnehmung 71.
Selbstzufriedenheitsmanie 259.
Sexualempfindung, conträre 168.
Sexuelles Verhalten, anomales 169.
Sensibele Sphäre 5.
Sensorium commune 50.
Simulation u. Dissimulation 351.
Sinnesempfindungen 50.
Sinnestäuschungen 111.
Skatophagie 155.
Spaltung der Persönlichkeit 149.
Spannungsirrsein 260.
Spasmus 110, 176.
Spermatorrhoe 224, 225.
Sphenokephalie 240, 339.
Spitzfindigkeiten 205.
Spitzköpfigkeit 240, 339.
Sprache 86, Geberden-, Schrift-, Zeichen- 202.
Springkrämpfe 288.
Stabilität des Körpers 87.
Stabilitätsgefühle 120.
Stadium maniacale, melancholicum initiale, melancholicum secundarium, stuporosum 252.
Stärke und Ueppigkeit 323.
Starrkrampf 177.
Steatorrhoe 220.
Sterblichkeit an Psychosen 391.
Stigmata degenerationis 239 u. f.: Mikrokephalie, Makrokephalie, Oxykephalie, Plagiokephalie, Diskokephalie, Sphenokephalie 240.
Stirnkopfschmerz 179.
Störungen, psychische, Begriffsbestimmung 373 u. f., 379; secundäre 264, typische und atypische 27.
Strafe 164.
Strangulationsversuche 314.
Streben, das 60.
Streberthum 167.
Stumpfsinn 266, melancholische und maniakalische Form desselben 517, 518.
Stupor 148, 249, 250, 615.
Supplirung der Reize 80.
Sympathicus, Verschiedenheit desselben 17.
Sympathicusspeichel 219.
Sympathien 144.

T.

Tachyphrasie 206.
Tact 94.
Talent 94.
Talgdrüsen, ektatische 220.
Tanzwuth 257.
Tarantismus 257.
Tastsinn 50.
Taubheit, partielle 125.
Tellurische Verhältnisse: Jahreszeit, Klima, Mond und seine Phasen, Einfluss derselben auf die Entstehung und den Ausbruch der Psychosen 326.
Temperament 81, 82, Einfluss desselben auf die Entstehung und den Ausbruch der Psychosen 324.
Temperatursinn 50.
Tenesmus 214.
Tetanie 187.
Tetanus 101, 178.
Thermosien, kinetische Aequivalente 247.
Tobsucht 193, 199, 250, 254, 614, heitere 199, periodische 263; Aequivalente derselben 144.
Torpidität 80.
Torpor 80.
Tormina nervosa intestinorum 214.
Transformationen 440.
Transfert 112.
Translatio aesthesis 112.
Tremor cordis 209.
Trieb 70.
Trochokephalie 339.
Tugend und Laster 163.
Tumultus actuum 199.

U.

Ueppigkeit und Stärke 323.
Unlustgefühle 66, 67.
Unruhe, melancholische 145.
Unterschiedsempfindlichkeit, absolute und relative 79.
Ursachen der Psychosen 280 u. f., des Ausbruches derselben 309 u. f.

V.

Vaginismus 180.
Vater-Pacini'sche Körperchen 11, 50; Verschiedenheiten derselben 16.
Vecordia diastrephia 275, 530.
Verbigerationen 444.
Verdoppelung, Vervielfältigung der Persönlichkeit 149.
Vererbung 243.
Verfolgerwahn 523, 530.
Verfolgungswahn 150, 523.
Verinnerung 60.
Verlangen 69.
Verlauf der Psychosen 395, der Ves. typ. legitima vera 397, der legitima katatonica 441, der legitima saeviens 447, der typ. circularis 456, der typ. periodica 462, der paral. progressiva communis 468, der paral. progr. rapida 505.
Vernunft 94.
Verrücktheit, 254, abortive Formen derselben 278, 557, halucinatorische 557, hypochondrische 548, katatonische 269, 525, originäre 271, 532, partielle 270, primäre 271, rudimentäre 278, secundäre 200, 265, 266, 281. Siehe auch Paranoia.
Verstand 94.
Verstimmung, heitere 199.
Verwirrung, Verworrenheit 204.
Vesania, circa unam rem 270; katatonica 260, 441; paralytica progressiva 261, 466, paral. progr. circularis 263, 508, paral. progr. communis 468, paral. progr. divergens 261, 507, paral. progr. maniacalis 261, paral. progr. melancholica 261, paral. progr. rapida 264, 505, paral. progr. simplex 261, paral. progr. stuporosa sive stupida 261, typica 254, 260, 395, 397, typ. abortiva 260, typ. abortiva praeceps 260, 437, typ. abortiva raptuosa seu furibunda 260, 434, 435, typ. abortiva simplex 260, 433, typ. completa 260, typ. compl. circularis 263, 456, typ. compl. interrupta 263, typ. compl. recurrens 262, typ. incompl. 260, typ. incompl. gravis 438, typ. incompl. saeviens abortiva 264, 452, typ. incompl. saeviens maniacalis 264, 455, typ. incompl. saeviens stuporosa 264, 455, typ. legitima 263, 397, typ. legit. saeviens 264, 447, typ. legit. vera 397, typ. circularis 456, typ. periodica 462.
Virchow-Robin'sche Lymphräume 331, Körnchenzellen in denselben 356, Adventitialektasien durch dieselben 356, sehr erweiterte 359.
Vitiligines 234.
Vielleben, geistiges 150.
Vociferationen 438, 444.
Volta'sche Alternative 99.
Vorstellungen 46, abstracte 63, Zwangs- 205.
Vulnerabilität 80.

W.

Wahn, aufgeregter 270, fixer 151, stiller 270, systematisirter 151.
Wahnsinn 151, 250, 266, 274. Siehe Vesania, Paranoia etc.
Wahnvorstellung 150, — und Logik 151, — und Irrthum 150.
Wahrnehmungen 48, 55.
Wärmebildung 246.
Warzen 235.
Weber'sches Gesetz 78.
Wechselkrämpfe 176.
Weisse Erweichung des Gehirnes 346.
Wille, Anomalien desselben 160, freier 70, krankhafter und Bestimmung desselben 160.
Willkür 70, 160.
Wollen, gehemmtes 174, gesteigertes, vermehrtes 179.
Wollust, Grausamkeit u. Mordlust 171.
Wort 86.
Wuth, stille 257.

Z.

Zählsucht 207.
Zeit 63.
Zoanthropie 150.
Zuckungen 85, diplegische 102, fibrilläre 178, fibrilläre der Zunge 193, paradoxe 102.
Zuckungsgesetz des ermüdeten und absterbenden Nerven 97, 100, 101, 253; dasselbe nach Benedikt 99; Umkehrung der Zuckungsmodi und Zuckungsformeln 101.
Zwangsgedanken 278.
Zwangshandlungen 195, 196, 278.
Zwangsmittel 581.
Zwangsvorstellungen 205.

Störende Druckfehler.

Seite	30,	5.	Zeile	von	unten	lies	Hinterstränge statt Hinterstämme.
„	61,	3.	„	„	„	„	dürften und ihre statt dürfte und seine.
„	64,	21.	„	„	„	„	erhoben haben statt erhoben.
„	108,	6.	„	„	„	„	anomale statt normale.
„	121,	3.	„	„	oben	„	vorhanden ist statt sind.
„	172,	25.	„	„	„	„	Ueberlegung statt Ueberzeugung.
„	178,	letzte	„			„	indessen oft mehr gefühlt, statt indessen mehr gefühlt.
„	188,	15.	„	„	„	„	Tetanusanfalles statt Tetanieanfalles.
„	207,	21.	„	„	unten	„	Akataphasie statt Akataphrasie.
„	208,	7.	„	„	oben	„	Paraphasien statt Paraphrasien.
„	224,	letzte	„			„	Abflusse statt Abschlusse.
„	248,	18.	„	„	„	„	und psychische Spannungen statt Spannungen.
„	293,	23.	„	„	unten	„	anomalen statt normalen.
„	297,	19.	„	„	„	„	Stamm statt Name.
„	365,	12.	„	„	„	„	genannten statt gesammten.
„	439,	11.	„	„	oben	„	auslösenden statt auflösenden.
„	467,	19.	„	„	„	„	Formen statt Form.
„	510,	16.	„	„	unten	„	schwereren statt schweren.
„	511,	21.	„	„	oben	„	welchen statt welches.
„	513,	5.	„	„	„	„	denselben statt derselben.
„	548,	15.	„	„	„	„	Excrete statt Excremente.
„	602,	10.	„	„	unten	„	schwereren Enkephalopathien statt Enkephalopathien.
„	603,	4.	„	„	oben	„	solcher Enkephalopathien statt Enkephalopathien.

Druck von Gottlieb Gistel & Cie. Wien, Stadt, Augustinerstrasse 12.

www.ingramcontent.com/pod-product-compliance
Lightning Source LLC
Chambersburg PA
CBHW031427180326
41458CB00002B/483
* 9 7 8 3 8 4 6 0 7 2 6 3 9 *